Nutrição, Metabolismo e Suplementação na Atividade Física

3ª Edição

Julio Tirapegui

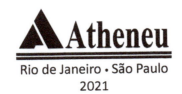

Rio de Janeiro • São Paulo
2021

EDITORA ATHENEU

São Paulo	— *Rua Avanhandava, 126 – 8º andar* *Tel.: (11)2858-8750* *E-mail: atheneu@atheneu.com.br*
Rio de Janeiro	— *Rua Bambina, 74* *Tel.: (21)3094-1295* *E-mail: atheneu@atheneu.com.br*

PRODUÇÃO EDITORIAL/CAPA: Equipe Atheneu
DIAGRAMAÇÃO: Know-How Editorial

CIP-BRASIL. Catalogação na Publicação
Sindicato Nacional dos Editores de Livros, RJ

T512n
3. ed.

Tirapegui, Julio
   Nutrição, metabolismo e suplementação na atividade física / Julio
Tirapegui. – 3. ed. – Rio de Janeiro : Atheneu, 2021.

Inclui bibliografia e índice
ISBN 978-85-388-1079-7

1. Exercícios físicos – Aspectos fisiológicos. 2. Atletas – Nutrição. I. Título.

20-63357

CDD: 613.71
CDU: 613.71

Leandra Felix da Cruz Candido – Bibliotecária – CRB-7/6135

05/03/2021   12/03/2021

TIRAPEGUI, J.

Nutrição, Metabolismo e Suplementação na Atividade Física – 3ª edição

© *Direitos reservados à EDITORA ATHENEU – Rio de Janeiro, São Paulo, 2021.*

Editor

Julio Tirapegui

Professor-Associado do Departamento de Alimentos e Nutrição Experimental da Faculdade de Ciências Farmacêuticas (FCF) da Universidade de São Paulo (USP). Bioquímico pela Universidade do Chile, Mestre em Fisiologia da Nutrição, Doutor em Ciências e Professor Livre-Docente pela USP. Pós-Doutorado (*Research Fellow*) na Human Nutrition Research Unit at the London School of Hygiene and Tropical Medicine in the University of London, Inglaterra.

Coordenador da disciplina de Pós-Graduação Nutrição e Atividade Física na FCF/USP, foi Orientador, Coordenador e Presidente da Comissão de Pós-Graduação do Programa Interunidades em Nutrição Humana Aplicada, por um período de oito anos. Pesquisador e Bolsista de Produtividade em Pesquisa nível 1A do Conselho Nacional de Desenvolvimento Cientifico e Tecnológico (CNPq) por um período de 10 anos e nível 1B por um período de 22 anos. Além disso, consultor científico de instituições públicas e privadas. Participou em mais de 150 eventos científicos nos cinco continentes (América, Europa, África, Ásia e Oceania). Foi bolsista de Mestrado, Doutorado e Pós-Doutorado da Fundação de Amparo à Pesquisa do Estado de São Paulo (Fapesp) e obteve em total 43 Auxílios a Pesquisa e Bolsas dessa Fundação para os seus orientados da pós-graduação. Formou como orientador 20 Doutores e 37 Mestres na pós-graduação da USP. Aprovou três concursos para Professor Titular na USP.

Publicou em total mais 300 trabalhos científicos e capítulos de livros. Autor dos livros *Nutrição: fundamentos e aspectos atuais*, 3ª edição (2013) e *Fisiologia da nutrição humana: aspectos básicos, aplicados e funcionais* (2007); *Nutrição: coma bem e viva melhor* (1999) e *Avaliação nutricional: teoria e prática*, 2ª edição (2018).

Colaboradores

Amanda Ferraz Braz
Nutricionista. Mestre em Alimentos e Nutrição pela Universidade Federal do Piauí (UFPI).

Ana Paula de Oliveira Barbosa Nunes
Professora de Educação Física. Doutora pela Universidade de São Paulo (USP).

Andrea Bonvini
Nutricionista. Doutora pela Universidade de São Paulo (USP).

Angelo Rafael Carpinelli
Médico. Professor Titular do Departamento de Fisiologia do Instituto de Ciências Biomédicas da Universidade de São Paulo (USP).

Audrey Yule Coqueiro
Nutricionista. Doutora pela Universidade de São Paulo (USP).

Camila Maria de Melo
Nutricionista. Doutora pela Universidade Federal de São Paulo (Unifesp).

Carlos Bandeira de Mello Monteiro
Fisioterapeuta e Professor de Educação Física. Professor Doutor da Escola de Artes, Ciências e Humanidades da Universidade de São Paulo (EACH-USP).

Carolina Dizioli Rodrigues de Oliveira
Farmacêutica-bioquímica. Doutora pela Universidade de São Paulo (USP).

Christianne de Faria Coelho Ravagnani
Professora de Educação Física e Nutricionista. Professora-Associada da Universidade Federal do Mato Grosso do Sul (UFMS).

Eduardo Rebelato Lopes de Oliveira
Professor de Educação Física. Professor Adjunto da Universidade Federal de São Paulo (Unifesp).

Emídio Marques de Matos-Neto
Professor de Educação Física. Professor Adjunto da Universidade Federal do Piauí (UFPI).

Fernanda Baeza Scagliusi
Nutricionista. Professora Doutora da Faculdade de Saúde Pública da Universidade de São Paulo (USP).

Fernanda Maria Manzini Ramos
Nutricionista. Doutoranda pela Faculdade de Ciências Farmacêuticas de Araraquara (FCFar/Araraquara).

Francisco Leonardo Torres-Leal
Professor de Educação Física. Professor Doutor da Universidade Federal do Piauí (UFPI).

Irislene Costa Pereira
Nutricionista. Mestranda pelo Programa de Pós-Graduação em Alimentos e Nutrição da Universidade Federal do Piauí (UFPI).

Isadora Clivatti Furigo
Graduada em Ciências Fundamentais para a Saúde. Doutora pela Universidade de São Paulo (USP).

Jonas Alves de Araujo Junior
Professor de Educação Física. Doutor pela Universidade Estadual Paulista (Unesp).

José Donato Júnior
Professor de Educação Física. Professor-Associado do Instituto de Ciências Biomédicas da Universidade de São Paulo (USP).

Lisete Compagno Michelini
Biomédica. Professora Titular do Instituto de Ciências Biomédicas da Universidade de São Paulo (USP).

Lucas Carminatti Pantaleão
Nutricionista. Doutor pela Universidade de São Paulo (USP).

Luciana Rossi
Nutricionista. Doutora pela Universidade de São Paulo (USP).

Marcelo Macedo Rogero
Nutricionista. Professor-Associado da Faculdade de Saúde Pública da Universidade de São Paulo (USP).

Mariana de Rezende Gomes
Nutricionista. Doutora pela Universidade de São Paulo (USP).

Maurício Yonamine
Farmacêutico-Bioquímico. Professor-Associado da Faculdade de Ciências Farmacêuticas da Universidade de São Paulo (USP).

Nelson Nardo Junior
Professor de Educação Física. Professor Doutor da Universidade Estadual de Maringá (UEM).

Newton Nunes
Professor de Educação Física. Doutor pela Universidade de São Paulo (USP).

Patrícia Lopes de Campos-Ferraz
Nutricionista. Doutora pela Universidade Estadual de Campinas (Unicamp).

Raquel Raizel
Nutricionista. Doutora pela Universidade de São Paulo (USP).

Regina Célia da Silva
Nutricionista. Mestre pela Universidade de São Paulo (USP).

Regina Urasaki
Professora de Educação Física. Mestre em Educação Física pela Universidade São Judas Tadeu.

Renata Rebello Mendes
Nutricionista. Professora Adjunta da Universidade Federal de Sergipe (UFS).

Rodrigo Branco Ferraz
Professor de Educação Física. Mestre pela Universidade de São Paulo (USP).

Rogério Graça Pedrosa
Nutricionista. Professor Doutor da Universidade Federal do Espírito Santo (Ufes).

Rui Curi
Farmacêutico-Bioquímico. Professor Titular do Instituto de Ciências Biomédicas da Universidade de São Paulo (USP).

Sandra Lia do Amaral
Professora de Educação Física. Professora-Associada da Universidade Estadual Paulista (Unesp).

Sandra Maria Lima Ribeiro
Nutricionista. Professora-Associada da Escola de Artes, Ciências e Humanidades da Universidade de São Paulo (EACH-USP).

Sandro Massao Hirabara
Professor de Educação Física. Professor Doutor do Instituto de Ciências da Atividade Física e do Esporte, Universidade Cruzeiro do Sul (UNICSUL).

Tania Cristina Pithon-Curi
Professora de Educação Física. Professora Titular do Centro de Ciências Biológicas e da Saúde da Universidade Cruzeiro do Sul (UNICSUL).

Thais Borges Cesar
Bióloga. Professora Adjunta da Universidade Estadual Paulista (Unesp).

Thomas Prates Ong
Farmacêutico-Bioquímico. Professor-Associado da Faculdade de Ciências Farmacêuticas da Universidade de São Paulo (USP).

Dedicatórias

A Silvia, pelo carinho e paciência.

A mis padres,
Aladino e Lídia (in memoriam),
mis mayores incentivadores, que con cariño y desde la distancia
acompañaron siempre todas mis actividades de estudio y perfeccionamiento
profesional y que con su ejemplo me enseñaron que solo el trabajo
permanente y dedicado, la honestidad y la transparencia en todas
las actividades son requisitos fundamentales para triunfar en la vida.

Agradecimentos

Durante a elaboração desta terceira edição houve a colaboração de várias pessoas e instituições, a quem expressamos novamente o nosso agradecimento. Gostaríamos de destacar, primeiramente, os colegas e colaboradores que são os autores, coautores e responsáveis pelos capítulos. A grande maioria é formada por nossos ex-orientados – alunos de pós-graduação de mestrado e doutorado que, com muita dedicação e determinação, cumpriram de forma brilhante a tarefa que lhes confiamos. O nosso muito obrigado a cada um deles. Um especial agradecimento aos colegas Audrey Yule Coqueiro, Raquel Raizel e Andrea Bonvini, pela valiosa colaboração e por estarem sempre à disposição para ajudar no que fosse necessário. Aos nossos alunos de graduação e pós-graduação da Faculdade de Ciências Farmacêuticas da Universidade de São Paulo, que de maneira permanente e anônima nos estimulam ao constante aperfeiçoamento no cumprimento de nossa função de pesquisador e educador.

Dentre as instituições, não poderíamos deixar de assinalar novamente a Fundação de Amparo à Pesquisa do Estado de São Paulo (Fapesp), o Conselho Nacional de Desenvolvimento Científico e Tecnológico (CNPq) e a Coordenação de Aperfeiçoamento de Pessoal de Nível Superior (Capes) do Ministério da Educação, e a Universidade de São Paulo, por intermédio da Comissão de Cooperação Internacional (CCInt) e da Pró-Reitoria de Pós-Graduação. Às quatro instituições, o nosso sincero agradecimento pelo apoio prestado durante todos esses anos – por meio de auxílios à pesquisa, bolsas de estudos e auxílios para viagem ao exterior, a fim de apresentar nossos resultados –, e por terem sempre acreditado em nosso trabalho.

Finalmente, agradecemos novamente à Editora Atheneu e a sua equipe, na pessoa do seu Diretor-Médico, Doutor Paulo da Costa Rzezinski, e da Sra. Vanessa Lavrador, Assessora da Diretoria dessa Editora, pela parceria neste projeto e pelo interesse e atenção demonstrados pelo nosso trabalho.

Julio Tirapegui
Professor-Associado

Apresentação da Terceira Edição

A elaboração da terceira edição de *Nutrição, Metabolismo e Suplementação na Atividade Física* foi uma tarefa bastante desafiadora, considerando, que ao longo dos sete anos que separaram o lançamento da segunda e da terceira edição do livro (de 2012 a 2019), surgiram diversas informações sobre Nutrição e Exercício Físico. O avanço da ciência permitiu a proliferação de experimentos científicos, os quais foram realizados com equipamentos e tecnologias ultrassofisticadas, resultando em inúmeras descobertas na área da Nutrição Esportiva. Nesse cenário, compilar todos esses dados e incluí-los, de forma didática, na terceira edição do livro demandou um trabalho árduo, porém acreditamos que o resultado final foi satisfatório. Tal como nas edições anteriores, o nosso objetivo consistiu em fornecer informações atualizadas sobre o campo da nutrição aplicada à atividade física, incluindo temas emergentes e atuais que têm provocado controvérsias e discussões na sociedade e na academia, como as recomendações nutricionais para atletas nos diferentes ciclos da vida, o consumo de dietas vegetarianas para atletas e a eficácia de suplementos nutricionais recentemente aplicados no âmbito esportivo, como beta-alanina e probióticos. Logo, esta edição sofreu uma extensa revisão, sendo as principais alterações:

1. Todos os capítulos foram atualizados de acordo com as evidências científicas recentemente publicadas em artigos de revistas especializadas. Os capítulos incluem tanto aspectos bioquímicos e moleculares como considerações referentes à aplicação prática, explicando desde os mecanismos de ação até o contexto em que as intervenções, como os suplementos nutricionais, devem ser aplicadas.

2. Novas figuras e tabelas foram inseridas em cada capítulo com a finalidade de melhorar a compreensão do leitor, especialmente dos estudantes que se iniciam nesta área.

3. Foram acrescentados seis novos capítulos, elaborados por pós-graduandos e docentes da Universidade de São Paulo (USP) e de outras instituições de renome. Estes seis novos capítulos são:

Capítulo 10 – Recomendações Nutricionais para Atletas nos Diferentes Ciclos da Vida. É bem esclarecida na literatura a importância da nutrição para a saúde e o desempenho físico de atletas. Órgãos renomados, como o American College of Sports Medicine (ACSM), elaboraram diversas recomendações nutricionais para atletas adultos, as quais foram discutidas em vários capítulos deste livro. Entretanto, as recomendações nutricionais para crianças, adolescentes e idosos engajados em exercícios físicos são menos abordadas na literatura, e os dados apresentados até o momento são conflitantes. Recentemente, estudos sugeriram que a recomendação nutricional para alguns grupos populacionais, como idosos, não atende a todas as necessidades fisiológicas, fato que poderia favorecer o desenvolvimento de doenças, como a sarcopenia, no caso do consumo insuficiente de proteínas. Logo, a ingestão inadequada de nutrientes poderia resultar em diversos agravos à saúde em determinados ciclos da vida, como durante o crescimento e o envelhecimento, principalmente de indivíduos praticantes de exercício físico. Desse modo, neste capítulo serão apresentadas informações recentes acerca das recomendações nutricionais para crianças, adolescentes e idosos fisicamente ativos.

Capítulo 18 – Beta-Alanina e Atividade Física. Atualmente, a beta-alanina é um dos suplementos mais utilizados no âmbito esportivo, em formulações administradas antes, durante e/ou após o exercício físico. Apesar de diversos efeitos ergogênicos serem atribuídos a esse aminoácido, estudos indicam que os indivíduos respondem de forma diferente à suplementação com beta-alanina. Nesse contexto, características individuais, como sexo e idade, bem como características do exercício físico praticado (tipo, intensidade e duração), poderiam influenciar o efeito ergogênico da beta-alanina, indicando que há uma população específica que seria mais beneficiada com essa intervenção. Este capítulo objetiva sintetizar o conhecimento disponível acerca do papel da suplementação com beta-alanina no exercício físico, especialmente no que tange ao seu potencial ergogênico, incluindo dados recentemente publicados sobre essa estratégia nutricional.

Capítulo 19 – Probióticos, Prebióticos, Simbióticos e Atividade Física. Os probióticos, prebióticos e simbióticos apresentam diversas alegações de saúde, dentre elas: melhora da composição da microbiota intestinal, promovendo a saúde do intestino, e melhora da atividade do sistema imune, podendo reduzir o risco do desenvolvimento de doenças infecciosas, como infecções do trato respiratório superior – doenças comuns em atletas de alto nível. Nesse cenário, estudos recentes têm investigado o efeito ergogênico da suplementação com probióticos, prebióticos e/ou simbióticos para atletas ou indivíduos fisicamente ativos. Logo, o objetivo deste capítulo é discutir, com base em evidências científicas recentemente publicadas, o papel dessas intervenções na saúde e no exercício físico, especialmente em relação ao seu possível efeito ergogênico.

Capítulo 22 – Fisiologia do Exercício na Avaliação Física e Prescrição do Treinamento. Este capítulo objetiva abordar temas de suma importância na área da Fisiologia do Exercício, como ajustes ventilatórios e cardiovasculares no exercício físico, avaliação cardiopulmonar, avaliação metabólica e limiares ventilatórios de atletas e indivíduos fisicamente ativos, entre outros. Espera-se que, com a leitura deste capítulo, o leitor compreenda os testes aplicados para atletas, que permitem a elaboração da prescrição do treinamento. Além disso, é esperado que os leitores possam discernir que os diferentes protocolos de treino requerem alterações dietéticas, as quais favorecerão o desempenho físico e a saúde dos atletas ou praticantes de atividade física.

Capítulo 30 – Dieta Vegetariana e Atividade Física. A adoção de um padrão alimentar vegetariano tem sido foco de discussão e interesse no âmbito da saúde pública, uma vez que evidências indicam potenciais benefícios dessa dieta na prevenção de doenças, como doenças cardiovasculares, câncer, obesidade e diabetes *mellitus*. Entretanto, a dieta vegetariana exige cauteloso planejamento para adequar-se às diferentes fases do ciclo de vida, principalmente na infância, gestação e lactação, assim como deve suprir as demandas nutricionais de indivíduos fisicamente ativos, como atletas e esportistas. Embora uma dieta vegetariana possa ser nutricionalmente adequada, evidências científicas relacionando o vegetarianismo e o desempenho atlético em longo prazo ainda são escassas. Nesse sentido, o objetivo deste capítulo é abordar os principais aspectos relacionados às dietas vegetarianas e sua aplicação no contexto esportivo.

Capítulo 33 – Bebidas Esportivas e Energéticas: Considerações na Atividade Física. As bebidas esportivas e energéticas são um segmento em crescimento rápido da indústria de bebidas, comercializado por centenas de marcas diferentes. O desenvolvimento de bebidas nutricionais, especificamente orientadas para melhorar o desempenho atlético, aumentou dramaticamente nas últimas décadas. Diversos estudos têm sugerido efeitos ergogênicos relacionados ao consumo de bebidas esportivas e energéticas. Contudo, a necessidade e a segurança desses produtos têm sido questionadas. Nesse sentido, o capítulo propõe uma visão geral da composição nutricional, aplicabilidade, propriedades biológicas e efeitos benéficos e adversos para a saúde das bebidas esportivas e energéticas, com foco na prática de exercícios físicos e esportes.

A terceira edição de *Nutrição, Metabolismo e Suplementação na Atividade Física* abrange as diversas áreas do conhecimento humano relacionadas à nutrição aplicada à atividade física, focalizando temas atuais e vastamente discutidos na área acadêmica e na prática clínica. De modo similar às edições anteriores, acreditamos estar cumprindo nosso papel de difundir o conhecimento científico de maneira didática e multidisciplinar. Acreditamos ainda que, dentro de uma visão mais ampla, este livro pode alcançar os seus objetivos no que concerne à melhora do estado de saúde e da qualidade de vida da população geral e de atletas – objetivos que acreditamos serem almejados por todos.

Julio Tirapegui
Professor-Associado

Apresentação da Segunda Edição

Quando nos foi solicitado preparar esta segunda edição de *Nutrição, Metabolismo e Suplementação na Atividade Física*, sabíamos que teríamos uma enorme tarefa a desempenhar, sobretudo em razão do grande número de novas informações e pesquisas publicadas nestes últimos 5 anos. Nossa finalidade específica então consistia em fornecer informações atualizadas no campo da nutrição aplicada à atividade física e sua relação com o desempenho esportivo, na recuperação e na qualidade de vida do atleta ou praticante de atividade física. Também, nosso objetivo era enfocar áreas emergentes e atuais que têm provocado controvérsias e discussões na sociedade e na academia, caso da síndrome metabólica e da genômica nutricional. Podemos assinalar que a segunda edição continua com suas características iniciais: livro que tem como proposta de estudo a integração dos conhecimentos básicos de nutrição aplicada à atividade física e temas atuais em fisiologia, bioquímica e metabolização dos nutrientes no organismo humano e suas repercussões para a saúde do atleta.

Quais são as novidades desta segunda edição? Primeiramente, é necessário salientar que esta edição sofreu uma extensa revisão. As principais alterações incluem:

1. Todos os capítulos foram atualizados e neles acrescentados os últimos conhecimentos fornecidos pelas pesquisas científicas publicadas. Em alguns deles tentamos explicar os mecanismos bioquímicos do ponto de vista molecular e a participação de sinalizadores em nível celular.

2. Novas figuras e tabelas foram colocadas em cada capítulo com a finalidade de melhorar a compreensão do leitor, especialmente dos estudantes que se iniciam nesta área.

3. Foram inseridos em um só capítulo todas as informações relacionadas com o tema dos aminoácidos de cadeia ramificada e a hipótese da fadiga central.

4. Foram acrescentados três novos capítulos elaborados por pós-graduandos e docentes da USP. Estes três novos capítulos são:

Capítulo 26 – Introdução à Fisiologia do Exercício. É fato sobejamente conhecido que a capacidade funcional dos indivíduos é substancialmente melhor com a prática regular de atividade física. A sua falta acelera as perdas das capacidades física e cardiorrespiratória, da função imune, da flexibilidade, da força e da resistência muscular. O exercício físico, preferencialmente o aeróbio, é eficaz no controle do peso corporal e na prevenção ou tratamento de doenças cardiovasculares e crônicas não transmissíveis, tais como obesidade, diabetes mellitus tipo 2 e síndrome metabólica. Os exercícios aeróbios são caracterizados pela baixa a moderada intensidade e duração superior a 20 minutos. Caminhar, pedalar, dançar, correr e nadar são alguns exemplos de atividades aeróbias. Um dos benefícios da prática regular de atividade física é a manutenção do tecido muscular esquelético, o qual desempenha funções primordiais no organismo, incluindo a manutenção da postura, a locomoção, a produção de calor, entre outras. Todos esses processos requerem demanda elevada de energia na forma de trifosfato de adenosina (ATP). Há várias vias metabólicas responsáveis pela geração de ATP, as quais são controladas por diversos fatores, conforme a situação em que nos encontramos. Nesse capítulo, vamos aprender como o ATP é produzido e controlado no músculo esquelético em repouso e durante a contração muscular.

Capítulo 30 – Síndrome Metabólica, da Redução do Risco ao Tratamento: o papel do exercício físico. Estudos epidemiológicos determinam a frequência e a distribuição de doenças cardiovasculares (DCV) como a principal causa de morte não natural nas sociedades modernas. No Brasil, as DCV são responsáveis por 500 mil óbitos/ano, sendo considerada uma das principais causas de morte e de gastos com assistência médica. Entre os principais fatores de risco conhecidos para o desenvolvimento das DCV estão: obesidade (principalmente a obesidade abdominal), dislipidemias, hipertensão arterial (HA), resistência periférica à insulina (RI) e intolerância à glicose (diabetes mellitus tipo 2). A presença simultânea desses fatores de risco é conhecida como síndrome metabólica (SM) ou síndrome da resistência insulínica ou, ainda, síndrome X. A etiologia da SM compreende fatores genéticos e ambientais. Dentre os principais componentes da SM, a resistência à insulina talvez seja a mais importante disfunção metabólica responsável pelo desenvolvimento da síndrome – estado que pode ser desencadeado pelo excesso de estressores metabólicos, como dieta hiperlipídica, obesidade e aumento nas concentrações circulantes de ácidos graxos não esterificados (AGNE), além do sedentarismo. Sem dúvida, trata-se de uma área de pesquisa multidisciplinar de grande interesse social e em franca expansão, cujos aspectos básicos e moleculares serão resumidamente discutidos neste capítulo.

Capítulo 31 – Genômica Nutricional e Exercício Físico. Como assinalam os próprios autores do capítulo, facilitam a compreensão da nutrigenômica os cinco princípios nos quais essa disciplina científica se baseia:

1. Dietas inadequadas em determinados indivíduos e em determinadas situações representam fatores de risco para doenças crônicas não transmissíveis.

2. Nutrientes e compostos bioativos normalmente presentes nos alimentos alteram a expressão gênica e/ou estrutura do genoma.

3. A influência da dieta na saúde depende da estrutura genética do indivíduo.

4. Determinados genes e suas variantes comuns são regulados pela dieta e podem participar de doenças crônicas não transmissíveis.

5. Intervenções dietéticas baseadas na necessidade de ingestão de nutrientes e no estado nutricional, bem como no genótipo, podem ser utilizadas para desenvolver uma nutrição personalizada que otimize a saúde e previna ou mitigue doenças crônicas não transmissíveis.

Sem dúvida, a área de nutrigenômica deverá ter importante contribuição na nutrição aplicada ao exercício físico. Para que recomendações mais personalizadas possam vir a ser feitas nesse contexto, será fundamental se elucidar a complexa interação entre nutrientes, exercício físico e genoma.

Ao apresentar esta segunda edição de *Nutrição, Metabolismo e Suplementação na Atividade Física*, procuramos abranger as diversas áreas do conhecimento humano relacionadas à nutrição aplicada à atividade física, focalizando também conceitos atuais sobre a síndrome metabólica e a genômica nutricional e exercício físico. Estes, sem dúvida, serão temas inesgotáveis, visto que a pesquisa nessas áreas está apenas começando. Acreditamos que estamos cumprindo com nossa função de transmitir e difundir o conhecimento científico de maneira didática e multidisciplinar, tanto aos praticantes de atividade física e atletas como também aos profissionais da área biológica e, especialmente, aos estudantes que se iniciam nesta área. Acreditamos que, dentro de uma visão mais ampla, este livro pode alcançar seus objetivos no que se refere à melhora do estado de saúde e da qualidade de vida do atleta e da população, objetivos almejados por todos.

Julio Tirapegui
Professor-Associado

Apresentação da Primeira Edição

Escrever um livro é sempre uma resposta a um desafio. Esta ideia foi amadurecendo durante o período em que coordenamos a disciplina de pós-graduação "Nutrição e Metabolismo na Atividade Física". Uma nutrição equilibrada aliada à prática regular de atividade física são fatores fundamentais para se ter uma boa qualidade de vida. O sobrepeso e o estilo de vida fisicamente inativo são dois dos fatores de risco mais prevalentes das doenças crônicas comuns no mundo ocidental. Ambos acarretam custos enormes para a saúde e para a economia, e são reconhecidos como os principais fatores para as doenças cardiovasculares, o diabetes *mellitus* não insulinodependente, a hipertensão e a obesidade.

Uma atividade física periódica produz muitos benefícios: estimula a função cardiovascular e respiratória; aumenta o fluxo de sangue aos músculos; promove a força muscular e a flexibilidade das articulações; estimula a secreção de fatores de crescimento nas crianças; melhora a coordenação motora e o estado de ânimo; contribui para diminuir a ansiedade; regula o apetite; favorece o sono e a disposição para o trabalho; contribui para a formação dos ossos e a prevenção da osteoporose na velhice; para manter as concentrações do colesterol normais; "queima" energia, ajudando a manter um peso corporal adequado.

Portanto, para ter uma boa qualidade de vida, é importante que as pessoas guardem um equilíbrio entre os alimentos que ingerem e a energia que gastam.

A alimentação de um atleta é diferenciada da alimentação dos demais indivíduos, em função do gasto energético significativamente aumentado e da necessidade de nutrientes, que varia de acordo com o tipo, a intensidade e a duração da atividade física, a fase de treinamento e o momento da ingestão.

Por ser uma ciência multidisciplinar, a Nutrição tem como objetivo a boa nutrição e alimentação do ser humano. E, no caso específico do atleta, busca fornecer os nutrientes necessários para que este desenvolva todas as suas potencialidades, com o objetivo de aumentar seu desempenho esportivo, obter o melhor resultado nas competições e ter uma rápida recuperação, especialmente entre aqueles que fazem do esporte sua profissão.

Este livro, que apresentamos aos estudantes e profissionais da área biológica, visa precisamente fornecer conhecimentos fundamentais e mostrar aspectos atuais da nutrição relacionados com a atividade física.

Nutrição, Metabolismo e Suplementação na Atividade Física tem como proposta a formação dos conhecimentos básicos da Nutrição aplicada à atividade física. Essa formação se faz pelo estudo, de maneira integrada e didática, dos diferentes nutrientes, suas recomendações, seus aspectos bioquímicos, sua ação fisiológica e seu aproveitamento no organismo do atleta ou do praticante de atividade física. O livro está dividido em quatro partes, totalizando 30 capítulos, e tem a colaboração de 25 professores da Universidade de São Paulo (USP), dois da Universidade Estadual Paulista (Unesp) e três da Universidade do Chile.

A **primeira parte**, intitulada *Nutrição no Esporte,* é composta de nove capítulos, enfoca o estudo de cada um dos diferentes nutrientes e suas repercussões para a saúde do atleta. Também são analisados a avaliação da composição corporal, a hidratação e o crescimento muscular em seus conceitos bioquímicos, nutricionais e endócrinos. A **segunda parte**, denominada *Suplementação na Atividade Física*, com oito capítulos, aborda a suplementação na atividade física, um tema atual e que desperta dúvidas e controvérsias. Esta parte fornece um estudo abrangente, baseado nas evidências científicas mais recentes, do uso de compostos denominados ergogênicos, usados comumente por frequentadores de academias e até por atletas competitivos ou de elites, com o intuito de aumentar a *performance* ou a massa muscular. Os mitos e as fantasias que envolvem o uso destes compostos são analisados de maneira crítica e aprofundada. Chamamos a atenção para o Capítulo 17 desta seção, onde se analisa o *doping* no esporte, seu uso e as consequências prejudiciais ao organismo do atleta. A **terceira parte** do livro, com seis capítulos e intitulada *Aspectos Fisiológicos e Bioquímicos da Atividade Física*, diz respeito aos aspectos e às modificações fisiológicas decorrentes da prática da atividade física. São enfocados os aspectos endócrinos que modulam os processos bioquímicos e fisiológicos do atleta em condições normais e em uma situação especial, como no caso do diabetes tipo 2. Também são analisados os sistemas cardiovascular e imunológico, o excesso do treinamento, o estresse oxidativo e o gasto energético no exercício físico.

Na **quarta parte** do livro – *Considerações sobre Temas Atuais no Esporte* –, com seis capítulos, são analisados temas atuais relacionados à nutrição e ao esporte, como nutrição no futebol em seus aspectos nutricionais e fisiológicos, nutrição e esporte em atletas portadores de deficiência física, alimentos funcionais no esporte, fadiga e exercício físico, cuidado nutricional em maratonas e regulação do peso corporal. Finalmente, no Capítulo 30, são analisados brevemente mitos, fantasias e verdades da alimentação e nutrição em relação ao esporte. São temas que geram polêmica e controvérsias, tanto entre leigos como entre os próprios estudiosos. Os conceitos e as verdades mudam de acordo com os novos conhecimentos trazidos à luz pela ciência, mas os mitos e as fantasias da alimentação e nutrição esportiva permanecem no tempo. Por isso, procuramos, nesse último capítulo, desmistificar, esclarecer e orientar os leitores, frequentadores de academias e atletas de alto rendimento, de acordo com as evidências científicas atuais.

Julio Tirapegui
Professor-Associado

Sumário

Parte I – Nutrição no Esporte

1 **Introdução à Nutrição e à Atividade Física, 3**
Audrey Yule Coqueiro • Renata Rebello Mendes • Julio Tirapegui

2 **Proteínas e Atividade Física, 13**
Marcelo Macedo Rogero • Luciana Rossi • Julio Tirapegui

3 **Carboidratos e Atividade Física, 31**
Mariana de Rezende Gomes • Julio Tirapegui

4 **Lipídios e Atividade Física, 45**
Marcelo Macedo Rogero • Thais Borges Cesar • Fernanda Maria Manzini Ramos • Julio Tirapegui

5 **Vitaminas e Atividade Física, 61**
Marcelo Macedo Rogero • Sandra Maria Lima Ribeiro • Renata Rebello Mendes • Camila Maria de Melo • Julio Tirapegui

6 **Minerais e Atividade Física, 83**
Raquel Raizel • Audrey Yule Coqueiro • Julio Tirapegui

7 **Composição Corporal de Atletas, 105**
Raquel Raizel • Rogério Graça Pedrosa • Nelson Nardo Junior • Julio Tirapegui

8 **Hidratação no Esporte, 119**
Mariana de Rezende Gomes • Marcelo Macedo Rogero • Julio Tirapegui

9 **Crescimento Muscular, 135**
Marcelo Macedo Rogero • Renata Rebello Mendes • Mariana de Rezende Gomes • Julio Tirapegui

10 **Recomendações Nutricionais para Atletas nos Diferentes Ciclos da Vida, 151**
Audrey Yule Coqueiro • Raquel Raizel • Julio Tirapegui

Parte II – Suplementação na Atividade Física

11 **Introdução à Suplementação, 169**
Raquel Raizel • Christianne de Faria Coelho Ravagnani • Julio Tirapegui

12 **Creatina e Atividade Física, 175**
Audrey Yule Coqueiro • Raquel Raizel • Andrea Bonvini • Julio Tirapegui

13 β-hidroxi β-metilbutirato (hmb) e Atividade Física, 185
Emídio Marques de Matos-Neto • Julio Tirapegui

14 Aminoácidos de Cadeia Ramificada e Atividade Física, 195
Andrea Bonvini • Audrey Yule Coqueiro • Luciana Rossi • Julio Tirapegui

15 Glutamina e Atividade Física, 211
Marcelo Macedo Rogero • Raquel Raizel • Julio Tirapegui

16 L-carnitina e Cromo na Atividade Física, 231
Mariana de Rezende Gomes • Julio Tirapegui

17 Cafeína e Atividade Física, 239
Raquel Raizel • Audrey Yule Coqueiro • Julio Tirapegui

18 Beta-Alanina e Atividade Física, 249
Audrey Yule Coqueiro • Raquel Raizel • Andrea Bonvini • Julio Tirapegui

19 Probióticos, Prebióticos, Simbióticos e Atividade Física, 259
Andrea Bonvini • Audrey Yule Coqueiro • Raquel Raizel • Julio Tirapegui • Marcelo Macedo Rogero

20 Dopagem no Esporte, 271
Maurício Yonamine • Carolina Dizioli Rodrigues de Oliveira

Parte III – Aspectos Fisiológicos e Bioquímicos da Atividade Física

21 Introdução à Fisiologia do Exercício, 285
Sandro Massao Hirabara • Tania Cristina Pithon-Curi • Rui Curi

22 Fisiologia do Exercício na Avaliação Física e Prescrição do Treinamento, 297
Ana Paula de Oliveira Barbosa Nunes • Newton Nunes

23 Atividade Física, Sistema Imune e Nutrição, 313
Marcelo Macedo Rogero • Andrea Bonvini • Julio Tirapegui

24 Excesso de Treinamento ou *Overtraining*, 331
Marcelo Macedo Rogero • Audrey Yule Coqueiro • Julio Tirapegui

25 Ações do Exercício Físico sobre a Secreção de Insulina e o Diabetes *Mellitus*, 349
Eduardo Rebelato Lopes de Oliveira • Angelo Rafael Carpinelli

26 Sistema Cardiovascular na Atividade Física, 363
Sandra Lia do Amaral • Lisete Compagno Michelini

27 Gasto Energético na Atividade Física, 379
Camila Maria de Melo • Sandra Maria Lima Ribeiro • Fernanda Baeza Scagliusi • Regina Urasaki

Parte IV – Considerações sobre Temas Atuais no Esporte

28 Nutrição no Futebol: Aspectos Nutricionais e Fisiológicos, 395
Lucas Carminatti Pantaleão • Francisco Leonardo Torres-Leal • Amanda Ferraz Braz
• Julio Tirapegui

29 Avaliação Nutricional de Pessoas com Deficiência Motora, 407
Sandra Maria Lima Ribeiro • Regina Célia da Silva • Carlos Bandeira de Mello Monteiro
• Julio Tirapegui

30 Dieta Vegetariana e Atividade Física, 417
Andrea Bonvini • Raquel Raizel • Audrey Yule Coqueiro • Julio Tirapegui

31 Alimentos Funcionais na Atividade Física, 425
Raquel Raizel • Luciana Rossi • Julio Tirapegui

32 Cuidado Nutricional em Maratonas: Aspectos Atuais, 431
Patrícia Lopes de Campos-Ferraz • Rodrigo Branco Ferraz

33 Bebidas Esportivas e Energéticas: Considerações na Atividade Física, 445
Raquel Raizel • Audrey Yule Coqueiro • Julio Tirapegui

34 Mecanismos da Regulação do Peso Corporal e a Influência da Atividade Física, 461
Isadora Clivatti Furigo • José Donato Júnior

35 Síndrome Metabólica: o Papel do Exercício Físico na Redução do Risco, 481
Francisco Leonardo Torres-Leal • Jonas Alves de Araujo Junior • Irislene Costa Pereira
• Julio Tirapegui

36 Genômica Nutricional e Exercício Físico, 513
Marcelo Macedo Rogero • Thomas Prates Ong

37 Mitos e Verdades sobre Nutrição e Atividade Física, 521
Audrey Yule Coqueiro • Raquel Raizel • Andrea Bonvini • Julio Tirapegui

Índice Remissivo, 531

Parte I

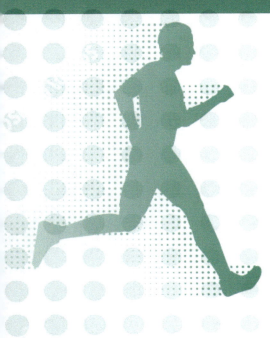

Nutrição no Esporte

Introdução à Nutrição e à Atividade Física

• Audrey Yule Coqueiro • Renata Rebello Mendes • Julio Tirapegui

Introdução

A relação da alimentação com o bem-estar físico e o pleno desenvolvimento mental e emocional é conhecida desde a antiguidade. Tal conhecimento tornou-se público por meio de Hipócrates, que escreveu sobre a higiene, o repouso e a boa alimentação.

Nos séculos XVIII e XIX, foram realizados diversos estudos sobre a fisiologia e o metabolismo do corpo humano, sendo que os processos de combustão de alimentos e respiração celular começaram a ser desvendados em 1770, por Antoine Lavoisier e seus seguidores. A correlação entre esses processos foi essencial para despertar a curiosidade da comunidade científica da época sobre o tema alimentação. No período de 1857 a 1890, Louis Pasteur contribuiu com diversas descobertas sobre microbiologia de alimentos, confirmando a necessidade do estudo dos alimentos de modo mais abrangente.

Em 1919, Francis Benedict e James Harris constataram que, à medida que as pessoas sobrevivem com escassez de alimento, seus processos fisiológicos modificam-se de modo a conservar apenas a energia básica para a sobrevida. Logo, suas superfícies tornam-se menores e mais frias, o pulso, mais lento, e a atividade física espontânea, diminuída. Além disso, as características sexuais secundárias desaparecem e a personalidade se altera, demonstrando a importância da nutrição para a saúde física e mental, e qualidade de vida.

Em 1937, Pedro Escudero, um médico argentino, introduziu o estudo da alimentação e da nutrição nas escolas de medicina de seu país, como uma nova visão da clínica médica. Com essa inovação, Escudero pôde divulgar as leis da alimentação, por ele estabelecidas, aos profissionais que coordenavam as equipes de saúde, e romper com o empirismo que, até então, cercava o tema da nutrição.

Inicialmente, o principal problema de saúde pública estudado pelos profissionais de nutrição era a desnutrição, que se tornou um dos temas mais discutidos na década de 1980. Porém, com o estilo de vida moderno, grandes alterações foram observadas no comportamento humano, incluindo os hábitos alimentares. A necessidade de refeições mais práticas e rápidas e as facilidades da vida regrada à tecnologia tornaram a população cada vez mais suscetível à obesidade e demais doenças crônicas não transmissíveis (DCNT). Essa mudança drástica – caracterizada pela prevalência de desnutrição, seguida pela prevalência de obesidade – foi denominada transição nutricional (Tardido & Falcão, 2006).

Nesse cenário, a comunidade científica do mundo todo passou a se dedicar arduamente a estudos relacionados à ingestão excessiva de gordura saturada e açúcares e seu impacto na saúde humana. Com o avanço das pesquisas, a tendência dos estudos foi-se especificando cada vez mais; se no início se estudava principalmente o metabolismo dos macronutrientes de maneira generalizada, com o passar dos anos os estudos tornaram-se mais minuciosos, surgindo, então, os conceitos sobre tipos de lipídios, carboidratos, aminoácidos e micronutrientes.

A preocupação com a redução do risco de doenças associadas à nutrição, bem como com o atendimento das necessidades nutricionais nas mais diversas situações, como para atletas e praticantes de atividade física, contribuíram essencialmente para a ampliação dos temas de estudo da nutrição. Nunca se falou tanto em suplementação nutricional, micronutrientes antioxidantes, compostos ergogênicos e muitos outros como nos últimos anos. O volume de trabalhos científicos sobre nutrição, em especial sobre nutrição esportiva, disponível na literatura mundial cresce de modo acentuado, o que demonstra a importância dessa ciência na qualidade de vida da população.

Introdução à nutrição e conceitos

Muito se discute sobre nutrição, mas, em algumas situações, os termos associados a essa ciência não são devidamente esclarecidos. Assim, os termos "alimentos", "nutrientes", "nutrientes indispensáveis" e "nutrição" são conceituados na Tabela 1.1.

A alimentação não deve ser vista somente como um hábito essencial para a sobrevivência, devendo, também, ser relacionada com o prazer e questões sociais, respeitando o fato de que cada indivíduo tem suas próprias preferências e hábitos alimentares. Nesse contexto, é possível compreender a alimentação como um componente fundamental da boa qualidade de vida, juntamente com a prática de exercícios físicos e a ausência de vícios, como tabagismo e etilismo. De modo geral, considerações nutricionais básicas se referem à manutenção de um peso corporal saudável, evitando a desnutrição e o sobrepeso/obesidade, e a ingestão adequada de todos os nutrientes, incluindo o consumo moderado de sódio, ácidos graxos saturados e açúcar refinado.

Todos os alimentos podem fazer parte de uma dieta saudável. Do ponto de vista nutricional, um alimento não pode ser classificado apenas como bom ou ruim. O mais importante é que esse alimento se combine com outros para satisfazer as necessidades de energia e nutrientes do indivíduo. Recomenda-se a ingestão diária de uma ampla variedade de alimentos, como cereais, leguminosas e vegetais, que devem ter seu consumo distribuído no transcorrer do dia. Logo, não é recomendável que as necessidades nutricionais diárias sejam atendidas por meio de apenas uma ou duas refeições, devendo-se aumentar o fracionamento das refeições e, por consequência, do volume de alimentos ingeridos durante o dia.

Como dito anteriormente, os alimentos fornecem os nutrientes necessários para que o organismo se forme, mantenha-se e seja mais resistente às enfermidades. Os nutrientes são classificados em macro e micronutrientes. Os macronutrientes são as proteínas, os carboidratos e os lipídios. São ingeridos em grandes quantidades e, por serem estruturas grandes, precisam ser quebrados em unidades menores para serem absorvidos pelo organismo. Ao serem transformados em compostos menores, fornecem energia ao organismo por meio de processos bioquímicos complexos, que juntos são denominados metabolismo. A ingestão energética deve satisfazer o gasto de energia do organismo, sendo que o desequilíbrio entre essas variáveis culmina em alterações metabólicas importantes, que ocorrem tanto na ingestão energética insuficiente como na ingestão energética excessiva. Para melhor compreensão desses processos, os conceitos de caloria, quilocaloria, joule, gasto energético basal, total e em repouso e metabolismo são apresentados na Tabela 1.2.

Diferentemente dos macronutrientes, os micronutrientes, que incluem as vitaminas e os minerais, não fornecem energia. Entretanto, desempenham papéis-chave durante o metabolismo dos macronutrientes. Além disso, os micronutrientes estão envolvidos em todos os tipos de reações bioquímicas que ocorrem no organismo, sendo fundamentais para os processos de crescimento, desenvolvimento e funcionamento adequado do organismo humano. São necessários em pequenas quantidades e, em geral, são absorvidos no intestino sem sofrer alteração.

Tabela 1.1. Definição de termos associados à ciência da nutrição.

Termo	Definição
Alimentos	Segundo a Agência Nacional de Vigilância Sanitária (ANVISA), a palavra alimento é definida como: "toda substância ou mistura de substâncias, no estado sólido, líquido, pastoso ou qualquer outra forma adequada, destinada a fornecer ao organismo humano os elementos normais, essenciais à sua formação, manutenção e desenvolvimento" (ANVISA, 1969). Simplificando, são produtos de origem animal, vegetal ou sintética, normalmente ingeridos por via oral, com o intuito de nutrir o organismo humano, para que seja possível a realização de atividades básicas, como andar, pensar, respirar, dormir, entre outras (Tirapegui, 2013).
Nutrientes	São as unidades básicas e estruturais que compõem os alimentos, sendo considerados como os elementos responsáveis pela realização de todos os processos bioquímicos e fisiológicos do organismo, promovendo saúde.
Nutrientes indispensáveis	Aqueles que não são sintetizados pelo organismo humano e que, por isso, devem ser obtidos por meio da alimentação, como ácidos graxos linoleico (ômega-6) e linolênico (ômega-3), vitaminas, minerais e alguns aminoácidos, por exemplo: os aminoácidos de cadeia ramificada (ACR) – leucina, isoleucina e valina.
Nutrição	Estudo dos alimentos e dos mecanismos pelos quais o organismo ingere, assimila e utiliza os nutrientes que fornecem a energia necessária para mantê-lo vivo.

Fonte: Desenvolvida pela autoria.

Tabela 1.2. Conceito de termos associados ao consumo e gasto energético.

Termo	Definição
Caloria	Quantidade de energia necessária para elevar a temperatura de 1 mL de água, de uma temperatura padrão inicial, a 1°C.
Quilocaloria	São 1.000 calorias. Porém, na maioria das vezes, as informações nutricionais presentes em rótulos de embalagem simplificam tal termo para "caloria", o que gera certa confusão.
Joule	Medida de energia em termos de trabalho mecânico. Uma quilocaloria é equivalente a 4.184 joules.
Gasto energético basal	Quantidade de energia utilizada em 24 horas por uma pessoa completamente em repouso, 12 horas após uma refeição, em temperatura e ambiente confortáveis.
Gasto energético em repouso	Quantidade de energia utilizada em 24 horas por uma pessoa completamente em repouso, 3 a 4 horas após uma refeição, em temperatura e ambiente confortáveis.
Gasto energético total	Somatória do gasto energético em repouso, energia gasta em atividades físicas e o efeito térmico dos alimentos em 24 horas.
Metabolismo:	Conjunto de reações químicas responsáveis pelos processos de síntese e degradação dos nutrientes na célula. Divide-se em anabolismo e catabolismo. Anabolismo é a síntese de compostos grandes a partir de unidades pequenas (p. ex., a formação de proteínas a partir dos aminoácidos). Em geral, essas reações são endergônicas, ou seja, requerem energia. Catabolismo é a degradação de compostos grandes em unidades pequenas (p. ex., a quebra da proteína em suas unidades estruturais, que são os aminoácidos). Em geral, essas reações são exergônicas, ou seja, fornecem energia.

Fonte: Desenvolvida pela autoria.

Os alimentos contêm nutrientes em quantidades variáveis, ou seja, alguns alimentos contêm maior quantidade de determinado nutriente e menor quantidade de outro, demonstrando a importância da combinação de alimentos. Um exemplo clássico da combinação de alimentos que se complementam, em relação a seu conteúdo de nutrientes, é o consumo conjunto de leguminosas e cereais, como arroz e feijão. As leguminosas são ricas em lisina, mas deficientes em metionina, e o contrário ocorre com os cereais (ricos em metionina e deficientes em lisina). Assim, a associação de leguminosas e cereais é uma estratégia para fornecer todos os aminoácidos indispensáveis ao organismo. Levando em consideração que cada nutriente desempenha uma função específica no organismo, a ingestão de uma dieta balanceada é capaz de fornecer uma variedade de nutrientes, contribuindo para a promoção da saúde.

Desde 1937, quando Pedro Escudero propôs as leis da alimentação – quantidade, qualidade, harmonia e adequação –, esses princípios são utilizados como respaldo para uma alimentação saudável (Figura 1.1). A lei da quantidade determina que a ingestão de alimentos deve ser suficiente para suprir as necessidades nutricionais do indivíduo, sendo o excesso e a restrição prejudiciais. A segunda lei indica a importância do consumo de alimentos de qualidade, ou seja, que não estejam estragados, crus, não maduros, entre outros, bem como a importância da ingestão de alimentos ricos em nutrientes indispensáveis. A lei da harmonia se refere ao equilíbrio na ingestão de nutrientes, evitando o excesso ou insuficiência de determinado macro ou micronutriente, evidenciando a importância da combinação de uma variedade de alimentos. Finalmente, a última lei, da adequação, faz menção ao fato de que a dieta deve ser individualizada, respeitando as características de cada paciente, como idade e sexo. Desse modo, fica claro que as necessidades nutricionais diferem entre crianças e idosos, por exemplo.

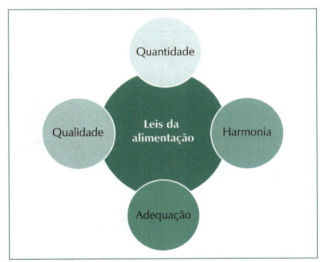

Figura 1.1. Leis da alimentação.
Fonte: Desenvolvida pela autoria.

Recomendações nutricionais e alimentação balanceada

De acordo com a Organização Mundial da Saúde (OMS), do valor energético total (VET) da dieta de um adulto, 55 a 75% devem ser provenientes de carboidratos, 15 a 30% de lipídios e 10 a 15% de proteínas (FAO/OMS, 2003). Já a Ingestão Dietética de Referência (*Dietary Reference Intakes* – DRIs) sugere que, para um adulto, a distribuição de macronutrientes seja de 45 a 65% do VET de carboidratos, 20 a 35% do VET de lipídios e 10 a 35% do VET de proteínas (DRIs, 2011). As principais fontes de carboidrato são cereais, tubérculos e raízes, enquanto os alimentos de origem animal, como carnes, ovos e laticínios, fornecem relevantes quantidades de proteína e lipídios. Os óleos e as oleaginosas são, também, importantes fontes de lipídios.

Para que a população compreendesse melhor as recomendações de ingestão de macronutrientes, no ano de 1992 o Departamento de Agricultura dos Estados Unidos (United States Departament of Agriculture – USDA) adotou a pirâmide alimentar como forma gráfica de distribuição dos alimentos (Figura 1.2). Diversos países utilizaram esse instrumento com a finalidade de educar sua população em relação à qualidade e à quantidade de alimentos a serem ingeridos.

A base da pirâmide é constituída por alimentos ricos em carboidratos. Originalmente, a pirâmide alimentar proposta pelos americanos sugeria o consumo de 6 a 11 porções desse grupo alimentar; porém, de acordo com a adaptação brasileira, sugeriu-se a ingestão de 5 a 9 porções desses alimentos. O segundo nível da pirâmide (de baixo para cima) representa os vegetais – frutas, legumes e verduras –, alimentos ricos em fibras, micronutrientes e água. Devido ao fato de os vegetais serem alimentos comuns na dieta e de fácil acesso à população brasileira, as porções originais da pirâmide norte-americana (2 a 4 porções de frutas e 3 a 5 porções de legumes e verduras) foram aumentadas para 3 a 5 porções no grupo das frutas e para 4 a 5 porções no grupo dos legumes e verduras.

No terceiro nível da pirâmide, constituído por alimentos proteicos, sugeriu-se o consumo de 2 a 3 porções de laticínios e 2 a 3 porções de carnes, ovos, feijões e oleaginosas. Entretanto, a adaptação brasileira recomendou o consumo de apenas 1 a 2 porções neste último (carnes e ovos). O topo da pirâmide representa os alimentos ricos em lipídios e açúcares, que devem ser consumidos com moderação. É por essa razão que permanecem no topo da pirâmide, onde o espaço é menor, sugerindo a ideia de moderação.

Em vista do fato de que diferentes populações divergem em relação a vários fatores, como hábitos alimentares e disponibilidade de alimentos, surgiu a necessidade de substituir a pirâmide alimentar por um instrumento que fosse mais viável e coerente para toda a população. Nesse cenário, em 2011 a USDA desenvolveu uma ferramenta denominada *My Plate* (Figura 1.3), que recomenda o consumo de vegetais (frutas, legumes e verduras), grãos, de preferência integrais, e alimentos proteicos considerados "saudáveis", ou seja, com menor teor de ácidos graxos saturados, incluindo uma pequena parcela de laticínios. Diferentemente da pirâmide alimentar, o *My Plate* é uma ferramenta qualitativa, ou seja, não são mencionados valores (porcentagens e/ou porções) de consumo de cada grupo alimentar.

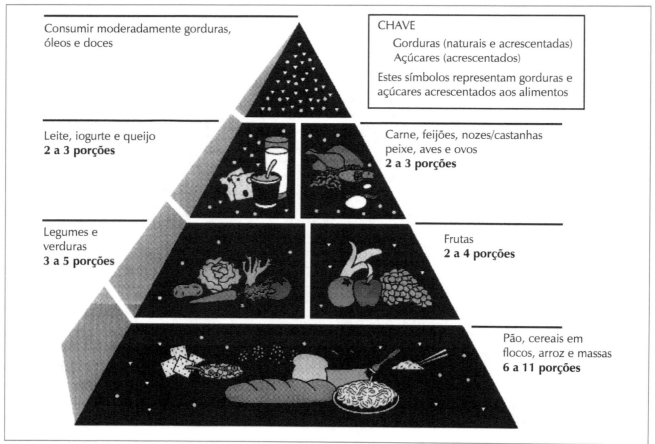

Figura 1.2. Pirâmide dos alimentos.
Fonte: Adaptada de USDA.

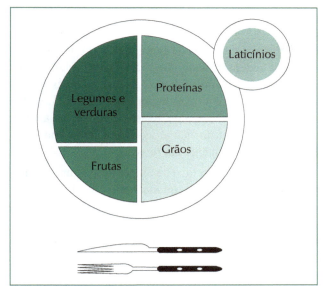

Figura 1.3. Recomendação de consumo de alimentos.
Fonte: Adaptada do My Plate.

Similarmente às recomendações contidas no *My Plate*, o mais recente Guia Alimentar para a População Brasileira, publicado em 2014, estimula a ingestão de alimentos *in natura* e minimamente processados, como vegetais, cereais, leguminosas e laticínios, e desencoraja o consumo de alimentos processados e ultraprocessados (enlatados, alimentos em conserva, em calda, cristalizados, guloseimas, salgadinhos "de pacote", entre outros), bem como o excesso de ingestão de óleo, sal e açúcar.

Tabela 1.3. Dez passos para uma alimentação adequada e saudável.

1	Fazer de alimentos *in natura* ou minimamente processados a base da alimentação.
2	Utilizar óleos, gorduras, sal e açúcar em pequenas quantidades ao temperar e cozinhar alimentos e criar preparações culinárias.
3	Limitar o consumo de alimentos processados.
4	Evitar o consumo de alimentos ultraprocessados.
5	Comer com regularidade e atenção, em ambientes apropriados e, sempre que possível, com companhia.
6	Fazer compras em locais que ofertem variedades de alimentos *in natura* ou minimamente processados.
7	Desenvolver, exercitar e partilhar habilidades culinárias.
8	Planejar o uso do tempo para dar à alimentação o espaço que ela merece.
9	Dar preferência, quando fora de casa, a locais que servem refeições feitas na hora.
10	Ser crítico quanto a informações, orientações e mensagens sobre alimentação veiculadas em propagandas comerciais.

Fonte: Adaptada do Guia Alimentar para a População Brasileira, 2014.

O novo guia alimentar também leva em consideração a cultura e os costumes de diversas regiões do Brasil, sugerindo uma extensa variedade de opções de cardápio, como um desjejum contendo leite, cuscuz, ovo de galinha e banana. O documento ainda fornece dicas para manter uma dieta equilibrada, denominadas "dez passos para uma alimentação adequada e saudável" (Tabela 1.3).

Introdução à atividade física e alimentação do atleta

Tal como na ciência da nutrição, os conceitos de alguns dos termos mencionados no âmbito esportivo nem sempre são adequadamente esclarecidos, o que gera confusão e, por vezes, uma abordagem equivocada. Portanto, as definições dos termos "atividade física", "exercício físico", "treinamento físico" e "esporte" são apresentadas na Tabela 1.4.

Tabela 1.4. Definição de termos frequentemente abordados no âmbito esportivo.

Termo	Definição
Atividade física	Qualquer movimento corporal que culmine em uma contração muscular e, por consequência, em gasto energético.
Exercício físico	Toda atividade física planejada, estruturada e repetitiva com o objetivo de melhorar ou manter um ou mais componentes da aptidão física.
Treinamento físico	Série de exercícios físicos planejados e estruturados com o intuito de desenvolver habilidades específicas, melhorando ou mantendo um ou mais componentes da aptidão física.
Esporte	Sistema ordenado de práticas corporais, relativamente complexas, que envolvem atividades de competição institucionalmente regulamentada. Esse sistema se fundamenta na superação de competidores ou de marcas e/ou resultados anteriores estabelecidos pelo próprio atleta.

Fonte: Desenvolvida pela autoria.

Em vista da elevada necessidade energética e de nutrientes decorrentes da prática de exercícios físicos exaustivos, a alimentação de um atleta é diferenciada quando comparada à de indivíduos sedentários. De modo geral, os atletas necessitam de um aporte glicídico maior que os não atletas, pois os carboidratos compõem o glicogênio muscular e hepático – importantes substratos energéticos utilizados durante o exercício. Pelo fato de os estoques musculares e hepáticos de glicogênio serem limitados, sua reposição deve ser feita de maneira constante, mesmo durante a atividade, para garantir um bom rendimento do atleta (Finsterer, 2012; Coqueiro et al., 2018).

A ingestão de proteínas pode variar de acordo com o tipo de esporte, sendo maior para atletas engajados em exercícios de força, comparados aos de *endurance*. Sugere-se que a ingestão de proteínas esteja próxima ao valor máximo da recomendação, para garantir sua propriedade plástica e favorecer o anabolismo proteico muscular (Panza et al., 2007). A proporção de lipídios pode diminuir em função do aumento da proporção de carboidratos; entretanto, cabe ressaltar que essas condutas nutricionais não são generalizadas, haja vista que cada esporte implica necessidades diferenciadas e cada momento do dia do atleta exigirá a predominância de determinado nutriente (Hernandez et al., 2009).

Não existem recomendações nutricionais de micronutrientes específicas para atletas, devendo-se utilizar as recomendações para indivíduos saudáveis estabelecidas pelas DRIs. Nesse sentido, ressalta-se a importância de garantir o aporte adequado de vitaminas e minerais antioxidantes, como as vitaminas A, C e E e os minerais selênio, zinco, cobre e magnésio, para atletas, visto que o exercício exaustivo aumenta a geração de espécies reativas de oxigênio, causando estresse oxidativo, que pode resultar em lesões oxidativas a estruturas celulares, como lipídios, proteínas e DNA (Coqueiro et al., 2017). Além disso, caso a proporção de carboidratos da dieta seja elevada, a ingestão de vitaminas do complexo B deve estar adequada, em vista da importância desses nutrientes como cofatores nas reações de geração de energia provenientes da degradação de carboidratos. Vale salientar que a suplementação só é necessária quando a dieta não é capaz de suprir as necessidades nutricionais do indivíduo.

Além da ingestão adequada de nutrientes, a hidratação do atleta é de suma importância para a manutenção da saúde e do desempenho físico. As estratégias para hidratação do atleta não consistem apenas no consumo de água, mas também na ingestão de bebidas esportivas ou energéticas que contenham eletrólitos e uma fonte de carboidrato. As recomendações nutricionais de macro e micronutrientes e as estratégias para hidratação do atleta serão abordadas em diversos capítulos deste livro.

Recomendações energéticas para atletas

As recomendações de ingestão energética para indivíduos sedentários ou que praticam atividade física moderada são insuficientes para atletas, cujo gasto energético pode ser até 4 vezes maior que o de um indivíduo sedentário ou moderadamente ativo. Uma das maneiras de determinar o gasto energético de um atleta é por meio do consumo de oxigênio em litros/minuto.

Sabe-se que cada litro de oxigênio consumido equivale a um gasto de aproximadamente 5 kcal, e, a partir de um teste espirométrico (análise de gases expirados), pode-se conhecer o volume de oxigênio consumido (VO_2) no repouso. Além disso, com o auxílio de um ergômetro (bicicleta ou esteira), pode-se medir esse consumo durante o exercício físico.

A relação entre CO_2 expirado e O_2 consumido resulta em valores que variam entre 0,7 e 1,0, sendo que para cada valor existe um correspondente exato das calorias gastas por litro de oxigênio e, ainda, o substrato energético oxidado predominantemente. Quanto mais próximo de 0,7, maior a contribuição dos lipídios na geração de energia; quanto mais próximo de 1,0, maior a participação dos carboidratos (Tabela 1.5). Essa relação é chamada de quociente respiratório, e seu conhecimento torna a determinação do gasto energético, assim como do substrato utilizado, mais fidedigna.

Existem outras maneiras de mensurar o gasto energético de um indivíduo, geralmente com base em fórmulas predefinidas, mas, como partem de uma estimativa, podem apresentar resultados menos confiáveis. Para sedentários ou indivíduos moderadamente ativos, o erro acumulado pela estimativa pode não afetar significativamente o delineamento alimentar a ser traçado, permitindo que o indivíduo atinja as metas desejadas mesmo sem maior precisão de cálculos. Para atletas, entretanto, essa precisão é relevante, levando em conta as diferentes modalidades esportivas e as necessidades específicas de cada uma delas. Quanto mais próxima das necessidades reais for a prescrição da dieta, maiores serão as chances de um melhor desempenho atlético.

Tabela 1.5. Equivalentes térmicos do oxigênio para o quociente respiratório não proteico, incluindo o percentual de calorias e gramas derivado de carboidratos e gorduras.

QR	Kcal/litro O_2	Carboidrato	Gordura	Carboidrato	Gordura
0,707	4,686	0	100	0	0,496
0,82	4,825	40,3	59,7	0,454	0,313
0,93	4,961	77,4	22,6	0,921	0,125
1,00	5,047	100	0	1,231	0

Fonte: McArdel, 1998.

Na impossibilidade de executar os testes mais acurados, as necessidades energéticas devem ser estimadas, sendo que a melhor maneira de fazer a estimativa é baseada no consumo de oxigênio. Para tal cálculo, utiliza-se o equivalente metabólico (MET), que equivale a um consumo de 3,5 mL de oxigênio/kg de peso corporal/minuto. O gasto energético avaliado em METs constitui o número de vezes pelo qual o metabolismo de repouso foi multiplicado durante uma atividade. Exemplificando: se um indivíduo pedala a 4 METs, entende-se que seu gasto de energia é 4 vezes superior ao que ocorre em repouso (Coelho-Ravagnani et al., 2013). Na Tabela 1.6, é apresentado o valor em METs de diversos exercícios.

Tabela 1.6. Valor em METs dependendo do tipo de exercício físico.

Esporte	METs
Basquete	6,0
Futsal	7,0
Handebol	8,0
Vôlei	4,0
Natação	7,0
Polo	10,0
Hidroginástica	4,0
Ginástica	4,0
Balé e jazz	4,8
Tênis	7,0
Ciclismo	8,0
Remo	7,0
Esqui	7,0
Musculação	3,0
Ioga	2,5
Alongamento	2,5

Fonte: Adaptada de Ainsworth et al., 2000.

A ingestão energética ainda pode ser baseada nas DRIs (*Recommended Dietary Allowances* – RDA), que estipulam a ingestão de calorias por quilo de peso de acordo com a idade, por exemplo: 19 a 24 anos = 40 kcal/kg de peso/dia ou 25 a 50 anos = 37 kcal/kg de peso/dia, somadas ao gasto de cada sessão de atividade física avaliado em METs. Exemplificando: um indivíduo com 20 anos e 70 kg, que pratica polo (10 METs) durante 30 minutos, teria a necessidade energética de:

$$40 \text{ kcal} \times 70 \text{ kg} = 2.800 \text{ kcal}$$
$$+$$
$$10 \text{ METs} \times 3,5 \text{ mL de O}_2 = 35 \text{ mL de O}_2$$
$$35 \text{ mL de O}_2 \times 70 \text{ kg} \times 30 \text{ min} = 73.500 \text{ mL de O}_2/\text{kg/min}$$
$$\textbf{1 litro de O}_2 \rightarrow \textbf{5 kcal}$$
$$73,5 \text{ L de O}_2/\text{kg/min} \times 5 \text{ kcal} = 367,5 \text{ kcal}$$
$$\text{Logo, } 2.800 \text{ kcal} + 367,5 \text{ kcal} = \textbf{3167,5 kcal/dia}$$

Sistemas energéticos durante o exercício físico

Para a execução da contração muscular, a energia é fornecida por meio da quebra das ligações fosfato da molécula de adenosina trifosfato (ATP). O estoque de ATP celular é de aproximadamente 8 mmol/L por quilo de músculo fresco, porém, mesmo exercícios exaustivos reduzem apenas 1 a 2 mmol/L dessa concentração, já que os níveis fisiológicos de ATP não devem ser reduzidos a valores inferiores a 5 mmol/L. Nesse cenário, três sistemas são destinados a promover energia durante o exercício físico: o sistema creatina-fosfato, a glicólise anaeróbia e o sistema oxidativo, sendo que os dois primeiros sistemas energéticos predominam durante o exercício resistido, enquanto o último sistema predomina durante o exercício aeróbio (Baker et al., 2010).

A primeira reação do sistema creatina-fosfato consiste na doação de fosfato da molécula de fosfocreatina (CrP) para a molécula de adenosina difosfato (ADP), promovendo ressíntese do ATP (Baker et al., 2010). A segunda reação ocorre entre duas moléculas de ADP e consiste na doação de fosfato de uma molécula a outra, a fim de ressintetizar o ATP. A reação resulta na síntese de adenosina monofosfato (AMP) (Korzeniewski et al., 2006). Essa molécula sofre ação da enzima adenosina monofosfato deaminase (AMPD), sendo o consumo de prótons (H^+) necessário a essa reação, e tendo como resultado a síntese de amônia (Figura 1.4) (Baker et al., 2010).

$$CrP + ADP + H^+ \xrightarrow{\text{creatina quinase}} ATP + Cr$$
$$ADP + ADP \xrightarrow{\text{adenilato quinase}} ATP + AMP$$
$$AMP + H^+ \xrightarrow{\text{AMP deaminase}} IMP + NH^{4+}$$

Figura 1.4. Sistema creatina fosfato.

CrP = fosfocreatina; ADP = adenosina difosfato; ATP = adenosina trifosfato; Cr = creatina; AMP = adenosina monofosfato; IMP = inosina monofosfato; NH_4^+ = amônia.

Fonte: Adaptada de Baker et al., 2010.

Posteriormente ao sistema creatina-fosfato, passa a vigorar o sistema glicolítico anaeróbio, no qual a glicose, derivada da glicemia e do glicogênio, é utilizada para a formação de piruvato, que é convertido em lactato pela enzima lactato desidrogenase (LDH). A síntese de lactato é proporcional ao trabalho muscular (Kaminsky et al., 2010; Wilkinson et al., 2010). A via glicolítica aeróbia (sistema oxidativo), que depende do ciclo de Krebs e da cadeia transportadora de elétrons, predomina em exercícios mais prolongados, que demandam maior quantidade de energia (Figura 1.5).

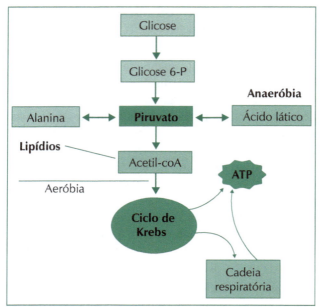

Figura 1.5. Glicólises aeróbia e anaeróbia.
Fonte: Desenvolvida pela autoria.

As vias anaeróbias (sistema creatina-fosfato e glicólise anaeróbia) recrutam predominantemente as fibras musculares do tipo II, denominadas também fibras brancas e glicolíticas, pois apresentam maior reserva de glicogênio e de CrP. As vias aeróbias (sistema oxidativo), por sua vez, recrutam predominantemente fibras do tipo I, também designadas como vermelhas e oxidativas, visto que possuem maior reserva de lipídios. Assim, as fibras musculares utilizadas durante os exercícios vão sendo alternadas de acordo com o tipo de metabolismo predominante e, dependendo da proporção de fibras musculares dos tipos I e II, estabelecidas geneticamente, que predispõe os indivíduos a terem melhor desempenho para uma modalidade esportiva do que para outras (Tabela 1.7).

A maior parte da dieta de um indivíduo, seja ele atleta ou não, deve ser composta por carboidratos. A necessidade por esse macronutriente aumenta conforme se eleva o volume e a frequência do treinamento físico. A ingestão de proteínas aumenta de modo absoluto, mas mantém a mesma proporção perante os demais nutrientes, enquanto a ingestão de lipídio diminui proporcionalmente em função da maior presença de carboidratos.

Na ausência de carboidrato, o organismo utiliza proteína para restabelecer seus estoques de glicogênio e fornecer energia aos tecidos. Entretanto, não há um estoque de proteínas no organismo; a maioria das proteínas está empregada em estruturas, ou seja, constituindo tecidos ou fazendo parte de enzimas, hormônios, entre outros. Logo, o uso de proteínas como fonte de energia pode gerar danos às estruturas celulares, afetando o funcionamento do organismo. Além da mobilização inapropriada de proteínas, ocorre a diminuição da mobilização de lipídios com fins energéticos, acentuando ainda mais a degradação proteica. É necessário o mínimo de carboidrato para que haja estímulo à lipólise e utilização de lipídios como fonte de energia no interior da célula muscular. Esse mecanismo pode ser observado na Figura 1.6.

Podemos dizer que a glicose é precursora tanto de acetil-CoA como de oxalacetato, a partir do piruvato; na sua ausência, os lipídios fornecem acetil-CoA, mas, se não houver oxalacetato nas mesmas proporções, não ocorre a condensação de ambos e, consequentemente, a formação de citrato. A diminuição da concentração de citrato reduz a atividade do ciclo de Krebs, que, por sua vez, é o maior responsável pela geração de ATP no processo oxidativo. Em contrapartida, a única maneira de o organismo manter as concentrações adequadas de oxalacetato é por meio das proteínas, visto que alguns aminoácidos também são precursores de oxalacetato. Contudo, a demanda de aminoácidos não equivale à de glicose na formação de oxalacetato, e este se mantém diminuído. Tal fato leva a um menor aproveitamento da acetil-CoA proveniente dos lipídios, provocando desaceleração da lipólise e desvio da acetil-CoA em excesso para a formação de corpos cetônicos. O aumento da circulação de corpos cetônicos implica maior toxicidade e pode comprometer a saúde e o desempenho do atleta. Portanto, a restrição drástica do consumo de carboidrato não é indicada, especialmente para atletas.

Considerações finais

As necessidades nutricionais de atletas são diferentes das necessidades de indivíduos sedentários ou pouco ativos, portanto o acompanhamento nutricional deve ser diferenciado para esse grupo populacional. Além disso, a conduta nutricional é influenciada pela modalidade esportiva, duração, frequência e intensidade do exercício, bem como por peculiaridades do atleta. De modo geral, sugere-se que a elaboração da dieta seja respaldada em princípios básicos da ciência da nutrição, como as leis da alimentação, devendo obedecer às recomendações nutricionais estabelecidas pelas DRIs e pela OMS.

Tabela 1.7. Características das fibras musculares.

Propriedades	Tipo I*	Tipo IIA	Tipo IIB**
Velocidade de contração	Lenta	Rápida	Rápida
Capacidade glicolítica	Baixa	Moderada	Alta
Capacidade oxidativa	Alta	Moderada	Baixa
Estoque de glicogênio	Moderado Alto	Moderado Alto	Moderado Alto
Estoque de triglicerídios	Alto	Moderado	Baixo
Capilaridade	Boa	Moderada	Pobre

*Fibras tipo I = atividade de longa duração e baixa intensidade; **Fibras Tipo IIB = atividade de curta duração e alta intensidade.
Fonte: Modificada de Saltin et al., 1977.

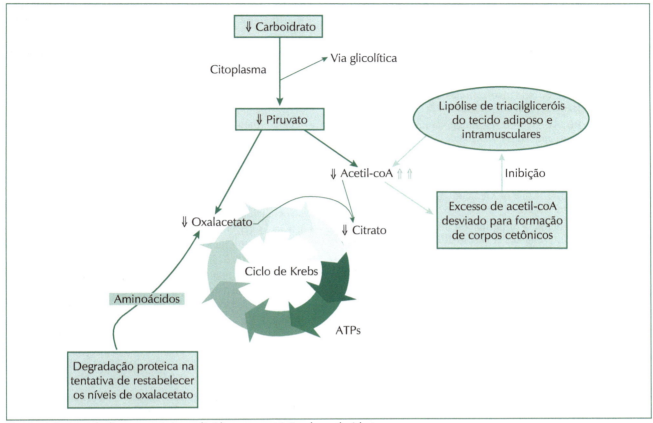

Figura 1.6. Metabolismos proteico e lipídico na restrição de carboidrato.
Fonte: Desenvolvida pela autoria.

Questões propostas para estudo

1. Defina os termos "alimentos", "nutrientes" e "nutrição".
2. O que são nutrientes indispensáveis?
3. Quais são as leis da alimentação propostas por Pedro Escudero? Explique cada uma delas.
4. Defina os termos "caloria", "quilocaloria", "gasto energético basal", "de repouso" e "total" e "metabolismo".
5. Comente sobre a pirâmide alimentar e a estratégia *My Plate*.
6. Quais são os dez passos, propostos pelo novo guia alimentar para a população brasileira, para a garantia de uma alimentação saudável?
7. Defina os termos "atividade física", "exercício físico", "treinamento físico" e "esporte".
8. Como é possível estimar o gasto e a necessidade energética de um atleta?
9. Defina MET e explique como essa ferramenta é utilizada.
10. Quais são os sistemas energéticos que vigoram durante o exercício físico? Explique cada um deles.
11. Quais os tipos de fibra muscular e suas características?
12. Por que a restrição de carboidratos não é aconselhada? Justifique com base no funcionamento do ciclo de Krebs.

Bibliografia consultada

- Ainsworth B, Haskell W, Whitt M, Irwin M, Swartz A, Strath S et al. Compendium of physical activities: an update of activity codes and MET intensities. Med Sci Sport Exerc. 2000;32(9):498-504.
- ANVISA. Agência Nacional de Vigilância Sanitária. Decreto-lei n. 986, de 21 de outubro de 1969, Brasil. 1969.
- Baker J, Mccormick M, Robergs R. Interaction among skeletal muscle metabolic energy systems during intense exercise. J Nutr Metab. 2010;2010:1-13.
- Coelho-Ravagnani C de F, Melo FCL, Ravagnani FCP, Burini FHP, Burini RC. Estimativa do equivalente metabólico (MET) de um protocolo de exercícios físicos baseada na calorimetria indireta. Rev Bras Med do Esporte [Internet]. 2013;19(2):134-8.
- Coqueiro A, Raizel R, Bonvini A, Hypólito T, Godois A, Pereira J et al. Effects of glutamine and alanine supplementation on central fatigue markers in rats submitted to resistance training. Nutrients. 2018;10(119).
- Coqueiro AY, Godois AM, Raizel R, Tirapegui J. Creatina como antioxidante em estados metabólicos envolvendo estresse oxidativo. Revista Brasileira de Prescrição e Fisiologia do Exercício, v. 11, n. 64, p. 128-137, 2017.

- Cozzolino SMF, Cominetti C. Bases bioquímicas e fisiológicas da nutrição, nas diferentes fases da vida, na saúde e na doença. São Paulo: Manole; 2013.
- Cozzolino SMF. Biodisponibilidade de nutrientes. SMF Cozzolino, ed. 3. ed. São Paulo: Manole; 2009.
- Cruzat VF, Rogero MM, Borges MC, Tirapegui J. Aspectos atuais sobre estresse oxidativo, exercícios físicos e suplementação. Rev Bras Med Esp 2007;13:336-342.
- de Angelis RC, Tirapegui J. Fisiologia da nutrição humana: aspectos básicos, aplicados e funcionais. São Paulo: Atheneu; 2007. 565p.
- Dietary Reference Intakes (DRIs): Recommended Dietary Allowances and Adequate Intakes, Vitamins Food and Nutrition Board, Institute of Medicine, National Academies. Food Nutr Board. 2011;10-2.
- Finsterer J. Biomarkers of peripheral muscle fatigue during exercise. BMC Musculoskelet Disord 2012;13(1):218.
- Food and Agriculture Organization/World Health Organization (FAO/WHO). Diet, nutrition and the prevention of chronic diseases. Report of the joint WHO/FAO expert. Technical Report Series, 916. Geneva, 2003.
- Hernandez AJ, Nahas RM. Modificações dietéticas, reposição hídrica, suplementos alimentares e drogas: comprovação de ação ergogênica; potenciais riscos para a saúde. Rev Bras Med do Esporte. 2009;15(3 Suppl.):3-12.
- Kaminsky Y, Kosenko E. AMP deaminase and adenosine deaminase activities in liver and brain regions in acute ammonia intoxication and subacute toxic hepatitis. Brain Res. 2010;1311:175-81.
- Korzeniewski B. AMP deamination delays muscle acidification during heavy exercise and hypoxia. J Biol Chem. 2006;281:3057-66.

- Mahan LK, Escott-Stump S. Krause's food, nutrition & diet therapy. 9th ed. Philadelphia: W. B. Saunders; 1996. 462p.
- Ministério da Saúde. Guia alimentar para a população brasileira, 2. ed., 2014.
- Panza VP, Coelho MSPH, Di Pietro PF, Assis MAA De, Vasconcelos FDAG De. Consumo alimentar de atletas: reflexões sobre recomendações nutricionais, hábitos alimentares e métodos para avaliação do gasto e consumo energéticos. Rev Nutr. 2007;20:681-92.
- Philipp ST, Latterza AR, Cruz ATR, Ribeiro LC. Pirâmide alimentar adaptada: guia para escolha dos alimentos. Rev Nutr PUCCamp 1999;12:65-71.
- Powers S, Howley E. Fisiologia do exercício: teoria e aplicação ao condicionamento e ao desempenho. 8. ed. 2014., 649p.
- Ribeiro SML, Melo CM, Tirapegui, J. Avaliação do estado nutricional: teoria e prática. 2. ed. Rio de Janeiro: Guanabara Koogan; 2018. 324p.
- Schilling M. Qualidade em nutrição: métodos de melhorias contínuas ao alcance de indivíduos e coletividades. São Paulo: Varela; 1995. 115p.
- Shils ME, Olson JA, Shike M. Modern nutrition in heath and disease. v. 1, Philadelphia: Lea & Febiger; 1994. 923p.
- Tardido AP, Falcão MC. O impacto da modernização na transição nutricional e obesidade. Rev Bras Nutr Clin, 21(2):117-24, 2006.
- Tirapegui J. Nutrição: Fundamentos e aspectos atuais. 3. ed. Rio de Janeiro: Atheneu; 2013. 477p.
- Wilkinson DJ, Smeeton NJ, Watt PW. Ammonia metabolism, the brain and fatigue; Revisiting the link. Prog Neurobiol [Internet]. 2010;91(3):200-19.

Proteínas e Atividade Física

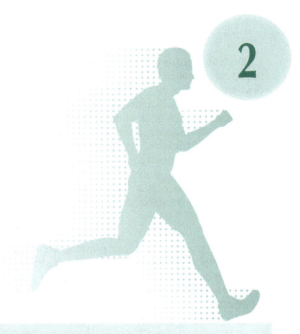

• Marcelo Macedo Rogero • Luciana Rossi • Julio Tirapegui

Introdução
Histórico das proteínas e dos aminoácidos

Com relação aos macronutrientes carboidratos, lipídios e proteínas, observa-se que, no caso particular da proteína, como discutiremos, existem bases históricas para seu alto consumo. Em muitos relatos históricos, em tempos antigos acreditava-se que ao comer a carne de certo animal ou guerreiro se incorporaria sua alma, destreza ou coragem. Fazendo uma rápida retrospectiva histórica, temos:

- **Século V a.C.:** Milo de Cróton, atleta de luta greco-romana conhecido por sua grande força e desempenho, teria ingerido, em um dia, 9 kg de carne, 9 kg de pão e 8,5 L de vinho, com o intuito de aumentar sua força muscular.
  - **1700:** o nitrogênio do ar foi designado como substância *azota*, indicando que esta não poderia sustentar a vida na ausência de oxigênio.
  - **1715:** a proteína foi identificada como um composto químico, e demonstrou-se que cães podiam viver apenas algumas semanas quando alimentados com dietas isentas de proteínas.
  - **1820:** isolado o primeiro aminoácido, por H. Braconnnot, a glicina, a partir de um hidrolisado proteico (gelatina).
  - **1842:** o fisiologista alemão Von Liebig afirmou que o principal combustível para a contração muscular era derivado da proteína, e sugeriu o consumo de grande quantidade de carne para repor o suprimento proteico.
  - **1866:** os cientistas Fick e Wislecenus, entre outros, tomaram uma posição oposta em relação ao consumo proteico e desprezaram a importância dos aminoácidos e da proteína como fontes energéticas durante a atividade física.
- **± 100 anos:** o *pool* de aminoácidos e a musculatura esquelética foram considerados reservatórios inertes de aminoácidos, utilizados apenas para a síntese proteica.
- **1935:** W. C. Rose, a partir da hidrólise da fibrina, isolou a treonina, o aminoácido mais recentemente descoberto. Dentre os 20 aminoácidos utilizados para a síntese proteica, a treonina é o mais comumente encontrado nas proteínas.
- **1965:** London et al. registraram a desproporcional liberação do aminoácido alanina, em relação a sua concentração na musculatura esquelética.
- **1969:** Pozefsky et al. também confirmaram esse fato em seus estudos.
- **1970:** Felig et al. propuseram o ciclo alanina-glicose, a partir do qual é possível ocorrer a síntese de glicose a partir de alguns aminoácidos e vice-versa.
- **1971:** Felig e Wahren, entre outros, mostraram que esse mesmo ciclo também era ativo durante a atividade física, reascendendo a discussão a respeito da importância da proteína durante o jejum e o exercício.
- **1987:** Newsholme et al. foram os primeiros a proporem o papel da serotonina como um mediador da fadiga central durante a atividade física (para mais informações, ver Capítulo 14: Aminoácidos de Cadeia Ramificada e Atividade Física).

Durante muito tempo, o papel das proteínas e dos aminoácidos na atividade física foi relegado a segundo plano. Foi a partir dos anos 1970 e 1980 que se renovou o interesse na tendência do exercício a afetar o metabolismo de proteínas e de aminoácidos. Assim, embora tenham sido as proteínas as primeiras substâncias reconhecidas como parte estrutural dos tecidos e há mais de um século terem recebido a designação do grego *proteía* = primeiro lugar + ina, por ser o principal constituinte da matéria viva, seu papel no metabolismo intermediário durante a atividade física em suas diversas modalidades ainda está longe de ser completamente entendido.

Definição

As proteínas representam o principal componente estrutural e funcional de todas as células do organismo. Enzimas, carreadores de membrana, moléculas de transporte sanguíneas, matriz extracelular, queratina, colágeno etc. são proteínas. Muitos hormônios e uma parte das membranas celulares também são proteínas. Apesar da enorme diversidade de enzimas e proteínas no organismo, quase 50% do conteúdo proteico total do ser humano está presente em apenas 4 proteínas (miosina, actina, colágeno e hemoglobina). O colágeno, em particular, compreende aproximadamente 25% do total.

As diversas proteínas orgânicas são formadas por seus monômeros, os aminoácidos, ou a unidade mais simples de um polímero. As proteínas, apesar de sua diversidade de funções, são sintetizadas a partir de apenas 20 α-aminoácidos, também designados como aminoácidos-padrão. Os aminoácidos podem ser representados por símbolos de 1 ou 3 letras, para facilitar a apresentação de sua sequência na estrutura proteica (Tabela 2.1).

Tabela 2.1. Símbolos dos aminoácidos.

Aminoácido	Símbolo 3 letras	Símbolo 1 letra
Alanina	Ala	A
Arginina	Arg	R
Asparagina	Asn	N
Ácido aspártico	Asp	D
Asn e/ou Asp	Asx	B
Cisteína	Cys	C
Glutamina	Gln	Q
Ácido glutâmico	Glu	E
Gln e/ou Glu	Glx	Z
Glicina	Gly	G
Histidina	His	H
Isoleucina	Ile	I
Leucina	Leu	L
Lisina	Lys	K
Metionina	Met	M
Fenilalanina	Phe	F
Prolina	Pro	P
Serina	Ser	S
Treonina	Thr	T
Triptofano	Trp	W
Tirosina	Tyr	Y
Valina	Val	V

Fonte: Desenvolvida pela autoria.

Os aminoácidos se unem em diversas combinações por meio das ligações peptídicas para formar as proteínas corporais. As ligações peptídicas são ligações covalentes que envolvem a remoção de um hidrogênio do grupo amino de um aminoácido, e de uma hidroxila da carboxila de outro aminoácido, com formação de uma molécula de água (Figura 2.1).

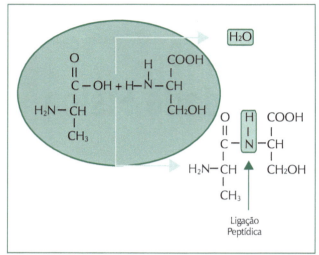

Figura 2.1. Ligação peptídica e formação de um dipeptídio.
Fonte: Desenvolvida pela autoria.

Embora mais de 300 aminoácidos diferentes tenham sido descritos na natureza, somente 20 são comumente encontrados como constituintes das proteínas de mamíferos, porquanto esses aminoácidos são os únicos codificados pelo DNA celular. Estruturalmente, os aminoácidos são compostos que possuem uma fórmula básica comum. Em um carbono α estão ligados um grupo amino (-NH2), um grupo carboxila (-COOH), um hidrogênio (H) e um grupo variável, chamado *cadeia lateral* ou *grupo R* (Figura 2.2).

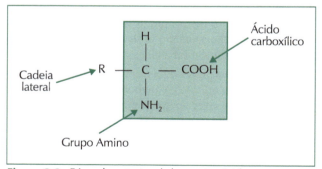

Figura 2.2. Fórmula estrutural dos aminoácidos.
Fonte: Desenvolvida pela autoria.

Quimicamente, os aminoácidos apresentam certas particularidades. São compostos por átomos de carbono, hidrogênio e oxigênio, e o fato mais importante é terem em sua molécula 16% de nitrogênio. Podem conter, ainda, em menor proporção, alguns minerais, como o enxofre.

CAPÍTULO 2 | PROTEÍNAS E ATIVIDADE FÍSICA

Tabela 2.2. Classificação dos aminoácidos.

Essenciais	Condicionalmente essenciais	Não essenciais
Fenilalanina	Glicina	Ácido aspártico
Triptofano	Prolina	Ácido glutâmico
Valina	Tirosina	Asparagina
Leucina	Serina	
Isoleucina	Cisteína e cistina	
Metionina	Taurina	
Treonina	Arginina	
Lisina	Histidina	
	Glutamina	

Fonte: Desenvolvida pela autoria.

O pesquisador W. C. Rose foi o responsável pela divisão dos aminoácidos em duas categorias: *indispensáveis* (ou *essenciais*) e *dispensáveis* (ou *não essenciais*). Mas a definição nutricional original de aminoácidos indispensáveis foi cunhada anos antes por Borman et al., segundo os quais são aqueles *"que não podem ser sintetizados pelo organismo animal a partir de substâncias ordinariamente disponíveis para as células em uma velocidade proporcional à demanda para atender ao crescimento normal"*.

A categorização dos aminoácidos nessas duas classes forneceu uma conveniente e útil visão dos aminoácidos em termos de nutrição humana. Porém, apesar da longevidade dessa convenção, e com a crescente informação tornando--se disponível a respeito das distinções entre aminoácidos dispensáveis e indispensáveis, uma avaliação dessa classificação em nível metabólico tornou-se inapropriada. Assim, como o próprio Rose já enfatizou em diversas ocasiões, a classificação de um aminoácido como a arginina ou o ácido glutâmico como dispensável ou indispensável é puramente uma questão de definição. A partir desse e de outros precedentes, uma terceira classe de aminoácidos foi introduzida, a dos *condicionalmente indispensáveis* (ou *condicionalmente essenciais*), como aqueles que podem ser considerados essenciais em determinado estado fisiológico de desenvolvimento ou em determinada condição clínica (Tabela 2.2).

Turnover proteico

Após as reservas corporais de gordura, a proteína é o segundo maior estoque de energia potencial no organismo humano. Considerando os combustíveis energéticos de um homem de aproximadamente 70 kg, no estado pós-absortivo teríamos aproximadamente 110.000 kcal provenientes de gorduras e 24.000 kcal de proteínas musculares (Tabela 2.3). Em termos percentuais, 40% do peso corporal correspondem ao tecido muscular, e as proteínas da musculatura correspondem a cerca de 60% da proteína corporal total. Apesar do papel de destaque da musculatura esquelética,

esta não representa um depósito inerte de aminoácidos, uma vez que nesse tecido a proteína apresenta fundamentalmente um papel estrutural. Existe, assim, um *pool aminoacídico* em estado de equilíbrio dinâmico, entre catabolismo e anabolismo proteico, também denominado *turnover* (Figura 2.3).

Tabela 2.3. Combustíveis energéticos corporais de um homem (70 kg).

Combustíveis corporais	kg	Kcal
Gordura (triacilgliceróis)	12,0	110.000
Proteínas	6,0	24.000
Glicogênio		
• Fígado	0,700	2.800
• Músculo	0,400	1.600
Glicose (fluidos corporais)	0,020	80
Ácidos graxos livres (fluidos corporais)	0,004	4
Total		135.964

Fonte: Desenvolvida pela autoria.

Os tecidos que possuem maior resposta ou atividade quanto ao *turnover proteico* são o plasma, a mucosa intestinal, o pâncreas, o fígado e os rins, enquanto os menos ativos são o tecido muscular, a pele e o cérebro. Esse equilíbrio pode ser alterado em diversas situações para suprir os aminoácidos necessários para satisfazer a demanda de aminoácidos de várias células e tecidos, quando estimuladas a sintetizar as proteínas necessárias.

As principais variáveis que afetam o *turnover* proteico no organismo humano diariamente são: a alimentação e as subsequentes alterações na disponibilidade de aminoácidos na circulação sanguínea; a concentração de hormônios anabólicos (particularmente a insulina) e de hormônios catabólicos (particularmente glucagon e cortisol); e a atividade física, que é normalmente anabólica em um indivíduo bem alimentado. Em resposta ao jejum, verifica-se

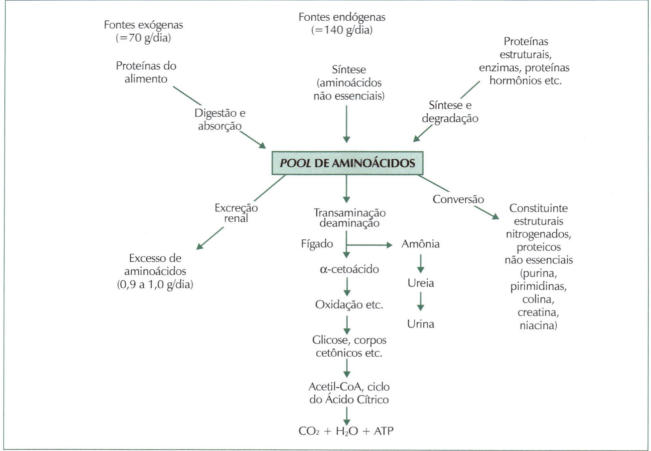

Figura 2.3. Metabolismo de proteínas e aminoácidos.
Fonte: Desenvolvida pela autora.

aumento da degradação proteica no organismo – que ocorre em alguns tecidos na fase inicial da privação alimentar –, o que permite que os aminoácidos liberados sejam utilizados para a oxidação ou para a gliconeogênese. Estima-se que os aminoácidos contribuam para a síntese de cerca de 60 g de glicose por dia na fase inicial do jejum. Igualmente importante é a disponibilidade de aminoácidos indispensáveis, liberados pela degradação proteica tecidual e potencialmente utilizáveis para a manutenção da função de outros tecidos. O músculo esquelético e os tecidos intestinais são as principais fontes de aminoácidos indispensáveis durante os períodos de jejum. Se a privação alimentar perdurar além de alguns dias, a taxa de degradação proteica diminui rapidamente. Após 2 ou 3 semanas sem ingestão alimentar, a gliconeogênese dos aminoácidos não fornece mais do que 15 a 20 g de glicose por dia.

Anabolismo e catabolismo proteico

Os processos de anabolismo (síntese de proteínas) e catabolismo (degradação proteica) fornecem informações importantes sobre o *balanço nitrogenado orgânico*, definido como a diferença entre consumo e excreção de nitrogênio corporal (Figura 2.4).

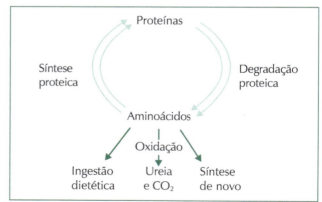

Figura 2.4. Anabolismo e catabolismo proteico.
Fonte: Desenvolvida pela autora.

O *pool* de aminoácidos livres, embora muito menor que a porcentagem de aminoácidos corporais localizados principalmente na proteína tecidual, exerce um papel importante no *pool* de aminoácidos corporais, sendo este representado centralmente na Figura 2.5.

Fisiologicamente, há três caminhos pelos quais os aminoácidos podem participar desse *pool* corporal:

1. Oriundos das proteínas dietéticas obtidas pela digestão através das peptidases.

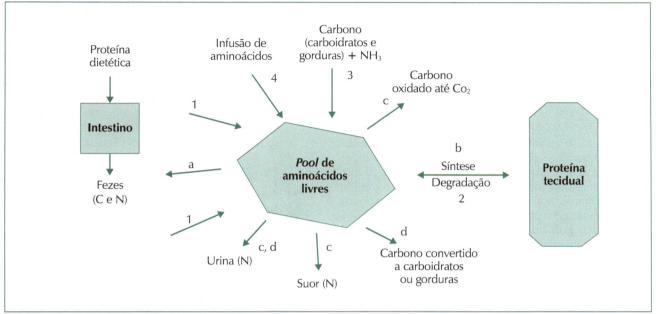

Figura 2.5. Diagrama simplificado do metabolismo proteico.
Fonte: Desenvolvida pela autoria.

2. A partir da quebra de proteínas teciduais.
3. A partir da síntese de aminoácidos não essenciais a partir de NH_3 e uma fonte de esqueletos de carbono (respectivamente indicados como 1, 2 e 3 na Figura 2.5).

Há dentro das proteínas dietéticas algumas que não são absorvidas, sendo excretadas nas fezes. Com relação à rota 3, esta é eliminada do esquema quando considerados os aminoácidos essenciais, que não podem ser produzidos pelo nosso organismo. Uma quarta possibilidade de entrada de aminoácidos no *pool* corporal é uma das mais utilizadas técnicas laboratoriais para estudo do metabolismo proteico: a infusão intravenosa de aminoácidos (rota 4).

Com relação ainda ao *pool* de aminoácidos, podemos considerar também 4 rotas pelas quais os aminoácidos podem sair:

a. Secreção intestinal.
b. Incorporação dos aminoácidos às proteínas corporais.
c. Oxidação: perda de nitrogênio via suor e urina.
d. Via carbono na respiração ou incorporação nos estoques energéticos através dos carboidratos ou dos lipídios, sendo o nitrogênio excretado na urina (rotas a, b, c e d na Figura 2.5).

Tradicionalmente, o estado nitrogenado de um indivíduo tem sido avaliado pela técnica conhecida como *balanço nitrogenado*. Nessa técnica, emprega-se a medida de duplicata da dieta, na qual os indivíduos têm quantificado via análise química de sua dieta o consumo de proteína e indiretamente de nitrogênio, levando em consideração que 6,25 g de proteína correspondem a 1 g de nitrogênio. Quanto à excreção nitrogenada, medidas do nitrogênio na urina, nas fezes e outras estimadas indiretamente (perda via pele, respiração) são totalizadas. O balanço nitrogenado é dado pela diferença do consumo e da excreção total. Quando a ingestão de nitrogênio excede o total excretado, diz-se que o indivíduo está em balanço nitrogenado positivo, e negativo se a excreção excede a ingestão. Este último estado não pode ser sustentado pelo organismo por muito tempo, pois implica necessariamente a perda de componentes essenciais do organismo, devido ao fato de a proteína não possuir um reservatório como o caso do glicogênio para os carboidratos e o tecido adiposo para as gorduras. Toda proteína corporal apresenta papel estrutural e funcional para o organismo.

Apesar da aceitação desse método por vários comitês científicos, inclusive para delinear as recomendações de ingestão proteica, há inúmeras limitações para seu uso, como: demanda muito tempo de trabalho para sua realização, exige alto grau de cooperação do indivíduo, tende a superestimar o nitrogênio que é retido, e devido a sua natureza de "caixa preta", não fornece informações específicas sobre o metabolismo proteico. Também é de observar que o balanço nitrogenado é afetado pelo balanço energético, que pode ser um fator de confusão na interpretação dos resultados, quando não é estreitamente controlado.

Classificação dos aminoácidos e das proteínas

Aminoácidos

Há várias maneiras de classificar os aminoácidos com base principalmente na sua cadeia lateral ou grupamento R (Figura 2.2). A de maior significado leva em conta sua polaridade.

A partir dessa abordagem, é possível distinguir 4 classes principais de aminoácidos, conforme relatado a seguir.

- **Classe 1:** aminoácidos com grupos R não polares ou hidrofóbicos – constituem no total 8 aminoácidos: 5 com cadeia alifática hidrocarbonada (alanina, leucina, isoleucina, valina e prolina), 2 com anéis aromáticos (fenilalanina e triptofano) e 1 sulfurado (metionina). Como grupo, são menos solúveis em água do que os aminoácidos com grupos R polares e têm localização interna na molécula proteica. O menos hidrofóbico é a alanina. A prolina é um iminoácido.

- **Classe 2:** aminoácidos com grupos R polares não carregados – constituem no total 7 aminoácidos com as seguintes particularidades da cadeia lateral: a polaridade da serina, treonina e tirosina sendo resultante dos grupos hidroxílicos; a asparagina e glutamina dos seus grupos amídicos, cisteína do seu grupamento sulfidrílico (–SH) e a glicina, como membro limítrofe do grupo, algumas vezes sendo classificada como não polar. Pela capacidade de esse grupo interagir com água, são encontrados na parte superficial da molécula proteica.

- **Classe 3:** aminoácidos com grupo R carregados positivamente – os 3 aminoácidos básicos, em que o grupo R apresenta uma carga positiva efetiva em pH = 7, possuem todos 6 carbonos em seu esqueleto. A lisina apresenta um aminogrupo e a arginina, um grupamento guanidínico carregados positivamente. A histidina contém a função imidazólica fracamente básico e é o aminoácido limítrofe quanto a essas propriedades.

- **Classe 4:** aminoácidos com grupo R carregados negativamente – os 2 membros desta classe são: ácido aspártico e ácido glutâmico, cada um com um grupo carboxílico, além dos α-carboxílicos, que são inteiramente ionizáveis e, portanto, carregados negativamente.

Proteínas

Os aminoácidos se unem por meio de ligações peptídicas para gerar os diversos peptídios. Assim, temos que o produto da ligação entre dois aminoácidos é denominado *dipeptídio*; entre 3, *tripeptídio*; entre 4, *tetrapeptídio*; entre 5, *pentapeptídio*; entre poucos aminoácidos, *oligopeptídio* e entre muitos, *polipeptídio*. Os diversos peptídios formados possuem o que se denomina *resíduo de aminoácidos*, pois o aminoácido que participa da ligação peptídica foi modificado em sua estrutura original com perda de uma hidroxila ou hidrogênio, resultando em um aminoácido modificado ou residual da ligação. O resíduo de um amino grupo terminal livre é denominado *amino-terminal*, ou N-terminal, e o resíduo de aminoácido que possui a carboxila livre é chamado *carboxiterminal* ou *C-terminal*. A sequência de aminoácidos ligados peptidicamente na proteína tem uma convenção para sua identificação, e os resíduos de aminoácidos são lidos no seguinte sentido:

> Amino ou N-terminal → Carboxila ou C-terminal
>
> *NH2* – Leu – Gly – Thr – Val – *COOH*

As proteínas podem ser classificadas de diferentes maneiras, e apresentaremos a seguir algumas classificações possíveis, de acordo com a função, a forma e a composição:

- **Função:** pelo que podemos constatar, as proteínas são as moléculas orgânicas mais abundantes nas células e perfazem cerca de 50% ou mais do seu peso seco. São encontradas em todas as partes e em todas as células, uma vez que são fundamentais sob todos os aspectos da estrutura e também na adequada função celular. A classificação funcional das proteínas mostra as diversas facetas e a complexidade adquirida pelo arranjo espacial das diferentes combinações aminoacídicas (Tabela 2.4).

Tabela 2.4. Classificação das proteínas de acordo com a sua função biológica no organismo.

Função	Exemplo
Hormônios	Glucagon e insulina
Antibióticos	Gramicina
Agente redutor	Glutationa
Edulcorantes	L-aspartifenilalanil metil éster
Enzimas	Amilase, lipase, tripsina, pepsina
Proteínas de reserva/nutritiva	Ovoalbumina (ovo), caseína (leite)
Proteínas estruturais	Colágeno, elastina, queratina
Proteínas de defesa	Imunoglobulinas, fibrina e fibrinogênio
Proteínas de transporte	Hemoglobina, lipoproteínas, albumina

Fonte: Desenvolvida pela autoria.

- **Forma:** cada molécula proteica tem em seu estado nativo (ou sequência aminoacídica) uma configuração tridimensional peculiar, que é a sua *conformação*. Os níveis de organização proteica são:

  - *Estrutura primária:* é a sequência de aminoácidos ligados peptidicamente, específica para cada proteína.

  - *Estrutura secundária:* é o arranjo espacial dos átomos da cadeia da estrutura peptídica no qual dois padrões de repetição são possíveis: α-hélice ou folha pregueada (ou conformação b). Essas estruturas são estabilizadas por inúmeras pontes de hidrogênio, e o percentual da cadeia polipeptídica que assume cada uma das estruturas possíveis é característico. Exemplo: a mioglobina tem 80% da sua cadeia polipeptídica em α-hélice.

  - *Estrutura terciária:* é o dobramento final da cadeia polipeptídica por interação de regiões com estrutura regular (α-hélice ou folha pregueada). É o enovelamento da cadeia peptídica, não existindo nesse nível de organização padrão de repetição, cada proteína possui estrutura terciária única.

  - *Estrutura quaternária:* descreve a associação de duas ou mais cadeias polipeptídicas (subunidades) para compor uma proteína funcional. As subunidades que constituem uma proteína podem ser iguais ou diferentes. Exemplo: molécula de hemoglobina.

Assim, as proteínas podem, segundo sua conformação (forma), ser classificadas como *globulares* ou *fibrosas*. As globulares apresentam uma ou mais cadeias polipeptídicas organizadas em forma esférica ou globular. Geralmente são solúveis em água, e por essa propriedade desempenham várias funções dinâmicas no organismo, como transporte, hormonal, enzimática etc., e constituem a maioria das enzimas intracelulares. Exemplos: albuminas e globulinas do sangue. Já as fibrosas possuem cadeias polipeptídicas alongadas nas quais predomina a estrutura secundária α-hélice ou folha pregueada. Geralmente são insolúveis em água, pois em sua cadeia há grande quantidade de aminoácidos hidrofóbicos ou apolares. Ao contrário das proteínas globulares, formam módulos repetitivos, possibilitando a construção de grandes estruturas com alta resistência mecânica, em forma de fibras; por isso mesmo, sua principal função nos sistemas biológicos é estrutural (p. ex., colágeno).

- **Composição:** classificadas a partir do produto de sua hidrólise enzimática em *simples* ou *conjugadas*. As simples são aquelas que, por hidrólise, liberam somente aminoácidos e nenhum outro produto orgânico ou inorgânico. Contêm, geralmente, a seguinte composição: 50% de carbono, 23% de oxigênio, 16% de nitrogênio, 7% de hidrogênio e de 0 a 3% de enxofre. Já as conjugadas são aquelas que, também por hidrólise, liberam não somente aminoácidos, mas outros componentes orgânicos e inorgânicos. A porção não formada por aminoácidos é chamada de *grupo prostético*. E mais: as proteínas podem ser aqui classificadas de acordo com a natureza química do grupo prostético (Tabela 2.5).

Tabela 2.5. Proteínas conjugadas e seus grupos prostéticos.

Classe das proteínas	Componente do grupo prostético
Sistema das nucleoproteínas • Ribosomas	RNA
Lipoproteínas • Plasma β_1-lipoproteínas	Fosfolipídios, colesterol, lipídios neutros
Glicoproteínas • γ-globulina	Hexosamina, galactose, manose, ácido siálico
Fosfoproteínas • Caseína (leite)	Fosfato esterificando os resíduos de serina
Hemeproteínas • Hemoglobina • Citocromo C • Catalase	Ferroprotoporfirina Ferroprotoporfirina Ferroprotoporfirina
Flavoproteínas • Succinato desidrogenase • D-aminoácido oxidase	Flavina adenina dinucleotídio Flavina adenina dinucleotídio
Metaloproteínas • Ferritina • Citocromo oxidase • Álcool desidrogenase • Xantina oxidase	$Fe(OH)_3$ Fe e Cu Zn Mo e Fe

Fonte: Desenvolvida pela autoria.

Metabolismo das proteínas e dos aminoácidos no exercício

Proteínas e aminoácidos são frequentemente ignorados em discussões sobre o metabolismo durante o exercício por duas razões: primeiro porque os aminoácidos contribuem somente com uma pequena parcela (5 a 15%) da energia consumida durante o exercício, e segundo porque pouco é conhecido sobre esse complexo aspecto do metabolismo. Por outro lado, é importante reconhecer que essa pequena parcela de fornecimento de energia torna-se fundamental em condições de alta demanda durante um período de tempo prolongado. Além disso, o exercício impõe considerável estresse sobre a integridade e o *turnover* do *pool* de proteínas do músculo.

Síntese proteica e exercício

O consenso de muitos estudos é o de que a síntese proteica é suprimida durante o exercício, e a magnitude dessa supressão é proporcional à duração e à intensidade da atividade.

Estudos demonstram que a síntese proteica hepática é diminuída em 20% após 1 hora de corrida, e o mesmo exercício praticado até a exaustão resulta em diminuição de 65% sobre a síntese proteica no fígado. Com relação à síntese proteica muscular, observa-se que exercícios intensos e prolongados podem acarretar uma diminuição de 35 a 55% sobre a mesma. Durante o exercício, a supressão da síntese proteica no músculo esquelético correlaciona-se com a diminuição da metilação da histidina durante o último estágio da síntese das moléculas de actina e miosina.

Um dos primeiros relatos da influência do exercício sobre a síntese proteica indica que ela foi realizada em músculos perfundidos de ratos após o exercício. Observou-se que o exercício diminuía a taxa de síntese proteica e que a magnitude do efeito foi proporcional ao nível do esforço. O exercício leve produzido pela natação, em ratos, durante 1 hora diminuiu a síntese proteica em 17%. O exercício mais intenso de corrida em esteira reduziu a síntese em 30%. Nesse mesmo estudo, verificou-se que ratos submetidos a corrida em esteira durante 3 horas apresentaram uma supressão de 70% da síntese de proteínas. Esses resultados sugerem que o exercício produz condições catabólicas no músculo esquelético e que esses efeitos são dependentes da intensidade e da duração do exercício.

Estudos realizados em humanos sustentam a condição catabólica imposta pelo exercício. Rennie et al. verificaram que indivíduos do sexo masculino submetidos a corrida em esteira durante 225 minutos a 50% $VO_{2máx}$ apresentavam uma diminuição de 14% sobre a taxa de síntese proteica, enquanto a taxa de degradação de proteínas aumentou em 54%. Nesse mesmo estudo, durante o período de recuperação pós-exercício, foi observado que a taxa de síntese proteica apresentava valores mais elevados que os níveis pré-exercício, enquanto a degradação proteica havia retornado aos valores pré-exercício (Tabela 2.6). Essas alterações no *turnover* proteico sugerem que o período de recuperação pós-exercício é direcionado preferencialmente para a síntese de proteínas.

Tabela 2.6. *Turnover* proteico no repouso, durante e após o exercício.

Condição	Síntese*	Degradação*
Repouso	33,0 ± 2,0	26,5 ± 2,1
Exercitado	28,4 ± 1,6	40,9 ± 2,6
Pós-exercício	40,3 ± 1,9	35,4 ± 1,2

*Os valores de síntese e degradação proteica são medidos em miligramas de nitrogênio por kg/hora.
Fonte: Wolinsky I, Hickson JF, 1996.

A ação supressiva do exercício sobre a síntese proteica no tecido muscular não é uma consequência de prejuízo do transporte de aminoácidos para dentro da fibra muscular. Ao contrário, estudos demonstram que a estimulação elétrica do músculo *in vitro* aumenta a captação de aminoácidos pela fibra muscular, e a frequência das contrações parece determinar essa taxa de captação. Desse modo, é pouco provável que a disponibilidade de aminoácidos seja o fator limitante para a síntese de proteínas no músculo esquelético.

A supressão da síntese proteica no tecido muscular pode ser o resultado da diminuição da energia destinada para a síntese proteica decorrente do excessivo gasto energético no processo de contração muscular durante o exercício. Uma relação direta entre a diminuição do conteúdo de glicogênio e a taxa de síntese de proteínas tem sido estabelecida no músculo e no fígado. Entretanto, deve-se considerar o papel dos glicocorticoides, hormônios que são produzidos e liberados durante o exercício, os quais exercem ação supressiva sobre a síntese proteica muscular.

De modo geral, as evidências para a diminuição da síntese proteica durante o exercício são inúmeras e consistentes, e o grau de supressão da síntese proteica no fígado e no músculo é influenciado tanto pela intensidade como pela duração do exercício. Outro fator importante na compreensão da supressão da síntese de proteínas durante o exercício relaciona-se ao papel do principal hormônio regulador da síntese proteica, a insulina, pois a diminuição de sua concentração plasmática correlaciona-se com a diminuição da síntese proteica observada durante o exercício intenso e prolongado.

Degradação proteica e exercício

Existem duas classes de proteínas no músculo esquelético: contráteis e não contráteis. Em humanos, proteínas contráteis e não contráteis representam 66 e 34% do total proteico muscular, respectivamente. Durante o exercício, a degradação de proteínas pode estar aumentada, diminuída ou inalterada dependendo da intensidade e da duração do exercício. Entretanto, a maioria dos trabalhos científicos sustenta o fato de que o exercício resulta em aumento da taxa de degradação de proteínas hepáticas e proteínas musculares não contráteis. Por outro lado, há uma supressão na taxa de degradação de proteínas contráteis no músculo. Devido às dificuldades em mensurar a degradação proteica hepática no homem, a maioria dos estudos relatada na literatura demonstra que ratos submetidos a exercício até a exaustão apresentam diminuição da concentração proteica hepática total. A perda de proteínas hepáticas pode ser apreciável, correspondendo de 10 a 30% do total de proteínas do fígado e respondendo por uma significativa quantidade de aminoácidos mobilizados para o metabolismo. Estudos com ratos submetidos a 2 ou 3 horas de corrida em esteira demonstram que aproximadamente 25% do conteúdo proteico hepático total foram diminuídos, e desse modo a degradação proteica apresenta um papel importante nesse processo, desde que a supressão da síntese proteica não possa responder pela quantidade de proteína perdida. A degradação de proteínas hepáticas é aumentada durante o exercício como resultado da autofagia e proteólise do material celular dentro dos lisossomos secundários dos hepatócitos.

Evidências para a degradação proteica podem ser fornecidas pelo aumento das concentrações do aminoácido tirosina no plasma, na urina, no músculo e no suor. O aumento da concentração de tirosina livre, que é observado tanto em humanos como em ratos após o exercício, demonstra a ocorrência de degradação proteica tecidual. Esse aminoácido tem sido utilizado como indicador de degradação de proteínas não contráteis do músculo esquelético, devido ao fato de a maior parte da tirosina ser liberada por esse tecido, aliado ao fato de o músculo esquelético não poder metabolizar esse aminoácido por causa da ausência de atividade da enzima tirosina deaminase. Estudos com roedores e humanos têm demonstrado que o músculo libera tirosina em maior extensão durante o exercício do que no período de repouso. Além disso, a magnitude do efluxo, e desse modo à degradação, é proporcional à intensidade e à duração do exercício.

O aumento da atividade de proteases miofibrilares aponta para a possibilidade de proteínas miofibrilares estarem envolvidas no efeito catabólico do exercício. A degradação de proteínas contráteis provoca a liberação de 3-metil-histidina, que representa o índice mais comum de degradação de proteína contrátil, que é medida tanto no plasma como na urina. Como esse aminoácido não é reutilizado, a excreção de 3-metil-histidina pela urina é proposta como um método quantitativo de degradação de proteínas contráteis.

A excreção de 3-metil-histidina apresenta uma resposta bifásica para o exercício, ou seja, ocorre diminuição da excreção de 3-metil-histidina durante o exercício e um posterior aumento dessa excreção acontece durante o período de recuperação. O grau de degradação de proteínas contráteis depende da intensidade e da duração do exercício, bem como do tipo de exercício (concêntrico *versus* excêntrico). Desse modo, observa-se uma elevação da excreção de 3-metil-histidina, principalmente após exercícios prolongados e intensos.

Portanto, os estudos com tirosina e 3-metil-histidina reforçam a ideia de que a degradação de proteínas não contráteis é aumentada durante o exercício, enquanto a degradação de proteínas contráteis é diminuída durante o exercício. Essa hipótese é explicada pelo aumento da liberação de tirosina e pela diminuição da liberação de 3-metil-histidina pelo músculo esquelético.

Outro fator fundamental no estudo do processo de degradação proteica durante o exercício é o estado alimentado do atleta. Em indivíduos alimentados, o exercício aumenta a taxa de degradação proteica corporal com uma pequena diminuição na síntese. Porém, quando os indivíduos exercitam-se em jejum, o exercício causa diminuição da síntese sem nenhuma alteração da degradação proteica.

De acordo com os estudos até agora, conclui-se que há um aumento da degradação proteica tanto no fígado como no músculo, acompanhado em parte por uma diminuição da taxa de síntese de proteínas, em ambos os tecidos. No entanto, no músculo esquelético há diminuição da degradação de proteínas contráteis e aumento da degradação de proteínas não contráteis.

Regulação da síntese e degradação proteica durante o exercício

Estudos recentes relacionados ao *turnover* proteico têm enfocado os principais reguladores da síntese e da degradação proteica. Observa-se que a síntese proteica é aumentada em resposta à insulina, ao hormônio do crescimento, à leucina, e a outros aminoácidos, mas é diminuída pelo exercício físico, pela reduzida ingestão de proteínas por meio da dieta e pela diminuição do estado energético intracelular. Por outro lado, a degradação proteica é aumentada em resposta ao jejum, ao exercício e aos glicocorticoides, e diminuída pela infusão de leucina, pela ingestão de proteínas e pela infusão de triacilgliceróis de cadeia média. Existem muitos diferentes reguladores em potencial da síntese e da degradação proteica, e o saldo final das alterações ocorridas sobre o *turnover* proteico é dependente do somatório desses fatores. Entretanto, durante o exercício prolongado, há um aumento da concentração plasmática de glucagon e glicocorticoides, que poderia promover uma diminuição da síntese de proteínas e um aumento da degradação proteica. Sendo assim, a sinalização endócrina, considerada o mais potente dos reguladores do *turnover* proteico, reforça o fato da ocorrência de degradação proteica durante o exercício.

Metabolismo de aminoácidos no repouso

Visando à melhor compreensão das alterações ocorridas durante o exercício físico sobre o metabolismo de aminoácidos, será apresentada a seguir uma revisão do metabolismo de aminoácidos durante o repouso.

A maior parte dos aminoácidos no corpo está presente na forma de proteínas, que respondem por 15 a 20% da massa corporal total. Por exemplo, um indivíduo com 70 kg contém aproximadamente 12 kg de proteína; destes, 40 a 45% estão localizados no músculo esquelético, principalmente como proteína contrátil. Menos que 2% do total de aminoácidos no corpo, ou aproximadamente 200 g, existem na sua forma livre dentro do plasma e nos espaços intracelulares e extracelulares.

Entretanto, esse relativo pequeno *pool* de aminoácidos livres participa de um grande número de reações metabólicas no organismo. Aproximadamente metade do *pool* de aminoácidos livres está presente no espaço intracelular do músculo esquelético, e, apesar de a concentração de aminoácidos nesse *pool* apresentar-se geralmente estável, há uma contínua troca de aminoácidos entre o *pool* livre e outros compartimentos proteicos (Figura 2.6).

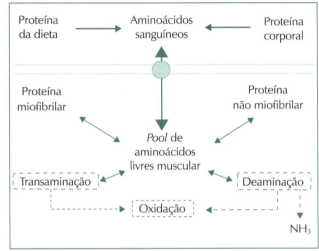

Figura 2.6. Visão geral das principais fontes para o pool de aminoácidos livres no músculo esquelético e os processos metabólicos que afetam esse *pool*.
Fonte: Desenvolvida pela autoria.

O sítio primário para a degradação da maioria dos aminoácidos é o fígado, que possui a capacidade de degradar aminoácidos e sintetizar ureia para a eliminação do nitrogênio amínico. O tecido hepático contém concentrações altas de enzimas degradativas, incluindo aminotransferases que removem os grupamentos α-amino na primeira etapa de degradação de aminoácidos. As exceções são os ACR, devido ao fato de o fígado possuir baixa concentração de aminotransferases de cadeia ramificada, o que acarreta a liberação dos ACR para a circulação. Entre os tecidos extra-hepáticos, o músculo esquelético parece ser o tecido predominante na degradação de ACR.

Em contraste com o tecido hepático, que é capaz de oxidar os 20 aminoácidos presentes na proteína, o músculo esquelético humano e o de ratos, quando incubado *in vitro*, pode oxidar apenas 6 aminoácidos. Esses aminoácidos são: leucina, isoleucina, valina, glutamato, aspartato e asparagina.

Músculos de rato incubados *in vitro* liberam quantidades de glutamina e alanina superiores à ocorrência relativa desses aminoácidos na proteína muscular. Esse fato sugere que a síntese *de novo* desses aminoácidos ocorra no tecido muscular. Estudos demonstram que a adição de ACR para o meio de perfusão de tecido muscular de ratos aumenta a liberação de alanina e glutamina. A relação entre o metabolismo de aminoácidos de cadeia ramificada e a liberação de glutamina e alanina tem sido atualmente objeto de diversos estudos. Verifica-se que, na reação catalisada pela enzima aminotransferase de ACR, o amino grupo desses aminoácidos é doado para o α-cetoglutarato para formar glutamato e um α-cetoácido de cadeia ramificada. Na reação catalisada pela glutamina sintetase, o glutamato reage com a amônia para formar glutamina. Alternativamente, o glutamato pode doar seu grupo amino para o piruvato a fim de formar alanina e, desse modo, regenerar o α-cetoglutarato. Essas reações fornecem um mecanismo para a eliminação de grupos aminos, a partir do tecido muscular, na forma de carreadores de nitrogênio não tóxicos, alanina e glutamina.

Após um jejum noturno, ocorre um saldo de degradação de proteínas musculares devido ao fato de a taxa de síntese proteica ser ligeiramente inferior à taxa de degradação de proteínas. Esse fato implica a liberação de aminoácidos que não são metabolizados no músculo em proporções relativas a sua ocorrência na proteína muscular, enquanto uma alteração será encontrada em aminoácidos que são transaminados, oxidados ou sintetizados. O músculo esquelético humano libera muito mais glutamina e alanina (48 e 32% do total dos aminoácidos liberados, respectivamente) em relação à sua relativa ocorrência na proteína muscular (glutamina 7%, e alanina 9%). Portanto, a glutamina com 2 átomos de nitrogênio por molécula é a forma dominante de carrear nitrogênio de aminoácidos liberados a partir do músculo esquelético. Por outro lado, os ACR (19% de ocorrência na proteína muscular), glutamato (7%), aspartato e asparagina (juntos 9%) não são liberados, ou estão em concentrações inferiores a suas ocorrências relativas na proteína muscular. O aminoácido glutamato é constantemente captado a partir da circulação sanguínea pelo músculo esquelético. Desse modo, ACR, glutamato, aspartato e asparagina originários da degradação proteica muscular, juntamente com a captação de glutamato a partir da circulação, são metabolizados no músculo e utilizados para a síntese *de novo* de glutamina e alanina após um jejum noturno. De acordo com a Figura 2.7, observa-se que o carbono da alanina origina-se predominantemente a partir da glicose sanguínea e do glicogênio muscular. O α-amino grupo é doado por um dos 6 aminoácidos que são metabolizados no músculo esquelético. Parte da alanina e da glutamina é diretamente gerada a partir da degradação da proteína muscular. O carbono derivado de aminoácidos e proteínas primariamente é exportado a partir do músculo esquelético na forma de glutamina e não na de alanina, conforme proposto por Felig, por meio do ciclo glicose-alanina. Justamente por isso a glutamina, do ponto de vista quantitativo, é mais importante do que a alanina como precursor para a gliconeogênese no estado pós-absortivo e jejum em humanos.

Metabolismo de aminoácidos e exercício de força

Como já discutido no caso do exercício de *endurance*, o fato de os estudos indicarem um aproveitamento médio da proteína em menos de 10% como substrato energético contribuiu, pelo menos para a comunidade científica, para um abandono no enfoque da atividade física e da contribuição aminoacídica. Em anos recentes, uma variedade de dados experimentais em animais e humanos tem sugerido que o exercício exerce efeitos importantes no metabolismo proteico.

Porém, ao contrário da comunidade científica, que por alguns anos ignorou a importância da proteína, os praticantes de atividade física (desportistas) e, principalmente, os atletas envolvidos em treinamento de contrarresistência (força e, ou potência) continuaram a consumir habitualmente grande quantidade de proteínas/aminoácidos via dieta e/ou por meio de suplementos disponíveis no mercado. Existem relatos de consumo proteico cerca de 300 a 775% maior do que aqueles preconizados pelas *Recommended Dietary Allowance* (Ingestão Dietética Recomendada – RDA). O alto consumo e, mais precisamente, o abuso no consumo proteico devem-se mais aos fatos históricos discutidos na introdução deste capítulo do que às evidências científicas atuais. E com base nesta última abordagem discutiremos as necessidades e as recomendações de indivíduos engajados em atividades de força.

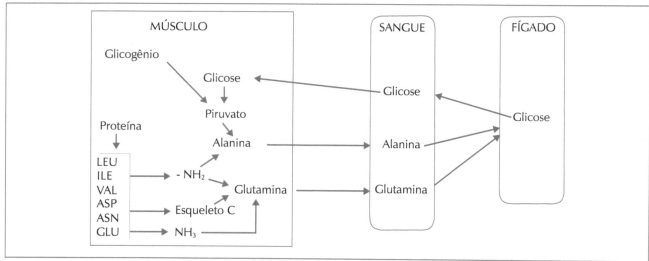

Figura 2.7. Aminoácidos metabolizados no músculo esquelético e a síntese de alanina e glutamina.
Fonte: Desenvolvida pela autoria.

Metabolismo proteico durante o exercício de força

As alterações que ocorrem no metabolismo proteico durante o exercício de força têm relação profunda com a sua intensidade e duração do exercício. Isto é, a resistência, que é a duração máxima pela qual uma carga de trabalho submáxima pode ser mantida, é inversamente proporcional à intensidade durante exercício dinâmico ou estático.

A resistência em cargas de trabalho de até 50% do $VO_{2máx}$ tem duração indeterminada, isto porque o suprimento energético é oriundo principalmente dos lípides, cujo estoque corpóreo é abundante, e de sua alta densidade energética (1 g lipídio = 9 kcal contra 4 kcal das proteínas e dos carboidratos). Em intensidades entre 60 e 90% do $VO_{2máx}$, a resistência ao exercício está diretamente relacionada aos estoques de glicogênio pré-atividade e à taxa de utilização da glicose/glicogênio. Ainda em intensidades maiores (> 90% $VO_{2máx}$), a resistência ao exercício é bem menor, e a energia é requisitada via processos predominantemente anaeróbicos (ATP-CP). Então, quanto mais intenso o exercício, maior é a proporção de energia que deve ser derivada via metabolismo anaeróbico, isto é, fosfagênios de alta energia estocados e glicogênio muscular, do que o metabolismo oxidativo e seus substratos energéticos principais (lípides e proteínas). Ao contrário dos atletas de *endurance*, os praticantes de exercício de força têm aumentado sua ingestão proteica, em relação aos indivíduos sedentários, não devido a razões relacionadas ao uso proteico para fins energéticos, e sim para manter o balanço nitrogenado positivo (Figura 2.6), conforme discutiremos.

Dois ativos grupos de pesquisa dirigidos por eminentes pesquisadores (Lemon e Tarnopolsky) têm ditado as tendências mais atuais sobre metabolismo proteico durante a prática de diversas atividades físicas. Seus estudos, baseados em balanço nitrogenado e outras técnicas de ponta, como emprego de isótopos, têm apontado a necessidade de um aumento no consumo de atletas engajados em eventos de força de 1,7 a 1,8 g de proteína/kg de peso corporal/dia. Há a sugestão que a ingestão de 1,4 g de proteína/kg/dia por indivíduos sedentários que iniciam uma atividade nesse perfil reverta em aumento na oxidação de aminoácidos sem deposição proteica corporal, ao contrário dos atletas que se beneficiariam desse maior consumo proteico. Esses valores de ingestão proteica para atletas representam um aumento em relação aos indivíduos sedentários de até 225%, levando em conta as RDA. Ainda, esses grupos de pesquisa concordam com o fato de que um consumo adicional de 2,4 g de proteína/kg de peso/dia não reverte em nenhum efeito adicional na síntese de proteínas totais corporais (mg/kg/h) para os atletas. O consumo de 2,4 g de proteínas/kg/dia nesse grupo evidenciou um aumento na oxidação de aminoácidos, indicando que um consumo acima do preconizado reverte em um excesso que necessariamente precisa ser removido no corpo via oxidação.

Os estudos conduzidos nessa área empregam principalmente a população masculina, sendo então necessário evidenciar os mesmos efeitos com emprego de amostras femininas e o estabelecimento de diferenças ou similaridades entre os sexos. Finalmente, é necessário enfatizar que os resultados dos estudos aqui demonstrados, além do emprego maciço de representantes do sexo masculino, tiveram a preocupação no delineamento experimental de não incluir indivíduos que faziam uso de substâncias anabolizantes.

Suplementação de aminoácidos

O emprego da suplementação de aminoácidos está baseado na hipótese de que alguns aminoácidos podem promover anabolismo (ganho de massa magra), e sua utilização durante o treinamento de força poderia potencializar a síntese tecidual e provoca maiores ganhos de massa magra e força. A crença no poder ergogênico dos aminoácidos surgiu de estudos clínicos de administração intravenosa de aminoácidos, e posterior aumento da secreção do hormônio do crescimento (GH). Esse hormônio exerce relevantes efeitos metabólicos no organismo, incluindo estímulo ao crescimento de tecidos, facilitação da síntese de proteínas e ativação da lipólise e oxidação de lipídios. Durante o exercício, o aumento da secreção de GH também exerce ações glicorregulatórias, anabólicas e lipolíticas. Dentre estas, destaca-se a diminuição da degradação proteica celular (efeito antiproteolítico) e o aumento tanto da neoglicogênese hepática como da mobilização de ácidos graxos oriundos do tecido adiposo.

Dentre os aminoácidos relacionados com a liberação do GH, insulina e outros hormônios, temos a arginina, a histidina, a lisina, a metionina, a ornitina e a fenilalanina. Há aqui inúmeras críticas a serem feitas, como a diferença fisiológica de quando se abordam indivíduos que não possuem deficiência na secreção do hormônio do crescimento e do seu potencial benefício durante o treinamento. Ainda existe a possibilidade da ingestão oral de aminoácidos, devido ao fato de o envolvimento gastrintestinal não exibir o mesmo efeito daqueles que empregaram a administração intravenosa. Assim, os esforços para reproduzir o estímulo para secreção do GH via ingestão oral de aminoácidos não têm sido conclusivos.

Lemon, em uma série de experimentos usando dosagens de arginina e ornitina de cerca de 20 g/dia, obteve que menos de 10% dos participantes do estudo foram afetados pela suplementação, e os que responderam à suplementação empregada tiveram apenas aumentos modestos na liberação do hormônio do crescimento, mesmo quando combinados com exercícios de contrarresistência intensos.

Ainda, alguns estudos sugerem que a manutenção e/ou a promoção de ganho de massa muscular deve ser atingida com um balanço nitrogenado positivo, com a ingestão de quantidades adequadas de aminoácidos essenciais durante o treinamento. Esse aumento nas necessidades de aminoácidos essenciais pode ser mais decisivo durante as etapas iniciais do treinamento de força. As evidências a esse respeito indicam que qualquer excesso de ingestão dietética ou via suplementação, se não aproveitado para as necessidades anabólicas do organismo, provocará maior excreção deste e, possivelmente, a um estoque como carboidratos e gorduras.

Suplementação proteica

A prática da suplementação proteica muito provavelmente não é necessária na maioria dos indivíduos praticantes de atividade física. Há um consenso entre os nutricionistas e profissionais da área esportiva de que mesmo atletas conseguem manter um balanço nitrogenado positivo com uma ingestão de até 15% do valor calórico total (VCT) de suas dietas provenientes de proteínas de alto valor biológico. Um indivíduo sedentário consumindo diariamente cerca de 2.500 kcal, para que atinja 10% do VCT oriundo de proteínas, deve consumir cerca de 63 g diariamente. Assumindo que esse indivíduo tenha 70 kg, seu consumo de proteína por kg de peso por dia é de 0,9 – o que representa 112% das RDA para indivíduos sedentários na maioria dos países. Por fim, se esse indivíduo iniciar um programa de atividade física e, consequentemente, dobrar seu consumo energético, mantendo 10% do VCT proteico, deve alcançar 1,8 g de proteína/kg/dia (consumo de 109 g de proteína dietética); isso é mais do que suficiente para cobrir o aumento na necessidade proteica apontada pelos diversos estudos apresentados para qualquer atividade desenvolvida por esse indivíduo.

Porém, existem situações práticas que mostram que alguns desses atletas têm dificuldade em alcançar tal recomendação, e um quadro de balanço energético negativo pode ser atribuído a vários fatores relacionados a uma ingestão calórica inadequada devido à supressão do apetite ou à monotonia do cardápio; incapacidade de reposição dos estoques de glicogênio hepático e muscular entre períodos curtos de treinamento e/ou competições; dietas com alto conteúdo de fibras que dão sensação de plenitude com baixa densidade energética; escolhas alimentares inapropriadas por desconhecimento ou falta de orientação profissional e dificuldade de ingerir em poucas refeições alta quantidade de calorias para recompor os gastos. Esse quadro de deficiência energética afetaria também seu balanço nitrogenado.

Fatores que parecem influenciar a necessidade de ingestão de proteínas

A necessidade de ingestão proteica na dieta pode ser influenciada por alguns fatores, dentre os quais se destacam:

- **Balanço energético:** a ingestão inadequada de energia acarreta aumento da necessidade proteica na dieta, presumivelmente porque algumas das proteínas utilizadas normalmente para o processo de síntese de proteínas funcionais (enzimática) e estruturais (tecidual) são desviadas para o fornecimento de energia nessa condição metabólica. Aparentemente, esse efeito sobre a necessidade proteica é similar quando o déficit energético é causado pelo aumento do gasto energético (exercício físico). De fato, esse efeito pode ser potencialmente maior naqueles indivíduos fisicamente ativos, porquanto as necessidades proteicas são comumente elevadas para a manutenção de maior taxa de síntese proteica devido à presença de maior conteúdo de massa magra absoluta (atletas de força) ou de enzimas (atletas de *endurance*). Segundo Wolfe, o balanço energético pode ser igualmente ou mais relevante do que a ingestão de nitrogênio como um determinante do balanço nitrogenado.

- **Intensidade, duração e tipo de exercício:** o aumento da intensidade e duração do exercício, ao menos com exercícios aeróbicos, acarreta aumento da utilização de proteínas, presumivelmente como substrato energético. O exercício de força acarreta aumento da necessidade de proteínas, porém estudos demonstram que os mecanismos implicados nesse processo não estão relacionados ao maior uso de proteínas como fonte de energia. Preferivelmente, a maior necessidade proteica é devida a alterações na taxa de síntese proteica muscular e à necessidade de manter maior massa muscular corporal.

- **Aporte de carboidratos pela dieta:** a ingestão de carboidratos por atletas é fundamental para obter um ótimo desempenho esportivo. A disponibilidade de carboidratos é essencial durante a contração muscular intensa, aliada ao fato de esse substrato produzir mais moles de ATP por mol de oxigênio quando comparado a lipídios e proteínas. Além disso, a ingestão de carboidratos é inversamente relacionada com a taxa de catabolismo proteico durante o exercício.

- **Tempo de treinamento:** o treinamento em exercício de *endurance* regular parece aumentar a oxidação de aminoácidos, especialmente os ACR. Além disso, estudos demonstram que indivíduos submetidos a treinamento de força podem apresentar maior necessidade proteica no período inicial de treinamento – a fim de sustentar o aumento do crescimento muscular – quando comparados àqueles que treinam visando à manutenção da massa muscular. Portanto, esse fato pode indicar que as necessidades proteicas podem diminuir com o decorrer do treinamento de força.

- **Gênero:** a maioria dos estudos sobre as necessidades de ingestão de proteínas em indivíduos fisicamente ativos tem sido realizada com homens. Todavia, existem resultados que sugerem que nas mulheres a necessidade de proteínas, ao menos em exercícios de *endurance,* é significativamente menor do que nos homens. Os mecanismos de ação responsáveis poderiam envolver respostas hormonais específicas do sexo, que favoreçam o metabolismo lipídico em mulheres ou que protejam a membrana muscular de lesões induzidas pelo exercício. Os efeitos do treinamento de força sobre as necessidades de proteínas de mulheres permanecem para ser estudados sistematicamente.

- **Idade:** o exercício de força promove aumento da síntese proteica muscular em idosos de modo similar àquele observado em jovens. Desse modo, semelhante a indivíduos mais jovens, a força e o tamanho muscular em idosos poderiam influenciar as necessidades de ingestão proteica desse grupo. Além disso, crianças e adolescentes não têm sido sistematicamente estudados. Contudo, é possível que a mais elevada necessidade de ingestão proteica para o crescimento poderia favorecer o aumento da recomendação de ingestão de proteínas de jovens fisicamente ativos.

Metabolismo de aminoácidos e exercício de *endurance*

O exercício exerce significativo impacto sobre o *pool* de aminoácidos livres, mas as principais alterações no músculo e no plasma são relacionadas a alguns aminoácidos específicos.

Existem três potenciais fontes de aminoácidos que poderiam atuar como fornecedores de energia durante o exercício: proteína da dieta, *pool* corporal de aminoácidos livres e proteína tecidual. É incomum a participação da proteína da dieta atuando diretamente no fornecimento de aminoácidos para o metabolismo durante o exercício, uma vez que o consumo de alimentos à base de proteínas antecedendo uma competição entre atletas é muito pequeno. Aliado a esse fato, observa-se que o sangue é desviado parcialmente a partir das vísceras durante o exercício, o que diminui a absorção de aminoácidos provindos da dieta.

Igualmente, o *pool* de aminoácidos livres corporais é uma fonte relativamente pequena de energia para o exercício, e as concentrações de aminoácidos não se alteram drasticamente durante o exercício. Porém, em relação ao aminoácido leucina, verifica-se que sua quantidade oxidada durante o exercício é, aproximadamente, 25 vezes maior do que o *pool* de leucina no músculo, no fígado e no plasma.

Portanto, se a proteína é usada como combustível para o exercício, a proteína tecidual deve ser a fonte de fornecimento de aminoácidos para a oxidação e a conversão para glicose (neoglicogênese). Os aminoácidos liberados a partir da proteína durante o exercício apresentam comumente três destinos:

1. Acumular-se no *pool* de aminoácidos livres.
2. Oxidar-se para CO_2.
3. Ser convertidos para glicose.

Durante o exercício com duração inferior a uma hora, não há significativas alterações na quantidade de nitrogênio α-amino total, mas há mudanças nas concentrações de aminoácidos individuais. A mais notável decorre do aumento progressivo da concentração intramuscular de alanina e diminuição da concentração intramuscular de glutamato. A concentração intramuscular de alanina aumenta de 50 a 60%, e a concentração intramuscular de glutamato diminui de 50 a 70%, após 10 minutos de exercício. A diminuição absoluta da concentração de glutamato tende a ser maior que o aumento de alanina, e a magnitude das alterações em ambos os aminoácidos aumenta à proporção que a intensidade do exercício se eleva. A baixa concentração intramuscular de glutamato é mantida no decorrer de exercícios prolongados ou até a exaustão, enquanto a concentração intramuscular de alanina retorna lentamente para os valores de repouso. Além disso, observa-se que substanciais quantidades de alanina são liberadas na circulação durante os 30 primeiros minutos de exercício. A liberação de alanina, a partir do músculo, aumenta de aproximadamente 30 mmoles/minuto no repouso para aproximadamente 50 mmoles/minuto durante o exercício de intensidade leve, 70 mmoles/minuto durante o exercício moderado e 170 mmoles/minuto no decorrer do exercício intenso. A liberação de alanina é reduzida à proporção que os estoques de glicogênio são depletados. Com relação à glutamina, que é o aminoácido livre mais abundante no plasma e no músculo esquelético, observa-se que, durante os primeiros minutos de exercício, a concentração plasmática desse aminoácido tende a se elevar, enquanto a concentração intramuscular de glutamina permanece relativamente constante. Porém, com a continuidade do exercício, ocorre diminuição de 10 a 15% da concentração intramuscular de glutamina após 60 a 90 minutos de exercício, e diminuição da concentração plasmática de glutamina.

A diminuição da concentração intramuscular de glutamato é especialmente interessante devido à posição central do glutamato no metabolismo de aminoácidos. Muitos aminoácidos sofrem reações de transaminação com o α-cetoglutarato e formam glutamato, que pode ser deaminado de modo oxidativo regenerando o α-cetoglutarato. Portanto, uma diminuição da concentração intramuscular de glutamato pode indicar um aumento das reações de transaminação ou oxidação. A funcionalidade da rápida diminuição da concentração intramuscular de glutamato durante o exercício é decorrente principalmente da conversão de seu esqueleto de carbono via α-cetoglutarato em outros intermediários do ciclo de Krebs, ou seja, o glutamato atua no processo de anaplerose dos intermediários do ciclo de Krebs.

Existem diversos mecanismos que podem contribuir para a formação de intermediários do ciclo de Krebs no músculo esquelético, e muitas dessas vias envolvem aminoácidos (Figura 2.9). Originalmente, o termo anaplerose foi usado para descrever vias metabólicas, outras do que por meio da reação da enzima citrato sintase, que permitam a entrada de carbonos no ciclo de Krebs e aumentem a concentração de intermediários desse ciclo. Recentemente, entretanto, esse termo tem sido usado para descrever o aumento das concentrações dos intermediários do ciclo de Krebs medidos na fração hidrossolúvel de homogeneizados de músculo após uma sessão de exercício.

A soma das concentrações dos mais abundantes intermediários do ciclo de Krebs no músculo esquelético apresenta um aumento de 5 a 10 vezes dentro de 5 minutos após o início do exercício. Além disso, esse aumento é proporcional à intensidade do exercício no músculo humano. Esse fato sugere que o aumento da concentração de intermediários do ciclo de Krebs possa ser necessário para aumentar o fluxo desse ciclo e, desse modo, a produção de ATP pela via oxidativa alcançando o aumento da demanda energética imposta pelo exercício, enquanto o declínio da concentração de intermediários do ciclo de Krebs, representa um fator primário no desenvolvimento da fadiga muscular local.

De acordo com a Figura 2.8, observa-se que a alta taxa de produção de alanina durante os 30 minutos iniciais do exercício de *endurance* e o temporário aumento da concentração de alanina muscular após 10 minutos de atividade indicam que a reação catalisada pela alanina aminotransferase (AAT) é utilizada para a rápida conversão do carbono do glutamato em intermediários do ciclo de Krebs. Portanto, a função primária da reação catalisada pela AAT é a síntese *de novo* do α-cetoglutarato e, consequentemente, de intermediários do ciclo de Krebs. O aumento do fluxo pela via glicolítica durante o exercício fornece mais piruvato, que pode atuar de dois modos:

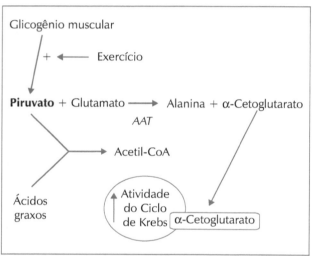

Figura 2.8. A reação da alanina aminotransferase fornece carbonos para o ciclo de Krebs durante os primeiros minutos de atividade.
Fonte: Desenvolvida pela autoria.

a. Como substrato para a reação catalisada pelo complexo enzimático piruvato desidrogenase, desse modo fornecendo acetil-CoA para ser oxidado pelo ciclo de Krebs.

b. Favorecendo a reação da AAT para a síntese de α-cetoglutarato e intermediários do ciclo de Krebs, e desse modo aumentar a atividade desse ciclo e a capacidade de oxidar acetil-CoA oriundo do piruvato ou de ácidos graxos.

Quando a depleção de glicogênio ocorre durante o exercício prolongado, a diminuição da concentração de piruvato muscular não somente limita a contribuição parcial da reação catalisada pela AAT para a anaplerose do ciclo de Krebs, mas também a capacidade da enzima piruvato carboxilase, que fornece oxaloacetato a partir do piruvato oriundo da glicose sanguínea ou do glicogênio muscular.

O exercício de *endurance* até a exaustão provoca a diminuição do conteúdo de glicogênio, a diminuição dos intermediários do ciclo de Krebs e o consequente aumento da oxidação de ACR.

Numerosos estudos em humanos têm demonstrado que o catabolismo de ACR, especialmente leucina, ocorre na fibra muscular em processo de contração durante o exercício prolongado. Esse fato é evidenciado pelo aumento da liberação de ACR pelo fígado, que são captados pelo músculo esquelético. Na fibra muscular, os ACR são consumidos, gerando intermediários do ciclo de Krebs e fornecendo seu grupo amino ao piruvato, convertendo-o em alanina.

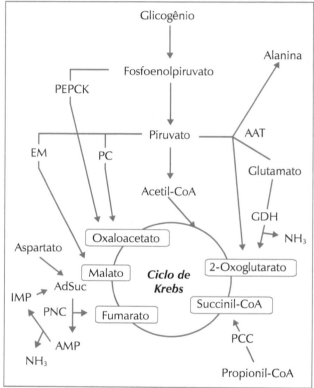

Figura 2.9. Visão geral das potenciais vias anapleróticas no músculo esquelético.

As vias que envolvem aminoácidos incluem a reação catalisada pela alanina aminotransferase (AAT), a reação pela glutamato desidrogenase (GHD) e o ciclo nucleotídeo purina (PNC), que apresenta a seguinte reação global: aspartato + GTP → fumarato + NH_3 + GDP + P_i. Outras potenciais vias incluem as reações catalisadas pelas seguintes enzimas: enzima málica (EM), fosfoenolpiruvato carboxiquinase (PEPCK), piruvato carboxilase (PC) e propionil CoA carboxilase (PCC).
Fonte: Desenvolvida pela autoria.

Esse processo, de síntese de alanina, é predominante em exercícios intensos. Em exercícios moderados, os ACR entram na mitocôndria e cedem seus grupamentos amínicos para a síntese de glutamina; os processos anteriormente citados ocorrem paralelamente à diminuição do conteúdo de glicogênio muscular.

Em uma maratona, por exemplo, o glicogênio muscular apresenta-se como o combustível primário para atletas engajados nessas provas. Porém, a diminuição das concentrações de glicogênio muscular acarreta a diminuição do fluxo pela via glicolítica e a diminuição da taxa de oxidação de ácidos graxos livres pelo ciclo de Krebs. De acordo com os estudos sobre a participação da enzima AAT no processo anaplerótico de intermediários do ciclo de Krebs durante o exercício, a diminuição da concentração de glicogênio muscular provoca redução da capacidade de anaplerose e à consequente diminuição dos intermediários do ciclo de Krebs. Tal fato acarreta a diminuição da atividade desse ciclo e a necessidade de redução da velocidade durante a maratona (fadiga).

Questões propostas para estudo

1. Discuta os fatores que caracterizam a essencialidade de um aminoácido. Dê exemplos.
2. Dentro do diagrama apresentado do metabolismo proteico, discuta os principais mecanismos que influenciam os três estados de balanço nitrogenado do organismo.
3. Quais os principais fatores que atuam no processo de degradação proteica durante o exercício intenso e prolongado?
4. Descreva o papel dos aminoácidos alanina e glutamina no metabolismo de aminoácidos durante o repouso.
5. Quais as principais alterações em relação à concentração de aminoácidos intramusculares no início do exercício de endurance?
6. Qual o papel da reação catalisada pela enzima alanina aminotransferase durante o exercício de endurance?
7. Descreva a relação interorgânica entre o tecido hepático e muscular em relação ao metabolismo durante o exercício.
8. Discuta a importância da alteração da concentração de 3-metil-histidina e da tirosina induzida pelo exercício e sua relação com o turnover proteico.
9. Qual a importância da ingestão energética adequada em atletas e sua influência no metabolismo proteico?
10. Levando em conta um indivíduo sedentário, discuta a necessidade do aumento da ingestão proteica em atletas de força e *endurance*.

Bibliografia consultada

- Antonio J, Street C. Glutamine: a potentially useful supplement for athletes. Can J Appl Physiol 24:1-14, 1999.
- Babij P, Matthews SM, Rennie MJ. Changes in blood ammonia, lactate and amino acids in relation to workload during bicycle ergometer exercise in man. Eur J Appl Physiol 50:405-411, 1983.
- Biolo G, Maggi SP, Williams BD et al. Increased rates of muscle protein turnover and amino acid transport after resistance exercise in humans. Am J Physiol 268:E514-E520, 1995.
- Bishop NC, Blannin AK, Walsh NP et al. Nutritional aspects of immunosupression in athletes. Sports Med 28:51-176, 1999.
- Blanchard MA, Jordan G, Desbrow B. et al. The influence of diet and exercise on muscle and plasma glutamine concentrations. Med Sci Sports Exerc 33:69-74, 2001.
- Booth FW, Tseng BS, Fluck M et al. Molecular and cellular adaptation of muscle in response to physical training. Acta Physiol Scand 162:343-50, 1998.
- Borba-Murad GR, Souza HM, Lopes G et al. Changes in glycemia induced by exercise in rats: contribution of hepatic glycogenolysis and gluconeogenesis. Res Commun Molec Pathol Pharmacol 102:113-123, 1998.
- Borsheim E, Tipton KD, Wolf SE et al. Essential amino acids and muscle protein recovery from resistance exercise. Am J Physiol Endocrinol Metab 283:E648-E657, 2002.
- Bowtell JL, Gelly K, Jackman ML et al. Effect of oral glutamine on whole body carbohydrate storage during recovery from exhaustive exercise. J Appl Physiol 86:1770-1777, 1999.
- Brooks GA. Amino acid and protein metabolism during exercise and recovery. Med Sci Sports Exerc 19:S150-S156, 1987.
- Burd NA, Tang JE, Moore DR, Phillips SM. Exercise training and protein metabolism: influences of contraction, protein intake, and sex-based differences. J Appl Physiol 106(5):1692-701, 2009.

- Butterfield GE. Whole-body protein utilization in humans. Med Sci Sports Exerc 19:S157-S165, 1987.
- Caspary WF. Physiology and pathophysiology of intestinal absorption. Am J Clin Nutr 55:299S-308S, 1992.
- Castell LM, Newsholme EA. Glutamine and the effects of exhaustive exercise upon the immune response. Can J Physiol Pharmacol 76:524-532, 1998.
- Cruzat V, Petry E, Tirapegui J. Glutamina: aspectos bioquímicos, metabólicos, moleculares e suplementação. Rev Bras Med Esporte, 15:392-397, 2009.
- Davis JM. Carbohydrates, branched-chain amino acids, and *endurance*: the central fatigue hypothesis. Int J Sport Nutr 5:S29-S38, 1995.
- Dohm GL, Beecher GR, Warren RQ. Influence of exercise on free amino acid concentrations in rat tissues. J Appl Physiol 50:41-44, 1981.
- Dohm GL, Kasperek GJ, Tapscott EB, Barakat H. Protein metabolism during *endurance* exercise. Fed Proc 44:348-352.
- Dohm GL, Tapscott EB, Kasperek GJ. Protein degradation *endurance* exercise and recovery. Med Sci Sports Exerc 19:S166-S171, 1987.
- Dohm GL. Protein as a fuel for *endurance* exercise. Exerc Sport Sci Rev 14:143-173, 1986.
- Eriksson LS, Broberg S, Bjorkman O et al. Ammonia metabolism during exercise in man. Clin Physiol 5:325-336, 1985.
- Felig P, Wahren J. Amino acid metabolism in exercising man. J Clin Invest 50:2703-2714, 1971.
- Friedman M. Absorption and utilization of amino acid. Volume I. Boca Raton: CRC Press, 257 p, 1989.
- Gibala MJ. Nutritional supplementation and resistance exercise: what is the evidence for enhanced skeletal muscle hypertrophy? Can J Appl Physiol 25:524-535, 2000.

- Gibala MJ. Regulation of skeletal muscle amino acid metabolism during exercise. Int J Sport Nutr Exerc Metab 11:87-108, 2001.
- Goldberg AL, Chang TW. Regulation and significance of amino acid metabolism in skeletal muscle. Fed Proc 37:2301-2307, 1978.
- Graham TE, Bangsbo J, Gollnick PD et al. Ammonia metabolism during intense dynamic exercise and recovery in humans. Am J Physiol 259:E170-E176, 1990.
- Graham TE, MacLean DA. Ammonia and amino acid metabolism in skeletal muscle: human, rodent and canine models. Med Sci Sport Exerc, 30:34-46, 1998.
- Graham TE, Turcotte LP, Kiens B et al. Effect of *endurance* training on ammonia and amino acid metabolism in humans. Med Sci Sports Exerc 29:646-653, 1997.
- Graham TE, Turcotte LP, Kiens B et al. Training and muscle ammonia and amino acid metabolism in humans during prolonged exercise. J Appl Physiol 78:725-735, 1995.
- Hargreaves M, Snow R. Amino acids and *endurance* exercise. Int J Sport Nutr Exerc Metab 11:133-145, 2001.
- Hayes A, Cribb PJ. Effect of whey protein isolate on strength, body composition and muscle hypertrophy during resistance training. Curr Opin Clin Nutr Metab Care 11(1):40-4, 2008.
- Henriksson J. Effect of exercise on amino acid concentrations in skeletal muscle and plasma. J Exp Biol 160:149-165, 1991.
- Hood DA, Terjung RL. Amino acid metabolism during exercise and following *endurance* training. Sports Med 9:23-35, 1990.
- Hood DA, Terjung RL. *Endurance* training alters alanine and glutamine release from muscle during contractions. FEBS Letters 340:287-290, 1994.
- Houston ME. Gaining weight: the scientific basis of increasing skeletal muscle mass. Can J Appl Physiol 24:305-316, 1999.
- Jackman ML, Gibala MJ, Hultman E et al. Nutritional status affects branched-chain oxoacid dehydrogenase activity during exercise in humans. Am J Physiol 272:E233-E238, 1997.
- Koopman R, Saris WH, Wagenmakers AJ, van Loon LJ. Nutritional interventions to promote post-exercise muscle protein synthesis. Sports Med 37(10):895-906, 2007.
- Kreider RB. Dietary supplements and the promotion of muscle growth with resistance exercise. Sports Med 27:97-110, 1999.
- Lamont LS, McCullough AJ, Kalhan SC. Relationship between leucine oxidation and oxygen consumption during steady-state exercise. Med Sci Sports Exerc 33:237-241, 2001.
- Lehmann M, Huonker M, Dimeo F et, al. Serum amino acid concentrations in nine athletes before and after the 1993 Colmar Ultra Triathlon. Int J Sports Med 16:155-159, 1995.
- Lemon PWR. Beyond the zone: protein needs of active individuals. J Am Coll Nutr 19:513S-521S, 2000.
- Lemon PWR. Dietary protein requirements in athletes. J Nutr Biochem 8:52-60, 1997.
- Lemon PWR. Do athletes need more dietary protein and amino acids? Int J Sport Nutr 5:S39-S61, 1995.
- Lemon PWR. Effects of exercise on dietary protein requirements. Int J Sport Nutr 8:426-447, 1998.
- Lemon PWR. Effects of exercise on protein metabolism. In: Maughan RJ (ed). Nutrition in sport. Oxford: Blackwell Science, pp. 133-149, 2000.
- Miller SL, Tipton KD, Chinkes DL et al. Independent and combined effects of amino acid and glucose after resistance exercise. Med Sci Sports Exerc 35:449-455, 2003.
- Millward DJ, Price GM, Pacy PJH. Maintenance protein requirements: the need for conceptual re-evaluation. Proc Nutr Soc 49:473-487, 1990.
- Millward DJ. Can we define indispensable amino acid requirements and assess protein quality in adult? J Nutr 124:1509S--1515S, 1994.
- Millward DJ. The nutritional value of plant-based diet in relation to human amino acid and protein requirement. Proc Nutr Soc 58:249-260, 1999.
- Miyazaki M, Esser KA. Cellular mechanisms regulating protein synthesis and skeletal muscle hypertrophy in animals. J Appl Physiol. 2009 Apr;106(4):1367-73, 2009.
- Newsholme EA, Newsholme P, Curi R, Crabtree, B, Ardawi, MSM. Glutamine metabolism in different tissues: its physiological and pathological importance. In: Kinney JM, Borum, PR. Perspectives in clinical nutrition. Munich and Schwarzenberg, 1989. P.71-98.
- Pedrosa RG, Donato Jr. J, Pires IS, Tirapegui J. Leucine supplementation favors liver protein status but does not reduce body fat in rats during one week the food restriction. Applied Physiol Nutr Met, 35:180-183, 2010.
- Phillips SM, Parise G, Roy BD et al. Resistance-training--induced adaptations in skeletal muscle protein turnover in the fed state. Can J Physiol Pharmacol 80:1045-1053, 2002.
- Phillips SM, Tipton KD, Aarsland A et al. Mixed muscle protein synthesis and breakdown after resistance exercise in humans. Am J Physiol 273:E99-E107, 1997.
- Phillips SM, Tipton KD, Ferrando AA et al. Resistance training reduces the acute exercise-induced increase in muscle protein turnover. Am J Physiol 276:E118-E124, 1999.
- Phillips SM. Physiologic and molecular bases of muscle hypertrophy and atrophy: impact of resistance exercise on human skeletal muscle (protein and exercise dose effects). Appl Physiol Nutr Metab 34:403-10, 2009.
- Phillips SM. Short-term training: when do repeated bouts of resistance exercise become training? Can J Appl Physiol 25:185-193, 2000.
- Rasmussen BB, Phillips SM. Contractile and nutritional regulation of human muscle growth. Exerc Sport Sci Rev 31:127-131, 2003.
- Rasmussen BB, Tipton KD, Miller SL et al. An oral essential amino acid-carbohydrate supplement enhances muscle protein anabolism after resistance exercise. J Appl Physiol 88:386-392, 2000.
- Rennie MJ, Ahmed A, Khogali SE et al. Glutamine metabolism and transport in skeletal muscle and heart and their clinical relevance. J Nutr 126:1142S-1149S, 1996.
- Rennie MJ, Edwards RH, Davies CT et al. Protein and amino acid turnover during and after exercise. Biochem Soc Trans 8:499-501, 1980.
- Rennie MJ, Khogali SE, Low SY et al. Amino acid transport in heart and skeletal muscle and the functional consequences. Biochem Soc Trans 24:869-873, 1996.
- Rennie MJ, Low SY, Taylor PM et al. Amino acid transport during muscle contraction and its relevance to exercise. Adv Exp Med Biol 441:299-305, 1998.

- Rennie MJ, Tipton, K.D. Protein and amino acid metabolism during and after exercise and the effects of nutrition. Annu Rev Nutr 20:457-483, 2000.
- Rennie MJ. Control of muscle protein synthesis as a result of contractile activity and amino acid availability: implications for protein requirements. Int J Sport Nutr Exer Metab 11:S170-S176, 2001.
- Rogero MM, Tirapegui J, Pedrosa RG et al. Efeito da suplementação com L-alanil-L-glutamina sobre a resposta de hipersensibilidade do tipo tardio em ratos submetidos ao treinamento intenso. Rev Bras Ciên Farm 38:487-497, 2002.
- Rogero MM, Tirapegui J, Pedrosa RG, Pires ISO, Castro IA. Plasma and tissue glutamine response to acute and chronic supplementation with L-glutamine and L-alanyl-L-glutamine in rats. Nutr Res 24:261-270, 2004.
- Rogero Mm, Tirapegui J. Aspectos atuais sobre aminoácidos de cadeia ramificada e exercício físico. Rev. Bras. Ciências Farm, 44:563-575, 2008.
- Rogero MM, Tirapegui J. Aspectos atuais sobre glutamina, atividade física e sistema imune. Rev Bras Ciên Farm 36:201-212, 2000.
- Rogero MM, Tirapegui J. Aspectos nutricionais sobre glutamina e exercício físico. Nutrire 25:101-126, 2003.
- Rohde T, Asp S, MacLean DA et al. Competitive sustained exercise in humans, limphokine activated killer cell activity, and glutamine: an intervention study. Eur J Appl Physiol 78:448-453, 1998.
- Rohde T, MacLean DA, Pedersen BK. Effect of glutamine supplementation on changes in the immune system induced by repeated exercise. Med Sci Sport Exerc 30:856-862, 1998.
- Rossi L Castro IA, Tirapegui J. Suplementação de aminoácidos de cadeia ramificada e alteração na síntese de serotonina hipotalâmica. Nutrire 26:1-10, 2003.
- Rossi L, Tirapegui J. Aminoácidos: bases atuais para sua suplementação na atividade física. Rev Bras Ciên Farm 13:67-82, 1999.
- Rossi L, Tirapegui J. Aspectos atuais sobre exercício físico, fadiga e nutrição. Rev Paul Educ Fís, 13:39-52, 1999.
- Sewell DA, Gleeson M, Blannin AK. Hyperammonaemia in relation to high-intensity exercise duration in man. Eur J Appl Physiol 69:350-364, 1994.
- Smith RJ. Glutamine metabolism and its physiologic importance. J Parent Ent Nutr 14:40S-44S, 1990.
- Tang JE, Phillips SM. Maximizing muscle protein anabolism: the role of protein quality. Curr Opin Clin Nutr Metab Care 12(1):66-71, 2009.
- Tarnopolsky MA, Atkinson SA, MacDougall JD et al. Evaluation of protein requirements for trained strength athletes. J Appl Physiol 73:1986-1995, 1992.
- Tipton KD, Wolfe RR. Exercise, protein metabolism, and muscle growth. Int J Sport Nutr Exerc Metab 11:109-132, 2001.
- Tipton KD, Wolfe, R.R. Exercise-induced changes in protein metabolism. Acta Physiol Scand 162:377-387, 1998.
- Tipton KD. Muscle protein metabolism in the elderly: influence of exercise and nutrition. Can J Appl Physiol 26:588-606, 2001.
- Tirapegui J, Ribeiro SML. Avaliação nutricional: teoria e prática. Rio de Janeiro: Guanabara Koogan, 2009, 326 p.
- Tirapegui J. Nutrição: fundamentos e aspectos atuais. 3. ed. São Paulo: Atheneu, 2013. 477 p.
- Turinsky J, Long CL. Free amino acids in muscle: effect of muscle fiber population and denervation. Am J Physiol 258:E485-E491, 1990.
- Viana D, Teodoro GFR, Torres-Leal FL, Tirapegui J. Protein synthesis regulation by leucine. Braz J Pharm Science, 46:30-37, 2010.
- Viru A. Mobilization of structural proteins during exercise. Sports Med 4:95-128, 1987.
- Wagenmakers AJ. Protein and amino acid metabolism in human muscle. Adv Exp Med Biol 441:307-319, 1998.
- Wagenmakers AJM, Beckers EJ, Brouns F et al. Carbohydrate supplementation, glycogen depletion, and amino acid metabolism during exercise. Am J Physiol 260:E883-E890, 1991.
- Wagenmakers AJM. Amino acid metabolism, muscular fatigue and muscle wasting. Speculations on adaptations at high altitude. Int J Sports Med 13:S110-S113, 1992.
- Wagenmakers AJM. Muscle amino acid metabolism at rest and during exercise: role in human physiology and metabolism. Exerc Sport Sci Rev 26:287-314, 1998.
- Wagenmakers AJM. Skeletal muscle amino acid transport and metabolism. In: Hargreaves M, Thompson M. Biochemistry of exercise X Champaign, Human Kinetics, pp. 217-231, 1998.
- Williams BD, Chinkes DL, Wolfe, R.R. Alanine and glutamine kinetics at rest and during exercise in humans. Med Sci Sport Exerc 30:1053-1058, 1998.
- Wolfe RR. Effects of amino acid intake on anabolic processes. Can J Appl Physiol 26:S220-S227, 2001.
- Wolfe RR. Protein supplements and exercise. Am J Clin Nutr 72:551S-557S, 2000.
- Wolinsky I, Hickson JF. Nutrição no exercício e no esporte. São Paulo: Roca, 1996.
- Young VR. Adult amino acid requirements: the case for a major revision in current recommendations. J Nutr 124:1517S-1523S, 1994.
- Zanker CL, Swaine IL, Castell LM, Newsholme EA. Responses of plasma glutamine, free tryptophan and branched-chain amino acids to prolonged exercise after a regime designed to reduce muscle glycogen. Eur J Appl Physiol, v. 75, pp. 543-548, 1997.

Carboidratos e Atividade Física

• Mariana de Rezende Gomes • Julio Tirapegui

Introdução

Carboidratos, como o próprio nome diz, são compostos químicos formados a partir de carbono, hidrogênio e oxigênio na razão de 1:2:1 respectivamente, ou seja, a fórmula geral dos carboidratos é: $(CH_2O)_n$. O "n" representa o número de vezes que essa molécula se repete ou a quantidade de moléculas existentes em uma cadeia química. O número de carbonos em uma molécula varia pouco; a maioria das unidades de carboidrato apresenta 6 carbonos e são por isso chamadas de hexoses, mas há também os que apresentam 5 carbonos, denominados pentoses. Estes últimos são formados apenas nos processos metabólicos.

Além de um simples composto, o carboidrato é um princípio nutritivo responsável pelo fornecimento de energia para o organismo, alimentando quase exclusivamente o cérebro, a medula, os nervos periféricos e as células vermelhas do sangue. Este nutriente responde pela liberação imediata de energia, dado um estímulo catabólico, porém suas reservas são diminutas, o que o torna um elemento extremamente precioso para o organismo.

Existem diversos tipos de carboidratos que variam de acordo com a estrutura química de cada molécula, bem como com o número de moléculas que se combinam para formar carboidratos maiores.

Os carboidratos representados por apenas uma molécula química são chamados de monossacarídeos. São discriminados do modo a seguir relacionado.

- **Glicose:** monossacarídeo mais abundante no organismo e nos alimentos, que pode também ser chamado de dextrose. O isômero D da glicose na forma de anel cíclico é a estrutura existente no organismo e a única capaz de ser absorvida e aproveitada dos alimentos. Já o isômero L não tem função nutritiva e pode ser usado alternativamente como adoçante. A molécula de glicose pode ser observada na Figura 3.1.

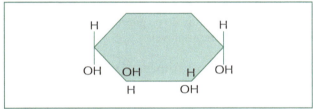

Figura 3.1. Molécula de glicose.
Fonte: Desenvolvida pela autoria.

- **Frutose:** monossacarídeo encontrado principalmente nas frutas, no mel e no xarope de milho. No organismo, após a absorção intestinal, a frutose pode ser convertida em glicose pelo fígado e lançada na circulação sanguínea.

- **Galactose:** é um monossacarídeo encontrado raramente isolado nos alimentos. Após sua absorção intestinal, pode também ser convertido em glicose pelo fígado ou destinar-se à síntese de cerebrosídios, a certos mucopolissacarídeos ou à excreção de lactose pelas glândulas mamárias da mulher que amamenta. Em sua maioria, apresenta-se combinada com a glicose formando a lactose, por isso está presente principalmente nos leites e em seus derivados.

Os dissacarídeos são formados a partir da ligação entre dois monossacarídeos, e apenas 3 são considerados de importância nutricional: maltose, sacarose e lactose. A maltose é a união de duas glicoses encontradas nos grãos em germinação; a sacarose é produto da ligação entre glicose e frutose, e está presente na cana-de-açúcar (açúcar de mesa), no mel e no açúcar de beterraba. Já a lactose é a combinação entre glicose e galactose, e é encontrada nos alimentos lácteos.

Os oligossacarídeos são carboidratos que contêm 3 a 10 monossacarídeos. Em sua maioria, não são absorvidos pela mucosa intestinal porque os tipos de ligações químicas que apresentam os tornam inacessíveis às enzimas digestivas. Os oligossacarídeos de importância nutricional são rafinose e estaquiose, ambos predominantemente fermentados no intestino grosso por não serem digeridos nem absorvidos. Contudo, existe um oligossacarídeo capaz de ser aproveitado pelo organismo como fonte de energia, a dextrina ou maltodextrina, um produto intermediário da quebra do amido (polissacarídeo), muito utilizado na indústria farmacêutica e alimentícia. A maltodextrina é um carboidrato abundante nos suplementos nutricionais esportivos, não só em função de seu largo uso industrial, mas também pelo fato de não apresentar um índice glicêmico elevado, prejudicial ao desempenho do atleta durante a atividade física.

Os polissacarídeos são cadeias maiores contendo de 10 até 3 mil unidades de monossacarídeos. Os representativos são o amido, o glicogênio e as fibras, dos quais o primeiro representa o modo de armazenamento de energia vegetal e o segundo, animal. As fibras são tipos de carboidratos que não fornecem energia para o organismo, mas contribuem para a melhora da função intestinal, se forem insolúveis, e para o controle da absorção de gorduras, glicose e síntese de colesterol, se forem solúveis.

Regulação dos estoques de glicogênio muscular e hepático

A reserva de energia oriunda dos carboidratos no ser humano está presente sob a forma de glicogênio, um complexo de cadeias formadas a partir da ligação de milhares de glicoses. O glicogênio é um polímero ramificado de glicose com ligações α-1,4 e α-1,6 entre as unidades de glicose. O fígado contém uma concentração maior de glicogênio por unidade de tecido, contudo o volume de tecido muscular é maior em relação ao hepático, fazendo a reserva de glicogênio muscular representar o maior estoque de carboidratos do organismo. Estima-se que o estoque de glicogênio hepático seja em torno de 100 g, enquanto o muscular está entre 350 e 700 g dependendo do *status* de treinamento e da alimentação.

O glicogênio intramuscular está associado a diversas estruturas celulares e organelas, como o sarcolema, retículo sarcoplasmático, mitocôndria e miofibrilas, e também associado a proteínas ou enzimas, como glicogenina, glicogênio fosforilase, fosforilase quinase, glicogênio sintase, fosfatases de proteínas e proteína quinase ativada por adenina monofosfato (AMPK). Todas essas proteínas, bem como as regiões onde se localizam os grânulos de glicogênio, estão envolvidos na regulação da degradação e na síntese de glicogênio muscular.

O estoque muscular difere funcionalmente do estoque hepático, sendo o primeiro destinado ao fornecimento de energia para a própria célula muscular, enquanto o segundo é a única célula capaz de quebrar o glicogênio e lançar glicose na circulação.

Esse fato se deve a uma enzima exclusivamente hepática, a glicose-6-fosfatase, que é capaz de converter a glicose-6--fosfato em glicose livre. Enquanto a glicose se mantiver fosforilada, os transportadores celulares não a reconhecem e o transporte para o meio extracelular estaria bloqueado; esse é um mecanismo necessário para a permanência da glicose na célula, dada sua importância metabólica. No entanto, o fígado é o grande responsável pela manutenção da glicemia, e, nesse caso, a glicose precisa ser transportada para o meio extracelular, no caso, a corrente sanguínea. Em função disso, o hepatócito converte a glicose-6-fosfato, produto da glicogenólise, em glicose através da glicose-6-fosfatase. O músculo, por sua vez, não possui essa enzima, logo, toda a glicose que entra na célula muscular permanece lá para fins de armazenamento ou de geração de energia.

Durante o exercício, os estoques de glicogênio são solicitados, principalmente se a intensidade desse exercício for alta. Assim, estímulos hormonais como a secreção de glucagon, adrenalina e GH promovem a glicogenólise, que é a clivagem do glicogênio em resíduos de glicose-1-fosfato, posteriormente convertida em glicose-6-fosfato por uma reação catalisada pela glicofosfomutase.

Na célula muscular, a glicose-6-fosfato inicia a via glicolítica para gerar energia de trabalho sob a forma de ATP (adenosinatrifosfato), mas, além de utilizar seus próprios estoques, também estará em constante captação de glicose sanguínea para responder à maior demanda energética.

A captação de glicose sanguínea é acentuada à medida que a reserva de glicogênio muscular diminui em função da demanda metabólica. Se a atividade for anaeróbia (de curta duração), o consumo de glicogênio é mais acelerado, mas dificilmente as reservas são esgotadas e por isso não ocorre grande captação de glicose sanguínea pelo músculo em atividade. Contudo, sessões de treino com múltiplos *sprints*, por exemplo, podem reduzir drasticamente o conteúdo de glicogênio muscular. Por outro lado, se a atividade é aeróbia (prolongada), a reserva de glicogênio pode esgotar-se em menos de 3 horas, dependendo da intensidade (% do $VO_{2máx}$), e consequentemente a captação de glicose sanguínea aumenta, trazendo maior risco de ocorrência de hipoglicemia. É fato que a concentração de glicogênio apresenta um papel regulador da captação de glicose mais importante que a liberação de insulina por si, porém os mecanismos pelos quais isso ocorre ainda não estão bem esclarecidos na literatura.

Vale ressaltar que, mesmo havendo participação predominante das reservas de gorduras nesse tipo de atividade, o indivíduo entrará em fadiga rapidamente quando os estoques de glicogênio se apresentarem reduzidos a concentrações críticas.

A velocidade de geração de fosfatos de alta energia pelos ácidos graxos é significativamente inferior à da glicose, e, mesmo sendo a oxidação de gorduras mais energética que a dos carboidratos, esta não consegue manter a velocidade de formação de ATP necessária para acompanhar a demanda durante a atividade física. Esse é um dos motivos que contribuem para o aparecimento da fadiga.

Durante o repouso haverá o restabelecimento dos estoques de glicogênio, tanto musculares como hepático. Quanto maior for a degradação dos estoques durante o exercício, mais rápida e intensa será sua recuperação, contudo isso dependerá do consumo de carboidratos pós-exercício e da secreção de insulina (tecidos periféricos). A insulina é responsável pelo estímulo à captação de glicose pelas células de tecidos periféricos como o muscular e o adiposo por promover a translocação do GLUT4 para a membrana das células desses tecidos. A insulina também suprime a liberação de ácidos graxos pelo tecido adiposo, inibindo a enzima LHS (lipase hormônio sensível), ao passo que aumenta o estoque de lipídios pela ativação da enzima LLP (lipase de lipoproteína), favorecendo o desvio de mais ácidos graxos para o tecido adiposo. Contudo, a ingestão de carboidratos no limite das recomendações para cada tipo e duração de exercício não causa impacto no volume de tecido adiposo, demonstrando que o organismo é capaz de estocar grandes quantidades de carboidratos sem necessariamente aumentar o estoque de gordura corporal.

Atividades de alta intensidade

A problemática que gira em torno das atividades de alta intensidade diz respeito principalmente à formação de ácido láctico. A alta demanda energética, associada ao baixo suprimento de oxigênio, limita a produção de ATP, uma vez que a glicose anaeróbia salda em apenas 2 ATPs. Como o piruvato necessita entrar na mitocôndria por meio de transporte ativo para promover maior produção de energia, a limitação de ATP provoca um acúmulo de piruvato no citoplasma. Ao mesmo tempo, ocorre um aumento da concentração de NADH no citoplasma, originado pela atividade da enzima gliceraldeído-3-fosfato desidrogenase da via glicolítica, e na mitocôndria, pelas desidrogenases do ciclo de Krebs, de modo a exceder a capacidade oxidativa da cadeia respiratória. A geração de NADH favorece a reação de redução do piruvato em ácido láctico (Figura 3.2) e se torna importante a partir do momento em que diminui temporariamente a concentração de íons H+ no citoplasma, controlando o pH da célula e garantindo, assim, a atividade de uma das principais enzimas da via glicolítica, a fosfofrutoquinase (PFK). Além disso, a participação da NADH na reação de conversão do piruvato em ácido láctico impede que este se acumule na célula e seja responsável pela inibição da PFK também. O ácido láctico produzido pelo músculo é liberado para o sangue e normalmente tamponado pelo bicarbonato de sódio no sistema tampão. Contudo, com o prolongamento do exercício intenso e a liberação contínua de ácido láctico, pode ocorrer uma redução de pH celular, interferindo novamente na atividade das enzimas glicolíticas; se a concentração de lactato plasmático ultrapassar o limiar de lactato, leva o atleta à fadiga.

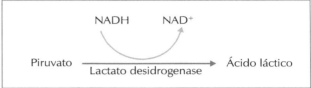

Figura 3.2. Conversão de piruvato em ácido láctico.
Fonte: Desenvolvida pela autoria.

Outras teorias vêm sendo propostas para justificar o acúmulo de lactato na célula durante as contrações musculares intensas. A escassez de oxigênio talvez não seja a única explicação para esse fato, e sim a ativação do complexo enzimático piruvato desidrogenase (converte piruvato em acetil-coA) e a taxa de produção de grupos acetil poderiam estar regulando a produção de lactato.

O fato é que a alteração do pH em função do maior acúmulo de ácido láctico tanto no meio intracelular como no meio extracelular, guardando uma proporção de 4:1, parece ser a causa principal da fadiga em atividades de alta intensidade, visto que a depleção de glicogênio não atinge valores limítrofes.

Por outro lado, o ácido láctico pode realizar a reação inversa e ser convertido em piruvato novamente, servindo de fonte de energia para a célula, dependendo da razão NADH/NAD+. No músculo em exercício, essa razão é extremamente elevada e a célula muscular pouco consegue converter o ácido láctico em piruvato, porém, no fígado ou em outros tecidos, isso pode ocorrer com maior facilidade.

O ciclo mais conhecido nesse contexto é o ciclo de Cori, no qual o lactato é exportado do músculo esquelético em exercício e captado pelo fígado para ser convertido em glicose novamente e voltar à circulação sanguínea, retornando ao músculo.

Esse ciclo é uma característica de indivíduos treinados por tratar-se de um dos aspectos da adaptação metabólica ao treinamento. No hepatócito, o lactato é convertido novamente em piruvato, e, como a reação para fosfoenolpiruvato é irreversível, o piruvato origina fosfoenolpiruvato via oxalacetato e prossegue o caminho inverso até glicose-6-fosfato. O objetivo será a formação de glicose, que será lançada na circulação para ser novamente captada pelo músculo. Assim, o indivíduo é capaz de sustentar o exercício por mais tempo porque a concentração de ácido láctico retarda a se acumular e ainda aumenta a disponibilidade de glicose para o músculo. Outras células isentas de mitocôndrias podem realizar esse ciclo também, como as células vermelhas do sangue. O ciclo de Cori integrado ao metabolismo pode ser observado na Figura 3.3.

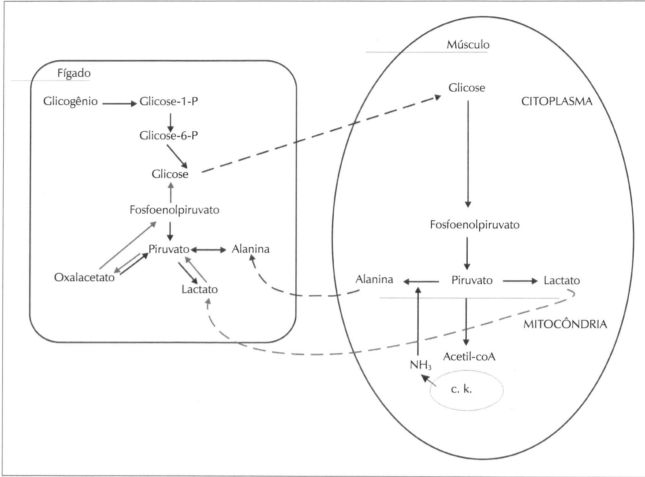

Figura 3.3. Ciclos de Cori e Alanina-Glicose.
Fonte: Desenvolvida pela autoria.

Atividades prolongadas

Nas atividades prolongadas, a intensidade é menor para a própria manutenção do exercício, e os sistemas energéticos utilizados necessitam de oxigênio para a geração de ATP. Diferentemente das atividades de alta intensidade, que não atingem um estado de equilíbrio metabólico (*steady-state*), o exercício prolongado máximo ou submáximo utiliza outros substratos energéticos que não a glicose, como ácidos graxos e aminoácidos, para manter a demanda metabólica e consequentemente a continuidade do exercício. A velocidade máxima de geração de ATP no exercício aeróbio é cerca de 4 vezes menor que no exercício anaeróbio: enquanto o primeiro produz cerca de 2,5 mmol.kg^{-1}dm.s^{-1} de ATP, o segundo responde por uma liberação de energia imediata da ordem de 11 mmol.kg^{-1} dm.s^{-1}, porém restrita somente ao citoplasma e podendo ser mantida por alguns minutos apenas.

Mesmo a taxa de geração de fosfatos de alta energia sendo menor nas atividades aeróbias, esta é mantida por um período maior de tempo e não depende exclusivamente dos estoques de glicogênio, podendo utilizar glicose proveniente da gliconeogênese e dos ácidos graxos. A utilização da glicose não se restringe somente ao citoplasma; o maior saldo de ATPs é proveniente da oxidação desse nutriente pela mitocôndria, oferecendo cerca de 32 ATPs por mol de glicose oxidada (*saldo de ATPs revisado recentemente dado o novo rendimento de ATP por NADH e FADH2 na cadeia respiratória: 1 NADH = 2,5 ATPs e 1 FADH2 = 1,5 ATPs*). Mas, para que isso ocorra, é necessário que o piruvato entre na mitocôndria.

Apesar da utilização de demais substratos, o glicogênio muscular é o principal combustível durante esse tipo de exercício, e a depleção dos seus estoques associada a uma redução da glicemia representa risco iminente de fadiga. No entanto, este não pode ser considerado o único fator predisponente de fadiga.

Baseando-se em um consumo máximo de oxigênio (3 a 4 L.min^{-1}), a taxa de produção de ATP exclusivamente pela oxidação da glicose durante este tipo de exercício está entre 2 e 2,8 mmol.kg^{-1}dm.s^{-1}, o que corresponde a uma taxa de utilização de glicogênio de aproximadamente 4 mmol.kg^{-1}dm.min^{-1}. Considerando que em condições normais o estoque de glicogênio no músculo esquelético é cerca de 350 mmol.kg^{-1}dm, nesta velocidade, o conteúdo glicogênio manteria 80 minutos de atividade. Por outro lado, a glicose lançada na circulação sanguínea pelo fígado a uma velocidade de 1,5 a 5,5 mmol.min^{-1} e captada pelo músculo representaria uma geração máxima de ATP adicional de 1 mmol.kg⁻¹dm.s⁻¹; destes, 0,5 mmol.min⁻¹ seriam ainda utilizados por tecidos extramusculares durante o exercício.

O transporte de glicose para a célula muscular depende do fluxo sanguíneo para a musculatura, fatores hormonais e receptores celulares. Durante a atividade física, o sistema nervoso autônomo é responsável pela maior vasodilatação nas artérias e nas veias que irrigam o músculo esquelético, o que provoca maior oferta de substratos e oxigênio para a célula muscular. Por outro lado, a insulina, que é o hormônio responsável pela translocação dos receptores celulares de glicose, está diminuída na circulação sanguínea, o que facilita a liberação de glicose do fígado e a diminuição da utilização da glicose por tecidos extramusculares. Consequentemente, elevam-se os hormônios contrarregulatórios – glucagon, catecolaminas e cortisol. A diminuição da insulina, o aumento da adrenalina e do glucagon juntamente com o aumento da duração do exercício e a retroalimentação dos nervos aferentes a partir da contração muscular parecem estimular a liberação de glicose pelo fígado.

Quando a glicemia começa a diminuir, o fígado é estimulado a liberar mais glicose para evitar a escassez desta principalmente para o sistema nervoso central. Como seus estoques de glicogênio também são limitados, suas células passam a gerar glicose a partir de aminoácidos, lactato e outros compostos – gliconeogênese. A captação de precursores gliconeogênicos pelo fígado é intensificada a partir dos 40 minutos de atividade física, mas aumenta conforme o exercício continua e o estoque de glicogênio vai sendo depletado. Quanto maior o tempo e maior a intensidade do exercício, mais rapidamente ocorre o consumo de glicogênio, e, consequentemente, maior a utilização destes precursores gliconeogênicos. Contudo, os mecanismos exatos de regulação da liberação hepática de glicose ainda permanecem não esclarecidos.

Durante a atividade física, o músculo esquelético lança na corrente sanguínea alguns precursores gliconeogênicos, como lactato e alanina. Do mesmo modo que o lactato pode ser aproveitado por meio do ciclo de Cori para originar glicose, principalmente em atividades de alta intensidade, a alanina pode ser aproveitada para o mesmo fim, porém em atividades prolongadas devido ao acúmulo de amônia proveniente do maior consumo de aminoácidos de cadeia ramificada no metabolismo oxidativo. O aumento da concentração de amônia favorece a reação de conversão de piruvato em alanina no citoplasma. Uma vez na circulação sanguínea, pode ser captada pelo fígado e convertida em piruvato seguindo a mesma via metabólica do lactato na gliconeogênese; dar-se-á origem a moléculas de glicose, que voltam ao músculo. Esse ciclo é chamado de Ciclo Alanina-Glicose e pode ser observado nas Figuras 3.3 e 3.4.

Apesar do fornecimento de glicose pelo fígado, seja por gliconeogênese, seja pelos seus próprios estoques de glicogênio, a redução da insulina e o aumento dos hormônios contrarregulatórios poderiam afetar a captação dessa glicose pelo tecido muscular. No entanto, existem alguns mecanismos celulares que impedem que isso ocorra.

Na célula muscular, os receptores insulina passam a apresentar maior sensibilidade a esse hormônio, promovendo certa "compensação" da hipoinsulinemia, na tentativa de manter a translocação dos receptores de glicose (GLUT-4) aumentada. Além disso, há outro mecanismo cálcio-dependente de translocação de GLUT-4 que é induzido pela própria contração muscular. Neste, a liberação de cálcio das cisternas do retículo endoplasmático no sarcoplasma promove o desencadeamento do processo de translocação do GLUT-4 sem a necessidade do estímulo proveniente da ligação da insulina com seu receptor na membrana plasmática. Esses mecanismos associados promovem maior número de receptores na membrana para permitir uma captação de glicose aumentada durante a atividade física.

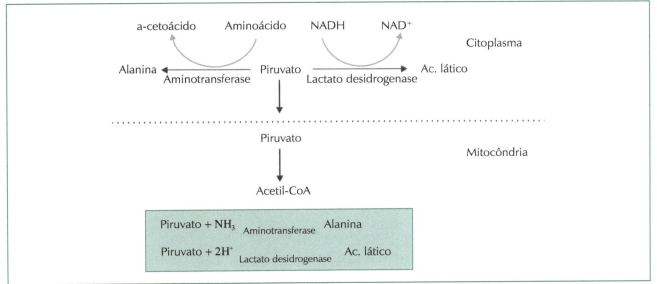

Figura 3.4. Conversão do piruvato em alanina ou ácido láctico.
Fonte: Desenvolvida pela autoria.

A partir do momento em que a glicose é captada pela célula muscular, sofre imediatamente a fosforilação pela hexoquinase como já descrito no início deste capítulo. No entanto, o acúmulo de glicose-6-fosfato inibe alostericamente a atividade da hexoquinase, promovendo maior acúmulo de glicose nos meios intra e extracelular, o que explica o aumento de glicemia nos exercícios de alta intensidade, não observado nos exercícios prolongados.

Nos exercícios aeróbicos, a concentração de glicose-6-fosfato no citoplasma declina gradualmente em função da ativação do metabolismo oxidativo, e isso resulta no aumento da fosforilação da glicose e na diminuição da glicemia.

A diminuição da glicemia e dos estoques de glicogênio está fortemente associada ao aparecimento da fadiga, mas não pode ser considerada a única responsável por essa situação, mesmo porque os estoques de glicogênio não são depletados para concentrações inferiores a 100 mmol. $kg^{-1}dm$. Propostas mais recentes têm apontado que a depleção de carboidratos resulta em uma inabilidade em fosforilar o ADP em ATP, possivelmente em função da diminuição da atividade do ciclo de Krebs dada pela redução de seus próprios intermediários.

Todos esses mecanismos bioquímicos descritos estão condicionados a algumas variáveis, como o nível de treinamento, o condicionamento e a alimentação. O estado nutricional e físico de um atleta pode interferir na utilização das reservas energéticas do organismo e, consequentemente, em seu desempenho final em treinos e em competições.

Carboidrato x desempenho x recomendações diárias

A taxa de depleção de glicogênio é exponencial durante o exercício prolongado. Quando a atividade é extenuante, o conteúdo muscular do mesmo pode ser reduzido em aproximadamente 80%. A ingestão subsequente de carboidratos pode aumentar esse estoque em 50 a 80% acima das concentrações normais observadas no repouso.

Os estoques de glicogênio diminuídos em períodos de treinamento resultam da ingestão insuficiente de carboidratos após o término das sessões de exercício e ocorre gradualmente, depois de repetidos dias de treinamento intenso em que o consumo de glicogênio excede sua reposição. Quando uma quantidade adequada de carboidrato não é consumida diariamente entre as sessões de treinamento, o conteúdo de glicogênio muscular antes do início do exercício apresenta-se diminuído e é depletado gradualmente, prejudicando o desempenho do atleta nos treinos e nas competições.

Por outro lado, altas concentrações de glicogênio muscular de repouso resultam em degradação mais rápida durante o exercício, o que não isenta o atleta de consumir carboidratos também durante os treinos prolongados.

Atletas que treinam exaustivamente, dia após dia, devem consumir uma quantidade adequada tanto de carboidrato como de energia para minimizar o risco da fadiga crônica associada à depleção crônica de glicogênio muscular.

A depleção de glicogênio pode ocorrer em esportes que exijam movimentos repetitivos e desgastantes, assim como em esportes de *endurance*. Um sinal claro do consumo intenso de glicogênio associado ao treinamento se mostra quando o atleta apresenta dificuldade em manter a intensidade habitual do exercício e ainda pode perder peso corporal. Atletas que não consomem quantidades suficientes de carboidrato ou energia e/ou não descansam adequadamente são os primeiros a sofrerem essas consequências.

Devido ao fato de o carboidrato alimentar contribuir diretamente para a manutenção e a recuperação das reservas corporais de glicogênio, o Consenso de 2009 da Sociedade Brasileira de Medicina do Exercício e do Esporte (SBME) recomenda que o consumo de carboidratos esteja entre 5 e 8 g/kg/dia e ressalta que, para atividades de longa duração e/ou treinos intensos (acima de 70% $VO_{2máx}$), há necessidade de alcançar até 10 g/kg/dia a fim de otimizar a recuperação dos estoques de glicogênio, bem como favorecer o aumento da massa muscular.

Contudo, em 2016 foi publicada a nova posição do American College of Sports Medicine (ACSM) juntamente com a Academy of Nutrition and Dietetics (Academy) e a Dietitians of Canada (DC), na qual as recomendações de carboidratos foram mais estratificadas de acordo com a duração e a intensidade das atividades praticadas no dia. Essas faixas de recomendação estão compreendidas entre o mínimo de 3 g/kg e o máximo de 12 g/kg e podem ser observadas em detalhes na Tabela 3.1

Tabela 3.1. Resumo das recomendações de ingestão de carboidratos diárias para atletas.

Intensidade da atividade	Tipo de exercícios e duração	Recomendações diárias
Leve	Exercícios de intensidade baixa ou atividades baseadas em habilidades.	3 a 5 g/kg
Moderada	Programa de exercícios de intensidades moderadas (até 1 hora por dia).	5 a 7 g/kg
Alta	Programa de *endurance* (1 a 3 horas/dia moderada-alta intensidade).	6 a 10 g/kg
Muito alta	Exercícios de "extremo comprometimento" (> 4 a 5 horas/dia moderada-alta intensidade).	8 a 12 g/kg

(continua)

CAPÍTULO 3 | CARBOIDRATOS E ATIVIDADE FÍSICA

(continuação)

Tabela 3.1. Resumo das recomendações de ingestão de carboidratos diárias para atletas.

Intensidade da atividade	Tipo de exercícios e duração	Recomendações diárias
Considerações:		
• O tempo de ingestão de carboidratos ao longo do dia pode ser manipulado para promover a alta disponibilidade de carboidratos para uma sessão específica, consumindo carboidratos antes ou durante a sessão, ou em recuperação de uma sessão anterior.		
• Caso contrário, desde que as recomendações totais de carboidratos sejam fornecidas, o padrão de ingestão pode ser guiado simplesmente por conveniência e escolha individual.		
• Os atletas devem escolher fontes de carboidratos ricas em outros nutrientes para permitir que as necessidades gerais de nutrientes sejam atendidas.		
Estratégias para abastecimento agudo: as recomendações a seguir visam promover a alta disponibilidade de carboidratos para uma ótima *performance* durante competições ou sessões de treinamentos-chave.		
Preparação para eventos com duração inferior a 90 minutos.		7 a 12 g/kg no período de 24 horas antes do evento.
Preparação para eventos de exercício contínuo/intermitente com duração superior a 90 minutos.		10 a 12 g/kg/24 horas no período de 36 a 48 horas antes do evento.
Recuperação entre 2 sessões de exercício com intervalo menor que 8 horas.		1 a 1,2 g/kg/hora distribuído nas primeiras 4 horas e em seguida retomar as recomendações diárias.
Período que antecede exercícios com duração superior a 60 minutos.		1 a 4 g/kg a serem consumidos no intervalo proporcional de 1 a 4 horas antes do exercício.
Considerações:		
• Atletas devem escolher ricas fontes de carboidratos que apresentem baixos teores de fibras/resíduos e sejam facilmente consumidos para garantir que as necessidades sejam atingidas e também os objetivos de conforto gástrico ou sensação de "leveza".		
• Pode haver benefícios no consumo de pequenos e regulares lanches.		
• Alimentos ou bebidas ricos em carboidratos ajudam a garantir que as necessidades serão atingidas.		
• O momento de consumo, quantidade e tipo de alimentos ou bebidas ricos em carboidratos devem ser escolhidos respeitando as necessidades práticas do evento e as preferências/experiências individuais do atleta.		
• Escolhas de alimentos ricos em gordura, proteína ou fibras devem ser evitadas para minimizar os riscos de distúrbios gastrointestinais durante o evento.		
• Escolha de alimentos de baixo índice glicêmico podem prover maior sustentação do fornecimento de energia durante a atividade quando não for possível a ingestão durante o evento.		

Fonte: American College of Sports Medicine et al., 2016.

É importante lembrar que um consumo adequado de carboidratos é fundamental também para atletas que participam de atividades de explosão, como levantamento de peso e provas de curta distância (*sprinters*). Para essas modalidades a manutenção adequada das concentrações musculares de glicogênio não representa apenas o papel de prevenir o desenvolvimento da fadiga ou maximizar a capacidade de treinamento, mas também o de otimizar o anabolismo muscular, partindo do princípio de que a baixa disponibilidade de glicogênio pode influenciar as respostas adaptativas ao treinamento, de modo que a máxima resposta anabólica ao exercício intenso não é possível quando esse exercício é iniciado com baixas concentrações de glicogênio muscular.

Essas recomendações refletem na prática um volume grande de alimentos fonte de carboidratos, uma vez que esses alimentos têm por característica menor densidade energética e precisariam ser oferecidos em muitas porções ao longo do dia. Para facilitar o alcance das recomendações propostas, principalmente quando se trata das mais elevadas e do extenso número de horas dedicados ao treinamento, o que impossibilita muitas vezes o consumo de alimentos sólidos por longo período, é necessário contar com a utilização de suplementos alimentares.

Formas de consumo dos carboidratos

A forma como os carboidratos são oferecidos para consumo (líquida, sólida ou semilíquida) não interfere em seu efeito ergogênico. Contudo, deve-se levar em consideração nesse momento o tipo de carboidrato que o atleta está mais acostumado a utilizar e o tipo de atividade física que ele pratica. Em corridas e exercícios aquáticos, por exemplo, que recrutam grandes grupos musculares, a ingestão de alimentos sólidos é desaconselhável em função de o trabalho de digestão estar reduzido, uma vez que o fluxo sanguíneo se encontra desviado para grande parte da musculatura esquelética. Além disso, alimentos com densidade energética alta retardam o esvaziamento gástrico, provocando desconforto estomacal no atleta. Quando isso ocorre, o alimento que deveria fornecer energia pode acabar provocando refluxos gastroesofágicos, náuseas e vômito. Se o exercício é o ciclismo, por exemplo, torna-se mais viável o consumo de alimentos sólidos em função de o indivíduo encontrar-se sentado com pouco movimento da parte superior do corpo; porém, a depender da intensidade do exercício e do desvio do fluxo sanguíneo, a tolerância a alimentos líquidos é maior em relação aos sólidos.

Uma vantagem da oferta de suplementos de carboidratos na forma líquida é a possibilidade de associação com as recomendações de hidratação. Porém, nesse caso a solução de carboidrato não deverá ser muito concentrada, porque provocaria um deslocamento de água contrário ao desejado, ou seja, do meio vascular para o lúmen intestinal, seguindo o princípio da osmose, que tenta equilibrar a concentração de água e soluto entre os dois meios, deslocando o líquido do meio menos concentrado para o mais concentrado. Para que isso não ocorra, é aconselhável manter a concentração das soluções de carboidratos (preferencialmente uma mistura de maltodextrina, glicose e frutose) entre 6 e 8% e ingerir quantidades de água de modo intercalado com o consumo de carboidratos do tipo "gel". Assim, além de fornecer o nutriente principal para a célula muscular, favorecer-se-á a hidratação simultânea do atleta.

Suplementos à base de carboidrato

Como alguns atletas treinam intensamente e têm suas necessidades energéticas muito elevadas, é necessário que façam uso de suplementos à base de carboidratos. Isso porque, nessas condições, apresentam dificuldade de atingir a recomendação ideal de carboidrato apenas com a ingestão de alimentos para um desempenho satisfatório.

Por exemplo, para consumir um total aproximado de 4.000 kcal em carboidratos, compondo uma dieta com mais de 5.000 kcal, seria necessário ingerir 24 porções de cereais e 12 de frutas. Essa quantidade de alimentos torna-se difícil de ser alcançada devido a diversos fatores, dentre os quais podemos citar o estresse do treinamento, que diminui o apetite; a limitada capacidade gástrica e o desconforto gastrointestinal pelo grande volume de alimentos ingeridos. Outra questão seria o fato de o atleta permanecer muitas horas em treinamento, com limitações de ingestão alimentar, e assim restariam insuficientes períodos ao longo do dia para maiores refeições, bem como para a própria recuperação adequada.

Geralmente os suplementos energéticos contêm concentrações de carboidrato entre 18 e 24% na forma de polímeros de glicose (maltodextrina) para reduzir a osmolaridade da solução e eventuais distúrbios gastrointestinais. Esses suplementos não devem substituir os alimentos, mas apenas fornecer calorias e carboidrato extras quando houver necessidade, ou seja, quando não for possível a oferta de alimentos; além disso, podem ser consumidos antes e depois do exercício.

Suplementos contendo 100 g de carboidratos devem ser consumidos 1 hora e 30 minutos antes do início da atividade em função de sua alta osmolaridade; quantidades menores podem ser ingeridas até 40 minutos antes do exercício. Essas recomendações podem ser ajustadas de acordo com o peso corporal, de modo que 1 a 4 horas antes do exercício se possa ter o consumo de 1 a 4 g/kg de carboidrato, respectivamente. Essa quantidade deve guardar proporção com a água de modo a atingir uma concentração entre 20 e 25% em solução.

Consumo de carboidrato antes do início do exercício

A refeição antes do evento esportivo deve incluir alimentos ricos em carboidratos, especialmente quando os estoques musculares e hepático de glicogênio não estão adequados ou quando o evento tenha duração ou intensidade suficiente para causar uma redução significativa desses estoques.

A refeição que precede o treino ou a competição pode variar entre 1 e 4 horas. Sendo assim, as quantidades recomendadas de carboidratos nessa refeição serão maiores ou menores de acordo com a extensão do intervalo. Recomenda-se o consumo de 4 g/kg quando a refeição for realizada 4 horas antes do exercício e assim sucessivamente, 3 g/kg para 3 horas antes, 2 g/kg para 2 horas antes e 1 g/kg para 1 hora antes.

Quanto mais próximo do horário do início do exercício, menor deverá ser a quantidade de lipídios, proteínas e fibras na composição da refeição para favorecer o esvaziamento gástrico e evitar episódios de refluxo e desconforto gastrointestinal.

Se o esvaziamento gástrico é lento próximo ao início do exercício, o atleta pode-se sentir nauseado e com certo desconforto, já que o fluxo sanguíneo vai ser desviado do trato gastrointestinal para os músculos exercitados.

Essas quantidades têm o objetivo de completar e aumentar os estoques, que podem estar reduzidos devido às sessões anteriores.

Os objetivos da refeição pré-exercício são apresentados na Tabela 3.2.

Muitos atletas que treinam ou competem pela manhã costumam não se alimentar antes da atividade para se prevenir de algum mal-estar. Contudo, o exercício iniciado em jejum provoca diminuição dos estoques de glicogênio hepático em cerca de 80%, estimulando a gliconeogênese a partir de aminoácidos e desencadeando um estado de cetose em função do desvio do metabolismo lipídico para a via de formação de corpos cetônicos.

Essas alterações metabólicas podem antecipar a fadiga e prejudicar o desempenho, especialmente em atletas que treinam ou competem em eventos de longa duração.

Tabela 3.2. Objetivos da refeição antes do evento esportivo.

- Abastecer os estoques de glicogênio muscular caso eles não estejam completamente repostos desde a última sessão de exercício.

- Restaurar estoques de glicogênio hepático, especialmente quando o evento ocorre pela manhã, quando os estoques estão depletados devido ao jejum da noite.

- Assegurar que o atleta esteja bem hidratado.

- Prevenir a fome e também o desconforto gastrointestinal.

- Incluir alimentos e práticas alimentares que sejam importantes para o psicológico do atleta e suas superstições.

Fonte: Desenvolvida pela autoria.

O consumo de uma refeição com grande quantidade de carboidrato de 2 a 3 horas antes do exercício realizado pela manhã auxilia a reposição dos níveis de glicogênio hepático, que ajudará no desempenho durante exercícios prolongados. Se as concentrações de glicogênio muscular estiverem reduzidas, essa refeição também contribuirá para seu restabelecimento.

Carboidrato durante o exercício

A oferta de carboidrato durante exercícios que tenham duração superior a 1 hora aprimora notoriamente o desempenho dos atletas, contudo também são descritos efeitos positivos do consumo de carboidrato durante o exercício de alta intensidade (> 75% do $VO_{2máx}$) com duração entre 45 e 75 minutos.

Quanto menores são os estoques de glicogênio musculares, maior é a captação de glicose sanguínea, o que acarreta diminuição da glicemia e estímulo à glicogenólise hepática. O estoque hepático de glicogênio, por sua vez, quando atinge concentrações criticamente reduzidas, pode levar a situações de hipoglicemia, fadiga periférica e interrupção da prática do exercício.

A melhora do desempenho associada à ingestão de carboidrato ocorre principalmente devido à manutenção das concentrações de glicose sanguínea e ao impedimento da redução crítica dos estoques musculares de glicogênio. A depleção dos estoques de glicogênio está associada com a fadiga nos quesitos de redução da capacidade de contração muscular, impedimento de desenvolvimento de habilidades e concentração e aumento da percepção de esforço. Além disso, a escassez de glicose gera oxidação excessiva de aminoácidos e consequentemente aumento da degradação de proteína endógena. O consumo de carboidratos durante exercícios prolongados está associado a uma redução da ordem de 20 a 28% na degradação do glicogênio muscular e prorrogação do aparecimento da fadiga.

As recomendações atuais de ingestão de carboidratos variam conforme o tempo e a intensidade da atividade, na medida em que, quanto maior forem a duração e a intensidade, maior será a necessidade de reposição de carboidratos durante o exercício.

Em linhas gerais, abaixo de 45 minutos não há necessidade de reposição de carboidratos, entre 45 e 75 minutos pequenas quantidades ou bochecho com soluções açucaradas parecem ajudar e acima de 75 minutos a necessidade de ingestão de carboidratos se torna essencial.

Estima-se que, em atividades com duração entre 2 horas e 2,5 horas, a oxidação de glicose gire em torno de 1 a 1,1 $g.min^{-1}$, enquanto, para atividades com duração superior a 2,5 ou 3 horas, atletas bem treinados são capazes de oxidar glicose à taxa de 1,5 a 1,8 $g.min^{-1}$, por isso as recomendações de ingestão de carboidratos para esses exercícios são cerca de 60 e 90 g/h, respectivamente.

Na Tabela 3.3 estão detalhadas as recomendações atuais de ingestão de carboidratos para atletas ao longo do exercício. Um fato interessante é que a consideração do bochecho com soluções açucaradas durante exercícios curtos ganhou significação científica e pode compor as recomendações nutricionais oficiais. Nessa teoria, o simples contato da glicose com receptores na mucosa oral desencadearia estímulo de atividades cerebrais específicas, o que resultaria no aumento da disposição e do desempenho do atleta.

A composição dos suplementos à base de carboidrato pode influenciar o desempenho do atleta, pois eles dependem de uma série de fatores para serem absorvidos, como concentração, tipo, quantidade, presença de sódio e osmolaridade. A depender de uma absorção mais rápida ou mais lenta, o atleta pode perceber melhora ou retardo do desempenho.

Quando esses suplementos apresentam fontes mistas que ofereçam variação de monossacarídeos, a absorção tende a ser mais rápida por contar com tipos de transportadores intestinais diferentes. Exemplo: quando se tem a presença de glicose e frutose na mesma solução, a glicose é absorvida por seu transportador sódio-dependente SGLT1, e a frutose, pelo GLUT 5, logo a saída desses monossacarídeos acontece mais rapidamente no lúmen intestinal, ao passo que uma solução composta exclusivamente de glicose em grandes quantidades dependeria de um mesmo transportador e poderia gerar saturação, prorrogando o processo absortivo de carboidratos. Tem sido teorizado que o SGLT1 se torna saturado quando a glicose é oferecida em quantidades superiores a 50 ou 60 g/h.

A glicose possui taxa de oxidação mais alta que a da frutose (glicose: ~ 1,0 $g.min^{-1}$; frutose: ~ 0,6 $g.min^{-1}$). Porém, como mencionado, altas quantidades de glicose podem saturar o SGLT1 e resultar em redução nessa taxa. A importância de substituir uma parte da glicose por frutose está no impedimento da saturação do transportador de glicose, que por sua vez mantém a capacidade absortiva intestinal e minimiza o risco de distúrbios gastrointestinais, tudo isso sem deixar de oferecer a quantidade necessária de carboidratos para o exercício.

PARTE I | NUTRIÇÃO NO ESPORTE

Tabela 3.3. Recomendações de ingestão de carboidratos para durante o exercício.

Situação	Recomendações de carboidratos
Durante exercícios com duração inferior a 45 minutos	Não há necessidade.
Durante exercícios sustentados de alta intensidade com duração entre 45 e 75 minutos	Pequenas quantidades incluindo bochecho com soluções de carboidratos.
Durante exercícios de *endurance,* incluindo esportes intermitentes com duração entre 1 e 2,5 horas	30 a 60 g/h: carboidratos de único ou múltiplos transportadores.
Durante exercícios de *ultraendurance* com duração superior a 2,5 ou 3 horas	Acima de 90 g/h: carboidratos de múltiplos transportadores.

Considerações:
- Uma variedade de bebidas e produtos esportivos pode promover facilmente o consumo de carboidratos.
- O contato frequente dos carboidratos na cavidade oral pode estimular partes do cérebro e do sistema nervoso central, aumentando a sensação de bem-estar e a disposição do atleta.
- A ingestão de carboidratos fornece o suprimento para os estoques endógenos de combustível muscular.
- As oportunidades de consumo de alimentos e bebidas variam conforme as regras e a natureza dos esportes.
- Uma gama de produtos esportivos especializados em forma líquida ou sólida pode ser muito útil.
- O atleta deve escolher um plano de alimentação que coincida com seus objetivos individuais, incluindo as necessidades de hidratação e conforto gástrico.
- Altas ingestões de carboidratos estão associadas com melhor *performance.*
- Produtos que oferecem carboidratos de múltiplos transportadores atingem taxas de oxidação mais altas durante o exercício.

Fonte: Academy of Nutrition and Dietetics et al., 2016.

A absorção mais rápida de carboidratos resulta, por sua vez, em maior taxa de oxidação e consequentemente melhor desempenho do atleta em exercícios muito prolongados. Estudos demonstram que a proporção ideal para uma rápida absorção de soluções mistas de carboidratos é de 2:1 de glicose para frutose.

Entretanto, a vantagem dessa estratégia é maior quando se trata de exercícios que excedem 2,5 horas de duração, pois, considerando atletas bem treinados, capazes de atingir essa duração de exercício e que apresentam taxas até mais altas de oxidação de glicose, sua necessidade de ingestão de carboidratos é muito elevada (> 90 g/h) e a absorção deve estar favorecida para não causar distúrbios gastrointestinais. Nas atividades com tempo inferior a 2,5 horas, em que a recomendação de ingestão de carboidratos é mais baixa (30 a 60 g/h), a quantidade de glicose pode não chegar a saturar os transportadores, podendo-se optar por soluções de maltodextrina unicamente, por exemplo.

Existem alguns cuidados a serem levados em conta quando se orienta a ingestão de frutose durante o exercício, pois está associada a distúrbios gastrointestinais devidos a sua menor velocidade de absorção comparada à glicose. Assim sendo, a concentração de frutose em soluções não deve ultrapassar 30 g/L ou 3%.

Por outro lado, não basta variar os monossacarídeos na formulação do suplemento de carboidratos; deve-se atentar para a concentração em que se apresentam. Soluções concentradas entre 4 e 8% de carboidratos e com presença de sódio favorecem a absorção intestinal de glicose, a hidratação e também evitam desconfortos gastrointestinais e a elevação significativa de insulina, que prejudicaria o desempenho.

Bebidas concentradas acima de 10% apresentam índice glicêmico mais elevado e estimulam a maior secreção de insulina, que, por sua vez, está mais sensível à interação com seus receptores celulares durante o exercício. Esses fatores associados podem levar à captação de glicose acelerada e provocar um efeito rebote no indivíduo, incluindo tonturas, mal-estar e hipoglicemia. Além disso, a insulina é um hormônio anabólico que, quando aumentado, diminui a taxa de oxidação de glicose, ácidos graxos e aminoácidos, prejudicando a geração de energia durante o exercício.

Alimentos ricos em carboidrato provocam uma sensação maior de saciedade do que a ingestão de bebidas esportivas. Embora contenham baixo teor de água, biscoitos e barras energéticas, são compactos e fáceis de transportar. Entretanto, deve-se atentar para a densidade energética, a digestibilidade e o índice glicêmico dos alimentos sólidos a serem oferecidos durante o exercício.

O atleta deve consumir carboidrato antes de se sentir cansado ou com fome, geralmente com 30 a 60 minutos decorridos do exercício. O consumo de pequenas quantidades em intervalos frequentes ajuda a prevenir o desconforto gastrointestinal, além do fato de que o alimento selecionado deve ser familiar ao atleta para que haja boa aceitação. A alimentação, assim como o exercício, deve ser "treinada", adaptada e nunca um alimento ou suplemento deve ser introduzido pela primeira vez em competições oficiais.

Carboidrato na recuperação após o exercício

A recuperação após o exercício é um desafio para o atleta moderno, que geralmente está envolvido em treinamentos extenuantes e muitas vezes divide o treinamento em duas sessões ao dia, tendo então períodos que variam desde 6 até 24 horas de recuperação entre as sessões.

O processo de recuperação envolve a restauração dos estoques de glicogênio hepático e muscular, recuperação de fluidos e eletrólitos perdidos através do suor.

Os fatores que podem interferir na realização de refeições pós-exercício estão citados na Tabela 3.4.

Tabela 3.4. Fatores que interferem na ingestão de alimentos e fluidos após o exercício.

- Fadiga, interferindo na habilidade e no interesse de comer algum alimento.
- Perda de apetite após exercícios intensos.
- Acesso limitado a alimentos no local da competição.
- Outras atividades (encontro com o técnico, testes *antidoping*, alongamento).
- Tradicionais atividades após a competição.

Fonte: Desenvolvida pela autoria.

Após exercícios exaustivos, recomenda-se a ingestão de carboidratos entre 1,0 e 1,2 g/kg/h pelas primeiras 4 a 6 horas após o término do exercício, porém se sabe que a maior velocidade de recuperação de glicogênio ocorre na primeira hora após o término da sessão de exercício e que a ingestão deve ser continuada a recuperação plena. Isso se deve a algumas características favoráveis fisiológicas e bioquímicas presentes no pós-exercício, tais como:

a. Maior fluxo sanguíneo para os músculos, facilitando a chegada de nutrientes para a célula muscular.

b. Maior sensibilidade dos receptores celulares de insulina, promovendo maior influxo de glicose e estímulo à síntese de glicogênio muscular.

c. Maior quantidade de transportadores de glicose (GLUT 4), que foram translocados para a membrana em resposta ao exercício e permanecem nessa condição por cerca de 4 horas após o término do exercício, promovendo maior captação de glicose para a célula.

d. Atividade maximizada da enzima glicogênio sintase (enzima-chave da síntese de glicogênio a partir de glicose) por um período de 2 horas após o fim do exercício, fazendo com que essa maior entrada de glicose na célula seja direcionada para o acúmulo de glicogênio.

A reposição dos estoques de glicogênio muscular é ponto determinante para o rendimento de atletas que treinam repetidas vezes durante o dia, tendo em vista o pouco tempo de recuperação entre uma sessão e outra. Sugere-se para esse caso também um consumo de 1 a 1,2 g/kg/hora de carboidrato, incluindo uma refeição imediata ao fim do treino e a repetição dessas quantidades a cada hora por um período de 4 horas.

Se forem utilizadas soluções de carboidratos como os suplementos líquidos, a concentração pode ser mais alta, em torno de 20 a 25%, ou seja, 20 a 25 g de carboidrato para cada 100 mL de água.

Os diferentes tipos de carboidrato parecem influenciar a taxa de síntese do glicogênio muscular.

A glicose e a sacarose são duas vezes mais eficazes que a frutose em restaurar os estoques de glicogênio muscular após o exercício, devido ao fato de a maior parte da frutose ingerida ser convertida em glicogênio hepático, enquanto a glicose é estocada como glicogênio muscular.

O índice glicêmico parece influenciar a reposição de glicogênio muscular, já que estudos demonstraram que essa reposição é mais eficaz quando alimentos com alto índice glicêmico são consumidos no período de recuperação após o exercício. O maior índice glicêmico está associado a maior secreção de insulina, mais rápida captação de glicose e menor oxidação de aminoácidos.

A presença de outros macronutrientes nas refeições realizadas no período de recuperação do atleta não altera a taxa de síntese de glicogênio muscular, desde que a quantidade total de carboidrato recomendada seja consumida. É sugerida uma proporção de 3 a 4:1 de carboidratos para proteínas na refeição pós-treino, garantindo a recuperação de glicogênio e a preservação das proteínas endógenas. A quantidade de proteína recomendada pós-exercício é de 0,25 a 0,3 g/kg. O alto consumo de proteína e de gordura pode dificultar o alcance do consumo total preconizado de carboidrato, ocasionar desvio energético dessa proteína e também causar desconforto gastrointestinal, interferindo indiretamente no processo de síntese de glicogênio muscular, por isso se deve ater à quantidade recomendada.

A Tabela 3.5 apresenta alguns fatores que influenciam a recuperação de glicogênio muscular.

Tabela 3.5. Fatores que influenciam na restauração dos estoques de glicogênio muscular.

Fatores que melhoram a taxa de reposição
• Estoques depletados: quanto mais baixos os estoques, mais rápida será a recuperação destes.
• Consumo de carboidrato imediatamente após o término do exercício.
• Consumo de quantidade adequada de carboidrato de acordo com as recomendações propostas.
• Alimentos ricos em carboidrato com índice glicêmico alto.
Fatores que têm mínimo efeito na taxa de reposição
• Exercício leve durante a recuperação.
• Tipo de refeição a ser consumida: grande × lanche (quantidade adequada de carboidrato).
• Outros macronutrientes na refeição (gordura e proteína), desde que uma quantidade adequada de carboidrato seja consumida.
Fatores que reduzem a taxa de reposição
• Lesões musculares.
• Demora no consumo de carboidrato após o término do exercício.
• Quantidades inadequadas de carboidrato.
• Consumo de alimentos ricos em carboidrato com índice glicêmico baixo.
• Exercício prolongado e intenso durante o período de recuperação.

Fonte: Desenvolvida pela autoria.

A reposição adequada dos estoques de glicogênio é fundamental para minimizar a fadiga associada a repetidos dias de treinamento intenso. A recuperação desses estoques não depende somente da quantidade de carboidrato consumida após o exercício, e sim do total de carboidrato ingerido no dia. Entretanto, após os exercícios, os atletas podem não sentir fome. Nesse caso, para assegurar a recuperação dos estoques de glicogênio, pode-se fazer uso de bebidas esportivas ou sucos de fruta, o que colabora também para o processo de reidratação.

Supercompensação de carboidrato

Durante exercícios com duração de 90 a 120 minutos ou mais, os estoques de glicogênio muscular são progressivamente diminuídos, e, quando atingem concentrações muito baixas, não há condições de manter a continuidade do exercício. Nesse estágio, ou o atleta interrompe a atividade, ou diminui o ritmo que vinha mantendo.

A depleção de glicogênio muscular é um fator limitante durante o exercício. Atletas que utilizam técnicas de supercompensação de carboidrato podem quase dobrar suas reservas de glicogênio, e, quanto maior o conteúdo de glicogênio antes do exercício, melhor o desempenho durante a sua realização.

O regime de supercompensação de carboidrato tem duração de 1 semana, dividida em 3 fases. Nos 3 primeiros dias da semana o atleta mantém seu treinamento em ritmo forte e consome pouca quantidade de carboidratos a fim de esgotar suas reservas de glicogênio muscular. Nos 3 dias que seguem ocorre uma inversão, na qual o atleta diminui drasticamente a intensidade dos treinamentos e ingere quantidades elevadas de carboidratos. No último dia dessa semana (véspera da competição) ele descansa e mantém alto o consumo de alimentos fonte de carboidratos. Essa estratégia permite que o músculo realize uma supercompensação de glicogênio, pois, após uma depleção severa, a reposição mediante a reintrodução do nutriente na dieta é muito mais acentuada. Por muito tempo esse regime foi considerado o mais indicado para maximizar os estoques de glicogênio em vésperas de competição.

Porém, atualmente essa estratégia é desaconselhada, porque 3 dias de baixo consumo de carboidrato já poderiam causar hipoglicemia, cetose, náuseas, fadiga, tontura e irritabilidade. Além disso, o treinamento exaustivo na semana anterior à competição pode expor o atleta ao risco de lesão tecidual. Assim sendo, algumas considerações em relação à supercompensação de carboidrato devem ser feitas:

1. A técnica clássica de supercompensação de carboidrato utilizava uma dieta com baixa quantidade de carboidrato porque se acreditava ser necessário para alcançar o conteúdo máximo dos estoques de glicogênio muscular. Porém, atualmente, sabe-se que o primeiro estímulo para o aumento da síntese de glicogênio muscular é o próprio treinamento, que promove o aumento da atividade da enzima glicogênio sintase, responsável pela síntese de glicogênio e pelo consequente acúmulo deste na célula muscular. Ainda, as restrições de carboidratos não precisam ser tão severas para desencadear uma supercompensação. Considerava-se anteriormente que a restrição deveria ser representada por um consumo de apenas 100 g de carboidratos por dia, porém quantidades equivalentes a 250 e 300 g/dia já representam uma restrição importante mediante a recomendação elevada de carboidratos que os atletas devem seguir.

2. Para que haja a supercompensação do glicogênio, os exercícios praticados devem ser os mesmos da competição, já que os estoques de glicogênio são específicos para os grupos musculares utilizados. Por exemplo, um corredor precisa reduzir seus estoques correndo em vez de pedalando.

3. É essencial que o treinamento seja reduzido a uma intensidade leve nos 3 dias precedentes à competição, pois um volume de treinamento alto nesse período utilizará o glicogênio estocado.

Considerações finais

O consumo adequado de carboidrato é fundamental para o desempenho atlético, devido à manutenção e/ou ao aumento das reservas de glicogênio muscular e hepático. Sendo assim, o fornecimento de energia para a realização de um treino ou competição estará assegurado, porém cabe ao nutricionista estudar a melhor alternativa para atingir as recomendações propostas, mesmo nas limitações de tempo e acesso aos alimentos por parte dos atletas.

Questões propostas para estudo

1. Quais são as possíveis causas para o aparecimento da fadiga nos exercícios aeróbios e anaeróbios dentro do contexto do metabolismo dos carboidratos?
2. Como o organismo pode manter o fornecimento de glicose para os músculos quando os estoques de glicogênio e a glicemia diminuem significativamente?
3. Quais são os mecanismos de captação de glicose pela célula muscular durante o exercício, uma vez que a insulina se encontra reduzida?
4. Quais são as recomendações diárias de ingestão de carboidratos para atletas?
5. Quais são as recomendações de ingestão de carboidratos nos momentos pré, durante e pós-treino?
6. Quais são os tipos de carboidratos que devem ser priorizados nos momentos pré e pós-exercício e por quê?
7. Quais são os tipos de carboidratos indicados para serem consumidos durante o exercício a depender da duração da sessão de treino ou competição? Por quê?
8. Quais são os pontos importantes que devem ser considerados no momento da prescrição de carboidratos para atletas?

Bibliografia consultada

- American College of Sports Medicine, Academy of Nutrition and Dietitians, Dietitians of Canada. Joint Position Stand: Nutrition & Athletic Performance. Journal of Academy of Nutrition and Dietetics 116:501-528, 2016.

- American College of Sports Medicine, American Dietetic Association, Dietitians of Canada. Joint Position Stand: Nutrition & Athletic Performance. Medicine & Science in Sports & Exercise 41:709-731, 2009.

- Burke L. Nutrition for recovery after competition and training. In: Burke l, Deakin V. Clinical Sports Nutrition. Australia: McGraw-Hill, pp. 396-427, 2000.

- Burke L. Preparation for competition. In: Burke l, Deakin V. Clinical Sports Nutrition. Australia: McGraw-Hill, pp. 341-395, 2000.

- Cermak NM, Van Loon LJC. The use of carbohydrates during exercise as an ergogenic aid. Sports Medicine 43:1139-1155, 2013.

- Champe PC, Harvey RA. Glycogen Metabolism. In: Champe PC, Harvey RA (eds). Biochemistry, 2nd ed., Lippincott-Raven, pp. 135-146, 1994.

- Champe PC, Harvey RA. Metabolism of monosaccharides and disaccharides. In: Champe PC, Harvey RA (eds.). Biochemistry, 2nd ed., Lippincott-Raven, pp. 127-134, 1994.

- Coleman EJ. Carbohydrate: the master fuel. In: Berning JR, Steen NS. Aspen, Maryland, pp. 21-44, 1998.

- Demonte A. Carboidratos. In: Dutra-de-Oliveira JE, Marchini JS. Ciências nutricionais. São Paulo: Sarvier, pp. 71-86, 1998.

- Graham TE, Adamo KB. Dietary carbohydrate and its effects on metabolism and substrate stores in sedentary and active individuals. Canadian Journal of Applied Physiology 24:393-415, 1999.

- Graham TE. Glycogen: an overview of possible regulatory roles of the proteins associated with the granule. Applied Physiology Nutrition and Metabolism 34:488-492, 2009.

- Haub MD et al. Glycogen replenishment and repeated maximal effort exercise: effect of liquid carbohydrate. International Journal of Sports Nutrition 9:406-415, 1999.

- Houtkooper L, Abbot JM, Nimmo M. Nutrition for throwers, jumpers, and combined events athletes. Journal of Sports Sciences 25:S39-S47, 2007.

- Hultman E, Greenhaff PL. Carbohydrate metabolism in exercise. In: Maughan RJ (ed.). Nutrition in sport. London: Blackwell Science, Oxford, pp. 85-96, 2000.

- Ivy JL. Glycogen Resynthesis after exercise: effect of carbohydrate intake. International Journal of Sports Medicine 19:S142-S145, 1998.

- Jeukendrup AE. A step towards personalized sports nutrition: carbohydrate intake during exercise. Sports Medicine 44 (suppl. 1):S25-S33, 2014.

- Jeukendrup AE. Carbohydrate and exercise performance: the role of multiple transportable carbohydrates. Current Opinion in Clinical Nutrition and Metabolic Care 13:452-457, 2010.

- Jeukendrup AE. Carbohydrate intake during exercise and performance. Nutrition 20:669-677, 2004.

- Kjaer M. Hepatic fuel metabolism during exercise. In: Hargreaves M. Exercise metabolism. Human Kinetics, Champaign, IL, pp. 73-97, 1999.

- Moore RD. Nutrition for support recovery for endurance exercise: optimal carbohydrate and protein replacement. Nutritional and Ergogenic Aids 14:294-300, 2015.

- Mul JD, Stanford KI, Hirshman MF, Goodyear LJ. Exercise and regulation of carbohydrate metabolism. Progress in Molecular Biology and Translational Science 135:17-37, 2015.

- Parkin JAM, Carey MF, Martin IK, Stojanovska L. Muscle glycogen storage following prolonged exercise: effect of timing of ingestion of high glycemic index food. Medicine & Science in Sports & Exercise 29:220-224, 1997.

- Sahlin K, Kats A, Broberg S. Tricaboxylic cycle intermediates in human muscle during submaximal exercise. American Journal of Physiology 259:C834-C841, 1990.

- Sociedade Brasileira de Medicina do Esporte. Modificações dietéticas, reposição hídrica, suplementos alimentares e drogas: comprovação de ação ergogênica e potenciais riscos para a saúde. Revista Brasileira de Medicina do Esporte 15:3-12, 2009.

- Sousa MV, Simões HG, Oshiiwa M, Rogero MM, Tirapegui J. Effects of acute carbohydrate supplementation during sessions of high-intensity intermittent exercise. Eur. J. Apply Physiol, 99:57-63, 2007.

- Stellingwerff T, Boit MK, Res PT. Nutritional strategies to optimize training and racing in middle-distance athletes. Journal of Sports Science 25:S17-S28, 2007.

- Tipton KD, Jeukendrup, AE, Hespel, P. Nutrition for the sprinter. Journal of Sports Sciences 25:S5-S15, 2007.

- Wilson PB. Multiple transportable carbohydrates during exercise: current limitations and directions for future research. The Journal of Strength and Conditioning Research 29:2056-2070, 2015.

- Wong SH, Williams C. Influence of different amounts of carbohydrate on endurance running capacity following short term recovery. International Journal of Sports Medicine 21:444-452, 2000.

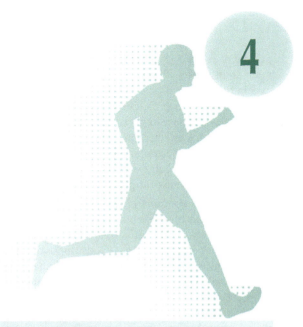

Lipídios e Atividade Física

• Marcelo Macedo Rogero • Thais Borges Cesar • Fernanda Maria Manzini Ramos
• Julio Tirapegui

Introdução

A alimentação contém diversos tipos de lipídios, mas quantitativamente os triacilgliceróis (TG) representam os mais relevantes. Ao mesmo tempo, os TG são a principal reserva energética do organismo, perfazendo, em média, 20% da massa corporal, o que equivale a uma massa 100 vezes superior à de glicogênio hepático. Contudo, apesar da grande quantidade de lipídios disponíveis, como substrato energético no organismo, os processos de utilização de lipídios são ativados lentamente e ocorrem em taxas significativamente inferiores àquelas observadas durante o catabolismo de carboidratos. Não obstante, os lipídios são relevantes fontes de energia utilizada no exercício prolongado. Além disso, pequenos aumentos na capacidade de utilização de lipídios, como substrato energético decorrente do treinamento, podem efetivamente poupar a utilização de carboidratos. Diferentemente dos carboidratos, que podem fornecer energia por meio da glicólise anaeróbia, o catabolismo de lipídios é um processo aeróbio, que é principalmente verificado no coração e nas fibras do tipo I do músculo esquelético.

Definição e estrutura de lipídios

Os lipídios constituem uma classe de compostos com estrutura bastante variada, caracterizados pela baixa solubilidade em água; geralmente têm em sua molécula pelo menos um álcool e um ácido graxo (AG). Os lipídios exercem diversas funções biológicas, como constituintes de membranas, isolantes térmicos e reservas de energia. Os lipídios contêm os mesmos elementos estruturais que os carboidratos, isto é, carbono, hidrogênio e oxigênio. Apresentam, porém, uma relação entre hidrogênio e oxigênio consideravelmente maior. Um exemplo é o ácido palmítico, determinado pela fórmula química $C_{16}H_{32}O_2$.

A mais relevante característica dos lipídios é sua natureza apolar, o que determina sua insolubilidade em água. No caso dos ácidos graxos, o lipídio contém uma extremidade carboxila ("cabeça polar") ligada a uma longa cauda alifática. Possuindo 3 cadeias alifáticas, os triacilgliceróis são reservatórios ideais para o armazenamento de energia na célula. Os lipídios também demonstram menor densidade em relação à água, o que explica por que misturas de óleo e água apresentam 2 fases, ou seja, o óleo flutua sobre a fase aquosa.

Os lipídios podem ser classificados segundo sua estrutura. As 3 principais classes são: lipídios simples, lipídios compostos e lipídios derivados.

Os lipídios simples frequentemente são denominados "lipídios neutros" e consistem em ácidos graxos e triacilgliceróis. O principal modo de armazenamento de gordura no organismo – mais de 95% da gordura corporal – é sob a forma de triacilgliceróis. A maior parte é armazenada no citoplasma das células do tecido adiposo branco, embora o fígado e o músculo esquelético também contenham estoques de importância fisiológica. A molécula de triacilglicerol é formada por uma molécula central de glicerol com 3 carbonos, conectada por ligações ésteres a 3 moléculas de ácidos graxos. Os triacilgliceróis que apresentam o mesmo tipo de ácido graxo nas 3 posições do glicerol são denominados triacilgliceróis simples. Exemplos de triacilgliceróis simples são a tristearina (16:0), a tripalmitina (18:0) e a trioleína (18:1).

Os ácidos graxos são ácidos carboxílicos com cadeias que variam de 4 a 36 carbonos (C4 a C36); aqueles que possuem de 16 a 18 átomos de carbono representam os mais abundantes. Todos os ácidos graxos possuem uma cadeia linear de hidrocarbonetos e um grupo terminal de ácido carboxílico (−COOH), e podem ser saturados ou insaturados. Um ácido graxo saturado contém átomos de carbono unidos apenas por ligações covalentes simples, enquanto as ligações remanescentes se unem ao átomo de hidrogênio. A molécula é descrita como saturada por conter (quimicamente) o máximo possível de átomos de hidrogênio.

Os lipídios compostos são constituídos por uma gordura neutra combinada a outras substâncias químicas. Os principais grupos são os glicolipídios, os esfingolipídios, os fosfolipídios e as lipoproteínas. Quase todos os glicolipídios são derivados das ceramidas, nas quais uma molécula de ácido graxo é ligada a um aminoálcool, a esfingosina. Sendo assim, são denominados mais precisamente glicoesfingolipídios. Assim como os fosfolipídios, os glicoesfingolipídios são componentes essenciais de todas as membranas do organismo, mas são encontrados em maiores quantidades no tecido nervoso. Estão localizados principalmente na camada externa da membrana plasmática, onde interagem com o ambiente extracelular e atuam na regulação das interações, do crescimento e do desenvolvimento celulares. Os esfingolipídios contêm uma molécula de ácido graxo na ligação amida com uma molécula de cadeia longa insaturada da esfingosina, ou de seu análogo saturado, a di-hidroesfingosina, e um grupo da cabeça polar ligado à posição hidroxila 1 da esfingosina. Os esfingolipídios não contêm glicerol em sua estrutura e são particularmente abundantes no tecido nervoso, enquanto apenas pequenas quantidades são observadas no depósito de gordura do tecido adiposo.

O principal componente de membranas biológicas são os fosfolipídios. Assim como os ácidos graxos, os fosfolipídios são de natureza anfipática, ou seja, cada um possui uma cabeça hidrofílica e uma cauda longa e hidrofóbica. Em água, essas moléculas formam bicamadas lipídicas, com suas caudas alifáticas flexíveis apontadas para o interior hidrofóbico da membrana e suas cabeças polares na superfície exterior, em contato com a água. As porções hidrofóbicas das moléculas estão associadas a outros constituintes apolares de membrana, incluindo os glicolipídios, as proteínas e o colesterol, enquanto a cabeça hidrofílica (polar) do fosfolipídio estende-se para fora da membrana.

As lipoproteínas são formadas no enterócito, na circulação sanguínea e no fígado, e são uma combinação de triacilgliceróis, fosfolipídios, colesterol e proteínas, bem como constituem o principal meio de transporte de lipídios no sangue,

Entre os lipídios derivados incluem-se substâncias derivadas de lipídios simples e compostos. O mais amplamente pesquisado é o colesterol, um esterol encontrado apenas em alimentos de origem animal. Embora não contenha nenhum ácido graxo, o colesterol apresenta algumas características físicas e químicas dos lipídios. Presente em todas as células do organismo, o colesterol é um constituinte das membranas celulares e um precursor essencial para a síntese de vitamina D e de hormônios esteroides, como o estrogênio, a testosterona e o cortisol. O colesterol também é necessário para a síntese de bile, que desempenha relevante função na emulsificação de gorduras no trato digestório.

Locais de deposição de triacilgliceróis

Existem diversos *pools* de triacilgliceróis no organismo, que apresentam a capacidade de fornecer AG para o tecido muscular. Estes incluem o tecido adiposo, o TG estocado dentro da fibra muscular, as lipoproteínas, os depósitos localizados entre as células musculares e as cetonas e cetoácidos plasmáticos. Todavia, apenas dois desses *pools*, o tecido adiposo e o TG intramuscular (TG-IM), fornecem substancial quantidade de ácidos graxos livres (AGL) durante o exercício físico.

Tecido adiposo

O tecido adiposo representa o maior estoque de TG do organismo. Adipócitos localizados dentro do tecido adiposo estocam AGL na forma de TG. Esses adipócitos liberam AGL e glicerol para a circulação sanguínea sob estimulação por hormônios lipolíticos, como a adrenalina, que agem sobre adrenorreceptores β-1 durante o exercício. Devido às propriedades aquosas do sangue, os AGL se ligam à proteína plasmática albumina, que transporta os AGs para o local de captação nos tecidos periféricos, enquanto o glicerol, que é solúvel em água, é captado e oxidado pelo tecido hepático.

Músculo

A formação de TG dentro da fibra muscular é decorrente da obtenção de glicerol a partir da glicólise (na forma de glicerol 3-fosfato), o qual reage com 3 AG. Posteriormente, esses TG são estocados na forma de pequenas gotículas de gordura, localizadas principalmente próximas da mitocôndria.

A quantidade de AG disponíveis a partir do triacilglicerol intramuscular não é totalmente conhecida, devido à dificuldade de se distinguir os AG derivados do TG-IM daqueles de adipócitos localizados entre os miócitos. Contudo, tem sido estabelecido que o TG-IM contribui com uma quantidade significativa de energia durante o exercício de intensidade moderada, que envolve grandes grupamentos musculares. Diferentemente da liberação de AGL do tecido adiposo, os TG-IM parecem ser controlados exclusivamente pelo sistema adrenérgico por meio de β2-adrenorreceptores.

Lipoproteínas

As lipoproteínas apresentam quantidades variadas de TG, o que depende da densidade de cada lipoproteína. Lipoproteína de muito baixa densidade (VLDL) é a principal fonte de TG endógeno circulante durante o período de jejum. Esse fato difere da condição pós-prandial, porquanto ocorre a formação de quilomícrons dentro do enterócito, os quais carreiam TG para o sistema linfático e, subsequentemente, para a circulação sanguínea, o que permite que os quilomícrons sejam enzimaticamente degradados e que os TG se tornem disponíveis para a captação por tecidos periféricos. Todavia, verifica-se que menos de 10% da oxidação de lipídios durante o exercício é devida à hidrólise de TG derivados de lipoproteínas.

Adipócitos interfibrilares

Estudos demonstram que os adipócitos localizados entre as fibras musculares não contribuem significativamente com AGL para o tecido muscular ativo. Além disso, não têm sido demonstradas em modelos experimentais, dentro do espaço intersticial, a captação e a oxidação pelas células musculares de ácidos AG não ligados à molécula de albumina, liberados a partir de adipócitos interfibrilares.

Corpos cetônicos

Corpos cetônicos são sintetizados no fígado por meio da condensação de 2 moléculas de acetil-coenzima A (acetil-CoA), transportados para o sangue e utilizados como fonte de energia pelo coração e rins. A formação de corpos cetônicos é favorecida pelo elevado fornecimento de acetil-CoA – derivado da β-oxidação – para o ciclo de Krebs. No entanto, observa-se elevada síntese de corpos cetônicos em indivíduos em estado de jejum por um período prolongado (4 dias). Desse modo, corpos cetônicos não são considerados substratos energéticos relevantes durante o exercício.

A utilização dos lipídios durante o exercício físico

A energia gasta para a realização do exercício físico é obtida pela oxidação do glicogênio muscular, da glicose sanguínea, dos AGL oriundos dos TG do tecido muscular e adiposo. A maioria dos TG no organismo está estocada no tecido adiposo (~ 17.500 mmol em um homem adulto), mas eles estão presentes também no músculo esquelético (cerca de 300 mmol) e no plasma (~ 0,5 mmol). O total de energia armazenada como TG (560 MJ) é aproximadamente 60 vezes maior que a quantidade armazenada como glicogênio (9 MJ).

A utilização dos estoques corporais de carboidratos e/ou lipídios está relacionada à intensidade e à duração do exercício físico. Durante o exercício prolongado, há um aumento na contribuição dos lipídios para o metabolismo muscular. A produção de energia a partir dos lipídios é obtida pela hidrólise (ou lipólise) dos TG, que liberam 3 moléculas de AG, e estas são oxidadas nas mitocôndrias do músculo esquelético.

A Figura 4.1 mostra um esquema da utilização diferencial das fontes de carboidratos e lipídios para a produção de energia durante o exercício. Os substratos lipídicos preferenciais para o metabolismo energético são os AGL, liberados do tecido adiposo, dos estoques de TG-IM e, em menor quantidade, aqueles oriundos da hidrólise de lipoproteínas circulantes.

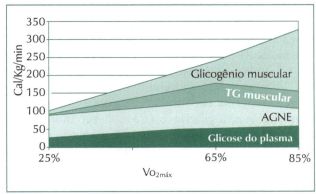

Figura 4.1. Contribuição dos substratos energéticos durante o exercício.

Glicose plasmática, ácidos graxos não esterificados (AGNE) plasmáticos, glicogênio muscular e triacilglicerol intramuscular (TG-IM), de acordo com a porcentagem de captação máxima de oxigênio ($VO_{2máx}$).

Fonte: Modificada de Wolfe, 1998.

A utilização de lipídios durante o exercício é um processo complexo, que geralmente se inicia no tecido adiposo e termina na matriz mitocondrial da célula muscular. O metabolismo de lipídios durante o exercício pode ser sintetizado da seguinte maneira:

- **Mobilização:** degradação dos TG do tecido adiposo e intramuscular.
- **Circulação:** transporte de AGL ligado à molécula de albumina.
- **Captação:** passagem de AG através do endotélio e interstício e posterior captação pelo sarcolema.
- **Ativação:** aumento do estado energético de AG, previamente à etapa de catabolismo.
- **Translocação:** entrada de AG ativados na mitocôndria.
- **β-oxidação:** síntese de acetil-CoA a partir de AG ativados concomitante à síntese de equivalentes reduzidos (NADH e $FADH_2$).
- **Oxidação mitocondrial:** utilização do acetil-CoA no ciclo de Krebs e posterior geração de ATP pela cadeia de transporte de elétrons acoplada à fosforilação oxidativa.

Mobilização

A taxa de mobilização de AGL a partir do tecido adiposo é dependente de alguns fatores, como taxa de lipólise, capacidade de transporte de AGL no plasma e taxa de reesterificação de AGL pelo adipócito. Outro meio de mobilização de AGL é a gradação de TG-IM, apesar de o músculo esquelético conter quantidade relativamente pequena de TG, e, finalmente, de AG liberados de TG oriundos da VLDL.

Para a hidrólise de TG oriundos dos tecidos adiposo e muscular, 3 enzimas atuam sequencialmente: triglicerídio lipase (TL), lipase hormônio sensível (LHS) e monoacilglicerol lipase (MGL). Primeiramente, a TL hidrolisa a primeira ligação éster, transformando os TG em diacilgliceróis (DG); essa molécula é clivada pela enzima LHS e, finalmente, a MGL hidrolisa a última ligação éster em monoacilglicerol (MG), liberando AGL e glicerol. No fígado, a enzima glicerol quinase, na presença de ATP, fosforila o glicerol, o que converte este em α-glicerol-fosfato. A conversão do glicerol para α-glicerol-fosfato e diihidroxiacetona-fosfato permite que os esqueletos de carbono do glicerol sejam utilizados na glicólise e na neoglicogênese. Desse modo, a elevação da concentração sanguínea de glicerol durante o exercício representa um parâmetro bioquímico indicativo da taxa de lipólise, uma vez que o glicerol produzido como resultado da lipólise tanto no tecido adiposo como no muscular não pode ser reutilizado por esses tecidos.

Por outro lado, a lipase de lipoproteínas (LLP) tem a função de hidrolisar os TG plasmáticos, e sua concentração é aumentada gradativamente após uma sessão de exercício, tendo seu pico em 8 horas e podendo ter duração de até 22 horas. Sua expressão gênica está aumentada mais acentuadamente no músculo esquelético, comparado ao tecido adiposo, e sua principal função é promover o aumento dos estoques de TG- IM na fase pós-exercício.

A lipase hormônio sensível e a LLP, presentes nos tecidos adiposo e muscular, apresentam mecanismos de controle e de ação essencialmente reversos. Enquanto a LLP, localizada no endotélio, é estimulada por insulina e glicose, e promove o acúmulo de TG no tecido muscular, a enzima LHS estimula a degradação de TG, é inibida por insulina e estimulada por outros hormônios, como catecolaminas (epinefrina e norepinefrina) e hormônio do crescimento.

A epinefrina é o principal regulador da lipólise no exercício físico. Sua ligação ao receptor β-adrenérgico nas membranas das células adiposas ativa a enzima LHS, que sinaliza a ativação da proteína quinase A, via cascata de adenosina monofosfato cíclica (AMPc), regulado pelo sistema enzimático adenilato ciclase. Dois ativadores (epinefrina e hormônio do crescimento) da enzima LHS alcançam o tecido adiposo via circulação sanguínea, enquanto a norepinefrina é liberada localmente por meio de terminações do sistema nervoso simpático. Comparada à liberação do hormônio do crescimento, que é lenta, a liberação de catecolaminas é relativamente rápida.

Concomitantemente, peptídeos natriuréticos contribuem também para o controle da lipólise do tecido adiposo humano por meio da cascata de guanosina monofosfato cíclica (GMPc), que provoca a ativação da proteína quinase dependente de GMPc. A ativação das duas vias, proteína quinase A e proteína quinase I, provoca a fosforilação da LHS e da peripilina 1, proteína presente na superfície das gotículas lipídicas no músculo, e a fosforilação dessa proteína libera a proteína ativadora da TL (proteína identificadora comparativa do gene-58 [CGI-58]), que se liga à TL para iniciar o processo de lipólise no tecido adiposo.

Esses mecanismos ocorrem rotineiramente no organismo, porém durante o exercício há maior liberação de catecolaminas, que são responsáveis indiretamente pela estimulação da lipólise no início do exercício. Em aproximadamente 10 a 15 minutos de atividade, observa-se elevação da concentração sanguínea do hormônio do crescimento, o que permite a ativação da LHS, entretanto o efeito do hormônio de crescimento na lipólise não se manifesta até 1 a 2 horas de exercício, tornando-se importante em exercícios prolongados, ou pode estar envolvido na lipólise aumentada durante a recuperação.

Finalmente, outras fontes de AGL para a captação, oxidação ou reesterificação no tecido muscular durante o exercício são as lipoproteínas circulantes ricas em TG presentes nos capilares do músculo esquelético – VLDL-TG e os quilomícrons ricos em TG –, sendo que a oxidação de ácidos graxos oriundos de TG associados às lipoproteínas é relativamente pequena.

Circulação e captação

A maioria dos AGL circulatórios se origina da lipólise de TG no tecido adiposo. Devido à insolubilidade de AG em meio aquoso, estes devem ser carreados no sangue. A molécula de albumina, uma proteína solúvel, que liga AGL com elevada afinidade no sangue, carreia praticamente todos os AGL, e permite que a concentração total desses ácidos no plasma possa alcançar valores próximos a 2 mmol/L. Cada molécula de albumina apresenta aproximadamente 8 sítios de ligação para AGL, mas apenas alguns desses sítios de ligação demonstram alta afinidade com AGL. Desse modo, quando a concentração de AGL aumenta, esses sítios de ligação se encontram preenchidos e, consequentemente, a concentração de AGL não ligados à albumina aumenta exponencialmente, fato este que favorece a reesterificação de AGL pelo tecido adiposo. Contudo, apenas uma pequena fração de AGL (0,1%) está dissolvida no plasma, e essa fração não ligada à albumina se apresenta em equilíbrio com a fração ligada à albumina. A capacidade de transporte de AGL é aumentada pela elevação do fluxo sanguíneo no tecido adiposo. Esse fato pode ser constatado durante o exercício submáximo prolongado em humanos, porquanto o fluxo sanguíneo no tecido adiposo aumenta em até 3 vezes, o que favorece a mobilização de AGL.

A taxa de fluxo sanguíneo que perfunde o músculo é um determinante relevante da captação e da utilização de AG durante o exercício. Desse modo, o aumento do débito cardíaco e do fluxo sanguíneo muscular durante o exercício de *endurance* atua na capacidade de oxidação de lipídios. Sendo assim, o aumento do fluxo sanguíneo muscular provoca maior oferta, captação e utilização de AG pelo músculo durante o exercício.

Diversos fatores fisiológicos e bioquímicos influenciam o metabolismo lipídico durante o exercício. Uma vez que a captação muscular de AGL depende em grande parte da sua concentração sanguínea, verifica-se que a taxa de lipólise diretamente influencia a captação muscular de AG.

A captação de AGL pela célula muscular ocorre via transporte facilitado. A contração muscular induz a translocação de duas proteínas: a translocase de AG da membrana plasmática (FAT/CD36), responsável pelo transporte de AGL também para dentro da mitocôndria, e a proteína transportadora de AG (FABP – *fatty acid binding protein*), localizada na membrana plasmática da célula muscular.

As fibras musculares do tipo I apresentam maior conteúdo e expressão da proteína FABP e FAT/CD36 quando comparadas a fibras musculares do tipo II, que apresentam menor quantidade de TG-IM. Além disso, estudos demonstram que o treinamento de *endurance* aumenta o número e/ou a atividade da FABP e FAT/CD36, o que justifica parcialmente o aumento da captação e oxidação de AG em indivíduos treinados.

Ativação e translocação

Após a captação de ácidos graxos pelo sarcolema, estes são transportados por FAT/CD36 e FABP citossólicas e direcionados para a oxidação mitocondrial ou para a esterificação no *pool* de TG-IM. A taxa de reesterificação dos AGL no repouso representa 50 a 60% do total captado. Durante o exercício, 85 a 100% dos AGL absorvidos são diretamente oxidados.

Os ácidos graxos, em uma etapa que precede sua oxidação, são ativados por conversão em acil-CoA, por ação da enzima acil-CoA sintetase presente na membrana externa da mitocôndria. As acil-CoA, como a acetil-CoA, são compostos ricos em energia, que é derivada da clivagem do ATP em adenosina monofosfato (AMP) e pirofosfato orgânico (PPi), o que equivale a um custo energético de 2 ATP.

Uma vez que a β-oxidação ocorre na matriz mitocondrial, os AG devem ser transportados através da membrana mitocondrial interna. Todavia, essa membrana é impermeável à coenzima A e à acil-CoA. Desse modo, AG de cadeia longa necessitam de um sistema de transporte para entrarem na matriz mitocondrial. Esse sistema de transporte é realizado por uma família de enzimas denominadas carnitina acil transferases (CAT). Para cada AG de cadeia longa, existem CAT específicas. Por exemplo, para o palmitato, a enzima é denominada carnitina palmitoil transferase I e II (CPT I e CPT II).

Primeiro, um grupo acil é transferido da coenzima A citossólica à carnitina pela CAT I, formando acilcarnitina. A enzima CAT I está localizada na superfície externa da membrana mitocondrial interna. Segundo, o grupo acilcarnitina é transportado através da membrana à matriz mitocondrial, onde o grupo acil da acilcarnitina é transferido a outra molécula de coenzima A pela CAT II, na superfície interna da membrana mitocondrial interna, ao mesmo tempo que libera a molécula de carnitina para a membrana mitocondrial interna.

O exercício físico promove translocação da proteína FAT/CD36 dos depósitos intracelulares para a membrana da mitocôndria, e a interação dessa proteína com a família da acil-Coa sintetase regula a disponibilidade de acil-Coa para a CPT I.

β-oxidação e oxidação mitocondrial

A β-oxidação, localizada na matriz mitocondrial, consiste em uma sequência de 4 reações que resultam no encurtamento da cadeia de AG em 2 carbonos (acetil--CoA). Por exemplo, a partir do palmitato, que contém 16 carbonos, 8 moléculas de acetil-CoA são geradas. As etapas da β-oxidação incluem oxidação, que produz FADH2, hidratação, uma segunda oxidação, que produz NADH, e uma clivagem tiolítica, que libera uma molécula de acetil--CoA. Esta última reação é fisiologicamente irreversível. O acetil-CoA formado como resultado da β-oxidação pode entrar no ciclo de Krebs, e cada molécula de acetil-CoA gerar 12 ATP.

A etapa limitante na β-oxidação é provavelmente a última, que é catalisada pela enzima tiolase. Essa enzima é inibida por seu próprio produto, o acetil-CoA. Desse modo, quando a concentração de acetil-CoA é elevada, como após uma refeição rica em carboidratos, observa-se diminuição do catabolismo de lipídios. Quando a concentração de acetil--CoA é diminuída, como durante uma sessão de exercício prolongado, que depleta os estoques de glicogênio, verifica--se aumento da utilização de lipídios.

Similarmente a outros sistemas enzimáticos do organismo, a β-oxidação é também controlada pelo potencial de oxidação e redução mitocondrial, ou seja, pela razão $NADH/NAD+$. A redução (elevação da razão $NADH/NAD+$) acarreta a inibição de desidrogenases, enquanto a oxidação promove a ativação. Diante desses fatos e devido à importância da oxidação lipídica durante o exercício, a atividade da enzima β-hidroxiacil CoA desidrogenase tem sido frequentemente utilizada como um parâmetro de capacidade de utilização de lipídios pela célula muscular

Triacilgliceróis intramusculares e exercício

Os ácidos graxos armazenados no tecido muscular, na forma de TG, liberados pela lipólise são uma fonte importante, porém não principal, de energia durante o exercício. Verificou-se que essa fonte de energia é utilizada em maior proporção em indivíduos treinados em comparação a indivíduos não treinados durante o exercício na mesma carga de trabalho absoluta ou relativa.

Os triacilgliceróis intramusculares representam de 2.000 a 3.000 kcal de reserva energética, e são armazenados na fibra muscular, estando essa fonte de energia próxima dos locais de oxidação, ou seja, as mitocôndrias. A lipólise dos TG-IM ocorre de modo semelhante à lipólise no tecido adiposo, sendo necessária a sequência de 3 enzimas: LL, LHS e MGL para a quebra de TG em AG e glicerol, como já citado.

A taxa de lipólise no tecido adiposo é aumentada durante o exercício prolongado, o que promove liberação de AGL para o plasma, porém a taxa de desaparecimento dos AGL no plasma é inferior à oxidação de AGL no tecido muscular no mesmo período. Essas evidências sugerem que, principalmente, os TG-IM estariam sendo oxidados para a produção de energia nesse momento. Estimativas da utilização dos TG-IM durante exercício de *endurance* indicam que AG derivados dos TG-IM fornecem aproximadamente 50% dos lipídios totais oxidados durante o exercício físico a 65% $VO_{2máx}$.

Por meio de técnica de marcação isotópica dupla, isto é, AGL do plasma marcado diferentemente dos AG do tecido muscular, foi verificada hidrólise dos TG-IM durante o exercício físico. Isso ocorreu ao mesmo tempo que AGL do plasma foi incorporado ao TG-IM durante o exercício, fato este que contribuiu para manter estável o conteúdo de TG-IM ao término do exercício. Portanto, a manutenção do conteúdo de TG-IM durante o exercício ocorre devido à degradação de TG-IM concomitantemente com a incorporação de AGL do plasma ao *pool* de TG-IM (Figura 4.2). Além disso, evidências experimentais sugerem que os estoques de TG-IM sejam utilizados primariamente, se não exclusivamente, como combustível oxidativo local, e não sejam exportados para o plasma.

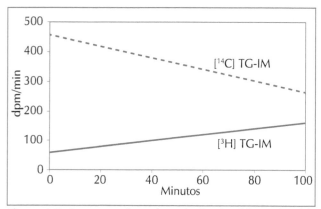

Figura 4.2. Incorporação e degradação simultânea dos ácidos graxos dos TG-IM durante o exercício.

Os TG-IM foram pré-marcados com infusão de ^{14}C-palmitato, e a incorporação dos AG foi acompanhada pela infusão de ^{3}H-palmitato no período do exercício (de 0 a 90 min). Durante o exercício, o conteúdo de TG-IM foi hidrolisado como indicado pelo declínio no ^{14}C-palmitato ou [^{14}C]TG-IM (linha tracejada), enquanto novos AG do plasma foram incorporados ao conteúdo de TG-IM gasto no exercício (linha sólida) representado por [^{3}H]TG-IM. Portanto, a concentração de TG-IM permanece inalterada após o exercício. As medidas foram feitas em biópsias de músculo antes e após o exercício. Os resultados são dados em desintegrações por minuto (dpm/min).

Fonte: Desenvolvida pela autora.

Apesar de os TG-IM representarem uma fonte de energia relevante, quando acumulados excessivamente, estão associados com as consequências adversas da obesidade. Tanto atletas altamente competitivos como indivíduos obesos insulinorresistentes apresentam conteúdo aumentado de TG-IM, o que sugere que a utilização dos TG-IM seja mais relevante que a própria quantidade de TG-IM.

Lipoproteínas e exercício

Outra fonte potencial de AGL para o músculo provém do TG circulantes, primariamente daqueles contidos nas partículas de VLDL e, eventualmente, dos quilomícrons produzidos após a alimentação. Os quilomícrons, sintetizados no intestino, aparecem na circulação após a ingestão de lipídios (estado pós-prandial), enquanto as VLDL sintetizadas no fígado são responsáveis pelo transporte dos TG endógenos na circulação sistêmica. No plasma, essas lipoproteínas são hidrolisadas pela enzima LLP, que se encontra ligada à superfície endotelial dos vasos capilares no músculo e no tecido adiposo, liberando AGL e glicerol. É provável que o treinamento físico aumente a atividade da LLP.

Poucos estudos avaliaram a contribuição direta dos TG do plasma, isto é, das lipoproteínas ricas em TG, para a produção de energia. Resultados experimentais mostraram que, durante o repouso, de 5 a 10% da oxidação de gordura é obtida dos TG plasmáticos. Além disso, o exercício reduz em 20% a lipemia pós-prandial em mulheres condicionadas fisicamente, indicando um aumento na remoção dos quilomícrons e, consequentemente, dos AG provenientes da dieta.

Estudos em humanos sugerem que AG advindos de TG de VLDL compreendem 3% do total de energia utilizada ou 13% do total da oxidação de AG durante exercício de intensidade moderada

Todavia, ainda não foi quantificada diretamente a oxidação dos TG dos quilomícrons e das VLDL durante o exercício. Medidas de cinética e oxidação dos AG durante o exercício auxiliariam na determinação da contribuição relativa dos AGL do plasma *versus* os TG das VLDL como combustível do metabolismo dos TG-IM. Entretanto, as altas taxas de fluxo sanguíneo tornam difícil detectar essas modestas taxas de captação de TG das lipoproteínas plasmáticas.

A Figura 4.3 mostra um esquema do metabolismo dos TG e AGL nos diversos compartimentos corpóreos: plasma, fígado, tecido adiposo e tecido muscular, e as trocas entre esses compartimentos corporais.

Contribuição energética de lipídios em função da intensidade e da duração do exercício

No repouso e no jejum, a energia é fornecida predominantemente a partir da oxidação dos AGL derivados de TG do tecido adiposo. Contudo, em repouso, cerca de 70% dos AGL liberados durante a lipólise são recombinados com moléculas de glicerol, ressintetizando os TG nos adipócitos.

Nos exercícios de baixa intensidade, como os que demandam até 25% do consumo máximo de oxigênio ($VO_{2máx}$) (p. ex., uma caminhada), a energia é derivada dos AGL plasmáticos, com pequena contribuição da glicose sanguínea e TG-IM (Figura 4.1).

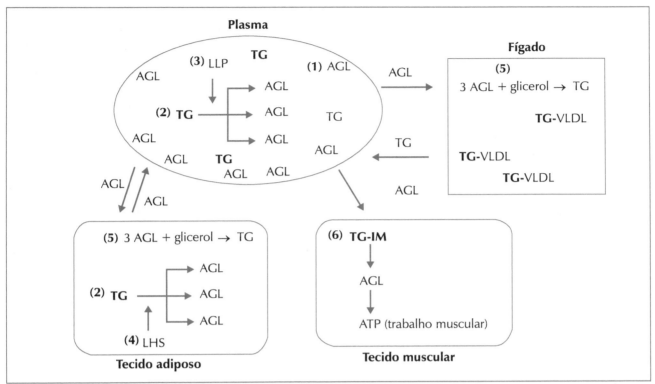

Figura 4.3. Metabolismo dos TG e dos ácidos graxos livres (AGL) no plasma, no fígado, nos tecidos adiposo e muscular e as trocas entre os compartimentos corpóreos.

(1) AGL encontrados em todos os compartimentos; (2) TG que, no plasma, estão incorporados às lipoproteínas ricas em TG: quilomícrons e VLDL (TG-VLDL), no músculo e no tecido adiposo, são utilizados para estoque ou produção de energia; (3) ação da lipase de lipoproteínas (LLP) hidrolisando os TG em AGL; (4) ação da lipase hormônio sensível (LHS) hidrolisando os TG em AGL; (5) reesterificação dos AGL em TG no fígado para síntese de VLDL e no tecido adiposo para estoque; (6) TG intramuscular (TG-IM) que é oxidado para a produção de energia no trabalho muscular.

Fonte: Desenvolvida pela autoria.

A lipólise no tecido adiposo é estimulada ao máximo em exercícios de baixa intensidade, enquanto a liberação de AGL para o plasma diminui na proporção em que aumenta a intensidade do exercício. O exercício de intensidade leve ou moderada, ou seja, de 25 a 65% do $VO_{2máx}$, é associado a um aumento de 5 a 10 vezes da oxidação de lipídios em relação aos valores de repouso. Esse fato decorre do aumento da necessidade energética muscular e da disponibilidade de AG. Os ácidos graxos são supridos pelo aumento de 2 a 3 vezes da atividade lipolítica sobre os TG do tecido adiposo, que é mediada pela elevação do estímulo β-adrenérgico. À medida que a intensidade do exercício aumenta, há um aumento simultâneo e progressivo da epinefrina. Dependendo da intensidade e duração do exercício, as concentrações dessa catecolamina podem aumentar mais de 20 vezes a concentração basal, estimulando então a lipólise. A ligação da epinefrina aos receptores β-adrenérgicos desencadeia a cascata responsável pela lipólise, já citada.

Além disso, uma diminuição de aproximadamente 50% da taxa de reesterificação dos AG liberados pelo tecido adiposo ocorre, provavelmente, devido ao aumento do fluxo sanguíneo nesse tecido, que facilita o maior aporte de AG a partir do tecido adiposo para o tecido muscular. Exercícios com intensidade moderada aumentam o fluxo sanguíneo no tecido adiposo em 2 vezes e no músculo esquelético em 10 vezes. A rápida remoção dos AG do tecido adiposo devido ao aumento do fluxo sanguíneo protege contra o acúmulo potencialmente tóxico de AG nessa região. No período de transição entre o repouso e o término do exercício, a razão entre os AG e a albumina no sangue venoso vindos do tecido adiposo subcutâneo aumenta de 2:1 para 6:1.

O aumento da intensidade do exercício leva também ao aumento das concentrações de proteínas transportadoras de AG, como a FAT/CD36, que tem como função capturar AG para dentro do músculo e das mitocôndrias, otimizando o processo de lipólise. As concentrações de CPT1, proteína responsável pelo transporte de ácidos TG de cadeia longa para o interior da mitocôndria, também aumentam em decorrência do aumento da intensidade do exercício, consequentemente aumentando as taxas de oxidação.

Com relação à contribuição fracional para o metabolismo de substratos, verifica-se que a oxidação de lipídios diminui com o aumento progressivo da intensidade de exercício. A contribuição relativa dos substratos energéticos plasmáticos e intramusculares em diferentes intensidades é demonstrada na Figura 4.1. Além disso, nos exercícios em que a intensidade é aumentada gradualmente, de 25 até 85% do $VO_{2máx}$, as concentrações de AGL sanguíneos são proporcionalmente reduzidas. Quando o exercício de intensidade moderada (65% $VO_{2máx}$) é uma corrida com duração de 1 a 3 horas, a oxidação dos lipídios totais aumenta e a concentração de AGL do plasma diminui. O aumento da oxidação total de lipídios, aliado à redução da concentração de AGL, reflete o aumento de oxidação de TG-IM.

A taxa de oxidação de substratos oriundos do sangue (glicose e AGL) é relativamente constante em todas as intensidades de exercício, com os AGL sendo os substratos energéticos mais relevantes em exercícios de baixa intensidade. Em exercícios realizados em intensidades moderada e intensa, a utilização de glicogênio muscular e TG-IM torna-se predominante. Todavia, é evidente que a diminuição da oxidação de AG plasmáticos durante exercícios intensos (85% $VO_{2máx}$) não é inteiramente ocasionada por uma redução da capacidade muscular de oxidar AGL, uma vez que a taxa de oxidação de TG-IM é mais elevada em relação àquela observada em exercícios realizados a 25% $VO_{2máx}$.

Durante exercícios com intensidade moderada (60 a 75% do $VO_{2máx}$), a oxidação de AG e de TG-IM não é suficiente para manter o gasto de energia. Assim, a maior parte do gasto energético é mantida pela oxidação de carboidratos (Figura 4.1).

Em relação aos efeitos da duração do exercício sobre o metabolismo lipídico, verificam-se poucas alterações nas taxas de oxidação de lipídios e de carboidratos após 2 horas de exercício a 25% $VO_{2máx}$ comparados com os 30 minutos iniciais. Contudo, em exercícios realizados a 65% $VO_{2máx}$, ocorre um progressivo aumento da taxa de aparecimento de AGL dentro do plasma em função do tempo. Após 2 horas de ciclismo nessa intensidade, não há alterações nas taxas de oxidação de carboidratos e de lipídios comparados com a situação após 30 minutos de exercício.

A taxa de oxidação de AGL no repouso em humanos é de 3 a 5 micromol/kg/min, o que representa aproximadamente 50% do consumo de oxigênio. Durante 4 horas de uma sessão de exercício a 30% $VO_{2máx}$, a oxidação de AGL progressivamente aumenta em função do tempo de exercício. Ao final desse período, a taxa de oxidação de lipídios é aproximadamente 20 micromol/kg/min, ou seja, um aumento de cerca de 5 vezes.

Um aspecto relevante no estudo do metabolismo lipídico está relacionado à intensidade de exercício que promova maior oxidação de gordura corporal. Poder-se-ia considerar que o exercício físico realizado em baixa intensidade fosse aquele que promovesse maior oxidação de lipídios. Todavia, de acordo com as Figuras 4.1 e 4.4, verifica-se que a quantidade de gordura total oxidada é maior a 65% do que a 25% do $VO_{2máx}$ (110 cal. kg^{-1}. min^{-1} versus 70 cal. kg^{-1}. min^{-1}). A 25% do $VO_{2máx}$, praticamente toda a energia gasta durante o exercício é derivada de lipídios, enquanto a oxidação de lipídios a 65% do $VO_{2máx}$ acresce 50% do total de energia gasta. Entretanto, devido ao fato de que o total de energia gasta é muito maior (2,6 vezes) a 65% do $VO_{2máx}$, a quantidade de gordura oxidada é 50% superior. Não obstante, se a energia originária da gordura é expressa como percentual da energia gasta, esse fato desaparece. De modo semelhante, a redução do aparecimento de AGL no plasma com o aumento da intensidade do exercício não demonstra que o exercício de baixa intensidade é a melhor conduta para a redução dos depósitos de gordura corporal.

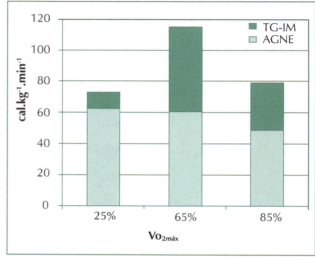

Figura 4.4. Variação da oxidação de triacilgliceróis intramusculares (TG-IM) e de ácidos graxos não esterificados (AGNE) oriundos de triacilgliceróis do tecido adiposo de acordo com a intensidade do exercício.
Fonte: Modificada de Wolfe, 1998.

Tanto a quantidade de energia gasta como a duração do exercício são fatores críticos para a diminuição de gordura corporal. Outro fato a ser considerado é o efeito que o exercício tem no gasto energético durante o período de recuperação entre uma sessão e outra. A redução das reservas de gordura corporal, como resultado de treinamento por períodos longos, depende primeiramente do total de energia gasta e não simplesmente do tipo de nutriente oxidado durante o exercício.

A limitação da utilização de lipídios durante o exercício de alta intensidade se origina parcialmente de um declínio da concentração de AG circulantes, causado pela redução da liberação de AG do tecido adiposo. A diminuição dos AG no plasma não é causada por uma redução na lipólise, porquanto a taxa de aparecimento de glicerol no plasma, utilizada como um índice de lipólise, é a mesma durante o exercício executado tanto a 85% como a 65% do $VO_{2máx}$. Imediatamente após a finalização do exercício de alta intensidade, a taxa de aparecimento e as concentrações dos AGL no plasma aumentam notavelmente sem um aumento concomitante na lipólise. Esses dados sugerem que a diminuição da taxa de aparecimento de AGL no plasma durante o exercício intenso possa ser devida à maior captação desses pelo tecido adiposo, tanto em razão da diminuição do fluxo sanguíneo como da remoção inadequada de AGL pela circulação sanguínea.

Fatores limitantes da oxidação de ácidos graxos na célula muscular

Uma significativa porcentagem da produção de energia no repouso e durante o exercício de baixa intensidade é derivada da oxidação de AG. Contudo, durante a realização de exercício físico em intensidades superiores a 70 a 80% do $VO_{2máx}$, ocorre progressiva alteração do substrato energético predominantemente utilizado. Portanto, quanto maior a intensidade do exercício, maior a dependência pelo metabolismo de carboidratos, o que indica uma limitação para a taxa de oxidação de lipídios. Diversas explicações para essa alteração de lipídios para carboidratos têm sido propostas, incluindo um aumento das catecolaminas circulantes que estimulam a glicogenólise muscular e hepática. Entretanto, o aumento da produção de lactato e o consequente acúmulo de íons H+, durante o aumento tanto da glicogenólise como do fluxo glicolítico, suprimem a lipólise. O resultado seria a diminuição da concentração plasmática de AG e, consequentemente, o menor fornecimento destes para o músculo exercitado, ao mesmo tempo que se verifica aumento da oxidação de carboidratos.

Outra razão para a alteração da utilização de substratos, de acordo com a intensidade do exercício, é devido à menor taxa de produção de ATP por unidade de tempo a partir de lipídios em relação à de carboidratos, aliado ao fato de que mais oxigênio é necessário para a produção de determinada quantidade de ATP a partir de lipídios do que a partir de carboidratos.

Limitações no fluxo de AG a partir do sangue para a mitocôndria podem explicar também a alteração da utilização de lipídios para carboidratos em exercícios intensos. Esse fluxo é dependente da concentração de AG no sangue, da densidade capilar, da capacidade de transporte através do vaso sanguíneo e da membrana plasmática da célula muscular, da densidade mitocondrial e da capacidade mitocondrial de captar e oxidar AG. Este último fator depende da ação do sistema de transporte da carnitina através da membrana mitocondrial, que é regulado pela concentração de malonil-CoA e pelo pH intracelular.

Durante o exercício, a formação de malonil-CoA é reduzida, e, portanto, a capacidade de transporte de AG através da membrana interna mitocondrial é aumentada. A taxa de oxidação de AG é o resultado dos seguintes eventos:

1. Lipólise de TG do tecido adiposo e de TG circulantes, e transporte de AG a partir do sangue para o sarcoplasma.
2. Disponibilidade e taxa de hidrólise de TG-IM.
3. Ativação de AG e transporte através da membrana mitocondrial.

É provável que os dois primeiros eventos caracterizem as limitações definitivas da oxidação de lipídios observadas durante condições de fluxo máximo de AG. Isso é mais evidente durante a realização de exercício intenso e de curta duração ou durante a fase inicial do exercício prolongado.

Nessas condições, as taxas de lipólise no tecido adiposo e de degradação de TG-IM são insuficientes para resultar em aumento do fornecimento de AG. O resultado seria que a taxa de oxidação de AG excederia a taxa de liberação de AG, acarretando diminuição da concentração plasmática e intramuscular desse substrato. Como consequência, a utilização de carboidratos a partir dos estoques de glicogênio seria aumentada para compensar a elevação da demanda energética.

Não obstante, deve-se ressaltar que a diminuição do pH intramuscular, devido ao aumento da produção de lactato, diminui a atividade da CPT I, o que demonstra que o aumento do metabolismo de carboidratos pode limitar a capacidade de oxidação de lipídios na célula muscular durante o exercício físico intenso.

Efeitos do treinamento de *endurance* sobre o metabolismo lipídico

Devido à repetição de séries de exercícios durante um programa de treinamento físico, surgem adaptações fisiológicas e bioquímicas que propiciam a melhora da *performance*. A natureza e a magnitude dessa resposta adaptativa dependem da intensidade e da duração dos exercícios, do tipo de treinamento, da frequência de repetição da atividade, das limitações genéticas e do nível de condicionamento físico anterior do indivíduo.

Dentre as modificações metabólicas induzidas pelo treinamento de *endurance*, destacam-se: menor quociente respiratório muscular; pequeno aumento da concentração plasmática de AGL; menor taxa de utilização de glicogênio muscular; redução da utilização de glicose sanguínea pelo músculo; redução do acúmulo de lactato muscular; aumento da oxidação de lipídios em relação à de carboidratos; e aumento da utilização de TG-IM.

O aumento da oxidação lipídica durante o exercício submáximo induzido pelo treinamento de *endurance* é decorrente de diversos fatores, como aumento do número e da densidade de mitocôndrias no músculo esquelético, que eleva a capacidade de oxidação de lipídios; proliferação de capilares dentro do músculo esquelético, que aumenta a oferta de AGL para a célula muscular; crescimento da atividade do sistema enzimático carnitina acil transferase, que facilita o transporte de AG através da membrana mitocondrial; aumento de proteínas ligadoras de AG, que regulam seu transporte nos miócitos, principalmente da FAT/CD36; aumento da atividade da enzima TL; e crescimento da capacidade de β-oxidação de AG no interior das mitocôndrias. Além disso, proteínas como PLIN2 e PLIN5, importantes reguladoras do processo de lipólise no tecido adiposo branco, apresentam maior expressão durante exercícios de *endurance*. Esse processo ocorre por meio da PGC1α, principal regulador da capacidade oxidativa do músculo esquelético, e, quando ativada pelo exercício, induz a expressão das proteínas citadas.

Cabe ressaltar que resultados obtidos de estudos *in vitro* e *in vivo* sugerem que o aumento da lipólise no tecido adiposo não seja o fator responsável pelo crescimento da oxidação total corporal de lipídios induzido pelo treinamento. Estudos com indivíduos treinados e não treinados demonstraram que o treinamento de *endurance* não aumentou a taxa de lipólise total corporal durante uma sessão de exercício físico realizado na mesma intensidade absoluta. Porém, durante exercícios realizados na mesma intensidade relativa, ou seja, mesma porcentagem de $VO_{2máx}$, as taxas de lipólise total corporal foram maiores em indivíduos treinados quando comparados àqueles não treinados. Além disso, as taxas de aparecimento de glicerol no plasma durante o exercício intenso são maiores em atletas de *endurance*.

Todavia, não é totalmente estabelecido como o treinamento de *endurance* aumenta a resposta lipolítica durante o exercício realizado na mesma intensidade relativa. A concentração plasmática de epinefrina pode estar ligeiramente menor em indivíduos treinados em relação àqueles não treinados durante uma sessão de exercício realizada na mesma intensidade relativa. Contudo, atletas de *endurance* apresentam maior fluxo sanguíneo no tecido adiposo em resposta à infusão com epinefrina do que indivíduos controles sedentários, fato esse que permite que atletas de *endurance* tenham maior oferta de catecolaminas para o tecido adiposo durante o exercício físico. Concomitantemente, adipócitos de indivíduos treinados (exercício a 65% $VO_{2máx}$) apresentam resposta aumentada ao efeito lipolítico da adrenalina. Paralelamente a esses fatos, é possível que o aumento da lipólise de TG-IM após o treinamento de *endurance* seja responsável pelo aumento da taxa de aparecimento de glicerol no plasma em indivíduos treinados.

Lipídios plasmáticos e atividade física

A atividade física regular diminui os TG plasmáticos quando comparada a indivíduos sedentários. Vários estudos detectaram relação inversa entre o aumento do consumo de oxigênio ($VO_{2máx}$) e a redução de TG plasmáticos, mesmo após a remoção dos efeitos da idade, do peso e da composição corporal.

O exercício de *endurance* reduz a concentração de TG plasmáticos quando a concentração basal é elevada, mas a amplitude da diminuição está relacionada à concentração de TG no período anterior ao treinamento e à quantidade de exercício realizada durante o programa de exercício físico. A redução de TG parece ocorrer mesmo após uma única sessão de exercício de resistência em indivíduos hipertriacilglicerolêmicos, enquanto os indivíduos que fazem exercício físico regular apresentam menores concentrações de TG.

Embora alguns autores tenham verificado concentrações mais baixas de colesterol plasmático em homens e mulheres submetidos a treinamento de *endurance*, outros autores não observaram diferenças na colesterolemia de homens e mulheres treinados quando comparados a controles sedentários. Ausência da redução da concentração de colesterol plasmático tem sido reportada em atletas de velocidade e atletas de força, em relação a seus controles não treinados.

Embora a capacidade aeróbia máxima tenha sido inversamente correlacionada à concentração de colesterol, o ajuste para a idade e o peso corporal faz desaparecer essa relação. De fato, fatores como o peso corporal, a porcentagem de gordura corporal e os diferentes padrões de alimentação são relevantes na avaliação dos efeitos do exercício físico sobre as concentrações de colesterol sanguíneo. Resultados obtidos de estudos de treinamento de *endurance*, que consideraram o sexo, as modificações dietéticas, as alterações no volume plasmático, o peso corporal e a composição corporal, não obtiveram diminuição significativa do colesterol plasmático. Desse modo, parece haver um consenso no sentido de que o exercício por si só não altera significativamente a concentração plasmática de colesterol, embora pessoas fisicamente ativas apresentem geralmente um perfil lipídico mais favorável do que indivíduos sedentários.

Nesse sentido, o aumento da concentração de HDL-colesterol parece ser o efeito mais relevante do exercício sobre o perfil de lipoproteínas. Homens e mulheres com alta atividade física e atletas geralmente apresentam concentrações de HDL-colesterol mais altas do que indivíduos sedentários. Essas diferenças permanecem após a remoção dos efeitos da idade, do índice de massa corporal, do uso de álcool e do fumo. Mesmo exercícios mais moderados, como caminhada, têm sido relacionados com concentrações mais elevadas de HDL-colesterol, especificamente com a subfração de HDL_2. Entretanto, estudos longitudinais são menos consistentes em verificar a elevação de HDL-colesterol após programa de treinamento. Apesar dessa controvérsia, o consenso é que, após meses de treinamento de *endurance*, envolvendo um gasto energético de cerca de 8 MJ por semana, ou seja, programas de treinamento muito intensos, a concentração de HDL-colesterol é aumentada.

Uma metanálise sobre os efeitos da intervenção dietética e exercício em 37 estudos publicados de 1981 a 1997 com mais de 9 mil pessoas mostrou que o exercício, quando aliado à redução da ingestão de gorduras saturadas e à de colesterol, tem efeito significativo sobre o perfil lipídico sanguíneo. Foi verificado que a concentração de colesterol total, LDL-colesterol, HDL-colesterol e TG plasmáticos diminuiu em $0,60 \pm 0,06$, $0,47 \pm 0,05$, $0,06 \pm 0,02$, e $0,11 \pm 0,04$ mmol/L, respectivamente, nos grupos de intervenção dietética sem exercício e diminuíram em $0,78 \pm 0,13$, $0,56 \pm 0,12$, $0,01 \pm 0,04$, e $0,35 \pm 0,12$ mmol/L nos grupos com intervenção dietética mais exercício, como mostrado na Figura 4.5.

Além disso, o grupo com exercício e restrição dietética apresentou maior redução da colesterolemia total (13% comparado com 10%), LDL-colesterol (15% comparado com 11%) e TG (17% comparado com 5,2%), mas não foi observada nenhuma alteração significativa na concentração de HDL-colesterol entre o grupo com exercício e o sem exercício. Quando as análises foram ponderadas pelo número de indivíduos de cada estudo, o grupo com restrição dietética e exercício mostrou redução 3 vezes maior no colesterol total e LDL-colesterol, e 5 vezes maior para os TG. Todas as comparações estudadas foram significativas ao nível de 5%.

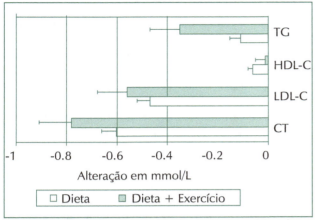

Figura 4.5. Efeito da restrição dietética e do exercício sobre a concentração plasmática de colesterol total (CT), LDL-colesterol (LDL-C), HDL-colesterol (HDL-C) e triacilgliceróis (TG).

Dados obtidos de 47 estudos com intervenção dietética e sem exercício e 13 estudos com intervenção dietética mais exercício. As diferenças observadas entre os dados de dieta mais exercício e de dieta isolada foram significativas ($p < 0,05$).

Fonte: Desenvolvida pela autoria.

Atividade física e doença cardíaca vascular

A combinação entre dieta e exercício parece exercer efeito significativo na redução de alguns fatores de risco para a doença cardíaca vascular (DCV), como reduzir as concentrações plasmáticas de LDL, VLDL e TG; elevar a concentração de HDL; regular a pressão arterial elevada e reduzir o excesso de peso corpóreo. Evidências recentes sugerem que o não HDL colesterol é melhor indicador de risco de DCV que os tradicionais marcadores: HDL-colesterol, LDL e TG.

Estudos epidemiológicos têm mostrado que populações que consomem dietas com teor reduzido de lipídios apresentam menor incidência de DCV, sobrepeso e obesidade, aliado a um maior nível de atividade física. O exercício tem efeitos significativos sobre o perfil lipídico, que são independentes dos efeitos da dieta. Assim, a modificação dietética e a perda de peso corporal apresentam efeitos benéficos independentes sobre o perfil dos lipídios plasmáticos, e esses efeitos são aditivos. A dieta em combinação com o exercício resulta em redução significativa do colesterol plasmático total, LDL-colesterol e TG comparados com a dieta isolada. O exercício sobrepuja os efeitos adversos das dietas com teores reduzidos de lipídios, que diminuem a concentração de HDL-colesterol. A efetividade do exercício sobre a concentração de HDL parece estar relacionada à perda do excesso de peso corporal. Na intervenção dietética com redução do consumo de lipídios para 30% da energia total, 1/3 é constituído por AG saturados, e menos de 300 mg de colesterol por dia, aliados ao exercício, resultam em maior diminuição do peso corporal em ambos os sexos, menor redução do HDL-colesterol em mulheres e aumento do HDL-colesterol em homens, quando comparados à intervenção dietética isolada.

Em um amplo estudo de revisão (metanálise), em que foi avaliado um grande número de indivíduos submetidos à intervenção dietética e a exercício, foi encontrado que o exercício reduziu significativamente a perda de peso quando comparado à diminuição da ingestão de lipídios e energia, e ainda preveniu uma diminuição da concentração de HDL-colesterol. Para os pesquisadores, o exercício, bem como a perda de peso, pode potencializar os efeitos benéficos da dieta pobre em gorduras saturadas e colesterol sobre o perfil lipídico sanguíneo.

Portanto, programas de intervenção efetivos deveriam ter como objetivo a prática de um estilo de vida saudável, que inclui a modificação da dieta, o exercício e o controle de peso para adquirir a máxima redução de risco para DCV.

Desempenho físico e dieta hiperlipídica

Em uma situação de balanço energético, se um dos macronutrientes está presente em abundância na dieta, esse fato implica diminuição da contribuição de outros, ou seja, uma dieta com alto teor de lipídios pode ser estudada como uma dieta com baixo teor de carboidratos (e vice-versa). Isso sugere que as características metabólicas de uma dieta rica em lipídios podem ser decorrentes da relativa baixa ingestão de carboidratos. Além disso, a adaptação para uma dieta hiperlipídica é influenciada por diversos fatores, dos quais a duração do período de adaptação, a intensidade do exercício durante o teste de desempenho e o conteúdo de lipídios e carboidratos na dieta experimental são os mais relevantes.

O aumento da ingestão de lipídios em detrimento da ingestão de carboidratos resulta em aumento da utilização de lipídios e diminuição de carboidratos durante o exercício submáximo. Desse modo, uma hipótese é que o aumento da disponibilidade de AG deve elevar a oxidação de lipídios e poupar os estoques de glicogênio, além de melhorar a *performance*. Todavia, nos estudos nos quais a concentração de AG plasmáticos foi aumentada substancialmente, pela ingestão aguda ou por métodos farmacológicos, nenhum efeito evidente sobre a *performance* foi demonstrado. Uma razão para a ocorrência desse fato pode ser que a captação de AG atinge um platô em cerca de 700 a 1.000 $\mu mol \cdot L^{-1}$. Outra explicação seria que o aumento da oxidação de AG não é determinante da *performance* em algumas intensidades de exercício.

Estudos sobre a ingestão de uma dieta rica em lipídios e pobre em carboidratos e por períodos de 3 até 49 dias têm demonstrado aumento da oxidação de lipídios em relação à dieta controle. Corroborando esse fato, em um estudo com ciclistas treinados que se exercitavam diariamente, foi verificado que o consumo de uma dieta rica em lipídios – 65% do valor calórico total (VCT) da dieta – durante 3 dias promoveu uma diminuição do quociente respiratório de 0,89 para 0,79. Todavia, esse resultado sobre a utilização de substratos não tem sido observado em outros estudos, nos quais a dieta apresentava um teor de lipídios relativamente inferior (55 a 60% do VCT da dieta), aliado à ausência de exercício físico durante o período de intervenção dietética.

A adaptação para uma dieta hiperlipídica por um período curto (< 6 dias) tem demonstrado de modo inequívoco uma diminuição da *performance* durante a realização de exercícios de *endurance* quando comparada a uma dieta mista ou rica em carboidratos. Desse modo, verifica-se que a adaptação de curto prazo para uma dieta hiperlipídica é prejudicial para o desempenho em atividades de *endurance*. As evidências científicas são menos claras em relação ao efeito da dieta hiperlipídica durante períodos prolongados. Em parte, a falta de evidências conclusivas pode ser decorrente das diferenças observadas nos diversos estudos em relação à duração do período de adaptação, à escolha da intensidade do exercício e ao conteúdo de lipídios e de carboidratos das dietas.

Diante do exposto, conclui-se que: a ingestão de uma dieta rica em lipídios por um período curto (3 a 5 dias) promove prejuízo do desempenho em atividades de *endurance* quando comparada com a ingestão de uma dieta rica em carboidratos; a adaptação para uma dieta rica em lipídios, em combinação com um treinamento de *endurance* de 1 a 4 semanas, não reduz o desempenho em comparação com uma dieta com alto teor de carboidratos, porém, quando a intervenção dietética e o treinamento são mantidos por 7 semanas, o desempenho em exercícios de *endurance* é significativamente melhor quando uma dieta rica em carboidratos é consumida; nenhum benefício é obtido quando é realizada uma mudança para uma dieta rica em carboidratos após um longo período de adaptação a uma dieta hiperlipídica quando comparado com o efeito de uma dieta rica em carboidratos adotada por todo um período.

Suplementação dietética com triacilgliceróis de cadeia média

Há, atualmente, uma busca por novos meios de intervenção nutricional, seja por meio de planejamento dietético, seja por meio de suplementação com nutrientes específicos, visando a melhora do desempenho físico. A ingestão de grande quantidade de carboidratos antes de exercícios de longa duração economiza o glicogênio hepático e muscular e aumenta a quantidade de energia diretamente disponível para a atividade extenuante.

Embora seja muito valorizada a utilização dos carboidratos como a principal fonte de energia para os exercícios de longa duração, as reservas de glicogênio do fígado e do músculo são relativamente pequenas e podem ser esgotadas com o treinamento de *endurance* de longa duração, mesmo após a suplementação com carboidratos. Assim, estratégias têm sido pesquisadas com o intuito de manter as taxas de oxidação de carboidratos, prevenir a hipoglicemia e, consequentemente, aumentar a *performance*.

A suplementação com lipídios visa poupar os estoques de glicogênio e melhorar o rendimento. As fontes de lipídios podem ser obtidas por meio de dietas com baixo teor de carboidratos e alto teor de lipídios oferecidos antes da competição. Alternativa para obter grande quantidade de lipídios ocorre pela suplementação com TG de cadeia média (TCM). Essas técnicas visam a aumentar a taxa de AGL no plasma para a oxidação muscular e a produção de energia, poupando, assim, o glicogênio muscular e o hepático.

Os triglicerídios de cadeia média são compostos por ácidos AG de cadeia média, de 8 a 10 átomos de carbono, geralmente de configuração saturada. Na dieta normal ocidental, os TCM representam menos de 5% do total do TG da dieta, que, diferentemente, são na sua maioria compostos por TG de cadeia longa (TCL) com 14 ou mais átomos de carbono. Os triglicerídios de cadeia média, em geral, são obtidos do óleo de coco, cuja composição é apresentada na Tabela 4.1.

A ingestão de TCM tem sido utilizada como um meio possível de melhorar a *performance* em exercícios prolongados. Os triglicerídios de cadeia média são líquidos à temperatura ambiente e após a ingestão são rapidamente hidrolisados a glicerol e AG de cadeia média no intestino delgado. Diferentemente dos AG de cadeia longa, os TCM exibem maior solubilidade e são transportados para dentro da mitocôndria independentemente da carnitina. Cabe ressaltar que TCM apresentam um esvaziamento gástrico mais rápido do que as bebidas isocalóricas de carboidratos. Além disso, os TCM são mais rapidamente oxidados, tanto no repouso como no exercício, do que os AG de cadeia longa.

Tabela 4.1. Composição do óleo de coco em relação ao comprimento da cadeia dos ácidos graxos. Quantidades relativas a 100 g de óleo puro.

Energia	Lipídios totais	Lipídios saturados
862 kcal ou 3,6 MJ	100 g	86,5 g
Ácidos graxos		
Cadeia curta ≤ 6 carbonos	Cadeia média 8 a 12 carbonos	Cadeia longa ≥ 14 carbonos
Caproico (6:0)* → 0,6 g	Caprílico (–8:0) → 7,5 g	Mirístico (14:0) → 16,8 g
–	Cápricos (10:0) → 6 g	Palmítico (16:0) → 8,2 g
–	Láurico (12:0) → 44,6 g	Esteárico (18:0) → 2,8 g
–	–	Oleico (18:1) → 5,8 g
–	–	Linoleico (18:2) → 1,8 g

*O primeiro valor entre parênteses representa o número de átomos de carbono, enquanto o segundo é relativo às insaturações da cadeia.
Fonte: Nutribase Software, USDA-2000.

Vários estudos verificaram o efeito de uma dose única de TCM antes do exercício submáximo e antes do trabalho de alta intensidade por 30 minutos. Não foram observadas alterações na utilização do substrato nem melhoria no tempo de resistência ao esforço físico. Por outro lado, a ingestão de dose única superior a 30 g de TCM leva a problemas gastrointestinais, como cólica e desconforto abdominal. A ingestão de pequenas e frequentes doses de TCM durante o exercício parece reduzir os problemas gastrointestinais, como testado em um grupo de homens treinados, em exercícios de 2 horas com $VO_{2máx}$ de 65%. Nesse estudo, os TCM foram oxidados e contribuíram na mesma proporção que as bebidas isocalóricas de carboidratos para o gasto total de energia. Foi ainda observado nessas condições que na última hora de um treinamento de 3 horas, com taxa máxima de 50% de trabalho, a contribuição do TCM oxidado para o total de energia gasta aumentou de 3,2 para 6,4%.

Três estudos examinaram a suplementação com TCM e carboidratos durante o exercício de longa duração. O primeiro encontrou que a ingestão de 4,3% de TCM mais 10% de bebida isocalórica durante duas horas a 60% do $VO_{2máx}$ melhora o desempenho comparado com a solução de carboidratos sozinha. A ingestão de grande quantidade de TCM (~ 85 g) durante o exercício aumentou a concentração de AGL e reduziu a oxidação de carboidratos, além de poupar os estoques de glicogênio muscular, resultando em melhora do desempenho. Em contraste, o segundo estudo, adotando metodologia semelhante, não observou aumento significativo da concentração de AGL, ou melhoria no desempenho com a administração de TCM mais carboidratos.

O terceiro estudo examinou a efetividade da ingestão de carboidratos associada ao TCM sobre o metabolismo e o desempenho físico. Um grupo de 8 homens completou exercícios de *endurance* enquanto consumia 250 mL de uma solução de carboidrato a 6% (peso/volume) mais 4,2% de TCM. A taxa de oxidação de carboidratos durante os primeiros 90 minutos do exercício não foi diferente entre o grupo que recebeu a bebida com carboidrato e TCM e o grupo que recebeu apenas carboidrato, mas ambas foram aumentadas em relação ao grupo placebo. Desse modo, a suplementação de TCM não melhorou o desempenho em relação à suplementação apenas de carboidrato.

Em conclusão, as evidências científicas até agora não demonstraram que a suplementação de TCM durante o exercício possa melhorar o desempenho físico, mesmo quando a suplementação de TCM é realizada em substituição ou associação à suplementação de carboidratos.

Tabela 4.1. Composição do óleo de coco em relação ao comprimento da cadeia dos ácidos graxos. Quantidades relativas a 100 g de óleo puro.

Considerações finais

O progressivo aumento da intensidade de exercício acarreta alteração do tipo predominante de substrato energético utilizado. A contribuição de lipídios para o metabolismo oxidativo total durante o exercício é dependente de diversos fatores, como intensidade e duração do exercício físico, estado alimentado e estado de condicionamento físico. A contribuição máxima de lipídios como substrato energético é obtida em intensidades de exercício próximas de 60 a 65% $VO_{2máx}$. Em intensidades superiores, a demanda energética é suprida predominantemente pela utilização de carboidratos. Durante o exercício físico realizado em determinada intensidade, a utilização de lipídios como substrato energético aumenta com o decorrer do tempo, desde que a intensidade do exercício seja baixa e a duração, prolongada. Todavia, em exercícios realizados em intensidades de 70% $VO_{2máx}$, nenhuma ou apenas pequenas alterações ocorrem na contribuição relativa de carboidratos e de lipídios durante o decorrer do exercício.

O treinamento promove alterações no metabolismo lipídico, como diminuição do quociente respiratório durante o exercício submáximo de mesma intensidade absoluta em indivíduos treinados quando comparados com não treinados, o que indica a ocorrência de aumento da capacidade oxidativa de lipídios.

Questões propostas para estudos

1. Descreva a classificação dos lipídios segundo sua estrutura.
2. Quais são os principais substratos energéticos disponíveis durante a realização de uma atividade física?
3. Quais são as etapas que antecedem a efetiva utilização de lipídios como substratos energéticos na célula muscular durante o exercício físico?
4. Quais são os fatores que influenciam a taxa de mobilização de ácidos graxos livres a partir do tecido adiposo?
5. Explique o mecanismo de ativação de um ácido graxo no citosol da célula muscular.
6. Qual o papel das enzimas carnitina acil transferases em relação ao metabolismo lipídico muscular durante o exercício físico?
7. Explique a relação entre a utilização de triacilgliceróis intramusculares e a intensidade do exercício físico.
8. Explique a seguinte afirmativa: "A contribuição energética de lipídios é dependente da intensidade e da duração do exercício".
9. Quais os possíveis fatores que limitam a utilização de lipídios durante o exercício de alta intensidade?
10. Quais os principais efeitos do treinamento de endurance sobre o metabolismo lipídico?

Bibliografia consultada

- Alsted TJ, Ploug T, Prats C, Serup AK, Høeg L, Schjerling P, Holm C, Zimmermann R, Fledelius C, Galbo H, Kiens B. Contraction-induced lipolysis is not impaired by inhibition of hormone-sensitive lipase in skeletal muscle. J Physiol. 59:5141-5155, 2013.

- Angus DJ, Hargreaves M, Dancey J, Febbraio MA. Effect of carbohydrate or carbohydrate plus medium-chain triglyceride ingestion on cycling time trial performance. J Appl Physiol, 88:113-119, 2000.

- Bonen A, Campbell SE, Benton CR, Chabowski A, Coort SL, Han XX, Koonen DP, Glatz JF, Luiken JJ. Regulation of fatty acid transport by fatty acid translocase/CD36. Proc Nutr Soc. 63:245-249, 2004.

- Bonen A, Dyck DJ, Luiken JJFP. Skeletal muscle fatty acid transport and transporters. Adv Exp Med Biol 441:193-205, 1998.

- Bonen A, Miskovic D, Kiens B. Fatty acid transporters (FABPpm, FAT, FATP) in human muscle. Can J Appl Physiol 24:515-523, 1999.

- Bosma M. Lipid homeostasis in exercise. Drug Discov Today., 19:1019-1023, 2014.

- Bradley NS, Snook LA, Jain SS, Heigenhauser GJ, Bonen A, Spriet LL. Acute endurance exercise increases plasma membrane fatty acid transport proteins in rat and human skeletal muscle. Am J Physiol Endocrinol Metab., 302:183-189, 2012.

- Brechtel K, Niess AM, Machann J, Rett K, Schick F, Claussen CD et al. Utilization of intramyocellular lipids (IMCLs) during exercise as assessed by proton magnetic resonance spectrospopy (1H-MRS). Horm Metab Res 33: 63-66, 2001.

- Brouns F, Van der Vusse GJ. Utilization of lipids during exercise in human subjects: metabolic and dietary constraints. Br J Nutr 79:117-128, 1998.

- Bucci M, Borra R, Någren K, Maggio R, Tuunanen H, Oikonen V, Del Ry S, Viljanen T, Taittonen M, Rigazio S, Giannessi D, Parkkola R, Knuuti J, Nuutila P, Iozzo P. Human obesity is characterized by defective fat storage and enhanced muscle fatty acid oxidation, and trimetazidine gradually counteracts these abnormalities. Am J Physiol.; 301:105-112, 2011.

- Carey GB. Mechanisms regulating adipocyte lipolysis. Adv Exp Med Biol 441:157-170,1998.

- Carlson MG, Snead WL, Campbell PJ. Fuel and energy metabolism in fasting humans. Am J Clin Nutr, 60:29-36, 1994.

- Cheng IS, Liao SF, Liu KL, Liu HY, Wu CL, Huang CY, Mallikarjuna K, Smith RW, Kuo CH. Effect of dietary glycemic index on substrate transporter gene expression in human skeletal muscle after exercise. Eur J Clin Nutr 63:1404-10, 2009.

- Clavel S, Farout L, Briand M, Briand Y, Jouanel P. Effect of endurance training and/or fish supplemented diet on cytoplasmatic fatty acid binding protein in rat skeletal muscles and heart. Eur J Appl Physiol 87:193-201, 2002.

- Cook TC, Laporte RE, Washburn RA, Traven ND, Slemenda CW, Metz KF. Chronic low level physical activity as a determinant of high density cholesterol and subfractions. Med Sci Sports Exerc 18:653-657, 1986.

- Decombaz J, Fleith M, Hoppeler H, Kreis R, Boesch C. Effect of diet on the replenishment of intramyocellular lipids after exercise. Eur J Nutr 39:244-247, 2000.

- Dyck DJ, Bonen A. Muscle contraction increases palmitate esterification and oxidation and triacylglycerol oxidation. Am J Physiol 275:E888-E896, 1998.

- Frayn KN. Regulation of fatty acid delivery in vivo. Adv Exp Med Biol 441:171-179, 1998.

- Gill JMR, Hardman AE. Postprandial lipemia: effects of exercise and restriction of energy intake compared. Am J Clin Nutr 71:465-71, 2000.

- Glatz JFC, Breda EV, Vusse GJV. Intracellular transport of fatty acids in muscle: role of cytoplasmatic fatty acid-binding protein. Adv Exp Med Biol 441:207-218, 1998.

- Guo Z, Burguera B, Jensen MD. Kinetics of intramuscular triglyceride fatty acids in exercising humans. J Appl Physiol 89:2057-2064, 2000.

- Hamzah S, Higgins S, Abraham T, Taylor P, Vizbaraite D, Malkova D. The effect of glycaemic index of high carbohydrate diets consumed over 5 days on exercise energy metabolism and running capacity in males. J Sports Sci 3:1-10, 2009.

- Hardman AE. Interaction of physical activity and diet: implications for lipoprotein metabolism. Public Health Nutrition 2(3a):369-376, 1999.

- Hirabara SM, Silveira LR, Abdulkader FR, Alberici LC, Procopio J, Carvalho CR, Pithon-Curi TC, Curi R. Role of fatty acids in the transition from anaerobic to aerobic metabolism in skeletal muscle during exercise. Cell Biochem Funct 24(6):475-81, 2006.

- Horowitz JF, Klein S. Lipid metabolism during endurance exercise. Am J Clin Nutr 72(suppl): 558S-563S, 2000.

- Ivy JL et al. Contribution of medium and long chain triglyceride intake to energy metabolism during prolonged exercise. Int Sports Med 1:15-20, 1980.

- Jensen MD. Fatty acid oxidation in human skeletal muscle. J Clin Invest 110:1607-1609, 2002.

- Jeppesen J, Keins B. Regulation and limitations to fatty acid oxidation during exercise. J Phys., 1(590pt. 5):1059-1068, 2012.

- Jeukendrup AE et al. Effect of MCT and carbohydrate ingestion during exercise on substrate utilization and subsequent cycling performance. Am J Clin Nutr 67:397-404, 1998.

- Jordy AB, Kiens B. Regulation of exercise-induced lipid metabolism in skeletal muscle. Exp Physiol., 99:1586-1592, 2014.

- Kiens B, Richter EA. Utilization of skeletal muscle triacylglycerol during postexercise recovery in humans. Am J Physiol Endocrinol Metab 275:E332-E337, 1998.

- Kiens B. Training and fatty acid metabolism. Adv Exp Med Biol 441:229-238, 1998.

- Klein S, Weber JM, Coyle EF, Wolfe RR. Effect of endurance training on glycerol kinetics during strenuous exercise in humans. Metabolism 45:357-61, 1996.

- Koves TR, Sparks LM, Kovalik JP, Mosedale M, Arumugam R, DeBalsi KL et al. PPARg coactivator-1a contributes to exercise-induced regulation of intramuscular lipid droplet programming in mice and humans. J Lipid Res., 54:522-534, 2013.

- Kuller LH, Simkin-Silverman LR, Wing RR, Meilahn EN, Ives DG. Women's Healthy Lifestyle Project: A randomized clinical trial: results at 54 months. Circulation 103:32-37, 2001.

- Lamontagne J, Masiello P, Marcil M, Delghingaro-Augusto V, Burelle Y, Prentki M, Nolan CJ. Circulating lipids are lowered but pancreatic islet lipid metabolism and insulin secretion are unaltered in exercise-trained female rats. Appl Physiol Nutr Metab 32:241-8, 2007.

- Langfort J, Ploug T, Ihlemann J, Enevoldsen LH, Stallknecht B, Saldo M et al. Hormone-sensitive lipase (HSL) expression and regulation in skeletal muscle. Adv Exp Med Biol 441:219-228, 1998.

- Lessard SJ, Rivas DA, Chen ZP, van Denderen BJ, Watt MJ, Koch LG, Britton SL, Kemp BE, Hawley JA. Impaired skeletal muscle beta-adrenergic activation and lipolysis are associated with whole-body insulin resistance in rats bred for low intrinsic exercise capacity. Endocrinology 150:4883-91, 2009.
- Liu Y, Wang J, Zhang R, Zhang Y, Xu Q, Zhang J et al. A good response to oil with medium-and long-chain fatty acids in body fat and blood lipid profiles of male hypertriglyceridemic subjects. Asia Pac J Clin Nutr 18:351-8, 2009.
- Lundsgaard AM, Fritzen AM, Kiens B. Molecular regulation of fatty acid oxidation in skeletal muscle during aerobic exercise. Trends Endocrinol Metab., 29:18-30, 2018.
- Mackie BG, Dudley GA, Kaciuba-Uscilko H, Terjung RL. Uptake of chylomicron triglycerides by contracting skeletal muscle in rats. J Appl Physiol 49: 851-5, 1980.
- Magkos F. Basal very low-density lipoprotein metabolism in response to exercise: mechanisms of hypotriacylglycerolemia. Prog Lipid Res, 48(3-4),171-90, 2009.
- Massicotte D, Peronnet F, Brisson GR, Hillaire-Marcel C. Oxidation of exogenous medium-chain free fatty acids during prolonged exercise: comparison with glucose. J Appl Physiol 73:1334-1339, 1992.
- Mourtzakis M, Saltin B, Graham T, Pilegaard H. Carbohydrate metabolism during prolonged exercise and recovery: interactions between pyruvate dehydrogenase, fatty acids, and amino acids. J Appl Physiol 100:1822-30, 2006.
- Nellemann B, Søndergaard E, Jensen J, Pedersen SB, Jessen N, Jørgensen JO, Nielsen S. Kinetics and utilization of lipid sources during acute exercise and acipimox. Am. J. Physiol. Endocrinol. Metab., 307, E199-208, 2014.
- Ogasawara J, Izawa T, Sakurai T, Sakurai T, Shirato K, Ishibashi Y, Ishida H, Ohno H, Kizaki T. The molecular mechanism underlying continuous exercise training-induced adaptive changes of lipolysis in white adipose cells. J Obesity. 2015.
- Petridou A, Chatzinikolaou A, Avloniti A, Jamurtas A, Loules G, Papassotiriou I et al. Increased triacylglycerol lipase activity in adipose tissue of lean and obese men during endurance exercise. J Clin Endocrinol Metab. 102:3945-3952, 2017.
- Purdom T, Kravitz L, Dokladny K, Mermier C. Understanding the factors that effect maximal fat oxidation. J Int Soc Sports Nutr., 12;15:3, 2018.
- Ranallo RF, Rhodes EC. Lipid metabolism during exercise. Sports Med 26(1): 29-42, 1998.
- Rogero MM, Gomes MR, Tirapegui J. Lipídios. In: Nutrição: fundamentos e aspectos atuais. 3. ed., Tirapegui J (ed). São Paulo: Atheneu, 2013. p. 45-59.
- Romijn JA, Coyle EF, Sidossis LS, Gastaldelli A, Horowitz JF, Endert E, Wolfe RR. Regulation of endogenous fat and carbohydrate metabolism in relation to exercise intensity and duration. Am J Physiol 265:E380-E391, 1993.
- Romijn JA, Coyle EF, Sidossis LS, Rosenblatt J, Wolfe RR. Substrate metabolism during different exercise intensities in endurance-trained women. J Appl Physiol 88:1707-1714, 2000.
- Romijn JA, Coyle EF, Sidossis LS, Zhang XJ, Wolfe RR. Relationship between fatty acid delivery and fatty acid oxidation during strenuous exercise. J Appl Physiol 79:1939-1945, 1995.
- Romijn JA, Klein S, Coyle EF, Sidossis LS, Wolfe RR. Strenuous endurance training increases lipolysis and triglyceride-fatty acid cycling at rest. J Appl Physiol 75:108-13, 1993.
- Ruderman NB, Saha AK, Vavvas D, Kurowski T, Laybutt DR, Schmitz-Peiffer C et al. Malonyl-CoA as a metabolic switch and a regulator of insulin sensitivity. Adv Exp Med Biol 441:263-270, 1998.
- Sacchetti M, Saltin B, Osada T, Van Hall G. Intramuscular fatty acid metabolism in contracting and noncontracting human skeletal muscle. J Physiol 540:387-395, 2002.
- Sengenes C, Bouloumie A, Hauner H, Berlan M, Busse R, Lafontan M, Galitzky J. Involvement of a cGMP-dependent pathway in the natriuretic peptide-mediated hormone-sensitive lipase phosphorylation in human adipocytes. J Biol Chem, 278:48617-48626, 2003.
- Sidossis LS, Gastaldelli A, Klein S, Wolfe RR. Regulation of plasma fatty acid oxidation during low-and high-intensity exercise. Am J Physiol 272:E1065-70, 1997.
- Sidossis LS, Wolfe RR. Glucose and insulin-induced inhibition of fatty acid oxidation: the glucose-fatty acid cycle reversed. Am J Physiol 270:E733-E738, 1996.
- Smith BK, Bonen A, Holloway GP. A dual mechanism of action for skeletal muscle FAT/CD36 during exercise. Exerc Sport Sci Rev., 40:211-7, 2012.
- Søndergaard E, Andersen IR, Sørensen LP, Gormsen LC, Nielsen S. Lipoprotein lipase activity does not predict very low-density lipoprotein-triglyceride fatty acid oxidation during exercise. Scand J Med Sci Sports. 27(5), 474-481, 2017.
- Sondergaard E, Rahbek I, Sørensen LP, Christiansen JS, Gormsen LC, Jensen MD, et al. Effects of exercise on VLDL-triglyceride oxidation and turnover. Am J Physiol Endocrinol Metab 300:939-944, 2011.
- Spriet LL. Regulation of fat/carbohydrate interaction in human skeletal muscle during exercise. Adv Exp Med Biol 441:249-261, 1998.
- Starritt EC, Howlett RA, Heigenhauser GJF, Spriet LL. Sensitivity of CPT I to malonyl-CoA in trained and untrained human skeletal muscle. Am J Physiol Endocrinol Metab 278:E462-E468, 2000.
- Tunstall RJ, Mehan KA, Wadley GD, Collier GR, Bonen A, Hargreaves M, Cameron-Smith D. Exercise training increases lipid metabolism gene expression in human skeletal muscle. Am J Physiol Endocrinol Metab 283:E66-E72, 2002.
- Turcotte LP, Kiens B, Richter EA. Saturation kinetics of palmitate uptake in perfused skeletal muscle. FEBS Lett 279:327-329, 1991.
- van Hall G. The physiological regulation of skeletal muscle fatty acid supply and oxidation during moderate-intensity exercise. 45:S23-32, 2015.
- Van Zyl CG, Lambert EV, Hawley JA, Noakes TD, Dennis SC. Effects of medium-chain triglyceride ingestion on fuel metabolism and cycling performancer. J Appl Physiol 80:2217-2225, 1996.
- Vessby B, Andersson A, Södin A. Training induced changes in the fatty acid composition of skeletal muscle lipids. Functional aspects. Adv Exp Med Biol 441:139-145, 1998.
- Vusse GJV, Glatz JFC, Nieuwenhoven FAV, Reneman RS, Bassingthwaighte JB. Transport of long-chain fatty acids across the muscular endothelium. Adv Exp Med Biol 441:181-191, 1998.
- Wang Y, Xu D. Effects of aerobic exercise on lipids and lipoproteins. Lipids in Health and Disease, 16:132, 2017.
- Watt M, Spriet LL. Triacylglycerol lipases and metabolic control: implications for health and disease. Am J of Physol. Endocrinol Metab, 299:162-8, 2010.

- Wee J, Charlton C, Simpson H, Jackson NC, Shojaee-Moradie F, Stolinski M et al. GH secretion in acute exercise may result in post-exercise lipolysis. Growth Horm IGF Res., 15:397-404, 2005.
- Winder WW. Intramuscular mechanisms regulating fatty acid oxidation during exercise. Adv Exp Med Biol 441:239-248, 1998.
- Wolfe RR. Fat metabolism in exercise. Adv Exp Med Biol 441:147-156, 1998.
- Yu-Poth S, Zhao G, Etherton T, Naglak M, Jonnalagada S, Kris-Etherton PM. Effects of the national cholesterol education program's step I and step II dietary intervention programs on cardiovascular disease risk factors: a meta analysis. Am J Clin Nutr 69:632-646, 1999.
- Zechner R, Kienesberger PC, Haemmerle G, Zimmermann R, Lass A. Adipose triglyceride lipase and the lipolytic catabolism of cellular fat stores. J Lipid Res. 50:3-21, 2009.
- Zouhal H, Jacob C, Delamarche P, Grata-Delamarche A. Catecholamines and the effects of exercise, training and gender. Sports Med. 38:401-423, 2008.

Vitaminas e Atividade Física

• Marcelo Macedo Rogero • Sandra Maria Lima Ribeiro • Renata Rebello Mendes
• Camila Maria de Melo • Julio Tirapegui

Introdução

As vitaminas são nutrientes conhecidos por desempenhar inúmeras funções metabólicas no organismo e que não podem ser sintetizados pelos tecidos humanos; portanto, são nutrientes essenciais. Uma vez que desempenham um papel-chave na regulação de reações químicas, são comumente descritas como cofatores de enzimas. A maneira mais utilizada de classificar os diferentes tipos de vitaminas diz respeito a sua solubilidade. Portanto, elas podem ser classificadas em: lipossolúveis (vitaminas A, D, E e K) e hidrossolúveis (vitamina C e o grupo de vitaminas do complexo B).

A relação entre as vitaminas e o desempenho em atividades físicas tem sido estudada há décadas, sem, contudo, haver um consenso sobre a necessidade ou não do uso de suplementos. Independentemente da falta de consenso, o que se observa é uma ingestão excessiva de suplementos vitamínicos por um grande número de atletas e praticantes de atividade física em geral. Esse fato é preocupante, uma vez que eleva as possibilidades de toxicidade por ingestão excessiva. Segundo o American College of Sports Science/ American Dietetic Association/ Dietitians of Canada (2009), algumas sugestões foram formuladas no que diz respeito ao consumo de suplementos vitamínicos e/ou minerais por atletas: geralmente esses suplementos não são necessários, desde que o atleta/esportista tenha uma dieta variada e adequada em energia para seu peso corporal; suplementos multivitamínicos e multiminerais, ou ainda o consumo de micronutrientes específicos, podem ser apropriados por razões médicas ou nutricionais: se o atleta restringir alimentos ou grupos de alimentos, se estiver se recuperando de lesões ou processos patológicos, ou ainda se apresentar deficiência de algum micronutriente específico.

Este capítulo tem como objetivo descrever o papel metabólico das vitaminas e sua relação com a prática esportiva, fornecendo subsídios para decisões sobre a necessidade ou não do uso de suplementos nutricionais.

Principais vitaminas relacionadas à atividade física

O frequente e por vezes abusivo uso de suplementos por praticantes de atividade física costuma ser embasado em algumas hipóteses, por exemplo, a participação desses nutrientes no metabolismo energético, a atividade antioxidante, a relação com a imunocompetência, a prevenção de lesões musculares, ou ainda um possível papel ergogênico. Cabe ressaltar que essas hipóteses são em sua grande maioria relacionadas às vitaminas C, E e as do complexo B. Essas serão as vitaminas discutidas neste capítulo.

Antes de discutir especificamente as vitaminas envolvidas com a atividade física, e considerando a atividade antioxidante hipotetizada para justificar o uso de suplementos, é importante compreender a questão da produção de radicais livres.

Breve descrição da produção de radicais livres

Radicais livres (RL) são átomos ou moléculas que apresentam um ou mais elétrons não pareados ocupando orbitais atômicos ou moleculares, enquanto espécies reativas de oxigênio (ERO) e espécies reativas de nitrogênio (ERN) são qualquer espécie oxidante altamente reativa formada por oxigênio e/ou nitrogênio, inclusive os RL de oxigênio e/ou nitrogênio. Apesar de o processo de produção de RL ser parte do metabolismo normal celular, os RL apresentam forte tendência a retirar elétrons de compostos celulares para obtenção de uma estrutura quimicamente mais estável; portanto, os RL são capazes de provocar lesões oxidativas em várias moléculas celulares, o que pode acarretar a perda total da função celular (Figura 5.1).

A completa redução do oxigênio para H_2O necessita de 4 etapas, nas quais ocorre a geração de diversos RL e de peróxido de hidrogênio (H_2O_2). Este não representa um radical livre, pois não apresenta elétrons desemparelhados. Contudo, o H_2O_2 é considerado uma das ERO devido a sua capacidade de gerar RL hidroxila – altamente reativos – por meio de interações com metais de transição reativos. A completa redução do oxigênio é sumarizada na seguinte equação:

> (1) $O_2 + e^- \rightarrow \cdot O_2^-$ (radical superóxido)
> (2) $\cdot O_2^- + H_2O \rightarrow OH^- + HO_2 \cdot$ (radical hidroperoxil)
> (3) $HO_2 \cdot + e^- + H \rightarrow H_2O_2$ (peróxido de hidrogênio)
> (4) $H_2O_2 + e^- \rightarrow OH^- + OH \cdot$ (radical hidroxila)

Cada um desses intermediários derivados do oxigênio é considerado altamente reativo, devido a sua configuração instável de elétrons em promover a atração de elétrons a partir de outras moléculas, o que resulta em outro radical livre, que é capaz de reagir com outra molécula. Essa reação em cadeia está relacionada aos processos de peroxidação lipídica, de lesão de DNA e de oxidação de proteínas durante eventos de estresse oxidativo. Além disso, esses processos estão associados com o aparecimento e o aumento da gravidade de muitas doenças. Cabe destacar que o organismo está normalmente em equilíbrio entre a produção e a degradação de RL. Quando existe desequilíbrio entre as espécies reativas produzidas e a capacidade antioxidante, cria-se uma situação que se denomina estresse oxidativo.

Relação entre exercício físico e produção de radicais livres

O exercício físico tem sido considerado um fator capaz de aumentar a produção de espécies reativas de oxigênio, em consequência de diversos fatores observados durante a atividade física, como:

- Aumento do consumo de oxigênio.
- Elevação das concentrações de epinefrina e outras catecolaminas.
- Isquemia-reperfusão.
- Catabolismo do ATP.
- Perda de cálcio intracelular.
- Acúmulo de ácido lático (acidose).
- Respostas inflamatórias estimuladas por danos musculares.
- Comprometimento de enzimas antioxidantes.

Estudos demonstram que o exercício exaustivo e não habitual pode promover um desequilíbrio entre a geração de espécies reativas de oxigênio (ERO) e o sistema de defesa antioxidante do organismo. As ERO podem ser geradas durante e após o exercício físico na musculatura exercitada e nos tecidos que sofrem isquemia-reperfusão. Fontes de ERO durante o exercício incluem o aumento da oxidação de purinas, lesão de proteínas contendo ferro, desequilíbrio da homeostase do cálcio (Ca^{2+}) e síntese de ERO pelo endotélio vascular. A ativação de neutrófilos, que infiltram o tecido muscular após a lesão provocada pelo exercício, também pode promover a síntese de ERO.

Todavia, os estudos que investigaram a relação entre exercício e a geração de ERO apresentam algumas limitações metodológicas, sendo que certas questões críticas permanecem sem resposta. Em estudos *in vivo* com exercício físico, a geração de ERO foi detectada em homogenato tecidual coletado imediatamente após o exercício, porém a verdadeira taxa de produção de ERO durante o exercício continua desconhecida. Além disso, tem sido demonstrado que a produção de ERO diminui rapidamente 1 a 2 minutos após o término da contração muscular. Portanto, os métodos comumente utilizados subestimam a produção oxidante real durante o exercício. Por outro lado, estudos *in vitro* que avaliaram a produção de ERO podem apresentar resultados limitados por não considerarem o efeito do exercício sobre o organismo. Além disso, não há conhecimento pleno sobre a origem e as espécies de ERO produzidas sob as várias condições experimentais.

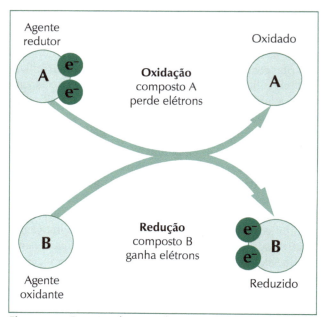

Figura 5.1. Reações de oxirredução, demonstrando a perda de elétrons do agente redutor e o concomitante ganho desses elétrons pelo agente oxidante.
Fonte: Desenvolvida pela autora.

Sistema antioxidante

O organismo possui um elaborado sistema de defesa antioxidante, que, de maneira geral, depende da produção endógena de compostos como a glutationa e a enzima superóxido dismutase, e da ingestão adequada de vitaminas e minerais, como as vitaminas E, C, β-caroteno e minerais como cobre, zinco e selênio[2].

Dentre os antioxidantes de defesa celular que podem minimizar os efeitos negativos de RL, destacam-se as vitaminas A e E e a glutationa. A vitamina E é um relevante antioxidante lipossolúvel em membranas celulares. Essa vitamina protege contra a peroxidação lipídica por reagir diretamente com radicais de oxigênio, incluindo oxigênio singlete, produtos de peróxidos lipídicos e radical superóxido, o que promove a formação do relativamente inócuo radical tocoferol. A vitamina C pode interagir com o radical tocoferol para regenerar o tocoferol reduzido. Por ser hidrossolúvel, pode reagir diretamente com o superóxido, o radical hidroxila e o oxigênio singlete.

A glutationa representa um substrato para a glutationa peroxidase, uma enzima que atua na remoção de peróxidos de hidrogênio. A forma reduzida da glutationa (GSH) age juntamente com a enzima glutationa peroxidase para produzir a forma oxidada da glutationa, GSSG. O mineral selênio é um componente essencial da glutationa peroxidase. A glutationa peroxidase e outras enzimas antioxidantes, como superóxido dismutase, catalase e glutationa redutase, agem na redução da peroxidação lipídica. Além disso, o β-caroteno, o principal carotenoide da vitamina A, é o mais eficiente antioxidante em relação ao oxigênio singlete.

Sabe-se que a atividade física aeróbia "fortalece" esse sistema de defesa, provavelmente por meio do aumento da síntese de superóxido dismutase (Evans, 2000). Vários estudos têm mostrado que o treinamento aumenta a concentração de glutationa e a atividade da catalase e superóxido dismutase nos músculos e plasma após exercício agudo e crônico. Porém, ainda permanecem diversos pontos obscuros em relação ao que aconteceria com essa defesa durante exercícios físicos predominantemente anaeróbios, ou até mesmo se esse aumento da superóxido dismutase observado durante atividades aeróbias seria suficiente para "neutralizar" a elevada produção de radicais livres também observada nesse tipo de atividade.

Vitamina C
Química e bioquímica

Vitamina C ou ácido ascórbico ($C_6H_8O_6$; 173,13 g/mol) é considerado quimicamente um relevante agente redutor – doador de elétrons em uma reação de redução-oxidação (redox) –, que é reversivelmente oxidado para a forma de ácido deidroascórbico (DHAA) em diversas reações bioquímicas. Assim, pode-se caracterizar a vitamina C como um excelente antioxidante. A vitamina C existe em duas formas: a forma reduzida, conhecida como ácido ascórbico, e a forma oxidada, denominada DHAA. Fisiologicamente, o ácido ascórbico é um antioxidante hidrossolúvel presente no citosol e no fluido extracelular, e fornece elétrons para enzimas, compostos químicos oxidantes ou outros aceptores de elétrons. Suas propriedades químicas permitem que essa vitamina interaja diretamente com o O_2^- e o OH em fases aquosas, o que auxilia na prevenção de lesão de membranas plasmáticas.

Dentre as funções bioquímicas do ácido ascórbico baseadas nas suas propriedades de redutor verifica-se: (i) fornece redutores equivalentes para uma variedade de reações bioquímicas, (ii) é essencial como cofator para reações que necessitam de um íon metal reduzido (Fe^{2+}, Cu^{1+}), e (iii) atua como antioxidante de proteção, que opera na fase aquosa e pode ser regenerado *in vivo* quando oxidado.

O ácido ascórbico é caracterizado como o mais versátil e efetivo dos antioxidantes hidrossolúveis da dieta. Essa vitamina pode prontamente doar elétrons para uma variedade de radicais livres reativos e espécies oxidantes e facilmente retorna para seu estado reduzido por meio de doadores de elétrons ubíquos, como a glutationa e o NADP. A vitamina C efetivamente "sequestra" radicais superóxido, peroxila e hidroxila, além de peróxidos reativos, oxigênio singlete e espécies de hipocloreto. Além disso, o ácido ascórbico pode favorecer a redução da peroxidação dos lipídios plasmáticos e da lipoproteína de baixa densidade (LDL). O ácido ascórbico parece proteger contra a peroxidação lipídica por atuar sobre os radicais peroxila na fase aquosa antes que estes possam iniciar a peroxidação lipídica e por regenerar a forma ativa da vitamina E, a qual representa um importante antioxidante lipofílico. Além disso, o ácido ascórbico pode propiciar proteção antioxidante indireta por fornecer elétrons para regenerar a forma reduzida ativa de outros antioxidantes biológicos, como glutationa e flavonoides.

Devido a sua capacidade de redução, o ácido ascórbico estimula enzimas envolvidas, por exemplo, na biossíntese de colágeno, de carnitina, de serotonina, de pirimidinas e de catecolaminas. No trato digestório, o ácido ascórbico aumenta a absorção do ferro, por manter esse elemento em sua forma reduzida. Por outro lado, elevadas doses de ingestão de ácido ascórbico podem diminuir a absorção do cobre por meio da redução desse mineral para sua forma monovalente.

Absorção e biodisponibilidade da vitamina C

O ascorbato é absorvido no intestino de humanos por meio de um processo ativo dependente de energia, o qual é saturável e dose-dependente. Por outro lado, a absorção intestinal do DHAA é realizada por meio de difusão facilitada. Após a entrada do DHAA no epitélio intestinal ou em células teciduais, o DHAA é prontamente reduzido para ácido ascórbico. Malo e Wilson (2000) verificaram que a captação de L-ascorbato ocorre em todo o intestino delgado, com uma taxa de captação inicial 3 vezes maior no segmento distal em relação ao proximal. A relativa baixa afinidade do transporte de DHAA em comparação com o ascorbato indica que a maior parte da vitamina C é absorvida como ascorbato. Além disso, a captação intestinal de ascorbato e do DHAA não é mediada pelos transportadores de hexoses SGLT 1 e GLUT 5. Cabe ressaltar que o aumento da concentração de glicose no citosol do enterócito inibe significativamente a captação de ascorbato, enquanto esse fato não é observado em relação à captação de DHAA (Figuras 5.2, 5.3 e 5.4).

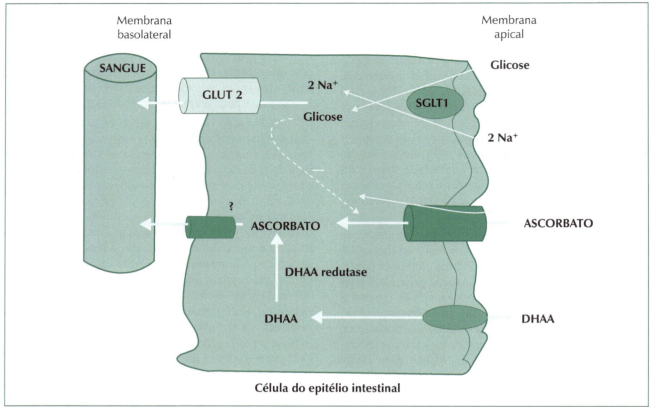

Figura 5.2. Modelo do transporte de vitamina C em enterócitos.

A membrana apical apresenta um cotransporte de Na^+-ascorbato e uma via de difusão facilitada para o ácido deidroascórbico (DHAA). O transportador de Na^+-glicose (SGLT 1) permite a entrada rápida de glicose, que é liberada para a circulação sanguínea pelo transportador GLUT 2 presente na membrana basolateral. O aumento da concentração de glicose no enterócito inibe a captação de ascorbato na membrana apical. No compartimento citosólico do enterócito, o DHAA é reduzido para ascorbato, que pode ser liberado na membrana basolateral para o sangue por um mecanismo ainda não totalmente elucidado.

Fonte: Desenvolvida pela autoria a partir de Malo e Wilson, 2000.

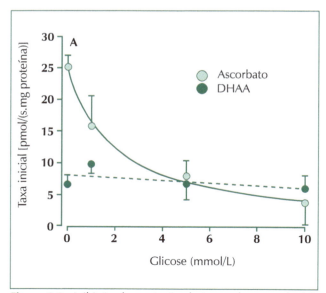

Figura 5.3. Inibição da captação de L-ascorbato ou de ácido L-deidroascórbico (DHAA) por meio do aumento da concentração de glicose no meio intracelular.

Fonte: Desenvolvida pela autoria a partir de Malo e Wilson, 2000.

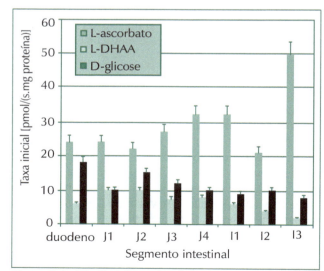

Figura 5.4. Distribuição regional do transporte de L-ascorbato, L-ácido deidroascórbico (DHAA) e D-glicose ao longo do intestino delgado em humanos. As taxas iniciais de captação foram mensuradas no duodeno, 4 partes do jejuno (J1-J4) e 3 partes do íleo (I1-I3).

Fonte: Desenvolvida pela autoria a partir de Malo e Wilson, 2000.

Estudos com ingestões relativamente baixas (inferiores a 30 mg/dia) demonstram que o ácido ascórbico é completamente absorvido; 70 a 90% do ácido ascórbico é absorvido quando a ingestão diária é de 30 a 180 mg. Contudo, a absorção diminui para aproximadamente 50% com doses de ingestão de 1 a 1,5 g/dia; 16% da ingestão de 12 g de ácido ascórbico é absorvido. Kallner et al. (1985) verificaram que a ingestão de doses únicas superiores a 180 mg de ácido ascórbico resultou em degradação desse composto durante o período pós-absortivo no intestino. Uma vez que esse estudo foi realizado com ingestão de ácido ascórbico com marcação radioativa (^{14}C), verificou-se que a quantidade de CO_2 marcado recuperado no ar expirado aumentou de 1% para 30%, à proporção em que houve aumento da ingestão (90 a 1.000 mg) de ácido ascórbico, indicando maior degradação de ácido ascórbico, no período pós-absortivo, com maiores doses de ingestão. Os autores sugerem que a formação de dióxido de carbono é devida a um efeito pré-sistêmico decorrente da degradação microbiológica ou química do ascorbato no intestino.

A máxima absorção de ácido ascórbico é atingida por meio da ingestão de diversas doses distribuídas ao longo do dia – em vez de uma única megadose –, e desde que a quantidade total ingerida nessa situação seja inferior a 1 g. O mecanismo de absorção saturável no trato digestório também explica a maior biodisponibilidade observada algumas vezes por meio da ingestão de formas de ácido ascórbico em cápsulas (ou comprimidos) de liberação prolongada, quando comparadas com doses puras e equivalentes de ácido ascórbico. A biodisponibilidade do ácido ascórbico presente em alimentos ou em suplementos ("forma natural") não é diferente significativamente da biodisponibilidade do ácido ascórbico puro sintético.

Em síntese, os três principais fatores que controlam a biodisponibilidade da vitamina C ingerida são: (i) a forma química da vitamina; (ii) fatores que determinam sua estabilidade química antes e durante a absorção; (iii) e a magnitude da dose.

Fontes alimentares de vitamina C

A vitamina C é amplamente distribuída em alimentos de origem animal e vegetal, ocorrendo tanto na forma de ácido ascórbico quanto na de ácido deidroascórbico. Frutas e hortaliças representam significativas fontes de vitamina C, conforme se pode constatar na Tabela 5.1. Plantas sintetizam ácido ascórbico a partir de carboidratos; a maioria das sementes não contém ácido ascórbico, porém inicia a síntese dessa vitamina durante a germinação. Cabe ressaltar que frutas cítricas representam substanciais fontes de vitamina C, aliado ao fato de essas serem ingeridas geralmente cruas, uma vez que a cocção do alimento diminuiu a concentração de vitamina C.

Recomendação

As Ingestões Dietéticas de Referência (DRI) (NRC, 2000) consideram a Necessidade Média Estimada (EAR), a Recomendação Dietética Adequada (RDA) e o nível máximo de ingestão tolerável (UL) valores importantes para avaliação de indivíduos e de grupos, os quais estão relacionados na Tabela 5.2.

Tabela 5.1. Teores de vitamina C em alguns alimentos.

Alimentos	mg/100 g de alimento
Acerola	1.700
Goiaba	273
Caju	252
Brócolis	115
Couve	105
Couve-flor	73
Kiwi	71
Morango	64
Espinafre	52
Repolho roxo	50
Laranja	49
Alface	35

Fonte: Desenvolvida pela autoria (modificada de Penteado).

Tabela 5.2. Necessidade Média Estimada (EAR), a Recomendação Dietética Adequada (RDA) e o nível máximo de ingestão tolerável (UL) para vitamina C.

Grupo	EAR (mg/dia de vitamina C)	RDA (mg/dia de vitamina C)	UL (mg/dia de vitamina C)
Crianças			
1 a 3 anos	13	15	400
4 a 8 anos	22	25	650
Meninos			
9 a 13 anos	39	45	1.200
14 a 18 anos	63	75	1.800
Meninas			
9 a 13 anos	39	45	1.200
14 a 18 anos	56	65	1.800
Homens			
19 a 30 anos	75	90	2.000
31 a 50 anos	75	90	2.000

(continua)

(continuação)

Tabela 5.2. Necessidade Média Estimada (EAR), a Recomendação Dietética Adequada (RDA) e o nível máximo de ingestão tolerável (UL) para vitamina C.

Grupo	EAR (mg/dia de vitamina C)	RDA (mg/dia de vitamina C)	UL (mg/dia de vitamina C)
Mulheres			
19 a 30 anos	60	75	2.000
31 a 50 anos	60	75	2.000
Homens			
51 a 70 anos	75	90	2.000
> 70 anos	75	90	2.000
Mulheres			
51 a 70 anos	60	75	2.000
> 70 anos	60	75	2.000

Fonte: NRC, 2000.

Distribuição e transporte

De acordo com a Tabela 5.3, verifica-se que o conteúdo de vitamina C nos tecidos e fluidos corporais varia enormemente, com as mais altas concentrações nas glândulas hipófise e adrenal, nos leucócitos, no cristalino ocular e no cérebro; as mais baixas concentrações são observadas no plasma e na saliva. Cabe destacar que as concentrações elevadas de vitamina C intracelular em relação ao plasma são decorrentes de processo de transporte ativo. O ácido ascórbico e sua forma oxidada, DHAA, são transportados independentemente para o interior celular. O DHAA é transportado por meio das proteínas GLUT1 e GLUT3, enquanto o transporte do ácido ascórbico ainda não foi identificado.

Evidências sugerem que o DHAA é a forma da vitamina C que atravessa as membranas das células do epitélio intestinal, dos eritrócitos e dos leucócitos, sendo reduzido, posteriormente, para sua forma ativa no interior celular. Similarmente ao plasma, a vitamina C intracelular existe na forma reduzida e não está ligada a nenhuma proteína. Tanto a redução enzimática como a química do DHAA intracelular têm sido relatadas, tendo a glutationa como a principal fonte de equivalentes redutores.

A vitamina C é ativamente transportada na membrana plasmática de leucócitos por um processo saturável e dependente de temperatura. O acúmulo de ácido ascórbico dentro de neutrófilos e de linfócitos humanos é mediado por transportadores de alta e baixa afinidades, e a vitamina C é localizada principalmente no citosol celular.

Mecanismos homeostáticos do estado de vitamina C corporal

A absorção intestinal dose-dependente de vitamina C representa um dos mecanismos por meio dos quais o estado de vitamina C corporal é regulado. Outro mecanismo relevante envolve a ação renal para conservar ou para excretar o ácido ascórbico não metabolizado. À medida que ocorre o aumento da concentração plasmática de vitamina C, a capacidade dos túbulos renais para reabsorver o ácido ascórbico alcança um valor máximo e, consequentemente, o excesso de ácido ascórbico não reabsorvido é excretado na urina. Esse ponto, designado como limiar renal, ocorre em humanos com concentrações plasmáticas de vitamina C de aproximadamente 68 mmol/L (1,2 mg/dL). Sendo assim, a regulação renal de ácido ascórbico conserva os estoques corporais durante períodos de baixa ingestão por meio da reabsorção tubular renal, enquanto concentrações plasmáticas limitantemente elevadas promovem a excreção da quantidade de ácido ascórbico que excede o limiar renal.

Avaliação do estado nutricional relativo à vitamina C

Uma vez que nenhum teste funcional seguro de deficiência de vitamina C foi estabelecido, as verificações das concentrações de ácido ascórbico presentes tanto no plasma quanto em leucócitos permanecem como os testes mais práticos e seguros de avaliação do estado de vitamina C em humanos. A concentração plasmática de ácido ascórbico apresenta geralmente correlação com a ingestão de ácido ascórbico pela dieta e com o conteúdo de ácido ascórbico de leucócitos em estudos experimentais e epidemiológicos. A concentração plasmática de ácido ascórbico é mais responsiva para a ingestão recente pela dieta, enquanto a concentração dessa vitamina em leucócitos altera-se mais lentamente, refletindo de modo mais preciso o conteúdo tecidual e o *pool* corporal de ácido ascórbico.

Os valores citados na Tabela 5.4 representam um guia geral para a interpretação dos resultados bioquímicos de ácido ascórbico. A categoria "deficiente" é aquela cujos sintomas clínicos são aparentes ou iminentes. A categoria "baixo" representa um estado de risco moderado para o desenvolvimento evidente de sintomas de deficiência, devido à baixa ingestão e/ou depleção do *pool* corporal de ácido ascórbico.

Tabela 5.3. Distribuição de ácido ascórbico em órgãos e fluidos do organismo humano.

Órgão/fluido	Concentração de ácido ascórbico (µmol/100 g de tecido úmido)*
Glândula hipófise	227 a 284
Glândula adrenal	170 a 227
Cristalino ocular	142 a 176
Fígado	57 a 91
Leucócitos	40 a 800
Pâncreas	57 a 85
Rins	28 a 85
Músculo cardíaco	28 a 85
Baço	57 a 85
Sêmen	20 a 60
Pulmões	40
Cérebro	74 a 85
Fluido cerebrospinal	13 a 26
Músculo esquelético	17
Tireoide	11
Saliva	0,01 a 0,5
Plasma	1,7 a 8,5

*µmol/100 g de tecido úmido $\times$ 0,176 = mg/100 g tecido úmido.

Fonte: Desenvolvida pela autoria (modificada de Shills et al., 2003).

Ingestão de vitamina C em atletas

A recomendação dietética adequada de vitamina C varia entre os países. Na Inglaterra é de 30 mg, enquanto na Nova Zelândia e na Austrália é de 40 mg; nos EUA e no Canadá é de 90 mg/dia para homens e de 75 mg/dia para mulheres, e na Alemanha é de 75 mg. Além disso, cabe ressaltar que o consumo de vitamina C está relacionado à ingestão energética total. Estudos demonstraram que a maior parte dos resultados sobre a ingestão de vitamina C indica que a maioria dos atletas ingere quantidades adequadas dessa vitamina por meio da dieta. Grande parte dos grupos de atletas estudados apresenta ingestões de vitamina C que excedem as recomendações diárias, sendo a média em diversos estudos de 90 a 140 mg/dia.

Todavia, uma pequena porcentagem de atletas, particularmente ginastas, tem apresentado uma ingestão de vitamina C inferior àquela recomendada. Cabe ressaltar que menores ingestões de vitamina C por alguns atletas podem refletir intervenções dietéticas direcionadas para o controle de massa corporal, uma vez que tem sido verificado que a ingestão de vitamina C é relacionada à ingestão energética total. Em alguns países, recomendações específicas para atletas têm sido feitas, por exemplo, a ingestão de 140 mg de vitamina C/dia durante o treinamento e DE 200 mg durante os períodos de competições para atletas chineses, visando manter uma quantidade de vitamina corporal próxima do estado de saturação conforme caracterizado pela perda urinária deste nutriente.

Alterações induzidas pelo exercício físico sobre a concentração plasmática de ácido ascórbico

Efeito do exercício agudo

Alterações transitórias da concentração de ácido ascórbico presente no plasma são observadas após o exercício agudo. Contudo, diferentes estudos têm verificado aumento, redução ou nenhuma alteração desse parâmetro. Essa variabilidade pode ser decorrente de diferenças no modo do exercício, nos tempos examinados, na técnica utilizada para medir a concentração plasmática de vitamina C, no nível de treinamento dos indivíduos, nos fatores ambientais (p. ex., altitude) ou na ausência de controle em relação às alterações de volume plasmático. Além disso, diferenças na intensidade do estresse oxidativo causado pelo exercício podem representar outro fator.

Gleeson et al. (1987) reportaram que a concentração plasmática de ácido ascórbico aumentou de 52,7 mmol/L para 67,0 mmol/L imediatamente após uma corrida de 21 km. Esse aumento na concentração plasmática de ácido ascórbico foi positivamente correlacionado com o aumento da concentração plasmática de cortisol durante a corrida. Contudo, 24 horas após a corrida, a concentração de ácido ascórbico diminuiu para 20% abaixo dos valores pré-exercício e permaneceu baixa ainda por 2 dias. Os autores sugerem que o aumento da concentração de ácido ascórbico foi resultado da concomitante liberação de cortisol e de ácido ascórbico pela glândula adrenal. Duthie et al. (1990) também observaram elevação (34%) da concentração plasmática de ácido ascórbico 5 minutos após o término de uma meia maratona, porém os valores retornaram para o normal dentro de 24 horas. Cabe ressaltar que uma única sessão de exercício físico pode aumentar a concentração plasmática de vitamina C, porém promove a diminuição da concentração dessa vitamina em outros tecidos.

Treinamento

A deficiência marginal de vitamina C plasmática tem sido observada em um número pequeno de atletas, apesar de o critério de deficiência variar entre os estudos. Além disso, a concentração plasmática de vitamina C em atletas é similar à de indivíduos controles sedentários, ao mesmo tempo que a porcentagem (0 a 1%) de sedentários e de atletas classificados como deficientes em vitamina C (< 22,7 mmol/L) similar.

Estudos demonstram concentração de vitamina C plasmática superior em jogadores de futebol em relação a indivíduos sedentários controles. Três meses de treinamento de maratonistas provocaram o declínio de todos os antioxidantes circulantes, exceto de vitamina C, que aumentou a partir de uma concentração média de 107 para 180 mmol/L com o treinamento.

A concentração de ácido ascórbico dentro do plasma pode ser um parâmetro menos seguro do estado de vitamina C corporal quando comparado à concentração dessa vitamina em leucócitos. A relação entre treinamento físico regular e concentração plasmática de ácido ascórbico foi investigada em indivíduos sedentários e fisicamente ativos, os quais foram divididos em 2 grupos de acordo com o nível de treinamento. Verificou-se que a concentração plasmática não foi relacionada ao estado de treinamento, enquanto a concentração presente em linfócitos foi significativamente maior nos indivíduos altamente treinados em comparação com os sedentários.

Exercício e suplementação com vitamina C

Estudos demonstram que a suplementação de vitamina C realizada por atletas varia de 85 a 1.500 mg, por períodos de 1 dia a 8 meses. Os efeitos da suplementação sobre a concentração plasmática de vitamina C em indivíduos sedentários e fisicamente ativos podem ser observados na Tabela 5.5. Existe pouco ou nenhum efeito da suplementação sobre as concentrações plasmáticas ou séricas de vitamina C em diversos estudos, enquanto outros demonstram aumento da concentração sanguínea dessa vitamina após a suplementação. Todavia, há diversos pontos a serem considerados na interpretação desses resultados. A dose de vitamina C no suplemento, a ingestão dietética regular de vitamina C e a concentração de ácido ascórbico presente no plasma/soro e em leucócitos previamente à suplementação representam determinantes importantes da reposta ao protocolo de suplementação.

Suplementação com vitamina C e lesão muscular

A produção de radicais livres (RL) durante e após o exercício pode ser responsável pela lesão muscular observada após a realização de exercícios físicos, principalmente quando estes não são habituais. A presença de lesão muscular pós-exercício é frequentemente avaliada por meio da determinação do aumento das concentrações sanguíneas de proteínas musculares. Outros investigadores têm sugerido que a perda de função muscular provocada pelo exercício físico pode ser o mais apropriado parâmetro de lesão muscular. A lesão muscular inicia uma resposta aguda inflamatória, que parcialmente explica a dor muscular que acompanha certas formas de exercício. Radicais livres apresentam a capacidade de estarem envolvidos em todas essas consequências induzidas pelo exercício intenso. São capazes de lesar fosfolípides sarcolemais por meio de processo de peroxidação, que pode contribuir para o efluxo de proteínas musculares citosólicas após a realização do exercício exaustivo. Além disso, diversos estudos têm sugerido que os RL estão envolvidos na disfunção contrátil e na redução da capacidade de geração de força muscular após episódios de estresse oxidativo. Adicionalmente, a extensão da lesão muscular aumenta no período pós-exercício, que está tipicamente associado A uma resposta inflamatória. Além disso, o local da lesão muscular parece exposto ao aumento de concentração de RL por até 24 horas após a lesão, ou seja, o tecido muscular é exposto ao estresse oxidativo tanto durante como após o exercício.

A maior evidência de que os RL estão envolvidos na lesão muscular induzida pelo exercício origina-se a partir de estudos que demonstram que antioxidantes oferecem algum grau de proteção contra a ação de RL em componentes celulares. A vitamina C parece oferecer considerável proteção contra a lesão ultraestrutural após a reperfusão e o declínio na capacidade de gerar força após exercício excêntrico. Um estudo recente verificou o efeito da suplementação com vitamina C utilizando a técnica de ressonância de *spin* de elétrons, a qual permite diretamente determinar a presença de RL. Nesse estudo observou-se que não houve alteração significativa na intensidade do sinal de ressonância de *spin* de elétrons em amostras de plasma de indivíduos após a realização de exercício exaustivo, quando suplementados com 1 g de vitamina C 2 horas antes do exercício. Contudo, Thompson et al. (2011) verificaram que essa forma de suplementação aguda não ofereceu aumento de resistência à lesão e à dor muscular após um exercício exaustivo. Nesse estudo, a suplementação com vitamina C administrada 2 horas antes do início do protocolo de exercício promoveu aumento da concentração plasmática de vitamina antes do exercício. Essa concentração continuou a aumentar durante o exercício, alcançando o valor máximo de 200 mmol/L imediatamente pós-exercício. Todavia, a dor muscular e os marcadores de lesão muscular (creatina quinase e aspartato aminotransferase) e de peroxidação lipídica (malondialdeído) apresentaram elevações sanguíneas de similar extensão pós-exercício, tanto no grupo placebo como no suplementado.

Diferentemente, outros estudos demonstram que a suplementação com vitamina C por um tempo mais prolongado oferece benefícios em relação à dor e à lesão musculares. Thompson et al. (2001) avaliaram o efeito de 2 semanas de suplementação com vitamina C sobre a recuperação, a partir de uma sessão de exercício não habitual. O grupo suplementado recebeu 2 doses de 200 mg de vitamina C por dia. Duas semanas após o início da suplementação, os indivíduos foram submetidos a um protocolo de exercício intenso e prolongado. As concentrações séricas de creatina quinase e de mioglobina não foram afetadas pela suplementação. Todavia, a suplementação com vitamina C apresentou um efeito benéfico moderado sobre a dor e a função muscular e sobre a concentração plasmática de malondialdeído. Além disso, apesar de a concentração plasmática de interleucina-6 (IL-6) – citocina pro-inflamatória – ser maior em ambos os grupos imediatamente após o exercício, foi menor no grupo suplementado 2 horas pós-exercício em relação ao grupo placebo. Esses resultados sugerem que a suplementação com vitamina pode influenciar a recuperação a partir de uma sessão de exercício caracterizada como não habitual.

Kaminski e Boal (1992) verificaram o efeito da ingestão de 3 g de ácido ascórbico por dia ou placebo (lactose), durante 3 dias, antes da realização de um exercício excêntrico na face posterossuperior da perna (panturrilha), sobre a dor muscular de início tardio. A suplementação com vitamina C parece diminuir a intensidade da dor, uma vez que os resultados indicaram uma diferença significativa entre os grupos experimental e placebo. Todavia, a falta de um grupo controle não tratado e a natureza singular do exercício e sua intensidade foram consideradas limitações do estudo.

Thompson et al. (2003) investigaram o efeito da suplementação pós-exercício com vitamina C sobre a recuperação a partir da realização de uma sessão de exercício intenso, prolongado e não habitual. Imediatamente após o exercício, o grupo suplementado ingeriu 200 mg de vitamina C dissolvida em 500 mL de bebida, enquanto o grupo placebo consumiu apenas a bebida. Essa intervenção nutricional foi repetida mais uma vez no mesmo dia, e na manhã e noite dos 2 dias seguintes. A concentração de vitamina C no plasma do grupo suplementado aumentou (acima daquela observada no grupo placebo) 1 hora após o término do exercício e permaneceu elevada durante os 3 dias pós-exercício. Entretanto, a suplementação não foi associada com a melhora da recuperação. As concentrações séricas de creatina quinase e de mioglobina não foram afetadas pela suplementação, ao mesmo tempo que a dor e a recuperação das funções musculares não diferiram entre os grupos. Além disso, houve aumento das concentrações plasmáticas de malondialdeído e IL-6 pós-exercício, porém não foi verificada diferença entre os grupos. Esses resultados sugerem que os RL não estão envolvidos no retardo do processo de recuperação após uma sessão de exercício não habitual, ou que o consumo de vitamina C pós-exercício é incapaz de ofertar esse antioxidante para os locais apropriados com suficiente utilização para ocorrer uma melhora do processo de recuperação.

Suplementação com vitamina C e *performance*

Diversos estudos têm reportado que a suplementação com vitamina não promove qualquer efeito benéfico sobre a *performance* tanto em exercícios de *endurance* como de força. Além disso, estudos de restrição de vitamina C demonstraram que a deficiência marginal de vitamina C não afetou a *performance*. Van der Beek et al. (1990) estudaram os efeitos da restrição de ingestão de vitamina C sobre a *performance* física em 12 homens saudáveis durante 7 semanas. O grupo experimental ingeriu 10 mg de vitamina C nas primeiras 3 semanas, e 25 mg de vitamina C nas últimas 4 semanas; enquanto o grupo controle consumiu uma dieta com o dobro da recomendação dietética adequada (RDA). A concentração sanguínea de vitamina C no grupo experimental diminuiu significativamente, contudo a restrição de ingestão dessa vitamina não acarretou efeitos prejudiciais sobre a saúde, $VO_{2máx}$ e início de acúmulo de lactato sanguíneo, ou seja, esses resultados sugerem que a deficiência marginal de vitamina C de curto prazo não afeta a *performance* física.

Suplementação com vitamina C e imunocompetência

A suplementação com vitamina C, 21 dias antes da realização de uma ultramaratona (90 km), reduziu a incidência e a duração de infecções do trato respiratório superior (ITRS) em atletas. Entretanto, não é conhecido se o efeito potencial da suplementação com ácido ascórbico em relação à ITRS em atletas apresente algum efeito significativo em exercícios com menor estresse fisiológico.

Ingestão de doses elevadas de ácido ascórbico

O nível máximo de ingestão tolerável (UL) de vitamina C é de 2.000 mg/dia. Todavia, existem estudos que sugerem que doses elevadas (> 1 g/dia) e crônicas de ácido ascórbico podem provocar a formação de cálculos de oxalato, aumentar a excreção de ácido úrico, causar diarreia e desconforto intestinal, afetar a biodisponibilidade da vitamina B_{12} a partir do alimento, acarretar sobrecarga corporal de ferro, atuar como pró-oxidante e induzir um estado de condicionamento sistêmico (aumento do metabolismo e da excreção de vitamina C). Além disso, ingestões elevadas de vitamina C podem causar alterações metabólicas no coração e fadiga precoce durante o exercício prolongado, possivelmente devido às propriedades pró-oxidantes da vitamina C, que reage com íons metais de transição para formar ERO.

Estudos de Levine et al. (1996), com base em excreção urinária de vitamina C, permitem concluir que doses diárias de ingestão segura de vitamina C por pessoas saudáveis devem ser menores que 1.000 mg. Além disso, não há recomendação de ingestão de doses maiores, devido à ausência de benefícios evidentes nessa situação.

Tabela 5.4. Valores utilizado para a interpretação do estado nutricional relativo à vitamina C.

	Plasma (μmol/L) [mg/dL]	Pool corporal (mg)	Leucócitos (neutrófilos e células mononucleares) (nmol/10^8 células) [μg/10^8 células]	Leucócitos mononucleares (nmol/10^8 células) [μg/10^8 células]
Adequado	> 23 [> 0,4]	> 600	> 114 [> 20]	> 142 [> 25]
Baixo	11,4 a 23 [0,2 a 0,4]	300 a 600	57 a 114 [10 a 20]	114 a 142 [20 a 25]
Deficiente	< 11,4 [< 0,2]	< 300	< 57 [< 10]	< 114 [< 20]
Limites normais	23 a 84 [0,4 a 1,5]	500 a 1.500 (10 a 22 mg/kg)	114 a 301 [20 a 53]	142 a 250 [25 a 44]

Fonte: Desenvolvida pela autoria.

Tabela 5.5. Alterações na concentração sanguínea de ácido ascórbico após suplementação com vitamina C.

Indivíduos	Suplementação	Período de suplementação	Ingestão dietética	Compartimento sanguíneo	Pré-suplementação	Pós-suplementação	Referência
Corredores (n = 30)	85 mg × placebo	3 meses	108,7 (± 56,6) mg	Sangue total	ND ND	76,0 (± 17,0)[a] 57,3 (± 17,0)	Weight et al. (1988)
Atletas (n = 55) Sedentários (n = 20)	200 mg	1 mês	94,9 (± 17,5) mg 87,8 (± 50,6) mg	Soro	73,3 (± 28,9) 67,0 (± 22,8)	101,0 (± 22,2)* 101,0 (± 16,1)*	Guilland et al. (1989)
Atletas (n = 86)	550 mg × placebo	7 a 8 meses	ND	Plasma	ND	55,7 (± 22,6)[#]	Telford et al. (1992)
Jogadores de basquete (n = 16)	250 mg × placebo	1 mês	201 (± 205) mg 320 (± 257) mg	Soro	49,1 (± 22,3) 52,9 (± 23,1)	47,0 (± 45,0) 15,4 (± 10,9)**	Schroder et al. (2000)
Corredores (n = 10)	500 mg × placebo	2 semanas	ND ND	Plasma	40,0 (± 21,4) 34,0 (± 16,0)	66,0 (± 29,5)** 35,0 (± 16,0)	Petersen et al. (2001)
Corredores (n = 16)	200 mg × placebo	4,5 semanas	ND ND	Soro	50,0 (± 53,0) 42,6 (± 33,3)	69,8 (± 80,0)** 43,1 (± 29,4)	Rokitzki et al. (1994)
Corredores (n = 41)	1.000 mg × placebo	2 meses	442 (± 457) mg	Plasma	78 (± 13)	80 (± 10)	Himmelstein et al. (1998)
Corredores (n = 30)	1.000 mg × placebo	2 meses	378 (± 518) mg	Plasma	83 (± 10)	80 (± 10)	Himmelstein et al. (1998)
Sedentários (n = 29)	1.000 mg × placebo	2 meses	312 (± 360) mg	Plasma	62 (± 22)	72 (± 16)	Himmelstein et al. (1998)

ND = resultado não disponível.

[a]após 3 meses de suplementação com multivitamínico e mineral; [#]Grupo placebo utilizado para comparação do efeito da suplementação; *aumento significativo ($p < 0,05$); **diferente significativamente em relação ao grupo placebo ($p < 0,01$).

Fonte: Desenvolvida pela autoria.

Vitamina E

Química e bioquímica

A vitamina E consiste em um termo genérico adotado para identificar um grupo de 8 compostos encontrados na natureza, com graus variados de atividade vitamínica. Tais substâncias podem ser divididas em duas classes: os tocoferóis (a, b, d, e l) e os tocotrienóis (a, b, d, e l), sendo o α-tocoferol considerado o de maior atividade biológica e o mais encontrado em fontes naturais. A estrutura molecular da vitamina E pode ser observada na Figura 5.5.

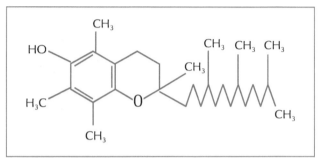

Figura 5.5. Estrutura molecular do α-tocoferol.
Fonte: Desenvolvida pela autoria.

Fontes alimentares

A vitamina E pode ser obtida por meio da ingestão de alimentos como germe de trigo, amêndoas e avelãs, além dos óleos vegetais como óleo de germe de trigo, girassol, algodão, dendê, amendoim, soja e milho.

Os alimentos de origem animal, como ovos, manteiga e toucinho, também possuem α-tocoferol em sua composição, porém em menores concentrações quando comparados aos de origem vegetal.

É importante destacar que o teor de α-tocoferol pode variar entre os alimentos de origem animal, sendo influenciado principalmente pela quantidade de vitamina E contida na ração desses animais.

Absorção

Devido a sua característica lipossolúvel, o processo de absorção da vitamina E depende de fatores importantes na digestão e absorção dos lipídios, como as secreções biliares e pancreáticas, a formação de micelas e o transporte através das membranas intestinais.

Sabe-se que sua porcentagem de absorção depende diretamente da concentração total de lípides na refeição. Em contrapartida, esse processo de absorção tem relação inversa com a dose de vitamina E presente na refeição, ou seja, quanto maior for a concentração dessa vitamina, menor será sua absorção.

Em humanos, observa-se uma capacidade média de absorção entre 50 e 70% do α-tocoferol ingerido através de alimentos. Porém, ao se administrar doses consideradas farmacológicas, como 200 mg, essa capacidade decresce para aproximadamente 10%.

Distribuição

A vitamina E absorvida no intestino passa, em associação com os quilomícrons, para a corrente linfática, sendo então transportada pela fração LDL até chegar às células do parênquima hepático. Além do fígado, o α-tocoferol também pode ser captado por outros tecidos, como pulmões, coração, músculo esquelético e tecido adiposo.

Armazenamento

De modo geral, os componentes da vitamina E (tocoferóis e tocotrienóis) ficam concentrados em estruturas onde haja abundância de ácido graxos, especialmente em estruturas celulares ricas em fosfolípides de membranas, como mitocôndria, microssomos e membranas plasmáticas.

Quando o consumo de vitamina E é alto, o fígado é considerado seu principal local de armazenamento, porém o *pool* total encontrado no tecido adiposo é muito maior. Importante destacar que, embora o tecido adiposo seja eventualmente considerado um "estoque" de vitamina E, é preciso reconhecer que o tocoferol presente nesse tecido não se encontra prontamente disponível para utilização em outros tecidos.

Excreção

Por ser uma vitamina lipossolúvel, a principal via de excreção da vitamina E consiste na eliminação fecal.

Funções

A principal função atribuída à vitamina E consiste na proteção das membranas celulares contra a destruição oxidativa, principalmente no que diz respeito à integridade dos ácidos graxos poli-insaturados (PUFAS) existentes nessas membranas. Essa vitamina possui propriedades denominadas antioxidantes.

Recomendações e toxicidade

De acordo com as Recomendações nutricionais publicadas em NRC, 2000, foi definida uma RDA de aproximadamente 15 mg de vitamina E para indivíduos adultos de ambos os sexos, podendo haver pequenas alterações em determinados estados fisiológicos, por exemplo, o período de lactação (Tabela 5.6).

É importante ressaltar que, ainda por meio das DRI, foi definido o nível máximo de ingestão diária de vitamina E considerado seguro, com grande margem de segurança, não colocando, portanto, em risco a saúde dos indivíduos. Esse nível máximo de ingestão, conhecido como UL (*tolerable upper intake level*), consiste em aproximadamente 1.000 mg diários (Tabela 5.6).

Pode-se dizer, assim, que a toxicidade da ingestão oral de vitamina E em adultos é baixa quando comparada a outras vitaminas lipossolúveis, uma vez que a ingestão de quase 70 vezes a RDA tem sido considerada segura entre indivíduos saudáveis.

Tabela 5.6. RDA estabelecidas para as vitaminas por meio das DRI.

Grupo	Vit. A[a] (mg/dia)	Vit. C (mg/dia)	Vit. D[b,c] (mg/dia)	Vit. E[d] (mg/dia)	Vit. K (mg/dia)	Tiamina (mg/dia)	Riboflavina (mg/dia)	Niacina[e] (mg/dia)	Vit. B_6 (mg/dia)	Folato[f] (mg/dia)	Vit.B_{12} (mg/dia)	Ac. pantotênico (mg/dia)	Biotina (mg/dia)	Colina[g] (mg/dia)
0 a 6 meses	400	40	5	4	2.0	0.2	0.3	2	0.1	65	0.4	1.7	5	125
7 a 12 meses	500	50	5	5	2.5	0.3	0.4	4	0.3	80	0.5	1.8	6	150
1 a 3 anos	300	15	5	6	30	0.5	0.5	6	0.5	150	0.9	2	8	200
4 a 8 anos	400	25	5	7	55	0.6	0.6	8	0.6	200	1.2	3	12	250
Homens														
9 a 13 anos	600	45	5	11	60	0.9	0.9	12	1.0	300	1.8	4	20	375
14 a 18 anos	900	75	5	15	75	1.2	1.3	16	1.3	400	2.4	5	25	550
19 a 30 anos	900	90	5	15	120	1.2	1.3	16	1.3	400	2.4	5	30	550
31 a 50 anos	900	90	5	15	120	1.2	1.3	16	1.3	400	2.4	5	30	550
51 a 70 anos	900	90	10	15	120	1.2	1.3	16	1.7	400	2.4	5	30	550
> 70 anos	900	90	15	15	120	1.2	1.3	16	1.7	400	2.4	5	30	550
Mulheres														
9 a 13 anos	600	45	5	11	60	0.9	0.9	12	1.0	300	1.8	4	20	375
14 a 18 anos	700	65	5	15	75	1.0	1.0	14	1.2	400	2.4	5	25	400
19 a 30 anos	700	75	5	15	90	1.1	1.1	14	1.3	400	2.4	5	30	425
31 a 50 anos	700	75	5	15	90	1.1	1.1	14	1.3	400	2.4	5	30	425
51 a 70 anos	700	75	5	15	90	1.1	1.1	14	1.3	400	2.4	5	30	425
> 70 anos	700	75	15	15	90	1.1	1.1	14	1.5	400	2.4	5	30	425
Gestantes														
≤ 18 anos	750	80	5	15	75	1.4	1.4	18	1.9	600	2.6	6	30	450
18 a 30 anos	770	85	5	15	90	1.4	1.4	18	1.9	600	2.6	6	30	450
31 a 50 anos	770	85	5	15	90	1.4	1.4	18	1.9	600	2.6	6	30	450
Lactantes														
≤ 18 anos	1.200	115	5	19	75	1.4	1.6	17	2.0	500	2.8	7	35	550
18 a 30 anos	1.300	120	5	19	90	1.4	1.6	17	2.0	500	2.8	7	35	550
31 a 50 anos	1.300	120	5	19	90	1.4	1.6	17	2.0	500	2.8	7	35	550

a. Como equivalentes de atividade de retinol (RAE). 1 RAE= 1 μg de retinol, 12 μg de beta-caroteno, 24 μg de alfa-caroteno. ou 24 μg de beta-criptoxantina. b. Colecalciferol. 1 mg de colecalciferol = 40 UI de vitamina D. c. Na ausência de exposição adequada ao sol. d. Como α-tocoferol. α-tocoferol inclui RRR-α-tocoferol, a única forma que ocorre naturalmente nos alimentos, e a forma 2R-estereoisométrica de α-tocoferol (SRR-, SSR- e SSS-α-tocoferol), também encontrados em alimentos fortificados e suplementos. e. Como equivalentes de niacina (NE). 1 mg de niacina = 60 mg de triptofano; 0 a 6 meses de idade = a niacina é pré-formada. f. Como equivalentes dietéticos de folato (DFE). 1 DFE = 1 mg de folato em alimento = 0,6 mg de ácido fólico em alimentos fortificados ou como suplementos consumidos com alimentos = 0,5 mg de suplemento ingerido com o estômago vazio. g. Embora Ais tenham sido designadas para colina, há poucos dados para concluir se a ingestão diária de colina é necessária em todos os estágios da vida, e pode ser que os requerimentos de colina possam ser alcançados por síntese endógena em alguns desses estágios. h. Pelo fato de 10 a 30% da população idosa sofrer de mal absorção da vitamina B12, é desejável para indivíduos acima de 50 anos que alcancem os RDA principalmente através do consumo de alimentos fortificados ou suplementos. i. Em vista das evidências da relação entre ingestão de folato e defeitos do tubo neural, é recomendado que todas as mulheres gestantes consumam 400 mg de suplementos ou alimentos fortificados em adição ao folato oriundo de uma alimentação variada. j. É consenso que as mulheres devem continuar consumindo 400 mg a partir de suplementos ou alimentos fortificados até que a gestação seja confirmada e tenha inícios o cuidado pré-natal.

Fonte: NRC, 2000; Food and Nutrition Board [s. d.].

Avaliação do estado nutricional relativo à vitamina E

A avaliação do estado nutricional relativo à vitamina E pode ser realizada de duas maneiras: por meio da determinação da própria vitamina E em certos compartimentos, como soro, fígado ou tecido adiposo; ou por meio da determinação de produtos derivados da peroxidação lipídica, como pentano exalado, TBARS e malondialdeído (MDA).

O exercício físico parece aumentar a síntese de espécies reativas de oxigênio (ERO), os quais podem provocar lesões celulares. O exercício resulta em aumento da quantidade de malondialdeído sanguíneo e pentano no ar expirado; ambos são utilizados como parâmetros indicadores indiretos de peroxidação lipídica. Contudo, nem todos os estudos constataram aumento desses parâmetros; os resultados equívocos podem ser decorrentes da grande variabilidade interindividual de resposta ao protocolo ou da não especificidade dos ensaios.

Suplementação de vitamina E na atividade física

Como já citado, a principal função atribuída à vitamina E consiste na proteção das membranas celulares contra a destruição oxidativa, o que lhe confere propriedades antioxidantes.

Suplementação de vitamina E × proteção contra peroxidação lipídica

Uma das principais, e mais bem descritas, consequências da formação de radicais livres é a denominada peroxidação lipídica. Ou seja, os radicais livres reagem com os lípides presentes nas membranas celulares, causando prejuízos irreversíveis.

Por ser lipossolúvel, a vitamina E (α-tocoferol) é o principal antioxidante encontrado em membranas e lipoproteínas. Essa vitamina (α-TH) inibe a peroxidação lipídica (Figura 5.6) por reagir com os radicais lipídicos (LOO·), sendo convertida em α-tocoferil (α-T·).

O radical α-tocoferil formado pode ser novamente reciclado ao α-tocoferol, por meio de alguns mecanismos disponíveis. O mecanismo mais relevante é a reação do α-tocoferil com o acorbato (vitamina C), supostamente presente na superfície das membranas e lipoproteínas.

A formação de malonaldeído (MDA) tem sido comumente utilizada como indicador da peroxidação lipídica, embora seja um método bastante criticado por sua baixa especificidade.

Diversos estudos envolvendo indivíduos moderadamente treinados praticando corridas de 30 minutos a 90% VO_2 máximo, ou provas de *downhill*, demonstraram aumento significativo na formação de MDA, o que indicaria maior taxa de peroxidação lipídica, consequente de maior produção de radicais livres durante esses tipos de exercício.

Em contrapartida, alguns estudos envolvendo atletas de elite engajados em provas como meias maratonas ou testes máximos em ciclo-ergômetros demonstraram não haver elevações significativas nas concentrações de MDA.

Acredita-se que a discrepância entre tais resultados seja derivada de variações individuais, bem como da falta de padronização dos tipos de exercícios físicos.

Assim como a concentração de MDA, a concentração sérica de vitamina E varia de acordo com o tipo de atividade física e de indivíduo estudado, sendo observadas reduções significativas em determinados estudos e alterações nada significativas em outros.

Com o intuito de avaliar a relação entre o consumo de vitamina E e a peroxidação lipídica, inúmeros estudos têm sido realizados no que diz respeito à suplementação desse nutriente.

O estudo da suplementação com vitamina E, no intuito de amenizar os efeitos da atividade física sobre a produção de radicais livres, ainda apresenta resultados controversos.

Existe uma grande disparidade entre os resultados obtidos em diferentes estudos, provavelmente devido às características dos protocolos de exercícios propostos e o tipo de indivíduo estudado.

Como já foi discutido neste capítulo, indivíduos que praticam atividade física aeróbia regular podem apresentar melhora no sistema antioxidante, o que poderia neutralizar o aumento da produção de radicais livres durante esse tipo de atividade física.

Em contrapartida, ao submeter indivíduos que não têm o hábito de praticar atividade física regularmente a uma carga de exercícios físicos, pode-se observar uma reação distinta, pois, nesse caso, o organismo não apresenta a "adaptação" do sistema antioxidante para se "defender" da elevada produção de radicais livres durante a atividade física.

De modo geral, é importante destacar que, entre os estudos que apresentam resultados positivos, ou seja, estudos em que se observa redução do estresse oxidativo pela suplementação de vitamina E, foram utilizadas doses acima de 400 mg/dia dessa vitamina.

Alguns estudos realizados antes da publicação das DRI chegaram a propor o consumo de 1.200 mg/dia de vitamina E aos indivíduos estudados, porém, mais recentemente, com a publicação das DRI, sabe-se que essa dose ultrapassa a UL para essa vitamina (Tabela 5.6).

Alguns estudos que envolvem testes físicos de exaustão indicam que a suplementação com α-tocoferol pode reduzir a formação de compostos derivados da peroxidação lipídica. Em contrapartida, estudos realizados com atividades físicas de curta duração demonstraram nenhuma influência da suplementação sobre a peroxidação lipídica.

$$\alpha\text{-}TH + LOO\cdot \rightarrow \alpha\text{-}T\cdot + LOOH$$

Figura 5.6. Ação inibitória do α-tocoferol sobre os radicais lipídicos.
Fonte: Desenvolvida pela autoria.

Alguns estudos têm relatado que a suplementação com vitaminas C e E, outros antioxidantes ou misturas de antioxidantes podem reduzir os sintomas ou os indicadores de estresse oxidativo induzido pelo exercício físico. Todavia, esses suplementos não apresentam efeitos benéficos sobre a *performance*. Além disso, o treinamento parece diminuir o estresse oxidativo induzido pelo exercício, de modo que os atletas apresentem menos evidências de peroxidação lipídica para determinada sessão de exercício, ao mesmo tempo que demonstram aumento do sistema de defesa em comparação a indivíduos não treinados. Embora evidências de menor estresse oxidativo sejam apresentadas por atletas que ingerem antioxidantes por meio de suplementação, ainda não foi comprovado se o sistema de defesa antioxidante natural do organismo é suficiente para neutralizar o aumento de RL com o exercício ou se suplementos exógenos adicionais são necessários. Enquanto pesquisas completamente comprovadas sobre a segurança e a efetividade da utilização em longo prazo de antioxidantes não forem realizadas, a recomendação adequada e prudente para indivíduos fisicamente ativos é a de ingerir uma dieta rica em antioxidantes.

Vitaminas do complexo B

As vitaminas do complexo B têm seu papel principal relacionado aos processos de geração de energia, como cofator em enzimas diretamente relacionadas ao metabolismo oxidativo, ou como adjuvantes na interconversão de aminoácidos – destacando-se os de cadeia ramificada –, ou ainda como cofatores na síntese de moléculas envolvidas com o metabolismo energético. A Figura 5.7 descreve sucintamente as reações metabólicas e a presença das vitaminas do complexo B.

A despeito de diferenças moleculares entre as vitaminas do complexo B, os mecanismos de absorção e metabolismo obedecem a alguns eventos comuns entre elas. Na absorção intestinal dessas vitaminas, ocorrem dois tipos de transporte pelos enterócitos. Em doses baixas ou fisiológicas, a absorção ocorre por mecanismos ativos, por fosforilação e/ou mediados por sódio. Já em doses elevadas, como é o caso da ingestão de suplementos, o transporte ocorre por difusão passiva, o que significa uma absorção menos eficiente, resultando na excreção fecal da vitamina intacta, ou em metabólitos resultantes de hidrólise ou fermentação bacteriana.

Cada vitamina do complexo B tem seu papel e suas peculiaridades, que serão discutidas a seguir.

Vitamina B1

A vitamina B1, ou tiamina, é encontrada no organismo sob diferentes formas fosforiladas interconversíveis, sendo a principal encontrada na enzima tiamina pirofosfato (TPP). Essa enzima está envolvida em dois tipos de reação metabólica: a descarboxilação de α-cetoácido (p. ex., piruvato, α-cetoglutarato e aminoácidos de cadeia ramificada); e a transcetolação (entre hexose e pentose-fosfato).

Vários acometimentos são identificados na literatura relacionados à deficiência de tiamina, como transtornos do sistema nervoso, fraqueza muscular, entre outros. Por sua vez, nenhum estudo conseguiu identificar toxicidade pela ingestão excessiva dessa vitamina.

Considerando a importância da tiamina nas reações de produção de energia, alguns autores propuseram que a ingestão diária dessa vitamina deve ser estabelecida de acordo com a energia ingerida. Recomendações dietéticas anteriores às atuais (as chamadas RDA – *Recommended Dietary Allowances*, cuja última versão data de 1989 [Levine, 1996]) postulavam a ingestão de 0,5 mg de tiamina para cada 1.000 kcal da dieta. Embora haja bastante fundamento para essa proposta, as recomendações atuais (DRI – *Dietary Reference Intakes*, 2000 [National Research Council, 1989]) propõem a ingestão em miligramas de tiamina por dia (v. os valores propostos na Tabela 5.7), por falta de trabalhos conclusivos quanto aos valores por ingestão de energia.

Como fontes alimentares de vitamina B1 pode-se citar os cereais integrais, amendoim, castanha-do-pará, levedo de cerveja, gema de ovo, fígado, verduras verde-escuras, carnes, entre outros.

Vitamina B2

A vitamina B2, ou riboflavina, tem como principal função no organismo seu papel como cofator das enzimas FAD (flavina adenina dinucleotídeo) e FMN (flavina mononucleotídeo), que participam das reações de oxirredução no metabolismo oxidativo.

Alguns estudos demonstram que o exercício altera o estado nutricional em riboflavina. A diminuição da atividade da glutationa eritrocitária redutase (EGRAC) e o aumento da excreção urinária de tiamina têm sido as variáveis que mais desencadeiam questionamentos quanto à necessidade dessa vitamina em atletas (Belko et al., 1983; Belko et al., 1984; Zempleni et al., 1996; Soares et al., 1993; Winters et al., 1992). Belko et al. (1985), analisando um grupo de mulheres que utilizavam o exercício físico como umas das estratégias para perda de peso, observaram que foram necessários 20% adicionais dessa vitamina para manter normais os parâmetros citados. Por outro lado, uma série de estudos procurou relacionar aumento do rendimento com a ingestão de riboflavina, sem resultados conclusivos (Powers et al., 1987; Prasad et al., 1990; Tremblay et al., 1984; Weight et al., 1992).

Embora as atuais DRI tenham mantido a recomendação de ingestão dessa vitamina em mg/dia, vale destacar que, pelas RDA, foi proposta a ingestão de 0,6 mg/1.000 kcal.

A riboflavina, por ser cofator de enzimas do metabolismo oxidativo, está presente em quantidades consideráveis em todos os tecidos animais e vegetais. Como principais fontes podem-se incluir os laticínios, as carnes, os vegetais e os cereais integrais.

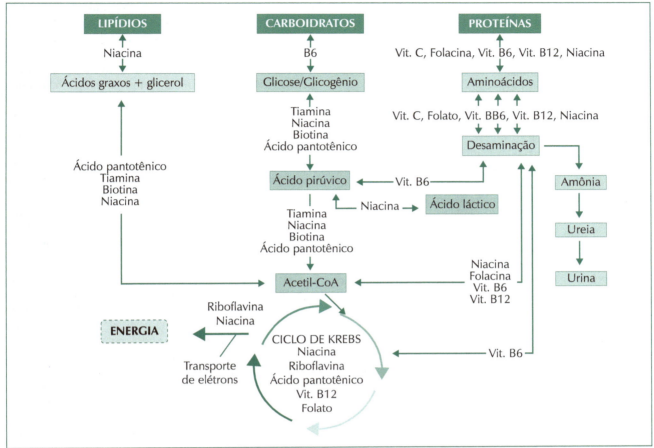

Figura 5.7. Esquema geral da participação das vitaminas do complexo B no metabolismo energético.
Fonte: Desenvolvida pela autoria.

Vitamina B3

A vitamina B3, ou niacina, pode apresentar-se principalmente em duas formas: niacina e ácido nicotínico. Em menores quantidades, pode também apresentar-se no organismo humano sob a forma de outros compostos com ação biológica de nicotinamida.

A importância da niacina reside basicamente no fato de ela ser parte estrutural das enzimas NAD (nicotinamida adenina dicleotídeo) e NADP (nicotinamida adenina dinucleotídeo fosfato), nas reações de oxirredução. Outras importantes funções da vitamina B3 dizem respeito à reparação do DNA, à oxidação de moléculas (como gliceraldeído 3P, lactato, álcool, 3-hidroxibutirato, piruvato, α-cetoglutarato), à biossíntese redutiva para síntese de ácidos graxos e glicerol e à oxidação de glicose 6P e ribose 5P na via das pentoses.

A despeito da importância da vitamina B3 no metabolismo oxidativo, não existem dados na literatura que apontem a necessidade de suplementação na prática esportiva, principalmente por conta de sua potencial toxicidade. Nesse contexto, a atenção a uma dieta contendo alimentos fontes e um suprimento adequado de proteínas são capazes de suprir as necessidades aumentadas da atividade física. De maneira bastante similar às demais vitaminas do complexo B, os cereais integrais, as carnes, os ovos e os vegetais verde-escuros são fontes importantes dessa vitamina.

Além da ingestão dessa vitamina diretamente pela dieta, outra forma de obtenção da niacina é a partir da conversão do triptofano. O processo químico de obtenção enzimática depende de outros nutrientes, a saber, a riboflavina (por utilizar FAD e FMN em suas etapas), a vitamina B6 (por utilizar o piridoxal-5-P), o ferro e, obviamente, a ingestão do aminoácido triptofano. Assim, muitas vezes a deficiência desses nutrientes pode estar relacionada a deficiências de niacina.

No organismo após a absorção, o excesso de niacina sofre metilação no fígado para N1-metil-nicotinamida. Essa molécula pode ainda ser oxidada, gerando outros dois subprodutos: 2-piridona e 4-piridona. Esses três compostos são as formas mais abundantes de excreção da niacina.

A toxicidade da vitamina é estabelecida por seus efeitos neurológicos, gastrointestinais e vasodilatadores. Por isso, o limite máximo de ingestão (ou UL-*upper level*) foi determinado de forma criteriosa, com diferentes valores para diferentes faixas etárias.

Vitamina B6

A vitamina B6 pode ser encontrada no organismo em seis diferentes formas químicas: piridoxal (PL), piridoxina (PN), piridoxamina (PM) e seus respectivos compostos fosfatos (PLP, PNP e PMP). Genericamente, tecidos vegetais apresentam principalmente PLP e PMP, enquanto os tecidos vegetais apresentam PN e PNP, geralmente como glicosídeos.

O PLP, no organismo humano, é coenzima para mais de 100 enzimas relacionadas ao metabolismo de aminoácidos, incluindo aminotransferases e descarboxilases. Ainda, pode-se destacar o papel do PLP na primeira etapa da síntese da molécula para produção de hemoglobina, o heme, além da transulfuração da homocisteína a cisteína.

A PLP, tanto no fígado como em demais tecidos, é ligada a proteínas específicas que garantem sua proteção contra a ação de fosfatases. A ligação a essas proteínas é limitada, o que por sua vez limita a acumulação indesejada da vitamina em alguns tecidos quando a ingestão é elevada.

Por participar de processos envolvendo metabolismo proteínico, as deficiências de B6 têm sido relacionadas com dermatites, anemias microcíticas (pela diminuição na síntese de hemoglobina) e convulsões, provavelmente pela redução de neurotransmissores. Por outro lado, o excesso de ingestão de vitamina B6 tem sido relacionado principalmente a quadros de neuropatia periférica.

A vitamina B6 é encontrada em uma grande gama de alimentos, e sua biodisponibilidade é relativamente alta (50% para alimentos de origem vegetal e 75% de origem animal). Considerando o importante papel do PLP em praticamente todas as reações relacionadas ao metabolismo proteínico, e considerando ainda o grande número de suplementos de aminoácidos disponível no mercado, hipotetiza-se que, ao suplementar proteínas, deveria ser necessária a suplementação concomitante de vitamina B6. Entretanto, esse aumento na ingestão de vitamina B6 poderia resultar em riscos de neurotoxicidade. Assim, não existem evidências que tornem segura a ingestão de B6 concomitante com suplementos de proteínas ou aminoácidos.

Folato

O folato, metabolicamente, é derivado do ácido pteroilmonoglutâmico. De extrema importância metabólica, está bioquimicamente associado à grande maioria das reações de transferência de um carbono simples. Dentre os principais processos metabólicos, pode-se enumerar: a síntese de DNA, pela biossíntese de pirimidina, participando, portanto, da divisão celular; e a interconversão de vários tipos de aminoácidos, com destaque para o ácido glutâmico e metionina.

O fígado, cujo armazenamento perfaz 50% das reservas corporais de folato, definirá o destino dessa vitamina de acordo com a necessidade fisiológica. Ele poderá reter a molécula ou liberá-la para a circulação para captação por tecidos como a medula óssea. Cabe ainda ressaltar que grande parte do folato circulante é transportada por proteínas específicas, processo no qual a albumina contribui em 50%.

Sintomas comuns da deficiência de folato são: anemia megaloblástica e alterações nervosas. Cabe destacar que, pela alta biodisponibilidade dessa vitamina e pela grande gama de alimentos-fonte (de origem animal – vísceras, leite e ovos – e vegetal – cereais integrais, vegetais verde-escuros, feijões), é relativamente fácil alcançar as necessidades diárias, portanto suplementos são praticamente desnecessários. O único grupo populacional que comprovadamente se beneficia da suplementação de folato é o das gestantes, pelas evidências relacionadas à formação do tubo neural.

Vitamina B12

A vitamina B12 inclui um grupo de substâncias contendo cobalto em sua constituição, e a forma mais conhecida é a cianocobalamina. Podem-se citar como principais funções dessa vitamina a presença em duas enzimas: a metionina sintase (presente como cofator metilcobalamina), que participa da conversão de homocisteína em metionina; e a L-metil-malonil-CoA mutase (na forma de cofator adenosilcobalamina), que participa da conversão de metil-malonil-CoA a sucinil-CoA.

A vitamina B12 tem um mecanismo complexo de absorção que envolve hidrólises gástricas, incorporação a proteínas transportadoras para o intestino e finalmente ligação a um fator intrínseco intestinal, para ser absorvida na região ileal. Sua absorção ocorre por receptores do fator intrínseco. A absorção não é proporcional à dose ingerida, demonstrando um mecanismo de controle que diminui o risco de toxicidade. No plasma, a vitamina circula ligada a três diferentes proteínas transportadoras (TCI, II e II, sendo que somente a TCII, que liga cerca de 20% do folato corporal, possui receptores nas membranas dos tecidos). O fígado capta cerca de 50% da B12 circulante, e o remanescente será captado por outros tecidos. A vitamina B12 é excretada principalmente com a bile, pelas fezes. Cabe ressaltar que a B12 que se dirige aos rins é em grande parte reabsorvida no túbulo proximal. Nas fezes, podem ser encontradas moléculas de B12 não absorvidas pelo intestino, ou ainda resultantes da descamação do epitélio intestinal ou da síntese bacteriana intestinal. O total de B12 eliminado pelo corpo diariamente corresponde em média a 0,2% do *pool* corporal.

Vísceras, leite e ovos são as principais fontes alimentares de vitamina B12.

Apesar de não existirem relatos afirmando aumento das necessidades de vitamina B12 com exercício físico, é importante lembrar que atletas vegetarianos devem ser avaliados com critério, discutindo-se a necessidade de suplementar essa vitamina.

Ácido pantotênico

De modo geral, o ácido pantotênico é um carreador de grupo acetil para numerosas enzimas, de onde se destacam a formação de substâncias como acetil-CoA e succinil-CoA. A partir do acetil-CoA, destacam-se processos bioquímicos como: síntese de ácidos graxos, de fosfolípides de membrana, de aminoácidos, de hormônios esteroides, de vitamina D, de anéis de porfirina e corrina (anel com cobalto da vitamina B12), de neurotransmissores, acetilação e acilação de proteínas, além da síntese de α-tubulinas (para formação de microtúbulos envolvidos em transporte intracelular).

A ingestão dessa vitamina ocorre a partir da molécula de CoA presente em alimentos de origem animal e vegetal. No lúmen intestinal, ocorre a hidrólise dessa molécula a difosfo--CoA, fosfopanteína e panteteína, sendo que somente esta última será hidrolisada em ácido pantotênico. Nas células, o pantotenato é novamente convertido em CoA pela pantotenato quinase. Essa vitamina é excretada intacta pela urina.

Não existem estudos na literatura que relacionem ácido pantotênico com rendimento esportivo. Cabe destacar a grande presença dessa vitamina nos alimentos, sendo que os que apresentam maiores concentrações são: carne de galinha, aveia, tomate, fígado, rim, levedura, gema de ovo, brócolis e grãos integrais. Por outro lado, congelamento, processamento e refinamento, diminuem as concentrações dessa vitamina nos alimentos. Deficiências de ácido pantotênico só foram encontradas em modelos experimentais de deficiência, e não existem relatos de toxicidade.

Biotina

A biotina é cofator para quatro carboxilases, a saber, a piruvato carboxilase (na conversão de piruvato a oxaloacetato), a metil-crotonil CoA (na oxidação da leucina), a propionil-CoA carboxilase (na conversão de propionil-CoA em metil malonil-CoA, e consequentemente na conversão de sucinil-CoA) e a acetil-CoA carboxilase (no processo de alongamento de ácidos graxos).

Embora seja fácil reconhecer que, para indivíduos praticantes de exercício, a biotina tem papel fundamental, são raros ou inexistentes os estudos relacionados a essa vitamina. Embora a vitamina esteja presente em grande quantidade de alimentos, o fígado parece ser a melhor fonte.

Estudos que relacionam as vitaminas do complexo B à prática de atividade física

Ao se observar conjuntamente as vitaminas do complexo B, fica difícil tentar compreender a deficiência de uma delas separadamente, uma vez que os processos bioquímicos em que elas estão envolvidas acontecem de maneira bastante inter-relacionada. Pensando nisso, alguns autores tentaram estudar o papel de grupos dessas vitaminas e o exercício físico.

Van der Beek et al. (1994) desenvolveram um estudo duplo cego, do tipo fatorial (2x2x2), impondo a 24 homens saudáveis 11 semanas de restrição de tiamina, riboflavina e vitamina B6 (restrição de 55% sobre as recomendações das 3 vitaminas). Antes e após o período experimental, foram avaliados parâmetros de desempenho (potência aeróbia e lactato em resposta ao exercício). Foi observada diminuição na potência aeróbia e aumento dos valores de lactato. Por outro lado, Fogelhom et al. (1993), em estudo também duplo cego de 5 semanas de duração, com 42 homens jovens e ativos, administraram ao grupo experimental 12 mg de tiamina + riboflavina + piridoxina. Os parâmetros avaliados antes e depois do período experimental foram: atividade da transacetolase no eritrócito, glutationa redutase, aspartato aminotransferase e lactato. Todos os parâmetros

enzimáticos melhoraram com a suplementação, porém não houve variação nas concentrações de lactato. Os resultados, assim, não conseguiram relacionar os valores enzimáticos com aumento do rendimento. Cabe ressaltar que, especificamente no que diz respeito à atividade da transacetolase no eritrócito, todos os indivíduos apresentaram deficiência marginal no início do experimento.

Os experimentos citados deixam claro que a avaliação do estado nutricional anterior à suplementação é ponto fundamental para que se discuta a suplementação. Ainda, uma das grandes críticas relacionadas a estudos investigando alterações de vitaminas do complexo B, principalmente a partir de parâmetros urinários, diz respeito ao tempo decorrido entre a prática da atividade e a coleta. Tucker et al. (1990) já postularam, em 1960, que parâmetros urinários devem ser avaliados pelo menos após 48 horas da prática de atividade, uma vez que indivíduos nesse período têm seu fluxo renal diminuído, comprometendo assim os resultados.

Ainda, uma vez que a ingestão energética está diretamente relacionada ao estado das vitaminas do complexo B, alguns grupos merecem atenção especial quando da prática de atividade física. Atletas que necessitam controlar o peso permanentemente, como bailarinas e lutadores (Laukaski, 2004), podem ser considerados grupos com risco de desenvolvimento de deficiências. A prática de exercícios por idosos também deve significar atenção redobrada, uma vez que com o envelhecimento ocorrem alterações na capacidade de ingestão, absorção e metabolismo das vitaminas. A diminuição da secreção gástrica é um fator agravante nesse caso (Campbell e Geik, 2004). Finalmente, atletas vegetarianos devem ser constantemente avaliados quanto ao estado da vitamina B12 e do ácido fólico (Barr et al., 2004).

Avaliação do estado nutricional em vitaminas do complexo B

Considerando a possibilidade de toxicidade por ingestão excessiva de algumas vitaminas do complexo B, antes de discutir a necessidade de suplementar uma dieta, ou mesmo de proceder a correções alimentares, sempre é recomendada uma avaliação ampla do estado nutricional. No caso de vitaminas, a avaliação bioquímica é a mais indicada. O conhecimento das formas de circulação sanguínea, a presença em células específicas como os eritrócitos, ou ainda a excreção urinária da vitamina ou de seus subprodutos, permitem a busca por métodos que consigam refletir o estado nutricional do indivíduo. Assim, as Tabelas 5.7 a 5.14 resumem os métodos identificados até agora para avaliação dessas vitaminas, com alguns comentários sobre cada um deles. Também, com base nas atuais DRI (NRC, 2000), as Tabelas 5.15 e 5.16 apresentam os valores de referência para ingestão e as UL estabelecidas, respectivamente.

Cabe ainda ressaltar que para muitas vitaminas ainda não existe consenso absoluto quanto ao melhor método de avaliação do estado nutricional, e nem quanto aos valores considerados normais. Assim, é importante lembrar que uma avaliação detalhada da dieta deve ser o ponto de partida para o aconselhamento do atleta.

PARTE I | NUTRIÇÃO NO ESPORTE

Tabela 5.7. Indicadores do estado nutricional em tiamina.

Indicador	Valores de deficiência marginal
Atividade da transacetolase eritrocitária	1,20 a 1,25
Tiamina no eritrócito (mmol/L)	70 a 90
Efeito da tiamina pirofosfato (%)*	15 a 24
Tiamina urinária	
nmol [μg]/g de creatinina	90 a 220 (27 a 66)
nmol [μg]/ dia	133 a 333 (40 a 100)

*Também chamado de coeficiente de atividade;
valor estimulado, expresso em % em relação ao basal.

Fonte: Desenvolvida pela autoria.

Tabela 5.8. Indicadores do estado nutricional de riboflavina.

Indicador	Comentários
Atividade da glutationa redutase eritrocitária (EGRAC)	Tem sido considerado um dos métodos mais precisos, embora ainda haja necessidade de maior padronização.
Concentração de flavina no eritrócito	Nem sempre a simples concentração reflete a funcionalidade do nutriente.
Excreção urinária em jejum	Juntamente com o EGRAC, permite uma avaliação ampla do estado nutricional.

Fonte: Desenvolvida pela autoria.

Tabela 5.9. Parâmetros indicativos do estado nutricional em vitamina B3.

Indicador	Comentários
Excreção urinária de metabólitos metilados (taxa de 2-piridona/N1-metil-nicotinamida)	Mais sensível e confiável < 5,8 μmol/dia = deficiente; 5,8 a 17,5 = baixo; 8 > 17,5 = adequado (Sauberlich et al., 1974).
Medida do nucleotídeo piridina no eritrócito; NAD no eritrócito	Parece ser tão sensível quanto parâmetros urinários.
Transferência de redox da ADP	Ribosilação do ADP (ocorre na estabilidade gênica; replicação e reparo do DNA. Pouca padronização do método.
Derivados plasmáticos de 2-piridona	Cai abaixo dos limites de detecção com baixas doses ingeridas.

Fonte: Desenvolvida pela autoria.

Tabela 5.10. Parâmetros indicativos do estado nutricional em vitaminas B6.

Parâmetro	Comentários
Concentração plasmática de B6 e PLP	Relaciona-se com PLP hepático; parece ser o método mais relacionado com as reservas corporais.
Concentração nos eritrócitos	Embora se equilibre com as concentrações plasmáticas, quando a ingestão é elevada, sua elevação é muito mais lenta que do plasma.
Excreção urinaria de 4P e outras formas	Altas ingestões interferem rapidamente na excreção urinária. Entretanto, esse parâmetro reflete situações agudas, e não estado nutricional.
Saturação de aminotransferases (EAST e EALT)	Lenta estabilização em resposta a alterações dietéticas.
Medida de metabólitos do triptofano	O princípio baseia-se na excreção de ácido xanturênico, cuja síntese depende de PLP. Entretanto, parece que, em deficiências de B6, outras vias de metabolização do triptofano são ativadas.
Concentração de homocisteína	Pode gerar confusão entre deficiência de folato e de B6.

Fonte: Desenvolvida pela autoria.

Tabela 5.11. Parâmetros indicativos do estado nutricional em vitamina B6.

Parâmetro	Comentários
Concentração de folato nos eritrócitos	Capaz de identificar deficiências de longo prazo, pois o folato é captado na medula, e não diretamente nos eritrócitos; correlação com concentração hepática; não mostra alterações recentes. Ponto de corte: 140 ng/mL ou 305 nmol/L.
Concentração plasmática de homocisteína	Vários pontos de corte: > 16 μmol/L; 14 μmol/L; 12 μmol/L ou o intervalo de 4,9 a 11,7 μmol/L.
Folato sérico	Grande diferença entre laboratórios; < 3 ng/L ou 7 nmol/L; geralmente alterada após 1 a 3 semanas de depleção; difícil separar eventos agudos e crônicos; melhor conjugar com outros métodos.
Folato na urina	Pouca relação com estado nutricional; turnover muito rápido.
Parâmetros hematológicos	Neutrófilos hipersegmentados e outras alterações.

Fonte: Desenvolvida pela autoria.

CAPÍTULO 5 | VITAMINAS E ATIVIDADE FÍSICA

Tabela 5.12. Parâmetros indicativos do estado nutricional em vitamina B12.

Parâmetro	Comentários
B12 plasmático	Reflete ingestão e reserva. Os limites inferiores estão em torno de 120 a 180 pmol/L (170 a 250 pg/L). Nas diminuições de ingestão/absorção, a concentração é mantida à custa do B12 tecidual. As medidas são realizadas na forma livre e ligada, por isso não é um método muito sensível.
Excreção de ácido metilmalônico	Valores de referência (com 2DP): 73 a 271 nmol/L; aumenta quando o suprimento de B12 é diminuído; é considerado um excelente método.
Homocisteína	Confusão com B6, B12 e folato; não é considerado um bom indicador.
TCII	É responsável pela captação celular; 20% da B12 está ligada a esse transportador; tem-se mostrado um indicador muito bom, mas ainda há necessidade de melhor padronização dos métodos.

Fonte: Desenvolvida pela autoria.

Tabela 5.13. Parâmetros que têm sido estudados para avaliação do estado nutricional em ácido pantotênico.

Parâmetro		Comentários
Excreção urinária		Varia de acordo com a ingestão; valores médios de excreção = 2,6 mg/dia.
Parâmetros sanguíneos	No sangue total	Os valores demonstram equilíbrio, mesmo quando há suplementação de ácido pantotênico; concentração média = 1,57 a 2,66 μmol/L.
	No soro ou plasma	Os valores não mantêm a mesma proporcionalidade do sangue total. Não tem sido identificado como um bom método.
	Nos eritrócitos	Parece ser candidato ao melhor método, porém resultados de alguns estudos ainda deixam dúvidas. Os valores médios encontrados são: 1,5 μmol/L (334 ng/L).

Fonte: Desenvolvida pela autoria.

Tabela 5.14. Parâmetros que têm sido estudados para avaliação do estado nutricional em biotina.

Parâmetro	Comentários
Excreções urinárias	• 3-hidroxi-isovalerato: sua excreção aumenta com a deficiência. • Biotina urinária: diminui com a deficiência. Têm sido relativamente bem aceitos para avaliação.
Parâmetros plasmáticos	A concentração plasmática de biotina ou seus metabólicos não têm demonstrado relação com o estado nutricional.
Análise dos ácidos graxos contidos nos lipídios plasmáticos	Alterações nas ligações químicas de ácidos graxos devem resultar da deficiência da propionil-CoA carboxilase. O método tem mostrado tendência a ser um bom indicador, porém os métodos precisam ser mais bem padronizados

Fonte: Desenvolvida pela autoria.

Tabela 5.15. DRI para as vitaminas do complexo B.

Faixa etária	Vitaminas							
	B1 (mg/dia)	B2 (mg/dia)	B3 (EN)*	B6 (mg/dia)	Biotina (μg/dia)	Ácido fólico (μg/dia de EF)***	Ácido pantotênico (mg/dia)	B12 (μg/dia)
0 a 6 meses	0,2	0,3	2,0**	0,1	5,0	65,0	1,7	0,4
7 a 12 meses	0,3	0,4	4,0	0,3	6,0	80,0	1,8	0,5
1 a 3 anos	0,5	0,5	6,0	0,5	8,0	150,0	2,0	0,9
4 a 8 anos	0,6	0,6	8,0	0,6	12,0	200,0	3,0	1,2
Meninos								
9 a 13 anos	0,9	0,9	12,0	1,0	20,0	300,0	4,0	1,8
14 a 18 anos	1,2	1,3	16,0	1,3	25,0	400,0	5,0	2,4
Meninas								
9 a 13 anos	0,9	0,9	12,0	1,0	20,0	300,0	4,0	1,8
14 a 18 anos	1,0	1,0	14,0	1,2	25,0	400,0	5,0	2,5
Homens								
19 a 30 anos	1,2	1,3	16,0	1,3	30,0	400,0	5,0	2,4
31 a 50 anos	1,2	1,3	16,0	1,3	30,0	400,0	5,0	2,4
Mulheres								
19 a 30 anos	1,1	1,1	14,0	1,3	30,0	400,0	5,0	2,4
31 a 50 anos	1,1	1,1	14,0	1,3	30,0	400,0	5,0	2,4

(continua)

(continuação)

Tabela 5.15. DRI para as vitaminas do complexo B.

Faixa etária	Vitaminas							
	B1 (mg/dia)	B2 (mg/dia)	B3 (EN)*	B6 (mg/dia)	Biotina (µg/dia)	Ácido fólico (µg/dia de EF)***	Ácido pantotênico (mg/dia)	B12 (µg/dia)
Homens								
51 a 70 anos	1,2	1,3	16,0	1,7	30,0	400,0	5,0	2,4
> 70 anos	1,2	1,3	16,0	1,7	30,0	400,0	5,0	2,4
Mulheres								
51 a 70 anos	1,1	1,1	14,0	1,5	30,0	400,0	5,0	2,4
> 70 anos	1,2	1,1	14,0	1,5	30,0	400,0	5,0	2,4
Gestação								
14 a 18 anos	1,4	1,6	18,0	1,9	30,0	600,0	6,0	2,6
19 a 30 anos	1,4	1,6	18,0	1,9	30,0	600,0	6,0	2,6
31 a 50 anos	1,4	1,6	18,0	1,9	30,0	600,0	6,0	2,6
Lactação								
14 a 18 anos	1,4	1,4	17,0	2,0	35,0	500,0	7,0	2,8
19 a 30 anos	1,4	1,4	17,0	2,0	35,0	500,0	7,0	2,8
31 a 50 anos	1,4	1,4	17,0	2,0	35,0	500,0	7,0	2,8

*EN = equivalente de niacina: conversão de triptofano: 60 mg de TRIP = 1 mg de niacina = 1 mg EM. **Neste caso a referência é feita em niacina pré-formada. ***EF = equivalente de folato: µg de EDF = µg de folato do alimento + (1,7 µg de ácido fólico).

Fonte: Food and Nutrition Board – Institute of Medicine [s. d.].

Tabela 5.16. UL determinadas para as vitaminas do complexo B.

Faixa etária	Vitaminas							
	B1	B2	B3 (mg/dia)	B6 (mg/dia como piridoxina)	Biotina	Ácido fólico (µg/dia de suplementos)	Ácido pantotênico	B12
0 a 6 meses	ND	ND	ND	ND	ND	ND	ND	ND
7 a 12 meses	ND	ND	ND	ND	ND	ND	ND	ND
1 a 3 anos	ND	ND	10	30	ND	300	ND	ND
4 a 8 anos	ND	ND	15	40	ND	400	ND	ND
Meninos								
9 a 13 anos	ND	ND	20	60	ND	600	ND	ND
14 a 18 anos	ND	ND	30	80	ND	800	ND	ND
Meninas								
9 a 13 anos	ND	ND	20	60	ND	600	ND	ND
14 a 18 anos	ND	ND	30	80	ND	800	ND	ND
Homens								
19 a 30 anos	ND	ND	35	100	ND	1.000	ND	ND
31 a 50 anos	ND	ND	35	100	ND	1.000	ND	ND
Mulheres								
19 a 30 anos	ND	ND	35	100	ND	1.000	ND	ND
31 a 50 anos	ND	ND	35	100	ND	1.000	ND	ND
Homens								
51 a 70 anos	ND	ND	35	100	ND	1.000	ND	ND
> 70 anos	ND	ND	35	100	ND	1.000	ND	ND
Mulheres								
51 a 70 anos	ND	ND	35	100	ND	1.000	ND	ND
> 70 anos	ND	ND	35	100	ND	1.000	ND	ND
Gestação								
14 a 18 anos	ND	ND	30	80	ND	800	ND	ND
19 a 30 anos	ND	ND	35	100	ND	1.000	ND	ND
31 a 50 anos	ND	ND	35	100	ND	1.000	ND	ND
Lactação								
14 a 18 anos	ND	ND	30	80	ND	800	ND	ND
19 a 30 anos	ND	ND	35	100	ND	1.000	ND	ND
31 a 50 anos	ND	ND	35	100	ND	1.000	ND	ND

Fonte: Food and Nutrition Board – Institute of Medicine [s. d.].

Considerações finais

O planejamento da dieta de um atleta ou praticante de atividade física considera o aumento do gasto energético diário. Assim, o consumo de alimentos se eleva, a fim de compensar o gasto energético aumentado. Consequentemente, ao se elevar o consumo de alimentos de maneira equilibrada, a ingestão de vitaminas também acaba se ampliando.

Algumas constatações podem justificar o uso de suplementos por atletas e esportistas. Por exemplo, a preocupação com o peso corporal tem sido um fator cada vez mais comum entre indivíduos que praticam atividade física regularmente e até entre atletas de elite. Algumas modalidades esportivas exigem rígido controle sobre esse indicador antropométrico, tais como judô, caratê, boxe, ginástica olímpica, balé clássico, entre outras. Por isso, durante as temporadas de treinamento, há momentos em que tais atletas são "induzidos" a reduzir seu peso corporal, com o objetivo de obter melhores resultados em eventos competitivos. Para alcançar a redução de peso, torna-se bastante comum a estratégia de restringir a ingestão de alimentos, o que pode culminar em um consumo inadequado de vitaminas e, cronicamente, em deficiência desses nutrientes. Nesses casos, é importante avaliar cuidadosamente o estado nutricional vitamínico de cada atleta, investigando os parâmetros necessários, tais como:

- **Avaliação do consumo alimentar:** por meio de registros alimentares de 24 horas ou registros alimentares de 3 ou mais dias, verificar se o consumo de vitaminas está alcançando os valores considerados adequados para indivíduos saudáveis (RDA).
- **Avaliação bioquímica:** de acordo com exames bioquímicos específicos para cada tipo de vitamina, verificar se os estoques desses micronutrientes estão adequados.

Caso seja constatada deficiência vitamínica, a complementação torna-se indispensável, em doses que alcancem no mínimo valores considerados adequados para indivíduos saudáveis (RDA). Afinal, sabe-se que uma deficiência nutricional, seja ela de macro ou micronutrientes, pode trazer prejuízos significativos para o desempenho de um atleta.

Conclusões

A deficiência de vitaminas pode resultar em diminuição do rendimento. Tem sido demonstrado que a suplementação vitamínica melhora o rendimento em indivíduos com deficiências preexistentes de vitaminas.

Atletas engajados em treinamentos exaustivos podem necessitar de monitoramento de seu estado de vitaminas corporal, ainda que consumam a quantidade recomendada na ingestão diária de vitaminas.

Suplementos vitamínicos devem ser sugeridos para atletas em condições especiais, incluindo aqueles que estão submetidos a uma dieta com restrição calórica visando à diminuição de gordura corporal, ou aqueles que apresentam desordens alimentares. A suplementação com vitaminas só é segura quando há evidência concreta de deficiência.

É importante lembrar que a ingestão excessiva de vitaminas, especialmente das lipossolúveis, pode promover seu acúmulo no organismo em quantidades consideradas tóxicas. A escolha adequada de alimentos é preferível à suplementação específica.

Bibliografia consultada

- American Dietetic Association; Dietitians of Canada; American College of Sports Medicine, Rodriguez NR, Di Marco NM, Langley S. American College of Sports Medicine position stand. Nutrition and athletic performance. Med Sci Sports Exerc. 2009; 41:709-31.
- Barr SI, Rideout CA. Nutritional considerations for vegetarian athletes. Nutrition 2004; 20:690-700.
- Belko AZ, Obarzanek E, Kalkwarf HJ et al. Effects of exercise on riboflavin requirements of young women. Am.J.Clin. Nutr 1983; 37:509-517.
- Belko AZ, Obarzanek E, Roach R et al. Effects of aerobic exercise and weight loss on riboflavin requirements on moderately obese, marginally deficient young women. Am.J.Clin. Nutr 1984; 40:553-561.
- Belko AZ, Meredith MP, Kalkwarf HJ et al. Effects of exercise on riboflavin requirements: biological validation in weight reducing women. Am.J.Clin.Nutr 1985; 41:270-277
- Campbell WW, Geik RA. Nutritional considerations for the older athlete. Nutrition 2004; 20: 603-608.
- Clarkson PM, Thompson HS. Antioxidants: what role do they play in physical activity and health? Am J Clin Nutr. 2000;72(2 Suppl):637S-46S.
- Duthie GG, Robertson JD, Maughan RJ, Morrice PC. Blood antioxidant status and erythrocyte lipid peroxidation following distance running. Arch Biochem Biophys. 1990;282:78-83.
- Evans WJ. Vitamin E, vitamin C, and exercise. Am J Clin Nutr. 2000;72(2 Suppl):647S-52S.
- Fogelholm M, Ruokonen I, Laakso JT, Vuorimaa T, Himberg JJ. Lack of association between indices of vitamin B1, B2, and B6 status and exercise-induced blood lactate in young adults. Int J Sport Nutr. 1993; 3:165-76.
- Food and Nutrition Board − Institute of Medicine. Dietary Reference Intakes for thiamin, riboflavin, niacin, vitamin B6, folate, vitamin B12, panthotencic acid, biotin and choline. Standing Committee on the Scientific Evaluation of Dietary Reference Intakes and its panel on folete, other B vitamins, and choline on upper reference levels of nutrients. Disponível em www.nap.edu.
- Gleeson M, Robertson JD, Maughan RJ. Influence of exercise on ascorbic acid status in man. Clin Sci. 1987;73:501-5.
- Guilland JC, Penaranda T, Gallet C, Boggio V, Fuchs F, Klepping J. Vitamin status of young athletes including the effects of supplementation. Med Sci Sports Exerc. 1989; 21:441-9.
- Himmelstein SA, Robergs RA, Koehler KM, Lewis SL, Qualls C R. Vitamin C supplementation and upper respiratory tract infections in marathon runners. J Exe Physiol 1998; 1(2).
- Kallner A, Horing D, Pelikka R. Formation of carbon dioxide from ascorbate in man. Am J Clin Nutr. 1985;41:609-13.
- Kaminski M, Boal R. An effect of ascorbic acid on delayed-onset muscle soreness. Pain 1992; 50(3):317-21.
- Laukaski HC. Vitamin and mineral status: effect on physical performance. Nutrition 2004; 20:632-644.

- Levine M, Conry-cantilena C, Wang Y, Welch RW, Washko PW, Dhariwal KR et al. Vitamin C pharmacokinetics in healthy volunteers: evidence for a recommended dietary allowance. Proc Natl Acad Sci. 1996; 93(8):3704-9.

- Malo C, Wilson JX. Glucose modulates vitamin C transport in adult human small intestinal brush border membrane vesicles. J Nutr. 2000;130:63-9.

- NRC (National Research Council). Dietary Reference Intakes: for vitamin C, vitamin E, selenium and carotenoids. Washington, D.C., National Academy Press, 2000. 506 p.

- NRC (National Research Council). Recommended Dietary Allowances. 10. ed. Washington, DC: National Academic Press, 1989.

- Penteado MVC. *Vitaminas:* aspectos nutricionais, bioquímicos, clínicos e analíticos. Barueri: Manole, cap. 6, p. 201-225, 2003.

- Petersen EW, Kenneth O, Ibfelt T, Richelle M, Offord E, Halkjær-kristensen J, Pedersen BK. Effect of vitamin supplementation on cytokine response and on muscle damage after strenuous exercise. Am J Physiol Cell Physiol 2001; 280: C1570-C1575.

- Powers HJ, Bates CJ, Eccles M. Bicycling performance in Gambian children: effects of supplements of riboflavin or ascorbic acid. Hum.Nutr.Clin.Nutr 1987; 41:59-69.

- Prasad PA, Bamji MS, Lakshni AV et al. Functional impact of riboflavin supplementation in urban school children. Nutr. Res. 1990; 10:275-281.

- Rokitzki L, Hinkel S, Klemp C, Cufi D, Keul J. Dietary, serum and urine ascorbic acid status in male athletes. Int J Sports Med. 1994; 15(7):435-40.

- Schröder H, Navarro E, Tramullas A, Mora J, Galiano D. Nutrition antioxidant status and oxidative stress in professional basketball players: effects of a three compound antioxidative supplement. Int J Sports Med. 2000; 21:146-50.

- Shills ME, Olson JÁ, Shike M, Ross AC. Tratado de nutrição moderna na saúde e na doença. 9. ed. São Paulo: Manole; 2003.

- Soares MJ, Satyanarayana K, Bamji MS et al. The effect of exercise on riboflavin status of adult men. Br.J.Nutr 1993; 69:541-551.

- Telford RD, Catchpole EA, Deakin V, Hahn AG, Plank AW. The effect of 7 to 8 months of vitamin/mineral supplementation on athletic performance. Int J Sport Nutr. 1992; 2:135-53.

- Thompson D, Williams C, Garcia-Roves P, McGregor SJ, McArdle F, Jackson MJ. Post-exercise vitamin C supplementation and recovery from demanding exercise. Eur J Appl Physiol. 2003; 89(3-4):393-400.

- Thompson D, Williams C, McGregor SJ, Nicholas CW, McArdle F, Jackson MJ, Powell JR. Prolonged vitamin C supplementation and recovery from demanding exercise. Int J Sport Nutr Exerc Metab. 2001; 11(4):466-81.

- Thompson D, Williams C, Kingsley M, Nicholas CW, Lakomy HK, McArdle F, Jackson MJ. Muscle soreness and damage parameters after prolonged intermittent shuttle-running following acute vitamin C supplementation. Int J Sports Med. 2001; 22(1):68-75.

- Tremblay A, Boilard M, Bratton MF et al. The effects of a riboflavin supplementation on the nutritional status and performance of elite swimmers. Nutr. Res 1984; 4:201-208

- Tucker RG, Mickelsen O, Keys A. The influence of sleep, work, diuresis, heat, acute starvation, thiamine intake and bed rest on human riboflavin excretion. J.Nutr. 1960; 72: 251-261.

- van der Beek EJ, van Dokkum W, Schrijver J, Wesstra A, Kistemaker C, Hermus RJ. Controlled vitamin C restriction and physical performance in volunteers. J Am Coll Nutr. 1990; 9(4):332-9.

- van der Beek EJ, van Dokkum W, Wedel M, Schrijver J, van den Berg H. Thiamin, riboflavin and vitamin B6: impact of restricted intake on physical performance in man. J Am Coll Nutr. 1994; 13:629-40.

- Weight LM, Myburgh KH, Noakes TD. Vitamin and mineral supplementation: effect on the running performance of trained athletes. Am J Clin Nutr. 1988; 47: 192-5.

- Weight LM, Noakes TD, Labadarios D et al. Vitamin and mineral status of trained athletes including the effects of supplementation. Am.J.Clin.Nutr 1992; 47:186-191.

- Winters LR, Yoon JS, Kalrwaff HJ et al. Riboflavin requirements and exercise adaptation in older women. Am.J.Clin. Nutr 1992; 56:526-539.

- Zempleni J, Galloway JR, McCpornick DB. Pharmacokinetics of orally and intravenously administered riboflavin in healthy humans. Am.J.Clin.Nutr 1996; 63:54-66.

Minerais e Atividade Física

• Raquel Raizel • Audrey Yule Coqueiro • Julio Tirapegui

Introdução

Ao contrário da crença popular, os micronutrientes (vitaminas e minerais) não proporcionam energia, mas desempenham papéis-chave no metabolismo de carboidratos e lipídios, que são os principais combustíveis musculares durante o exercício. Eles também estão envolvidos no reparo e na síntese de proteínas musculares em resposta ao treinamento. O metabolismo energético e a síntese proteica são conduzidos por reguladores bioquímicos conhecidos como enzimas metabólicas, as quais requerem coenzimas ou cofatores para funcionar adequadamente. Se determinado micronutriente está insuficiente, as enzimas podem não funcionar em plena capacidade e, por consequência, a capacidade de trabalho e o desempenho físico de um indivíduo serão afetados (Thomas et al., 2016; Williams, 2005).

Os micronutrientes estão envolvidos em todos os tipos de reações bioquímicas orgânicas diárias, como na manutenção do crescimento e do desenvolvimento, na contração muscular, no equilíbrio osmótico, na função nervosa, no metabolismo energético, na reparação tecidual, no metabolismo ósseo, no transporte de oxigênio e na função imunológica. A ingestão insuficiente de micronutrientes por períodos crônicos pode comprometer as funções metabólicas e o desempenho atlético. Por outro lado, a ingestão excessiva pode induzir sintomas de toxicidade que podem gerar riscos à saúde e, consequentemente, prejudicar o desempenho físico (Mountjoy et al., 2014). Dentre os micronutrientes mais associados à saúde e à *performance* atlética, destacam-se os minerais cálcio, ferro, magnésio, zinco, cobre e selênio.

Minerais são substâncias de origem inorgânica encontradas naturalmente na crosta terrestre e em praticamente todos os tecidos do organismo, nos tecidos duros (ossos e dentes) e moles. Os minerais essenciais apresentam-se em duas subclasses: i) principais minerais, que precisam ser ingeridos em quantidades iguais ou superiores a 100 mg, como sódio, potássio, cálcio, fósforo e magnésio, e ii) minerais traços, os quais são necessários em quantidades inferiores, geralmente menos de 20 mg por dia. Os minerais traços incluem ferro, zinco, cobre, selênio e cromo. Durante a prática de exercício físico ocorrem alterações em muitas vias metabólicas, das quais os minerais participam. Essas alterações podem acarretar mudança na distribuição dos minerais no organismo, bem como na necessidade de tais nutrientes. Portanto, a ingestão adequada de minerais requer atenção extra quando aliada à prática regular de atividade física e de esportes (Beck et al., 2015). Este capítulo abordará as funções biológicas, os efeitos decorrentes da deficiência ou toxidade, bem como outros aspectos envolvendo o consumo de minerais e sua importância na atividade física (Thomas et al., 2016; Lukaski e Scrimgeour, 2011).

Cálcio (Ca)
Importância biológica

O cálcio é considerado o mineral de maior abundância no organismo, correspondendo de 1 a 2% do peso corporal total. Esse mineral desempenha papel fundamental em uma ampla gama de funções biológicas, seja na forma de íon livre ou ligado a complexos proteicos. Uma das funções mais importantes é desempenhada na mineralização do esqueleto, conferindo força e dinamismo à manutenção das reservas intra e extracelulares. A grande maioria do cálcio corporal total (> 99%) está presente no esqueleto como complexo cálcio-fosfato, na forma do mineral hidroxiapatita ($Ca_{10}(PO_4)_6(OH)_2$), que é responsável por grande parte das propriedades do tecido ósseo (Felsenfeld et al., 2013).

O cálcio não ósseo representa menos de 1% do cálcio corporal total (~ 10 g em um adulto). No entanto, está em constante e rápida troca. O cálcio sérico varia de 8,8 a 10,4 mg/dL (2,2 a 2,6 mM) em indivíduos saudáveis. É composto por íons livres (~ 51%), complexos ligados a proteínas (~ 40%) e complexos iônicos (~ 9%). Para evitar a toxicidade do cálcio, a concentração de cálcio sérico ionizado é rigorosamente mantida dentro de uma faixa fisiológica de 4,4 a 5,4 mg/dL (1,10 a 1,35 mM). O cálcio não ionizado é ligado a uma variedade de proteínas e ânions nos reservatórios extra e intracelulares. Entre as proteínas de ligação ao cálcio pode-se incluir a albumina e a globulina no soro, a calmodulina e outras proteínas celulares. Os principais complexos iônicos no soro são o fosfato de cálcio, o carbonato de cálcio e o oxalato de cálcio (Peacock, 2010).

O cálcio é responsável por uma ampla gama de funções essenciais (Favus et al., 2006), participando de diversos processos metabólicos como:

- Ativação enzimática.
- Vasoconstrição e vasodilatação.
- Contração dos músculos esquelético e cardíaco, por meio da mobilização de depósitos intracelulares de cálcio do retículo sarcoplasmático.
- Transdução de sinais, mediando a sinalização de receptores de membrana plasmática.
- Transporte de membranas.
- Neurotransmissão.
- Função hormonal.

Metabolismo do cálcio

A ingestão e a absorção de cálcio pela dieta são essenciais para fornecer quantidades suficientes desse mineral a fim de manter as reservas corporais saudáveis. A manutenção dessas reservas (homeostase do cálcio) é amplamente regulada por meio de um sistema hormonal integrado que controla o transporte de cálcio no intestino, nos rins e nos ossos. Esse sistema envolve dois principais hormônios reguladores e seus receptores – paratormônio (PTH) e seu receptor, e o $1,25(OH)_2D_3$ e o receptor de vitamina D –, bem como o cálcio sérico ionizado e o receptor sensível ao cálcio extracelular (CaR) (Lambert et al., 2017).

Aproximadamente 30% do cálcio dietético ingerido por um adulto saudável é absorvido pelo intestino, principalmente na primeira porção do intestino delgado (duodeno), sendo, então, liberado no sangue. A passagem do cálcio para a corrente sanguínea se dá por transporte ativo, gerando gasto de adenosina trifosfato (ATP), e ocorre por meio dos canais de cálcio na membrana. Esses canais são dependentes da ação da 1,25 di-hidroxivitamina D 3 [$1,25(OH)_2D_3$], a forma ativa da vitamina D, também conhecida como o hormônio calcitriol, de seu receptor intestinal (VDR) e da proteína ligante ao cálcio, a calbindina. Tipicamente, na ingestão normal de cálcio, o transporte ativo responde pela maior parte da absorção,

enquanto 8 a 23% da absorção total de cálcio ocorre por difusão passiva quando há alta ingestão de cálcio (Silva et al., 2016).

A biodisponibilidade do cálcio proveniente da dieta é diminuída por agentes de ligação ao cálcio, como celulose, fosfato e oxalato, que reduzem a absorção intestinal, além de outros fatores. Nessas condições, ocorre a mobilização das reservas ósseas e séricas, em um processo ativado, principalmente, por hormônios das glândulas tireoide e paratireoide, conforme ilustrado na Figura 6.1. A diminuição no cálcio sérico inativa o CaR nas glândulas paratireoides para aumentar a secreção de PTH, que atua sobre o receptor do PTH nos rins, aumentando a reabsorção de cálcio tubular, e no osso, para aumentar a reabsorção óssea. O aumento do PTH também estimula o rim a aumentar a secreção de calcitriol, que ativa o receptor de vitamina D no intestino para aumentar a absorção de cálcio, nos ossos para aumentar a reabsorção, e nas glândulas paratireoides para diminuir a secreção de PTH, finalizando o ciclo. A diminuição do cálcio sérico provavelmente também inativa o CaR no rim para aumentar a reabsorção de cálcio e potencializar o efeito do PTH (Hoorn e Zietse, 2012; Silva et al., 2016).

Essa resposta hormonal integrada restaura o cálcio sérico e encerra o ciclo de *feedback* negativo. Com um aumento no cálcio sérico, essas ações são revertidas e a resposta hormonal integrada reduz o cálcio sérico. Juntos, esses mecanismos ajudam a manter as concentrações séricas totais de cálcio em indivíduos saudáveis dentro de uma faixa fisiológica relativamente estreita de ~ 10% (Peacock, 2010).

Quando a dieta é pobre em alimentos que contêm cálcio, a eficiência do processo de absorção é aumentada para absorver a maior proporção do cálcio ingerido. A absorção média em homens e mulheres varia durante as fases da vida: em recém-nascidos é normalmente passiva e facilitada pela presença da lactose no leite materno; com o crescimento, a absorção passiva diminui e a ativa torna-se mais importante. A absorção de cálcio na infância é em torno de 60%, 28% antes da puberdade, 34% durante a puberdade precoce e 25% dois anos após a puberdade. Em adultos jovens, a absorção permanece em torno de 25%. Durante a gravidez a absorção geralmente é duplicada e a partir dos 40 anos ocorre diminuição por volta de 0,21% por ano, durante o envelhecimento e após a menopausa (IOM, 2011; Favus et al., 2006).

Entre os fatores que influenciam a absorção do cálcio estão: concentrações de vitamina D, acidez gástrica, idade, níveis de estrogênio e ingestão de fibra alimentar. Estima-se que somente 10 a 15% do cálcio proveniente da dieta seja absorvido quando há baixas concentrações de vitamina D (Hoorn e Zietse, 2012). Além disso, outras causas podem ser elencadas, como demonstrado na Tabela 6.1.

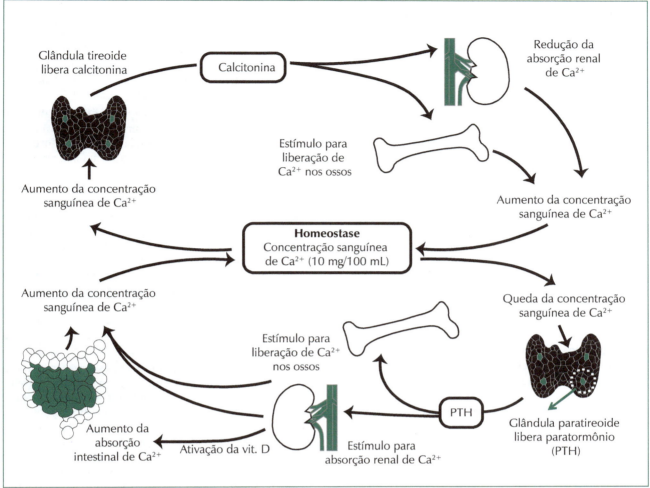

Figura 6.1. Controle hormonal das concentrações séricas de cálcio.
Fonte: Peacock, 2010.

Tabela 6.1. Causas do aumento e da redução da absorção intestinal de cálcio.

Aumento	Diminuição
Aumento da produção renal de calcitriol	Diminuição da produção de calcitriol
Crescimento	Hipoparatireoidismo
Gravidez	Deficiência de vitamina D
Lactação	Raquitismo dependente de vitamina D tipo I
Hiperparatireoidismo primário	Insuficiência renal crônica
Hipercalciúria idiopática	Envelhecimento
Aumento da produção extrarrenal de calcitriol	Produção normal de calcitriol
Sarcoidose e distúrbios granulomatosos	Excesso de glicocorticoides
Linfoma de células B	Excesso de hormônio tireoidiano
Com produção normal de calcitriol	Síndrome de má absorção intestinal
Hipercalciúria idiopática	Aumento da produção renal de calcitriol
	Baixa ingestão dietética de cálcio

Fonte: Modificada de Favus et al., 2006.

Aproximadamente 70% do cálcio filtrado é reabsorvida no túbulo proximal por meio de mecanismos predominantemente passivos. Cerca de 20% é reabsorvido na alça de Henle e 8% no túbulo contorcido distal, sendo este último o principal local de regulação fisiológica da excreção urinária do cálcio. Como resultado da reabsorção ao longo dos néfrons, a urina final contém apenas 2% da carga filtrada (Silva et al., 2016).

A excreção renal de cálcio é regulada por dois mecanismos principais: reabsorção tubular de cálcio e carga de cálcio filtrada (filtração glomerular). O rompimento de um ou de ambos os mecanismos leva à perda da homeostase do cálcio (Tabela 6.2). A excreção de cálcio ocorre pela urina, fezes, suor e por outros fluidos, como sêmen e menstruação. Diariamente 98% dos 175 a 250 mmol de cálcio filtrado são reabsorvidos pelos néfrons e o restante é excretado pela urina (2,5 a 5 mmol). As perdas fecais de cálcio são de aproximadamente 2,5 a 5 mmol (100 a 200 mg) por dia, cujas origens incluem o cálcio dietético não absorvido e o cálcio endógeno, composto por descamação de células da mucosa, saliva, sucos gástrico e pancreático e bile. Há ainda a perda pelo suor (0,4 a 0,6 mmol ou 16 a 24 mg/dia), descamação de células da pele, cabelos e unhas (1,5 mmol ou 60 mg/dia) (Hoorn e Zietse, 2012; Favus et al., 2006).

PARTE I | NUTRIÇÃO NO ESPORTE

Tabela 6.2. Fatores que influenciam a excreção renal de cálcio.

Filtração glomerular	
Aumentada	Diminuída
Hipercalcemia	Hipocalcemia Insuficiência renal

Reabsorção tubular	
Aumentada	Diminuída
Depleção de volume extracelular de líquidos	Expansão do volume extracelular de líquidos
Hipocalcemia	Hipercalcemia
Diuréticos tiazídicos	Privação de fosfato na dieta
Administração de fosfato	Acidose metabólica
Alcalose metabólica	Diuréticos de alça
Hormônio da paratireoide	Ciclosporina A
Peptídeo relacionado ao hormônio paratireoide	Hipocalcemia autossômica dominante
Hipercalcemia hipocalciúrica familiar	Doença de Dent Síndrome de Bartter

Fonte: Modificada de Favus et al., 2006.

Quanto ao remodelamento ósseo, este ocorre continuamente por meio de processos celulares coordenados para adaptar a força desse tecido às necessidades de crescimento e do exercício físico. O ciclo do cálcio nos ossos chega a 10 mmol (400 mg/dia), enquanto as trocas diárias entre plasma e cálcio ósseo se aproximam de 150 mmol (6 g/dia) (Peacock, 2010).

Recomendações dietéticas e fontes alimentares de cálcio

A necessidade de cálcio depende do *status* metabólico desse mineral, que é regulado por três mecanismos principais: absorção intestinal, reabsorção renal e renovação óssea (Peacock, 2010), conforme mencionado no tópico sobre o metabolismo do cálcio. As recomendações desse mineral em relação ao crescimento e à remodelação óssea também variam de acordo com o estágio da vida. As principais atividades fisiológicas incluem acreção óssea durante o crescimento do esqueleto e manutenção da massa óssea após o crescimento estar completo. Na vida adulta, o cálcio líquido é eliminado quando a formação óssea não acompanha mais a reabsorção óssea. As necessidades de cálcio aumentam com a idade, presumivelmente para compensar o declínio da absorção intestinal, pois a eficiência da absorção diminui com o envelhecimento ou quando a ingestão de cálcio é elevada (IOM, 2011; Favus et al., 2006). Sendo assim, foram estabelecidos valores de ingestão adequada (AI – *Adequate Intake*) para crianças de até 12 meses de idade (Quadro 6.1) e de ingestão dietética recomendada (RDA – *Recommended Dietary Allowance*) para as demais faixas etárias. Valores de ingestão máxima tolerável (UL – *Tolerable Upper Intake Level*) foram definidos para todos os ciclos da vida (IOM, 2011).

As principais fontes de cálcio na alimentação são os laticínios, nos quais esse mineral é mais biodisponível. Vegetais como brócolis, espinafre e couve também contribuem com o fornecimento de cálcio (Tabela 6.3). Se um alimento contém compostos ligantes ao cálcio ou que interferem na absorção, como o ácido oxálico e o ácido fítico, a fonte alimentar é considerada pobre em cálcio. Alimentos com altos níveis de ácido oxálico incluem espinafre, couve, batata doce e feijão. Entre os alimentos ricos em ácido fítico estão os produtos integrais que contêm fibras e farelo de trigo, feijão, sementes, nozes e soja (Silva et al., 2016).

A extensão em que esses compostos afetam a absorção de cálcio varia, sendo que as combinações de alimentos também influenciam a eficiência geral de absorção. O consumo de espinafre com leite de forma concomitante, por exemplo, reduz a absorção do cálcio no leite. Em contrapartida, os produtos de trigo (com exceção do farelo de trigo) não parecem ter impacto negativo na absorção de cálcio. Fontes veganas de cálcio também podem ser menos biodisponíveis e, por sua vez, menos adequadas para fornecer esse nutriente. A influência da proteína sobre a absorção do cálcio ainda é controversa, pois se sabe que a ingestão de proteínas estimula a liberação de ácido no estômago, o que poderia aumentar a absorção de cálcio. Além disso, os alimentos ricos em proteína tipicamente contêm elevadas concentrações de fósforo, que, por sua vez, apresenta um efeito hipocalciúrico (Cozzolino, 2005). No entanto, a proteína também aumenta a excreção urinária de cálcio.

A alta ingestão de sódio aumenta a excreção urinária de cálcio, porém a adição de potássio pode ajudar a diminuir a excreção de cálcio, particularmente em mulheres pós-menopausadas. A ingestão de álcool pode afetar a absorção de cálcio, embora a quantidade necessária para causar um efeito prejudicial aos ossos seja desconhecida. A cafeína modestamente aumenta a excreção e reduz a absorção desse mineral. O cálcio pode competir e interferir na absorção de ferro, zinco e magnésio. Por esse motivo, indivíduos com deficiências conhecidas desses outros minerais, que necessitam de suplementação de cálcio, geralmente administram suplementos de cálcio entre as refeições a fim de evitar a interação entre esses micronutrientes. Vale ressaltar que a fortificação com cálcio em inúmeros alimentos que não contribuem naturalmente com o cálcio, como suco de laranja, outras bebidas e cereais prontos para consumo, está se tornando uma prática comum, o que favorece a ingestão de cálcio para indivíduos que não consomem laticínios, como os veganos (Silva et al., 2016; IOM, 2011).

Tabela 6.3. Fontes alimentares de cálcio por porção consumida.

Alimento	Porção	mg de Ca/porção
Couve cozida	½ copo	90
Espinafre cozido	½ copo	146
Iogurte	1 copo	275
Leite integral	1 copo	276
Leite desnatado	1 copo	290
Queijo muçarela	1 fatia média	215
Queijo cottage	1 xícara	150
Ricota	½ copo	255
Soja cozida	½ copo	88

Fonte: Silva, AGH, Pires, LV, Cozzolino, SMF. Cálcio. (2016, p. 579-611).

Deficiência e toxicidade do cálcio

O balanço do cálcio no organismo consiste na relação entre a ingestão (dieta e suplementação) e a excreção (urina, fezes, perdas dérmicas etc.) desse mineral. Também pode ser analisada a concentração sérica de cálcio. A hipercalcemia e a hipocalcemia indicam uma séria perturbação da homeostase do cálcio, mas não refletem apenas o equilíbrio do cálcio. Devido ao fato de cerca de metade do cálcio sérico estar ligada a proteínas, anormalidades no cálcio sérico, aferido pelo cálcio sérico total, podem ocorrer secundariamente a distúrbios das proteínas séricas e não como consequência de alterações no cálcio ionizado (Peacock, 2010).

A hipercalcemia absortiva ocorre em condições que culminam em concentrações séricas aumentadas de 1,25 (OH) 2D, como ocorre na sarcoidose, aumento dos níveis séricos de 25 (OH) D por intoxicação por vitamina D ou ingestão excessiva de calcitriol ou de seus análogos. Crianças e pacientes com doença renal crônica desenvolvem essa condição quando recebem quantidades de cálcio na dieta que excedem a capacidade renal de filtração e excreção. A hipercalcemia remodeladora resulta do aumento da reabsorção óssea líquida, como ocorre no câncer ósseo metastático osteoclástico, no hiperparatireoidismo primário e na intoxicação por vitamina D. Em pacientes com doença renal crônica com doença óssea adinâmica, a hipercalcemia é rapidamente estabelecida porque o osso é incapaz de absorver cálcio. A hipercalcemia reabsortiva tubular surge de um aumento na reabsorção de cálcio, como ocorre no hiperparatireoidismo primário, depleção de sódio, uso de medicamentos tiazídicos e mutações inativadoras do CaR. Nos estados de redução da taxa de filtração intestinal, mesmo uma entrada normal de cálcio no fluxo sanguíneo direcionado ao intestino ou ao osso pode resultar em hipercalcemia. Também é importante notar que a hipercalcemia em si é deletéria para a função renal. Além de todos os efeitos deletérios supracitados, a hipercalcemia aumenta o risco de desenvolvimento de cálculos renais (Cozzolino e Cominetti, 2013).

A hipocalcemia absortiva causada unicamente por baixa ingestão dietética de cálcio é rara, porque os mecanismos homeostáticos são altamente eficientes. No entanto, é válido salientar que, no Brasil, a ingestão dietética de cálcio está muito abaixo dos valores recomendados, predispondo ao maior risco de insuficiência desse mineral. Nesse cenário, o acompanhamento nutricional e estratégias de fortificação de alimentos e de suplementação com cálcio são de suma relevância (Cozzolino, 2005). Outras situações podem resultar em hipocalcemia, sendo comum quando há baixas concentrações séricas de calcitriol, como ocorre na deficiência crônica de vitamina D, osteomalácia e raquitismo, ou em doenças renais crônicas. A hipercalcemia remodeladora resulta do aumento da formação óssea líquida, como ocorre na pós-patogênese da "síndrome do osso faminto" e no câncer ósseo osteoblástico metastático. A hipocalcemia reabsortiva tubular origina-se de uma diminuição da reabsorção de cálcio tubular, como ocorre no hipoparatireoidismo pós-cirúrgico, anormalidades no complexo recuperador do hormônio da paratireóide e ativação de mutações no CaR.

É interessante analisar a concentração sérica e urinária de cálcio, juntamente com os níveis séricos de PTH, no monitoramento de perturbações do metabolismo do cálcio. O monitoramento do conteúdo mineral ósseo realizado por meio da absorciometria (DEXA – *Dual energy x-ray absorptiometry*) pode ser indicativo de baixa ingestão crônica de cálcio, mas outros fatores, incluindo o *status* de vitamina D abaixo do ideal e a alimentação insuficiente em cálcio, também são importantes. A suplementação com cálcio pode ser necessária quando a ingestão alimentar não supre as necessidades fisiológicas. Usualmente, a suplementação é elaborada com carbonato de cálcio e pode ser realizada em dosagens de 300 a 400 mg de Ca por comprimido de complexo multimineral ou na forma de tabletes mastigáveis de 1.000 mg de Ca por unidade. A suplementação ofertada juntamente com alimentos permite maior absorção de cálcio (30 a 35%), quando comparada com a ingestão do suplemento em jejum (20%) (Cozzolino, 2005).

Cálcio na atividade física

O cálcio é especialmente importante para o crescimento, manutenção e reparo do tecido ósseo, regulação da contração muscular, condução nervosa e coagulação sanguínea normal (Lukaski et al., 2004). A contração muscular estimula o aumento transitório da concentração de cálcio intracelular, especialmente o cálcio armazenado no retículo sarcoplasmático. Esse aumento do cálcio na célula é útil para a contração muscular regular, sendo importante para a adaptação ao exercício físico, visto que intermedeia manifestações fenotípicas do tecido muscular, tais como o aumento do número de mitocôndrias e transportadores de glicose dependentes de insulina (GLUT4) (Baar, 2009). A liberação inadequada de cálcio do retículo sarcoplasmático durante a contração muscular tem sido considerada uma importante causa de fadiga e comprometimento da *performance* física (Allen et al., 2008; Finsterer, 2012).

Levando em consideração a importância do cálcio para a saúde óssea e a contração muscular, os atletas devem estar sob monitoramento nutricional a fim de evitar a insuficiência desse mineral. O risco de deficiência na ingestão de cálcio é maior nos indivíduos que praticam exercícios físicos em categorias esportivas com rígida classificação a partir do peso corporal (ginástica olímpica, balé etc.) e que também sofrem com o rigoroso padrão de beleza dominante (Mountjoy et al., 2014). Os bailarinos, ginastas e maratonistas destacam-se nesse grupo. Sua ingestão energética insuficiente favorece o aparecimento da "deficiência energética relativa no esporte", uma síndrome que impacta em prejuízos à função fisiológica referentes à taxa metabólica, função menstrual, saúde óssea, imunidade, síntese proteica, saúde cardiovascular, entre outros, em decorrência da deficiência de energia, que ocorre quando o consumo é inferior ao gasto energético. A diminuição na disponibilidade energética induz os sistemas corporais a reduzirem o gasto de energia, comprometendo uma série de funções biológicas, como a atividade hormonal. Essa síndrome impacta diretamente na homeostase óssea, predispondo o indivíduo à osteoporose (Mountjoy et al., 2014).

Tratando-se de saúde óssea, é necessária atenção especial à ingestão de cálcio e vitamina D. Para o atleta, os treinos exaustivos e competições são considerados um estresse para o tecido ósseo. A ingestão suficiente de cálcio garante o processo adequado de remodelação óssea, o qual está em constante renovação, enquanto a ingestão adequada de vitamina D ajuda a promover a absorção intestinal de cálcio. Portanto, a deficiência desses nutrientes aumenta o risco de fraturas por estresse relacionadas ao exercício. A suplementação de cálcio deve ser determinada após uma avaliação completa da ingestão dietética usual. A ingestão de cálcio de 1.500 mg/dia e de 1.500 a 2.000 UI de vitamina D é recomendada para otimizar a saúde óssea em atletas com baixa disponibilidade de energia ou disfunção menstrual (Maughan et al., 2018; Thomas et al., 2016). É válido salientar que a suplementação farmacológica só é necessária quando a dieta não é capaz de suprir as necessidades fisiológicas de cálcio, sendo que o consumo alimentar deve sempre ser priorizado.

Finalmente, destaca-se que o exercício físico, quando praticado de forma regular, tem sido considerado uma importante estratégia para retardar a velocidade da perda óssea na menopausa e no envelhecimento, sendo a prática de atividade física recomendada desde a infância até o envelhecimento. Logo, a ingestão adequada de cálcio e de vitamina D, quando associada à prática de exercícios físicos, é uma interessante estratégia a fim de promover a saúde óssea (Powers e Howley, 2014).

FERRO (Fe)
Importância biológica

O ferro é considerado essencial para a vida, principalmente em vista de sua capacidade de receber e doar elétrons na forma dos íons ferroso (Fe^{2+}) e férrico (Fe^{3+}). A troca de elétrons entre as moléculas doadoras ou receptoras de ferro é a base da produção de energia por meio das reações de oxirredução. Esse mineral exerce um papel vital nos seguintes processos:

- Realização do transporte e armazenamento de oxigênio.
- Reações de liberação de energia na cadeia de transporte de elétrons.
- Conversão de ribose a desoxirribose.
- Cofator em reações enzimáticas e metabólicas essenciais.

O ferro caracteriza-se como elemento fundamental para o crescimento e desenvolvimento adequado do organismo, atuando no funcionamento do sistema nervoso, reprodutor, digestório, imunológico, entre outros. O ferro é necessário para a síntese da molécula de DNA e é um elemento-chave para as enzimas do citocromo P450, presentes nos sistemas de fosforilação oxidativa mitocondrial. O ferro ainda fornece o sítio de ligação para transporte e liberação de oxigênio da hemoglobina (Gozzelino e Arosio, 2016).

Metabolismo do ferro

Aproximadamente 60% do ferro presente no organismo é encontrado na hemoglobina dos eritrócitos, enquanto 25% corresponde a uma reserva de ferro mobilizável e 15% está presente na mioglobina do tecido muscular e em uma variedade de enzimas necessárias para o metabolismo oxidativo e outras funções celulares. Apesar de todas as células serem capazes de armazenar ferro, os principais sítios de armazenamento desse mineral são o fígado, o baço e a medula óssea. Estima-se que um homem de 75 kg apresente cerca de 50 mg de ferro por quilo de peso corporal, enquanto uma mulher no período menstrual apresenta cerca de 40 mg de ferro/kg devido à massa eritrocitária e às reservas de ferro serem inferiores (Food and Nutrition Board, 2006).

O balanço do ferro é regulado pela sua absorção intestinal. De modo geral, o estado nutricional do indivíduo é o principal fator determinante da taxa de absorção de ferro, sendo que na deficiência desse mineral a absorção está aumentada (Cozzolino, 2005). A absorção de ferro ocorre por duas vias. O ferro heme, presente na hemoglobina e na mioglobina, é absorvido em quantidades menores por meio de transportadores específicos, e é extensamente biodisponível (15 a 35%), comparado ao ferro não heme (2 a 20%). Este, por sua vez, é a forma de ferro predominante na alimentação, sendo encontrado na forma de sais de ferro e tendo sua absorção potencializada pelo ácido ascórbico (vitamina C). A absorção do ferro não heme pelo enterócito ocorre por meio do transportador de metal divalente 1 (*Divalent Metal Transporter* tipo 1 – DMT-1), cuja expressão é regulada pela quantidade de ferro presente na célula intestinal (Cozzolino, 2005). Usualmente, é necessária a conversão de Fe^{3+} em Fe^{2+} para a entrada no enterócito. Em casos de ingestão excessiva de ferro, a absorção parece ocorrer por meio do gradiente de concentração, seguido de difusão paracelular (Food and Nutrition Board, 2006).

Dentro do enterócito, uma proporção do ferro se liga à ferritina e outra parte é reconvertida em Fe^{3+}. Esses íons podem seguir para a corrente sanguínea por meio da proteína transmembranar ferroportina. A regulação do conteúdo de ferritina depende da ação do hormônio hepcidina, que fica aumentada na sobrecarga de ferro e reduzida na anemia. Ferritina ou hemossiderina (produto da degradação da ferritina) são as formas de armazenamento do ferro. A excreção desse mineral ocorre principalmente por meio das fezes e, em menor dimensão, pela urina, pele e menstruação (Food and Nutrition Board, 2006; Lukaski, 2004; Shander et al., 2009).

Recomendações dietéticas e fontes alimentares de ferro

As recomendações dietéticas do ferro (Quadro 6.1) se distinguem de acordo com o ciclo de vida (lactentes, crianças, mulheres, gestantes, lactantes, homens), sexo e idade. A biodisponibilidade varia de acordo com o tipo de ferro ingerido, sendo que o ferro heme (de origem animal – Fe^{+2}) é melhor absorvido que o ferro não heme (de origem vegetal – Fe^{+3}).

As principais fontes alimentares de ferro heme são: fígado, vísceras, carne bovina, frango e peixe. Algumas hortaliças e leguminosas, como brócolis, espinafre, lentilha e feijão, são fontes de ferro não heme (Tabela 6.4). Alimentos fortificados com ferro, como cereais matinais, achocolatados e leites, ou produtos feitos com farinha de trigo fortificada, como pães, bolos e biscoitos, também podem colaborar com a ingestão adequada do mineral. O ferro heme sofre pouca influência de fatores dietéticos, enquanto o ferro não heme pode ter sua absorção favorecida ou prejudicada, dependendo do fator dietético presente. A presença, no lúmen intestinal, de antiácidos (ou mesmo acidez estomacal reduzida), cálcio, zinco, ácido fítico (presente em verduras e grãos integrais) e polifenóis (encontrados em chás e vinho tinto) reduz a absorção de ferro. Por outro lado, proteínas e a presença de ácido ascórbico, ácido cítrico e ácido lático aumentam sua absorção.

Tabela 6.4. Fontes alimentares de ferro por porção consumida.

Alimentos	Porção	mg de Fe/porção
Açaí, polpa com xarope de guaraná e glucose	1 copo	1,2
Aveia em flocos	2 colheres de sopa	1,4
Carne moída (acém)	5 colheres de sopa	2,4
Charque cozida	1 fatia	2,8
Coxa de frango assada	1 unidade	1,2
Feijão cozido	1 concha	1,2
Fígado bovino grelhado	1 bife	7,3
Pão de forma integral	2 fatias	1,5
Pão francês	1 unidade	0,5

Fonte: Tabela Brasileira de Composição de Alimentos (2006).

Deficiência e toxicidade de ferro

A deficiência de ferro é compreendida como a diminuição do conteúdo total de ferro, incluindo a depleção das reservas corporais desse mineral. Usualmente se classifica em deficiência de ferro sem anemia e em anemia por deficiência de ferro (ADF). O termo "anemia" se refere à diminuição da massa de glóbulos vermelhos ou da concentração de hemoglobina, que ocorre apenas quando a deficiência de ferro é grave e crônica, pois a meia-vida dos eritrócitos é de aproximadamente 120 dias (Gozzelino e Arosio, 2016). A anemia é a principal doença causada por deficiência de micronutrientes, chegando a antingir cerca de 2 a 3 bilhões de indivíduos em todo o mundo. Os principais sintomas associados a esse quadro são apatia, irritabilidade e redução da capacidade de concentração, de aprendizado e, também, da capacidade de trabalho físico (Cozzolino, 2005).

O *status* de ferro abaixo do ideal geralmente resulta da ingestão limitada de ferro heme alimentar e da ingestão inadequada de energia (cerca de 6 mg de ferro por 1.000 kcal). Períodos de crescimento rápido, treinamento em altas altitudes, perda de sangue menstrual, hemólise de impacto, doação de sangue, excesso de perdas no suor, urina ou fezes, ou lesão também podem afetar negativamente o *status* do ferro (Volp e Bland, 2012). Os grupos mais vulneráveis à deficiência de ferro são crianças, adolescentes do sexo feminino após a menarca, gestantes e vegetarianos/veganos (Cozzolino, 2005).

O teor total de ferro dietético, bem como sua composição, constitui um dos fatores envolvidos na etiologia da anemia. Dessa forma, os esforços e as estratégias gerais na prevenção da deficiência de ferro devem contemplar o acesso a dietas diversificadas e a promoção de melhores cuidados com as práticas alimentares (Maughan et al., 2018). Do ponto de vista dietético, o tratamento para a deficiência de ferro consiste em evitar o consumo de alimentos fonte de ferro com fatores que prejudiquem sua absorção em uma mesma refeição. Além disso, a ingestão conjunta de ferro não heme com uma fonte de ácido ascórbico maximiza o aproveitamento desse mineral (Cozzolino, 2005).

Do ponto de vista farmacológico, a ADF é tratada com a administração de sulfato ferroso (Fe_2SO_4), considerada a medida mais utilizada, na quantidade de 3 a 6 mg Fe_2SO_4 por quilo de peso corporal por dia. Vale salientar que há diversos relatos de efeitos colaterais com o uso de sulfato ferroso, como dentição escurecida, diarreia, obstipação e fezes escurecidas, erroneamente consideradas como sangramento gastrointestinal (Comité Nacional de Hematología, 2009).

O acúmulo orgânico de ferro pode derivar de diversos fatores, como a ingestão prolongada de suplementos contendo esse mineral, doenças hepáticas crônicas, desordens hereditárias do metabolismo do ferro, eritropoiese crônica ineficaz, uso de eritropoietina recombinante e múltiplas transfusões sanguíneas. Os efeitos tóxicos do ferro ocorrem principalmente pela capacidade desse mineral para gerar espécies reativas de oxigênio, resultando no quadro de estresse oxidativo (Cozzolino e Cominetti, 2013). A toxicidade relativa ao ferro ocorre quando a sobrecarga desse mineral leva ao acúmulo de ferro não ligado à transferrina em tecidos na forma de ferro livre, resultando na disfunção e em danos aos tecidos afetados, principalmente no tecido cardíaco e hepático. O consumo de cerca de 30 mg Fe/kg/dia pode desencadear tal processo (Shander et al., 2009). Sintomas do excesso de ferro podem iniciar com vômitos, diarreia e dor abdominal e evoluir para hemocromatose e insuficiência hepática (Mettler e Zimmermann, 2010).

Ferro na atividade física

O ferro é um nutriente essencial usado principalmente como cofator para enzimas na cadeia respiratória mitocondrial, no ciclo do ácido cítrico e durante a síntese de DNA, além de ser a molécula central para ligação e transporte de oxigênio pela hemoglobina e mioglobina (Cherayil, 2010).

Para a imunidade, o ferro é importante para a proliferação e a diferenciação de linfócitos, enquanto interfere nas vias efetoras imunes mediadas por células e atividades de citocinas (Bermon et al., 2017). Além disso, o ferro exerce múltiplos efeitos sobre a polarização e a funcionalidade dos macrófagos (Nairz et al., 2015). Mudanças no *status* do ferro podem, assim, afetar a resposta imune de várias maneiras, particularmente no contexto da infecção (Cherayil, 2010).

A deficiência de ferro com ou sem anemia pode prejudicar a função muscular, causando atrofia muscular, e limitar a capacidade de trabalho (Cozzolino, 2005; Lukaski, 2004; Haymes, 2006), comprometendo a adaptação ao treinamento e o desempenho atlético. Alguns atletas em treinamento intenso também podem ter maiores perdas de ferro no suor, urina, fezes e hemólise intravascular. Atletas com ADF devem procurar acompanhamento clínico, com terapias incluindo suplementação oral de ferro, melhorias na dieta e uma possível redução nas atividades que impactam a perda de ferro (doação de sangue, treinamento que induz hemólise de eritrócitos etc.) (Sim et al., 2014). A ingestão de suplementos de ferro no período imediatamente após o exercício extenuante é contraindicada, uma vez que existe o potencial de níveis elevados de hepcidina interferirem na absorção de ferro (Peeling et al., 2014). Evidências indicam que a quantidade de ferro absorvida é inversamente proporcional à concentração de hepcidina no soro, indicando o papel desse hormônio em reduzir a absorção de ferro. Dessa forma, o quadro de sobrecarga de ferro é acompanhado de aumento das concentrações sanguíneas de hepcidina, enquanto na presença de anemia ocorre o oposto, ou seja, redução da hepcidina sérica, o que favorece o aumento da absorção intestinal de ferro (Cozzolino e Cominetti, 2013). A reversão da ADF pode exigir de 3 a 6 meses. Portanto, é vantajoso começar uma intervenção nutricional antes que esse quadro se desenvolva (Lukaski, 2004; Haymes, 2006).

Atletas preocupados com o *status* de ferro ou que possuem deficiência de ferro sem anemia (baixa ferritina sem ADF) devem adotar estratégias alimentares que promovam um aumento na ingestão de alimentos contendo ferro (ferro heme, ferro não heme + vitamina C) como primeira linha de defesa. Embora haja alguma evidência de que os suplementos de ferro podem promover melhora de desempenho em atletas com depleção de ferro que não sejam anêmicos (Burden et al., 2015), a suplementação não monitorada não é recomendada e pode causar desconforto gastrointestinal. Além disso, o acúmulo orgânico de ferro pode resultar no quadro de estresse oxidativo, que é prejudicial à saúde do atleta e tem sido considerado uma das causas de fadiga precoce, comprometendo o desempenho físico (Finsterer, 2012; Cozzolino e Cominetti, 2013; Powers e Howley, 2014). Alguns atletas podem experimentar uma diminuição transitória da hemoglobina no início do treinamento devido à hemodiluição, conhecida como "anemia esportiva" ou "dilucional", e podem não responder à intervenção nutricional. Essas mudanças parecem ser uma adaptação benéfica ao treinamento aeróbio e não afetam negativamente o desempenho (Volp e Bland, 2012).

Em geral, homens atletas tendem a consumir pelo menos a RDA para o ferro, mas as mulheres atletas tendem a consumir um pouco menos (Haymes, 2006). Se essa oferta insuficiente for combinada com perda considerável de ferro pela menstruação, hemólise, sangramento gastrointestinal, estado inflamatório por atividade física intensa ou perda por suor, o balanço de ferro pode estar comprometido (Lukaski, 2004; McClung et al., 2014). Atletas vegetarianos também podem ter um risco maior de deficiência de ferro. Além desses grupos (mulheres e vegetarianos), atletas submetidos à restrição calórica, em especial os envolvidos em exercícios de *endurance*, como corredores de longa distância, apresentam elevado risco de desenvolver deficiência de ferro (Powers e Howley, 2014; Coates et al., 2017). Nesses casos, o uso de alimentos fortificados e/ou de suplementos de ferro pode ser necessário (Bermon et al., 2017). O consumo de alimentos ricos em ferro com ou sem suplementação desse mineral é essencial antes e durante a exposição de atletas à altitude para permitir adaptações hematológicas (Bergeron et al., 2012). Embora o ferro seja considerado um mineral importante para a função imunológica, não há evidências mostrando que a suplementação para atletas não deficientes possa estimular o sistema imunológico ou prevenir o imunocomprometimento induzido pelo exercício (Thomas et al., 2016).

Não há consenso sobre a concentração de ferritina sérica que corresponde a um nível de depleção/deficiência de ferro, pois as concentrações vão de < 10 a < 35 ng/mL. Uma avaliação clínica completa nesse caso é ideal, uma vez que a ferritina é uma proteína de fase aguda que aumenta com a inflamação, mas, na ausência de inflamação, é o melhor indicador precoce de comprometimento do *status* de ferro (Thomas et al., 2016). Outros marcadores do *status* de ferro e outros problemas no metabolismo do ferro (como a hepcidina) estão sendo atualmente explorados (Peeling et al., 2014). As avaliações mais recomendadas são: ferritina sérica, saturação de transferrina, ferro sérico, receptor de transferrina, protoporfirina de zinco, hemoglobina, hematócrito e volume corpuscular médio (Maughan et al., 2018).

Magnésio (Mg)

Importância biológica

O magnésio é o quarto cátion mais abundante em organismos vivos e o segundo mais importante no espaço intracelular, sendo também o segundo em maior concentração na célula. O magnésio está predominantemente localizado nos ossos (aproximadamente 52%), nas células musculares (28%) e nos tecidos moles (19%). Soro e glóbulos vermelhos contêm apenas 0,3 e 0,5%, respectivamente. Esse mineral participa de diversas reações metabólicas, sendo que cerca de 300 sistemas enzimáticos são dependentes da presença de magnésio (Amorim e Tirapegui, 2008). Em geral, o magnésio atua como um importante regulador em três processos fisiológicos principais:

1) Ativação enzimática e durante o metabolismo energético.

2) Função e integridade da membrana estabilizadora.

3) Sinalização celular e como antagonista natural dos sinais de cálcio intracelular.

Com relação à função do sistema imune, o magnésio parece estar envolvido nas seguintes etapas: cofator para síntese de imunoglobulinas, aderência de células imunes, citólise dependente de anticorpos e ativação de macrófagos (Bermon et al., 2017; Schwalfenberg e Genuis, 2017).

Metabolismo do magnésio

O equilíbrio do magnésio é primariamente mantido por sua absorção no intestino e reabsorção nos rins. Quando a ingestão é adequada, os estoques de magnésio são mobilizados conforme a demanda dos sistemas corporais. Em contrapartida, em casos de deficiência, os compartimentos de troca lenta, presentes no esqueleto e nos músculos, suprem a demanda dos órgãos vitais, como coração e fígado. Aproximadamente 30 a 40% do magnésio ingerido é normalmente absorvido pelo intestino. No rim, o túbulo proximal é responsável por 15% da reabsorção de magnésio, o ramo espesso ascendente da alça de Henle por 70% e o túbulo contorcido distal por 10%. Cerca de 90% da absorção de magnésio no intestino e no rim ocorre passivamente por meio da via paracelular. Embora essa via seja passiva, ela é regulada por fatores não hormonais e hormonais que influenciam as proteínas localizadas nas junções de comunicações (Hoorn e Zietse, 2012).

O transporte intestinal e renal de magnésio ocorre por meio das vias paracelular e transcelular. A via paracelular é mediada por junções estreitas (*tight junctions*) localizadas entre enterócitos adjacentes e células epiteliais renais. Na maioria dos tecidos, as trocas de magnésio ocorrem de forma lenta. Em contrapartida, no plasma, esse mineral está em constante troca e em diversas formas: livre, ligado a proteínas (55%) e conjugado com componentes, como fosfato (33%) e citrato (11%) (Coli et al., 2013). A reabsorção ativa de magnésio ocorre por via transcelular.

A excreção de magnésio ocorre principalmente por meio das fezes e da urina. A excreção urinária é diretamente proporcional ao consumo dietético, sendo maior quando a ingestão dietética de magnésio é elevada e menor quando a dieta fornece poucas quantidades desse mineral. Dentre os fatores que aumentam a excreção de magnésio, destaca-se o uso de medicamentos diuréticos, aldosterona e hormônios tireoidianos, bem como a ingestão de cafeína e álcool, enquanto o hormônio paratireoidiano inibe a excreção de magnésio (Schwalfenberg e Genuis, 2017).

A concentração de magnésio total no soro é de aproximadamente 0,75 a 1,1 mmol/L, o que é, no entanto, um indicador pouco acurado do estado nutricional de magnésio do organismo. O soro atua como uma via de transporte entre a captação e a excreção de eletrólitos, as quais são afetadas por vários hormônios, como paratormônio, calcitonina, vitamina D, insulina, glucagon, hormônio antidiurético, aldosterona e esteroides sexuais (Bermon et al., 2017). A concentração urinária e fecal de magnésio também pode ser aferida, porém a estimativa das perdas dérmicas de magnésio necessita de comprovação científica e os demais métodos disponíveis são de alto custo (estudos de balanço com isótopos estáveis) ou invasivos (teste de sobrecarga de magnésio) (Food and Nutrition Board, 2006).

Recomendações dietéticas e fontes alimentares de magnésio

A RDA para o magnésio é de 400 a 420 mg para homens adultos, e de 310 a 320 mg para mulheres adultas. A UL para magnésio corresponde apenas à ingestão de magnésio derivada da suplementação farmacológica, e não da dieta, e não deve ultrapassar 350 mg/dia. As recomendações de magnésio são apresentadas no Quadro 6.1. Em condições de saúde, a absorção de magnésio varia de 30 a 50% da quantidade ingerida, podendo ser, entretanto, reduzida na presença de elevadas quantidades de fibra e fitato (Coli et al., 2013).

Pelo fato de ser um componente da estrutura da clorofila, o magnésio apresenta-se em altas concentrações nos vegetais escuros folhosos, bem como nas oleaginosas, nos cereais integrais e nas frutas secas. Alimentos considerados importantes fontes de magnésio são vegetais, peixes, nozes e grãos integrais. Entretanto, as nozes, vegetais de folhas verdes e grãos integrais contribuem com, no máximo, 10% do consumo recomendado de magnésio. Pães integrais contêm quantidades consideráveis de ácido fítico, o que reduz a biodisponibilidade de magnésio, portanto fontes alternativas desse mineral devem ser priorizadas (Bermon et al., 2017). A Tabela 6.5 mostra a concentração de magnésio em alguns alimentos.

Tabela 6.5. Fontes alimentares de magnésio por porção consumida.

Alimento	Porção	mg de Mg/ porção
Aveia em flocos	3 colheres de sopa	75,7
Banana-prata	1 unidade	32,0
Carne cozida	1 bife pequeno	29,0
Pão integral	2 fatias	57,0
Pescada cozida	1 filé médio	23,0

Fonte: Tabela Brasileira de Composição de Alimentos (2006).

Os suplementos de magnésio estão disponíveis como óxido de magnésio, cloreto de magnésio, citrato de magnésio, taurato de magnésio, orotato de magnésio, bem como outros quelatos de aminoácidos. No tratamento da deficiência de magnésio, os sais de magnésio ligados organicamente, como o citrato de magnésio, o gluconato, o orotato ou o aspartato, são os mais recomendados, devido a sua alta biodisponibilidade (Gröber et al., 2015).

Deficiência e toxicidade de magnésio

As causas da hipomagnesemia podem ser divididas em diminuição da ingestão e absorção, e aumento das perdas e redistribuição. Doenças gastrointestinais que diminuem o tempo de trânsito do fluido intestinal ou interferem na absorção podem causar hipomagnesemia. Exemplos incluem qualquer forma de diarreia grave, esteatorreia, síndromes de má absorção e síndrome do intestino curto (Coli et al., 2013). A hipomagnesemia com hipocalcemia secundária é caracterizada pelo aumento da excreção intestinal e renal de magnésio. Alguns medicamentos, como inibidores da bomba de prótons, têm sido associados à hipomagnesemia, pois afetam a via de transporte ativo do magnésio, possivelmente influenciando o pH intestinal. A maioria das causas remanescentes de hipomagnesemia deve-se à perda renal de magnésio (Hoorn e Zietse, 2012).

A deficiência de magnésio está associada a sinais clínicos de inflamação, como ativação de células imunológicas e aumento das concentrações de mediadores inflamatórios circulantes (Laires e Monteiro, 2008), bem como a outros sinais e sintomas em diversos sistemas e órgãos (Gröber et al., 2015), conforme demonstrado na Tabela 6.6. Interessantemente, a deficiência de magnésio tem sido associada ao desenvolvimento de doenças crônicas não transmissíveis, como hipertensão arterial sistêmica e diabetes, demonstrando a importância desse mineral no estado de saúde (Romero et al., 2017). A avaliação das anormalidades do equilíbrio de magnésio deve se concentrar na fonte de hipomagnesemia, seja por ingestão insuficiente ou inadequação nos processos de absorção intestinal, reabsorção renal e redistribuição tecidual (Hoorn e Zietse, 2012).

Casos de toxicidade de magnésio ocorrem principalmente quando existe o consumo de suplementos farmacológicos. Dessa forma, a UL estabelecida para o magnésio (350 mg/dia) considera exclusivamente a ingestão de suplementos. Vale ressaltar que a ingestão de magnésio a partir de alimentos não causa efeitos adversos, exceto quando há falha na função renal. A toxicidade por magnésio culmina em diversas alterações nervosas, ventilatórias e cardíacas, como hipotensão arterial sistêmica, arritmia cardíaca e paralisia muscular, que, em última instância, podem levar ao óbito (Coli et al., 2013).

Magnésio na atividade física

O magnésio é um mineral essencial que desempenha um papel crítico no organismo humano. Trata-se de um cofator para inúmeras reações enzimáticas, incluindo metabolismo energético, crescimento celular, glicólise e síntese proteica. O magnésio está presente como o íon Mg^{2+}, que pode se ligar ao ATP para formar o complexo Mg-ATP. O complexo funciona como uma fonte de energia primária e é indispensável para muitas funções fisiológicas, incluindo condução nervosa, contração e relaxamento muscular e regulação da pressão arterial. O exercício regula a distribuição e utilização do magnésio, que é transportado para locais onde ocorre produção de energia. Por exemplo, durante o exercício de *endurance* prolongado, o magnésio sérico é transportado para os eritrócitos e/ou músculos, apoiando a função do exercício. Por outro lado, o exercício de curta duração pode resultar na elevação das concentrações séricas de magnésio (Maughan et al., 2018; Zhang et al., 2017).

O magnésio está entre os minerais mais importantes para a função imunológica, porém sua disponibilidade geralmente é reduzida durante o exercício ou treinamento, sendo necessário verificar se a dieta do atleta está adequada quanto a esse nutriente. No entanto, não há evidências mostrando que a suplementação de magnésio para atletas não deficientes pode estimular o sistema imunológico ou prevenir o imunocomprometimento induzido pelo exercício (Maughan et al., 2018; Bermon et al., 2017).

Tabela 6.6. Sinais e sintomas da deficiência de magnésio.

Geral	Ansiedade, letargia, fraqueza, agitação, depressão, dismenorreia, hiperatividade, dor de cabeça, irritabilidade, disacusia, intolerância ao estresse, perda de apetite, náusea, distúrbios do sono, desempenho atlético prejudicado.
Musculatura	Espasmo muscular, cãibras nas solas dos pés, cãibras nas pernas, músculos faciais, músculos mastigatórios e panturrilhas, espasmo carpopedal, dores nas costas, dores no pescoço, espasmos urinários, deficiência de magnésio, tetania.
Sistema nervoso central	Nervosismo, aumento da sensibilidade a neurotransmissores excitatórios, enxaqueca, depressão, nistagmo, parestesia, falta de memória, convulsões, tremor, vertigem.
Trato gastrointestinal	Obstipação.
Sistema cardiovascular	Risco de arritmias, arritmias supraventriculares ou ventriculares, hipertensão, espasmo coronário, diminuição da função da bomba miocárdica, taquiarritmia, morte por doença cardíaca.
Eletrólitos	Hipocalemia, hipocalcemia, retenção de sódio.
Metabolismo	Dislipoproteinemia (aumento de triglicerídeos no sangue e colesterol), diminuição da tolerância à glicose, resistência à insulina, aumento do risco de síndrome metabólica, distúrbios do metabolismo ósseo e da vitamina D, resistência ao PTH, baixos níveis circulantes de PTH, resistência à vitamina D, baixos níveis circulantes de 25 (OH) D, recorrência de cálculos de oxalato de cálcio.
Gestação	Complicações na gravidez (p. ex., aborto espontâneo, parto prematuro, eclâmpsia).
Outros sinais	Asma, síndrome da fadiga crônica, osteoporose, hipertensão, alteração da homeostase da glicose.

Fonte: Modificada de Gröber et al., 2015.

Alterações do magnésio sérico induzidas pelo exercício parecem depender da intensidade e duração do exercício. Após exercícios de alta intensidade e curta duração, estudos indicam um aumento do magnésio extracelular; entretanto, após exercício submáximo prolongado, tem sido relatado hipomagnesemia (Calbet et al., 2011). Parece improvável que as perdas de magnésio no suor e/ou a excreção renal aumentada de magnésio sejam responsáveis por essa diminuição no soro. Alguns autores sugerem, portanto, que, durante o exercício prolongado, ocorra o transporte de magnésio para o compartimento celular. Estudos longitudinais e transversais demonstram que os períodos intensivos de treinamento podem ser seguidos por depleção de magnésio e que os atletas são propensos à deficiência de magnésio (Amorim e Tirapegui, 2008; Saur et al., 2002).

Pode-se especular que as alterações na função imunológica associadas ao exercício, especialmente no período pós-exercício, podem ser agravadas em atletas com deficiência de magnésio (Raizel et al., 2017; Laires e Monteiro, 2008). Em contraste, a suplementação de magnésio não afeta parâmetros imunológicos após exercício em atletas com *status* adequado de magnésio (Mooren et al., 2003). Portanto, a suplementação com magnésio pode ser recomendada somente após o diagnóstico de deficiência de magnésio, que depende tanto dos sintomas clínicos como do diagnóstico laboratorial, quando a concentração de magnésio sérico é inferior a 0,75 mmol/l. A avaliação da magnesemia é considerada uma medida útil para o diagnóstico de deficiência grave de magnésio (Bermon et al., 2017).

ZINCO (Zn)
Importância biológica

O zinco é o segundo elemento-traço mais abundante em humanos, sendo um nutriente essencial em vários processos fisiológicos durante o crescimento, o metabolismo e o desenvolvimento, importante para a integração dos sistemas imunológico, reprodutor, para o paladar, na regeneração de lesões, no desenvolvimento esquelético, no comportamento e na função gastrointestinal. O zinco é necessário para a atividade de mais de 300 metaloenzimas que participam essencialmente de todos os aspectos do metabolismo, incluindo a síntese e a degradação de carboidratos, proteínas, lipídios e ácidos nucleicos (Cozzolino, 2005). Essas enzimas contendo zinco incluem RNA e DNA polimerase, carboxipeptidase, anidrase carbônica e álcool desidrogenase. O mineral também desempenha um papel regulador na expressão gênica, afetando a estrutura gênica e a atividade enzimática (Bermon et al., 2017).

As concentrações intracelulares de zinco nas células T do sistema imune parecem ser altamente reguladas e envolvidas na ativação dessas células. Nos macrófagos, o zinco parece desempenhar um importante papel anti-inflamatório ao inibir a sinalização do fator nuclear kappa B (NF-κB). Além de sua ação nas células imunes, o zinco tem propriedades antivirais diretas através dos receptores da Molécula de Adesão Intercelular (ICAM) −1 nas células epiteliais respiratórias do epitélio nasal (Lukaski e Scrimgeour, 2011).

Metabolismo do zinco

A absorção do zinco é regulada de acordo com seu conteúdo corporal total, bem como de acordo com a ingestão dietética desse mineral. Quando a ingestão de zinco é baixa, sua absorção é aumentada e vice-versa. Porém, quando a ingestão de zinco é elevada, a quantidade absoluta absorvida é maior se comparada com a quantidade absorvida a partir da ingestão de baixas quantidades desse mineral. A absorção de zinco ocorre no intestino delgado, em especial no jejuno, por meio de processo transcelular, que é regulado por transportadores de zinco (ZnT), os quais permitem a transferência de zinco nas membranas celulares. A expressão de ZnT nos enterócitos é regulada por sua ingestão dietética, evidenciando a importância da dieta na regulação da absorção de zinco. Além disso, pelo fato de não existir um estoque de zinco, a alimentação apresenta-se como o principal fator de seu controle corporal (Cozzolino, 2005).

Mais de 85% da concentração de zinco corporal encontra-se no esqueleto e na musculatura esquelética, embora esse mineral esteja presente em todos os tecidos corpóreos (Cozzolino e Cominetti, 2013). O zinco plasmático representa 1% de seu total. Cerca de 80% desse mineral está presente nos eritrócitos, enquanto 16% estão no plasma, especialmente associado à albumina (Cozzolino, 2005). Embora o zinco plasmático seja vastamente utilizado em estudos relativos a seu estado nutricional, esse parâmetro apenas demonstra sensibilidade em alterações da ingestão de zinco por curtos períodos de tempo. Tal fato deve-se aos acurados mecanismos homeostáticos envolvidos na manutenção da concentração sérica do zinco dentro de valores fisiologicamente adequados. Entretanto, durante processos infecciosos e inflamatórios, estresse ou trauma, ocorre uma redução nas concentrações séricas de zinco. Outros fatores que podem alterar a concentração sérica de zinco são hipoalbuminemia, catabolismo, gravidez (principalmente atribuída à hemodiluição) e uso de contraceptivo oral (Cozzolino, 2005).

A avaliação laboratorial do estado nutricional do zinco inclui a medida do zinco em um fluido corporal e a determinação da atividade de enzimas específicas dependentes de zinco. Apesar de prática, a determinação da concentração de zinco no plasma ou soro não é um indicador confiável do *status* subclínico de zinco de um indivíduo (Lukaski e Scrimgeour, 2011). Avaliações funcionais da atividade de enzimas contendo zinco (p. ex., 5-nucleotidase no plasma), mRNA de metalotioneína em monócitos e eritrócitos, certos transportadores de zinco nas células sanguíneas e respostas a estressores controlados, como exercícios e administração de etanol, são indicadores promissores do *status* subclínico de zinco em humanos. A concentração de zinco no cabelo também pode ser mensurada, sendo que a diminuição desse parâmetro é um indicativo da deficiência crônica de zinco (Cozzolino, 2005). Por fim, nenhum teste isolado demonstrou ser um indicador definitivo do *status* de zinco (Wiering et al., 2015).

O intervalo de referência aceito para o zinco no plasma é de 70 a 150 µg/dL ou 10,7 a 22,9 µmol/L. As concentrações séricas de zinco são geralmente 5 a 15% maiores do que os valores plasmáticos devido a mudanças osmóticas do fluido no líquido extracelular quando anticoagulantes são usados. Devido à variação diurna e aos efeitos significativos da ingestão de alimentos, uma amostra de sangue matinal em jejum é recomendada para a avaliação de rotina do *status* de zinco humano.

Recomendações dietéticas e fontes alimentares de zinco

A RDA para homens e mulheres adultos é de 11 e 8 mg/dia, respectivamente, enquanto a UL para adultos foi estabelecida em 40 mg/dia, devendo ser computado o zinco contido nos alimentos e em suplementos (Quadro 6.1). Para indivíduos submetidos à intensa carga de exercício físico, a Food and Nutrition Board (2006) estabeleceu a ingestão de zinco adequada em 15 e 11 mg/dia para homens e mulheres adultos, respectivamente.

O zinco pode ser encontrado em uma grande variedade de alimentos (Tabela 6.7) e certos tipos de frutos do mar (como ostras, caranguejos e lagostas), além de carne vermelha, frango, feijão, nozes e grãos integrais. Frutas, hortaliças e outros vegetais são, em geral, alimentos pobres em zinco (Cozzolino, 2005). A biodisponibilidade desse mineral é prejudicada por fitatos que estão presentes em pães integrais, cereais e leguminosas, além da suplementação com ferro (Bermon et al., 2017). Logo, ressalta-se que, em programas de suplementação com ferro, o metabolismo do zinco deve ser monitorado, no intuito de evitar a interação entre os nutrientes. De forma contrária, substâncias orgânicas solúveis de baixo peso molecular, como aminoácidos, agem como ligantes, unindo-se ao zinco e facilitando sua absorção. Nesse contexto, o teor proteico da dieta é um dos fatores mais importantes na biodisponibilidade do zinco (Cozzolino, 2005).

Tabela 6.7. Fontes alimentares de zinco por porção consumida.

Alimento	Porção	mg de Zn/porção
Arroz integral	4 colheres de sopa	2,0
Aveia em flocos	2 colheres de sopa	0,9
Sardinha assada	1 filé	1,8
Sardinha em conserva	½ lata	1,1
Carne moída (acém)	3 colheres de sopa	7,3

Fonte: Tabela Brasileira de Composição de Alimentos (2006).

De fato, a relação fitato:zinco acima de 12 representa maior risco de inadequação dietética do mineral (Cozzolino, 2005). A presença de cálcio parece interferir na absorção de zinco quando associado ao ácido fítico, levando à formação de complexos insolúveis. Já o ferro reduz a absorção de zinco quando utilizado em quantidades suplementares em decorrência da competição por transportadores gastrointestinais. Quanto à fortificação de alimentos, o zinco é utilizado mais comumente na forma de óxido ou sulfato, sendo ambas as formas consideradas de baixo custo (Food and Nutrition Board, 2006; Iyengar *et al.*, 2009).

Deficiência e toxicidade de zinco

A deficiência de zinco ocorre em vários estágios com diferentes sinais e sintomas. Deficiência grave resulta em alopecia, perda de peso, distúrbios comportamentais e neurofisiológicos clínicos e, em casos mais graves e se não tratada, a morte. A deficiência moderada é caracterizada por retardo de crescimento, dermatite leve, cognição prejudicada, falta de apetite, função imunológica debilitada e adaptação visual anormal da luz ao escuro. Em contrapartida, os sinais de deficiência subclínica de zinco não são facilmente identificados e podem incluir função cognitiva prejudicada, comportamento alterado e baixa resistência à infecção (Lukaski e Scrimgeour, 2011). Alguns dos sinais/sintomas decorrentes da deficiência de zinco resultam, também, da alteração no metabolismo da vitamina A mediada pela insuficiência desse mineral. O zinco funciona como um cofator para a síntese da proteína ligadora de retinol (RBP). Na deficiência desse mineral, há prejuízo no transporte da vitamina A do fígado para a corrente sanguínea. Nesse cenário, é comum que em pacientes com deficiência de zinco a concentração plasmática de vitamina A esteja diminuída (Cozzolino, 2005).

Estudos com doenças hereditárias em que há deficiência de zinco, como acrodermatite enteropática, demonstraram a importância de concentrações adequadas de zinco para a função dos sistemas imune adaptativo e não adaptativo. A deficiência grave de zinco nesses pacientes é acompanhada por vários sintomas e sinais, incluindo maior suscetibilidade a infecções. Mesmo a deficiência leve de zinco, que ocorre em populações de risco, como idosos ou vegetarianos, pode resultar em comprometimento da atividade lítica das células *Natural Killer* (NK) e das funções mediadas pelas células T (Bermon et al., 2017).

Além do papel imunomodulador, o zinco é essencial para a síntese de gustina, uma metaloproteína secretada na saliva que é responsável pela manutenção do paladar. A deficiência de zinco resulta em diminuição na intensidade e na seletividade do gosto (hipogeusia e disgeusia, respectivamente). Nesse contexto, a redução do apetite é um dos sintomas da deficiência de zinco (Micheletti et al., 2001). É válido salientar que o organismo humano pode se adaptar à insuficiente ingestão de zinco, reduzindo sua excreção fecal e urinária e, por consequência, mascarando a deficiência orgânica de zinco. Em tal cenário, a presença de sintomas decorrentes da deficiência de zinco é pouco frequente, o que torna o diagnóstico dessa condição de difícil determinação (Cozzolino, 2005).

Por outro lado, o consumo elevado de zinco pode culminar em deficiência de ferro e cobre, anemia e em retardo do crescimento. Embora a suplementação com zinco seja estudada como coadjuvante no tratamento de diversas condições clínicas, como diarreias, anemia falciforme e resfriados, é importante monitorar sua utilização a fim de evitar que os valores do limite de ingestão máxima tolerável (UL) sejam ultrapassados (Prasad, 2009).

Zinco na atividade física

No contexto do exercício, o zinco fornece integridade estrutural e sustenta funções catalíticas de metaloenzimas, como a anidrase carbônica, a superóxido dismutase (SOD) e a lactato desidrogenase. Além disso, o zinco regula as vias de sinalização intracelular e os efeitos correspondentes na função imune e homeostase redox, com potenciais implicações no desempenho e benefícios metabólicos relacionados ao exercício (Chu et al., 2017). Baixas concentrações séricas de zinco têm sido associadas com a diminuição da força muscular e da capacidade de exercício, menor pico de potência e menor limiar de lactato. Assim, a concentração sérica ou plasmática de zinco, especificamente a hipozincemia, pode ser um indicador específico de comprometimento da função fisiológica associada à ingestão insuficiente e/ou a perdas excessivas de zinco (Lukaski e Scrimgeour, 2011).

Há considerável mobilização de zinco no sangue durante o exercício, sendo redistribuído logo após o término do exercício. No entanto, a perda de zinco pelo suor e pela urina, além da redução da ingestão dietética, foram identificadas como principais fatores de risco para a deficiência de zinco em atletas (Bermon et al., 2017). Evidências sugerem que as mudanças no metabolismo do zinco ocorrem de acordo com eventos durante o exercício e no período de recuperação, incluindo o extravasamento de íons de zinco a partir de miócitos danificados e processos inflamatórios induzidos pelo exercício. O *status* de treinamento é um fator modulador dos efeitos agudos do exercício sobre o metabolismo do zinco. O exercício aeróbio demonstrou aumentar significativamente a concentração sistêmica de zinco imediatamente após o treino. No entanto, as concentrações diminuíram (abaixo dos valores basais) nos períodos subsequentes ao exercício, e os autores sugeriram que as mudanças agudas no metabolismo do zinco induzidas pelo exercício sejam investigadas em longo prazo (Lukaski e Scrimgeour, 2011).

Apesar da maior ingestão total de zinco na dieta, os atletas geralmente têm baixa concentração sérica, o que sugere que esses indivíduos têm maior necessidade de zinco do que aqueles que são fisicamente inativos (Chu et al., 2018). Nesse sentido, vários estudos relataram deficiência de zinco (níveis séricos < 70 µg/dL) em atletas de elite, especialmente atletas de *endurance*. No entanto, o impacto dessas alterações na função imunológica dos atletas continua a ser investigado. Portanto, a suplementação regular de zinco não é recomendada para essa finalidade (Bermon et al., 2017).

Alguns estudos populacionais demonstraram que a suplementação de zinco pode ser eficaz na prevenção e na terapia do resfriado comum, que representa a principal doença dos atletas durante o imunocomprometimento transitório no período pós-exercício. Metanálises incluindo 17 estudos e um total de 2.121 participantes apresentaram evidências moderadas de que as formulações orais de zinco podem encurtar a duração dos sintomas do resfriado comum (Science et al., 2012). Tem sido sugerido que a suplementação deve começar dentro de 24 horas após o início dos sintomas (Singh e Das, 2013). Com base nesses estudos, uma suplementação temporária pode ser benéfica durante os períodos de exercício intensivo em que haja estresse psicológico, como durante a competição, especialmente se houver um histórico de infecções recorrentes (Bermon et al., 2017).

Em resumo, dentre as razões para a suplementação com zinco estão: cicatrização de feridas, reparação de tecidos, ou redução da gravidade e a duração dos sintomas de uma infecção do trato respiratório superior. O zinco é necessário para a síntese de DNA e atua como um cofator enzimático para células do sistema imune. A deficiência de zinco resulta em imunidade prejudicada (p. ex., atrofia linfoide). Vale ressaltar, entretanto, que altas doses de zinco podem diminuir a função imunológica e devem ser evitadas (Maughan et al., 2018; Prasad, 2014).

COBRE (Cu)
Importância biológica

O cobre é um metal de transição que possui estados de valência de +1 e +2. É altamente reativo nas reações de oxirredução, e, devido a essa propriedade, a natureza desenvolveu meios para assegurar que muito pouco cobre livre esteja presente nos tecidos vivos. A maior parte do cobre está associada a ligantes orgânicos, como proteínas, peptídeos e aminoácidos. O cobre pode interagir com outros metais como ferro, zinco e cádmio. Essas interações geralmente envolvem a substituição do outro metal no sítio ativo da enzima de cobre ou em local de transporte de metal, inibindo a função desse mineral naquele local. Destaca-se que pode ocorrer o inverso, quando o cobre interfere no metabolismo de outros metais (Lukaski e Scrimgeour, 2011).

O cobre está envolvido em muitas reações químicas, proeminentemente envolvidas com o consumo de oxigênio e condições de estresse oxidativo (Reeves e Johnson, 2006):

- É essencial para a atividade máxima da citocromo c oxidase, enzima que transfere elétrons do citocromo c para o oxigênio durante o metabolismo, produzindo ATP e água.
- É um componente ativo da cobre-zinco superóxido dismutase (SOD1), enzima envolvida na eliminação de radicais livres, que reduz os danos das espécies reativas de oxigênio nos tecidos.
- Necessário para a absorção de ferro e formação de hemácias, prevenindo anemia.
- Importante na resposta da fase aguda a situações de estresse.
- Está envolvido no desenvolvimento e função cardiovascular e neuronal.
- É um componente ativo de enzimas que reticulam o colágeno e a elastina no sistema vascular, pulmões e outros órgãos.

As enzimas que contêm cobre em sua composição são denominadas cuproenzimas. Além destas, esse mineral também compõe proteínas com outras funções biológicas. Na Tabela 6.8, são apresentadas algumas dessas proteínas e suas respectivas funções e localizações.

PARTE I | NUTRIÇÃO NO ESPORTE

Tabela 6.8. Cuproenzimas e proteínas ligadas ao cobre.

Cuproenzima/proteína	Função biológica	Localização
Diamina oxidases	Inativação da histamina liberada em reações alérgicas e poliaminas envolvidas na proliferação celular.	Células de todo o organismo
Monoamina oxidases	Degradação da serotonina e participação no metabolismo de catecolaminas.	Células de todo o organismo
Citocromo c oxidase	Participação na cadeia transportadora de elétrons.	Mitocôndrias de células de todo o organismo
Lisil oxidase	Atuação nas ligações cruzadas de colágeno e elastina para formação de tecido conjuntivo.	Colágeno e elastina
Tirosinase	Síntese de melanina, catalisando a conversão de tirosina para dopamina.	Olhos, pele
Dopamina beta-hidroxilase	Conversão de dopamina em norepinefrina.	Cérebro, glândula renal
Ceruloplasmina (ferroxidase I)	Oxidação de Fe^{+2} em Fe^{+3}; transporte de ferro e cobre; antioxidante.	Plasma
Hefaestina (ferroxidase II)	Metabolismo do ferro.	Membranas
Cobre-zinco superóxido dismutase	Defesa antioxidante.	Citoplasma das células
Manganês-zinco superóxido dismutase	Defesa antioxidante.	Mitocôndria das células
Metalotioneína	Detoxificação.	Intestino, rim, fígado
Transcupreína	Transporte plasmático de cobre.	Plasma

Fonte: Adaptada de Cozzolino e Cominetti (2013).

Metabolismo do cobre

O cobre é um metal essencial que requer um excelente controle homeostático; sua regulação envolve mecanismos que governam a captação gastrointestinal, transporte para o cérebro em desenvolvimento, entrega intracelular dirigida a enzimas de cobre e excreção hepática de cobre no trato biliar. Em humanos, a quantidade de cobre absorvida do intestino, predominantemente no duodeno, varia com a quantidade do mineral na dieta. Normalmente, cerca de 50 a 75% do cobre ingerido é absorvido, porém a taxa de absorção pode ser aumentada na deficiência desse mineral. Em períodos de restrição dietética do cobre, esse nutriente é conservado em determinados tecidos, como coração, cérebro, fígado e rim (Cozzolino e Cominetti, 2013; Cozzolino, 2005).

O corpo humano contém cerca de 1,6 mg de cobre/kg de peso corporal com distribuições variáveis em diversos órgãos e no sangue: rim (12 mg/kg), fígado (6 mg/kg), cérebro (5 mg/kg), coração (5 mg/kg), osso (4 mg/kg) e músculo (0,9 mg/kg). O osso contém 40% do cobre corporal, a maior concentração comparada a outros órgãos; o músculo é o segundo, com cerca de 23%. Esses órgãos também compõem os maiores percentuais da massa corporal. O sangue contém cerca de 6% do cobre total. A concentração de cobre no eritrócito é de aproximadamente $16,1 \pm 2,0$ μmol/L, e no plasma apresenta uma concentração média de $16,5 \pm 2,5$ μmol/L para homens e $18,3 \pm 2,5$ μmol/L para mulheres. Cerca de 97% do cobre no plasma está ligado covalentemente à ceruloplasmina, enquanto o restante está em disposição iônica com aminoácidos e associado à albumina (Cozzolino e Cominetti, 2013; Reeves & Johnson, 2006).

O transporte celular e o metabolismo do cobre compreendem uma série de pequenas proteínas ligantes ao cobre trabalhando em conjunto com ATPases de cobre em vesículas que se comunicam entre o complexo de Golgi e a membrana plasmática. As pequenas proteínas percebem e respondem ao cobre intracelular. Outros componentes do sistema são as proteínas de ligação ao cobre, que removem o íon livre do meio citosólico e o sequestram da corrente sanguínea. Os acompanhantes intracelulares movem o cobre para apoenzimas específicas. Eles também transportam o cobre para compartimentos de membrana ou expelem o cobre da célula (Harris, 2000). A excreção de cobre ocorre pelas fezes, com uma pequena quantidade (menos de 5%) sendo excretada pela urina (Food and Nutrition Board, 2006). Intressantemente, o balanço do cobre é mantido principalmente pela excreção biliar, sendo que o cobre secretado na bile não está disponível para absorção e não há circulação enteroepática (Cozzolino, 2005).

Recomendações dietéticas e fontes alimentares de cobre

As principais fontes alimentares de cobre são vísceras, frutos do mar, oleaginosas, grãos integrais e cacau (Tabela 6.9). Alimentos como pães, arroz, vegetais e alguns tipos de carnes não contêm grande quantidade de cobre. Nozes e sementes, como a de girassol, têm quantidades elevadas de cobre em comparação com outros alimentos. Salienta-se que procedimentos como a trituração de grãos integrais podem diminuir a concentração de cobre em mais de 45%. Além das fontes alimentares, a água de beber também pode conter quantidades significativas de cobre, caso esta passe por encanamentos de cobre (Cozzolino, 2005).

As DRI recomendam 900 mg cobre/dia para homens e mulheres adultos, enquanto a UL é de 10.000 mg cobre/dia para adultos (Food and Nutrition Board, 2006). Normalmente, a UL é alcançada apenas com a suplementação farmacológica, sendo o sulfato e o cloreto cúprico formas mais biodisponíveis que o óxido cúprico, que é a forma mais comumente suplementada. Embora alguns alimentos possam conter quantidades moderadas de cobre, a disponibilidade para absorção e utilização pode ser afetada por fatores antinutricionais. Alguns dos fatores inibidores incluem frutose, ácido ascórbico, ferro e zinco. Suplementos de cálcio também podem reduzir a absorção de cobre, visto que aumentam o pH intestinal, tornando os sais de cobre menos solúveis (Cozzolino, 2005). O fitato, um componente comum da maioria dos alimentos vegetais, é um fator de melhoria da biodisponibilidade de cobre (Reeves e Johnson, 2006). Proteína, inulina e fruto-oligossacarídeos também parecem melhorar a absorção de cobre (Cozzolino e Cominetti, 2013).

Tabela 6.9. Fontes alimentares de cobre por porção consumida.

Alimento	Porção	mg de Cu/porção
Aveia em flocos	2 colheres de sopa	0,14
Camarão cozido	1 xícara	0,22
Carne moída (acém)	3 colheres de sopa	0,05
Chocolate meio amargo	1 tablete pequeno	0,23
Fígado grelhado	1 bife	16,4
Sardinha em óleo	½ lata	0,03

Fonte: Tabela Brasileira de Composição de Alimentos (2006).

Deficiência e toxicidade de cobre

A deficiência de cobre pode causar sinais clínicos semelhantes aos do enfisema. O cobre está intimamente envolvido em sistemas enzimáticos que geram neurotransmissores cerebrais e somáticos, e evidências indicam que, em animais jovens, uma deficiência de cobre produz uma síndrome semelhante a Parkinson (Harvey et al., 2009). Além disso, a deficiência de cobre resulta em anemia, com características similares às da anemia por deficiência de ferro (hipocrômica e microcítica). Isso ocorre por causa do prejuízo na atividade ferroxidase da ceruloplasmina, que catalisa a ocidação de Fe^{+2} para Fe^{+3}, em decorrência da deficiência de cobre (Cozzolino, 2005). O papel bioquímico do cobre é principalmente catalítico, com muitas metaloenzimas de cobre atuando como oxidases para reduzir o oxigênio molecular. Nessas reações de oxidorredução, o cobre serve como centro reativo nas metaloenzimas de cobre, as quais incluem: ceruloplasmina, superóxido dismutase, dopamina β-hidroxilase, lisil oxidase, citocromo c oxidase e tirosinase. A deficiência de cobre diminui a atividade das metaloenzimas e resulta em acentuadas alterações biológicas, por exemplo: ligações cruzadas defeituosas do tecido conjuntivo no coração, músculo e osso podem ser atribuídas à diminuição da atividade da lisil oxidase; a hipopigmentação tem sido associada à atividade reduzida da tirosinase, devido à necessidade de cobre para a síntese de melanina; foi demonstrado, ainda, que o dano oxidativo em órgãos, tecidos e organelas é o resultado da baixa atividade da superóxido dismutase (Lukaski e Scrimgeour, 2011). Além disso, a deficiência de cobre impacta diretamente na função fagocítica de neutrófilos e macrófagos, comprometendo a atividade do sistema imunológico inato e contribuindo para a maior suscetibilidade a infeções. O sistema imune humoral também pode ser comprometido, apresentando diminuição da síntese de anticorpos. Os principais grupos de risco para deficiência de cobre são lactentes pré-termo, com baixo peso ou desnutridos, pacientes que receberam nutrição parenteral prolongada e indivíduos em tratamento prolongado com zinco (Cozzolino, 2005).

Por outro lado, o cobre pode ser tóxico ao iniciar a geração de radicais livres. O cobre livre pode participar na reação de Fenton dirigida por superóxido para produzir o radical hidroxila (HO •) a partir de peróxido de hidrogênio. Esse radical é fortemente reativo no local da formação. O cobre é mais reativo que o ferro, causando danos ao DNA, o que sugere que as concentrações de cobre livre no organismo devem ser cuidadosamente controladas (Reeves e Johnson, 2006). Diante do exposto, é possível compreender o cobre como um agente antioxidante e pró-oxidante, visto que, embora seja essencial para a atividade das enzimas antioxidantes, o excesso de cobre pode aumentar a geração de espécies reativas. Alguns pesquisadores se referem a esse fato como a "face dúbia" do cobre. A toxicidade de cobre pode ocorrer por meio da ingestão de alimentos ácidos que permaneceram em contato com recipientes de cobre metálico por longos períodos de tempo. No entanto, a intoxicação crônica por cobre é mais comum em decorrência de falhas na excreção desse mineral, como na cirrose biliar primária. Os principais sinais e sintomas de toxicidade são gosto metálico na boca, salivação excessiva, náusea, vômito, pirose, sangramento gastrointestinal e diarreia (Cozzolino, 2005). Pacientes com doença de Wilson acumulam cobre em seu organismo, enquanto aqueles com doença de Menkes possuem uma desordem vinculada ao cromossomo X, podendo apresentar tanto deficiência como acúmulo de cobre em diversos órgãos em decorrência de uma deficiência nos transportadores desse mineral (Hill e Link, 2009; Harris, 2000). Em vista da captação tecidual prejudicada de cobre, na síndrome de Menkes, a suplementação com o mineral não apresenta nenhum efeito benéfico (Cozzolino, 2005).

Mecanismos homeostáticos regulam as concentrações de cobre no plasma dentro de uma faixa estreita. Assim, as concentrações plasmáticas diminuem apenas após a depleção significativa das reservas corporais. Evidências indicam que fatores independentes da ingestão de cobre também afetam as concentrações de cobre circulantes (Sánchez et al., 2010). As mulheres geralmente têm concentrações plasmáticas ou séricas de cobre mais altas que os homens; o estrogênio aumenta as concentrações plasmáticas de cobre em mulheres que fazem uso de contraceptivos orais e em mulheres na pós-menopausa em tratamento com estrogênios. Por outro lado, o estresse em geral e os hormônios glicocorticoides diminuem as concentrações plasmáticas de cobre (Reeves e Johnson, 2006). A avaliação da concentração sérica não permite mensurar mudanças relativas ao cobre por períodos crônicos (acima de 4 semanas), e, dessa forma, novos métodos têm sido utilizados, como glutationa sérica, atividade da glutationa peroxidase, marcadores de renovação óssea e expressão de proteínas chaperonas que ligam o cobre à estrutura da SOD (Harvey et al., 2009).

Além disso, mudanças no cobre plasmático são refletidas pelas mudanças na concentração da proteína ceruloplasmina circulante. Tanto a atividade enzimática da ceruloplasmina como a proteína imunorreativa ceruloplasmina respondem de maneira semelhante à idade, sexo e uso de hormônios; eles aumentam na gravidez e em resposta à inflamação e infecção aguda e crônica. A atividade enzimática da ceruloplasmina tem demonstrado ser um indicador do *status* do cobre em animais e humanos. A atividade da SOD eritrocitária diminui durante a deficiência de cobre em humanos e algumas espécies animais. Em comparação com outros marcadores bioquímicos do cobre, a atividade da SOD eritrocitária é independente da idade, sexo e uso de hormônios (Maynar et al., 2018; Harvey et al., 2009).

Cobre na atividade física

O cobre é um dos elementos críticos das três principais enzimas antioxidantes celulares, a cobre-zinco-superóxido-dismutase (Cu-Zn-SOD), a manganês-superóxido dismutase (Mn-SOD) e a glutationa-peroxidase (GSH-Px), as quais participam do metabolismo energético e sofrem adaptações induzidas pelo exercício. Corroborando com o papel antioxidante do cobre, baixas concentrações desse mineral podem induzir prejuízos nas funções corporais e na saúde, afetando o desempenho físico. Sabe-se que a atividade física promove muitas mudanças metabólicas no organismo humano e que os treinamentos intensos podem aumentar as necessidades de oligoelementos (DiSilvestro et al., 2017), seja pelo aumento das taxas de degradação ou pelo aumento das perdas corporais. No entanto, há uma escassez de dados descrevendo o *status* de cobre entre atletas (Maynar et al., 2018).

Em estudo que analisou a concentração de cobre no plasma de praticantes de esportes aeróbios e anaeróbios de alto nível, em comparação com um grupo controle (que realizava atividades físicas moderadas), os autores verificaram que os atletas de atividades anaeróbias tiveram concentrações de cobre significativamente mais altas do que controles e esportistas aeróbios. Maynar et al. (2018) obtiveram resultados semelhantes, encontrando maiores concentrações de cobre sérico em jogadores de futebol que realizaram programas de treinamento aeróbio-anaeróbio, comparado aos demais grupos. Os autores sugerem que o aumento dessas concentrações pode ser devido à rabdomiólise induzida pelo exercício, como consequência do treinamento diário. Quando os impactos nos tecidos musculares aumentam, como ocorre em atividades de alta intensidade, o efeito da rabdomiólise é aumentado (Granell, 2014).

Evidências indicam que os exercícios aeróbios promovem as maiores reduções nas concentrações sanguíneas de cobre entre os atletas (Savas, 2009). Outros autores encontraram níveis mais baixos de ceruloplasmina sérica e menor atividade biológica dessa enzima entre jogadores de futebol, comparado ao grupo controle. No entanto, os níveis séricos de cobre foram comparáveis nos dois grupos. Esses resultados sugerem que mais atenção deve ser direcionada ao cobre e à ceruloplasmina séricos em jogadores de futebol (Maynar et al., 2018). Há evidências de que a combinação de micronutrientes, incluindo o cobre, poderia melhorar o desempenho do exercício aeróbio em um conjunto de circunstâncias (DiSilvestro et al., 2017).

Quanto à avaliação desse mineral, o uso de mais de uma medida bioquímica para avaliar o *status* do cobre aumenta a probabilidade de identificar com segurança a deficiência ou não de cobre. Assim, o uso de múltiplos indicadores, como cobre sérico, citocromo e oxidase plaquetária e atividades da SOD, aumentará o sucesso de uma avaliação real do estado nutricional de cobre em pessoas fisicamente ativas (Lukaski e Scrimgeour, 2011). Na deficiência de cobre, as baixas concentrações de ceruloplasmina dificultam a ligação do ferro à transferrina, e, como consequência, a anemia microcítica e hipocrômica pode ocorrer, prejudicando a saúde e o desempenho físico do atleta (Food and Nutrition Board, 2006).

Selênio (Se)
Importância biológica

O selênio é um mineral que desempenha importantes funções biológicas, como atividade antioxidante, anti-inflamatória, antiviral e no funcionamento adequado da glândula tireoide. A maioria das funções biológicas do selênio é realizada pelas selenoproteínas. Atualmente são conhecidas cerca de 25 selenoproteínas, das quais 13 foram isoladas, porém apenas 11 têm sua função definida para humanos (Cozzolino, 2005; Cozzolino e Cominetti, 2013). Quase todas as selenoproteínas são enzimas redoxes, como as glutationa peroxidase (Gpx). As peroxidases de glutationa regulam o peróxido de hidrogênio e outros hidroperóxidos, afetando a sinalização e a proteção contra lesões oxidativas. Suas diversas propriedades servem a vários processos fisiológicos, incluindo espermatogênese e desenvolvimento cerebral. Coletivamente, essas enzimas regulam a forma ativa do hormônio tireoidiano nos tecidos. Várias selenoproteínas também estão presentes no retículo endoplasmático e estão envolvidas no processamento de novas proteínas sintetizadas (Burk e Hill, 2015).

Em resumo, as principais funções biológicas atribuídas ao selênio, de forma direta ou indireta, são: (i) redução dos peróxidos orgânicos e inorgânicos, apresentando ação antioxidante, (ii) ação anticancerígena, (iii) papel imunomodulador, (iv) participação na conversão de T_4 e T_3, regulando a atividade da glândula tireóide, (v) detoxicação contra metais pesados e xenobióticos, (vi) participação do metabolismo do ácido araquidônico e (vii) participação da síntese de metionina a partir da homocisteína, reduzindo o risco de eventos cardiovasculares. Outras funções também têm sido atribuídas ao selênio, embora algumas não estejam completamente elucidadas na literatura, como o papel mediador desse mineral na ação da insulina (Cozzolino, 2005).

Metabolismo do selênio

A absorção intestinal de selênio depende da forma química desse mineral, sendo as principais formas encontradas na alimentação as formas inorgânicas selenito, selenato e selenido, e as formas orgânicas selenometionina e selenocisteína. A absorção intestinal de selenato é maior que 90% e comumente ocorre por meio de transporte ativo, dependente de um gradiente de Na^+K^+ e ATPase. O selenito é absorvido principalmente no duodeno por meio de difusão simples, e sua taxa de absorção é superior a 80%. A selenometionina é absorvida por um transporte duplo ativo de sódio e aminoácidos neutros, sendo sua absorção de aproximadamente 95 a 98%. A absorção de algumas formas, como a selenocisteína, ainda é pouco esclarecida na literatura (Cozzolino, 2005). De modo geral, todas essas formas parecem ser absorvidas sem um controle homeostático rigoroso, e todas possuem alta biodisponibilidade (Burk et al., 2014). Os principais fatores que favorecem a absorção de selênio são: presença de proteína e de aminoácidos específicos, como a metionina, e altas doses de antioxidantes, como as vitaminas A, E e C. Por outro lado, alguns dos fatores que prejudicam a absorção de selênio são elevadas doses de enxofre e de metais pesados (Cozzolino, 2005).

O selênio é reciclado dentro da célula para manter a síntese de selenoproteínas. É crítico para essa reciclagem o metabolismo da selenocisteína, liberada pela degradação proteolítica das selenoproteínas. A selenocisteína liase metaboliza a selenocisteína livre em selenídeo e alanina. Em procariotas, as enzimas metabolizadoras de cisteína, bem como a selenocisteína liase, podem metabolizar a selenocisteína, mas não se sabe se as enzimas que metabolizam cisteína em animais realizam esse metabolismo (Kossinova et al., 2013). A excreção do selênio é regulada por sua ingestão dietética, sendo que o elevado consumo desse mineral induz o aumento de sua excreção. A excreção ocorre predominantemente via urina e fezes, e nas fezes é

excretado principalmente o selênio alimentar não absorvido (Cozzolino e Cominetti, 2013). As formas excretadas na urina são o íon trimetilselenônio e o selenossacarídeo. A única forma identificada nas fezes é o selenossacarídeo (Byrns et al., 2014).

O fígado é ricamente suprido de selênio, visto que, após a absorção intestinal, o selênio é imediatamente captado pelos hepatócitos. Além disso, a via de transulfuração é mais ativa no fígado do que em outros tecidos, tornando o fígado o principal órgão no qual o selênio, proveniente da selenometionina, entra no *pool* específico de selênio (Burk e Hill, 2015). No fígado, há também um segundo estoque de selênio, na forma de glutationa peroxidase GSHPx-1. Além desse órgão, o selênio, na forma de selenometionina, é também estocado nos músculos, eritrócitos, pâncreas, rins, estômago, cérebro, pele e mucosa gastrointestinal (Cozzolino, 2005).

Em relação às medidas de avaliação nutricional relacionadas ao selênio, ainda não está esclarecido na literatura quais os métodos com maior acurácia, porém se sabe que a concentração plasmática de selênio reflete alterações no consumo alimentar. A concentração urinária, eritrocitária e sanguínea de selênio, de selenoproteína P, assim como a atividade da Gpx, também são parâmetros bioquímicos comumente utilizados, embora a precisão desses marcadores seja ainda incerta (Ashton et al., 2009).

Recomendações dietéticas e fontes alimentares de selênio

Atualmente, as quantidades recomendadas para o consumo adequado de selênio dos adultos variam entre 25 e 100 µg/dia (Rayman, 2012), e a UL foi estabelecida em 400 mg/dia. As recomendações de ingestão do selênio estão apresentadas no Quadro 6.1. A quantidade de selênio contida nos alimentos, água e ar reflete a concentração desse nutriente no solo (Cozzolino, 2005). O selênio está presente nos alimentos ligado a proteínas e em pequenas concentrações, sendo a castanha-do-brasil considerada a principal fonte desse mineral (Cozzolino, 2005) (Tabela 6.10). O consumo alimentar de selênio tem vínculo com diversos fatores, como a condição socioeconômica. Evidências indicam que a ingestão de selênio por indivíduos com maior poder aquisitivo (ingestão média de 139 µg/dia) é quase 3 vezes superior ao valor consumido pelo grupo com menor poder aquisitivo, cuja ingestão média foi de aproximadamente 52 µg/dia, no estado brasileiro de Santa Catarina (Fávaro et al., 1997).

Nos alimentos de origem vegetal, a principal forma encontrada desse mineral é a selenometionina. As principais fontes alimentares de selênio de origem vegetal são grãos, oleaginosas e soja, enquanto as fontes de origem animal são carnes, ovos e queijos.

A suplementação farmacológica de selênio usualmente é realizada por meio de sais de selenito ou selenato, sendo este último mais biodisponível que o primeiro.

Tabela 6.10. Fontes alimentares de selênio por porção consumida.

Alimento	Porção	µg de Se/porção
Atum em óleo drenado	½ lata	53,0
Aveia em flocos	3 colheres de sopa	42,0
Carne cozida	1 bife pequeno	33,0
Castanha-do-brasil	1 unidade	85,0
Frango (peito cozido)	1 filé médio	30,0
Ovo	1 unidade	16,0
Pão branco	1 unidade (francês) ou 2 fatias (forma)	8,0

Fonte: Silva, Pires, Cozzolino, 2016, p. 579-611.

Deficiência e toxicidade de selênio

A deficiência de selênio está associada com câncer, infertilidade e disfunções no sistema imunológico, visto que o *status* deficiente de selênio pode afetar a função das células da imunidade adaptativa e inata (Rayman, 2012). Os sinais clínicos da deficiência de selênio estão ligados a doença de Keshan, uma cardiomiopatia juvenil comum em áreas rurais da China, a qual ocorre em conjunto com a deficiência de iodina (Byrns et al., 2014). Tal situação é comum em regiões onde o solo é deficiente em selênio e a produção de alimentos é local, como o sudoeste dos Estados Unidos e certas regiões da China. O cretinismo, caracterizado como uma deficiência mental provocada por hipotireoidismo congênito, também pode ser ocasionado pela deficiência de selênio associada à deficiência de iodo. Outro distúrbio associado à deficiência de selênio é a doença de Kashin-Beck, uma osteoartropatia endêmica caracterizada por alargamento e deformidade das articulações, que afeta primariamente crianças de 5 a 13 anos, morando em algumas regiões da China, Rússia e Israel. Os principais grupos de risco para deficiência de selênio são (i) indivíduos submetidos a nutrição parenteral total por período superior a 20 a 30 dias, sem suplementação de selênio, (ii) pacientes acometidos por doenças crônicas não transmissíveis, (iii) indivíduos acometidos por distúrbios no trato gastrointestinal que afetem a absorção de selênio, (iv) fumantes, (v) idosos, (vi) gestantes e lactantes, (vii) crianças (2 a 10 anos) e adolescentes do sexo feminino, (viii) populações que habitam em locais com solo pobre em selênio e (ix) populações que habitam em áreas contaminadas por mercúrio (Cozzolino, 2005).

Em contrapartida, a toxicidade relativa ao selênio, denominada selenose, pode ser aguda ou crônica. O envenenamento agudo pode ocorrer acidentalmente ou por tentativa de suicídio, com a ingestão de altas doses, acima de 1 g de selênio ou 22 mg/kg de peso corporal. Os principais sinais e sintomas de intoxicação aguda são: distúrbios gastrointestinais graves, gosto metálico na boca, síndrome do estresse respiratório, odor de alho exalado pelas vias respiratórias, falência renal, infarto agudo do miocárdio e distúrbios neurológicos. A intoxicação crônica em adultos ocorre com ingestão superior a 800 µg/dia, sendo os órgãos/tecidos mais afetados as unhas dos pés e mãos, cabelos, dentes, pele, trato gastrointestinal e sistema nervoso. Inicialmente, o diagnóstico é realizado pela perda de unhas e cabelos. Os distúrbios neurológicos, como paralisia periférica, formigamento e convulsões, ocorrem apenas em casos muito graves. Interessantemente, os indivíduos que já sofreram intoxicação uma vez são mais suscetíveis à segunda intoxicação com quantidades menores de ingestão diária de selênio. Ressalta-se que, até o momento, não há nenhum marcador específico e sensível para indicar a intoxicação de selênio. Além disso, vale salientar que outros metais, tais como arsênico, também exibem tais manifestações em quadros de intoxicação, o que pode dificultar o diagnóstico de selenose (Sutter et al., 2008).

Selênio na atividade física

Os estudos científicos acerca da relação selênio e exercício físico ainda são escassos na literatura. Entretanto, evidências indicam que a deficiência de selênio, assim como a deficiência de zinco e cobre, predispõe ao estresse oxidativo, à inflamação e prejudica a atividade do sistema imunológico inato. Considerando que o estresse oxidativo e o comprometimento da atividade do sistema imune são considerados causas de fadiga (Finsterer, 2012), a homeostase de selênio parece ser importante para manter a saúde e o desempenho físico de atletas.

Akil et al. (2015) observaram que a suplementação com selênio aumentou a concentração tecidual (fígado e pulmão) de glutationa em ratos submetidos a uma sessão aguda de natação, atenuando a peroxidação lipídica induzida pelo exercício. Estudos em humanos e animais corroboraram o efeito antioxidante desse mineral e também observaram que o exercício físico extenuante reduz a concentração sanguínea de selênio e de selenoproteína P, sendo de suma importância a adequação da ingestão dietética de selênio para indivíduos fisicamente ativos e atletas, no intuito de evitar a deficiência desse mineral (Akil et al., 2011; Pograjc et al., 2012; Savory et al., 2012).

Além do papel antioxidante, Milias et al. (2006) encontraram uma correlação negativa entre a concentração sérica de selênio e de diversos indicadores de lesão muscular, como creatina quinase e lactato desidrogenase no soro, após uma sessão de exercício de força, sugerindo que a inadequação relativa ao selênio predispõe a musculatura esquelética a menor capacidade de recuperação no período pós-treino. Embora o estresse oxidativo e o dano muscular estejam associados ao desenvolvimento de fadiga, até o momento, não há dados suficientes na literatura que indiquem algum papel ergogênico da suplementação com selênio. Nesse sentido, é importante que o atleta esteja sob acompanhamento nutricional, não havendo necessidade de suplementação com selênio caso a dieta alcance a recomendação de ingestão desse mineral.

Quadro 6.1. Recomendações nutricionais – minerais.

Estágio da vida	Cálcio (mg/dia)		Ferro (mg/dia)		Magnésio (mg/dia)		Zinco (mg/dia)		Cobre (µg/dia)		Selênio (µg/dia)	
	RDA	UL	RDA/RDA$_{MGT}$	UL	RDA	UL	RDA/RDA$_{MGT}$	UL	RDA/RDA$_{MGT}$	UL	RDA	UL
Infância												
0 a 6 meses	200 (AI)	1.000	0.27 (AI)	40	30 (AI)	ND	2 (AI)	4	200 (AI)	ND	15 (AI)	45
7 a 12 meses	260 (AI)	1.500	11	40	75 (AI)	ND	3	5	220 (AI)	ND	20 (AI)	60
1 a 3 anos	700	2.500	7	40	80	65	3	7	340	1.000	20	90
4 a 8 anos	1.000	2.500	10	40	130	110	5	12	440	3.000	30	150
Homens												
9 a 13 anos	1.300	3.000	8	40	240	350	8	23	700	5.000	40	280
14 a 18 anos	1.300	3.000	11	45	410	350	11	34	890	8.000	55	400
19 a 30 anos	1.000	2.500	8	45	400	350	11	40	900	10.000	55	400
31 a 50 anos	1.000	2.500	8	45	420	350	11	40	900	10.000	55	400
50 a 70 anos	1.000	2.000	8	45	420	350	11	40	900	10.000	55	400
> 70 anos	1.200	2.000	8	45	420	350	11	40	900	10.000	55	400
Mulheres												
9 a 13 anos	1.300	3.000	8	40	240	350	8	23	700	5.000	40	280
14 a 18 anos	1.300	3.000	15	45	360	350	9	34	890	8.000	55	400
19 a 30 anos	1.000	2.500	18	45	310	350	8	40	900	10.000	55	400
31 a 50 anos	1.000	2.500	18	45	320	350	8	40	900	10.000	55	400
50 a 70 anos	1.200	2.000	8	45	320	350	8	40	900	10.000	55	400
> 70 anos	1.200	2.000	8	45	320	350	8	40	900	10.000	55	400
Gestação												
≤ 18 anos	1.300	3.000	27	45	400	350	12	34	1.000	8.000	60	400
19 a 30 anos	1.000	2.500	27	45	350	350	11	40	1.000	10.000	60	400
31 a 50 anos	1.000	2.500	27	45	360	350	11	40	1.000	10.000	60	400
Lactação												
≤ 18 anos	1.300	3.000	10	45	360	350	13	34	1.300	8.000	70	400
19 a 30 anos	1.000	2.500	9	45	310	350	12	40	1.300	10.000	70	400
31 a 50 anos	1.000	2.500	9	45	320	350	12	40	1.300	10.000	70	400

AI = Ingestão Adequada (*Adequate Intake*); RDA = Recomendações Nutricionais (*Recommended Dietary Intakes*); RDA$_{MGT}$ = Recomendações Nutricionais para Militares (*Recommended Dietary Intakes for Military Garrison Training*); UL = Ingestão Tolerável (*Upper Tolerable Intake Level*); ND = não disponível.
Fonte: Food and Nutrition Board (2006).

Considerações finais

Elementos traços essenciais são necessários em pequenas quantidades no organismo humano. Contudo, todos eles são necessários para a manutenção e a regulação de muitas funções biológicas, especialmente para a síntese das principais fontes de energia durante o exercício físico, proteínas, carboidratos e lipídios. Sabe-se que a atividade física leva a muitas mudanças metabólicas no organismo humano, e o treinamento intenso pode aumentar as necessidades de oligoelementos, seja pelas taxas de degradação aumentadas ou pelo aumento das perdas corporais. Além disso, foi recentemente relatado que o treinamento físico pode induzir mudanças nas concentrações séricas de vários minerais.

Um fator que restringe mais pesquisas sobre a interação da ingestão de minerais e atividade física tem sido a disponibilidade de indicadores válidos do estado nutricional mineral subclínico. Embora a concentração plasmática de zinco esteja inversamente relacionada à força e resistência muscular, sua validade como marcador preciso do *status* do zinco permanece controversa. A falta de indicadores aceitáveis para o cálcio, cobre e fósforo dificulta a determinação se o consumo restrito ou suplementar afeta os processos biológicos (como proteção antioxidante, função muscular e produção de energia) em resposta ao treinamento físico.

Considerando que a suplementação mineral é indicada apenas em casos em que há deficiência comprovada, é necessário que os profissionais nutricionistas acompanhem e orientem as escolhas alimentares dos praticantes de atividade física, para que não haja suplementação desnecessária e aumento do risco de toxicidade e aumento da suscetibilidade a infecções. Nesse sentido, a suplementação não apresenta efeitos ergogênicos e pode comprometer o desempenho físico.

Questões propostas para estudos

1. Considerando que os minerais não fornecem energia durante o exercício, qual a sua importância?
2. Qual a importância do cálcio e do ferro na atividade física?
3. O que faz o magnésio importante para o exercício físico?
4. Zinco, cobre e selênio são importantes para as defesas antioxidantes do organismo. Explique como esses minerais atuam neste cenário e qual é a sua importância para o exercício físico.
5. Como pode ser monitorado o estado nutricional relativo ao cálcio?
6. Como pode ser monitorado o estado nutricional relativo ao ferro?
7. Como pode ser monitorado o estado nutricional relativo ao zinco?
8. Como pode ser monitorado o estado nutricional relativo ao magnésio?
9. Como pode ser monitorado o estado nutricional relativo ao cobre?
10. Como pode ser monitorado o estado nutricional relativo ao selênio?
11. Quais dos minerais estudados podem levar à anemia? Como pode ser realizado o monitoramento preventivo para esse problema?
12. Quais dos minerais estudados afetam o sistema imunológico quando seu consumo não é deficiente? Quais seriam os efeitos de sua deficiência sobre o sistema imunológico de um atleta?

Bibliografia consultada

- American College of Sports M, Sawka MN, Burke LM et al. American College of Sports Medicine position stand. Exercise and fluid replacement. Medicine and Science in Sports and Exercise. 2007;39:377-390.
- Amorim AG, Tirapegui J. Aspectos atuais da relação entre exercício físico, estresse oxidativo e magnésio. Revista de Nutrição 2008; 21:563-575.
- Ashton K, Hooper L, Harvey LJ et al. Methods of assessment of selenium status in humans: a systematic review. American Journal of Clinical Nutrition 2009; 89(6):2025S-2039S.
- Baar K. The signaling underlying FITness. Applied Physiology in Nutritrion and Metabolism. 2009; 34(3):411-9.
- Beck KL, Thomson JS, Swift RJ et al. Role of nutrition in performance enhancement and postexercise recovery. Open Access J Sports Med. 2015; 6:259-267.
- Bergeron MF, Bahr R, Bartsch P et al. International olympic committee consensus statement on thermoregulatory and altitude challenges for high-level athletes. British Journal of Sports Medicine. 2012; 46:770-779.
- Bermon S, Castell LM, Calder PC, Bishop NC, Blomstrand E, Mooren FC. Consensus statement immunonutrition and exercise. Exerc Immunol Rev. 2017; 23:8-50.

- Burden RJ, Morton K, Richards T, Whyte GP, Pedlar CR. Is iron treatment beneficial in, iron-deficient but non-anaemic (IDNA) endurance athletes? A meta-analysis. British Journal of Sports Medicine. 2015; 49:1389-1397.
- Burk RF, Hill KE, Motley AK, Winfrey VP, Kurokawa S et al. Selenoprotein P and apolipoprotein Ereceptor-2 interact at the blood-brain barrier and also within the brain to maintain an essential selenium pool that protects against neurodegeneration. FASEB J. 2014; 28:3579-88.
- Byrns CN, Pitts MW, Gilman CA, Hashimoto AC, Berry MJ. Mice lacking selenoprotein P and selenocysteine lyase exhibit severe neurological dysfunction, neurodegeneration, and audiogenic seizures. J. Biol. Chem. 2014; 289:9662-74.
- Calbet JA, Mooren FC, Burke LM, Stear SJ and Castell LM. A-Z of nutritional supplements: dietary supplements, sports nutrition foods and ergogenic aids for health and performance: part 24. Br J Sports Med. 2011; 45:1005-1007.
- Cherayil BJ. Iron and immunity: immunological consequences of iron deficiency and overload. Arch Immunol Ther Exp (Warsz). 2010; 58:407-415.
- Chu A, Holdaway C, Varma T, Petocz P, Samman S. Lower serum zinc concentration despite higher dietary zinc intake in athletes: a systematic review and meta-analysis. Sports Med. 2018; 48:327-336.

- Chu A, Varma T, Petocz P, Samman S. Quantifiable effects of regular exercise on zinc status in a healthy population: a systematic review. PLoS One. 2017; 12(9):e0184827.

- Coli C, Sales CH, Rocha VS et al. Magnésio. In: Cozzolino SMF, Cominetti C. Bases bioquímicas e fisiológicas da nutrição nas diferentes fases da vida, na saúde e na doença. 1. ed. Barueri: Manole, 2013. p. 213-227.

- Comité Nacional de Hematología. Anemia ferropénica. Guía de diagnóstico y tratamiento. Archivos Argentinos de Pediatria 2009; 107(4):353-361.

- Cozzolino SMF, Cominetti C. Bases bioquímicas e fisiológicas da nutrição nas diferentes fases da vida, na saúde e na doença. 1. ed. Barueri: Manole, 2013. 1257p.

- Cozzolino SMF. Biodisponibilidade de nutrientes. Barueri: Manole, 2005. 878p.

- Craig WJ, Mangels AR, American Dietetic A. Position of the American Dietetic Association: vegetarian diets. Journal of the American Dietetic Association. 2009; 109(7):1266-1282.

- De Baaij JHF, Hoenderop JGJ, Bindels RJM. Regulation of magnesium balance: lessons learned from human genetic disease. Clinical Kidney Journal. 2012; v. 5, p. 15-24.

- Diaz-Ochoa VE, Jellbauer S, Klaus S and Raffatellu M. Transition metal ions at the crossroads of mucosal immunity and microbial pathogenesis. Front Cell Infect Microbiol. 2014; 4:2.

- DiSilvestro RA, Hart S, Marshall T, Joseph E, Reau A, Swain CB, Diehl J. Enhanced aerobic exercise performance in women by a combination of three mineral Chelates plus two conditionally essential nutrients. J Int Soc Sports Nutr. 2017; 14:42.

- Favus MJ, Bushinsky DA, Lemann J., Jr. Regulation of calcium, magnesium, and phosphate metabolism. In: Favus MJ, ed. Primer of the metabolic bone diseases and disorders of mineral metabolism. 6th ed. American Society for Bone and Mineral Research Publication Office; Durham: 2006. p. 76-83.

- Felsenfeld A, Rodriguez M, Levine B. New insights in regulation of calcium homeostasis. Curr Opin Nephrol Hypertens. 2013; 22(4):371-6.

- Food and Nutrition Board, Institute of Medicine. Mineral requirements for military personnel. Washington, DC: National Academy Press, 2006.

- Gozzelino R, Arosio P. Iron homeostasis in health and disease. Int J Mol Sci. 2016; 17(1).

- Granell J. Zinc and copper changes in serum and urine after aerobic endurance and muscular strength exercise. J Sport Med Phys Fitness. 2014; 54(2):232-7.

- Gröber U, Schmidt J, Kisters K. Magnesium in prevention and therapy. Nutrients. 2015; 7(9):8199-226.

- Harris ED. Cellular copper transport and metabolism. Annu Rev Nutr. 2000; 20:291-310.

- Harvey LJ, Ashton K, Hooper L et al. Methods of assessment of copper status in humans: a systematic review. American Journal of Clinical Nutrition 2009; 89(6):2009S-2024S.

- Haymes E. Iron. In: Driskell J, Wolinsky I, eds. Sports nutrition: vitamins and trace elements. New York, NY: CRC/Taylor & Francis; 2006:203-216.

- Hill GM, Link JE. Transporters in the absorption and utilization of zinc and copper. Journal of Animal Science 2009; 87(14 Suppl.): E85-89.

- Hoorn J e Zietse R. Disorders of calcium and magnesium balance: a physiology-based approach. Pediatr Nephrol. Aug 2013; 28(8):1195-206.

- Institute of Medicine. Dietary reference intakes for calcium and vitamin D. Washington, DC: The National Academies Press; 2011. Disponível em: http://nap.edu/13050.

- Kossinova O, Malygin A, Krol A, Karpova G. 2013. A novel insight into the mechanism of mammalian selenoprotein synthesis. RNA 19:1147-58.

- Laires MJ and Monteiro C. Exercise, magnesium and immune function. Magnes Res. 2008; 21:92-96.

- Lambert, H, Hakim, O, Lanhan-New, S. Mayor minerals: calcium and magnesium. In: Mann J, Stwart Truswell A. Essencials of human nutrition. 5. ed. Oxford University Press: New York. 2017. p. 131-144.

- Lukaski HC, Scrimgeour AG. Assessment of mineral status of athletes. In: Driskell JD, Wolinsky. Nutritional assessment of athletes. 2. ed. Boca Raton: CRC Press, 2011. p. 312-340.

- Lukaski HC. Vitamin and mineral status: effects on physical performance. Nutrition. 2004; 20(7-8):632-644.

- Lukaski HC. Vitamin and mineral status: effects on physical performance. Nutrition 2004; 20(7-8):632-644.

- Lukaski HC. Low dietary zinc decreases erythrocyte carbonic anhydrase activities and impairs cardiorespiratory function in men during exercise. Am. J. Clin. Nutr. 2005; 81:1045-51.

- Maughan RJ, Burke LM, Dvorak J, Larson-Meyer DE, Peeling P, Phillips SM, Rawson ES et al. IOC consensus statement: dietary supplements and the high-performance athlete. Br J Sports Med. 2018; 52(7):439-455.

- Maynar M, Llerena F, Bartolomé I, Alves J, Robles MC, Grijota FJ, Muñoz D. Seric concentrations of copper, chromium, manganesum, nickel and selenium in aerobic, anaerobic and mixed professional sportsmen. J Int Soc Sports Nutr. Feb 2018; 13:15:8.

- McClung JP, Gaffney-Stomberg E and Lee JJ. Female athletes: a population at risk of vitamin and mineral deficiencies affecting health and performance. J Trace Elem Med Biol. 2014; 28:388-392.

- Mettler S, Zimmermann MB. Iron excess in recreational marathon runners. Eur J Clin Nutr. 2010; 64:490-4.

- Micheletti A, Rossi R, Rufini S. Zinc status in athletes relation to diet and exercise. Sports Medicine 2001; 31(8):577-582.

- Milias GA, Nomikos T, Fragopoulou E et al. Effects of baseline serum levels of selenium on markers of eccentric exercise-induced muscle injury. Biofactors 2006; 26(3):161-170.

- Mooren FC, Golf SW and Völker K. Effect of magnesium on granulocyte function and on the exercise induced inflammatory response. Magnes Res. 2003; 16:49-58.

- Moretti D, Goede JS, Zeder C et al. Oral iron supplements increase hepcidin and decrease iron absorption from daily or twice-daily doses in iron-depleted young women. Blood 2015; 126:1981-9.

- Mountjoy M, Sundgot-Borgen J, Burke L et al. The IOC consensus statement: beyond the female athlete triad – relative energy deficiency in sport (RED-S). Br J Sports Med. 2014; 48(7):491-497.

- Nairz M, Schroll A, Demetz E, Tancevski I, Theurl I and Weiss G. "Ride on the ferrous wheel": the cycle of iron in macrophages in health and disease. Immunobiology. 2015; 220:280-294.

- Nattiv A, Loucks AB, Manore MM et al. American College of Sports Medicine position stand. The female athlete triad. Medicine and Science in Sports and Exercise. 2007; 39(10):1867-1882.

- Nickols-Richardson SM, Beiseigel JM, Gwazdauskas FC. Eating restraint is negatively associated with biomarkers of bone turnover but not measurements of bone mineral density in young women. Journal of the American Dietetic Association. 2006; 106(7):1095-1101.
- Nielsen FH and Lukaski HC. Update on the relationship between magnesium and exercise. Magnes Res. 2006; 19(3):180-189.
- Nielsen FH, Lukaski HC. Update on the relationship between magnesium and exercise. Magnesium Research 2006; 19(3):180-189.
- Peacock M. Calcium metabolism in health and disease. Clin J Am Soc Nephrol. 2010; 5:S23-S30.
- Peeling P, Sim M, Badenhorst CE et al. Iron status and the acute post-exercise hepcidin response in athletes. PloS One. 2014; 9(3):e93002.
- Prasad AS. Zinc is an antioxidant and anti-inflammatory agent: its role in human health. Front Nutr. 2014; 1:14.
- Prasad AS. Zinc-role in immunity oxidative stress and chronic inflammation. Current Opinion in Clinical and Nutrition and Metabolic Care. 2009; 12(6):646-52.
- Raizel R, Godois AM, Coqueiro AY, Voltarelli FA, Fett CA, Tirapegui J, Ravagnani FCP, Coelho-Ravagnani CF. Pre-season dietary intake of professional soccer players. Nutrition and Health. 2017; 23:215-222.
- Rayman MP. Selenium and human health. Lancet. 2012; 379:1256-1268.
- Reeves PG, Johnson WT. In: Driskell J, Wolinsky I, eds. Sports nutrition: vitamins and trace elements. New York, NY: CRC/Taylor & Francis; 2006:203-216.
- Romero ABR, Lima SLF, Colli C. Mg status in inflammation, insulin resistance, and associated conditions. Nutrire – Revista da Sociedade Brasileira de Alimentação e Nutrição, v. 42, p. 6, 2017.
- Sánchez C, López-Jurado M, Aranda P, Llopis J. Plasma levels of copper, manganese and selenium in an adult population in southern Spain: influence of age, obesity and lifestyle factors. Sci Total Environ. 2010; 408(5):1014-20.
- Saur P, Joneleit M, Tölke H, Pudel V, Niedmann P and Kettler. Evaluation of the magnesium status in athletes. German J Sports Med. 2002; 53:72-78.
- Savas S. Effect of maximal aerobic and anaerobic exercise on blood zinc and copper levels of male athletes. Asian J Chem. 2009; 21(5):3962.
- Schwalfenberg GK, Genuis SJ. the importance of magnesium in clinical healthcare. Scientifica, 2017; 1-14.
- Science M, Johnstone J, Roth DE, Guyatt G and Loeb M. Zinc for the treatment of the common cold: a systematic review and meta-analysis of randomized controlled trials. Can Med Assoc J. 2012; 184:E551-561.
- Shander A, Cappellini MD, Goodnough LT. Iron overload and toxicity: the hidden risk of multiple blood transfusions. Vox Sanguinis. 2009; 97(3):185-197.
- Silva AGH, Pires LV, Cozzolino SMF. Cálcio. In: Cozzolino SMF. Biodisponibilidade de nutrientes. 5. ed. São Paulo: Manole; 2016. p. 579-611.
- Sim M, Dawson B, Landers G, Trinder D, Peeling P. Iron regulation in athletes: exploring the menstrual cycle and effects of different exercise modalities on hepcidin production. International Journal of Sport Nutrition and Exercise Metabolism. 2014; 24(2):177-187.
- Singh M and Das RR. Zinc for the common cold. Cochrane Database Syst Rev CD001364, 2013.
- Sutter ME, Thomas JD, Brown J, Morgan B. Selenium toxicity: a case of selenosis caused by a nutritional supplement. Annals of Internal Medicine. 2008; 148(12):970-971.
- Tabela Brasileira de Composição de Alimentos/Nepa-Unicamp. Versão II. 2. ed. Campinas, SP: Nepa-Unicamp, 2006. 113p.
- Thomas DT, Erdman K A, Burke LM. American College of Sports Medicine Joint Position Statement. Nutrition and Athletic Performance. Med Sci Sports Exerc. 2016; 48:543-68.
- Volpe SL, Bland E. Vitamins, minerals, and exercise. In: Rosenbloom CA, Coleman EJ, ed. Sports nutrition: a practice manual for professionals. 5th ed. Chicago: Academy of Nutrition and Dietetics. 2012. p. 75-105.
- Wentz L, Liu PY, Ilich JZ, Haymes EM. Dietary and training predictors of stress fractures in female runners. International Journal of Sport Nutrition and Exercise Metabolism. 2012; 22(5):374-382.
- Wieringa FT, Dijkhuizen MA, Fiorentino M, Laillou A, Berger J. Determination of zinc status in humans: which indicator should we use? Nutrients. 2015; 7(5):3252-3263.
- Williams MH. Dietary supplements and sports performance: minerals. Journal of the International Society of Sports Nutrition. 2005; 2(1):43-49.
- Zhang Y, Xun P, Wang R, Mao L, He K. Can magnesium enhance exercise performance? Nutrients. 2017; 9(9):946.

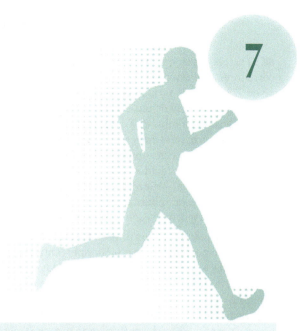

Composição Corporal de Atletas

• Raquel Raizel • Rogério Graça Pedrosa • Nelson Nardo Junior • Julio Tirapegui

Introdução

O estudo da composição corporal tem sido realizado em diversas áreas e com diferentes propósitos. Na área da ciência dos esportes, o conhecimento do perfil antropométrico ideal, principalmente relacionado à composição corporal, para atletas de elite em seus respectivos esportes, e a definição de padrões corporais, para serem seguidos por aspirantes, são temas abordados constantemente em muitos estudos.

O perfil antropométrico pode tanto refletir o dote genético que o atleta apresenta para tirar proveito em determinada modalidade esportiva como determinar o nível de treinamento necessário para a evolução da aptidão individual. Além disso, a utilização de referenciais antropométricos pode ser útil, também, na prescrição de dietas e no acompanhamento nutricional. Nos estudos que buscam estabelecer uma correlação entre perfil corporal e rendimento esportivo, os parâmetros antropométricos mais utilizados são: peso corporal, estatura, Índice de Massa Corporal, comprimento de membros, envergadura, medidas de circunferências e composição corporal. Alguns desses parâmetros são considerados pré-requisito para o desempenho de elite em esportes específicos. É o caso da massa corporal, em esportes que são disputados por categorias de peso, e da estatura, em esportes como o basquete e o vôlei. Em outros esportes, tanto a gordura corporal como a massa magra podem influenciar o desempenho esportivo, embora não exista nenhuma conclusão definitiva sobre essa questão, por exemplo, no futebol (Schenk et al., 2018; Raizel et al., 2017).

O peso e a composição corporal são frequentemente o foco da maioria dos atletas e de profissionais da área do esporte, uma vez que são variáveis mais facilmente manipuláveis (Meyer et al., 2013). Embora seja claro que a avaliação e a manipulação do peso e da composição corporal podem auxiliar na progressão de uma carreira esportiva, atletas e profissionais da área do esporte devem estar cientes de que um bom desempenho atlético não pode ser baseado somente em perfis antropométricos (Aragon et al., 2017). No entanto, existem relações entre a composição corporal e o desempenho esportivo que devem ser consideradas dentro da preparação de um atleta (Sundgot-Borgen et al., 2013).

Composição corporal e desempenho esportivo

Estudos demonstram que atletas e indivíduos fisicamente ativos apresentam maiores massa muscular, conteúdo mineral e densidade óssea e menor percentual de gordura corporal do que indivíduos sedentários. Eles mostram também que, dependendo do tipo, da intensidade, da frequência e da duração do exercício físico, essas alterações na composição corporal podem ocorrer em diferentes níveis.

Diante das evidências de que uma composição corporal favorável (maior proporção de massa magra em relação à gordura corporal) pode influenciar positivamente o desempenho atlético em determinados esportes, muitos treinadores, técnicos ou até mesmo os próprios atletas adotam a filosofia de que, quanto menor o percentual de gordura corporal, melhor o rendimento esportivo. Por exemplo, em circunstâncias que demandam apoio do peso corporal, o excedente de massa gorda, ou da massa corporal inativa, aumenta o gasto energético da atividade física, como se observa quando o atleta se movimenta no espaço, tanto verticalmente (esportes com saltos) como horizontalmente (corridas) (Bouchard, 2010). No entanto, um corredor que alcançou o recorde americano de corrida de média distância apresentava percentual de gordura de 17%, enquanto geralmente se observa que os melhores corredores apresentam percentual de gordura corporal abaixo de 12%. Assim, seria imprudente afirmar que a redução da gordura corporal de um corredor para valores abaixo de 12% poderia ter algum efeito positivo em seu desempenho esportivo futuro; seria mais prudente tratar cada atleta como um indivíduo e não como membro de um grupo esportivo, no qual todos são encorajados a alcançar o mesmo percentual de gordura corporal. Vale ressaltar que o excedente de massa gorda não parece ter muita importância para determinadas modalidades esportivas, como sumô e halterofilismo.

Sabe-se, também, que muitos atletas são pressionados a alcançar o peso "ideal" e o menor percentual de gordura corporal para se encaixar em determinadas categorias ou para aperfeiçoar seu rendimento em alguns esportes. Por exemplo, algumas modalidades esportivas, como judô e boxe, estabelecem as categorias de competidores com base no peso corporal. Já no fisiculturismo o menor percentual de gordura corporal no momento da competição é um dos determinantes do melhor desempenho esportivo. Na literatura é relatado que em certas modalidades esportivas o percentual de gordura corporal pode ser de aproximadamente 5% para homens e de 6% para mulheres (Tabela 7.1). Embora o baixo percentual de gordura corporal seja desejável para o bom desempenho em quase todas as modalidades esportivas, não pode ser considerado um pré-requisito para a obtenção de bons resultados esportivos.

Tabela 7.1. Valores médios do percentual de gordura corporal encontrado em atletas do sexo masculino e feminino em alguns esportes.

Esporte	% gordura em homens	% gordura em mulheres
Basquete	6 a 14,8	10 a 25,6
Fisiculturismo	5 a 8	6 a 12
Ciclismo	5 a 11	8 a 15
Futebol	6 a 12,1	–
Golfe	10 a 16	12 a 20
Ginástica	5 a 12,0	8 a 16 22,7
Hipismo	6 a 12	10 a 16
Hóquei	8 a 16	12 a 18
Esqui	7 a 15	10 a 18
Natação	6 a 12,5	10 a 23,3
Nado sincronizado	–	10 a 18
Vela	11,8	–
Tênis	6 a 17,1	10 a 26,2
Corrida (em eventos)	5 a 12	8 a 15
Triatlo	5 a 11,9	8 a 20
Voleibol	7 a 14,3	10 a 25,6
Levantamento de peso	5 a 12	10 a 18
Luta	5 a 12,2	23

Fonte: Wilmore e Costill, 1994; Santos et al., 2014.

Nos esportes envolvendo força e explosão, os atletas se esforçam para ganhar massa livre de gordura, ou massa magra, e baixos níveis de gordura corporal. Essas alterações ocorrem por meio da periodização do treinamento para hipertrofia muscular, força máxima e definição muscular em períodos específicos do macrociclo anual ou temporada de treinamento. Nos esportes que envolvem categorias de peso (p. ex., esportes de combate, levantamento de peso), os concorrentes normalmente visam à categoria de peso corporal mais baixa possível, ao mesmo tempo que maximizam sua massa magra para alcançar um bom desempenho (Bouchard, 2010; Thomas et al., 2016).

Outros atletas esforçam-se para manter um baixo peso e/ou nível de gordura corporal para vantagens diversas (Mooses e Hackney, 2017). Os corredores de longa distância e ciclistas se beneficiam de um baixo custo energético do movimento e de uma proporção favorável entre o peso e a área de superfície para dissipação de calor. Os atletas de equipe podem aumentar sua velocidade e agilidade ao reduzir a massa corporal, enquanto os atletas em esportes acrobáticos (nado sincronizado, ginástica, dança) ganham vantagens biomecânicas ao poder mover seus corpos em um espaço menor (McArdle et al., 2010; Ackland et al., 2012). Em alguns desses esportes e outros (p. ex., fisiculturismo), há um elemento estético que será considerado na determinação do desempenho (Sundgot-Borgen e Garthe, 2011).

Embora existam vantagens em alcançar determinada composição corporal, os atletas podem se sentir pressionados para atingir objetivos irrealistas ou para alcançá-los em um período de tempo muito curto. Assim, esses atletas podem estar sob o risco de práticas extremas de controle de peso, expondo-se a períodos crônicos de baixa disponibilidade energética e de nutrientes para repetir o sucesso anterior, associado ao peso e composição corporal, considerados ideais. Os métodos extremos de controle de peso podem prejudicar a saúde e o desempenho, aumentando o risco de desenvolvimento de distúrbios alimentares no cenário esportivo (Thomas et al., 2016). Por outro lado, existem cenários em que um atleta irá melhorar sua saúde e desempenho, reduzindo o peso ou gordura corporal como parte de uma estratégia periodizada (Sundgot-Borgen et al., 2013).

Dessa forma, seria mais apropriada a modificação da composição corporal dentro de um programa gradual, em um intervalo adequado no ciclo de treinamento anual. O programa também deve adequar o consumo energético em períodos de baixo gasto (p. ex., a baixa temporada ou lesão), para evitar o ganho inadequado ou excessivo de gordura corporal (Slater et al., 2011). Portanto, mediante necessidade de modificação da composição corporal, objetivando o melhor desempenho esportivo, esta deve iniciar bem antes da temporada competitiva, minimizando a dependência de estratégias de perda rápida do peso corporal e sua possível influência negativa no desempenho durante o evento (Thomas et al., 2016).

A quantificação da gordura corporal tem sido o principal foco de atenção, mas muitos treinadores e cientistas que trabalham com atletas de elite reconhecem que o conhecimento da quantidade e distribuição de tecidos magros, como osso e músculo, é tão importante como o percentual de gordura na determinação do desempenho esportivo. A relação entre a área transversal do músculo e a geração de força/energia é conhecida, portanto a mudança no tamanho do músculo (em relação à massa corporal) torna-se um parâmetro de avaliação importante durante a preparação para a competição de alto nível (Thomas et al., 2016; Ackland et al., 2012).

Composição corporal e saúde do atleta

A composição corporal é um parâmetro importante para a avaliação do desempenho esportivo e da saúde do atleta (Aragon et al., 2017). Em alguns esportes, muitos atletas são submetidos a métodos extremos para reduzir o peso corporal rapidamente ou manter baixa massa corporal para obter vantagem competitiva. Como consequência, atletas com massa corporal muito baixa, com flutuação excessiva de peso corporal devido à desidratação ou dieta extrema, percentual de gordura corporal extremamente baixo e densidade mineral óssea baixa, estão se tornando problemas comuns em alguns esportes, conforme apresentado na Tabela 7.2. O excesso de peso corporal, induzido deliberadamente, ou sua redução em curto prazo, pode levar a problemas médicos graves com consequências às vezes fatais (Ackland et al., 2012).

A gordura corporal pode atuar como lastro em termos biomecânicos, mas o tecido adiposo é um órgão endócrino vital em termos de saúde geral. Nesse sentido, os diferentes imperativos biomecânicos e de saúde apresentam um conflito para atletas, pois essa população é frequentemente exposta aos riscos de transtornos alimentares (Thomas et al., 2016; Ackland et al., 2012). Percentuais de gordura corporal iguais ou menores do que 5% para homens e 16% para mulheres podem comprometer algumas funções fisiológicas e metabólicas de seus organismos (Tabela 7.3).

As atletas que participam de esportes nos quais o baixo peso e a gordura corpórea são considerados vantajosos, por exemplo, as bailarinas, ginastas e corredoras de longa distância são consideradas as mais suscetíveis à síndrome antes conhecida como tríade da mulher atleta, cuja definição foi atualizada em 2016 pelo Comitê Olímpico Internacional em um termo mais abrangente denominado RED-S (do inglês *Relative Energy Deficiency in Sport*) ou Síndrome da Deficiência Energética Relativa no Esporte. A RED-S pode ter sérias implicações para muitos sistemas corporais (como o cardiovascular, o gastrointestinal, o endócrino, o reprodutivo, o esquelético, o renal e o nervoso central), resultando em comprometimento da saúde e desempenho atlético em curto e longo prazo (Thomas et al., 2016), conforme ilustrado na Figura 7.1.

Tabela 7.2. Esportes relacionados com possíveis transtornos alimentares e problemas de saúde.

Grupos de esportes	Características	Modalidades envolvidas
Esportes gravitacionais	A massa corporal restringe o desempenho devido a razões mecânicas (gravitacionais).	Corrida de longa distância, salto com esqui, salto com vara e ciclismo.
Esportes com categorias de peso	A prática inadequada de redução de peso corporal em curto prazo, associado à desidratação extrema, pode ser observada quando uma vantagem é prevista em categoria de peso menor.	Luta livre, judô, boxe, taekwondo e levantamento de peso.
Esportes estéticos	Atletas ou seus treinadores esperam pontuações mais altas quando a massa corporal e a coragem se adéquam a um ideal corporal.	Esportes femininos como ginástica rítmica e artística, patinação artística, mergulho e natação sincronizada.

Fonte: Adaptada de Ackland et al., 2012.

Tabela 7.3. Percentual de gordura corporal de referência para adultos fisicamente ativos.

	Baixa	Média	Alta
Homens			
18 a 34 anos	5	10	15
35 a 55 anos	7	11	18
> 55 anos	9	12	18
Mulheres			
18 a 34 anos	16	23	28
35 a 55 anos	20	27	33
> 55 anos	20	27	33

Fonte: Adaptada de Heyward e Wagner, 2004.

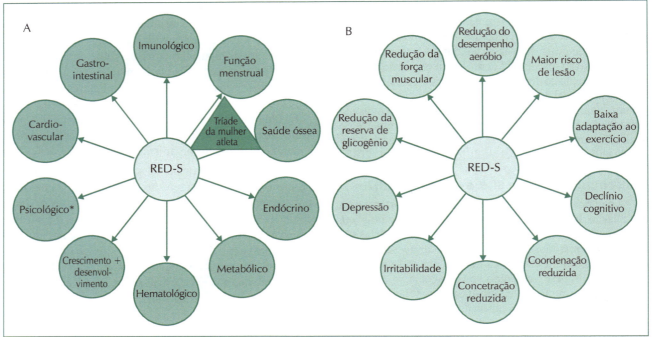

Figura 7.1. Efeitos da RED-S (Síndrome da Deficiência Energética Relativa no Esporte) sobre a saúde (A) e consequências ao desempenho físico de atletas (B).
*As condições psicológicas podem preceder ou serem resultado da RED-S.
Fonte: Modificada de Mountjoy et al., 2014.

A RED-S refere-se a prejuízos na função fisiológica incluindo, mas não limitado a, funções metabólicas, função menstrual, saúde óssea, imunidade, síntese proteica e saúde cardiovascular. A causa dessa síndrome é a deficiência de energia em relação ao equilíbrio entre a ingestão energética e o gasto energético necessário para as funções vitais, atividades da vida diária, para o crescimento e atividades esportivas. As condições psicológicas podem preceder ou ser o resultado da RED-S. O fenômeno clínico é uma síndrome que afeta muitos aspectos da função fisiológica, saúde e desempenho atlético (Mountjoy et al., 2014).

Os atletas que sofrem de baixa disponibilidade energética em longo prazo podem desenvolver deficiências nutricionais (incluindo anemia) e aumento do risco de infecções e doenças. De modo geral, há comprometimento da saúde óssea, da síntese proteica, dos sistemas cardiovascular, gastrointestinal e imunológico, além de redução no desempenho atlético pela diminuição das reservas de glicogênio muscular, que está associado à fadiga, prejuízo nas habilidades cognitivas e concentração, aumento da percepção de esforço e aumento do risco de lesões (Mountjoy et al., 2014; Thomas et al., 2016).

No caso de atletas masculinos, um dos problemas de saúde relacionados ao percentual de gordura abaixo do limite mínimo (5%) pode ser a interrupção na produção de espermatozoides. Cabe ressaltar que é muito difícil obter estimativas exatas da prevalência de distúrbios alimentares, particularmente na população de atletas (Aragon et al., 2017). Em vista dos aspectos abordados, é recomendável que haja monitoramento, tanto da composição corporal como do estado de saúde do atleta, para que os profissionais envolvidos (fisiologistas, médicos, nutricionistas e professores de educação física) possam desenvolver um acompanhamento mais criterioso quanto à prescrição de exercícios e dietas, e à identificação de distúrbios alimentares em estágio inicial para que, quando necessário, o atleta seja afastado das competições para um tratamento adequado (Raizel et al., 2018; Sundgot-Borgen e Garthe, 2011).

Distribuição muscular regional

O desenvolvimento regional muscular de um indivíduo pode ser reflexo da herança genética ou de um treinamento muscular isolado, podendo exercer importante influência na habilidade dos indivíduos para executar determinadas tarefas, como práticas esportivas. Dessa forma, o maior desenvolvimento muscular de regiões corporais específicas pode contribuir para o melhor rendimento do atleta em um determinado esporte.

Diferenças na distribuição muscular local podem ser observadas quando atletas de modalidades esportivas diferentes são comparados, como jogadores de voleibol, basquetebol e handebol. Observa-se que jogadores de voleibol, os quais são adaptados para um jogo relativamente estacionário, não apresentam desenvolvimento muscular corporal muito grande, com exceção dos membros superiores. Por outro lado, em esportes como o basquetebol e o handebol, que demandam mais movimento em comparação ao voleibol, o desenvolvimento muscular dos jogadores é maior e abrange praticamente todas as partes do corpo.

Em 2013, Yamada et al. avaliaram e quantificaram as diferenças na distribuição muscular em atletas de vários esportes com bola (beisebol, tênis, futebol e lacrosse) usando análise de impedância bioelétrica segmentada, para medir o volume muscular segmentar na parte superior dos braços, antebraços, coxas e pernas. Os autores verificaram que a distribuição muscular foi significativamente diferente entre os grupos, indicando que os atletas adaptaram seu físico aos movimentos esportivos. Contudo, o percentual de gordura corporal não diferiu entre os grupos esportivos. Os autores ainda sugerem que a avaliação das diferenças na distribuição muscular de atletas de esportes diversos pode ser fundamental para o treinamento e a reabilitação esportiva.

Um aspecto que merece ser salientado em relação ao desenvolvimento muscular regional está no fato de este não influenciar a redução da gordura subcutânea local. Por exemplo, em jogadores de tênis a quantidade de tecido adiposo subcutâneo presente nos dois antebraços (determinada pela medida de dobras cutâneas) é a mesma, apesar do maior desenvolvimento muscular do antebraço dominante (determinada pela medida da circunferência). O efeito do exercício físico na mobilização da gordura corporal resulta da liberação de hormônios, os quais são carreados pelo sangue para agir nas reservas de gordura em todo o corpo, mas, principalmente, no tecido adiposo visceral.

Modelos da composição corporal

À medida que os métodos de treinamento se tornaram mais sofisticados, cada grupo atlético tornou-se mais especializado, modificando seus pressupostos físicos típicos e distanciando-se das características morfológicas gerais. Como consequência, muitos dos pressupostos em que alguns métodos são baseados não são mais válidos para atletas. Por exemplo, atletas que foram submetidos a treinamento resistido tiveram uma estimativa negativa de gordura corporal de 12% quando avaliados por pesagem hidrostática, e uma estimativa negativa de gordura no tronco usando absorciometria radiológica de dupla energia (DXA). Além disso, os atletas ficam relutantes em interromper sua rotina de treinamento para realizar a avaliação da composição corporal, tornando os métodos mais sofisticados menos atraentes. Esses fatores podem interferir em avaliações mais precisas sobre os atletas e gerar dados que podem ser imprecisos, mal interpretados e utilizados de maneira inapropriada (Ackland et al., 2012).

Os métodos de avaliação da composição corporal podem ser categorizados como diretos (via dissecção de cadáveres); indiretos, aqueles nos quais um parâmetro é medido para estimar a composição tecidual ou molecular; ou duplamente indiretos, aqueles nos quais um método indireto é usado para prever outra medida indireta (ou seja, por meio de equações de predição). Nesse sentido, dados de referências foram utilizados para o desenvolvimento de modelos da composição corporal (Bouchard, 2010).

De acordo com o esquema adaptado por Shen et al. (2005), os modelos de composição corporal podem ser organizados em 5 níveis distintos (Figura 7.2): atômico, molecular, celular, órgão-tecidual e corpo inteiro. A massa corporal total é dada pela soma dos componentes de cada nível. No nível atômico, 11 elementos integram a massa corporal, sendo esta composta majoritariamente (96%) por 4 elementos: oxigênio, carbono, hidrogênio e nitrogênio. No entanto, outros elementos podem ser destacados, como cálcio, potássio, fósforo, enxofre, sódio, cloreto e magnésio. O modelo de avaliação do nível molecular pode medir de 2 a 6 dos componentes destacados. Quanto ao nível celular, o componente "células" pode ser dividido em gordura e massa celular corporal, constituída pelo componente metabolicamente mais ativo. Entre os componentes do nível de tecidos e órgãos estão órgãos sólidos únicos, como cérebro, coração, fígado e baço.

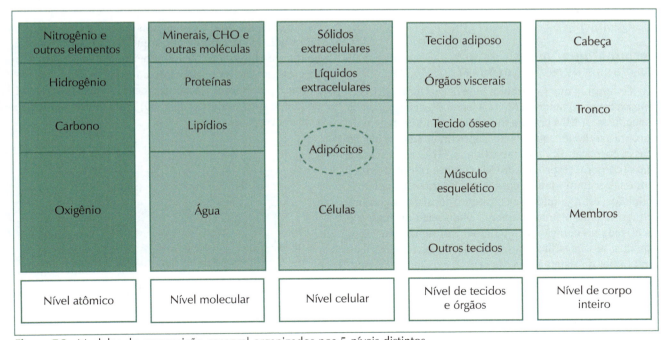

Figura 7.2. Modelos da composição corporal organizados nos 5 níveis distintos.

CHO = carboidrato.

Fonte: Adaptada de Shen et al., 2005.

A maioria dos métodos de avaliação da composição corporal assume dois componentes distintos: massa gorda e massa livre de gordura. Sendo assim, a antropometria (dobras cutâneas e circunferências) e a densidade corporal (como exemplo a pesagem hidrostática) são métodos que se baseiam nos modelos de 2 compartimentos corporais ou bicompartimental (Shen et al., 2005).

No âmbito da pesquisa, os modelos multicompartimentais são métodos de referência, pois produzem informações mais consistentes sobre os diferentes componentes da composição corporal, a partir da análise de 3, 4 ou 5 compartimentos, o que permite o desenvolvimento de equações de predição. Tanto a precisão como a acurácia são da ordem de 1 a 2%. O modelo de 4 compartimentos que utiliza densidade corporal, água corporal e os componentes mineral e ósseo é o método mais utilizado e, atualmente, é o principal método de referência para composição corporal, embora não seja viável para a maioria dos estudos de campo. Por outro lado, métodos bicompartimentais, como antropometria, espessura de dobras cutâneas e impedância bioelétrica (IB), apresentam boa reprodutibilidade, baixo custo, boa fidedignidade, são seguros e não invasivos, além de permitir ampla aplicação (Ackland et al., 2012).

Devemos também considerar as implicações de métodos que apenas avaliam compartimentos corporais em oposição àqueles que tentam avaliar todo o corpo. Vários métodos comumente empregados (p. ex., dobras cutâneas, ultrassom) analisam partes do tecido adiposo subcutâneo em locais padronizados e assumem que existe alguma relação direta e indireta entre esse compartimento e depósitos de gordura profundos, fornecendo uma estimativa representativa da gordura subcutânea e total no organismo.

Terminologia: massa magra ou massa livre de gordura?

Os termos "massa corporal livre de gordura" (MLG) e "massa corporal magra" (MM) referem-se a componentes específicos. A MM contém uma pequena porcentagem de gordura essencial, equivalente a aproximadamente 3% da massa corporal. Em contrapartida, a MLG representa a massa corporal desprovida de toda gordura extraível (MLG = massa corporal – massa gorda). A gordura essencial (fosfolipídios, esfingolipídios e colesterol) consiste na gordura requerida para o funcionamento fisiológico normal, e é localizada no coração, nos pulmões, no fígado, no baço, nos rins, nos intestinos, nos músculos e nos tecidos ricos em lipídios do sistema nervoso central e da medula óssea. As variações no conteúdo de água e mineral ósseo podem afetar a densidade da MM ao longo da vida adulta. Em adultos normalmente hidratados e saudáveis, a MLG e a MM diferem apenas no componente de gordura essencial (Ackland et al., 2012).

A gordura armazenada refere-se àquela contida no tecido adiposo e pode representar aproximadamente 83% desse tecido. A gordura de armazenamento inclui os tecidos gordurosos viscerais, que protegem os órgãos dentro das cavidades torácica e abdominal, e o tecido adiposo sob a superfície da pele. A distribuição de gordura armazenada é similar em homens e mulheres (12% da massa corporal em homens, 15% em mulheres), mas o percentual total de gordura essencial em mulheres, que inclui a gordura específica do sexo, é 4 vezes maior que a masculina.

Nesse modelo, leva-se em consideração o conteúdo de lipídios essenciais (fosfolipídios, esfingolipídios e colesterol) presente nos tecidos formadores da MM, ou seja:

$$MM = \text{massa corporal total} \; (+ \text{ lipídios essenciais}) - TA$$

Vale ressaltar que mesmo no tecido adiposo existe uma pequena quantidade de lipídios essenciais, proteínas e água, os quais desempenham funções importantes nos adipócitos. Já a MLG é constituída de todos os tecidos corporais, menos o tecido adiposo, desconsiderando os lipídios essenciais contidos no primeiro componente, ou seja:

$$MLG = \text{massa corporal total} \; (- \text{ lipídios essenciais}) - TA$$

Diante dessas considerações, nota-se que nas avaliações da composição corporal os lipídios essenciais são negligenciados como componente corporal. Por outro lado, ao considerar que os métodos atuais de medida indireta da composição corporal não fazem nenhuma estimativa da quantidade de lipídios essenciais presentes no compartimento não gorduroso, alguns autores propõem que o termo MLG inclua os lipídios essenciais como componente, conforme a Figura 7.3. Nesse modelo molecular alternativo de classificação da composição corporal, a MLG é representada pelo mesmo compartimento denominado MM, enquanto os triacilgliceróis (TG) são representados pela gordura corporal.

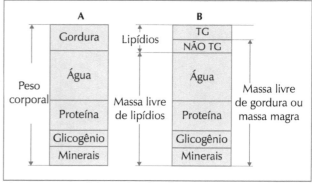

Figura 7.3. Modelo molecular da composição corporal (A) e modelo alternativo que sugere uma subdivisão do componente lipídico (B).
Fonte: Adaptada de Comizio et al., 1998.

Avaliação da composição corporal do atleta

A composição corporal deve ser avaliada considerando o programa de treinamento, de acordo com um cronograma apropriado para garantir o melhor desempenho em eventos, com avaliações que sejam práticas e sensíveis (Heydenreich et al., 2017; Santos et al., 2014). Uma vez que o percentual de gordura corporal do atleta pode variar ao longo da temporada e da carreira, as metas de composição corporal devem ser definidas em intervalos que possam ser monitorados em momentos críticos. É importante que a discussão sobre os resultados alcançados seja realizada com cautela entre avaliadores, treinadores e atletas, e que as limitações dos métodos ou técnicas de avaliação sejam reconhecidas, tomando sempre cuidado para evitar uma obsessão não saudável com a composição corporal (Sundgot-Borgen e Garthe, 2011).

Um passo importante para manter a saúde e o desempenho do atleta é a capacidade de avaliar sua composição corporal com acurácia, precisão e confiabilidade. A escolha do método para avaliar a composição corporal geralmente depende da finalidade para a qual os dados devem ser utilizados, bem como da tecnologia disponível. No que diz respeito ao esporte de alto desempenho, a avaliação da composição corporal pode definir um critério de desempenho ou seleção, ser usada para avaliar a eficácia de um exercício ou intervenção dietética ou ser utilizada para monitorar o estado nutricional e de saúde do atleta (Ackland et al., 2012).

Considera-se que o estado nutricional adequado seja um dos fatores que garantem o bom rendimento em diversos eventos esportivos. No entanto, como descrito anteriormente, muitos atletas, objetivando melhorar seu rendimento esportivo, passam por processo inapropriado de redução de peso corporal, situação que pode colocar em risco sua saúde e, até mesmo, seu desempenho. Diante disso, alguns pesquisadores passaram a incluir na avaliação de atletas (habitualmente composta pela observação de parâmetros antropométricos e do consumo alimentar) alguns parâmetros laboratoriais indicativos do estado nutricional. Entre esses, os mais investigados são os relacionados ao sistema imunológico (indicativos da limitação na ingestão de substratos proteicos, energéticos e de alguns micronutrientes, como zinco, selênio e vitaminas A, B_6 e E) e ao estado nutricional relativo ao ferro.

Diversos recursos tecnológicos estão disponíveis para a determinação da composição corporal de um indivíduo, que podem atender em maior ou menor grau aos diversos tipos de avaliação a que são destinados. Recursos como a pesagem hidrostática, a hidrometria e o DXA são utilizados para a obtenção de medidas de referência da composição corporal e para o desenvolvimento de equações de predição, a partir dos quais os métodos de campo, como antropometria e bioimpedância, são validados. Porém, esses métodos de referência não podem ser considerados, individualmente, "padrão ouro" para a avaliação da composição corporal, visto que existem controvérsias sobre qual destes seria a melhor referência. Contudo, estudos estão obtendo medidas de referência da composição corporal a partir da combinação desses três métodos, a fim de alcançar resultados mais fidedignos.

Na avaliação específica da composição corporal de atletas existe grande interesse em métodos que, além de avaliar a proporção da massa gorda e da massa magra, sejam capazes de monitorar em curto prazo os efeitos de determinado treinamento e/ou estratégia alimentar e de fazer essa avaliação em segmentos isolados do corpo, o que torna possível o monitoramento do desenvolvimento muscular regional, por exemplo, dos membros inferiores. Existem métodos, como a ressonância magnética, a tomografia computadorizada e o DXA, que podem atender aos propósitos específicos da avaliação de um atleta. Todavia, os recursos mais utilizados em campo e em consultórios, devido, principalmente, ao baixo custo e à facilidade de deslocamento são a antropometria e a bioimpedância elétrica. Na Tabela 7.4, é apresentada a propriedade relativa à capacidade de mensuração da gordura regional de alguns métodos.

Tabela 7.4. Métodos para estimativa da gordura corporal e sua capacidade de mensuração da gordura regional.

Método	Acurácia	Medida da gordura regional
Antropometria (dobras cutâneas)	Baixa	Sim
Bioimpedância	Alta	Sim
Pesagem hidrostática	Alta	Não
Pletismografia	Alta	Não
Hidrometria	Alta	Não
DXA	Alta	Sim
Tomografia computadorizada	Alta	Sim
Ressonância magnética	Alta	Sim

Fonte: Adaptada de Pi-Sunyer (2000).

Métodos de avaliação da composição corporal

Os métodos utilizados para avaliar a composição corporal do atleta incluem: DXA, pesagem hidrostática (hidrodensitometria), pletismografia por deslocamento de ar, medidas de dobras cutâneas e análise de impedância bioelétrica de uma ou multifrequência. Quando realizado de acordo com protocolos padronizados, o DXA tem o menor erro padrão de estimativa, enquanto as medidas de dobras cutâneas têm o mais alto. Embora o DXA seja rápido e não invasivo, as questões relacionadas ao custo, à acessibilidade e à exposição a uma pequena dose de radiação limitam sua utilidade, particularmente para determinadas populações.

As medidas de dobras cutâneas e outros dados antropométricos servem como um excelente meio de avaliação da adiposidade e musculatura quando o perfil da composição corporal muda em resposta ao treinamento (Ackland et al., 2012). No entanto, deve-se salientar que a padronização das dobras cutâneas, as técnicas de medição, bem como os aparelhos medidores, variam em todo o mundo. Apesar de algumas limitações, esse método continua sendo o mais utilizado devido à conveniência e ao baixo custo, com informações fornecidas em medidas absolutas e comparadas com dados sequenciais do atleta ou com dados coletados da mesma maneira em populações de atletas (Ackland et al., 2012, Santos et al., 2014).

A pletismografia por deslocamento de ar, por sua vez, é rápida e mais confiável, mas pode subestimar a gordura corporal em 2 a 3 (Ackland et al., 2012, Thomas et al., 2016). Nesse contexto, todos os métodos de avaliação da composição corporal devem ser examinados para garantir precisão e confiabilidade. Assim, os testes devem ser realizados com o mesmo equipamento, calibrado, com um protocolo padronizado e por técnicos com confiabilidade conhecida (Thomas et al., 2016).

Pesagem hidrostática

A pesagem hidrostática, também denominada hidrodensitometria, utiliza o princípio de Arquimedes, no qual um corpo totalmente submerso em água sofre a ação da força de empuxo, que é evidenciada pela perda de peso proporcional ao peso do líquido deslocado. Assim, quando o indivíduo é submerso em um tanque com água, o volume corporal é calculado pela diferença entre o peso corporal fora e dentro da água, corrigindo-se a diferença de pesos pela densidade da água. Também há a necessidade de corrigir os volumes de ar presentes nos pulmões e de gases no trato gastrointestinal nos cálculos, visto que podem interferir na estimativa do volume corporal.

A partir da divisão do peso pelo volume corporal, é determinado o valor de densidade corporal, o qual pode ser subsequentemente convertido em percentual de gordura corporal. As equações de Siri e Brozek, baseadas no modelo da composição corporal de 2 compartimentos, são as mais utilizadas para estimar a gordura corporal por meio da densidade. Essas equações utilizam um padrão de referência corporal, no qual variações na densidade em relação a esse padrão são tidas como maior ou menor conteúdo de gordura.

Equações
Siri
% gordura corporal = (4,95/densidade − 4,50) × 100
Brozek
% gordura corporal = (4,57/densidade − 4,142) × 100

A equação de Siri assume que a densidade da gordura (0,901 g/ml) e a densidade da MM (1,10 g/ml) são constantes para todos os indivíduos. Entretanto, a densidade do compartimento magro não é constante para todos os indivíduos, pois varia com a idade, o nível de gordura corporal, a atividade física e a etnia. Atletas, por exemplo, tendem a apresentar tecidos ósseos e musculares mais densos, e, nesse caso, o método pode subestimar a gordura corporal ou superestimar a MM. Todavia, o método ainda é muito utilizado em pesquisas, principalmente para o desenvolvimento de equações antropométricas para atletas (Kendall et al., 2017; Fonseca et al., 2007).

Pletismografia por deslocamento de ar

A pletismografia por deslocamento do ar surgiu como alternativa à pesagem hidrostática na mensuração do volume corporal (densidade e porcentagem de massa gorda), pois usa o deslocamento de ar em vez da água. Nesse método, o atleta entra em uma câmara de volume conhecido e a redução desse volume será igual ao volume corporal do avaliado. Igualmente à pesagem hidrostática, a pletismografia por deslocamento de ar baseia-se no conceito de que a MM tem densidade constante.

Atualmente, o modelo de câmara pletismográfica BodPod; Life Measurement, Inc., Concord, Califórnia, USA é o mais utilizado. Para que a medição do volume corporal seja realizada com acurácia, é necessário considerar os efeitos do vestuário, cabelos, área de superfície corporal e o volume do gás torácico (pulmões e vias aéreas), além de esvaziar bexiga e intestino.

Hidrometria

A determinação da composição corporal pela hidrometria (diluição de isótopos) parte da suposição de que, conhecendo a quantidade total de água no organismo, seja possível estimar a MM de um indivíduo, já que sua fração de hidratação é relativamente a mesma (0,73 para indivíduos saudáveis).

Para a determinação da água corporal de um indivíduo, são administradas por via oral ou intravenosa substâncias marcadoras, como a água marcada com isótopos de hidrogênio (^2H deutério ou ^3H trítio) e de oxigênio (^{18}O), sendo este último marcador o mais utilizado. A concentração dos isótopos em fluidos fisiológicos (saliva, plasma ou urina) é mensurada após seu equilíbrio entre os vários compartimentos do organismo (de 2 a 4 horas após a ingestão). Assim, essa diferença pode ser utilizada para estimar a quantidade de água corporal total e a MM, que pode ser determinada da seguinte forma:

$$MM = \text{água corporal total}/0,73$$

Absorciometria radiológica de dupla energia (DXA)

Esse método avalia a densidade mineral óssea com alta acurácia. Tem-se como princípio que o conteúdo mineral ósseo é diretamente proporcional à quantidade de fótons (energia) absorvida pelo osso. Os fótons são emitidos em dois níveis de energia. Essa emissão de fótons ocorre de maneira rápida e intensa, assim o indivíduo é exposto a uma pequena radiação de raios X.

Durante o exame, um *scanner* é passado sobre o corpo e os dados são analisados em um *software* especialmente desenvolvido para a análise da composição corporal. Essa nova técnica permitiu grande precisão na medida e uma estimativa da composição dos tecidos moles, a ponto de corrigir as variações regionais do tecido adiposo e fornecer melhores estimativas do conteúdo mineral ósseo. A estimativa do conteúdo de gordura e da MM baseia-se no pressuposto de que, quando um feixe de raios X passa através do corpo, ele é reduzido na intensidade em proporção ao tamanho e à composição dos compartimentos teciduais do atleta. Os tecidos moles restringem o fluxo dos raios X menos do que o osso, cujas taxas (altas ou baixas) são determinadas pela proporção de tecido gorduroso ou magro. Uma limitação do método para avaliação da composição corporal se refere às áreas restritas de escaneamento (~190 × 60 cm (2)), em que as dimensões corporais de alguns atletas, como altura e largura do tronco, podem exceder a área de varredura (Silva et al., 2013).

Tomografia computadorizada e ressonância magnética

A tomografia computadorizada é um método que produz imagens detalhadas, com maior aplicação na medição do conteúdo regional do tecido adiposo. Nesse método, um feixe de raios X passa através dos tecidos com densidades diferentes, produzindo imagens radiográficas tridimensionais em corte transversal de diferentes segmentos corporais. O método permite medidas de volumes absolutos, diferentemente da composição proporcional produzida pela DXA, e é útil na avaliação da deposição relativa de gordura subcutânea e intra-abdominal.

No método de imagens por ressonância magnética, a radiação eletromagnética, na presença de um campo magnético, causa excitação dos núcleos de átomos de hidrogênio, os quais são abundantes nos tecidos biológicos. Esses núcleos são detectados por um sinal, que é reorganizado por meio de um *software* apropriado para produzir imagens de vários tecidos corporais.

Algumas das vantagens tanto da tomografia computadorizada quanto da ressonância magnética estão na medida regional e total da distribuição do tecido adiposo e na quantificação da MM e de seus principais constituintes (músculos, ossos e órgãos). Em comparação à tomografia computadorizada, a ressonância magnética é preferível pela ausência de radiação ionizante e por não apresentar problemas quanto à realização de múltiplas medidas, além de produzir imagens com melhor qualidade, permitindo que a quantidade e a distribuição da gordura corporal sejam estudadas. Adicionalmente, a ressonância magnética pode ser usada para estudar a atividade metabólica de tecidos e órgãos.

Medidas de espessura das dobras cutâneas

A medida de espessura das dobras cutâneas é um procedimento antropométrico amplamente utilizado para avaliação da composição corporal em pesquisas epidemiológicas e em uso clínico, fornecendo informações sobre a distribuição corporal do tecido adiposo subcutâneo.

A medida de espessura das dobras cutâneas baseia-se no fato de que grande proporção da gordura corporal total é representada pelo tecido adiposo subcutâneo. Como a gordura subcutânea não é distribuída de maneira uniforme pelo corpo, as medidas das dobras cutâneas podem ser realizadas em vários locais, justamente para prever a quantidade de gordura e sua distribuição corporal. Basicamente, existem duas maneiras de analisar as medidas das dobras cutâneas. Numa delas, utiliza-se o valor das medidas de espessura das dobras cutâneas de diferentes locais anatômicos para obter dados isolados do tecido adiposo. A outra maneira refere-se a sua combinação com equações matemáticas, estimando-se a densidade corporal para derivar a gordura corporal. Assim sendo, a estimativa da quantidade de gordura corporal pode ser feita pelo somatório de diversas dobras: tricipital, bicipital, subescapular, suprailíaca, abdominal, axilar média, peitoral, coxa média e panturrilha.

A fidedignidade das medidas das dobras cutâneas pode ser afetada por alguns fatores, como a escolha da equação de predição, o tipo de instrumento utilizado, o grau de habilidade do avaliador, a variabilidade de resultados encontrados por diferentes avaliadores e, também, aspectos relacionados ao indivíduo avaliado. Em relação à variabilidade das medidas entre os indivíduos avaliados, esta pode ocorrer pela diferença na espessura da pele, pelo nível de hidratação, pelo grau de compressão do tecido adiposo, além da diferença na quantidade de gordura subcutânea local (Godois et al., 2014).

De modo geral, para obter o valor final de determinada dobra, são realizadas, no mínimo, duas ou três medidas, e considera-se o valor intermediário. É recomendável que se utilize o mesmo compasso ao longo do monitoramento de um indivíduo. As medidas de dobras cutâneas não devem ser obtidas logo após o exercício, principalmente em ambientes quentes, pois as alterações dos fluidos corporais podem alterar sua espessura. Além disso, algumas mulheres têm a propensão de reter líquidos durante os ciclos menstruais, podendo também influenciar no aumento da espessura da dobra.

Bioimpedância elétrica

A bioimpedância elétrica é atualmente um dos métodos mais utilizados para a avaliação da composição corporal em atletas e esportistas, sendo também empregada para a determinação do estado de hidratação desses indivíduos. Trata-se de um método seguro e não invasivo que se baseia na condutividade elétrica da gordura corporal e massa magra. A MM contém água e eletrólitos e é um bom condutor elétrico, enquanto a massa de gordura não é. Esse método produz informações quanto à impedância (ou resistência) que o corpo humano oferece à condução de uma corrente elétrica.

Na prática, uma pequena e constante corrente elétrica é passada entre os eletrodos espalhados pelo corpo e a queda da voltagem é mensurada. Então, a partir de um conjunto que inclui o valor obtido da resistência da corrente elétrica, a estatura do analisado e a equação de predição apropriada, estima-se a MM. A massa gorda é calculada pela diferença existente entre o peso corporal total e a MM. A precisão e a acurácia da estimativa da MM ou gorda dependem da escolha da equação de predição, a qual não pode ser realizada na maioria dos aparelhos.

O emprego de analisadores bipolares para membros superiores ou inferiores tem aumentado por se tratar de equipamentos de fácil manuseio, relativamente baratos e que fornecem informações rapidamente, sem a necessidade de utilização de eletrodos em locais padronizados. Diferentemente dos analisadores tetrapolares de corpo inteiro, nos analisadores bipolares, a corrente elétrica é transmitida por sensores metálicos que, em contato com as mãos ou pés, registram a impedância de diferentes segmentos corporais entre os membros superiores e o tronco, ou somente entre os membros inferiores. Embora os membros superiores e inferiores representem cerca de 90% da impedância total do corpo, os modelos matemáticos utilizados nos aparelhos bipolares assumem que a distribuição da composição corporal é semelhante nos segmentos corporais não avaliados. Entretanto, essas suposições são questionáveis, e as medidas produzidas acabam sendo imprecisas.

Algumas alternativas, como os aparelhos multifrequenciais, também chamados de espectroscopia de impedância elétrica, foram criadas para eliminar as fontes de erro da bioimpedância. Esses aparelhos, ao contrário do que fazem os bioimpedanciômetros tradicionais (de frequência única, tetrapolares), aplicam correntes elétricas de diferentes frequências, normalmente entre 1 kHz e 1.000 kHz. Com isso, é possível analisar a água intra e a extracelular, isso porque as correntes de baixa frequência não atravessam as membranas celulares, percorrendo o caminho de menor resistência, pelo qual é obtida a informação extracelular, ao passo que as correntes de alta frequência atravessam as células, permitindo a quantificação do conteúdo intracelular. Além disso, é possível fazer uma avaliação segmentada da composição corporal, ou seja, determinar a composição de membros inferiores, superiores e do tronco, de modo semelhante ao que ocorre com o DXA.

Outro fator que torna essa tecnologia promissora são os resultados de estudos de validação nos quais esse equipamento é comparado com diversos métodos de referência, como o DXA, a hidrometria e a ressonância nuclear mag-

nética, alcançando elevados níveis de correlação e baixos índices de erro técnico de medida.

Não obstante essas características, de maneira semelhante ao que ocorre com os demais bioimpedanciômetros, outros fatores podem afetar a estimativa da composição corporal feita pela bioimpedância, e entre eles pode-se citar o estado de hidratação, o conteúdo de eletrólitos e a temperatura da pele, a reserva de glicogênio e a distribuição do fluxo sanguíneo. Por exemplo, a realização de exercícios físicos antes do exame pode subestimar a quantidade de MM, devido à redução de fluidos corporais através do suor. Por essa razão é necessária uma padronização na forma de medida, muitas vezes dificilmente alcançada em situações práticas.

Para ilustrar o efeito dos fatores mencionados, a validação da bioimpedância para estimativa da composição corporal em atletas foi verificada em um estudo que confrontou os resultados obtidos por esse método com os da pesagem hidrostática. Esse estudo foi realizado com 104 atletas de ambos os sexos e praticantes de diferentes modalidades esportivas, com a formação de um grupo não controlado (sem controle da hidratação, exercícios e dieta) e de outro grupo com indivíduos em condições controladas (medida tomada após um período sem a realização de exercícios físicos e duas horas após uma refeição leve), conforme a Tabela 7.5. Esses resultados indicam a necessidade de controle das condições de medidas para a obtenção de estimativas válidas da composição corporal utilizando o método de bioimpedância.

A partir disso, algumas recomendações devem ser feitas ao avaliado antes da realização da medida da impedância bioelétrica, objetivando a preservação da qualidade dos resultados:

a. Não usar medicamentos diuréticos nos últimos 7 dias.

b. Não ingerir bebidas alcoólicas nas últimas 48 horas.

c. Não praticar atividades físicas intensas nas últimas 24 horas.

d. Jejuar pelo menos por 4 horas.

e. Urinar pelo menos 30 minutos antes da medida.

f. Ficar em repouso (decúbito dorsal) pelo menos de 5 a 10 minutos antes da realização da medida.

Tabela 7.5. Comparação de valores da composição corporal determinados por pesagem hidrostática e bioimpedância.

	Pesagem hidrostática		Bioimpedância	
	Não controlados	Controlados	Não controlados	Controlados
Massa corporal	73,0 ± 2,1*	75,3 ± 2,3	73,0 ± 2,1	75,3 ± 2,3
Massa magra	61,2 ± 1,6	62,5 ± 1,5	63,4 ± 1,4	62,7 ± 1,4
Massa gorda	11,8 ± 0,3**	12,8 ± 0,4**	9,6 ± 0,3***	12,6 ± 0,4**
Gordura corporal (%)	16,2 ± 0,5**	16,9 ± 0,4**	13,2 ± 0,4***	16,7 ± 0,5**

*Valores são média ± desvio-padrão. **e ***valores na coluna com subscrito diferente são estatisticamente diferentes ($p < 0,01$).
Fonte: LUKASKI et al., 1990.

Considerações sobre técnicas diversas

Uma variedade de técnicas está disponível para a avaliação da composição corporal, como as antropométricas, radiográficas (tomografia computadorizada, ressonância magnética e DXA), metabólicas (creatinina, 3-metil histidina), nucleares (potássio corporal total, nitrogênio corporal total) e a impedância bioelétrica. Com o avanço tecnológico, novos métodos, como a pletismografia por deslocamento de ar e a avaliação por ultrassom, vêm sendo testados. Entretanto, a seleção da ferramenta mais apropriada deve incluir uma série de questões técnicas, como segurança, validade, precisão da medição, bem como questões práticas, como disponibilidade, custo, grau de invasividade e conhecimentos técnicos necessários para realizar a avaliação. Também deve ser considerada a capacidade do método para avaliar as características físicas únicas de alguns atletas, incluindo indivíduos particularmente altos e musculosos, ou aqueles com percentual extremamente baixo de gordura corporal. Nesse sentido, um resumo dos pontos fortes e fracos das técnicas apresentadas pode ser encontrado na Tabela 7.6.

Tabela 7.6. Resumo dos pontos fortes e fracos dos métodos de avaliação da composição corporal.

Pontos fortes	Pontos fracos
Pesagem hidrostática	
Não é invasivo. Alta acurácia e reprodutibilidade (usado como padrão ouro). Variação mínima intra e interavaliador. Passível de repetição no mesmo indivíduo.	Pouca praticidade. Alto custo. Requer operadores experientes e habilitados. Exige cooperação, treinamento e capacidade do avaliado. Contraindicado para enfermos, crianças e idosos. Não acurado para atletas idosos. Volume de gases afeta os resultados.
Pletismografia por deslocamento de ar	
Não é invasivo. Rápido e fácil. Baixa cooperação do avaliado. Passível de repetição no mesmo indivíduo. Aplicável para crianças e idosos. Custo mais baixo do que a pesagem hidrostática.	Alto custo. Não acurado para atletas idosos. Resultado afetado pelo gás no trato gastrointestinal, roupas e cabelos.
Hidrometria (diluição de isótopos)	
Não invasivo (amostras de saliva e urina). Mede água corporal total e estima massa gorda e magra. Seguro, aplicável para crianças e gestantes. Passível de repetição no mesmo indivíduo.	Invasivo (amostras de sangue). Alto custo. Resultado afetado quando há aumento da água corporal extracelular (desnutrição). Requer avaliador treinado e experiente.
Absorciometria (DXA)	
Não invasivo. Baixa radiação (seguro). Alta precisão. Relativamente rápido. Avalia 3 compartimentos. Mede conteúdo ósseo. Não há variação intra e interavaliador. Não exige cooperação do avaliado ou preparo especial. Requer baixo nível de treinamento no avaliador.	Alto custo. Não avalia água corporal. Variação entre diferentes equipamentos. Resultados afetados pelo estado de hidratação do avaliado. Avaliação do corpo inteiro de pessoas altas e obesas depende da abrangência do scanner e largura da maca. Resultados podem ser alterados pela calcificação de tecidos moles.
Tomografia computadorizada	
Não invasivo. Alta acurácia e reprodutibilidade. Avalia localização e quantidade de tecidos e órgãos. Diferencia tecidos e órgãos.	Alto custo. Disponibilidade limitada. Alta exposição à radiação. Não recomendado para crianças e gestantes. Requer operadores habilitados. Requer cooperação do avaliado (movimentação afeta resultados).

(continua)

(continuação)

Tabela 7.6. Resumo dos pontos fortes e fracos dos métodos de avaliação da composição corporal.

Pontos fortes	Pontos fracos
Ressonância magnética	
Não invasivo. Baixa radiação. Alta acurácia e reprodutibilidade (padrão ouro para calibração de outros métodos). Avalia localização e quantidade de tecidos e órgãos. Seguro para crianças e gestantes. Produz imagens de alta qualidade.	Alto custo. Disponibilidade limitada.
Antropometria (dobras cutâneas)	
Não invasivo. Prático, simples, rápido. Baixo custo. Requer treinamento simples. Acurácia moderada.	Resultados afetados pelo estado de hidratação. Não avalia conteúdo ósseo. Não mede água corporal. Alta variação intra e interavaliador. Baixa acurácia em obesos.
Bioimpedância elétrica	
Não invasivo. Seguro. Prático, simples, rápido. Alta reprodutibilidade e acurácia em pessoas saudáveis. Baixo custo. Estima água intra e extracelular. Treinamento simples do avaliador. Variação mínima intra e interavaliador. Baixa manutenção.	Resultados afetados pelo estado de hidratação. Não mede conteúdo ósseo. Não detecta variações hídricas na cavidade abdominal (ascite). Não detecta variações na geometria corporal (gestação, obesidade android). Não aplicável em enfermos. Usa equações de predição para estimar composição corporal. Diferentes equipamentos geram diferentes resultados. Equipamentos nem sempre revelam as equações ou modelos matemáticos. Maior aplicação para grupos.

Fonte: Desenvolvida pela autoria.

Considerações finais

Atualmente, estão disponíveis diversos recursos tecnológicos para a análise da composição corporal, que podem atender em maior ou menor grau aos diversos tipos de avaliação a que são destinados. Especificamente na composição corporal de atletas, tem aumentado o interesse no desenvolvimento de métodos de campo que atendam aos requisitos para uma avaliação mais direcionada, que possa refletir os efeitos de determinado treinamento e/ou de determinada estratégia alimentar. Alguns estudos recentes, que avaliaram o estado nutricional de atletas, sugerem que essa investigação seja composta da avaliação da composição corporal, da ingestão de nutrientes e de marcadores bioquímicos do estado nutricional.

A conquista da composição corporal ideal associada ao desempenho agora é reconhecida como um objetivo importante, mas desafiador, que precisa ser individualizado e periodizado. Deve-se ter cuidado para preservar a saúde e o desempenho em longo prazo, evitando práticas extremas para redução ou aumento de peso, além de prevenir o estresse psicológico. Valendo-se do princípio de que o bom atleta também deve apresentar boa saúde, sua avaliação nutricional não deve apenas servir para monitorar seu rendimento esportivo, mas também seu estado de saúde.

Questões propostas para estudos

1. Considerando apenas os métodos de medida das dobras cutâneas e a bioimpedância elétrica, aponte os tipos de gordura corporal mensurada por cada método e sua localização.
2. Levando em consideração os pré-requisitos apontados no texto para uma boa avaliação da composição corporal em atletas, qual método (ou combinação de métodos) pode ser utilizado para atender a esses pré-requisitos, considerando também a praticidade de cada um?
3. Qual deve ser o limite mínimo de gordura corporal para um atleta? Explique.
4. A estipulação do limite mínimo de gordura corporal para os indivíduos leva em consideração a gordura corporal total ou apenas o tecido adiposo?
5. Para uma boa avaliação do estado nutricional de um atleta, quais parâmetros, além dos antropométricos, devem ser considerados? Não se limitar às informações apresentadas neste capítulo.

Bibliografia consultada

- Ackland TR, Lohman TG, Sundgot-Borgen J et al. Current status of body composition assessment in sport: review and position statement on behalf of the ad hoc research working group on body composition health and performance, under the auspices of the I.O.C. Medical Commission. Sports Medicine. 2012; 42:227-249.

- Aragon AA, Schoenfeld BJ, Wildman R, Kleiner S, VanDusseldorp T, Taylor L. International society of sports nutrition position stand: diets and body composition. J Int Soc Sports Nutr. 2017; 14:14-16.

- Baumgartner RN. Eletrical impedance and total body electrical conductivity. In: Roche AF, Heymsfield SB, Lohman TG (ed.) Human body composition. USA: Human Kinetics, 1996. 536p.

- Bouchard C. Body composition assessment. In: McArdle WD, Katch FI, Katch VL. Exercise physiology: nutrition, energy, and human performance. 7. ed. Philadelphia, PA Wolters Kluwer Health/Lippincott Williams & Wilkins, 2010. p. 725-758.

- Coin A et al. Fat-free mass and fat mass reference values by dual-energy X-ray absorptiometry (DEXA) in a 20-80 year-old Italian population. Clinical Nutrition 2008; 27:87-94.

- Comizio R, Pietrobelli A, Tan YX, Wang Z, Withers RT, Heymsfield SB, Boozer CN. Total body lipid and triglyceride response to energy deficit: relevance to body composition models. Am J Physiol 1998; 274(Endocrinol. Metab. 37):E860--E866.

- Evans EM, Prior BM, Arngrimsson SA, Modlesky CMM, Cureton KJ. Relation of bone mineral density and content to mineral content and density of the fat-free mass. J Appl Physiol 2001; 91:2166-2172.

- Fonseca PHS, Marins JCB, Silva AT. Validation of anthropometric equations for the estimation of body density in professional soccer players. Rev Bras Med Esporte. 2007; 13:135-138.

- Godois AM, Raizel R, Rodrigues VB, Ravagnani FCP, Fett CA, Voltarelli FA, Coelho-Ravagnani CF. Perda hídrica e prática de hidratação em atletas de futebol. Rev Bras Med Esporte [online]. 2014; 20:47-50.

- Guedes DP. Implicações no estudo da composição corporal. Cap.10. In: Amadio CA, Barbanti VJ. A biodinâmica do movimento humano e suas relações interdisciplinares. Estação Liberdade. 2000. p. 45-70.

- Heydenreich J, Kayser B, Schutz Y, Melzer K. Total energy expenditure, energy intake, and body composition in endurance athletes across the training season: a systematic review. Sports Medicine. 2017; 3:8.

- Heyward VH, Stolarczyk LM. Avaliação da composição corporal aplicada. Manole 2000. 243p.

- Heyward VH, Wagner DR. Applied body composition assessment. 2. ed. Champaign, Human Kinetics, 2004. 268p.

- Hunter SK. Sex differences in fatigability of dynamic contractions. Exp Physiol. 2016; 101:250-255.

- Kendall KL, Fukuda DH, Hyde PN, Smith-Ryan AE, Moon JR, Stout JR. Estimating fat-free mass in elite-level male rowers: a four-compartment model validation of laboratory and field methods. J Sports Sci. 2017; 35:624-33.

- Lee SY, Gallagher D. Assessment methods in human body composition. Curr Opin Clin Nutr Metab Care 2008; 11:566-572.

- Litaker MS, Barbeau P, Humphries MC, Gutin B. Comparison of hologic QDR-1000/W and 4500W DXA scanners in 13- to 18- year olds. Obesity Research 2003; 11:1545-1552.

- Lorenzo A, Bertini I, Iacopino L, Pagliato E, Testolin C, Testolin G. Body composition measurement in highly trained male athletes: a comparison of three methods. J Sports Med Phys Fitness 2000; 40:178-183.

- Loucks AB. Energy balance and body composition in sports and exercise. J Sports Sci 2004; 22:1-14.

- Lukaski HC, Bolonchuk WW, Siders WA, Hall CB. Body composition assessment of athletes using bioelectrical impedance measurements. J Sports Med Phys Fitness 1990; 30:434-440.

- McArdle WD, Katch FI, Katch VL. Exercise physiology: nutrition, energy, and human performance. 7. ed. Philadelphia, PA Wolters Kluwer Health/Lippincott Williams & Wilkins, 2010. 1038p.

- Meyer NL, Sundgot-Borgen J, Lohman TG, Ackland TR, Stewart AD, Maughan RJ, Smith S, Müller W. Body composition for health and performance: a survey of body composition assessment practice carried out by the Ad Hoc Research Working Group on Body Composition, Health and Performance under the auspices of the IOC Medical Commission. Br J Sports Med. 2013 Nov; 47:1044-53.

- Mooses M, Hackney AC. Anthropometrics and body composition in East African runners: potential impact on performance. International Journal of Sports Physiology and Performance. 2017; 12:422-430.

- Mountjoy M, Sundgot-Borgen J, Burke L et al. The IOC consensus statement: beyond the female athlete triad: Relative Energy Deficiency in Sport (RED-S). Br J Sports Med. 2014; 48:491-497.

- Navarro AM, Marchini JS. Uso de medidas para estimar gordura corporal em adultos. Nutrire: Rev Soc Bras Alim Nutr 2000; 19/20:31-47.

- Pollock ML, Garzarella L, Graves JE. The measurement of body composition. Cap. 10. In: Maud PJ, Foster C. Physiological assessment of human fitness. Human Kinetics, 1995; p. 167-204.

- Raizel R, da Mata Godois A, Coqueiro AY, Voltarelli FA, Fett CA, Tirapegui J, de Paula Ravagnani FC, de Faria Coelho--Ravagnani C. Pre-season dietary intake of professional soccer players. Nutr Health. 2017; 23:215-222.

- Raizel R, Pedrosa RG, Rossi L, Rogero MM, Tirapegui J. Avaliação nutricional de atletas. In: Ribeiro SML, Melo AM, Tirapegui J. Avaliação nutricional: teoria & prática. 2. ed. Rio de Janeiro: Guanabara Koogan. 2018. p. 291-302.

- Reaburn PRJ, Dascombe BJ, Jonge XJ. Body composition and gender differences in performance. In: Driskell JD, Wolinsky I (eds.). Nutritional assessment. Boca Raton: CRC Press, 2011. p. 121-147.

- Rodriguez NR, Di Marco NM, Langley S. American College of Sports Medicine position stand. Nutrition and athletic performance. Med Sci Sports Exerc 2009; 41:709-31.

- Rossi L, Tirapegui J. Avaliação antropométrica de atletas de Karatê. Rev Bras Cien Mov 2007; 15:39-46.

- Santos DA, Dawson JA, Matias CN et al. Reference values for body composition and anthropometric measurements in athletes. PloS One. 2014; 9(5):e97846.

- Schenk K, Bizzini M, Gatterer H. Exercise physiology and nutritional perspectives of elite soccer refereeing. Scand J Med Sci Sports. 2018; 28:782-793.

- Sheel AW, Dominelli PB, Molgat-Seon Y. Revisiting dysanapsis: sex-based differences in airways and the mechanics of breathing during exercise. Exp Physiol. 2016; 101:213-218.

- Shen W, St-Onge M, Wang Z et al. Study of body composition, In: Heymsfield SBL, Wang Z, Going SB. Human Body Composition. 2. ed. Champaign: Human Kinetics, 2005. p. 3-14.

- Silva AM, Heymsfield SB, Sardinha LB. Assessing body composition in taller or broader individuals using dual-energy X-ray absorptiometry: a systematic review. European Journal of Clinical Nutrition. 2013; 67,1012-1021.

- Slater GJ, O'Connor HT, Pell FE. Physique assessment of athletes: concepts, methods and applications. In: Driskell JD, Wolinsky I (eds.). Nutritional assessment. Boca Raton: CRC Press, 2011. p. 73-119.

- Stewart AD, Hannan WJ. Prediction of fat and fat-free mass in male athetes using dual X-ray absorptiometry as the reference method. J Sports Sci. 2000; 18:263-274.

- Stewart AD. Assessing body composition in athletes. Nutrition. 2001; 17:694-695.

- Sundgot-Borgen J, Garthe I. Elite athletes in aesthetic and Olympic weight-class sports and the challenge of body weight and body compositions. Journal of Sports Sciences. 2011; 29(Suppl 1): S101-114.

- Sundgot-Borgen J, Meyer NL, Lohman TG et al. How to minimize the health risks to athletes who compete in weight-sensitive sports review and position statement on behalf of the Ad Hoc Research Working Group on Body Composition, Health and Performance, under the auspices of the IOC Medical Commission. British Journal of Sports Medicine. 2013; 47:1012-1022.

- Thomas DT, Erdman KA, Burke LM. American College of Sports Medicine Joint Position Statement: nutrition and athletic performance. Med Sci Sports Exerc 2016; 48:543-68.

- Tirapegui J, Ribeiro SML. Avaliação do estado nutricional: teoria e prática. São Paulo: Guanabara Koogan, 2009. 348 p.

- Wilmore JH, Costill DL. Physiology of sport and exercise. Champaign, IL: Human Kinetics, 1994. 549p.

- Yamada Y, Masuo Y, Nakamura E, Oda S. Inter-sport variability of muscle volume distribution identified by segmental bioelectrical impedance analysis in four ball sports. Open Access J Sports Med. 2013; 4:97-108.

Hidratação no Esporte

• Mariana de Rezende Gomes • Marcelo Macedo Rogero
• Julio Tirapegui

Introdução

Por um grande período ao longo do século XX, a restrição de líquido durante a atividade física era associada ao ganho de desempenho pelo atleta, sendo, portanto, preconizada a não ingestão de água ou de qualquer outro tipo de líquido durante treinos e competições. Uma frase retirada de uma monografia clássica de 1909 e citada por Noakes diz: "Não adquira o hábito de beber e comer durante uma maratona; alguns corredores proeminentes o fazem, mas isso não é benéfico".

Esse pensamento se baseava na constatação de que os grandes atletas terminavam as provas, muitas vezes vitoriosos, apresentando uma temperatura corporal acima de 40°C, e na época isso foi considerado a "chave para o sucesso". Outro ponto era o fato de os profissionais acreditarem que a ingestão de líquido pudesse trazer desconfortos gastrointestinais para os atletas; assim, proibiam o consumo de líquido durante as provas.

A partir da década de 1940, os impactos deletérios da desidratação sobre o desempenho puderam ser demonstrados, mesmo assim ainda existia grande resistência ao consumo de fluidos durante a atividade física. Contudo, os estudos continuaram, e, nos últimos 30 anos, profissionais da saúde têm destacado a importância da ingestão de líquidos antes, durante e após a realização do exercício físico.

Os militares foram os primeiros a reconhecer a importância da reposição de líquidos no desempenho físico, com base na observação de que batalhas eram decididas de acordo com a disponibilidade ou não de água para os soldados. Isso ficou claro quando a desidratação causou a morte de centenas de soldados em 1967, durante a "Guerra dos Seis Dias", entre Egito e Israel.

Embora a necessidade de reposição hídrica tivesse sido alvo de atenção entre os militares, somente anos mais tarde a hidratação recebeu a devida importância e reconhecimento no campo da ciência do exercício e desempenho humano. Hoje em dia, porém, a hidratação no esporte é um tema amplamente reconhecido, estudado, e tem propiciado diversos benefícios para o desempenho de atletas e praticantes de atividade física nas mais diversas modalidades.

Aspectos fisiológicos da troca de calor e da desidratação

Exercício físico e estresse orgânico

Dois pontos fundamentais devem ser controlados quando se trata de equilíbrio homeostático: um deles é a própria estabilização da temperatura corporal; o outro, o controle da glicemia. Quando um deles ou ambos chegam a níveis limítrofes, a falência orgânica passa a representar risco iminente para o indivíduo.

Em situação de atividade física, esses pontos tornam-se ainda mais desafiantes para o organismo, visto que a demanda energética e a taxa de calor produzida aumentam significativamente. A taxa de calor produzida é proporcional à taxa de trabalho ou metabólica, uma vez que as contrações musculares promovem a oxidação de substratos (glicose, ácidos graxos e aminoácidos) para obtenção de energia, da qual uma pequena parte acarreta a síntese da adenosina trifosfato (ATP). Uma parte maior estará sob a forma de calor (60 a 80%). Assim, contribui-se para o aumento da temperatura corporal. No repouso, a taxa de produção de calor representa cerca de 1 kcal/minuto, mas, em exercício, essa razão pode exceder 20 kcal/minuto.

A utilização maior de substratos e o aumento da temperatura interna causados pela prática de atividade física prolongada são fatores determinantes de fadiga, ou seja, levam o organismo ao cansaço extremo, que é responsável pela desistência, muitas vezes antecipada, da continuidade do exercício. A fadiga é resultado da falência dos mecanismos homeostáticos, e sua ocorrência em atividades prolongadas geralmente é associada à depleção de glicogênio muscular e à hipoglicemia, porém o grau de desenvolvimento desses fenômenos é ainda maior quando a temperatura do ambiente está a 40°C em comparação aos 20°C.

A temperatura da pele pode variar de acordo com o ambiente, mas a temperatura interna deve-se manter em 37 ± 1°C. Para isso, é necessário que haja um equilíbrio entre o ganho e a perda de calor entre o organismo e o ambiente.

A maior parte do calor produzido é proveniente de órgãos como fígado, cérebro, coração e tecidos como o muscular esquelético. Esse calor produzido é conduzido pela circulação sanguínea e então transferido para a pele, sendo dissipado para o ambiente. A velocidade em que o calor é transferido para a pele e da pele para o ambiente determina a eficiência da termorregulação.

Troca de calor

A capacidade de troca de calor do organismo com o ambiente depende diretamente de mecanismos específicos definidos como radiação, condução, convecção e evaporação. Os três primeiros dependem das condições ambientais, do movimento do corpo ou do contato com objetos, líquidos e outros materiais; e o último é estimulado pelas condições ambientais, porém está relacionado à sudorese, que, por sua vez, é regulada pelo hipotálamo.

Radiação

É o meio de troca de calor entre corpos, objetos e ambiente por meio da emissão ou recebimento de raios de calor infravermelhos, que são formas de ondas magnéticas. Se a temperatura corporal estiver maior que a do ambiente, por exemplo, esses raios são predominantemente emitidos do homem para o ambiente em todas as direções. Tal mecanismo ocorre através do próprio ar, sem a necessidade do contato entre os objetos ou os corpos.

Condução

É a troca de calor através de um líquido, sólido ou gás que sirva como veículo pelo qual se *conduza* o calor para o meio mais frio, havendo a necessidade de contato entre os meios. Assim, podemos classificar alguns objetos ou elementos como bons ou maus condutores de calor. Por exemplo, a água e os metais são bons condutores, o que lhes confere a característica de propagar rapidamente o calor de um meio para o outro. Quando entramos em contato com uma quantidade de água que esteja na mesma temperatura que o ambiente, a sensação de frio é maior, pois a água consegue conduzir mais rapidamente para o meio externo o calor do corpo em relação ao ar. Já os maus condutores

são considerados isolantes porque impedem a passagem de todo ou de grande parte do calor de um meio para outro, por exemplo, a gordura e a borracha.

A condução direta de calor do homem para o ambiente acontece em menor escala e é dependente da umidade relativa do ar, pois nesse caso a água do ambiente estaria fazendo o papel do condutor. Isso é fácil de observar na prática, pois, quando um ambiente está frio e chuvoso, a sensação de frio é maior que em um dia com a mesma temperatura, porém seco, e isso ocorre porque a água do ambiente neste caso está "roubando" rapidamente o calor do organismo para o meio, respeitando um gradiente térmico. Por outro lado, em um local quente e úmido a sensação de calor é maior que em um local quente e seco, porque desta vez a água pode estar conduzindo calor para o organismo se este estiver mais frio. A umidade relativa do ar não interfere somente na condução de calor, mas principalmente na evaporação, como veremos mais adiante.

Convecção

É a troca de calor por meio do *movimento*, seja pelo ar, seja pela água. Se um corpo provocar o movimento do ar (corrida, caminhada) ou em ambiente líquido em que esteja mergulhado (natação, hidroginástica) ou por forças da natureza (vento, ondas do mar), ou mesmo se um aparelho criar o movimento próximo ao corpo (ventiladores), haverá troca de calor entre esse organismo e o ambiente.

A condução e a convecção são também mecanismos determinantes do fluxo de calor dentro do próprio organismo, bem como dependem de fatores como vasodilatação e vasoconstricção. Se houver vasodilatação, a convecção, bem como a condução de calor pelo fluxo sanguíneo, estará facilitada para liberar o calor para o meio. O mesmo não ocorre na vasoconstricção, pois o objetivo desta seria reter o calor no organismo.

Esses mecanismos não acontecem isoladamente, são predominantes ou não dependendo do ambiente e da situação. Por exemplo, um homem em ambiente líquido mais frio que ele, praticando exercício, perde calor predominantemente por condução e convecção. Já um homem correndo perde calor predominantemente por convecção e radiação se o ambiente também estiver em temperatura menor em comparação ao organismo daquele.

Em condições extremas de altas temperaturas ambientais ou corporais, todos esses mecanismos conjugados ainda não são suficientes para promover uma troca de calor eficiente.

Evaporação

É o mais eficiente dos mecanismos de termorregulação e consiste na perda de calor através da evaporação do suor eliminado das glândulas sudoríparas pela pele. É ativado quando o ambiente se encontra mais quente que o organismo, pois todo o calor ganho do meio deve ser dissipado para que não haja aumento da temperatura corporal, ou então quando a produção de calor interna é alta o suficiente para elevar a temperatura corporal acima de 38°C.

Quando a água da superfície corporal evapora, ocorre liberação de 0,58 kcal na forma de calor por grama de água evaporada. Existe, entretanto, a evaporação imperceptível através da pele e das vias respiratórias, que corresponde a cerca de 450 a 600 mL de água por dia, que representa uma perda contínua de, aproximadamente, 12 a 16 kcal por hora. Durante uma atividade física prolongada em ambiente quente, a taxa de sudorese pode chegar a 2,5 L por hora, equivalendo à perda de cerca de 1.450 kcal por hora se houver evaporação.

Alguns fatores podem interferir na evaporação, como umidade relativa do ar, roupas e temperatura da pele. Quanto maior a umidade do ar, de roupas mais fechadas e de materiais maus condutores e menor a temperatura da pele, menor a capacidade de evaporação.

Regulação hipotalâmica

A regulação da perda de calor através da sudorese ocorre no hipotálamo, com exceção da evaporação imperceptível. Este, por sua vez, é um processo contínuo de difusão de moléculas de água pelas superfícies da pele e respiratórias.

Uma das funções do hipotálamo seria a de estabilizar a temperatura corporal interna em 37 ± 1°C. Para tanto, possui um *centro de perda* e outro de *promoção de calor*, localizados na região anterior e posterior, respectivamente, os quais são ativados ou inibidos pelos impulsos recebidos da área pré-óptica, localizada na região anterior do hipotálamo, próxima ao *centro de perda de calor*. Essa área pré-óptica apresenta um conjunto de neurônios termossensíveis, ou seja, o conjunto de neurônios ali existentes é ativado quando a temperatura do sangue se altera ou por receberem sinais dos receptores térmicos periféricos.

Uma vez excitados, transmitem impulsos para o *centro de perda* ou de *promoção de calor*, dependendo da situação. Por exemplo, se a temperatura sanguínea aumenta, os neurônios dessa área se excitam e propagam impulsos para a ativação da área de *perda de calor*, inibindo a área de *promoção de calor*. Como resultado, observa-se vasodilatação, sudorese e diminuição do tônus muscular. Quando a temperatura diminui, o inverso ocorre e se observa vasoconstricção, aumento da taxa metabólica, tremor, diminuição da sudorese e aumento da produção de hormônios tireoidianos.

O estímulo para a ativação desse mecanismo é a variação de temperatura superior a 38°C ou inferior a 36°C. Porém, quanto mais distante desses limites, menor a eficiência dos mecanismos de termorregulação e maior o risco de falência orgânica. Deve-se sempre lembrar que a temperatura medida com termômetro que mais se aproxima da temperatura interna verdadeira é a retal, pois a da pele pode apresentar uma diferença de até 3°C. A estimativa da faixa de temperatura corporal normal é especificada na Figura 8.1.

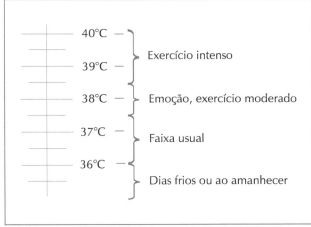

Figura 8.1. Faixas de temperatura corporal normais em algumas situações.
Fonte: Desenvolvida pela autoria.

Entretanto, os sintomas e as consequências do afastamento dos limites dessa faixa seriam em direção ao aumento da temperatura: sudorese intensa, desidratação, hipovolemia, diminuição do débito cardíaco, aumento da frequência cardíaca, hipertermia, colapso circulatório, choque térmico e óbito. O choque térmico, neste caso, seria a total falência dos mecanismos de termorregulação. Em direção à diminuição da temperatura, ocorreria aumento da taxa metabólica, tremor, tremor intenso, hipotermia, redução do tremor, rigidez e óbito. As alterações fisiológicas em cada faixa de temperatura estão resumidas na Figura 8.2.

Em função do alto risco de falência orgânica, torna-se imperativo o controle da temperatura corporal por meio de táticas de hidratação, uma vez que o controle hipotalâmico e dos mecanismos de troca de calor com o ambiente torna-se insuficiente à medida que a temperatura corporal aumenta.

O hipotálamo também regula o conteúdo de água corporal, procedendo de duas maneiras: uma por meio do estímulo à ingestão de líquidos, que ocorre quando a concentração de sais no sangue aumenta a ponto de ultrapassar o limiar dos neurônios de sua porção lateral responsáveis pela sensação de sede; e outra regulando a diurese por meio dos neurônios do núcleo supraóptico, que propagam o estímulo até a hipófise posterior, de onde haverá a secreção do hormônio antidiurético (ADH) ou vasopressina, responsável pela inibição da eliminação de urina. Ambos os mecanismos são ativados com o objetivo de reter água no organismo, uma vez que o sangue se apresenta mais concentrado. Porém, quando este se apresenta diluído, o processo é interrompido e, consequentemente, ocorre maior liberação de água corporal para o restabelecimento do equilíbrio hídrico.

As glândulas sudoríparas também são inervadas por fibras simpáticas colinérgicas, o que faz com que, durante o exercício, a sudorese seja regulada tanto pelo hipotálamo como pela produção de catecolaminas (adrenalina e noradrenalina) pelas glândulas suprarrenais.

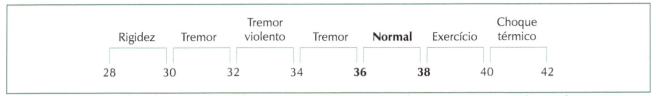

Figura 8.2. Alterações fisiológicas em faixas de temperatura abaixo e acima da temperatura corporal normal.
Fonte: Desenvolvida pela autoria.

Balanço hídrico

O *turnover* de água no organismo é bastante variável de acordo com o clima, a prática de exercícios e o sexo do indivíduo. Em indivíduos sedentários habitando em locais de clima ameno, a perda de água é de cerca de 2 a 4 L por dia, enquanto um atleta praticando atividade física em clima quente pode perder mais de 10 L por dia. Essa perda pode ocorrer por diurese, sudorese, perspiração, respiração e fezes. As mais relevantes são a diurese e a sudorese, sendo que ambas podem variar de acordo com a ingestão hídrica. A taxa de suor, em atletas, pode variar entre 0,3 e 2,4 litros/hora durante o exercício. Contudo, uma vez que o sódio é responsável por maior retenção hídrica, a diurese, neste caso, será inversamente proporcional à ingestão sódica, enquanto a sudorese pode variar de acordo com o aumento da temperatura interna e com fatores hormonais (catecolaminas). Na Tabela 8.1, podemos observar as diferenças de perda hídrica entre homens e mulheres sedentários.

Tabela 8.1. Perda de água corporal por dia em homens e mulheres.

	Perda de água (mL/dia)	
	Homem	**Mulher**
Urina	1.400	1.000
Respiração	320	320
Perspiração	530	280
Sudorese	650	420
Fezes	100	90
Total	3.000	2.100

Fonte: Desenvolvida pela autoria.

Composição do suor

O suor é o líquido secretado pelas glândulas sudoríparas para a superfície da pele no intuito de dissipar o calor interno. A composição do suor é semelhante ao plasma em relação aos íons, como sódio, cloreto, potássio, sendo os dois primeiros os mais abundantes. A composição do suor pode variar intra e interindivíduo, de acordo com a dieta, taxa de sudorese, hidratação, grau de aclimatação e aspectos fisiológicos intrínsecos. Já a perda de minerais está relacionada ao total de suor perdido e a sua concentração no suor.

O treinamento em ambiente quente promove uma adaptação ao organismo no sentido de que o suor torna-se cada vez mais hipotônico em relação ao sangue, ou seja, a concentração de sais no suor é diminuída em até 50%, fato que ocorre concomitantemente com o aumento da taxa de sudorese. Essas adaptações geram maior eficiência da termorregulação por meio do aumento da capacidade de evaporação juntamente com a maior preservação de sais.

Na Tabela 8.2, estão descritas as faixas de concentrações normais da maioria dos eletrólitos encontrados no suor, no plasma e no meio intracelular.

O íon mais representativo no suor é o sódio, porém sua concentração é muitas vezes inferior à do plasma, indicando a existência de um processo eficiente de reabsorção nos dutos das glândulas sudoríparas.

Pelo fato de o suor tornar-se hipotônico, como resposta adaptativa ao treinamento, ocorre um aumento gradual da osmolaridade sanguínea à medida que a sudorese se prolonga, ou seja, o sangue passa a apresentar maior número de partículas (sais) em relação a seu conteúdo líquido. Esse aumento de osmolaridade está diretamente relacionado aos mecanismos de termorregulação de modo inverso: quanto maior a osmolaridade, menor a resposta termorregulatória na qual o limiar da sudorese aumenta paralelamente à diminuição da vasodilatação cutânea. Porém, esses efeitos parecem estar mais relacionados à hiperosmolaridade pré-exercício. Cabe ainda ressaltar que o potássio pouco se altera no meio extracelular e rapidamente retorna às concentrações normais após o exercício.

Tabela 8.2. Concentrações de eletrólitos no suor, no plasma e no meio intracelular.

	Suor (mmol/L)	Plasma (mmol/L)	Água intracelular (mmol/L)
Sódio	20 a 80	130 a 155	10
Potássio	4 a 8	3,2 a 5,5	150
Cloreto	20 a 60	96 a 110	8
Cálcio	0 a 1	2,1 a 2,9	0
Magnésio	< 0,2	0,7 a 1,5	15
Bicarbonato	0 a 35	23 a 28	10
Fosfato	0,1 a 0,2	0,7 a 1,6	65
Sulfato	0,1 a 0,2	0,3 a 0,9	10

Fonte: Desenvolvida pela autoria.

Taxa de suor

A taxa de suor pode ser expressa em mililitros por hora, ou seja, quanto de suor o indivíduo é capaz de perder por unidade de tempo. Para esse cálculo, deve-se pesar o atleta antes e depois da atividade, obtendo a diferença de peso corporal, à qual deverá ser somada a ingestão de líquido durante o exercício e descontada a eliminação de líquido por diurese. Atingido um resultado em mililitros, deve-se dividi-lo pelo tempo de atividade, e então se obtém a taxa de sudorese.

$$(\text{Peso antes da atividade} - \text{Peso após a atividade}) = \Delta P$$
$$(\Delta P + \text{volume ingerido}) - \text{volume de urina} = \text{volume de suor}$$
$$\text{Volume de suor/horas de atividade} = \text{mL de suor/hora de atividade}$$

Existem, porém, alguns fatores que interferem na taxa de suor, como podemos observar na Tabela 8.3.

Entretanto, em atividades muito prolongadas, como ultramaratonas ou corridas longas realizadas em dias consecutivos, a perda de peso pode não ser um bom parâmetro para estimar a perda hídrica na forma de suor. Tem sido estimado que essa perda representa cerca de 3 a 4% do peso corporal em média, mas além disso há um déficit de 1% do peso corporal relativo à utilização de gordura como fonte de energia durante os exercícios muito prolongados.

Desidratação induzida pelo exercício

A desidratação induzida pelo exercício refere-se à perda de água corporal durante a atividade física e é mais relevante em atividades aeróbias de longa duração. Essa perda de água altera o estado de hidratação do organismo da seguinte maneira: em estado normoidratado, a desidratação leva a um estado hipoidratado ou pode ser referente também à transição de um estado hiperidratado para o normoidratado.

A desidratação pode ser agravada pelas condições ambientais, como alta umidade, calor e ausência de vento; por tipos de roupas; por estado de hidratação anterior à prova e pelo aumento da intensidade do exercício.

Como foi mencionado, a taxa de produção de calor é proporcional à taxa de trabalho, que, por sua vez, é dependente do ritmo e da intensidade das contrações musculares. Durante o exercício físico, a taxa de produção de calor pode aumentar até 100 vezes em relação à taxa de repouso, causando um aumento significativo da temperatura corporal interna que ainda pode ser agravado pelas condições ambientais.

Para dissipar esse calor, o organismo libera água oriunda do plasma através das glândulas sudoríparas, ocasionando, consequentemente, diminuição do volume plasmático, que pode ser da ordem de até 18%. Assim, se o indivíduo não se hidratar adequadamente, a perda de água refletirá em perda de peso, que, por sua vez, aumentará o risco de hipertermia. Por exemplo, a cada 1% do peso perdido durante o exercício, ocorrerá um aumento entre 0,10 e 0,23°C na temperatura corporal interna. Ainda, se o calor produzido, ao invés de ser dissipado, fosse retido, a temperatura corporal subiria 1°C a cada 5 a 8 minutos, e rapidamente o organismo entraria em choque térmico.

A diminuição do volume plasmático causa também diminuição do volume intracelular, pois, ao passo que o meio extracelular se torna mais concentrado, ocorre deslocamento de água do meio intracelular para o extracelular, respeitando o gradiente de concentração (fenômeno osmótico). Assim, a desidratação pode comprometer seriamente a atividade celular do organismo.

Tabela 8.3. Fatores que influenciam a taxa de suor.

Fatores	Subfatores	Mecanismo de ação
Área corporal	Glândulas ativadas pelo suor (GAS)	Mais do que a superfície corporal, o número de GAS por unidade de área é o maior determinante da taxa de suor.
Sexo	–	Em geral, os homens têm maiores taxas de suor do que as mulheres, porém as mulheres possuem mais GAS por área corporal.
Tipo de atividade	Intensa	Diante de uma condição ambiental padrão, quanto maior a intensidade do exercício, maior será a produção de calor e a taxa de suor.
	Contínua × intermitente	Taxas de suor em atividades intermitentes, nas quais a intensidade é variada, são pouco descritas na literatura. As taxas de suor podem ser baixas, já que as pausas nessas atividades permitem que a produção diminua momentaneamente.
Condições ambientais	Temperatura	Sob intensidade constante, temperaturas altas promovem taxas maiores de suor.
	Umidade	Sob intensidade constante, a umidade alta promove taxas maiores de suor. Em mulheres, a umidade contribui para o recrutamento das GAS.
Status físico	Aclimatação	Indivíduos aclimatados iniciam a sudorese em temperaturas corporais menores e podem exercitar-se por um período mais longo.
	Condicionamento	Independentemente da aclimatação, um condicionamento melhor implica uma resposta ao suor mais eficiente diante do aumento da perda total de suor.
	Nível de hidratação	A desidratação diminui a resposta da capacidade de suor.

Fonte: Desenvolvida pela autoria.

Um estado hipoidratado é caracterizado quando o indivíduo apresenta perda de água que ultrapassa 2% do peso corporal durante o exercício. Esse déficit pode comprometer as funções cognitivas e a *performance* aeróbia, particularmente em ambientes quentes. Decréscimos de *performance* em atividades anaeróbias ou de alta intensidade, em treinos de habilidades técnicas e atividades aeróbias exercidas em climas frios são comumente observadas quando há redução de 3 a 5% do peso corporal devido à desidratação. A hipoidratação severa se dá em perdas hídricas da ordem de 6 a 10% do peso corporal e apresenta efeitos mais pronunciados sobre a tolerância ao exercício, decréscimo de débito cardíaco, produção de suor e irrigação sanguínea para a pele e a musculatura. Nesse intervalo, perdas hídricas da ordem de 5% do peso corporal já são associadas à diminuição da capacidade física em cerca de 30%; acima desse valor, podem ocorrer perda de regulação metabólica e acidose. Se a desidratação persistir com perda de água superior a 7%, o risco de colapso circulatório torna-se iminente e, em situações extremas, a hipertermia pode levar ao choque térmico e inclusive à morte.

A hipoidratação é tipicamente induzida pela ingestão de líquidos insuficiente anteriormente ao exercício, uso de diuréticos e exposição a saunas. Esses procedimentos resultam em significativa redução do volume plasmático antes da atividade e pequena alteração do volume plasmático durante a atividade em comparação com indivíduos normoidratados.

A hipoidratação pré-exercício está associada à redução da capacidade aeróbia e do surgimento da fadiga precoce em atletas não aclimatados. Durante o exercício físico, a hipoidratação aumenta o risco de exaustão e de complicações renais, porém os sintomas mais comuns são as chamadas câimbras pelo calor, associadas à sudorese profusa.

A sede é considerada um sinal tardio porque, quando surge, o organismo encontra-se, em média, com 2% a menos de peso; é esse o limiar da desidratação. Além disso, a ingestão de líquido voluntária quase sempre é insuficiente para evitá-la e restaurar a água perdida no suor.

A osmolalidade urinária (UOsm) pode ser utilizada como parâmetro para avaliar o grau de hidratação do indivíduo. Uma osmolalidade urinária maior que 900 mOsmol/kg indica hipoidratação, enquanto o estado normoidratado é refletido por uma osmolalidade urinária abaixo de 700 mOsmol/kg. Outro biomarcador urinário utilizado é a Gravidade Urinária Específica (USG), que também avalia a quantidade de solutos na urina para a quantidade de água. De acordo com o American College of Sports Medicine e o National Athletic Training Association, o ponto de corte para desidratação é o valor de 1.020. Quando a Gravidade Específica está igual ou maior que 1.020, há indicação de desidratação. Traduzindo isso em percepção, quanto mais intensa a coloração amarela da urina, maior é a UOsm e a USG, e consequentemente menor é o grau de hidratação do indivíduo.

É importante ressaltar que a medida de *osmolalidade* diz respeito ao total de partículas livres por quilograma (kg) de líquido, e normalmente é a unidade utilizada para biomarcadores urinários e sanguíneos. Por outro lado, existe o termo definido como *osmolaridade*, que representa o total de partículas livres por volume em litro (L) de líquidos e é comumente utilizado para bebidas e soluções. Contudo, esses termos podem ser utilizados para qualquer tipo de líquido, desde que as unidades de referência estejam corretas, sendo litro (L) para a correspondência de osmolaridade e quilograma (kg) para osmolalidade.

Hipoidratação e desempenho físico

A hipoidratação reduz o tempo de tolerância ao esforço físico em exercícios de intensidade progressiva. A capacidade de realizar o esforço físico é diminuída por déficits marginais de água corporal (1 a 2%), e a perda dessa capacidade vai se tornando mais expressiva à proporção que aumenta o déficit de água. A hipoidratação resulta em maior prejuízo no rendimento esportivo, principalmente em ambientes quentes. Aliado a isso, observa-se que o aumento da temperatura corporal representa função relevante na redução do desempenho físico mediada pelo déficit de água. A Figura 8.2 apresenta a relação entre o nível de hipoidratação e a diminuição do $VO_{2máx}$ ou da capacidade física durante a realização de exercícios físicos em ambientes quentes. Para um determinado grau de hipoidratação, maiores decréscimos são observados para a capacidade física do que para o $VO_{2máx}$.

Os efeitos da hipoidratação sobre o desempenho físico podem variar dependendo do tipo de exercício e do grau de hipoidratação. Essas distinções são apresentadas abaixo para cada um dos três tipos gerais de esforço, de acordo com os sistemas clássicos de energia. Todavia, cabe destacar que a hipoidratação substancialmente diminui o desempenho físico.

Exercícios de alta potência, curta duração

Durante a realização de exercícios de alta potência e curta duração, constata-se que ATP e fosfocreatina representam as fontes primárias de energia. Todavia, a literatura não é conclusiva se a hipoidratação negativamente influencia um esforço único de alta intensidade. Esse fato pode ser devido à variabilidade entre os indivíduos testados. Alguns atletas (p. ex., lutadores) acostumados a executar movimentos de alta intensidade, apesar de desidratados, podem apresentar ausência de efeito sobre a força máxima quando hipoidratados. A causa pode ser decorrente do fato de o músculo não necessitar da oferta de oxigênio pelo fluxo sanguíneo para a execução de movimentos de força máxima. Além disso, o exercício pode ser de duração muito curta, o que não promove aumento significativo da temperatura corporal que venha a contribuir para a geração da fadiga. Contudo, o atleta de força que treina durante 2 horas em estado hipoidratado apresenta redução da capacidade de treinamento, o que impede o aumento de seu desempenho.

Exercício de alta intensidade (contínuo ou intermitente)

Exercícios de alta intensidade (contínuo ou intermitente) incluem atividades predominantemente anaeróbicas, mas cuja duração é longa o suficiente para prover mais energia a partir da glicólise anaeróbica em relação aos fosfagênios. Novamente, os resultados observados na literatura são controversos, porém parece haver diminuição do desempenho físico em indivíduos hipoidratados. Uma vez que esforços intensos são realizados de maneira contínua ou intermitente, o fluxo sanguíneo e o metabolismo aeróbico tornam-se componentes mais relevantes da recuperação, particularmente durante a recuperação entre os intervalos de esforço. Desde que o fluxo sanguíneo é reduzido e ocorre acúmulo de calor, o desempenho físico em tais situações eventualmente é menor.

Exercícios de *endurance*

Durante a realização de exercícios de *endurance*, verifica-se que a hipoidratação prejudica o desempenho físico, que depende substancialmente do sistema cardiovascular e do metabolismo oxidativo. Os efeitos fisiológicos da desidratação podem reduzir o fluxo sanguíneo para o tecido muscular e, desse modo, diminuir tanto a oferta de oxigênio e de ácidos graxos livres plasmáticos como a dissipação de calor. Além disso, a concentração sanguínea de epinefrina e a temperatura muscular são elevadas no estado hipoidratado, fatos estes que podem promover a depleção prematura dos estoques de glicogênio muscular, o que reduz o tempo de tolerância ao esforço. Esses efeitos, combinados com o aumento da percepção de esforço, diminuem o desempenho físico.

Cabe ainda ressaltar que o déficit de água corporal equivalente a 2,5% da massa corporal acarreta diminuição de 35% na capacidade de realizar um exercício de alta intensidade com duração de 7 minutos. Além disso, em atletas praticantes de provas de atletismo de 1.500, 5.000 e 10.000 metros, tanto na situação eu-hidratados como hipoidratados, constata-se que esta segunda condição provocou a diminuição da massa corporal em 2% e do volume plasmático em 11%. O desempenho físico é prejudicado nas três provas, mas principalmente nas provas mais longas (5.000 e 10.000 metros).

Hiperidratação

A hiperidratação tem sido adotada para melhorar a termorregulação, atenuando o aumento da temperatura corporal durante o estresse provocado pela prática do exercício no calor, porém os resultados de pesquisas científicas são ainda bem controversos em função dos diferentes delineamentos de estudo. Todavia, a hiperidratação anterior à prova parece não apresentar muitos benefícios no que diz respeito à prevenção da desidratação e de seus efeitos negativos sobre o desempenho físico.

Essa conduta, ainda por outro lado, pode apresentar alguns pontos negativos, como a expansão do volume plasmático, que diminuiria a osmolaridade do sangue, ativando mecanismos de eliminação de líquido através dos rins, como a inibição do hormônio antidiurético e do sistema renina-angiotensina. Esses fatos acarretariam aumento da diurese e, consequentemente, maior desconforto para o atleta.

Em indivíduos saudáveis, os rins excretam qualquer excesso de água corporal; portanto, a ingestão de fluidos em excesso, antes do exercício físico, é geralmente ineficaz em promover um estado de hiperidratação pré-exercício. Tentando sobrepujar esse fato, a ingestão de solução de glicerol pode minimizar a diurese quando um indivíduo eu-hidratado ingere excesso de água, pois esta é capaz de expandir o volume plasmático. Diversos estudos demonstraram que a ingestão de 1,0 a 1,5 grama de glicerol por quilo de massa corporal, juntamente com um grande volume de água, puderam significativamente aumentar a retenção de água corporal e melhorar o tempo de tolerância ao esforço físico, contudo o uso do glicerol e de outros expansores plasmáticos foram recentemente proibidos pela Agência Mundial Antidoping (www.wada-ama.org).

Caso a hiperidratação seja adotada no período pré-exercício, o ideal é distanciar a ingestão de líquido, entre 2 e 4 horas antes do início do treino ou da competição, para que o organismo possa realizar um ajuste hídrico prévio, deixando a coloração da urina amarelo-clara e eliminando o excesso de líquidos. Todavia, o atleta estando normoidratado e com acesso a ingestão de líquidos durante a prova, a hiperidratação se faz desnecessária.

Por outro lado, há benefícios relatados quando a hiperidratação é adotada após o término do exercício. Nesse momento o atleta deve ingerir uma quantidade de líquidos maior que o volume perdido pela diurese e sudorese para restabelecer o estado eu-hidratado, conforme será visto mais adiante.

Aclimatação

A aclimatação consiste em estratégias que visam reduzir o sofrimento do organismo em condições extremas, às quais o indivíduo ainda não está acostumado e adaptado. A aclimatação ao calor pode ser definida como um conjunto de adaptações fisiológicas que permite ao indivíduo suportar um estresse maior ao calor ambiental, incluindo a produção de suor hipotônico e maior capacidade de sudorese e de sustentá-la por um tempo prolongado durante o exercício.

Um atleta altamente treinado e aclimatado possui uma sudorese mais intensa e, com isso, corre mais risco de se desidratar e sentir câimbras. Logo, a preocupação com a hidratação desse tipo de atleta deve ser reforçada.

As adaptações significativas ocorrem dentro de 7 a 14 dias no ambiente mais quente; durante esses dias, as sessões de exercícios devem ser mais curtas e de menor intensidade. A frequência, a intensidade e a duração devem ser aumentadas gradualmente, ou seja, 3 a 5 vezes por semana, 55 a 90% da frequência cardíaca máxima e de 20 a 60 minutos, respectivamente.

Para evitar o aumento da temperatura interna, o aquecimento antes da competição ou do treino deve ser curto e realizado em lugares frescos. Deve-se evitar o uso de roupas emborrachadas ou pesadas e compridas, já que esse tipo de vestimenta cria um microambiente de umidade relativa muito alta próxima à superfície corporal do indivíduo, dificultando a troca de calor e a evaporação.

Hidratação do atleta

Um grau adequado de hidratação só é mantido em pessoas que praticam atividades físicas se elas ingerirem quantidades suficientes de líquidos antes, durante e depois dos exercícios. A dificuldade de manter o balanço entre a perda e o consumo de líquidos ocorre devido a limitações na frequência da ingestão de líquidos, esvaziamento gástrico e absorção intestinal.

A ingestão voluntária de fluidos pode sofrer influências de várias informações sensoriais, como odor, gosto, temperatura e cor do líquido. De acordo com a última Posição do American College of Sports Medicine, Academy of Nutrition and Dietetics e Dietitians of Canada, em 2016, a temperatura das bebidas para hidratação deve ser gelada (0,5 °C) para auxiliar na redução da temperatura central do corpo e melhorar o desempenho no calor. Essas bebidas com sabores leves são mais bem aceitas do que água pura durante o exercício, pois aumentam a palatabilidade e estimulam a ingestão voluntária de líquidos pelos atletas.

A temperatura da bebida, a acidez, o sabor e a intensidade do gosto na boca são características que influenciam a palatabilidade. Consequentemente, esses fatores estimulam ou desestimulam o consumo de líquidos durante a atividade física.

Ultimamente se tem estudado o efeito do consumo de gelo triturado nas fases de pré, durante e após o exercício para controlar a temperatura central do corpo. O consumo de gelo triturado antes da atividade tem mostrado que a temperatura corporal retarda em elevar-se durante o exercício e pode melhorar o desempenho dos atletas em clima quente. O consumo do gelo durante o exercício pode ajudar a controlar a elevação dessa temperatura central e, no pós-exercício, recuperar mais rapidamente aquele atleta que conclui provas ou treinamentos, bastante fatigado por conta do excesso de calor.

A água como única fonte de líquido durante atividades prolongadas pode trazer efeitos adversos ao desempenho. À medida que a ingestão de água aumenta ou se prolonga, há uma expansão do volume sanguíneo, com significativa diluição plasmática. Imediatamente, são acionados mecanismos fisiológicos de concentração plasmática que possuem como resposta o aumento da diurese. Além do desconforto que o atleta sentiria ao longo do exercício pelo aumento do volume da bexiga, a eliminação aumentada de urina provocaria maior excreção de sódio, podendo instalar no indivíduo um quadro de hiponatremia. A hiponatremia é diagnosticada quando as concentrações plasmáticas de sódio estão menores que 135 mmol/L, e responde pela diminuição da osmolaridade plasmática. Contudo, os sintomas durante o exercício ocorrem quando essas concentrações passam a ser inferiores a 130 mmol/L. Esse fenômeno produz um gradiente osmótico entre o sangue e o cérebro, causando apatia, náusea, vômito, inchaço, cefaleia, desconforto respiratório, consciência alterada, confusão mental, delírios e convulsões, os quais constituem as alterações neurológicas principais da hiponatremia. Essa condição não tratada pode levar o indivíduo à morte. O consumo excessivo de água (maior que as perdas urinárias e de suor) provocando hiponatremia é mais comum em atletas recreacionais e mulheres. Em atletas recreacionais ocorre porque seus esforços e suas taxas de suor são menores se comparadas aos atletas profissionais, porém estes acreditam não ser e costumam consumir grande volume de água durante os exercícios. No caso das mulheres, elas possuem menor massa corporal e também menores taxas de suor se comparadas aos homens e também correm o risco de consumir mais água do que o necessário. Isso tudo pode ser agravado em casos em que há excessiva perda de sódio pelo suor, ou seja, um suor com mais altas concentrações de sódio.

Na tentativa de reter a água (proveniente da ingestão hídrica) no plasma e repor as perdas minerais, surgiu a necessidade de acrescentar eletrólitos que minimizassem a diluição plasmática. Dentre esses eletrólitos, destaca-se o sódio, o íon mais abundante no plasma e, consequentemente, o principal responsável por manter a osmolaridade plasmática. O sódio torna-se importante também no contexto da prevenção da hiponatremia. Dessa necessidade surgiram as bebidas esportivas, conhecidas popularmente como isotônicos, que ganharam preferência em relação à água em função de sua melhor palatabilidade.

As bebidas isotônicas são assim chamadas porque em sua formulação a concentração, principalmente, de glicose e de sódio, seria equivalente a suas concentrações plasmáticas, e isso lhes conferiria as características de mais rápida absorção e menor diluição do plasma. Atualmente, o termo "isotônico" foi substituído por "repositor hidroeletrolítico", que se encaixa melhor no objetivo de seu uso e porque as concentrações plasmáticas de eletrólitos e glicose são variáveis.

As bebidas com fins de reposição de líquidos e eletrólitos são diferentes das bebidas chamadas de energéticas. Estas últimas têm o objetivo de fornecer cotas de energia extras para aumentar o rendimento e não necessariamente são bons hidratantes. Uma característica comum das bebidas energéticas é uma concentração maior que 10% de carboidratos e a presença de cafeína ou outros adicionais a depender da bebida. Os repositores, por sua vez, apresentam em média 6% de carboidrato e eletrólitos, como sódio, cloro e potássio.

Os benefícios do consumo de bebidas esportivas, quando comparadas à água, dependem de alguns fatores:

1. Quantidade de fluido ingerido.
2. Velocidade de esvaziamento gástrico do líquido.
3. Tempo de absorção no intestino.

Esvaziamento gástrico

Geralmente, após a ingestão de fluidos, o esvaziamento gástrico é considerado o primeiro fator limitante para tornar o fluido ingerido disponível na circulação. O estômago não tem função de absorção de líquidos significante, logo o fluido deverá ser esvaziado para o intestino. Esse mecanismo ocorre primariamente devido a um gradiente de pressão entre o estômago e o duodeno. Alguns princípios básicos regulam o esvaziamento gástrico:

- **Volume:** o aumento do volume ingerido promove o esvaziamento gástrico.
- **Densidade energética:** o aumento da densidade energética diminui o esvaziamento gástrico proporcionalmente ao conteúdo de energia: carboidrato, lipídios, proteínas e álcool parecem exercer efeitos similares.
- **Osmolaridade:** o aumento substancial da osmolaridade diminui o esvaziamento gástrico, porém esse efeito é pequeno em relação àquele da densidade energética.
- **pH:** alterações elevadas a partir da neutralidade diminuem o esvaziamento gástrico.
- **Exercício:** o exercício intenso (> 70 a 75% $VO_{2máx}$) diminui o esvaziamento gástrico.
- **Estresse:** o estresse mental ou emocional diminui o esvaziamento gástrico.

Densidade energética

A quantidade ótima de carboidrato a ser adicionada às bebidas hidroeletrolíticas dependerá de circunstâncias individuais. Concentrações altas de carboidrato retardarão o esvaziamento gástrico, reduzindo a quantidade de fluido disponível para a absorção intestinal e, consequentemente, provocando menor velocidade de fornecimento de glicose para o sangue. Isso indica que há fatores que limitam a absorção intestinal de glicose. A maior concentração luminal de carboidratos desloca água para o intestino, o que contribui para o aumento do risco de desidratação e, além disso, pode causar distúrbios gastrintestinais.

As consequências de uma grave desidratação e hipertermia são potencialmente fatais, porém os sintomas de depleção de carboidrato normalmente não são mais que uma fadiga. Por isso, em condições ambientais quentes, é sempre mais adequado oferecer bebidas com uma concentração baixa de carboidrato (4 a 6%), que não promove de modo significativo retardo no esvaziamento gástrico. A concentração de 6% de carboidrato é considerada isotônica, porém em condições de repouso. Durante o exercício, todavia, esse valor é instável e uma bebida nessa mesma concentração pode apresentar-se até mesmo hipertônica.

A velocidade com que as bebidas hidroeletrolíticas vão ser esvaziadas do estômago não depende somente da concentração de carboidratos, mas também do conteúdo energético geral. As bebidas que possuem conteúdo energético maior têm um esvaziamento gástrico mais lento. O efeito negativo do alto conteúdo energético da bebida no esvaziamento gástrico é muito maior que o efeito da osmolaridade alta da bebida.

Intensidade do exercício

O exercício físico realizado em intensidades inferiores a 70% $VO_{2máx}$ acarreta pouco ou nenhum efeito sobre a função do trato digestório; todavia, tanto o esvaziamento gástrico como a absorção intestinal podem ser reduzidos quando a intensidade do exercício excede esse valor. Em exercícios de alta intensidade, o curto tempo de duração impede benefícios do nutriente ingerido sobre a *performance* durante o período de exercício. Por outro lado, em situações nas quais os indivíduos são submetidos a exercícios intensos e de longa duração, o incentivo à ingestão de grandes volumes de fluidos tem promovido desconforto gastrointestinal e prejuízo da tolerância ao esforço físico.

Temperatura da bebida

Em relação à temperatura das bebidas, pode-se dizer que deve estar ajustada à preferência de cada atleta e que bebidas geladas podem oferecer alguma vantagem em exercícios realizados no calor, assim como bebidas menos geladas podem oferecer benefícios quando o exercício é realizado em temperaturas ambientais frias. De modo geral, água fria em temperatura entre 5 e 15 °C se esvazia mais rapidamente que soluções mais mornas. Em climas mais frios pode-se optar por bebidas nessa faixa de temperatura, enquanto em climas mais quentes as bebidas geladas a 0,5 °C são mais indicadas.

Volume ingerido

O volume do conteúdo estomacal regula a taxa de esvaziamento gástrico: à medida que o líquido é esvaziado para o intestino e o volume do conteúdo do estômago diminui, a taxa de esvaziamento é reduzida. Por outro lado, quando há um grande volume de líquido no estômago, essa taxa é acelerada. Entretanto, para que isso ocorra, é necessário que o atleta tenha tolerância a grandes volumes no estômago, cuja situação é dependente do treinamento. Todavia, tal intervenção nem sempre é muito aceita entre os atletas, os quais relatam com frequência refluxo gastroesofágico resultante da ingestão de grande volume de líquido pouco tempo antes ou durante o exercício.

Quando o volume gástrico é de 600 mL, a maioria dos indivíduos é capaz de esvaziar mais de 1.000 mL.h−1, contanto que os fluidos ingeridos tenham concentração de 4 a 8% de carboidrato. Já volumes maiores que 600 mL não parecem resultar em aumento adicional de esvaziamento gástrico.

Em resumo, para promover o esvaziamento gástrico adequado, especialmente quando o fluido apresenta essas características isotônicas, é vantajoso manter o maior volume no estômago tolerável durante o exercício dentro de uma faixa de 400 a 600 mL.

Tipo de exercício

Exercícios de corrida levam a uma incidência maior de problemas gastrointestinais quando comparados a outros tipos de atividades, como natação, esqui *cross-country* e pedalar. Consequentemente, a ingestão de fluidos durante maratonas e demais competições de corridas torna-se pequena e insuficiente, variando de 150 a 600 mL/h. Assim, o risco de desidratação aumenta significativamente.

Osmolaridade

A osmolaridade é a relação entre o total de partículas livres (ionizáveis) por litro de solução, e é representada, prioritariamente, pelo sódio nas bebidas esportivas. A osmolaridade dessas soluções é importante, já que pode influenciar tanto o esvaziamento gástrico como a absorção intestinal, sendo ambos os processos determinantes na eficácia da reidratação de fluidos e na oxidação de substratos energéticos.

Um aumento da osmolaridade do conteúdo gástrico tende a retardar o esvaziamento gástrico. Embora possa haver uma relação entre osmolaridade e densidade energética dos líquidos, o volume e a densidade energética são considerados os principais fatores que influenciam o esvaziamento gástrico, tendo a osmolaridade influência maior na absorção intestinal.

Para facilitar o esvaziamento gástrico e favorecer a hidratação do atleta, a osmolaridade ou a osmolalidade de bebidas esportivas deve ser baixa. Por isso, a Anvisa, por meio da Resolução da Diretoria Colegiada (RDC) n. 18/2010, define como suplementos hidroeletrolíticos aquelas bebidas esportivas com osmolalidade inferior a 330 mOsmol/kg, e isso deve ser acatado pelos fabricantes de repositores hidroeletrolíticos comerciais. Qualquer bebida com osmolalidade acima de 330 mOsmol/kg é considerada hipertônica, classificação em que se encaixam as bebidas energéticas, sucos e refrigerantes, que por sua vez apresentam esvaziamento gástrico mais lento.

Tipo de carboidrato na solução

Quando se avalia a ingestão de glicose comparada à de maltodextrina ou sacarose, há pouca diferença entre esses carboidratos no que diz respeito ao esvaziamento gástrico. Soluções contendo frutose esvaziam mais rapidamente do estômago do que soluções equimolares de glicose, mas são absorvidas mais lentamente no intestino, podendo causar desconfortos gastrointestinais. A osmolaridade torna-se importante em soluções de altas concentrações de carboidratos, nas quais a própria densidade energética aumentada será a responsável por um menor esvaziamento gástrico. O total de carboidratos na solução de hidratação para o atleta não deve passar de 8%, e no caso da frutose especificamente, 3%.

Em resumo, o esvaziamento gástrico de líquidos é regulado por diversos fatores, dos quais os mais relevantes são o volume do conteúdo gástrico e a densidade energética e osmolaridade da bebida consumida. O aumento do conteúdo de carboidratos de bebidas acarreta retardo do esvaziamento gástrico. A substituição de glicose por polímeros de glicose parece levemente aumentar a taxa de oferta de fluidos e de substratos para o intestino delgado. Além disso, outros fatores, como a carbonatação e a temperatura dos líquidos ingeridos, não parecem exercer influência relevante sobre a taxa de esvaziamento gástrico.

Absorção intestinal

A absorção de água, de eletrólitos e de carboidrato é um determinante de quão efetiva uma bebida será em manter a homeostase durante o exercício. A absorção líquida de água aumenta pelo transporte ativo de glicose e sódio. Variações no tipo e na concentração de carboidrato e na composição de eletrólitos têm um efeito complexo na velocidade de absorção de carboidrato, de eletrólitos e, mais importante, da água.

Como ocorre apenas uma pequena absorção de água e solutos no estômago, a taxa de esvaziamento do líquido para o intestino delgado influenciará a rapidez da absorção.

O método de escolha para a avaliação da absorção intestinal de água ou da solução a ser testada envolve a colocação de 3 tubos na região de interesse no lúmen intestinal. A solução teste contém um marcador não solúvel e é perfundida por um tubo em uma taxa fixa dentro da média fisiológica de esvaziamento gástrico (5 a 15 mL/min). Uma amostra do conteúdo intestinal é aspirada por um segundo tubo a partir de um ponto 10 a 20 cm distal em relação à perfusão, a qual permite analisar a alteração de composição do líquido aspirado em função da mistura da solução teste com as secreções endógenas. A aspiração por meio de um terceiro tubo, localizado 20 a 60 cm mais distante ao longo do intestino, permite avaliar o saldo de troca de soluto e água no segmento estudado (Horswill, 1998; Leiper, 1998; Maughan, 1991).

Tipo de carboidrato

A bebida que contém sacarose e glicose promove maior absorção de água e sódio; já a bebida que contém só glicose ou só frutose estimula a absorção moderada de água e muito pequena de sódio. A composição de diferentes tipos de carboidratos na mesma bebida, por exemplo, glicose e frutose, os quais são absorvidos por mecanismos diferentes no intestino, resulta na maior utilização desses carboidratos como fonte de energia do que quando administrados isoladamente; isso gera também um aumento na absorção de líquido. Entretanto, independentemente da composição de carboidratos, as bebidas isocalóricas possuem velocidades de esvaziamento gástrico e absorção intestinal semelhantes.

Concentração de carboidrato

Além de ser substrato energético para os músculos em exercício, a adição de carboidrato aos fluidos promoverá a absorção de água no intestino delgado, desde que a concentração não seja alta. Devido ao papel dos açúcares e do sódio na absorção de água no intestino delgado, é difícil separar os efeitos da reposição de água daqueles efeitos da reposição de substratos e eletrólitos quando uma solução hidroeletrolítica contendo carboidrato é oferecida.

A concentração luminal de glicose de 80 a 200 mmol/L maximiza a taxa de absorção de fluidos; logo, bebidas glicosadas são mais facilmente absorvidas e reidratam o atleta mais rapidamente. Contudo, esse efeito é mantido a concentrações baixas de carboidrato na solução. A concentração de 6 a 8% de glicose ou sacarose nos líquidos parece promover a absorção na mesma rapidez que a água.

Quando a concentração de glicose é superior a 10%, o fluxo de líquido é deslocado no sentido contrário, saindo do espaço vascular em direção ao lúmen intestinal. Assim, promove a desidratação ao invés da hidratação, com associação frequente de câimbras abdominais, náuseas e diarreia.

Concentração de sódio

As pequenas quantidades de sódio presentes nas bebidas esportivas exercem um efeito mínimo na absorção intestinal, porém o sódio auxilia tanto na absorção de glicose e água no intestino delgado como na manutenção do volume extracelular. De acordo com a RDC n. 18/2010 da Anvisa, a concentração de sódio nas bebidas esportivas deve estar compreendida entre 460 e 1.150 mg/L e de potássio até 700 mg/L.

Efeito da osmolaridade

A osmolaridade de uma bebida esportiva é determinada pela concentração e pelo tipo de carboidrato e concentração de eletrólitos contidos na bebida. Existe uma correlação negativa entre a osmolaridade do conteúdo do lúmen e a absorção de água, ou seja, quanto maior a osmolaridade, menor será a velocidade de absorção de líquidos. Todavia, como foi mencionado, a densidade energética é um fator que interfere predominantemente tanto no esvaziamento gástrico como na absorção intestinal, uma vez que bebidas isocalóricas de diferentes osmolaridades não apresentam diferenças significativas na promoção ou na redução de ambos os mecanismos fisiológicos. A densidade energética é dada principalmente pela quantidade de carboidrato na bebida. É importante saber conjugar as recomendações hídricas com as de carboidratos. Um resumo das recomendações principais pode ser observado na Tabela 8.4.

Tabela 8.4. Estratégias para conjugar a hidratação com o fornecimento de carboidratos durante o exercício.

Recomendação de carboidratos	30 a 60 g por hora para atividades de até 2 horas e meia de duração e 90 g por hora ou mais para atividades que excedam 2 horas e meia de duração.
Recomendação de ingestão de líquidos	400 a 800 mL por hora.
Tipos de carboidratos	Glicose, frutose e maltodextrina misturados.
Concentração	6 a 8%.

Fonte: Desenvolvida pela autoria.

Para atingir a concentração de carboidratos desejada em uma bebida, pode-se utilizar um roteiro de elaboração como demonstrado na Tabela 8.5.

Tabela 8.5. Elaboração de bebidas.

Quantidade de carboidrato por hora	30 g	40 g	50 g	60 g
Concentração a ser atingida	Quantidade de líquido a ser acrescentado			
6%	500 mL	667 mL	833 mL	1.000 mL
7,5%	400 mL	533 mL	667 mL	800 mL
8%	375 mL	500 mL	625 mL	750 mL

Fonte: Desenvolvida pela autoria.

Considerações sobre hidratação e tipo de exercício

Hidratação para esportes de alta intensidade e curta duração (sprints)

Eventos esportivos de curta duração e alta intensidade, como provas de corrida e de natação de velocidade, dispensam intervenções de hidratação durante o evento, porque, além do curto tempo de duração, o esvaziamento gástrico e a absorção intestinal estarão extremamente diminuídos.

Não há dados publicados sobre a taxa de suor de atletas que realizam *sprint* único de corrida, natação ou ciclismo, ou durante uma sessão típica de treinamento de *sprints*. Assume-se que muitos atletas devam apresentar essas taxas bastante elevadas durante e imediatamente após o evento, devido à intensidade do exercício, porém, em função do seu curto tempo de duração, o volume de suor perdido seria relativamente pequeno.

Nesse contexto, tem-se estudado o efeito do estado de hidratação de atletas desse tipo de modalidade e observa-se que, mesmo em condições de hipoidratação (com perda de 2 a 3% do peso corporal), não há diminuição significativa de força ou de potência muscular. É possível que o atleta de *sprints* apresente vantagens com uma massa corporal reduzida, pois isso o deixaria mais leve para se exercitar e com uma demanda metabólica menor, o que poderia promover um aumento do desempenho, contrabalançando qualquer efeito que a hipoidratação exerça sobre o indivíduo. Nesses casos, aconselha-se que o atleta inicie o treino ou a competição em estado normoidratado; caso esteja hipoidratado, o atleta não deve apresentar perda superior a 2% do peso corporal.

Hidratação para corredores de meia distância

Os eventos de meia distância são característicos da modalidade de corrida, que incluem distâncias percorridas entre 800 e 3.000 m e que podem perdurar entre 2 a 9 minutos, respectivamente, quando realizadas por atletas de elite. A breve duração desses eventos justifica a pouca necessidade de intervenção para hidratação durante a sessão de exercício ou competição, assim como nos eventos de *sprints*.

As condições ambientais, as características individuais (incluindo a aclimatação do atleta) e a intensidade do exercício podem influenciar na perda de suor dos corredores de meia distância, mas, como discutido no caso dos *sprinters*, o volume total de suor perdido seria muito pequeno devido à curta duração do evento. Igualmente, não há relato científico de diferença significativa de desempenho entre atletas que iniciam esse tipo de atividade normoidratados ou hipoidratados (até 2% de redução do peso corporal).

Hidratação para exercícios de longa distância

Os eventos de longa distância são aqueles que apresentam percursos maiores de 3.000 m e envolvem atividades como corrida, caminhada, ciclismo, natação, entre outros. Nesses eventos, a taxa de suor e a duração do exercício são elevadas e resultam em perda significativa da massa corporal, a ponto de prejudicar o desempenho do atleta e, até mesmo, comprometer sua saúde. As taxas de suor nessa situação são de cerca de 2 a 3 litros por hora. Avaliando uma atividade de duração superior a 2 horas, estima-se um volume expressivamente elevado de suor perdido.

Quando a desidratação equivale a uma redução de massa corporal entre 1 e 2%, não há influência no desempenho físico quando o exercício é realizado em duração inferior a 90 minutos e sob temperatura ambiental entre 20 e 21°C. Em contraste, se a desidratação é equivalente a uma perda de massa corporal acima de 2%, há comprometimento do desempenho físico especialmente se a duração do exercício é superior a 90 minutos, sob as mesmas condições ambientais. O agravamento dos efeitos da desidratação sobre o rendimento esportivo ocorre na faixa entre 2 e 7% de massa corporal perdida, particularmente se a temperatura ambiental estiver igual ou maior que 30°C.

De acordo com a SBME (2009), a perda de sódio por meio da sudorese justifica a reidratação com eletrólitos durante o exercício, pois, partindo do princípio de que a concentração de sódio no suor de um indivíduo adulto é de 40 mEq/L, e se um atleta de 70 kg correr por 3 horas e perder 2 litros de suor por hora, a perda total de sódio será de 240 mEq, equivalente a 10% do total existente no meio extracelular. Esse valor já é suficiente para desencadear a hiponatremia e todos os seus efeitos deletérios sobre o desempenho físico e a saúde do indivíduo, pois representaria uma perda de 5.520 mg de sódio ou 14,4 g de NaCl.

Tabela 8.6. Orientações para o período de recuperação.

Objetivo principal	• Ressíntese de glicogênio, reposição hídrica e de sódio.
Composição da solução	• Sódio: 30 a 40 mEq • Cloreto: 30 a 40 mEq • Carboidrato: 50 g/h • Fluidos: 1,5 vez o peso perdido em água durante o exercício
Justificativa	• O processo de reidratação deve ocorrer, de preferência, nos primeiros 20 minutos do período de recuperação. • A solução deve possuir boa palatabilidade, uma concentração ideal de carboidrato para repor reservas de glicogênio e também deve conter sódio para manter o volume extracelular.

Fonte: Desenvolvida pela autoria.

Estratégias de hidratação de acordo com a duração do exercício e de reidratação após o término do exercício

É amplamente conhecido que o desempenho físico durante a realização de exercícios prolongados em ambientes quentes é melhorado com a ingestão de água. Além disso, os estoques endógenos de carboidratos representam um substrato energético relevante durante o exercício prolongado, aliado ao fato de que a ingestão de carboidratos é benéfica para atletas de *endurance*. Essas afirmações propiciaram o desenvolvimento de bebidas esportivas: soluções de carboidratos diluídos com a adição de eletrólitos. A justificativa de adicionar eletrólitos está relacionada, em grande parte, a sua perda pelo suor.

Apesar de diversos estudos demonstrarem que a ingestão *ad libitum* de fluidos não ocorre rápido o suficiente para compensar a taxa de perda de suor, e que maiores taxas de ingestão de fluidos são benéficas, observa-se que atletas normalmente ingerem pequenas quantidades de fluidos durante o exercício prolongado. Desse modo, poder-se-ia questionar por que volumes maiores de fluidos não são ingeridos por indivíduos na maioria dos esportes; e quais fatores limitam a ingestão máxima de fluidos durante o exercício. Em atletas de *endurance* (corredores), a ingestão voluntária de fluidos raramente excede 0,5 L por hora. Uma sensação de plenitude ou desconforto abdominal é a razão mais frequentemente citada para a incapacidade de ingestão de maiores volumes de fluidos.

O sucesso de uma hidratação adequada após o exercício físico depende do balanço entre a ingestão de fluidos e as perdas urinárias. Seria ideal um atleta repor as perdas hídricas entre as sessões de exercícios para que o novo evento possa ser iniciado em condições de estado de reidratação. Isso é difícil em situações nas quais ocorre desidratação de moderada a alta, ou quando o intervalo entre as sessões de treinamento é menor que 6 a 8 horas.

Cabe destacar que a reposição de fluidos antes e durante o exercício não é suficiente para repor as perdas, especialmente em ambientes quentes.

Como o processo de suor e as perdas urinárias continuam durante a fase de reidratação, os fluidos devem ser consumidos em volumes maiores que a perda durante o exercício para assegurar um adequado balanço hídrico. Uma reposição de fluidos igual ao volume de fluidos perdido durante o exercício resulta em uma reidratação de 50 a 70%, em 2 a 4 horas, durante o período de recuperação.

Geralmente, é necessário que se reponha 50% a mais da quantidade de fluidos que foi perdida durante o exercício para garantir uma adequada reidratação, ou seja, repor 150% da perda total de fluidos.

Quando o objetivo é uma reidratação rápida, o consumo de bebidas contendo álcool e cafeína deve ser evitado devido às propriedades diuréticas dessas substâncias.

O processo de reidratação exige um plano especial de ingestão de fluidos, uma vez que a sede e a ingestão voluntária interferirão na restauração das perdas por meio do suor na fase aguda (0 a 6 horas) do processo de recuperação. O líquido a ser oferecido nesse período deve ser palatável e deve conter sódio para maximizar a retenção dos fluidos ingeridos.

Considerando que a desidratação frequentemente ocorre em atletas e que tem efeito prejudicial tanto na saúde como no desempenho do atleta, há a necessidade de educar técnicos e atletas a respeito dessa questão.

Recomendações de ingestão de fluidos e eletrólitos

As recomendações a seguir foram baseadas na Posição do American College of Sports Medicine e da American Dietetic Association Dietitians of Canada, publicadas na revista *Medicine & Science in Sports & Exercise,* em 2009, e na Posição da junta composta pela Academy of Nutrition and Dietetics, Dietitians of Canada e American College of Sports Medicine, publicada em 2016.

1. Antes do exercício

- No período de 2 a 4 horas antes do exercício, os indivíduos devem ingerir 5 a 10 mL/kg de peso corporal de líquidos na forma de água ou bebidas esportivas. Essa estratégia permite que haja tempo suficiente para otimizar a hidratação e a excreção de eventual excesso de líquido por meio da urina.

- A hiperidratação que expande os espaços intra e extracelulares, além de não apresentar comprovações científicas sobre a *performance* do atleta, aumenta o risco de estimular a eliminação de líquidos pela urina durante a competição ou treino. Portanto, essa prática deve ser desencorajada.

2. Durante o exercício

- O objetivo da ingestão de fluidos durante o exercício é prevenir a perda de água acima de 2% da massa corporal para não haver prejuízo do desempenho físico.

- A quantidade e a frequência da reposição de fluidos durante o exercício é dependente da taxa de suor individual de cada atleta, da intensidade e duração do exercício, das condições ambientais e das oportunidades que o atleta terá de receber a bebida esportiva durante a prática de sua modalidade. Aferições regulares do peso antes e após o exercício, descontando a eliminação de urina e considerando a ingestão de líquidos durante a atividade, auxiliam a individualizar a recomendação hídrica.

- Recomenda-se que a ingestão de fluidos deve ocorrer, se possível, a cada 15 ou 20 minutos, totalizando um volume entre 400 e 800 mL/hora, a depender das condições mencionadas acima. Ressalta-se que o aumento da ingestão hídrica deve ser treinado para que o atleta se acostume a maiores volumes e para que seja considerada sua tolerância, experiência, oportunidades de acesso aos líquidos e o consumo de outros nutrientes simultaneamente.

- O consumo de bebidas contendo eletrólitos e carboidratos auxilia na manutenção da glicemia e do fornecimento de energia e na reposição de sódio e potássio que são perdidos pelo suor.

- Bebidas contendo 6 a 8% de carboidratos são recomendadas para eventos esportivos que tenham mais de 1 hora de duração. Essa concentração favorece o esvaziamento gástrico e a absorção intestinal de monossacarídeos.

- A quantidade ideal de carboidrato ingerida deve estar compreendida entre 30 e 60 g/hora, se a atividade for contínua e durar mais de 1 hora; ou se a atividade for intermitente e perdurar por menos de 1 hora. Essa recomendação pode atingir 90 g/hora ou mais quando a atividade estender sua duração para mais de 2,5 horas.

- A ingestão de sódio minimiza o risco de hiponatremia. Recomenda-se que esse mineral seja acrescido à bebida esportiva ou consumido na forma de pastilhas efervescentes, cápsulas ou até mesmo na forma de sal de cozinha. Essa recomendação é válida quando as taxas de suor forem superiores a 1,2 L/hora, no caso de "suor salgado" (grande concentração de sódio no suor) ou em atividades com duração maior que 2 horas. Contudo, ressalta-se que, para entender as recomendações propostas, deve-se distinguir o que diz respeito à quantidade de sódio (Na) e de sal (NaCl).

- Sabe-se que 1 mEq de Na (miliequivalente de sódio) equivale a 23 mg de sódio ou 0,06 g de sal (NaCl). No um aspecto geral, pode-se estimar que a recomendação de sódio durante o exercício varie entre 10 e 30 mEq por litro de solução, o que representa 0,6 a 1,8 g de sal/L de solução.

- Exemplo prático de formulação de bebida esportiva:
  - Para cada hora de exercício, propõe-se 400 a 800 mL de água, 30 a 60 g de carboidrato na diluição de 6 a 8% e 0,6 a 1,8 g de sal/L.
  - As opções de formulação das bebidas variam de acordo com as condições em relação ao tipo do exercício, taxa de suor, aclimatação do atleta, necessidade de carboidratos etc. Porém, para o simples aprendizado da formulação, analisem-se as situações a seguir:

  a. Para uma quantidade de carboidrato equivalente a 30 g seriam necessários 500 mL de água para sua diluição atingir a concentração de 6%. Posteriormente, dever-se-ia acrescentar 0,3 g de sal, uma vez que para 1 L a indicação é de 0,6 g de sal. Se for em pastilhas ou cápsulas de sódio, esse teor seria em torno de 115 mg de sódio.

  b. Para uma quantidade de 50 g de carboidrato seriam necessários 625 mL de água para que sua diluição atingisse 8%, e a quantidade a ser acrescentada de sal seria de 0,375 g de sal ou 143,75 mg de sódio.

  - Assim, podem-se criar inúmeras possibilidades de formulações de bebidas, utilizando as faixas de recomendação de sódio, carboidrato e água, as quais possibilitam atender à necessidade específica de cada atleta em sua modalidade esportiva.

3. Após o exercício

Na maioria das vezes, os atletas não conseguem ingerir a quantidade suficiente de fluidos durante o exercício físico para evitar a desidratação e, consequentemente, terminam o exercício com algum grau de déficit hídrico. Nesse sentido, torna-se fundamental a reposição hidroeletrolítica pós-exercício. Uma rápida reidratação se faz com a ingestão de pelo menos 450 a 675 mL para cada 0,5 kg de peso perdido durante o exercício. Essa quantidade é considerada mínima, pois para a reidratação completa e ideal deve-se ofertar uma quantidade de líquido equivalente a 125 a 150% do peso corporal perdido durante a sessão de treino ou competição. Os atletas não devem ser orientados a fazer restrição de sódio pós-exercício, sobretudo quando as perdas de suor foram grandes e a perda urinária continuar na fase pós-treino. A ingestão de bebidas alcoólicas deve ser desencorajada pelo fato de apresentarem efeitos diuréticos.

A ingestão de bebidas reidratantes ou de água, preparações salgadas e alimentos ricos em carboidratos auxiliará na compensação das perdas ocorridas durante o exercício, que variarão de acordo com o atleta e a depender da sessão de treino ou competição.

As orientações corretas para a reidratação e recuperação pós-exercício estão descritas nas Tabelas 8.7 e 8.8.

Tabela 8.7. Orientações para o período de recuperação.

Objetivo principal	Ressíntese de glicogênio, reposição hídrica e de sódio.
Composição da solução	• Sódio: 30 a 40 mEq. • Cloreto: 30 a 40 mEq. • Carboidrato: 50 g/hora. • Fluidos: 1,5 vez o peso perdido em água durante o exercício.
Justificativa	• O processo de reidratação deve ocorrer, de preferência, nos primeiros 20 minutos do período de recuperação. • A solução deve possuir boa palatabilidade, uma concentração ideal de carboidrato para repor reservas de glicogênio e também deve conter sódio para manter o volume extracelular.

Fonte: Desenvolvida pela autoria.

Tabela 8.8. Orientações para promover uma adequada reidratação.

- O atleta deve acompanhar mudanças no peso corporal antes e depois do exercício para verificar se o consumo de líquidos durante o exercício foi suficiente. A perda de 1 kg equivale a 1 L de fluido perdido.
- Já que as perdas continuam durante o período de recuperação através de urina e do próprio suor, o atleta irá necessitar ingerir uma quantidade extra em relação àquela perdida durante o exercício: 150% do volume perdido deve ser consumido em um período de 2 a 4 horas.
- Fornecimento de líquidos palatáveis.
- Para aumentar a ingestão voluntária, as bebidas flavorizadas à temperatura de 10 a 15 °C são as mais indicadas.
- Em situações em que ocorreu um déficit de fluidos de moderado a alto, a reposição de sódio ajudará na retenção do líquido ingerido, minimizando as perdas através da urina.
- Soluções contendo álcool e cafeína não são indicadas para esse período, já que elas aumentam as perdas através da urina.
- Quando possível, atletas devem evitar atividades pós-exercício que aumentem as taxas de suor, como longa exposição ao sol ou a sauna.

Fonte: Desenvolvida pela autoria.

Considerações finais

Desidratação, termorregulação, balanço de fluidos, reidratação, alterações de eletrólitos, volume plasmático e alterações cardiovasculares, dentre outros fatores, acompanham a maioria das atividades físicas, exercícios, treinamentos e competições. Esse fato é especialmente verdadeiro durante o exercício de *endurance* prolongado e em competições. A perda de fluidos inerentemente acarreta diminuição da *performance*, principalmente se o exercício é realizado em ambiente quente. Desse modo, é recomendado que todos os indivíduos que se exercitam, treinam e/ou competem esforcem-se para reidratar-se e repor fluidos e eletrólitos que tenham sido perdidos durante o exercício, principalmente aqueles perdidos por meio do suor. A manutenção do estado de hidratação adequado não é apenas uma necessidade fisiológica, mas também proporciona vantagens em relação à *performance*, ao mesmo tempo que reduz os riscos de problemas médicos ou de lesões decorrentes da hipoidratação.

Questões propostas para estudos

1. Quais são os fatores que influenciam a taxa de suor?
2. Quais são os mecanismos através dos quais o organismo troca calor com o ambiente?
3. Como se dá a regulação da temperatura corporal?
4. Quais são as consequências da desidratação em diferentes níveis?
5. Quais são as adaptações utilizadas pelo atleta para atenuar os efeitos da desidratação?
6. Explique os fatores que interferem na taxa de suor.
7. Quais são as estratégias usadas para minimizar os efeitos da desidratação?
8. 8Quais são os fatores que influenciam no esvaziamento gástrico e na absorção intestinal de uma bebida hidroeletrolítica?
9. Quais são os objetivos da hidratação em exercícios com duração inferior a 1 hora, de 1 a 3 horas e superior a 3 horas?
10. O que é necessário para que o processo de reidratação seja completo e adequado?

Bibliografia consultada

- American College of Sports Medicine, Academy of Nutrition and Dietitians, Dietitians of Canada. Joint Position Stand: Nutrition & Athletic Performance. Journal of Academy of Nutrition and Dietetics 116:501-528, 2016.

- American College of Sports Medicine, American Dietetic Association, Dietitians of Canada. Joint Position Stand: Nutrition & Athletic Performance. Medicine & Science in Sports & Exercise 41:709-731, 2009.

- Armstrong LE, Casa DJ, Millard-Stafford M, Moran DS, Pyne SW, Roberts WO. American College of Sports Medicine Position Stand. Exertional heat illness during training and competition. Medicine & Science in Sports and Exercise 39:556-72, 2007.

- Baker LB, Jeukendrup AE. Optimal composition of fluid-replacement beverages. Comprehensive Physiology 4:575-620, 2014.

- Barr SI. Effects of dehydration on exercise performance. Canadian Journal of Applied Physiology 24:164-172, 1999.

- Brasil. Ministério da Saúde. Agência Nacional de Vigilância Sanitária. Diretoria Colegiada. Resolução RDC n. 18, de 27 de abril de 2010. Aprovado regulamento técnico sobre alimentos para atletas. Diário Oficial da União, Poder Executivo, Brasília, DF. Disponível em: http://portal.anvisa.gov.br. Acesso em: 14 abr. 2018.

- Brouns F. Gastric emptying as a regulatory factor in fluid uptake. International Journal of Sports Medicine 19:S125-S128, 1998.

- Burke L. Nutrition for recovery after competition and training. In: Burke I, Dekin V (ed.). Clinical Sports Nutrition, 2nd ed. Australia: McGraw-Hill Companies, p. 396-423, 2000.

- Chlibkova D, Nikolaidis PT, Rosemann T, Knechtle B, Bednar J. Fluid metabolism in athletes running seven marathon in seven consecutive days. Frontiers Physiology 9:1-12, 2018.

- Coombes JS, Hamilton KL. The effectiveness of commercially avaiable sports drinks. Sports Medicine 29:181-209, 2000.

- Epstein Y, Armstrong LE. Fluid-eletrolyte balance during labor and exercise: concepts and misconceptions. International Journal of Sports Nutrition 9:1-12, 1999.

- Galloway SDR, Maughan RJ. The effects of substrate and fluid provision on thermoregulatory and metabolic responses to prolonged exercise in a hot environment. Journal of Sports Sciences 18:339-351, 2000.

- Galloway SDR. Dehydration, rehydration, and exercise in the heat: rehydration strategies for athletic competition. Canadian Journal of Applied Physiology, 24:188-200, 1999.

- Gatorade Sports Science Institute. Atividade física no calor: regulação térmica e hidratação. Documento suplementar de apoio ao consenso. Cidade do México, fevereiro, 1999.

- Gisolfi CV, Duchman SM. Guidelines for optimal replacement beverages for different athletic events. Medicine and Science in Sports and Exercise, 24:679-687, 1992.

- Guyton AC, Hall JE. Body temperature, temperature regulation, and fever. In: Guyton AC, Hall JE (ed.). Textbook of medical physiology. 9th ed. Philadelphia: W.B. Saunders Company, p. 911-922, 1996.

- Hargreaves M, Febbraio M. Limits to exercise performance in the heat. International Journal of Sports Medicine 19: S115-S116, 1998.

- Hargreaves M. Ingestão de carboidratos durante os exercícios: efeitos no metabolismo e no desempenho. Gatorade Sports Science Institute: Sports Science Exchange, n. 25, 2000.

- Horswill CA. Effective fluid replacement. International Journal of Sports Nutrition 8:175-195, 1998.

- Jay O, Morris NB. Does cold water or slurry ingestion during exercise elicit a net body cooling effect in the heat? Sports Medicine 48(suppl 1):S17-S29, 2018.

- Kay D, Marino FE. Fluid ingestion and exercise hyperthermia: implications for performance, thermoregulation, metabolism and the development of fatigue. Journal of Sports Sciences 18:71-82, 2000.

- Lee EC, Fragala MS, Kavouras SA, Queen RM, Pryor JL, Casa DJ. Biomarkers in sports and exercise: Tracking health, performance, and recovery in athletes. Journal of Strength and Conditioning Research 31:2920-2937, 2017.

- Leiper JB. Intestinal water absorption: implications for the formulation of rehydration solutions. International Journal of Sports Medicine 19:S129-S132, 1998.

- Mack GW. Recovery after exercise in the heat: factors influencing fluid intake. International Journal of Sports Medicine 19:S139-S141, 1998.

- Marquezi ML, Lancha Jr. AH. Estratégias de reposição hídrica: revisão e recomendações aplicadas. Revista Paulista de Educação Física, 12:219-27, 1998.

- Maughan RJ, Leiper JB. Limitations to fluid replacemnet during exercise. Canadian Journal of Applied Physiology, v. 24, n. 2, p. 173-187, 1999.
- Maughan RJ, Nadel ER. Temperature regulation and fluid and eletrolyte balance. In: Maughan RJ (ed.). Nutrion in sport. London: Blackwell Science, Oxford, p. 203-215, 2000.
- Maughan RJ, Shirrefs SM. Dehydration, rehydration and exercise in the heat: concluding remarks. International Journal of Sports Medicine 19:S167-S168, 1998.
- Maughan RJ. Fluid and carbohydrate intake during exercise. In: Burke I, Dekin V (ed.). Clinical sports nutrition. 2nd ed. Australia: McGraw-Hill Companies, p. 369-390, 2000.
- Maughan RJ. Fluid and electrolyte loss and replacement in exercise. Journal of Sports Science 9:117-142, 1991.
- Maughan RJ. Restoration of water and eletrolyte balance after exercise. International Journal of Sports Medicine 19:S136--S138, 1998.
- McDermott BP, Anderson SA, Armostrong LE, Casa DJ, Cheuvront SN, Cooper L et al. National athletic trainers' association position statement: fluid replacement for the physically active. Journal of Athletic Training 52:877-895, 2017.
- Murray R et al. A comparison of the gastric emptying characteristics of selected sports drinks. International Journal of Sports Nutrition 9:263-274, 1999.
- Murray R. Fluids needs of athletes. In: Berning JR, Steen SN (eds). Nutrition for Sport & Exercise, 2nd ed. Maryland: Aspen Publication, p. 143-153, 1998.
- Murray R. Rehydration strategies: balancing substrate, fluid, and eletrolyte provision. International Journal of Sports Medicine 19:S133-S 135, 1998.
- Sawka MN, Burke LM, Eichner ER, Maughan RJ, Montain SJ, Stachenfeld NS. American College of Sports Medicine Position Stand. Exercise and Fluid replacement. Medicine & Science in Sports and Exercise 39:377-90, 2007.
- Sawka MN, Latzka WA, Matott RP, Montain SJ. Effects of dehydration and rehydration on performance. In: Maughan RJ (ed). Nutrition in sport. London: Blackwell Science, Oxford, p. 216-225, 2000.
- Sawka MN, Latzka WA, Matott RP, Montain SJ. Hydration effects on temperature regulation. International Journal of Sports Medicine 19:S108-S110, 1998.
- Schleh MW, Dumke CL. Comparison of sports drink versus oral rehydration solution during exercise in the heat. Wilderness & Environmental Medicine 14:1-9, 2018.
- Shapiro Y, Moran D, Epstein Y. Acclimatization strategies: preparing for exercise in the heat. International Journal of Sports Medicine 19:S161-S163, 1998.
- Shirreffs SM, Casa DJ, Carter R. Fluid needs for training and competition in athletics. Journal of Sports Sciences 25(S1):S83--S91, 2007.
- Shirreffs SM, Sawka MN. Fluid and electrolyte needs for training, competition, and recovery. Journal of Sports Sciences, 29:39-46, 2011.
- Sociedade Brasileira de Medicina do Esporte. Modificações dietéticas, reposição hídrica, suplementos alimentares e drogas: comprovação de ação ergogênica e potenciais riscos para a saúde. Revista Brasileira de Medicina do Esporte 15:3-12, 2009.

Crescimento Muscular

• Marcelo Macedo Rogero • Renata Rebello Mendes • Mariana de Rezende Gomes • Julio Tirapegui

Introdução

A crescente preocupação com o crescimento corporal e, principalmente, com o crescimento muscular traz à tona inúmeras discussões sobre os fatores envolvidos nesses processos considerados tão complexos. Tal preocupação vem sendo incentivada por diversos fatores, como a necessidade de manter a massa muscular de indivíduos que apresentam doenças altamente catabólicas, ou pela eterna busca do padrão de beleza estabelecido nas últimas décadas, o que torna as discussões cada vez mais interdisciplinares.

Neste capítulo, enfatizaremos a influência da alimentação, do controle hormonal e do exercício físico sobre os processos de crescimento corporal e muscular.

Crescimento corporal

A palavra "crescimento" vem sendo utilizada de diversas maneiras, sendo difícil defini-la de modo satisfatório a todos os pesquisadores. De maneira mais ampla, pode-se definir o crescimento como um conjunto de fenômenos relacionados ao tempo, que ocorrem desde a concepção até a maturidade, resultando em um aumento de células (hiperplasia) e crescimento do conteúdo celular (hipertrofia). Porém, alguns autores preferem defini-lo como "um processo contínuo que abrange dois fenômenos: o crescimento do organismo como um todo (músculos, pele, vísceras e esqueleto), e o equilíbrio entre a síntese e a degradação (*turnover*) dos tecidos".

O crescimento caracteriza-se pela retenção de nitrogênio, e, nesse contexto, a síntese proteica é um fator relevante, assim como também o são os substratos energéticos e os micronutrientes que auxiliam em todo esse processo. Não obstante, para que esses nutrientes cheguem a seus sítios de utilização e posterior armazenamento, é necessária a presença de reguladores do crescimento: hormônios e fatores de crescimento, que auxiliam na hiperplasia e na hipertrofia celular.

O crescimento corporal total é uma consequência do crescimento ósseo. Há relação direta entre o crescimento ósseo e o muscular, evidenciado pelo fato de que o comprimento do osso é o determinante primário da massa muscular em todas as espécies. Assim, no adulto, quando o crescimento do osso termina, o crescimento do músculo é mínimo. No entanto, o crescimento do músculo pode ser induzido experimentalmente, em resposta ao exercício isométrico, especialmente em atletas. Acredita-se que o crescimento muscular por estiramento seja independente de fatores hormonais ou nutricionais. Tem sido sugerido por vários autores que o estiramento muscular, por efeito do crescimento ósseo, é um pré-requisito para o crescimento do músculo e determina o crescimento coordenado desses dois tecidos. Essa teoria está de acordo com o fato de que a única ocasião na qual o crescimento do músculo pode ser acelerado (*catch-up growth*) é durante a recuperação nutricional de crianças que apresentavam desnutrição. Nesse caso, a desnutrição provoca um catabolismo muscular e a relação massa muscular/comprimento do osso diminui. Com a recuperação nutricional, o estímulo para o crescimento aumenta, até que a relação peso/altura se restabelece em níveis normais. Assim sendo, o crescimento rápido do músculo cessa imediatamente.

Dentre os fatores estimuladores do crescimento, destaca-se a influência de fatores denominados exógenos, como os substratos destinados à multiplicação celular, obtidos através da dieta, e endógenos, como os hormônios e seus mediadores, responsáveis pela regulação do crescimento (Tabelas 9.1 e 9.2).

PARTE I | NUTRIÇÃO NO ESPORTE

Tabela 9.1. Principais hormônios envolvidos nos processos de crescimento: ação e glândulas secretoras.

Glândula	Hormônio	Ação
Hipófise anterior	Hormônio do crescimento (GH)	• Estímulo ao crescimento dos tecidos, pela multiplicação celular. • Facilitação da síntese de proteínas. • Mobilização de ácidos graxos para obtenção de energia. • Inibição do metabolismo de carboidratos (ações diretas e indiretas).
	Tireotropina (TSH) ou hormônio estimulante de tireoide	• Estímulo e controle da produção de hormônios da tireoide.
	Corticotropina (ACTH) ou hormônio adrenocorticotrópico	• Estímulos à produção de cortisol, aldosterona e outros hormônios Suprarrenais. • Aumento do catabolismo de proteínas.
	Gonadotrópicos (FSH e LH)	• Estímulo à produção de hormônios sexuais pelas gônadas.
	Prolactina	• Inibição da testosterona. • Mobilização de ácidos graxos.
Suprarrenal (córtex)	Cortisol	• Estímulo à neoglicogênese. • Utilização de ácidos graxos e catabolismo de proteínas. • Antagonismo à insulina. • O aumento de cortisol ocasiona a diminuição de proteína no tecido muscular.
Tireoide	Tiroxina (T_4) Tri-iodotironina (T_3)	• Estímulo da taxa metabólica. • Regulação do crescimento da atividade das células.
Pâncreas	Insulina	• Aumento do transporte de substratos energéticos para as células, oxidação de carboidratos e da lipogênese.
	Glucagon	• Aumento da liberação de glicose do fígado para o sangue. • Aumento do metabolismo de gorduras. • Redução dos níveis de aminoácidos plasmáticos.
Ovários	Estrogênio Progesterona	• Aumento da deposição de gorduras e do aparecimento dos caracteres sexuais femininos.
Testículos	Testosterona	• Crescimento das células musculares e do número de hemácias. • Desenvolvimento das características sexuais masculinas.

Fonte: Desenvolvida pela autoria.

Tabela 9.2. Principais mediadores do crescimento.

Fatores sistêmicos	
Gerais (efeito em órgão alvo)	**Órgãos específicos (efeito em órgão alvo)**
• Hormônio de crescimento. • Somatomedinas/Insulin-like growth factors (IGF), dos quais são conhecidos principalmente a IGF-1 e IGF-2. • Epidermal growth factors (EFG). • Hormônio da tireoide. • Insulina.	• Gonadotropinas. • Hormônio estimulador da tireoide. • Cálcio (especificamente para a paratireoide). • Adrenocorticotropina.
Fatores locais	

• **Somatomedinas/fator de crescimento semelhante à insulina (IGF):** agem tanto no nível geral quanto no local; de acordo com as formas de ação, possuem caráter endócrino, parácrino ou autócrino.
• **Transforming growth factors (TGF):** TGF-α: marcada ação na formação de vasos sanguíneos e linfáticos; TGF-β: inibem ou estimulam a proliferação de alguns tipos de células, com ação em vários tecidos.
• **Fator de crescimento derivado de plaquetas (PGF):** participam da proliferação de fibroblastos, células musculares lisas e condrócitos.
• **Fator de crescimento de fibroblasto (FGF):** mitógenos das células endoteliais, do tecido conectivo, da glia, do córtex adrenal e das células granulosas do ovário.
• **Fator de crescimento de neurônios (NGF):** fator não mitogênico, específico para células sensoriais e neurônios do simpático; parece auxiliar na enervação durante o início do desenvolvimento.

Fonte: Desenvolvida pela autoria.

136

Em relação à alimentação, observa-se que esta influencia o crescimento corporal por meio da deficiência de energia em crianças ou animais em fase de crescimento, o que provoca diminuição do ritmo de crescimento, porém o mecanismo bioquímico desse processo ainda não está totalmente esclarecido. Cabe destacar que o desenvolvimento normal do indivíduo é caracterizado por um anabolismo intenso e de suprimento adequado de nutrientes, que são dirigidos para os processos de multiplicação celular, crescimento esquelético e material de reserva. A relação proteínas/calorias totais, bem como o valor energético total da dieta e a ingestão de micronutrientes, especialmente cálcio, fósforo, zinco e vitaminas A e D, desempenham papel relevante no crescimento corporal.

De modo geral, os nutrientes oriundos da alimentação seguirão vias metabólicas preferenciais, de acordo com o estado nutricional e com as necessidades do organismo. Conforme estudos realizados por diferentes pesquisadores, as repercussões da carência nutricional dependem do momento em que ocorrem, já que as necessidades de nutrientes do indivíduo e de animais de laboratório variam conforme os diferentes estágios de desenvolvimento.

O crescimento em estatura é particularmente sensível à desnutrição. Crianças em fase de crescimento, que residem em regiões onde os alimentos básicos de maior consumo são de má qualidade proteica, apresentam menor estatura corporal, porém o mesmo peso de crianças que ingerem uma dieta com proteína de origem vegetal de boa qualidade. A desnutrição é um fator que causa alterações no crescimento ósseo, que pode ser observada em países em desenvolvimento e é frequentemente acompanhada por alterações da relação peso/altura e peso/idade. Isso comprova que a ingestão de proteína e o valor energético total da dieta são fatores essenciais ao crescimento em altura, especialmente nos denominados grupos vulneráveis: crianças e pré-escolares.

Mecanismos de ação do GH sobre o processo de crescimento

O hormônio de crescimento é um dos principais hormônios envolvidos no processo de crescimento, tendo ações anabólicas e catabólicas específicas para cada tipo de tecido corporal (Tabela 9.3). De modo geral, sua ação catabólica é oposta à ação da insulina, provocando aumento da lipólise e da glicose sanguínea. Em contrapartida, sua ação anabólica é semelhante à insulina somente no que diz respeito ao estímulo à captação de aminoácidos pelas células; todavia, com referência ao metabolismo de carboidratos e lipídios, sua ação também é contrária, desencadeando efeito hiperglicemiante e lipolítico. Tais efeitos são condizentes com o estímulo ao crescimento, pois esse processo requer maior disponibilidade de energia (glicose e lipídios) e maior internalização de aminoácidos para ativar a síntese proteica (Figura 9.1).

O GH é secretado pela adeno-hipófise de maneira pulsativa, com pulsos que ocorrem a cada 3 ou 4 horas, com grande liberação durante o sono. A secreção do GH é controlada, diretamente, pela ação de neurossecreções do hipotálamo, ou seja, enquanto a somatostatina (SMS) inibe tal secreção, o hormônio liberador de GH (GHRH) exerce a função estimuladora.

Além da regulação direta, realizada por meio das neurossecreções, existem mecanismos indiretos capazes de exercer a mesma função. Um dos mais conhecidos consiste no mecanismo de retroalimentação, realizado por intermédio de um peptídeo denominado fator de crescimento semelhante à insulina (IGF-1). Esse peptídeo é secretado majoritariamente pelo fígado em resposta a um aumento da concentração plasmática de GH, e, além de promover o mecanismo de retroalimentação para o hormônio de crescimento, é capaz de atuar isoladamente em tecidos alvo. Contudo, existem diversos fatores relacionados à regulação do GH que influenciam no crescimento, como idade, sexo, estado nutricional, sono, estresse, exercício físico, influência de hormônios como insulina, glicocorticoides, esteroides e hormônios da tireoide. Além disso, a secreção do GH sofre influência neural por mediadores como catecolaminas, acetilcolina, ácido γ-aminobutírico (GABA) e peptídeos opioides.

Diretamente, o GH promove o crescimento por meio de sua função anabólica, que inclui não somente o aumento da captação de aminoácidos pelas células, mas também o aumento da capacidade de síntese de proteína muscular dada por aumento da concentração de RNA no tecido. As evidências experimentais indicam que o tipo de fibra muscular pode definir as alterações no RNA mensageiro (mRNA) de receptores de GH na membrana da célula muscular.

Tabela 9.3. Ações específicas do GH sobre alguns tecidos.

Tecido	Ação do GH
Muscular	• Aumenta e mantém o tecido conectivo e o conteúdo em colágeno. • Aumenta o tamanho da fibra muscular multinucleada e a proliferação de células satélite.
Adiposo	• Inibe o estoque de nutrientes, e, se necessário, mobiliza reservas. • Dependendo da exposição e do estado nutricional, pode ocorrer inibição de lipogênese ou estímulo à lipólise.
Cartilaginoso e ósseo	• A ação, em grande parte, ocorre por meio de mediadores. • Supõe-se que o GH, aliado ao IGF-1, potencialize a formação de colônias de condrócitos, e que o GH torne as células sensíveis à ação mitogênica do IGF-1.

Fonte: Desenvolvida pela autoria.

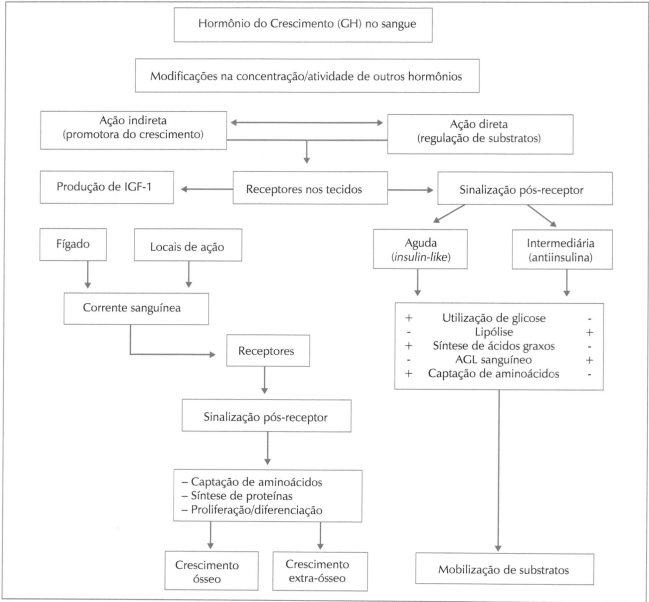

Figura 9.1. Representação esquemática das formas de ação do hormônio do crescimento.
Fonte: Desenvolvida pela autoria.

É descrito que o crescimento não é resultado exclusivo da ação direta do GH nos tecidos alvos, e sim também dependente da ação do IGF-1 estimulado por este. Neste ponto, o IGF-1 é considerado um fator mediador do crescimento, função que atribui inicialmente a esse elemento a denominação de somatomedina (*soma* = crescimento e *medin* = mediação).

Porém, existem outros fatores, tão importantes como os níveis de GH, que podem influenciar o crescimento da massa muscular, como o estado nutricional, as concentrações de insulina, a tri-iodotironina (T_3) e os glicocorticoides, entre outros (Figura 9.2).

Células-satélites e a regeneração muscular

O tipo de célula constitutiva do músculo esquelético é a fibra muscular (ou miócitos). Fibras musculares maduras de mamíferos são multinucleadas, fato decorrente da fusão de mioblastos individuais durante o processo de desenvolvimento do tecido muscular. Estudos sugerem que, *in vivo*, essas fibras musculares multinucleadas são permanentemente diferenciadas e, portanto, não apresentam atividade mitótica. Aliado a esses fatos, verifica-se que fibras musculares são acompanhadas de células-satélites, as quais se caracterizam como células miogênicas não diferenciadas. Essas células representam uma população distinta em relação aos mioblastos, uma vez que estes se fundem durante o desenvolvimento da fibra muscular. De acordo com as características das células-satélites, sugere-se que estas atuem como uma população de células-tronco do tecido muscular.

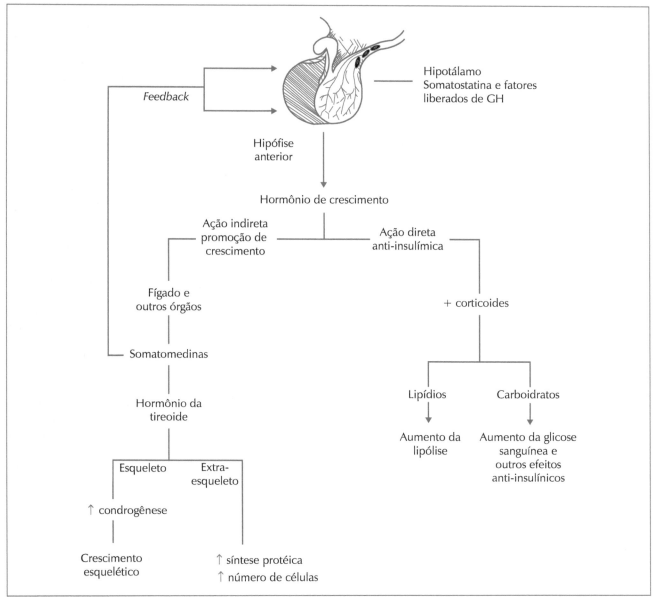

Figura 9.2. Controle da secreção do hormônio de crescimento.
Fonte: Desenvolvida pela autoria.

Numerosas linhas de evidência indicam que, em resposta à lesão muscular, a regeneração das fibras musculares resulta da atividade das células-satélites, que se fundem com miócitos lesados, porém viáveis, no intuito de promover a regeneração muscular. Além disso, células-satélites iniciam, dentro da lâmina basal, o processo de formação *de novo* de miócitos que tenham sido destruídos pela lesão tecidual.

Em síntese, estudos comprovam que células-satélites são responsáveis pelo reparo e substituição de fibras musculares lesadas.

Células-satélites e hipertrofia muscular

O treinamento de força acarreta aumento da atividade de células-satélites e/ou adição de núcleos para fibras musculares. Similarmente, estudos envolvendo intervenções hormonais, como tratamento com testosterona, o qual induz a hipertrofia muscular, constatam o papel das células-satélites no fornecimento de núcleos adicionais para fibras musculares. Além disso, células-satélites contribuem significativamente para a hipertrofia muscular induzida pela *overexpression* do gene que codifica para o IGF-1.

Contudo, é importante observar que parece existir um limiar no qual o processo de hipertrofia muscular é sensível à necessidade de adição de núcleos em fibras musculares, uma vez que, em humanos, níveis moderados de hipertrofia muscular podem ocorrer na ausência de significativos níveis de incorporação de núcleos em miócitos.

Células-satélites e sarcopenia

Células-satélites estão envolvidas no processo de atrofia muscular relacionado ao envelhecimento, ou seja, sarcopenia; contudo, esse papel das células-satélites apresenta-se menos elucidado quando comparado ao efeito de tais células na regeneração muscular e na hipertrofia.

Em músculos de animais jovens e velhos, constata-se aumento dos níveis de mRNA de ciclina D1 – potencialmente indicando aumento da atividade do ciclo celular – após exercício de força agudo. Todavia, há significativo retardo na resposta da ciclina D1 em músculos de animais velhos. Esse fato parece estar de acordo com estudos *in vitro*, que demonstram retardo da resposta proliferativa de células-satélites a partir de músculos envelhecidos.

Hormônio do crescimento e exercício físico

Durante o exercício físico, observa-se aumento da concentração sérica de GH, e algumas hipóteses buscam justificar esse fenômeno, tais como hipóxia, hipoglicemia, queda da insulina ou aumento do lactato. Além disso, a síntese aumentada de endorfinas inibe a somatostatina, que atua como um inibidor da secreção de GH no hipotálamo, resultando assim em maior secreção desse hormônio.

Outra hipótese seria em função dos íons cálcio: o exercício físico provoca aumento da mobilização de cálcio para o plasma, para que ocorra a contração muscular. Consequentemente, as altas concentrações plasmáticas de cálcio estimulam as células da adeno-hipófise, estimulando a síntese e a secreção de GH.

A elevação do GH durante o exercício é importante fator para aumentar a disponibilidade de glicose e ácidos graxos para as células musculares em contração.

Fator de crescimento semelhante à insulina (IGF) e exercício

Em 1957, Salmon e Daughaday, estudando a ação do hormônio de crescimento na cartilagem de ratos, observaram que a administração de hormônio de crescimento causava um rápido aumento na capacidade de captação de sulfato radioativo pela cartilagem *in vivo*. Inicialmente, a incorporação do sulfato radioativo na cartilagem era utilizada como índice para medir o crescimento tecidual. Todavia, em experimentos *in vitro* o mesmo não ocorria, pois, quando as cartilagens eram incubadas com GH somente, não se observava qualquer crescimento, enquanto na presença de plasma o crescimento desenvolvia-se normalmente. Após experiências adicionais, foi sugerido que o GH estimularia o crescimento esquelético por meio de um fator plasmático descrito como fator de sulfatação. Em seguida, Van Wyk et al. em 1974 e Hall et al. em 1979 isolaram peptídeos que denominaram somatomedinas por observarem a função de mediar a ação do GH exercida por estes (Tabela 9.4). Ainda na década de 1970, Froech et al. descreveram peptídeos plasmáticos que possuíam ações semelhantes à insulina, bem como uma semelhança de 70% na sequência de aminoácidos da cadeia peptídica da proinsulina; classificaram esses elementos como fatores de crescimento semelhante à insulina I e II (*insulin-like growth factor-I e II*). Comparando os estudos, conclui-se que todas essas descobertas referiam-se aos mesmos elementos, duas formas de peptídeos com funções comuns: uma mitogênica ligada à incorporação de sulfato de proliferação de células do tecido cartilaginoso e outra anabólica semelhante à insulina. A partir de então, unificou-se a nomenclatura, sendo hoje estes conhecidos como IGF-1 e IGF-2 correspondentes à somatomedina C e A, respectivamente (Figura 9.3).

A secreção de IGF-1 na circulação é dependente tanto da liberação de GH pela hipófise como da ingestão de nutrientes e da concentração plasmática de insulina.

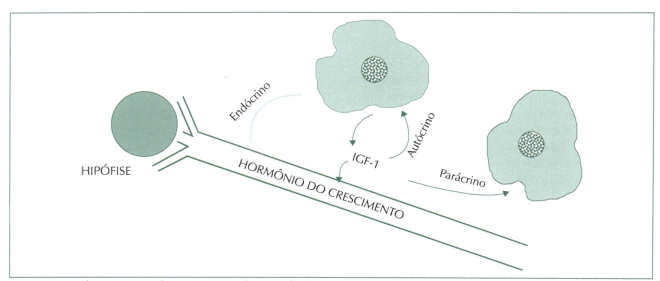

Figura 9.3. Diferentes tipos de mecanismos de ação da IGF-1.
Fonte: Desenvolvida pela autoria.

Tabela 9.4. Efeitos do IGF-1 nos tecidos.

Tecido	Efeitos
Cartilagem	→ Captação de sulfato. → Síntese de DNA e RNA. → Síntese de proteína. → Síntese de colágeno. → Síntese de proteínas.
Músculo	→ Captação e transporte de aminoácidos. → Captação de glicose. → Incorporação de glicina ao glicogênio.
Adipócito	→ Síntese de DNA. → Oxidação de glicose. → β-Lipólise. → Síntese de lipídios.
Cultura de células	→ Replicação.

Fonte: Desenvolvida pela autoria.

As ações do IGF-1 podem ser classificadas em diretas e indiretas. A ação direta corresponde aos efeitos anabólicos fisiológicos semelhantes à ação da insulina, por exemplo, o aumento da captação de aminoácidos, a síntese de proteínas no músculo e a lipogênese. As ações indiretas dizem respeito a seu papel como mediador da ação do GH. Dentre algumas dessas atividades, o IGF-1 estimula, no tecido ósseo, a multiplicação celular pela síntese de RNA, DNA e proteínas. Participa, ainda, do transporte e da oxidação de substratos na célula, além de ter papel regulador na secreção do GH na hipófise. Em altas concentrações, o IGF-1 estimula a liberação de SMS no hipotálamo, o que inibe a secreção do GH. Na hipófise, inibe a síntese de SMS por estimular a de GHRH, tornando-se um importante fator regulador do GH.

No músculo, o IGF-1 estimula o transporte de aminoácidos e de glicose, assim como a síntese de glicogênio e proteínas. No tecido adiposo, estimula o transporte e facilita a oxidação de glicose e a síntese de lipídios. Em cultivo de tecidos, o IGF-1 estimula a multiplicação celular.

Enfatizando a relação do IGF-1 com a atividade física, Henriksen et al. compararam sistemas de transporte de glicose e de aminoácidos entre insulina e IGF-1 e demonstraram que o exercício aumentava significativamente as ações da insulina e de IGF-1 nos sistemas de transporte da glicose. A hipótese é de que o exercício aumentaria a secreção de IGF-1 e este, então, seria mais um fator responsável pelo aumento do conteúdo de proteína muscular.

Durante o exercício, o IGF-1 agiria como a insulina, acelerando a captação de glicose e de aminoácidos pelo músculo a fim de disponibilizar substratos para a geração de energia. No momento de repouso, esse mecanismo de maior captação auxiliaria no processo de recuperação, estimulando a síntese proteica. Durante o exercício, a captação de glicose estimulada pelo IGF-1 não causaria hipoglicemia, pois sua potencialidade é inferior à ação da insulina e ainda assim as proteínas que circulam ligadas ao IGF-1 interagem com seus receptores, modulando a ação do IGF-1. Por exemplo, é tido que a IGFBP-1 (*insulin-like growth factor binding protein-1*) impede o desencadeamento de quadros hipoglicêmicos por mecanismos ainda não bem definidos, mas que pode dar-se por bloqueio de receptor do próprio IGF-1 ou interação com outro receptor celular específico para a proteína ligadora.

A concentração plasmática de IGF-1 parece aumentar em exercícios tanto de resistência como de força, variando de intensidade moderada a alta e mais acentuadamente em sessões de exercício agudo. Essa alteração, por sua vez, não está associada unicamente à maior secreção de GH durante a atividade, pois o IGF-1 mantém-se no plasma por mais tempo, cerca de 20 horas, enquanto o GH possui uma vida média de 20 minutos e ainda um ciclo pulsátil.

A própria mobilização de proteína durante o exercício altera o *pool* de aminoácidos plasmáticos, e isso pode interferir na liberação de IGF-1, uma vez que tal peptídeo é diretamente regulado pela concentração de aminoácidos no plasma independentemente de GH.

Uma vez que o IGF-1 parece responder de forma aguda ao exercício e que existe estreita relação desse peptídeo com a concentração de aminoácidos plasmáticos, sua resposta seria justificada por uma degradação proteica acentuada, causada pelo exercício agudo. No caso do exercício crônico, o organismo adaptar-se-ia ao estímulo catabólico da atividade física, degradando menos proteína por tornar mais eficiente a mobilização das reservas de glicogênio e ácidos graxos. Assim, tem maior eficiência metabólica e estimula menos a liberação de IGF-1.

Tratamentos à base de administração de GH e IGF-1, combinados com exercício, em ratos hipofisectomizados, promoveram um aumento do tamanho da fibra muscular predominante no exercício segundo Grossman et al. Isso sugere que o tratamento hormonal e o exercício são fatores dependentes um do outro para promoverem um aumento no número ou no tamanho de fibras musculares em determinadas condições fisiológicas.

Pode-se ressaltar que o estímulo de ganho de massa muscular proveniente da administração de hormônios, conhecidos como anabolizantes, podem ser restritos se não houver associação com o treinamento e a alimentação adequada, isso devido a uma limitação da síntese proteica.

Ainda não estão traçadas as correlações definidamente entre exercício e IGF-1, mas sabe-se que o treinamento de modo geral estimula a síntese desse fator de crescimento com fins anabólicos. Contudo, transpor essas observações para a fisiologia humana e para a prática é fato cauteloso. Administrações de IGF-1, bem como de GH, produzem seus respectivos efeitos colaterais, que vão desde a interferência na ação de outros hormônios até quadros de desequilíbrio fisiológico que podem levar à morte.

Influência hormonal sobre o ganho de massa muscular

Sabe-se que, desde a Antiguidade grega e romana, os atletas relacionavam o consumo de grandes quantidades de alimentos com melhor rendimento ou aumento da massa muscular, quando aliado à prática de exercícios físicos. O conceito tem sido investigado até os dias atuais, com estudos sobre as alterações metabólicas decorrentes do exercício físico, dentre as quais se destacam aquelas relativas ao metabolismo de proteínas, que são resultado de modificações sistêmicas, hormonais e bioquímicas.

O aumento de massa muscular é determinado pelo balanço entre a síntese e a degradação proteica (*turnover* proteico). Estudos demonstraram que pelo menos 5 fatores devem ser considerados na regulação do crescimento muscular e no *turnover* de proteínas:

1. A síntese proteica é o fator mais relevante no mecanismo de regulação do crescimento muscular.

2. A velocidade de síntese proteica é determinada por dois fatores principais: a capacidade ribossomal para a síntese proteica (Rc) e a velocidade de tradução, indicada pela velocidade de síntese proteica por unidade de RNA (KRNA).

3. Rc é função da concentração total de DNA e fatores reguladores estimuladores (IGF-I, T_3), ou inibidores (cortisol).

4. KRNA é regulada por fatores hormonais, insulina, IGF-I e, possivelmente, T_3 e outros fatores estimuladores, e cortisol como inibidor.

5. A velocidade de degradação proteica (Kd) também é influenciada por vários fatores: alguns intrínsecos, como o tipo de fibra muscular, e outros extrínsecos, como a tri-iodotironina (T_3), o cortisol e, possivelmente, a insulina.

Não obstante, todas as adaptações metabólicas e hormonais decorrentes do exercício físico são associadas igualmente a fatores como dieta precedente, suprimento energético durante a prática do exercício, estado emocional, hipóxia, temperatura, entre outros. As respostas também variam de acordo com fatores relacionados à própria atividade física, como:

- **Intensidade do exercício**: a síntese aumentada de lactato provoca um aumento da concentração sérica de catecolaminas, β-endorfinas e cortisol, além da diminuição da insulinemia.

- **Estado de treinamento**: o treinamento modifica todo o padrão hormonal; portanto, torna-se inviável a comparação entre o efeito da atividade física sobre a resposta hormonal entre indivíduos não treinados e indivíduos treinados.

Trabalhos de vários autores têm focalizado os aspectos endócrinos do crescimento muscular, com especial enfoque ao papel da insulina, do IGF-1, do GH, do cortisol e dos hormônios da tiroide. O exercício físico promove diminuição da secreção de insulina, e, consequentemente, aumento da de glucagon, além da elevação da concentração de GH, corticotrofina e cortisol. Essas modificações acarretam a mobilização dos depósitos de nutrientes extramusculares, como o glicogênio hepático, os ácidos graxos livres oriundos do tecido adiposo e os aminoácidos (principalmente alanina e glutamina), que são utilizados no processo de neoglicogênese hepática. Considerando que os glicocorticoides e a insulina atuam antagonicamente no músculo, a relação de ambas as concentrações no plasma é um parâmetro eficiente, que determina se o processo predominante no músculo será de anabolismo ou catabolismo. Sabe-se que o crescimento muscular cessa quando a relação glicocorticoides/insulina é maior que 6 e ocorre perda proteica quando esta é maior que 21. Além disso, alguns estudos sugerem que todas as alterações hormonais decorrentes da atividade física sejam dependentes das concentrações anteriores de insulina.

Os efeitos metabólicos do GH apresentam maior repercussão em praticantes de exercícios de força em relação aos de resistência, e a concentração basal desse hormônio não sofre alterações pela sistematização do exercício. Como já foi citado anteriormente, o GH age direta ou indiretamente sobre o crescimento dos tecidos ósseo, conectivo, visceral, adiposo e muscular, facilitando o transporte e a captação de aminoácidos e otimizando os mecanismos de síntese proteica. Sendo assim, a hipertrofia causada pelo GH ocorre provavelmente pelo aumento do transporte de aminoácidos para o interior das células, fato este que estimula a síntese proteica muscular.

Diversos autores têm evidenciado que a tri-iodotironina livre (T_3) representa também um fator relevante na regulação da síntese proteica no músculo, estimulando o aumento da concentração de RNA e, possivelmente, a velocidade de tradução. Esse hormônio regula o nível de proteases lisossomais no músculo e demais tecidos, o que caracteriza sua influência ativa sobre o *turnover* de proteínas corporais. Em uma restrição alimentar prolongada, a forma ativa dos hormônios da tireoide (T_3) apresenta suas concentrações reduzidas, que são lentamente restabelecidas com a realimentação. Tal fato seria responsável pela demora da restauração da atividade do RNA na recuperação alimentar após a restrição. No jejum, a reduzida liberação de TSH (hormônio tireotrófico), que é regulado pela secreção do TRH (hormônio liberador da tireotrofina), reduz a liberação do T_4 e sua consequente conversão a T_3. Assim, uma diminuição da atividade metabólica passa a ser observada.

Os glicocorticoides apresentam uma ação complexa e específica em determinados tecidos em relação à síntese de proteínas, como o cortisol, que exerce uma ação catabólica no metabolismo proteico muscular, uma vez que sua ação principal seja a inibição da síntese proteica. A ação geral dos glicocorticoides sobre o metabolismo de proteínas é antagônica à ação da insulina, diminuindo a síntese proteica no músculo e aumentando-a no fígado. A concentração de glicocorticoides no plasma apresenta-se aumentada em ratos em jejum ou com deficiência proteica. Nesse caso, a concentração de insulina plasmática é baixa. Como antagonistas da insulina, os glicocorticoides têm sua síntese e liberação aumentadas em situações de deficiência nutricional. Sua ação também acarreta maior mobilização de gorduras, que são posteriormente utilizadas como fonte de energia, aliada à concomitante produção de corpos cetônicos.

Exercício de força, nutrição e hipertrofia muscular

O exercício físico – tanto agudo como crônico – representa um dos mais potentes estímulos de indução de alterações fenotípicas no músculo esquelético. Esse tecido pode apresentar adaptações marcantes em resposta a vários estímulos fisiológicos, que resultam em regeneração, hipertrofia e aumento do potencial metabólico celular. Segundo Hargreaves e Smith, a ocorrência de adaptações celulares por meio do treinamento físico pode ser decorrente de efeitos acumulativos, a partir de aumentos transitórios na transcrição gênica pós-exercício físico. Estudos demonstram que genes responsáveis pela expressão de fatores de crescimento e intermediários de sinalização intracelular são mais responsivos ao exercício físico em indivíduos não treinados, enquanto outros genes que atuam na expressão de enzimas e transportadores podem ser mais influenciados no indivíduo treinado. Todavia, a relativa importância dos processos de transcrição (síntese de RNA mensageiro) e tradução (estabilidade do RNA mensageiro ou eficiência tradicional) no aumento do conteúdo de proteína muscular induzido pelo treinamento físico ainda não foram esclarecidas totalmente.

Um período prolongado de treinamento físico causa alterações substanciais nas características estruturais e funcionais do músculo esquelético e de outros tecidos. Embora alterações relevantes não sejam aparentes em resposta a uma única sessão de exercício, essas alterações são fundamentais entre as sessões de treinamento. Existem evidências plausíveis de alterações adaptativas na estrutura e na função muscular após algumas sessões de treinamento. Essas alterações são diferenciadas daquelas observadas comumente em indivíduos não treinados após uma sessão de exercício intenso, quando as respostas observadas são, em grande parte, de natureza catabólica, e aliadas à lesão muscular – que envolve o efluxo de componentes celulares para o espaço extracelular – e a sensação subjetiva de dor.

O exercício de força representa um potente estímulo para a ocorrência de hipertrofia na fibra muscular em humanos. O processo de hipertrofia ocorre quando a taxa de síntese proteica muscular excede a taxa de degradação, acarretando saldo positivo do balanço proteico muscular. É notório que o exercício, especialmente o exercício de força, tem profundo efeito sobre o metabolismo proteico muscular, frequentemente resultando em crescimento muscular. Agudamente, o exercício de força pode resultar em melhora do balanço proteico muscular (síntese – degradação); porém, na ausência da ingestão de alimentos, o balanço ainda permanece negativo. Portanto, os efeitos interativos entre o exercício de força e as diferentes estratégias nutricionais devem ser considerados no estudo do metabolismo proteico muscular.

O aumento desse saldo ocorre após uma única sessão de exercício de força, e geralmente é aceito que o crescimento muscular ocorra após semanas ou meses de treinamento de força, como consequência das elevações crônicas e transitórias na síntese proteica, que supera a degradação proteica, durante o período de recuperação entre as sessões consecutivas de treinamento. A duração do aumento no saldo do balanço proteico é desconhecida; contudo, a síntese proteica muscular pode permanecer elevada por até 48 horas pós-exercício (Figura 9.4).

A alimentação representa um forte estímulo para tornar esse balanço positivo. Na realidade, em um estado não alimentado, o saldo do balanço proteico é negativo. Uma sessão de exercício de força aumenta a síntese e a degradação proteica no período pós-exercício, com menor grau na degradação de proteína muscular, tendo consequentemente como resultado um balanço menos negativo. Desse modo, a alimentação pós-exercício torna o saldo positivo, por meio da ingestão de carboidratos e proteínas.

Visando maximizar o ganho de massa muscular, é necessário otimizar os fatores que promovem a síntese proteica e diminuem a degradação proteica (Tabela 9.1). Não obstante, uma miríade de potenciais fatores pode influenciar as mudanças induzidas pelo exercício físico no metabolismo proteico muscular, incluindo o tipo, a intensidade, a frequência e a duração do exercício, os fatores hormonais e a extensão do período de recuperação. Além disso, fatores nutricionais podem influenciar o metabolismo proteico, e tais intervenções nutricionais são comumente difundidas entre atletas e praticantes recreacionais de exercício de força. Estes acreditam que a ingestão de determinados suplementos nutricionais – após uma sessão de treinamento ou durante o treinamento habitual – possa aumentar o ganho normal na hipertrofia da fibra muscular. Todavia, enquanto argumentos teóricos podem ser relatados frequentemente para justificar o benefício potencial da suplementação, existem geralmente poucas evidências científicas para sustentar tais práticas.

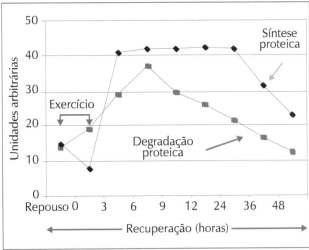

Figura 9.4. Síntese e degradação proteica muscular durante e após o exercício de força.
Fonte: Lemon, 2000.

Aminoácidos de cadeia ramificada e regulação da síntese proteica muscular

Entre os aminoácidos indispensáveis se incluem os 3 aminoácidos de cadeia ramificada (ACR), ou seja, leucina, valina e isoleucina, que apresentam, respectivamente, concentração plasmática média de 120, 220 e 63 micromol/L; concentração intramuscular na forma livre média de 133, 253 e 68 micromol/L de água intracelular; e concentração na proteína muscular humana de 59,5, 43,5 e 41,9 mmol/100 g de proteína. A concentração de ACR também difere em relação ao tipo de fibra muscular, sendo 20 a 30% maior em fibras de contração lenta em comparação com aquelas de contração rápida. Os ACR correspondem a cerca de 35% dos aminoácidos essenciais em proteínas musculares, e, uma vez que a massa muscular de humanos é de cerca de 40 a 45% da massa corporal total, verifica-se que grande quantidade de ACR está presente em proteínas musculares.

Os ACR apresentam função relevante na regulação da síntese proteica muscular. A administração endovenosa de glicose e de várias misturas de aminoácidos, por um período de 1 hora, em ratos previamente privados de alimentação, demonstrou que a infusão de ACR e glicose aumenta a síntese proteica no músculo esquelético tão eficientemente quanto uma mistura contendo glicose e todos os aminoácidos. Esse fato sugere que o efeito anabólico de uma mistura completa de aminoácidos pode ser reproduzido pelo fornecimento de uma mistura contendo apenas os 3 ACR. Contudo, o efeito da mistura dos 3 ACR sobre a síntese proteica muscular pode ser atribuído ao aminoácido leucina, uma vez que, em estudo com músculo esquelético perfundido, foi verificado que o fornecimento de leucina isoladamente estimula a síntese proteica muscular tão efetivamente como a mistura dos 3 ACR.

A leucina exerce seus efeitos em nível pós-transcricional e mais comumente durante a fase de iniciação da tradução do RNA mensageiro em proteína. O mecanismo pelo qual a leucina estimula a tradução de proteínas está relacionado ao fato de o aumento da concentração intracelular desse aminoácido promover a ativação de uma proteína quinase denominada alvo da rapamicina em mamíferos (*mammalian Target of Rapamycin* – mTOR). A mTOR estimula a síntese proteica principalmente por meio de 3 proteínas regulatórias-chave: a proteína quinase ribossomal S6 de 70 kDa ($p70^{S6k}$); a proteína 1 ligante do fator de iniciação eucariótico 4E (4E-BP1); e o fator de iniciação eucariótico 4G (eIF4G) (Figura 9.5).

A 4E-BP1 é uma inibidora do fator de iniciação da tradução proteica conhecida como eIF4E. Quando a 4E-BP1 é fosforilada pela mTOR, o eIF4E é liberado e pode unir-se ao eIF4G – o qual está também sob o controle da mTOR – e ao eIF4A, o que forma o complexo eIF4F. A montagem desse complexo é necessária para a continuação da etapa de iniciação da tradução do RNA mensageiro em proteína. A mTOR também ativa a $p70^{S6k}$, que estimula a iniciação da tradução, bem como a elongação da síntese proteica por diferentes mecanismos. A $p70^{S6k}$, quando ativada, fosforila e inativa a enzima quinase do fator de elongação 2 (eEF2K), fato este que permite que o eEF2 seja ativado, o que promove a elongação. Consistente com esses fatos, a administração de leucina para ratos induz hiperfosforilação da 4E-BP1, promove formação do complexo eIF4F, causa hiperfosforilação da $p70^{S6k}$ e estimula a síntese proteica. Similarmente, dietas para ratos contendo 20% de proteína estimulam a síntese proteica hepática e muscular, que é associada ao aumento da fosforilação da 4E-BP1 e à consequente redução da ligação do eIF4E para a 4E-BP1, além do aumento da formação do complexo eIF4F. Esses fatos permitem relacionar a resposta anabólica sobre a síntese proteica muscular induzida pela ingestão de proteínas, por meio da capacidade de a mTOR detectar alterações na concentração intracelular de leucina.

Nesse contexto, Karlsson et al. (2004) investigaram o efeito do exercício de força isolado ou em combinação com a ingestão oral de ACR sobre a fosforilação da $p70^{S6k}$ no músculo esquelético. Sete indivíduos executaram uma sessão de exercício de força (músculo quadríceps; 4×10 repetições; 80% de uma repetição máxima) em duas condições: com a ingestão de solução contendo ACR (45% leucina, 30% valina e 25% isoleucina) ou placebo (água flavorizada) durante e após o exercício. A ingestão de ACR acarretou aumento da concentração plasmática dos 3 ACR durante o exercício e o período de recuperação (2 horas). O exercício de força promoveu significativo aumento da fosforilação da $p70^{S6k}$, que persistiu 1 e 2 horas pós-exercício, enquanto a ingestão com ACR aumentou 3,5 vezes a fosforilação da $p70^{S6k}$ durante a recuperação. Além disso, a fosforilação da proteína ribossomal S6 – substrato da $p70^{S6k}$ – foi aumentada durante o período de recuperação pós-exercício de força apenas no grupo que ingeriu ACR. Desse modo, ACR – ingeridos durante e após o exercício de força – podem aumentar a síntese proteica no músculo esquelético pós-exercício de força por meio da cascata de sinalização dependente da $p70^{S6k}$.

Leucina, insulina e síntese proteica muscular

A leucina influencia o controle de curto prazo da etapa de tradução da síntese proteica, e esse efeito é sinérgico com a insulina, um hormônio anabólico, com papel crítico na manutenção da síntese proteica muscular. Contudo, a insulina, de modo isolado, não é suficiente para estimular a síntese proteica muscular no estado pós-absortivo, sendo necessária a ingestão de proteínas ou de aminoácidos para restaurar completamente as taxas de síntese proteica. É proposto que o efeito da insulina na síntese proteica muscular esteja relacionado ao papel desse hormônio de potencializar o sistema de tradução de proteínas, em vez de regular diretamente tal processo, ou seja, a insulina exerce efeito permissivo sobre a síntese proteica na presença de aminoácidos. Aliado a isso, cabe ressaltar que a administração oral de leucina produz um ligeiro e transitório aumento na concentração de insulina sérica, fato este que age também de modo permissivo para a estimulação da síntese proteica induzida por tal aminoácido.

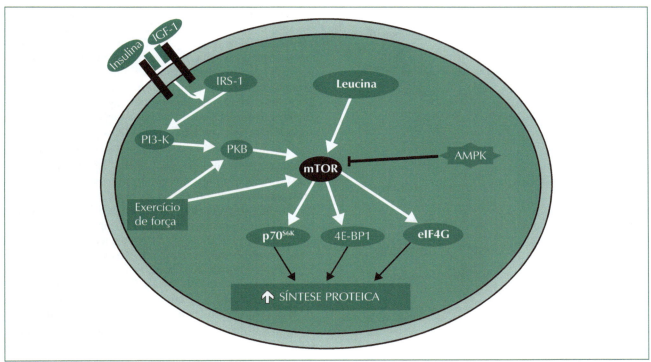

Figura 9.5. Sinalização envolvida na síntese proteica mediada por leucina, insulina, fator de crescimento semelhante à insulina (IGF-1) e exercício de força.

mTOR = proteína quinase denominada alvo da rapamicina em mamíferos; p70^{S6k} = proteína quinase ribossomal S6 de 70 kDA; eIF4G = fator de iniciação eucariótico 4G; 4E-BP1 = inibidor do fator de iniciação da tradução proteica denominada eIF4E; AMPK = proteína quinase ativada por adenosina monofosfato (AMP); PKB = proteína quinase B; IRS-1 = substrato do receptor de insulina 1; PI3-K = fosfatidil-inositol-3-quinase (→ indica ativação; ┬ indica inibição).

Fonte: Modificada de Deldicque, Theisen e Francaux, 2005.

Em estudos sobre a interação entre os efeitos estimulatórios da leucina e da insulina sobre a síntese proteica no músculo esquelético, verifica-se que a administração de somatostatina – que inibe a secreção de insulina – atenua o aumento induzido pela leucina sobre a fosforilação da 4E-BP1 e da p70^{S6k}, porém não tem efeito sobre a associação do eIF4E e eIF4G. Além disso, estudos em ratos diabéticos demonstram que parte da resposta da leucina sobre a síntese proteica no músculo esquelético ocorre tanto por meio de mecanismos independentes de insulina como dependentes de insulina. Portanto, conclui-se que os efeitos estimulatórios da leucina sobre a síntese proteica muscular ocorrem por mecanismos dependentes de insulina, que incluem a sinalização mediada pela proteína mTOR para a 4E-BP1 e a p70^{S6k}, enquanto os efeitos independentes de insulina são mediados por um mecanismo ainda não totalmente esclarecido, que envolve a fosforilação do eIF4G e/ou sua associação com o eIF4E.

Ingestão de macronutrientes pós-exercício de força

Os estímulos básicos que determinam o crescimento muscular são os treinamentos de força e a interação destes com a ingestão alimentar (Figura 9.6). A ingestão de carboidratos imediatamente após o exercício de força pode aumentar a subsequente ressíntese de glicogênio quando comparada ao mesmo intervalo de tempo algumas horas posteriores ao treino. Similarmente, é possível estimular o crescimento muscular (minimizando a degradação e/ou maximizando a síntese) por meio da ingestão de carboidrato e aminoácidos após uma sessão de exercício de força. Esse efeito é parcialmente devido a mudanças estimuladas pela insulina no processo de captação de aminoácidos e síntese proteica no tecido muscular.

A ingestão de aminoácidos e de carboidratos durante as primeiras horas iniciais após uma sessão de exercício de força parece promover um saldo mais positivo do balanço proteico quando comparado ao estado de jejum. O preciso mecanismo envolvido ainda não tem sido elucidado, mas é provavelmente relacionado ao aumento da disponibilidade de aminoácidos intracelular e/ou ao aumento da concentração sérica de insulina. Como uma recomendação prática, portanto, a alimentação pós-exercício deve inicialmente priorizar a hidratação do indivíduo, aliada à ingestão de carboidratos (1 a 1,2 g/kg de massa corporal pelas 4 a 6 horas posteriores ao término do exercício) e proteínas (0,25 a 0,3 g/kg de massa corporal, contendo pelo menos 10 g de aminoácidos indispensáveis), na forma líquida ou sólida. Cabe ressaltar que esse consumo de proteína pode ser realizado por meio da utilização de alimentos devido à baixa quantidade a ser ingerida.

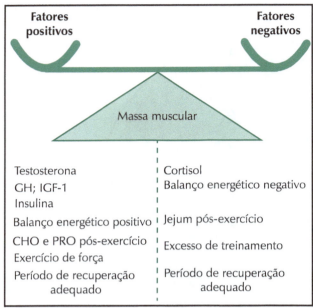

Figura 9.6. Fatores que maximizam o ganho de massa muscular.
Fonte: Deldicque, Theisen, Francaux, 2005.

Segundo Rennie, a síntese proteica muscular parece muito sensível ao aumento da disponibilidade de aminoácidos no sangue e saturável por aumentos relativamente pequenos na disponibilidade de aminoácidos, equivalentes a 3,5 a 7 g de proteína durante 1 hora, ou um aumento de 25% da concentração plasmática de aminoácidos.

Ainda assim, a síntese proteica, estimulada pós-exercício, se mantém alta pelo período de 24 horas, dispensando ingestões elevadas de proteínas de maneira aguda logo após o exercício. Em seguida ao atendimento das recomendações de proteína no período do pós-exercício, os indivíduos devem manter o consumo de proteína em quantidades moderadas por todas as refeições do dia, distribuídas de forma equilibrada e fracionada.

Exercício de força, balanço proteico muscular e aminoácidos de cadeia ramificada

A ingestão de uma mistura de aminoácidos ou de um hidrolisado de proteínas após uma sessão de exercício de força estimula a taxa de síntese proteica em músculo humano e promove balanço proteico muscular positivo. Diferentes teorias tentam explicar a ocorrência desse efeito, como o aumento da disponibilidade de aminoácidos, promovendo o aumento do transporte destes para dentro da célula muscular, o que estimula a síntese proteica. Outra possibilidade é que esse efeito decorre de um grupo de aminoácidos, como os ACR, ou de um único aminoácido, como a leucina. No que concerne à leucina, esta aumenta a fosforilação de proteínas envolvidas na regulação da síntese proteica, incluindo a p70^{S6k} e a 4E-BP1, no músculo esquelético de humanos. Aliado a esse fato, observa-se que a atividade da p70^{S6k} induzida pelo exercício correlaciona-se com o aumento da massa muscular após 6 semanas de treinamento de força. Desse modo, alterações na fosforilação da p70^{S6k} no músculo esquelético pós-exercício podem refletir em ativação de vias de sinalização, as quais podem responder pelo aumento da síntese proteica durante a fase inicial da recuperação pós-exercício. Esse fato é relevante, uma vez que a ingestão de leucina aumenta a fosforilação de proteínas envolvidas na regulação da síntese proteica muscular, incluindo a p70^{S6k} (Figura 9.5).

Em um estudo foi verificado que a adição de leucina a bebida contendo hidrolisado proteico e carboidratos promoveu maior estimulação da síntese proteica corporal total após a realização de uma sessão de exercício de força quando comparada à ingestão de carboidrato ou de carboidrato com hidrolisado proteico. Além disso, a ingestão combinada de carboidrato, hidrolisado proteico e leucina aumentou a síntese proteica muscular em relação à ingestão isolada de carboidrato. Os resultados desse estudo indicam que a adição de leucina na forma livre em combinação com proteínas e carboidratos representa uma estratégia efetiva na promoção do anabolismo proteico muscular pós-exercício de força.

Em outro estudo foi investigado o efeito do exercício de força isolado ou em combinação com a ingestão oral de ACR sobre a fosforilação da p70^{S6k} no músculo esquelético. Sete indivíduos executaram uma sessão de exercício de força (músculo quadríceps; 4 × 10 repetições; 80% de uma repetição máxima) em duas condições: com a ingestão de solução contendo ACR (45% leucina, 30% valina e 25% isoleucina) ou placebo (água flavorizada) durante e após o exercício. A ingestão de ACR acarretou aumento da concentração plasmática dos 3 ACR durante o exercício e o período de recuperação (2 horas). O exercício de força promoveu significativo aumento da fosforilação da p70^{S6k}, que persistiu 1 a 2 horas pós-exercício, enquanto a ingestão com ACR aumentou 3,5 vezes a fosforilação da p70^{S6k} durante a recuperação. Além disso, a fosforilação da proteína ribossomal S6 – substrato da p70^{S6k} – foi aumentada durante o período de recuperação pós-exercício de força apenas no grupo que ingeriu ACR. Desse modo, ACR – ingeridos durante e após o exercício de força – podem aumentar a síntese proteica no músculo esquelético pós-exercício de força por meio da cascata de sinalização dependente da p70^{S6k}.

Uma questão importante a ressaltar quando se pensa em suplementação de leucina para estímulo da síntese proteica muscular é que esta não deve ser administrada isoladamente, pois seu excesso promoveria a depleção dos outros aminoácidos de cadeia ramificada, isoleucina e valina. O aumento da oferta de leucina provocaria maior liberação do seu cetoácido, alfa-cetoisocaproato (KIC), e o acúmulo deste, por sua vez, estimularia a atividade do complexo enzimático *desidrogenase de cetoácido de cadeia ramificada*, responsável por degradar os cetoácidos dos aminoácidos de cadeia ramificada até intermediários do ciclo de Krebs. Sendo assim, a suplementação deve ser programada com os 3 aminoácidos de cadeia ramificada em uma proporção mínima de 3:1:1 de leucina, isoleucina e valina, respectivamente. Além disso, a síntese proteica parece mais efetiva na presença de um conteúdo significativo de aminoácidos indispensáveis na porção e não somente de leucina.

CAPÍTULO 9 | CRESCIMENTO MUSCULAR

Tabela 9.5. Implicações práticas para o aumento de massa magra.

- O programa de treinamento de força deve solicitar os principais grupamentos musculares do corpo por meio de séries com 8 a 12 repetições com carga máxima, com períodos de recuperação relativamente curtos entre as séries e os exercícios.

- A adequada recuperação entre as sessões de treinamento é extremamente relevante, desde que os efeitos do treinamento de força, especialmente com significativa ênfase sobre a ação muscular excêntrica, possam persistir por 5 dias ou mais.

- Um balanço energético positivo é fundamental na promoção da síntese proteica muscular.

- O fracionamento da alimentação é preferível à ingestão de poucas refeições com grandes quantidades de alimentos. Um dos fatores que aumentam a síntese proteica é a acelerada captação de aminoácidos a partir da circulação sanguínea. Maior número de refeições auxilia na manutenção da concentração sanguínea de aminoácidos.

- Apesar da necessidade proteica aumentada em indivíduos submetidos ao exercício de força, esta pode ser prontamente obtida por meio de uma dieta balanceada e nutritiva, desde que o atleta necessite ingerir maior quantidade de alimentos devido ao maior gasto energético total imposto pelo treinamento.

- A ingestão de proteína e de carboidrato pós-exercício de força potencializa o efeito gerado isoladamente pelo exercício em relação à síntese proteica. Além disso, ajuda a promover um quadro hormonal anabólico.

Fonte: Desenvolvida pela autoria.

Considerações finais

Indubitavelmente, muitos são os fatores que regulam o crescimento corporal e de tecidos específicos como o muscular e o ósseo. Além dos fatores nutricionais e hormonais, a literatura nos fornece uma série de informações sobre algumas proteínas transportadoras de hormônios ou *binding proteins,* compostos cuja função específica permanece não completamente esclarecida. Esses compostos modulam as ações endócrinas, parácrina e autócrina de alguns hormônios e, dependendo do estado nutricional, estimulam processos anabólicos ou catabólicos. Sem dúvida, novos estudos são necessários para esclarecer os mecanismos responsáveis pelo controle do crescimento corporal, no tratamento de algumas doenças relacionadas ao nanismo nutricional e em outras doenças catabólicas nas quais se está comprovando a participação desses hormônios nos tratamentos clínicos.

Questões propostas para estudos

1. Definir o termo "crescimento".
2. Quais os mecanismos de ação do hormônio do crescimento (GH) sobre o processo de crescimento?
3. Descrever sucintamente a ação do IGF-1 nos tecidos.
4. Quais os principais fatores nutricionais relacionados ao ganho de massa muscular?
5. Qual a correlação entre IGF-1, crescimento, nutrição e exercício físico?
6. Qual é a ação dos glicocorticoides sobre a síntese proteica?
7. Quais os fatores determinantes do aumento de massa muscular?
8. Explique as hipóteses relacionadas ao aumento do hormônio GH induzido pelo exercício físico.
9. Explique sucintamente a regulação da secreção de GH.
10. Qual a importância da ingestão de macronutrientes pós-exercício de força?

Bibliografia consultada

- Adams GR. Satellite cell proliferation and skeletal muscle hypertrophy. Appl Physiol Nutr Metab 31(6):782-90, 2006.

- Allen LH. Nutricional influences on linear growth: a general review. Eur J Clin Nutr 48:S75-S89, 1994.

- American College of Sports Medicine. Academy of Nutrition and Dietitians, Dietitians of Canada. Joint position stand: nutrition & athletic performance. Journal of Academy of Nutrition and Dietetics 116:501-528, 2016.

- Bolster DR, Jefferson LS, Kimball SR. Regulation of protein synthesis associated with skeletal muscle hypertrophy by insulin-, amino acid-and exercise-induced signalling. Proc Nutr Soc 63:351-356, 2004.

- Cappon J, Braesel JA, Mohan S, Cooper DM. Effect of a brief exercise on circulating insulin-like growth factor-1. J Appl Physiol 76:2490-2496, 1994.

- Chihara K, Sugimoto T. The action of GH/IGF/IGFBP in osteoblasts and osteoclasts. Horm Res 48:45-49, 1997.

- Chilibeck PD, Sale DG, Webber CE. Exercise and bone mineral density. Sports Med 19:103-122, 1995.

- Cholewa JM, Dardevet D, Lima-Soares F, de Araújo Pessôa K, Oliveira PH, Dos Santos Pinho JR et al. Dietary proteins and amino acids in the control of the muscle mass during immobilization and aging: role of the MPS response. Amino Acids, 49(5)811-820, 2017.

- Churchward-Venne TA, Burd NA, Mitchell CJ, West DWD, Philp A, Marcotte GR, Baker SK, Baar K, Phillips SM. Supplementation of a suboptimal protein dose with leucine or essential amino acids: effects on myofibrillar protein synthesis at rest and following resistance exercise in men. J. Physiol 590:2751-2765, 2012.

- Clemons DR, Underwood LE. Uses of human insulin-like growth factor-1 in clinicals conditions. J Clin Endocrinol Metab 79:4-6, 1994.

- Cruzat VC, Donato Jr. J, Schneider CD, Tirapegui J. Hormônio do crescimento e exercício físico: considerações atuais. Rev. Bras. Ciências Farm, 44:549-562, 2008.

- Dardevet D, Sornet C, Savary I, Debras E, Patereau-Mirand P, Grizard J. Glucocorticoid effect on insulin-and IGF-I: regulated muscle protein metabolism during aging. J Endocrinol 156: 83-89, 1998.

- De Feo P. Hormonal regulation of human protein metabolism. Eur J Endocrinol 135:7-18, 1996.

- Deldicque L, Theisen D, Francaux M. Regulation of mTOR by amino acids and resistance exercise in skeletal muscle. Eur J Appl Physiol 94:1-10, 2005.

- Donato Jr. J, Pedrosa Rg, Cruzat VF, Pires I, Tirapegui J. Effects of leucine supplementation on the body composition and protein nutritional status of adult rats submitted to food restriction. Nutrition, 22:520-527, 2006

- Froesch ER, Zapf J, Audhya TK, Bem-Porath E, Segen BJ, Gibson KD. Nonsuppressible insulin-like activity and thyroid hormones: major pituitary dependent sulphation factors for chick embryo cartilage. Proc Natl Acad Sci USA 73:2904-2908, 1976.

- Garlick PJ, McNurlan MA, Bark T, Lang CHL, Gelato MC. Hormonal regulation of protein metabolism in relation to nutrition and diseases. J Nutr 128: 356S-359S, 1998.

- Gomes MR, Pires ISO, Castro IA, Tirapegui, J. Effect of moderate physical exercise on plasma and tissue levels of insulin-like growth factor-1 (IGF-1) in adult rats. Nutr Res 24:555-564, 2004.

- Gomes MR, Pires ISO, Castro IA, Tirapegui, J. Effect of protein restriction on plasma and tissue levels of insulin-like growth factor-1 (IGF-1) in adult rats. Nutr Res 23:1239-1250, 2003.

- Gomes MR, Tirapegui J. Relação entre o fator de crescimento semelhante à insulina (IGF-1) e atividade física. Rev Bra Ativ Física e Saúde 3:66-71, 1998.

- Grossman EJ, Grindeland RE, Roy RR, Talmadge RJ, Evans J, Edgerton VR. Growth hormone, IGF-1, and exercise effects on non-weight-bearing fast muscle of hypophysectomized rats. J Appl Physiol, 83:1522-1530, 1997.

- Hall K, Hilding A, Thoren M. Determinants of circulating insulin-like growth factor-I. J Endocrinol Invest 22:48-57, 1999.

- Hall K, Holmgren A, Lindahl U. Purification of a sulphation factor from skeletal muscle of rat. Biochim Biophys Acta 201:398-400, 1979.

- Hargreaves M, Cameron-Smith D. Exercise, diet, and skeletal muscle gene expression. Med Sci Sports Exerc, 34:1505-1508, 2002.

- Henriksen EJ, Louters LL, Stump CS, Tipton CM. Effects of prior exercise on the action of insulin-like growth factor-1 in skeletal muscle. Am J Physiol 263:E340-E344, 1992.

- Higashi Y, Takenaka A, Takahashi S, Nogushi T. Effect of protein restriction on the messenger RNA contents of bone-matrix proteins, insulin-like growth factors and insulin-like growth factor binding proteins in femur of ovariectomized rats. Br J Nutr 75:811-823, 1996.

- Hokama JY, Streeper RS, Henriksen EJ. Voluntary exercise training enhances glucose transport in muscle stimulated by insulin-like growth factor I. J Appl Physiol 82:508-512, 1997.

- Holeček M. Branched-chain amino acids in health and disease: metabolism, alterations in blood plasma, and as supplements. Nutr Metab (Lond), 15:33, 2018.

- Houston ME. Gaining weight: the scientific basis of increasing skeletal muscle mass. Can J Appl Physiol, 24:305-316, 1999.

- Ivy JL. Glycogen Resynthesis after exercise: effect of carbohydrate intake. Int J Sports Med 19:S142-S145, 1998.

- Jäger R, Kerksick CM, Campbell BI, Cribb PJ, Wells SD, Skwiat TM, Purpura M et al. International Society of Sports Nutrition Position Stand: protein and exercise. J Int Soc Sports Nutr, 14:20, 2017.

- Jepson MM, Bates PC, Millward DJ. The role of insulin and thyroid hormones in the regulation of muscle protein in the rat. Br J Nutr 59:397-415, 1988.

- Karlsson, HK, Nilsson PA, Nilsson J, Chibalin AV, Zierath JR, Blomstrand E. Branched-chain amino acids increase $p70^{S6k}$ phosphorylation in human skeletal muscle after resistance exercise. Am. J. Physiol. Endocrinol. Metab 287:E1-E7, 2004.

- Koziris LP, Hickson RC, Chatterton RT, Groseth RT, Christie JM, Goldflies DG, Unterman TG. Serum levels of total and free IGF-1 and IGFBP-3 are increased and maintained in long-term training. J Appl Physiol 86:1436-1442, 1999.

- Lee PD, Giudice LC, Conover Ca, Powell Dr. Insulin-like growth factor binding protein-1: recent findings and new directions. Proc Soc Exp Biol Med 216:319-357, 1997.

- Lemon PWR. Beyond the zone: protein needs of active individuals. J Am Coll Nutr 19:513S-521S, 2000.

- Loveridge N, Farquharson C, Scheven AAB. Endogenous mediators of growth. Proc Nutr Soc 49:443-450, 1990.

- Malpe R, Bayling DJ, Linkhart TA, Wergedal JE, Mohan S. Insulin-like growth factor (IGF)-I.-II, IGF binding protein (IGFBP)-3,-4, and -5 levels in the conditioned media of normal human bone cell are skeletal site-dependent. J Bone Miner Res 12:423-430, 1997.

- Mc Farland DC. Nutritional and development roles of insulin-like growth factors between species: a brief history and introduction. J Nutr 128:300S-301S, 1998.

- Mcwhirter JP, Ryan MF, Pennington CR. An evaluation of IGF-1 as an indicator of nutritional status. Clin Nutr 14:74-79, 1995.

- Millward DJ, Bowtell J, Pacy P, Rennie MJ. Physical Activity, protein metabolism and protein requirements. Proc Nutr Soc 53:223-40, 1994.

- Millward DJ. The nutritional regulation of muscle growth and protein turnover. Aquaculture 79:1-28, 1989.

- Miura Y, Kato H, Noguchi T. Effect of dietary proteins on insulin-like growth factor-1 (IGF-1) messenger ribonucleic acid content in rat liver. Br J Nutr 67:257-265, 1992.

- Moravat A, Dauncey MJ. Effect of thyroid status on insulin-like growth factor-1, growth hormone and insulin are modified by food intake. Eur J Endocrinol 138:95-103, 1998.

- Nilson A, Ohlsson C, Isaksson OG, Lindahl A, Isgaard J. Hormonal regulation of longitudinal growth. Eur J Clin Nutr 48:S150-S160, 1994.

- Ohlsson C, Bengtsson BA, Isaksson OG, Andreassen TT, Slootweg MC. Growth hormone and bone. Endocr Rev 19:55-79, 1998.

- Oster MH, Fielder PJ, Levin N, Cronin MJ. Adaptation of the growth hormone and insulin-like growth factor-1 axis to chronic and severe calorie or protein malnutrition. J Clin Invest 95:2258-2265, 1995.

- Phillips LS, Pao CI, Villafuerte BC. Molecular regulation of insulin-like growth factor-I and its principal binding protein, IGFBP-3. Prog Nucleic Acid Res 60:195-265, 1998.

- Pimentel E. Insulin and Insulin-like growth factors In: Pimentel E. Handbook of growth factors: peptide growth factors. Boca Raton: CRC Press, v. 2, 1994.

- Rabkin R. Nutrient regulation of insulin-like growth factor-I. Miner. Electrolyte Metab 23:157-160, 1997.

- Rehfeldt C. In response to Point:Counterpoint: "Satellite cell addition is/is not obligatory for skeletal muscle hypertrophy". J Appl Physiol 103:1104, 2007.

- Rennie MJ. Control of muscle protein synthesis as a result of contractile activity and amino acid availability: implications for protein requirements. Int J Sport Nutr Exer Metab 11:S170--S176, 2001.

- Ribeiro SML, Rogero MM, Luz S, Campos Pl, Lancha Jr AH, Tirapegui J. Effect of different level of protein intake and training on growth and nutritional status of young rats. J Nutr Sci Vitaminol, 56:177-184, 2010.

- Ribeiro SML, Tirapegui J. Fator de crescimento semelhante à insulina (IGF-1): algumas relações com crescimento corporal e tecidual, exercício físico e dieta. Cadernos Nutr 10:28-46, 1995.

- Rivero F, Goya L, Alaez C, Pascual-Leone AM. Effects of undernutrition and diabetes on serum and liver mRNA expression of IGFs and theirs binding proteins during rat development. Endocrinol 145:427-440, 1995.

- Rogero MM, Borges MC, Borelli P, Tirapegui J. Desmame precoce, imunocompetência e glutamina. Pediatria, 31:118-127, 2009.

- Rogero MM, Tirapegui J. Aspectos atuais sobre aminoácidos de cadeia ramificada e exercício físico. Brazilian Journal of Pharmaceutical Sciences 44:563-575, 2008.

- Rooyackers OE, Nair KS. Hormonal regulation of human muscle protein metabolism. Annu Rev Nutr 17:457-485, 1997.

- Rutanen EM, Pekonen F. Insulin-like growth factors and their binding protein. Acta Endocrinol 123:7-13, 1990.

- Sato M, Koyama KJ, Oyamatsu F, Kayama N, Yoshikawa H, Ohkawa T, Hatakeyama M. Insulin-like growth factor in malnourished rats following mayor hepatic resection. Acta Med Biol 42:159-163, 1994.

- Schlechter NL, Russel LSM, Spencer EM, Nicoll LCS. Evidence suggesting that the direct growth-promoting effect of growth hormone on cartilage in vivo is mediate by local production of somatomedin. Proc Natl Acad Sci 83:7932-7934, 1986.

- Shad BJ, Thompson JL, Breen L. Does the muscle protein synthetic response to exercise and amino acid-based nutrition diminish with advancing age? A systematic review. Am J Physiol Endocrinol Metab, 311(5):E803-E817.

- Shamim B, Hawley JA, Camera DM. Protein availability and satellite cell dynamics in skeletal muscle. Sports Med, 48(6):1329-1343, 2018.

- Smith WJ, Underwood LE, Clemmons DR. Effect of caloric or protein restriction on IGF-1 and IGF binding protein in children and adult. J Clin Endocrinol Metab 80:443-448, 1995.

- Soliman AT, Khadir MM. Growth parameters and predictors of growth in short children with and without growth hormone (GH) deficiency treated with human GH: a randomized controlled study. J Trop Pediatr 42:281-286, 1996.

- Swolin D, Brantsind C, Matejka G, Ohlsson C. Cortisol decreased IGF-I mRNA levels in human osteoblast-like cells. J Endocrinol 149:397-403, 1996.

- Takenaka A, Hirosawa M, Mori M, Yamada S, Yutaka M, Kato H et al. Effect of protein nutrition on the mRNA content of insulin-like growth factor-binding protein-1 in liver and kidney of rats. Br J Nutr 89:83-90, 1993.

- Takenaka A, Takahashi S, Noguichi T. Effect of protein nutrition on insulin-like growth factor-1 (IGF-I) receptor in various tissues of rats. J Nutr Sci Vitaminol 42:347-357, 1996.

- Tirapegui J, Yahya ZAH, Bates PC, Millward DJ. Dietary energy, glucocorticoids and the regulation of long bone and muscle growth in the rat. Clin Sci 87:599-606, 1994.

- Tirapegui J. Effect of insulin-like growth factor-1 on muscle and bone growth in experimental model. Int J Food Sci 50:231-236, 1999.

- Underwood LE. Nutritional regulation of IGF-1 and IGFBPs. J Pediatr Endocrinol Metab 9:303-312, 1996.

- Verdijk LB, Gleeson BG, Jonkers RA, Meijer K, Savelberg HH, Dendale P, van Loon LJ. Skeletal muscle hypertrophy following resistance training is accompanied by a fiber type--specific increase in satellite cell content in elderly men. J Gerontol A Biol Sci Med Sci 64(3):332-9, 2009.

- Viana D, Teodoro GFR, Torres-Leal FL, Tirapegui J. Protein synthesis regulation by leucine. BJPS, 46:30-37, 2010.

- Waterlow JC. Summary of causes and mechanisms of linear growth retardation. Eur J Clin Nutr 48, suppl.1:S210-S222, 1994.

- Weller PA, Dauncey MJ, Bates PC, Brameld JM, Buttery PJ, Gilmour RS. Regulation of porcine insulin-like growth factor-I and growth hormone receptor mRNA expression by energy status. Am J Physiol 266:E776-E785, 1994.

- Wilborn CD, Taylor LW, Greenwood M, Kreider RB, Willoughby DS. Effects of different intensities of resistance exercise on regulators of myogenesis. J Strength Cond Res 23(8):2179-87, 2009.

- Yahya Z, Bates PC, Tirapegui J, Morell D, Buchanan C, Millward DJ. IGF-I concentration in protein deficient rat plasma and tissue in relation to proteoglycan synthesis rate. Biochem Soc Trans 16: 624-625, 1988.

- Yahya ZAH, Bates PC, Millward DJ. Responses to protein deficiency of plasma and tissue insulin-like grwth factor-I levels and proteoglycan synthesis rates rat skeletal muscle and bone. J Endocrinol 127:497-503, 1990.

- Young VR, Marchini JS. Mechanism and nutritional significance of metabolic response altered intake of protein and amino acid with reference to nutritional adaptation in human. Am J Clin Nutr 51:270-289, 1990.

- Zhao X, Donovan SM. Combined growth hormone (GH) and insulin-like growth factor-I (IGF-I) treatment is more effective than GH or IGF-I alone at enhancing recovery from neonatal malnutrition in rats. J Nutr 125:2773-2786, 1995.

Recomendações Nutricionais para Atletas nos Diferentes Ciclos da Vida

• Audrey Yule Coqueiro • Raquel Raizel • Julio Tirapegui

Introdução

A nutrição é um dos principais pilares para a promoção e/ou manutenção de saúde. Conciliada com o exercício físico, uma dieta equilibrada está associada à redução do risco de desenvolvimento de diversas doenças, como as doenças crônicas não transmissíveis (DCNT), e à melhora da qualidade de vida (Tirapegui, 2013; Paterson et al., 2007).

No âmbito esportivo, a nutrição impacta diretamente na composição corporal e no desempenho físico, especialmente durante o crescimento e o envelhecimento, em atletas jovens (crianças e adolescentes) e pertencentes à categoria máster (Raizel et al., 2017, Tarnopolsky, 2008). Apesar da importância do acompanhamento nutricional para essas populações, a Ingestão Dietética de Referência (*Dietary Reference Intakes* – DRI) não contempla recomendações específicas para atletas nesses ciclos da vida (DRI, 2011).

Nesse cenário, diversos pesquisadores e órgãos renomados, como a Sociedade de Medicina Geriátrica da União Europeia (European Union Geriatric Medicine Society – EUGMS), propuseram recomendações nutricionais para crianças, adolescentes e idosos fisicamente ativos (Tarnopolsky, 2008; Bauer et al., 2013; Newsholme et al., 2003), as quais serão discutidas neste capítulo.

Nutrição para crianças fisicamente ativas

A criança é um ser em constante crescimento e desenvolvimento, sendo sua primeira década de vida caracterizada pela extensa multiplicação e pelo aumento do tamanho celular. O crescimento e o desenvolvimento são influenciados por fatores endógenos, como os biológicos e os genéticos, e por fatores exógenos, como os nutricionais, os culturais e os ambientais (Nogueira-de--Almeida, 2017).

A nutrição adequada é de suma importância para a plena maturação do indivíduo. A carência ou o excesso de nutrientes, quando ocorrem em períodos críticos de plasticidade, podem alterar a expressão gênica e reestruturar permanentemente os tecidos corporais, afetando, assim, o metabolismo e as funções biológicas (Nogueira-de--Almeida, 2017).

Além de levar em consideração a infância, que é um período crítico para o crescimento e o desenvolvimento, a nutrição deve considerar o nível de atividade física da criança, no intuito de suprir todas as necessidades energéticas e nutricionais do indivíduo, favorecendo sua maturação. Logo, a nutrição de crianças fisicamente ativas e/ou engajadas em esportes competitivos merece atenção especial e deve ser diferenciada quando em comparação com a nutrição de crianças sedentárias ou com menor nível de atividade física (Bar-or, 2001).

Recomendação de energia

As DRI sugerem que a necessidade estimada de energia (*estimated energy requirement* – EER) para crianças seja calculada por meio de fórmulas, considerando o coeficiente de atividade física (CAF) da criança, que pode ser sedentário, pouco ativo, ativo ou muito ativo. Essas equações são apresentadas na Tabela 10.1, enquanto o CAF é apresentado na Tabela 10.2 (IOM, 2005).

Tabela 10.1. Equações de predição da EER estabelecidas pelas DRI para crianças.

Idade	Equação
24 a 36 meses	(89 × peso em kg – 100) + 20 kcal
3 a 8 anos (sexo masculino)	88,5 – (61,9 × idade em anos) + CAF × (26,7 × peso em kg + 903 × estatura em metros) + 20 kcal
3 a 8 anos (sexo feminino)	135,3 – (30,8 × idade em anos) + CAF × (10 × peso em kg + 934 × estatura em metros) + 20 kcal
9 a 10 anos (sexo masculino)	88,5 – (61,9 × idade em anos) + CAF × (26,7 × peso em kg + 903 × estatura em metros) + 25 kcal
9 a 10 anos (sexo feminino)	135,3 – (30,8 × idade em anos) + CAF × (10 × peso em kg + 934 × estatura em metros) + 25 kcal

Fonte: IOM, 2005.

Tabela 10.2. Coeficiente de atividade física estabelecido pelas DRI para crianças.

Nível de atividade física	Coeficiente de atividade física
Sexo masculino	
Sedentário	1,0
Pouco ativo	1,13
Ativo	1,26
Muito ativo	1,42
Sexo feminino	
Sedentário	1,0
Pouco ativo	1,16
Ativo	1,31
Muito ativo	1,56

Fonte: IOM, 2005.

Diferentemente das DRI, a Organização Mundial da Saúde (OMS) propõe diversos valores de necessidade energética para crianças, dependendo do sexo e da idade, os quais dispensariam o cálculo das equações preditivas da EER (Tabela 10.3) (Food Agric Organ, 1985).

Tabela 10.3. Necessidade energética estabelecida pela OMS para crianças.

Idade (anos)	Meninos (kcal/dia)	Meninos (kcal/kg/dia)	Meninas (kcal/dia)	Meninas (kcal/kg/dia)
2 a 3	1.410	104	1.310	102
3 a 4	1.560	99	1.440	95
4 a 5	1.690	95	1.540	92
5 a 6	1.810	92	1.630	88
6 a 7	1.900	88	1.700	83
7 a 8	1.990	83	1.770	76
8 a 9	2.070	77	1.830	69
9 a 10	2.150	72	1.880	62

Fonte: OMS, 1985.

Para crianças engajadas em atividades físicas intensas e/ou esportes competitivos, a necessidade energética é aumentada tanto pelo treinamento como pelo processo de crescimento. Esportes que requerem baixo consumo energético, no intuito de promover baixa porcentagem de gordura corporal, como ginástica olímpica e balé, podem comprometer o crescimento da criança, além de a expor a maior risco de desenvolvimento de transtornos alimentares (Intensive training and sports specialization in young athletes, 2000).

A ingestão energética insuficiente predispõe ao quadro de "deficiência energética relativa no esporte", do inglês *relative energy deficiency in sport* (RED-S), que provoca prejuízos na função fisiológica, incluindo taxa metabólica, saúde óssea, imunidade, síntese proteica, saúde cardiovascular, entre outros, em decorrência da deficiência de energia, que ocorre quando o consumo é inferior ao gasto energético. A diminuição na disponibilidade energética induz os sistemas corporais a reduzirem o gasto de energia, comprometendo uma série de funções biológicas, como a atividade hormonal (Mountjoy, 2014).

Recomendação de proteína

A necessidade de ingestão de proteína é elevada durante a infância, tendo em vista a demanda requerida pelos processos de crescimento e desenvolvimento (Nogueira-de-Almeida, 2017, Bar-or, 2001). As DRI recomendam, para crianças de 1 a 3 anos, que de 5 a 20% do valor energético total (VET) seja proveniente de proteínas. Esse valor é superior para crianças de 4 a 10 anos, podendo alcançar de 10 a 30% do VET (DRI, 2011). A qualidade da proteína, em relação à presença de aminoácidos indispensáveis, também é de suma importância, sendo sugerido que 2/3 da ingestão proteica sejam provenientes de proteínas de alto valor biológico (Nogueira-de-Almeida, 2017).

Tendo em vista que a prática de exercício físico induz ao aumento da necessidade proteica, sugere-se que a ingestão de proteínas esteja próxima ao valor máximo da recomendação. Ressalta-se a importância do consumo de proteínas imediatamente após o treino, a fim de favorecer a recuperação do tecido muscular (Cotugna et al., 2005; Smith et al., 2015). A suplementação proteica não é necessária caso a dieta esteja suprindo as necessidades nutricionais da criança (Nemet et al., 2009).

Recomendação de carboidrato

A recomendação de carboidrato estabelecida pelas DRI não é diferente para crianças e adultos, sendo sugerido que esse macronutriente contemple de 45 a 65% do VET tanto na infância como na fase adulta (DRI, 2011). Vale salientar a importância da qualidade do carboidrato, sendo preferível a ingestão de fontes de carboidratos complexos, como cereais, grãos integrais, leguminosas, frutas, legumes e verduras. Esses alimentos contêm elevadas concentrações de fibras alimentares, que estão associadas à saúde intestinal e à redução do risco de obesidade infantil e de outras DCNT, como diabetes *mellitus* tipo 2 e cardiopatias (Nogueira-de--Almeida, 2017). Na Tabela 10.4, é apresentada a recomendação de fibras alimentares para crianças.

Tabela 10.4. Recomendação de ingestão de fibras alimentares estabelecida pelas DRI para crianças.

Idade (anos)	Recomendação para meninos	Recomendação para meninas
1 a 3	19 g/dia	19 g/dia
4 a 8	25 g/dia	25 g/dia
9 a 10	31 g/dia	26 g/dia

Fonte: IOM, 2011.

A suplementação com carboidrato antes, durante e após o exercício físico para crianças é pouco esclarecida na literatura, havendo estudos que demonstram melhora da *performance* física com essa intervenção, enquanto outros não verificaram nenhum tipo de efeito ergogênico da suplementação com carboidrato para crianças, sugerindo que apenas a dieta seria suficiente para suprir as necessidades desses indivíduos nos períodos pré-treino, durante o exercício e o pós-treino (Bar-or, 2001).

O excesso do consumo de açúcares aumenta o risco de desenvolvimento de obesidade infantil, considerada um importante problema de saúde pública. A ingestão excessiva de bebidas energéticas e esportivas, que contêm elevado teor de açúcar, além de contribuir com a obesidade, também favorece o desenvolvimento de cáries dentárias, outro problema de saúde pública para crianças. Doenças como síndrome metabólica e cardiopatias também estão associadas à ingestão excessiva de bebidas energéticas e esportivas. Nesse contexto, o consumo de tais bebidas deve ser realizado com cautela e sob supervisão de um nutricionista (Greenblum et al., 2012). Os efeitos adversos da ingestão de bebidas energéticas e esportivas são explicados detalhadamente em outro capítulo deste livro.

Recomendação de lipídio

As DRI recomendam que a ingestão de lipídio contemple de 30 a 40% do VET para crianças de 1 a 3 anos e de 25 a 35% do VET para indivíduos com idade entre 4 e 10 anos. Esses valores são superiores quando comparados à recomendação de lipídio para adultos – 20 a 35% do VET (DRI, 2011). A restrição de lipídio não é recomendada para crianças, considerando o risco de deficiência de vitaminas lipossolúveis (A, D, E e K) e ácidos graxos essenciais (ômegas 3 e 6). Além disso, a ingestão de lipídio inferior à recomendada pode resultar no consumo energético insuficiente, prejudicando o crescimento e o desenvolvimento da criança (Nogueira-de-Almeida, 2017).

Indivíduos jovens (crianças e adolescentes) utilizam mais lipídio do que carboidrato, como substrato energético, durante o exercício físico, em vista da limitada capacidade de armazenar glicogênio e de recrutar as vias metabólicas glicolíticas nesses ciclos da vida. Tal fato reforça a importância de evitar a restrição do consumo de lipídio para adolescentes, em especial quando fisicamente ativos (Jeukendrup, 2011; Montfort-Steige e Williams, 2007).

A OMS sugere que a ingestão de colesterol, de gordura saturada e de gordura trans seja inferior a 300 mg/dia, 10% do VET e 1% do VET, respectivamente, durante a infância (PAHO/WHO, 2003). Em relação aos ácidos graxos poli--insaturados, as DRI recomendam que a ingestão diária de ômega 3 e ômega 6 seja de 0,7 e 7 g, respectivamente, para crianças de 1 a 3 anos, e de 0,9 e 10 g, respectivamente, para crianças de 4 a 8 anos. A partir dos 8 anos de idade, a recomendação diária de ômega 3 e de ômega 6 passa a ser distinta entre os sexos, sendo de 1,2 e 12 g, respectivamente, para meninos de 9 a 13 anos e de 1,0 e 10 g, respectivamente, para meninas de 9 a 13 anos (DRI, 2011).

Em percentual do VET, a recomendação de ômega 3 e de ômega 6 não difere entre crianças e adultos, sendo sempre sugerido que o consumo diário de ômega 3 esteja entre 0,6 e 1,2% do VET e que a ingestão diária de ômega 6 esteja entre 5 e 10% do VET (DRI, 2011). Destaca-se que o consumo de ácidos graxos insaturados deve ser priorizado em comparação à ingestão de ácidos graxos saturados.

Recomendação de vitaminas

A vitamina A desempenha papel fundamental para o crescimento e o desenvolvimento, sendo essencial para o funcionamento adequado dos sistemas visual e imunológico. Em países em desenvolvimento, como o Brasil, a deficiência dessa vitamina é bastante prevalente, especialmente na infância, sendo necessária a suplementação com esse nutriente. Entretanto, na ausência da deficiência de vitamina A, a suplementação é dispensável e a dieta é capaz de suprir as necessidades nutricionais da criança (Nogueira-de-Almeida, 2017).

Outra vitamina lipossolúvel essencial para a manutenção ou promoção da saúde é a vitamina D, cuja principal função é promover a homeostase do metabolismo do cálcio e do fósforo. Em tal cenário, a deficiência dessa vitamina resulta em alterações do aparelho musculoesquelético. Logo, é possível compreender a importância da ingestão adequada de vitamina D durante a infância, no intuito de permitir o crescimento e o desenvolvimento saudáveis do esqueleto. A suplementação com vitamina D deve ser considerada para grupos específicos, como gestantes e lactantes, e em casos de deficiência desse nutriente (Nogueira-de-Almeida, 2017).

Dentre as vitaminas hidrossolúveis, destaca-se a importância da vitamina C na infância, tendo em vista seu importante papel nos sistemas antioxidante e imunológico, bem como na síntese de colágeno, que é fundamental para o crescimento adequado da criança. Em casos específicos, como no exercício físico extenuante, a necessidade de vitamina C pode estar aumentada, podendo-se cogitar a possibilidade de suplementação, com o intuito de atenuar a incidência e os sintomas de infecções respiratórias. Aventa-se que, enquanto a dieta suprir as necessidades nutricionais da criança, não há necessidade da suplementação farmacológica (Bivona et al., 2017, 24).

O consumo de uma dieta equilibrada, que contenha quantidades adequadas de todas as vitaminas, é de suma importância para o crescimento e o desenvolvimento, sendo que o excesso e a insuficiência de vitaminas podem causar efeitos adversos e comprometer a maturação adequada. Embora as recomendações sejam amplamente divulgadas, a prevalência de consumo de frutas e verduras por crianças e adolescentes está aquém dos valores diários preconizados (Raizel et al., 2016; Raizel et al., 2016a). As recomendações das vitaminas supracitadas, estabelecidas pelas DRI, são apresentadas na Tabela 10.5.

Tabela 10.5. Recomendação de vitaminas A, D e C estabelecida pelas DRI para crianças.

Idade	Vitamina A (μg/dia)	Vitamina D (μg/dia)	Vitamina C (mg/dia)
0 a 6 meses	400	10	40
6 a 12 meses	500	10	50
1 a 3 anos	300	15	15
4 a 8 anos	400	15	25
9 a 13 anos	600	15	45

Fonte: IOM, 2011.

Recomendação de minerais

O ferro é um dos minerais de maior importância biológica, em vista do papel que desempenha no transporte de gases e na composição de proteínas e enzimas atuantes nos mais diversos processos metabólicos, como na mielinização e na neurotransmissão. Nesse contexto, a deficiência de ferro, além de causar fadiga, está vinculada à redução da capacidade intelectual. Ambos os desfechos prejudicam o crescimento e o desenvolvimento da criança, bem como o desempenho em exercícios físicos. Considerando que a prevalência da deficiência de ferro entre pré-escolares é superior a 50%, o nutricionista deve estar atento à concentração desse micronutriente na dieta dessa população, prescrevendo a suplementação de ferro caso seja necessário (Nogueira-de-Almeida, 2017).

O zinco também é vital para o funcionamento adequado de diversos processos metabólicos, incluindo o crescimento e a proliferação celular, e a atividade do sistema imunológico. Evidências indicam elevada prevalência de inadequação alimentar desse micronutriente, e sugerem que um dos resultados deletérios do consumo insuficiente de zinco pode ser o prejuízo na maturação de crianças (Nogueira-de-Almeida, 2017).

Tal como o zinco, o magnésio é indispensável em mais de 300 reações metabólicas, participando de diversas funções biológicas, como a síntese de DNA, RNA e proteínas, e atuando no metabolismo energético (Rocha Romero, 2017). Embora a inadequação dietética de magnésio seja comum na população brasileira, a suplementação com esse mineral só é imprescindível quando a dieta não é capaz de suprir a necessidade nutricional da criança (Fávaro et al., 1997; Sales, 2017). Considerando que o magnésio é encontrado em diversos alimentos, como cereais, vegetais, nozes e sementes, a adequação dietética desse nutriente não representa tarefa de difícil execução (Rocha Romero, 2017).

O cálcio é o mineral mais abundante no organismo humano, estando em maior concentração nos ossos e dentes e permitindo o funcionamento adequado desses tecidos. A infância é um dos principais períodos para o depósito de cálcio no esqueleto, sendo que a deficiência desse mineral pode ocasionar raquitismo (Nogueira-de-Almeida, 2017), além de favorecer o desenvolvimento de cárie dentária (Coqueiro et al., 2018). O exercício físico, quando executado de modo moderado e regular, contribui para a mineralização óssea. De forma oposta, o exercício praticado à exaustão é considerado um estresse ao tecido ósseo, podendo favorecer o risco de fraturas. Nesse cenário, ressalta-se a importância da ingestão adequada de cálcio e de vitamina D para praticantes de atividade física e atletas, em especial quando crianças (Powers, 2014). As recomendações dos minerais supracitados, estabelecidas pelas DRI, são apresentadas na Tabela 10.6.

Tabela 10.6. Recomendação de ferro, zinco, magnésio e cálcio estabelecida pelas DRI para crianças.

Idade	Ferro (mg/dia)	Zinco (mg/dia)	Magnésio (mg/dia)	Cálcio (mg/dia)
0 a 6 meses	0,27	2	30	200
6 a 12 meses	11	3	75	260
1 a 3 anos	7	3	80	700
4 a 8 anos	10	5	130	1.000
9 a 13 anos	8	8	240	1.300

Fonte: IOM, 2011.

Recomendação hídrica

A recomendação hídrica inclui a ingestão de água e de bebidas, bem como da água contida nos alimentos. As DRI sugerem que a ingestão hídrica diária para crianças seja de 1,3 L (1 a 3 anos), 1,7 L (4 a 8 anos), 2,4 L (meninos de 9 a 13 anos) e 2,1 L (meninas de 9 a 13 anos) (DRI, 2011). É válido salientar que esses valores podem variar de acordo com diversos fatores, como o nível de atividade física e a temperatura ambiente.

Estudos demonstram que a sensação de sede indica que o indivíduo já está hipoidratado, ou seja, a oferta de líquido apenas nos momentos de sede não é capaz de manter o atleta hidratado (Arnaoutis, 2013). Bebidas saborizadas parecem possuir maior aceitação do que água para crianças, favorecendo a ingestão de líquidos durante o exercício. Entretanto, conforme previamente mencionado, o consumo de açúcares por meio de bebidas esportivas deve ser monitorado, a fim de evitar o desenvolvimento de doenças como cárie dentária e obesidade (Bar-or, 2001).

Considerações para a elaboração do plano alimentar

Essas considerações são válidas para crianças e adolescentes engajados em atividades físicas. A refeição que antecede o treinamento deve apresentar baixas concentrações de lipídio, fibras alimentares e cafeína, e deve apresentar quantidades moderadas de proteína. Os principais componentes dessa refeição devem ser carboidratos complexos e fluidos (Cotugna et al., 2005).

No intuito de minimizar o risco de distúrbios do trato gastrointestinal, como empachamento e vômito, sugere-se que a refeição seja ofertada de 3 a 4 horas antes do treino (Cotugna et al., 2005). Entretanto, refeições leves podem ser ofertadas até 1 ou 2 horas antes da sessão de exercício (Purcell et al., 2013). No período pós-treino, a refeição deve ser composta principalmente de carboidratos e proteínas (Cotugna et al., 2005).

Na Tabela 10.7, são apresentadas as principais recomendações nutricionais para crianças fisicamente ativas abordadas neste capítulo.

Nutrição para adolescentes fisicamente ativos

A OMS determina que adolescência é a fase entre 10 e 19 anos de idade. Dos 10 aos 14 anos o indivíduo é considerado pré-adolescente, enquanto dos 15 aos 19 é considerado adolescente. Durante a adolescência ocorre a maturação completa de diversos sistemas biológicos, como a maturação sexual. Além disso, o desenvolvimento motor, cognitivo e emocional atinge sua completude. Nesse contexto, a fase da adolescência contempla mudanças extremas, tanto físicas como psicológicas (Fisberg et al., 2017).

Durante a adolescência, no período denominado "estirão", o indivíduo cresce em torno de 11 cm. Além disso, ocorre nesse período o desenvolvimento das gônadas, dos órgãos reprodutores e dos caracteres sexuais secundários, compreendendo a completa maturação sexual. Previamente ao estirão, há um momento denominado "repleção puberal", no qual ocorre um acúmulo de gordura corporal, que será utilizada como fonte de energia para os processos biológicos que ocorrerão durante o estirão. Logo, é necessário cautela e discernimento para que a fase de repleção não seja confundida com obesidade (Fisberg et al., 2017).

A nutrição é um dos principais pilares para garantir o crescimento, desenvolvimento e maturação adequados durante a adolescência. A deficiência e o excesso de nutrientes podem culminar em prejuízos a esses processos. O atleta adolescente representa uma situação única. Para ele, devem ser atendidas todas às exigências nutricionais associadas aos treinamentos diários e competições, garantindo, ao mesmo tempo, uma dieta que atenda às demandas adicionais de seu crescimento e desenvolvimento (Fisberg et al., 2017; Desbrow, 2014).

Tabela 10.7. Recomendações nutricionais para crianças fisicamente ativas.

Nutriente	Recomendação
Energia	Para estimar a necessidade energética, podem ser utilizadas as equações propostas pelas DRI ou os valores propostos pela OMS.
Proteína	5 a 10% do VET (1 a 3 anos) e 10 a 30% do VET (4 a 10 anos). Pelo menos 50% das proteínas consumidas devem ser de alto valor biológico.
Carboidrato	45 a 65% do VET, devendo-se priorizar o consumo de carboidratos complexos, ricos em fibras alimentares.
Lipídios	30 a 40% (1 a 3 anos) e 25 a 35% (4 a 10 anos), devendo-se priorizar o consumo de ácidos graxos insaturados.
Micronutrientes	A suplementação com micronutrientes só é necessária quando a dieta não é capaz de suprir as recomendações propostas pelas DRI.
Líquidos	1,3 L/dia (1 a 3 anos), 1,7 L/dia (4 a 8 anos), 2,4 L/dia (meninos de 9 a 13 anos) e 2,1 L/dia (meninas de 9 a 13 anos).
Considerações	A refeição consumida de 3 a 4 horas antes do treino deve conter baixas concentrações de lipídio, fibras alimentares e cafeína, moderadas concentrações de proteína e elevada quantidade de carboidratos complexos e fluidos.

Fonte: Desenvolvida pela autoria.

PARTE I | NUTRIÇÃO NO ESPORTE

Tabela 10.8. Equações de predição da EER estabelecidas pelas DRI para adolescentes.

Idade	Equação
10 a 19 anos (sexo masculino)	88,5 – (61,9 × idade em anos) + CAF × (26,7 × peso em kg + 903 × estatura em metros) + 25 kcal
10 a 19 anos (sexo feminino)	135,3 – (30,8 × idade em anos) + CAF × (10 × peso em kg + 934 × estatura em metros) + 25 kcal

Fonte: IOM, 2005.

Recomendação de energia

O consumo de energia pelos adolescentes deve fornecer um aporte adequado a suas necessidades de crescimento e desenvolvimento, mantendo o gasto energético de acordo com metas de exercício e desempenho. Não existem métodos simples que possam determinar com precisão as necessidades exatas de energia de atletas adolescentes. Portanto, marcadores de crescimento e saúde são ferramentas úteis na determinação da adequação da ingestão total de energia (Desbrow, 2014). Tal como para crianças, as DRI sugerem equações preditivas para o cálculo das necessidades nutricionais de adolescentes (Tabela 10.8). Os valores de CAF são os mesmos para crianças e adolescentes (Tabela 10.2).

Devido ao período de repleção energética, acompanhado pelo aumento da porcentagem de gordura corporal, e a outras alterações corporais que ocorrem durante a adolescência, o desenvolvimento de transtornos alimentares, como anorexia e bulimia nervosas, é comum nesse ciclo da vida, especialmente nas meninas (Fisberg et al., 2017).

Coqueiro et al. (2016) aplicaram os testes de autopreenchimento *"Body Shape Questionnaire"*, que avalia a preocupação com a imagem corporal, e "Silhuetas de Stunkard", que analisa o nível de insatisfação corporal, para 34 atletas de voleibol feminino com idades entre 11 e 18 anos. Observou-se que a preocupação com a imagem corporal foi superior nas atletas com 15 a 16 anos quando comparadas com as mais jovens (12 a 14 anos), indicando que o risco de transtornos alimentares pode ser maior nas adolescentes do que nas pré-adolescentes. Além disso, 85% das atletas apresentavam-se insatisfeitas com a imagem corporal, evidenciando a busca da magreza.

Embora os distúrbios alimentares e de imagem corporal sejam mais comuns nas meninas, evidências indicam elevada prevalência de insatisfação corporal e de transtornos alimentares em atletas do sexo masculino (Goltz et al., 2013). Ressalta-se, portanto, a importância do acompanhamento multidisciplinar de atletas, no intuito de reduzir o risco de transtornos alimentares e de garantir que os processos de crescimento, desenvolvimento e maturação ocorram de modo adequado. Estratégias dietéticas e de treinamento para manipular o físico de um adolescente, independentemente do desempenho, devem ser evitadas. É importante que os padrões alimentares e a seleção de alimentos durante a adolescência reforcem a saúde em longo prazo, bem como o desenvolvimento de uma imagem corporal positiva (Desbrow, 2014).

Ao mesmo tempo, é importante compreender os efeitos deletérios da ingestão energética excessiva para adolescentes. Sabe-se, por exemplo, que o excesso de ingestão energética durante a adolescência, resultando em obesidade, pode acelerar a puberdade e a maturação sexual, cessando precocemente o crescimento físico (Fisberg et al., 2017).

Recomendação de proteína

As DRI recomendam que, para indivíduos de 4 a 18 anos, a proteína contemple de 10 a 30% do VET, enquanto para adultos (> 18 anos) a recomendação proteica é de 10 a 35% do VET (DRI, 2011). As necessidades de proteína estão entre 1,3 e 1,8 g/kg de peso corporal/dia, e os atletas devem adotar padrões alimentares que forneçam uma distribuição regular de fontes de proteína de alta qualidade ao longo do dia (Desbrow, 2014). É sugerido que 10 a 14% da proteína ingerida por adolescentes seja de alto valor biológico (DRI, 2011). Para adolescentes vegetarianos e veganos, a ingestão de proteína deve ser proveniente de diversas fontes, sendo essencial o acompanhamento nutricional desses indivíduos (Fuhrman e Ferreri, 2010).

O crescimento e o desenvolvimento do tecido muscular são acentuados durante a adolescência, resultando em aumento da massa magra, especialmente para os meninos (Fisberg et al., 2017). Caso o adolescente esteja engajado em exercícios físicos, especialmente em exercícios resistidos, o aumento da massa muscular pode ser ainda mais pronunciado. Nesse cenário, a ingestão adequada de proteínas é de suma importância, especialmente no período pós-treino, a fim de favorecer o anabolismo proteico muscular e a recuperação do músculo esquelético (Cotugna et al., 2005; Smith et al., 2015). O consumo total de energia também é importante na avaliação das necessidades de proteína, uma vez que a ingestão inadequada de energia fará a proteína ser usada como substrato energético, reduzindo potencialmente sua disponibilidade para as funções primárias (Desbrow et al., 2014).

A suplementação proteica não é necessária caso a dieta esteja suprindo as necessidades nutricionais do adolescente. Demais recursos nutricionais com fins de hipertrofia muscular, como a suplementação com creatina, também não são aconselhados para indivíduos com idade inferior a 18 anos (Nemet et al., 2009).

Recomendação de carboidrato

A ingestão de carboidrato deve ser ajustada para atender às demandas diárias de energia dos adolescentes. Tratando-se de adolescentes atletas, a duração e a intensidade das sessões de exercício devem ser consideradas para ajudar a orientar a ingestão de carboidratos (Desbrow et al., 2014).

A recomendação de carboidrato estabelecida pelas DRI para crianças, adolescentes e adultos é de 45 a 65% do VET. O consumo de carboidratos complexos, presentes em alimentos como cereais, grãos integrais, leguminosas e vegetais, deve ser priorizada, tendo em vista a elevada quantidade de fibras alimentares desses alimentos (DRI, 2011). As DRI recomendam que a ingestão diária de fibras alimentares seja de 31 e 26 g para meninos e meninas de 9 a 13 anos, respectivamente, enquanto os meninos de 14 a 18 anos devem consumir 38 g/dia e as meninas de 14 a 18 anos, 26 g/dia (DRI, 2011).

Em relação ao açúcar adicionado aos alimentos, a OMS recomenda que deve representar menos de 10% do VET, no intuito de evitar alterações no metabolismo glicídico, bem como o sobrepeso e a obesidade (PAHO/WHO, 2003).

Recomendação de lipídio

A adequação do consumo de lipídios é importante para assegurar o suprimento de vitaminas lipossolúveis e ácidos graxos essenciais, bem como para adequar o fornecimento de energia ao crescimento e à maturação de um atleta adolescente (Petrie, 2004).

A recomendação de lipídio estabelecida pelas DRI é de 25 a 35% do VET para indivíduos de 4 a 18 anos, e de 20 a 35% do VET para adultos (> 18 anos). Ômega 3 e ômega 6 devem ser consumidos diariamente nas quantidades de 0,6 a 1,2% do VET e de 5 a 10% do VET, respectivamente. As DRI também fornecem uma recomendação diária em gramas para esses nutrientes:

- **Ômega 3:** 1,2 (meninos de 9 a 13 anos), 1 (meninas de 9 a 13 anos), 1,6 (meninos de 14 a 19 anos), 1,1 (meninas de 14 a 19 anos).
- **Ômega 6:** 12 (meninos de 9 a 13 anos), 10 (meninas de 9 a 13 anos), 16 (meninos de 14 a 18 anos), 11 (meninas de 14 a 18 anos) (DRI, 2011).

A OMS sugere, ainda, que a ingestão de colesterol, de gordura saturada e de gordura trans seja inferior a 300 mg/dia, 10% do VET e 1% do VET, respectivamente, durante a adolescência (PAHO/WHO, 2003).

Se um atleta adolescente estiver encontrando dificuldades para satisfazer suas necessidades de energia, aumentar o teor de fontes alimentares de ácidos graxos insaturados na dieta (p. ex., azeite, abacate e salmão), pode ajudar a solucionar o problema devido à elevada densidade energética desses nutrientes (Desbrow et al., 2014).

Recomendação de vitaminas

Raizel et al. (2017) avaliaram a ingestão dietética de 19 jogadores de futebol jovens, no período pré-competição, e observaram ingestão insuficiente das vitaminas A, B9 e D. Esses dados são preocupantes em vista da importância de tais nutrientes nos processos de crescimento, desenvolvimento e maturação.

A vitamina A participa de diversos processos biológicos importantes, entre eles a síntese de hormônios esteroides, sendo essencial para a saúde do sistema reprodutor. Nesse sentido, a deficiência de vitamina A durante a adolescência compromete a maturação sexual, bem como os processos de crescimento e desenvolvimento. Em casos de gestação na adolescência, a ingestão dessa vitamina deve ser monitorada com bastante cautela, pois tanto a hipo como a hipervitaminose A podem resultar em aborto espontâneo e defeitos congênitos no feto (Fisberg et al., 2017).

Outra vitamina essencial durante a gestação, especialmente para adolescentes, é a vitamina B9, também conhecida como ácido fólico. Essa vitamina desempenha funções específicas na metilação do DNA, na síntese de células nervosas e na eritropoiese, além de ser indispensável para a formação do tubo neural em fetos. Nesse cenário, adolescentes grávidas carecem de atenção nutricional especial no que concerne à adequação dietética de vitamina B9 (Fisberg et al., 2017).

A vitamina D assume fundamental importância na adolescência em vista de seu papel na mineralização e no crescimento do tecido ósseo, processos que ocorrem de modo acentuado nesse ciclo da vida. Logo, a insuficiência da ingestão dessa vitamina, que chega a ser prevalente em quase 100% dos jovens, pode comprometer a saúde dos ossos, causando doenças como o raquitismo (Fisberg et al., 2017).

É importante mencionar que todas as vitaminas desempenham papéis biológicos cruciais para a manutenção da homeostase do organismo. O consumo de uma dieta equilibrada, contendo quantidades adequadas de todas as vitaminas, é indispensável para garantir a eficiência dos processos de crescimento, desenvolvimento e maturação. As recomendações das vitaminas supracitadas, estabelecidas pelas DRI, são apresentadas na Tabela 10.9.

Tabela 10.9. Recomendação de vitamina A, D e B9 estabelecida pelas DRI para adolescentes.

Idade	Vitamina A (μg/dia)	Vitamina D (μg/dia)	Vitamina B9 (μg/dia)
9 a 13 anos (meninos)	600	15	300
9 a 13 anos (meninas)	600	15	300
14 a 19 anos (meninos)	900	15	400
14 a 19 anos (meninas)	700	15	400

Fonte: IOM, 2011.

Recomendação de minerais

Evidências indicam que jovens atletas consomem quantidades insuficientes dos minerais cálcio e magnésio (Raizel et al., 2017; Parnell et al., 2016). A ingestão adequada de cálcio é vital durante a adolescência, tendo em vista a importância desse nutriente na saúde óssea e dental. Cerca de 25% da massa óssea é adquirido durante o pico de crescimento, que ocorre na adolescência, porém a deficiência de cálcio e de vitamina D pode comprometer esse processo biológico (Fisberg et al., 2017).

Além desses nutrientes, o magnésio tem papel crucial no metabolismo ósseo, pois, juntamente com o cálcio e o fósforo, faz parte da estrutura mineral óssea. O magnésio também participa dos processos de contração muscular, atividade das células nervosas, proliferação celular, estabilização da estrutura das cadeias de DNA, entre outras funções. A deficiência desse nutriente prejudica, portanto, o metabolismo ósseo, o crescimento e a saúde de modo geral, repercutindo, também, em piora da *performance* física (Fisberg et al., 2017).

Outro mineral de crucial importância durante a adolescência é o ferro, visto que nesse ciclo da vida há expansão do volume sanguíneo e da capacidade respiratória, em decorrência das alterações biológicas que ocorrem na adolescência. Assim, o transporte de oxigênio, que depende do ferro, é essencial para permitir o rápido crescimento e desenvolvimento de tecidos. Para as meninas, a necessidade desse mineral aumenta, considerando a perda de sangue que ocorre após a menarca. Vale salientar que a prevalência de inadequação dietética de ferro é baixa em adolescentes, devido à fortificação alimentar com o ferro (Fisberg et al., 2017).

Para adolescentes engajados em exercícios físicos, a deficiência de ferro pode comprometer também a capacidade de trabalho e o desempenho físico, promovendo fadiga precoce. O treinamento intenso pode aumentar as perdas de ferro por meio do suor, fezes, urina e hemólise intravascular. Assim, atenção especial deve ser dirigida aos adolescentes engajados em exercícios físicos extenuantes, especialmente às meninas e aos vegetarianos, que tendem a consumir menor quantidade desse mineral (Sim et al.; Koehler, 2012).

O zinco participa de processos metabólicos em diversos sistemas biológicos, como o sistema reprodutivo, controlando o crescimento e o desenvolvimento de gônadas (ovários e testículos). A deficiência desse mineral pode causar hipogonadismo, com redução da função das gônadas e, consequentemente, da produção de hormônios e gametas. A adequação dietética de zinco é de suma importância nessa fase da vida, a fim de garantir a adequada maturação sexual (Fisberg et al., 2017). As recomendações dos minerais supracitados, estabelecidas pelas DRI, são apresentadas na Tabela 10.10.

Tabela 10.10. Recomendação de cálcio, magnésio, ferro e zinco estabelecida pelas DRI para adolescentes.

Idade	Cálcio (mg/dia)	Magnésio (mg/dia)	Ferro (mg/dia)	Zinco (mg/dia)
9 a 13 anos (meninos)	1.300	240	8	8
9 a 13 anos (meninas)	1.300	240	8	8
14 a 18 anos (meninos)	1.300	410	11	11
14 a 18 anos (meninas)	1.300	360	15	9

Fonte: IOM, 2011.

Recomendação hídrica

A recomendação diária de ingestão hídrica para adolescentes, estabelecida pelas DRI, diferencia-se pela idade e pelo sexo do indivíduo, sendo sugerida a ingestão de 2,4 L e 2,1 L para meninos e meninas de 9 a 13 anos, respectivamente, e de 3,3 L e 2,3 L para meninos e meninas de 14 a 18 anos, respectivamente (DRI, 2011). Aventa-se que a necessidade hídrica pode ser alterada por diversas variáveis, como o nível de atividade física e a temperatura ambiente. Evidências indicam que a maioria dos atletas jovens já inicia a prática de exercício físico hipoidratada, o que pode causar agravos à saúde, bem como comprometer a *performance* física. Nesse cenário, atenção especial deve ser destinada à hidratação de atletas jovens (Arnaoutis et al., 2015).

Devido à grande variabilidade nas taxas de suor entre os adolescentes, é importante a monitoração das mudanças na massa corporal durante uma sessão de treinamento, como guia para ajustar o déficit líquido ocorrido durante o exercício. Se as perdas forem excessivas (> 2% do peso corporal) ou se houver excesso na ingestão líquida (ganho de peso), o atleta deve ser orientado a ajustar as taxas de consumo (Desbrow et al., 2014).

Na Tabela 10.11, são apresentadas as principais recomendações nutricionais para adolescentes fisicamente ativos abordadas neste capítulo.

Tabela 10.11. Recomendações nutricionais para adolescentes fisicamente ativos.

Nutriente	Recomendação
Energia	Para estimar a necessidade energética podem ser utilizadas as equações propostas pelas DRI.
Proteína	10 a 30% do VET (14 a 18 anos) e 10 a 35% do VET (> 18 anos). É sugerido que 10 a 14% da proteína ingerida seja de alto valor biológico.
Carboidrato	45 a 65% do VET, devendo-se priorizar o consumo de carboidratos complexos, ricos em fibras alimentares.
Lipídios	25 a 35% do VET (4 a 18 anos) e 20 a 35% do VET (> 18 anos), devendo-se priorizar o consumo de ácidos graxos insaturados.
Micronutrientes	A suplementação com micronutrientes só é necessária quando a dieta não é capaz de suprir as recomendações propostas pelas DRI.
Líquidos	2,4 L/dia (meninos 9 a 13 anos), 2,1 L/dia (meninas 9 a 13 anos), 3,3 L/dia (meninos 14 a 18 anos) e 2,3 L/dia (meninas 14 a 18 anos).
Considerações	A refeição consumida de 3 a 4 horas antes do treino deve conter baixas concentrações de lipídio, fibras alimentares e cafeína, moderadas concentrações de proteína e elevada quantidade de carboidratos complexos e fluidos.

Fonte: Desenvolvido pela autoria.

Nutrição para idosos fisicamente ativos

A população mundial está envelhecendo. No Brasil, a expectativa é a de que os idosos corresponderão a 30% da população em 2050 (Aquino et al., 2017). O envelhecimento culmina em diversas alterações metabólicas, como o declínio progressivo na taxa metabólica de repouso (TMR), que varia de 1 a 2% por década após os 20 anos de idade. A redução na TMR está intimamente ligada à diminuição da massa livre de gordura, composta de tecidos e órgãos metabolicamente ativos (Manini, 2010). Até 50% do peso corporal total em adultos jovens é composto de massa muscular magra, mas esta diminui para 25% quando a idade de 75 a 80 anos é atingida (Cederholm et al., 2013; Nowson e O'Connell, 2015).

A perda de massa muscular é geralmente associada a ganhos de massa gorda, sem grande flutuação no peso corporal. Essa importante modificação da composição corporal implica comprometimento funcional e consequências metabólicas. Entre as consequências mais pronunciadas estão a redução do gasto energético total, o aumento da resistência à insulina e a resistência muscular aos efeitos anabólicos provenientes de aminoácidos da dieta (Biolo et al., 2014). Nesse cenário, estratégias que assegurem a qualidade de vida durante o envelhecimento, como o consumo de uma dieta equilibrada e a prática de exercícios físicos, é de suma importância (Aquino et al., 2017).

Além das alterações metabólicas e na composição corporal, o desempenho físico declina inevitavelmente com o envelhecimento, sendo a *performance* aeróbia reduzida entre os 50 a 60 anos em decorrência de diversos fatores, incluindo a diminuição da capacidade cardíaca. Há, também, redução da intensidade e do volume de treinamento, bem como da força muscular, impactando em redução da *performance* anaeróbia (Campbell e Geik, 2004; Tanaka, 2008). Uma taxa anual de declínio da potência muscular de 1,25% tem sido evidenciada em esportes como corrida, arremesso e salto após os 70 anos de idade. Os eventos esportivos que envolvem membros superiores (arremesso de peso, arremesso de dardo) mostram maior taxa de declínio (1,4% ao ano) em comparação com aqueles em que os membros inferiores estão mais envolvidos (1,1% para salto em distância, e 0,6 a 0,7% para eventos de pista) (Gava et al., 2015).

Levando em consideração que o declínio do desempenho físico é inevitável, o uso de recursos ergogênicos, com destaque para a nutrição, torna-se uma importante ferramenta para atenuar o declínio da capacidade física (Campbell e Geik, 2004; Tanaka, 2008) Contudo, as necessidades nutricionais diferem entre atletas jovens e idosos, e, embora as recomendações nutricionais atuais (DRI) não contenham informações específicas sobre a nutrição de idosos fisicamente ativos, pesquisadores e especialistas da área da nutrição propuseram recomendações para essa população (Tarnopolsky, 2008; Campbell e Geik, 2004).

Recomendação de energia

Independentemente da faixa etária, os atletas devem consumir quantidades adequadas de energia, que supram o gasto energético, no intuito de manter o peso corporal, a saúde e a fim de maximizar os efeitos do treinamento. As proporções de carboidratos, lipídios e proteínas devem ser otimizadas para fornecer energia suficiente para sustentar as necessidades fisiológicas durante os treinos e competições, bem como a fim de garantir a recuperação muscular (Brisswalter e Louis, 2014). Caso a ingestão energética seja insuficiente, ocorrerá perda da massa muscular e óssea, fadiga, lesão muscular e aumento do risco de doenças (Campbell e Geik, 2004).

Em atletas idosos, a necessidade energética pode ser inferior à de atletas jovens, devido à redução do gasto energético de repouso e do volume de treinamento. Contudo, caso haja a necessidade de uma ingestão energética adicional, esta deve ser aumentada de acordo com as demandas metabólicas do exercício (Nowson e O'Connell, 2015).

Pelo fato de não existirem recomendações energéticas específicas para idosos fisicamente ativos, sugere-se o uso das mesmas equações e recomendações utilizadas para adultos. É de suma importância que haja o monitoramento do peso e da composição corporal do indivíduo a fim de verificar se o plano alimentar está adequado (Campbell e Geik, 2004).

Recomendação de proteína

A perda de massa muscular durante o envelhecimento, processo conhecido como sarcopenia, é responsável por diversas alterações de saúde e redução da capacidade funcional do idoso (Yang et al., 2012; Borack et al., 2016; Hughes et al., 2002).

As duas principais características da sarcopenia são a perda de fibras musculares de contração rápida (tipo II) e a perda de neurônios motores. A diminuição da massa muscular está associada à redução da massa óssea, o que, por sua vez, aumenta o risco de fraturas. Assim, a prevenção da sarcopenia é reconhecida como um fator-chave na redução do risco de fraturas em idosos (Cederholm et al., 2013).

As principais estratégias adotadas para a prevenção e tratamento da sarcopenia são a prática de exercícios físicos (em especial exercícios de força) e o consumo alimentar adequado, principalmente no que concerne à ingestão de proteínas, embora evidências recentes sugiram que essas intervenções (exercício físico e proteínas) sejam menos efetivas em induzir o aumento de massa muscular em idosos, comparado com adultos saudáveis, devido à "resistência anabólica" presente no envelhecimento (Bauer et al., 2013; Phillips, 2012; Yang et al., 2012; Borack et al., 2016).

A resistência anabólica é caracterizada pelo aumento do catabolismo proteico, quando comparado à taxa de anabolismo, prejuízo no efeito antiproteolítico da insulina e menor resposta anabólica após a ingestão de proteína ou de aminoácidos específicos. Esse desfecho estaria vinculado à redução da capacidade digestiva e absortiva associada ao envelhecimento, bem como à diminuição da sensibilidade à insulina (hormônio com importante potencial anabólico) e da fosforilação da proteína alvo da rapamicina em mamíferos (mTOR), a qual está envolvida na ativação da etapa de tradução da síntese proteica (Figura 10.1) (Bauer et al., 2013; Phillips, 2012; Yang et al., 2012).

No intuito de superar a resistência anabólica, é proposto o aumento do consumo de proteínas e de aminoácidos específicos, como a leucina, responsável pela ativação da via da mTOR (Xu et al., 2015; McDonald et al., 2016). Evidências recentes indicam que a recomendação proteica atual (0,8 g/kg de peso corporal/dia) é insuficiente para promover a recuperação de doenças e manter a saúde e a funcionalidade em idosos, sendo necessário o aumento do aporte diário de proteínas (Bauer et al., 2013; Yang et al., 2012; Tang, 2014). Adicionalmente, o consumo dessa quantidade de proteínas é insuficiente para otimizar o ganho muscular de idosos engajados em exercícios de força (Tarnopolsky, 2008).

Um interessante estudo denominado "PROT-AGE", realizado pela Sociedade de Medicina Geriátrica da União Europeia (European Union Geriatric Medicine Society – EUGMS), recomendou a ingestão proteica diária de 1 a 1,2 g/kg de peso corporal para idosos acima de 65 anos, a fim de manter a massa muscular e sua funcionalidade. Para idosos engajados em exercícios físicos aeróbios ou de força, a ingestão recomendada de proteína é de 1,2 a 1,5 g/kg de peso corporal/dia e deve ser ajustada quanto ao tipo, intensidade e duração do exercício físico, além de considerar fatores individuais do paciente, incluindo sua tolerância à ingestão de proteínas (Bauer et al., 2013).

Evidências indicam resultados interessantes com a ingestão de cerca de 1,2 a 1,6 g de proteína/kg de peso corporal/dia para idosos ativos, incluindo de 20 (mínimo) a 40 (máximo) gramas de proteína após o exercício físico. Levando em consideração que o pico de ativação da via da mTOR (síntese proteica) ocorre 2 horas após o exercício, sugere-se a ingestão proteica imediatamente após o treino (Bauer et al., 2013; Phillips, 2012; Yang et al., 2012; Borack et al., 2016; Moore et al., 2009; Phillips, 2014). Vale ressaltar que a associação do aumento da ingestão proteica e da prática de exercícios de força é considerada a principal intervenção a fim de superar a resistência anabólica e combater a sarcopenia (Phillips, 2012; Breen, 2011).

Quando o consumo alimentar se mostra suficiente, não é necessária a suplementação. Nesses casos, alguns alimentos têm potencial para induzir a síntese proteica em idosos, como uma porção moderada de bife (113 g), não sendo observado maior anabolismo proteico com a ingestão de porções maiores (340 g) (Phillips, 2012). Adicionalmente, sugere-se o fracionamento de alimentos proteicos durante o dia, visto que o consumo de refeições fartas pode diminuir o apetite por longos períodos, prejudicando a ingestão alimentar e proteica (Breen et al., 2011; Lancha et al., 2017). A combinação de alimentos também é uma estratégia interessante, podendo aumentar a qualidade da proteína consumida. Um exemplo clássico é o consumo simultâneo de arroz e feijão, permitindo a ingestão de todos os aminoácidos essenciais em proporções adequadas (Cozzolino et al., 2013).

Cabe destacar que a quantidade de proteína ingerida por refeição representa importante aspecto no tocante ao tratamento dietético da sarcopenia. Estudos sugerem que homens idosos saudáveis são menos sensíveis à ingestão de baixa quantidade de proteínas e necessitam de maior quantidade relativa de proteínas em uma única refeição para promover o estímulo máximo da taxa de síntese proteica miofibrilar no período pós-prandial em comparação com indivíduos jovens (Phillips, 2012; Moore et al., 2015).

Nesse sentido, o estudo "PROT-AGE" recomenda que as refeições para idosos apresentem de 25 a 30 g de proteínas, contendo 2,5 a 2,8 g de leucina, presente em fontes alimentares como leite, aveia, peixe, aves, gérmen de trigo, amêndoas e clara de ovo (Bauer et al., 2013; Cardon-Thomas et al., 2017; Mamerow, 2014).

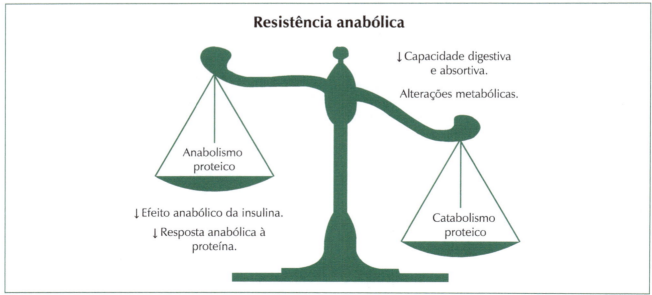

Figura 10.1. Resistência anabólica presente no envelhecimento.
Fonte: Desenvolvido pela autoria.

Além da quantidade de proteína ofertada, a qualidade da proteína deve ser levada em consideração a fim de promover aumento da síntese proteica. Diversos estudos evidenciam que proteínas com alto conteúdo de leucina e de rápida digestibilidade, como as proteínas do soro do leite (*whey protein*), são mais efetivas em induzir o anabolismo proteico, promover hipertrofia muscular e, por consequência, reduzir o risco de sarcopenia quando associadas ao exercício físico, em comparação com a proteína da soja e isolados de caseína (Bauer et al., 2013; McDonald et al., 2016; Dangin et al., 2003; Pennings et al., 2011; Karelis et al., 2015). Entretanto, ainda não há consenso na literatura sobre esse tópico, tendo em vista que diversos estudos também encontraram resultados interessantes com a suplementação da proteína da soja, similares aos encontrados com a suplementação de *whey protein*. Ressalta-se que o envelhecimento está associado à diminuição da eficiência mastigatória, o que pode comprometer o consumo alimentar de proteínas, e, nesse cenário, a suplementação proteica pode ser necessária (Nowson e O'Connell, 2015).

Recomendação de carboidrato

O consumo de carboidratos no período pós-treino, associado à ingestão de proteínas, é de suma importância para favorecer o ganho de massa muscular e a ressíntese de glicogênio, permitindo o desempenho físico adequado nas sessões de treino seguintes (Tarnopolsky, 2008).

Embora os atletas da categoria máster oxidem mais carboidrato durante o exercício físico se comparados com atletas jovens, não existem evidências indicando que os idosos respondem de maneira diferente às estratégias de reposição de carboidratos antes, durante e após o treino. Nesse contexto, é sugerido que o consumo de carboidratos para adultos e idosos fisicamente ativos seja similar (Tarnopolsky, 2008). As recomendações de carboidrato no exercício físico são discutidas em capítulo à parte deste livro.

É aconselhado o consumo de carboidratos complexos, derivados de fontes alimentares como cereais, grãos integrais, leguminosas e vegetais, que apresentam quantidade elevada de fibras alimentares, as quais promovem a saúde intestinal, atenuando o quadro de obstipação, comum em idosos. Além disso, o consumo de fibras alimentares favorece o controle da glicemia e de lipídios sanguíneos, podendo atenuar o risco de desenvolvimento de diversas doenças, como diabetes *mellitus* tipo 2, dislipidemias, síndrome metabólica e cardiopatias. A recomendação de fibras para idosos é de 30 g para homens e de 21 g para mulheres (Aquino et al., 2017).

Recomendações de lipídio

A oxidação de lipídios é menor durante o exercício físico em idosos se comparados com adultos jovens, demonstrando que a utilização desse macronutriente como substrato energético é menos importante para atletas da categoria máster. Nesse cenário, sugere-se que a oferta de carboidratos seja priorizada quando comparada à ingestão de lipídios, sempre respeitando as recomendações sugeridas pelas DRI (Tarnopolsky, 2008). Adicionalmente, é imprescindível priorizar o consumo de lipídios insaturados (mono e poli-insaturados), evitando que mais de 10% do valor energético total (VET) seja proveniente de gorduras saturadas (Aquino et al., 2017; Campbell e Geik, 2004).

Recomendação de micronutrientes

Os atletas, especialmente os engajados em exercícios de *endurance*, devem ingerir quantidades adequadas de vitaminas e minerais em suas dietas para manter a função imunológica saudável. Normalmente os atletas que apresentam alta ingestão energética atingem as recomendações de ingestão de micronutrientes, tornando desnecessário o uso de suplementos vitamínicos e minerais. Entretanto, em situações específicas, a suplementação com micronutrientes pode ser uma alternativa. Embora essas suplementações sejam cada vez mais utilizadas por atletas da categoria máster, poucos dados estão disponíveis acerca de seus efeitos sobre o estresse oxidativo, a recuperação muscular e o desempenho físico. Os benefícios potenciais do uso de suplementos em atletas são, portanto, questionáveis. Além disso, alguns estudos indicam que não há benefícios, enquanto outros destacam possíveis efeitos adversos da suplementação vitamínica (Brisswalter, Louis, 2014).

Apesar de a deficiência de determinados micronutrientes, como ferro, selênio e as vitaminas B12, D e E, estar associada à miopatia e à neuropatia, afetando a *performance* física, não há evidências de que a ingestão de micronutrientes acima do recomendado pelas DRI promova algum efeito ergogênico relevante para idosos fisicamente ativos. Assim, não é necessária a suplementação com vitaminas e minerais caso a dieta esteja suprindo todas as necessidades nutricionais do indivíduo e na ausência de doenças que afetem o estado nutricional. Para assegurar a adequação do plano alimentar, é de suma importância que o idoso seja assessorado por um nutricionista (Tarnopolsky, 2008). As vitaminas e minerais mais relevantes no exercício físico são discutidas neste livro em capítulos à parte.

Recomendação hídrica

Com o envelhecimento, há redução do conteúdo de água corporal decorrente da diminuição da capacidade dos rins de reter líquido e da redução da sensação de sede. Logo, os idosos são considerados um grupo de risco para desidratação e desequilíbrio eletrolítico. A ingestão hídrica diária recomendada é de 20 a 45 mL/kg de peso corporal, embora esse valor possa variar de acordo com diversas situações, incluindo a intensidade do exercício físico e fatores ambientais, como a temperatura ambiental (Aquino et al., 2017).

Sugere-se que, antes do exercício físico (2 a 3 horas), o indivíduo faça a ingestão de 400 a 600 mL de água, enquanto no período pós-treino é necessária a ingestão de 450 a 675 mL de líquido por quilo de peso perdido. Durante o exercício, a ingestão de fluidos deve ser de, aproximadamente, 165 a 340 mL em intervalos de 15 a 20 minutos (Campbell e Geik, 2004). A hidratação do atleta e a composição de bebidas esportivas é discutida detalhadamente em capítulos independentes deste livro.

Suplementação para idosos fisicamente ativos

Diversos recursos ergogênicos, incluindo a suplementação nutricional, têm sido estudados a fim de melhorar a *performance* física de atletas da categoria máster ou de idosos fisicamente ativos. Dentre os suplementos alimentares mais utilizados por essa população, destacam-se: creatina, β-hidroxi β-metilbutirato (HMB), beta-alanina, cafeína e carnitina. Aventa-se, entretanto, que a maioria dos estudos envolvendo a administração desses suplementos no envelhecimento apresenta curto período de intervenção e baixo número de indivíduos, o que compromete a acurácia dos ensaios (Cherniack, 2012; Stout et al., 2008; Del Favero et al., 2012; McCormack et al., 2013; Trexler et al., 2015).

Apesar de os resultados apresentados na literatura serem conflitantes, algumas informações já estão bem esclarecidas, como: (i) a suplementação com creatina, HMB e beta-alanina melhora o desempenho físico em exercícios anaeróbios e, possivelmente, promove hipertrofia muscular; e (ii) a cafeína e a carnitina apresentam potencial ergogênico em exercícios de *endurance*. A suplementação conjunta de diversos nutrientes, como creatina e beta-alanina, também tem apresentado resultados interessantes no que concerne ao aumento da *performance* física e à melhora da composição corporal (Hoffman et al., 2006; Zoeller et al., 2007). É válido salientar que a suplementação para idosos exige cautela e deve ser realizada apenas sob a recomendação de um nutricionista. Ressalta-se, também, a importância de novos estudos que avaliem a segurança da suplementação com essas substâncias durante o envelhecimento (Tarnopolsky, 2008; Cherniack, 2012; Trexler et al., 2015).

Considerações para a elaboração do plano alimentar

A refeição que contém a maior quantidade de proteína deve ser ingerida de 3 a 4 horas antes do treinamento de *endurance*. Caso o desjejum seja a refeição principal antes do treinamento, o intervalo de tempo pode ser encurtado, sendo recomendada, então, uma refeição leve ofertada 1 hora antes do treino. No período pós-treino, é recomendada a ingestão de 20 a 40 g de proteína, tanto para atletas de força e potência como para indivíduos engajados em exercícios de *endurance* prolongados (Nowson e O'Connell, 2015; Boirie et al., 2014).

Na Tabela 10.12, são apresentadas as principais recomendações nutricionais para idosos fisicamente ativos abordadas neste capítulo.

Tabela 10.12. Recomendações nutricionais para idosos fisicamente ativos.

Nutriente	Recomendação
Energia	A necessidade energética para idosos fisicamente ativos pode ser inferior à de atletas adultos, porém não existem recomendações específicas de energia para essa população. Nesse contexto, sugere-se o uso das mesmas equações e recomendações propostas para adultos.
Proteína	1,2 a 1,6 g/kg de peso/dia. Imediatamente no pós-treino: 20 a 40 g. Por refeição: 25 a 30 g.
Carboidrato	Recomendações similares às de atletas adultos.
Lipídios	Os lipídios são substratos energéticos menos importantes durante o exercício para idosos, devendo-se priorizar a ingestão de carboidratos. No entanto, a ingestão de lipídios deve seguir a recomendação proposta pelas DRI.
Micronutrientes	A suplementação com micronutrientes só é necessária quando a dieta não é capaz de suprir as recomendações propostas pelas DRI.
Líquidos	20 a 45 mL/kg de peso/dia. Pré-treino: 400 a 600 mL de água. Durante o treino: 165 a 340 mL em intervalos de 15 a 20 minutos. Pós-treino: 450 a 675 mL/kg de peso perdido.
Suplementos	Creatina, HMB e beta-alanina parecem favorecer a *performance* anaeróbia e promover hipertrofia muscular. Cafeína e carnitina parecem favorecer a *performance* aeróbia.
Considerações	Refeições com elevado conteúdo proteico devem ser ofertadas 3 a 4 horas antes do treino de *endurance*, enquanto refeições leves podem ser ingeridas 1 hora antes.

Fonte: Desenvolvida pela autoria.

Considerações finais

A nutrição adequada é de suma relevância para garantir a eficiência dos processos de crescimento, desenvolvimento e maturação de crianças e adolescentes. Para indivíduos nesses ciclos da vida que sejam fisicamente ativos, a nutrição assume um papel ainda mais importante para manter e/ou promover a saúde. Para idosos, a nutrição e o exercício físico atuam como reguladores metabólicos, podendo atenuar os efeitos deletérios do envelhecimento. Portanto, é vital que crianças, adolescentes e idosos, especialmente os fisicamente ativos, estejam sob acompanhamento nutricional, no intuito de promover a saúde e otimizar o desempenho físico. Vale ressaltar que, para aderir à intervenção nutricional, os pacientes precisam ser capazes de compreender e concordar com as estratégias adotadas, evidenciando a importância do processo ensino-aprendizagem entre o profissional e o paciente.

Questões propostas para estudos

1. Na recomendação de ingestão proteica para crianças, qual porcentagem da proteína consumida deve ser de alto valor biológico?
2. Para crianças, adolescentes e idosos fisicamente ativos, qual o momento crucial para a oferta de proteínas, a fim de favorecer a recuperação muscular – o período pré-treino, durante o exercício ou o período pós-treino?
3. Que tipo de carboidrato deve ser priorizado para crianças, adolescentes e idosos?
4. Que tipo de lipídio deve ser priorizado para crianças, adolescentes e idosos?
5. Quais os micronutrientes mais importantes para crianças fisicamente ativas? Justifique sua resposta.
6. Na recomendação de ingestão proteica para adolescentes, qual porcentagem da proteína consumida deve ser de alto valor biológico?
7. Quais os micronutrientes mais importantes para adolescentes fisicamente ativos? Justifique sua resposta.
8. Explique sucintamente as fases de repleção energética e estirão que ocorrem na adolescência.
9. Por que os adolescentes são um grupo de risco para o desenvolvimento de transtornos alimentares?
10. Explique brevemente a síndrome de deficiência energética relativa no esporte.
11. Qual a recomendação proteica para idosos fisicamente ativos?
12. Comente sobre o estudo PROT-AGE e seus principais achados.
13. O que é sarcopenia?
14. O que é resistência anabólica e como tratá-la?
15. A necessidade hídrica de crianças, adolescentes e idosos pode ser influenciada por quais fatores?
16. Resuma as principais recomendações nutricionais para crianças, adolescentes e idosos fisicamente ativos.

Bibliografia consultada

- Aquino R, Ribeiro S, Previdelli Á, Perucha V. Uso das Recomendações Nutricionais para Idosos. In: Philippi ST, Aqui-no RC. Recomendações nutricionais nos estágios de vida e nas doenças crônicas não transmissíveis. Barueri: Ma-nole, 2017. 343 p.
- Arnaoutis G, Kavouras S, Angelopoulou A, Skoulariki C, Bismpikou S, Mourtakos S et al. Fluid balance during training in elite young athletes of different sports. J Strength Cond Res. 2015; 29(12):3447-3452.
- Arnaoutis G, Kavouras SA, Kotsis YP, Tsekouras YE, Makrillos M, Bardis CN. Ad libitum fluid intake does not prevent dehydration in suboptimally hydrated young soccer players during a training session of a summer camp. Int J Sport Nutr Exerc Metab. 2013; 23(3):245-51.
- Bar-or, O. Nutritional considerations for the child athlete. Can J Appl Physiol. 2001; 26 Suppl:S186-91.
- Bauer J, Biolo G, Cederholm T, Cesari M, A C-J, Morley J et al. Evidence-based recommendations for optimal die-tary protein intake in older people: a position paper from the PROT-AGE study group. JAMDA. 2013; 14:542-59.
- Biolo G, Cederholm T, Muscaritoli M. Muscle contractile and metabolic dysfunction is a common feature of sarco-penia of aging and chronic diseases: from sarcopenic obesity to cachexia. Clin Nutr. 2014; 33(5):737-48.
- Bivona J, Patel S, Vajdy M. Induction of cellular and molecular immunomodulatory pathways by vitamin E and vita-min C. Expert Opin Biol Ther. 2017; 17(12):1539-51.
- Boirie Y, Morio B, Caumon E, Cano N. Nutrition and protein energy homeostasis in elderly. Mech Ageing Dev. 2014; 137:76-84.
- Borack MS, Reidy PT, Husaini SH, Markofski MM, Deer RR, Richison AB et al. Soy-dairy protein blend or whey pro-tein isolate ingestion induces similar postexercise muscle mechanistic target of rapamycin complex 1 signaling and protein synthesis responses in older men. J Nutr. 2016; 146(12):2468-75.
- Breen L, Phillips S. Skeletal muscle protein metabolism in the elderly: intervention to counteract the "anabolic re-sistance" of ageing. Nutr Metab. 2011; 8:68-79.
- Brisswalter J, Louis J. Vitamin supplementation benefits in master athletes. Sport Med. 2014; 44(3):311-8.
- Campbell WW, Geik RA. Nutritional considerations for the older athlete. Nutrition. 2004; 20(7-8):603-8.
- Cardon-Thomas DK, Riviere T, Tieges Z, Greig CA. Dietary protein in older adults: adequate daily intake but potenti-al for improved distribution. Nutrients. 2017; 9(3):1-10.
- Carr A, Maggini S. Vitamin C and immune function. Nutrients. 2017; 9(11).
- Cederholm T, Cruz-Jentoft AJ, Maggi S. Sarcopenia and fragility fractures. Eur J Phys Rehabil Med. 2013; 49(1):111-7.
- Cherniack EP. Ergogenic dietary aids for the elderly. Nutrition. 2012; 28(3):225-9.
- Coqueiro A, Arrudas C, Pereira J, Silva M, Silva V, Alvarenga M. Insatisfação corporal em atletas de voleibol femini-no. Rev Bras Prescrição e Fisiol do Exerc. 2016; 10(62):748-58.

- Coqueiro A, Bonvini A, Raizel R, Tirapegui J, Rogero M. Probiotic supplementation in dental caries: is it possible to replace conventional treatment? Nutrire. 2018; 43(6).

- Cotugna N, Vickery C, McBee S. Sports nutrition for young athletes. J Sch Nurs. 2005; 21(6):323-8.

- Cozzolino S, Cominetti C. Bases bioquímicas e fisiológicas da nutrição, nas diferentes fases da vida, na saúde e na doença. Barueri: Manole, 2013. 1288 p.

- Dangin M, Guillet C, Garcia-Rodenas C, Gachon P, Bouteloup--Demange C, Reiffers-Magnani K et al. The rate of protein digestion affects protein gain differently during aging in humans. J Physiol. 2003; 549(2):635-44.

- Del Favero S, Roschel H, Solis MY, Hayashi AP, Artioli GG, Otaduy MC et al. Beta-alanine (CarnosynTM) supplemen--tation in elderly subjects (60-80 years): effects on muscle carnosine content and physical capacity. Amino Acids. 2012; 43(1):49-56.

- Desbrow B, Mccormack J, Burke LM, Cox GR, Fallon K, Hislop M et al. Sports Dietitians Australia Position statement: sports nutrition for the adolescent athlete. Int J Sport Nutr Exerc Metab. 2014; 24(5)570-84.

- DRIs. Dietary Reference Intakes (DRI): Recommended Dietary Allowances and Adequate Intakes, Vitamins Food and Nutrition Board, Institute of Medicine, National Academies. Food Nutr Board. 2011; 10-2.

- Fávaro D, Hui M, Cozzolino S et al. Determination of various nutrients and toxic elements in different Brazilian regi-onal diets by neutron activation analysis. J Trace Elem Med Biol. 1997; 11:129-36.

- Fisberg M, Del'Arco A, Previdelli A. Uso das recomendações nutricionais na adolescência. In: Philippi ST, Aquino RC. Recomendações nutricionais nos estágios de vida e nas doenças crônicas não transmissíveis. Barueri: Manole, 2017. 343 p.

- Food Agric Organ. World Health Organ/United Nations Organ. Energy and protein requirements of a joint expert consultation group. Geneve, 1985.

- Fuhrman J, Ferreri DM. Fueling the vegetarian (vegan) athlete. Curr Sports Med Rep. 2010; 9(4):233-41.

- Gava P, Kern H, Carraro U. Age-associated power decline from running, jumping, and throwing male masters world records. Exp Aging Res. 2015; 41(2):115-35.

- Goltz FR, Stenzel LM. Disordered eating behaviors and body image in male athletes. Rev. Bras. Psiquiatr. 2013; 35(3)237-42.

- Greenblum S, Turnbaugh PJ, Borenstein E. Metagenomic systems biology of the human gut microbiome reveals topological shifts associated with obesity and in fl ammatory bowel disease. Proc Natl Acad Sci. 2012; 109(2):594-9.

- Hoffman JR, Ratamess NA, Kang J, Falvo MJ, Faigenbaum AD. Effect of protein intake on strength, body composi-tion and endocrine changes in strength/power athletes. J Int Soc Sports Nutr. 2006; 3(2):12-8.

- Hughes VA, Frontera WR, Roubenoff R, Evans WJ, Singh MAF. Longitudinal changes in body composition in older men and women: role of body weight change and physical activity 1 – 4. Am J Clin Nutr. 2002; 76:473-81.

- Intensive training and sports specialization in young athletes. Am Acad Pediatr Comm Sport Med Fitness. 2000; 106(1).

- IOM. Dietary reference intakes for energy, carbohydrate, fiber, fat, fatty acids, cholesterol, protein, and amino acids. Washington, 2005.

- Jeukendrup A, Cronin L. Nutrition and elite young athletes. Med Sport Sci. 2011; 56:47-58.

- Karelis A, Messier V, Suppère C, Briand P, Rabasa-Lhoret R. Effect of cysteine-rich whey protein (Immunocal®) su-pplementation in combination with resistance training on muscle strength and lean body mass in non-frail elderly subjects: a randomized, double-blind controlled study. J Nutr Health Aging. 2015; 19(5):531-6.

- Koehler K, Braun H, Achtzehn S, Predel UHH, Mester J, Schänzer W. Iron status in elite young athletes: gender--dependent influences of diet and exercise. Eur J Appl Physiol. 2012; 112(2):513-23.

- Lancha AH, Zanella R, Tanabe SGO, Andriamihaja M, Blachier F. Dietary protein supplementation in the elderly for limiting muscle mass loss. Amino Acids. 2017; 49(1):33-47.

- Mamerow M, Mettler J, English K, Casperson S, Arentson--Lantz E, Sheffield-Moore M et al. Dietary protein distri-bution positively influences 24-h muscle protein synthesis in healthy adults. J Nutr. 2014; 876-80.

- Manini T. Energy expenditure and aging. Ageing Res Rev. 2010; 9:1-11.

- McCormack WP, Stout JR, Emerson NS, Scanlon TC, Warren AM, Wells AJ et al. Oral nutritional supplement fortified with beta-alanine improves physical working capacity in older adults: a randomized, placebo-controlled study. Exp Gerontol. 2013; 48(9):933-9.

- McDonald CK, Ankarfeldt MZ, Capra S, Bauer J, Raymond K, Heitmann BL. Lean body mass change over 6 years is associated with dietary leucine intake in an older Danish population. Br J Nutr. 2016; 115(9):1556-62.

- Montfort-Steiger V, Williams CA. Carbohydrate intake considerations for young athletes. J Sports Sci Med. 2007; 1;6(3):343-52.

- Moore DR, Churchward-Venne TA, Witard O, Breen L, Burd NA, Tipton KD et al. Protein ingestion to stimulate myofibrillar protein synthesis requires greater relative protein intakes in healthy older versus younger men. J Ge-rontol A Biol Sci Med Sci. 2015; 70(1):57-62.

- Moore DRD, Robinson MJM, Fry JLJ, Tang JE, Glover EI, Wilkinson SB et al. Ingested protein dose response of mus--cle and albumin protein synthesis after resistance exercise in young men. Am J Clin Nutr. 2009; 89(1):161-8.

- Mountjoy M, Sundgot-Borgen J, Burke L, Carter S, Constantini N, Lebrun C et al. The IOC consensus statement : beyond the Female Athlete Triad – Relative Energy Deficiency in Sport. 2014; 491-7.

- Nemet D, Eliakim A. Pediatric sports nutrition: an update. Curr Opin Clin Nutr Metab Care. 2009; 12(3):304-9.

- Newsholme P, Procopio J, Ramos Lima MM, Pithon-Curi TC, Curi R. Glutamine and glutamate: their central role in cell metabolism and function. Cell Biochem Funct. 2003; 21(1):1-9.

- Nogueira-de-Almeida C, Ferraz I, Del Ciampo L, Almeida A. Uso das recomendações nutricionais na infância. In: Philippi ST, Aquino RC. Recomendações nutricionais nos estágios de vida e nas doenças crônicas não transmissíveis. Barueri: Manole, 2017. 343 p.

- Nowson C, O'Connell S. Protein requirements and recommendations for older people: a review. Nutrients. 2015; 7(8):6874-99.

- PAHO/WHO. Guiding principles for complementary feeding of the breastfed child. Division of health promotion and protection. Washingt Food Nutr Program, 2003.
- Parnell J, Wiens K, Erdman K. Dietary intakes and supplement use in pre-adolescent and adolescent canadian ath-letes. nutrients. 2016; 8(9).
- Paterson DH, Jones GR, Rice CL. Ageing and physical activity: evidence to develop exercise recommendations for older adults. Can J Public Heal. 2007; 98Suppl 2, p. S69-108.
- Pennings B, Boirie Y, Senden JMG, Gijsen AP, Kuipers H, Van Loon LJC. Whey protein stimulates postprandial mus-cle protein accretion more effectively than do casein and casein hydrolysate in older men. Am J Clin Nutr. 2011; 93(5):997-1005.
- Petrie HJ, Stover EA, Horswill CA. Nutritional concerns for the child and adolescent competitor. Nutrition. 2004; 20(7-8)620-31.
- Phillips SM. A brief review of critical processes in exercise--induced muscular hypertrophy. Sport Med. 2014; 44(SUPPL.1):71-7.
- Phillips SM. Nutrient-rich meat proteins in offsetting age--related muscle loss. Meat Sci. 2012; 92(3):174-8.
- Powers S, Howley E. Fisiologia do exercício: teoria e aplicação ao condicionamento e ao desempenho. 8. ed., 2014. 649 p.
- Purcell LK, Society CP, Sports P. Sport nutrition for young athletes. Paediatr Child Health. 2013; 18(4):200-2.
- Raizel R, da Silva V, Godois A, Espinosa M, Machado A, Duarte S et al. Comportamentos de risco à saúde de adoles--centes e atividades educativas da Estratégia Saúde da Família em Cuiabá, Mato Grosso, 2011. Epidemiol Serv Sau-de. 2016; 25(2):291-9.
- Raizel R, Godois A da M, Coqueiro AY, Voltarelli FA, Fett CA, Tirapegui J et al. Pre-season dietary intake of professi-onal soccer players. Nutr Health. 2017; 23(4):215-222.
- Raizel R, Godois A, da Silva V, Espinosa M, Machado A, Duarte S et al. Ingestão de frutas e verduras por adolescen--tes e fatores associados: uma abordagem ecológica. Adolesc Saude. 2016a; 13(4):63-72.
- Rocha Romero AB, da Silva Lima F, Colli C. Mg status in inflammation, insulin resistance, and associated conditions. Nutrire. 2017; 42(1):6.
- Sales C, Fontanelli M, Vieira D et al. Inadequate dietary intake of minerals: prevalence and association with socio--demographic and lifestyle factors. Br J Nutr. 2017; 117:267-77.
- Sim M, Dawson B, Landers G, Trinder D, Peeling P. Iron regulation in athletes: exploring the menstrual cycle and effects of different exercise modalities on hepcidin production. Int J Sport Nutr Exerc Metab. 2014; 24(2):177-87.
- Smith JW, Holmes ME, Mcallister MJ. Nutritional Considerations for performance in young athletes. J Sports Med (Hindawi Publ Corp). 2015; 2015.
- Stout JR, Graves BS, Smith AE, Hartman MJ, Cramer JT, Beck TW et al. The effect of beta-alanine supplementation on neuromuscular fatigue in elderly (55-92 Years): a double-blind randomized study. J Int Soc Sports Nutr. 2008; 5(1):21.
- Tanaka H, Seals DR. Endurance exercise performance in masters athletes: age-associated changes and underlying physiological mechanisms. J Physiol. 2008; 586(1):55-63.
- Tang M, McCabe GP, Elango R, Pencharz PB, Ball RO, Campbell WW. Assessment of protein requirement in octoge--narian women with use of the indicator amino acid oxidation technique. Am J Clin Nutr. 2014; 99(4):891-8.
- Tarnopolsky MA. Nutritional consideration in the aging athlete. Clin J Sport Med. 2008; 18(6):531-8.
- Tirapegui J. Nutrição fundamentos e aspectos atuais. 3. ed. Rio de Janeiro: Atheneu; 2013. 477 p.
- Trexler ET, Smith-Ryan AE, Stout JR, Hoffman JR, Wilborn CD, Sale C et al. International society of sports nutrition position stand: beta-alanine. J Int Soc Sports Nutr. 2015; 12(1):30.
- Vissers MCM, Carr AC, Pullar JM, Bozonet SM. The bioavailability of vitamin c from kiwifruit. 1st ed. Vol. 68, Advan-ces in Food and Nutrition Research. Elsevier Inc.; 2013. 125-147 p.
- Xu Z, Tan Z, Zhang Q, Gui Q, Yang Y. The effectiveness of leucine on muscle protein synthesis, lean body mass and leg lean mass accretion in older people: a systematic review and meta-analysis. Br J Nutr. 2015; 113:25-34.
- Yang Y, Breen L, Burd NA, Hector AJ, Churchward-Venne TA, Josse AR et al. Resistance exercise enhances myofi-brillar protein synthesis with graded intakes of whey protein in older men. Br J Nutr. 2012; 108(10):1780-8.
- Zoeller RF, Stout JR, O'Kroy JA, Torok DJ, Mielke M. Effects of 28 days of beta-alanine and creatine monohydrate supplementation on aerobic power, ventilatory and lactate thresholds, and time to exhaustion. Amino Acids. 2007; 33(3):505-10.

Parte II

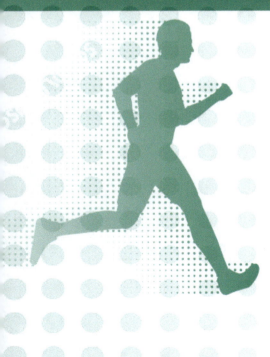

Suplementação na Atividade Física

Introdução à Suplementação

• Raquel Raizel • Christianne de Faria Coelho Ravagnani • Julio Tirapegui

Introdução

Os suplementos nutricionais representam uma indústria mundial em constante crescimento, e o mercado de suplementos no Brasil vem acompanhando a demanda crescente dos consumidores. Vale apontar que, apesar de movimentar bilhões de dólares anualmente, somente 5% das vendas totais de suplementos alimentares pelo mercado são destinadas aos atletas de elite (Lane, 2012), evidenciando que outros segmentos da população são grandes consumidores desses produtos.

Embora grande parte dos suplementos alimentares apresente-se de maneira similar aos medicamentos (cápsulas, comprimidos), esses produtos não se destinam à cura ou tratamento de doenças. Os suplementos alimentares se destinam a fornecer nutrientes que não podem ser consumidos em quantidades suficientes, por exemplo, vitaminas, minerais, proteínas, aminoácidos ou outras substâncias nutritivas (Anvisa, 2010; Marra & Boyar, 2009). Sendo assim, são constituídos por fontes concentradas de substâncias tais como vitaminas, minerais, fibras, proteínas, aminoácidos (Raizel et al., 2018a; Coqueiro et al., 2018; 2017a; 2017c; Raizel et al., 2016), ácidos graxos (como o ômega 3), ervas e extratos, probióticos (Coqueiro et al., 2017b; Raizel et al., 2011), além de enzimas, carotenoides e fitoesteróis, entre outros (Maughan et al., 2018).

Estudos têm indicado prevalência bastante variável (37 a 98%) no consumo de suplementos alimentares por atletas, os quais buscam, primordialmente, aumentar o desempenho esportivo por meio de recursos ergogênicos (Nabuco et al., 2016a; Braun et al., 2009; Maughan et al., 2007). A palavra "ergogênico" é derivada das palavras gregas *ergon* = produzir e *gennan* = trabalho, e é comumente definida como algo que melhora o potencial para a produção do trabalho motor. Assim, os ergogênicos podem ser farmacológicos (p. ex., uso de esteroides anabolizantes), psicológicos (p. ex., técnicas motivacionais), físicos (p. ex., bicicletas feitas de materiais mais leves) ou mesmo fisiológicos (p. ex., treinar em altitudes). Alimentos, componentes dos alimentos e/ou suplementos alimentares que aumentam o desempenho do indivíduo são, portanto, denominados ergogênicos nutricionais (Thein et al., 1995).

Atualmente, não existe na legislação sanitária brasileira uma regulamentação específica para os suplementos alimentares. Contudo, esses produtos podem estar enquadrados em diversas categorias, como a de "Alimentos para Atletas", obedecendo à Resolução n. 18/2010 da Agência Nacional de Vigilância Sanitária – Anvisa (www.anvisa.gov.br).

Os alimentos para atletas aprovados pela Anvisa são distribuídos em seis classes:

- **Suplemento hidroeletrolítico:** que auxilia a hidratação.
- **Suplemento energético:** destinado a complementar as necessidades energéticas.
- **Suplemento proteico:** destinado a complementar as necessidades proteicas.
- **Suplemento para substituição parcial de refeições:** utilizado para complementar as refeições de atletas em situações nas quais o acesso a alimentos que compõem a alimentação habitual seja restrito.
- **Suplemento de creatina:** para complementar os estoques endógenos de creatina.
- **Suplemento de cafeína:** destinado a aumentar a resistência aeróbia em exercícios físicos de longa duração.

A falta de regulamentação na fabricação e no *marketing* de suplementos alimentares pode induzir o consumo pelos atletas, tornando-os vítimas de propaganda enganosa e de alegações infundadas (Maughan, 2014). Embora esses indivíduos sejam orientados sobre os custos potenciais associados a todos os suplementos alimentares, incluindo o risco de um resultado positivo em testes de dopagem (Maughan et al., 2007), suas práticas de suplementação continuam guiadas por familiares, amigos, colegas de equipe, treinadores, internet e varejistas, em vez de nutricionistas esportivos (Thomas et al.; Nabuco et al., 2016a). Além disso, muitos ignoram o fato de que a eficácia de suplementos esportivos destinados a aumentar o desempenho tem sido frequentemente questionada (Peeling et al., 2018; Costa et al., 2012).

Neste capítulo, abordaremos as motivações para o uso desses produtos, bem como os suplementos dietéticos e os alimentos esportivos com usos baseados em evidências científicas.

Motivações para o uso de suplementos nutricionais por atletas

Suplementos dietéticos são usados por atletas em todas as modalidades esportivas. No entanto, pesquisas geralmente sugerem que o uso de suplementos nesse subgrupo não se consiste em um comportamento homogêneo: i) varia entre diferentes esportes e atividades (atletas de esportes individuais e de força em geral consomem mais); ii) varia conforme o nível de conhecimento do atleta; iii) aumenta com o nível de treinamento/desempenho; iv) aumenta com a idade; v) é maior em homens que em mulheres; vi) é fortemente influenciado por normas culturais, tanto esportivas como não esportivas (Garthe & Maughan, 2018; Nabuco et al., 2016a).

Um estudo brasileiro (Nabuco et al., 2016b) revelou uma espécie de tríade do consumo de suplementos, na qual se têm os atletas do sexo masculino, com dismorfia muscular e que usam substâncias farmacológicas, sinalizando que o comportamento alimentar pode estar associado tanto aos riscos à saúde (como os transtornos psicológicos) quanto à carreira do atleta (pelo perigo do *doping* involuntário (Backhouse et al. 2013). Assim, a atuação de nutricionistas e psicólogos junto aos atletas é indispensável.

Nos Estados Unidos, cerca de metade da população adulta usa alguma modalidade de suplemento alimentar (Bailey et al., 2011) e, embora haja diferenças regionais, culturais e econômicas, é provável que muitos outros países apresentem prevalência semelhante (Maughan et al., 2018). No Brasil, a prevalência de consumo de suplementos pelos atletas é de aproximadamente 50% (Cazal & Alfenas, 2013; De Rose et al., 2006), sendo *whey protein,* BCAAs, maltodextrina e glutamina os suplementos mais ingeridos (Nabuco et al., 2017). Existe uma série de razões para a escolha de suplementos alimentares pelos atletas brasileiros do estudo supracitado e de outros estudos relatados na literatura (Braun et al., 2009; Fennell, 2004). As motivações, intrínsecas e extrínsecas, estão resumidas na Tabela 11.1.

Tabela 11.1. Motivações para o uso de suplementos alimentares por atletas.

- Melhoria ou manutenção da saúde.
- Suporte imunológico.
- Melhora do humor.
- Manipulação da composição corporal.
- Alcançar um desempenho específico e direto na competição.
- Obter melhoria do desempenho indiretamente por meio de um treinamento mais eficaz (com maior intensidade e volume).
- Aumento de energia pela provisão de nutrientes específicos que podem ser difíceis de conseguir apenas com a ingestão de alimentos.
- Corrigir ou prevenir deficiências nutricionais que possam prejudicar a saúde/desempenho.
- Aperfeiçoar a recuperação após as sessões de treino para reduzir o risco de lesões e doenças.

Fonte: Fennell, 2004.

Apesar de os atletas, frequentemente, consumirem esses produtos para aproveitar os benefícios declarados pelo fabricante (Raizel et al., 2018), outros motivos podem sustentar o uso de suplementos pelos esportistas (Garthe & Maughan, 2018):

- Ganho financeiro (patrocínio) ou porque os produtos são fornecidos gratuitamente.
- Um seguro adicional.
- Conhecimento ou crença de que outros competidores estão usando.

Os produtos que se encaixam na descrição de "suplemento" podem exercer várias funções dentro do plano de desempenho do atleta. Contudo, também podem ter um impacto substancial na ingestão total de nutrientes.

Cabe considerarmos que os suplementos têm o potencial para preencher lacunas dietéticas, mas, ao mesmo tempo, podem aumentar a ingestão acima dos limites máximos toleráveis (Marra & Boyar, 2009). Muitos atletas fazem uso de vários suplementos simultaneamente e algumas vezes usam produtos com propósitos semelhantes (p. ex., *whey protein* e BCAA para aumentar a massa muscular). Os atletas brasileiros consomem em média 3 suplementos, sendo que 15% deles fazem uso de 5 ou mais suplementos concomitantemente (Nabuco et al., 2017). A prática da polissuplementação (fazendo referência ao termo "polifarmácia") pode levar a custos desnecessários ao atleta, risco de *doping*, interações entre suplementos e nutrientes e outros problemas. Nesse sentido, ressalta-se que poucos indivíduos realizam a avaliação profissional de seus hábitos alimentares para indicar a necessidade do uso e o tipo de suplemento necessário (Raizel et al., 2018b). Adicionalmente, muitas vezes desconsideram tanto o contexto de uso como o protocolo específico que deveria ser empregado (Thomas et al., 2016).

Tabela 11.2. Alimentos esportivos comumente usados por atletas.

Tipos	Composição básica	Função
Bebidas esportivas	Carboidrato (5 a 8%) Sódio (10 a 35 mmol/L) Potássio (3 a 5 mmol/L)	Reidratação e substrato energético durante e após o exercício.
Bebidas energéticas	Carboidratos Cafeína Taurina e vitaminas (baixa evidência)	Estímulo antes e durante o exercício.
Géis esportivos	25 g de carboidrato/sachê Cafeína (alguns) Eletrólitos (alguns)	Substrato energético durante o exercício.
Repositores de eletrólitos	Sódio (50 a 60 mmol/L) Potássio (10 a 20 mmol/L) Baixo carboidrato	Rápida reposição hidroeletrolítica após moderadas e grandes perdas.
Suplementos proteicos	20 a 50 g/porção, de alto valor biológico	Recuperação após exercícios de força e fornecimento de substrato para síntese proteica.
Refeição líquida	1 a 1,5 kcal/mL, formulada de acordo com as recomendações dietéticas	Reposição de refeições com baixo volume (pré-evento), ou de alta densidade calórica (treino intenso, competição ou ganho de peso), recuperação pós-exercício (carboidrato e proteína), nutrição portátil para viagens.
Barras esportivas	40 a 50 g de carboidratos 5 a 10 g de proteínas Baixo teor de gordura e fibras Vitaminas/minerais	Carboidrato e proteínas durante e após o exercício, recuperação pós-exercício, nutrição portátil para viagens.
Alimentos ricos em proteínas	20 g de proteínas	Para o pós-exercício ou para melhorar o teor de proteína de outras refeições.

Fonte: Adaptada de Maughan et al., 2018.

No estudo que objetivou avaliar o quanto os suplementos contribuem para a adequação energética e de macronutrientes da dieta de atletas, os autores observaram que a ingestão desses produtos não reduziu as inadequações de carboidratos e calorias, os quais permaneceram abaixo do preconizado, porém aumentou a inadequação por ingestão excessiva de proteínas (Rodrigues et al., 2017). Os achados desse estudo denotam a importância de avaliar os hábitos alimentares, as necessidades e objetivos dos atletas antes de decidir sobre a suplementação.

Suplementos utilizados como meio prático de fornecimento de energia e nutrientes

As diretrizes de nutrição esportiva fornecem recomendações claras para o consumo de macro e micronutrientes em vários contextos. Em algumas situações, é impraticável consumir alimentos dentro do padrão nutricional ideal para atingir as metas nutricionais, devido a questões de preparação ou armazenamento, facilidade no consumo devido a programas de treinamento e viagens, conforto intestinal ou o desafio de atender às necessidades hidroeletrolíticas ou de nutrientes dentro das metas calóricas desejadas. Nesses casos, os alimentos esportivos podem oferecer uma alternativa conveniente, embora geralmente mais cara (Maughan et al., 2018). A Tabela 11.2 fornece uma visão geral dos produtos que se encaixam nessa descrição e seus usos mais comuns baseados em evidências.

Avaliação da base de evidências para o uso de suplementos

Os suplementos são utilizados em uma variedade de cenários, por isso diferentes abordagens são necessárias para avaliar sua eficácia. Suplementos destinados a corrigir deficiências nutricionais (p. ex., vitamínicos e minerais) precisam ser julgados por sua capacidade de prevenir ou tratar o *status* nutricional subótimo, com o benefício resultante da remoção do comprometimento da saúde e do aumento da capacidade de treinamento ou desempenho. O consumo de suplementos vitamínicos, por exemplo, parece ser uma norma entre os atletas mundiais no intuito de melhorar a saúde e a recuperação (Nabuco et al., 2016a). Contudo, seus benefícios devem ser avaliados mais do ponto de vista da saúde do que do desempenho, uma vez que as pesquisas têm mostrado efeitos ergogênicos nulos em indivíduos sem deficiências preexistentes.

A eficácia dos alimentos esportivos pode ser difícil de isolar quando eles são usados dentro da dieta geral para atender às necessidades diárias de energia e de nutrientes. No entanto, os benefícios podem ser mais facilmente detectados quando são consumidos especificamente antes, durante ou após um evento ou sessão de treinamento para fornecer nutrientes que limitam o desempenho (p. ex., uso de carboidratos para fornecer combustível para o músculo ou cérebro) ou para manter a homeostase (p. ex., ingestão de bebidas hidroeletrolíticas para repor as perdas de água e eletrólitos) (Godois et al., 2014).

Os suplementos que aumentam o desempenho, que alegam proporcionar benefícios diretos ou indiretos, representam um desafio maior em termos de uma sólida base de evidências. Com poucas exceções, há escassez de pesquisas, e muitos estudos disponíveis não mostram rigor suficiente para justificar sua aplicação a atletas de elite.

O padrão ouro para investigar os efeitos dos suplementos no desempenho esportivo é o ensaio clínico prospectivo, randomizado e controlado, no qual os sujeitos são aleatoriamente distribuídos para receber um tratamento experimental ou placebo (idealmente de forma duplo-cega) ou cruzados, no qual recebem os dois tratamentos em ordem contrabalançada, em condições padronizadas. Questões práticas podem causar algumas variações no *design* ideal, mas os cientistas do esporte são incentivados a garantir que seus estudos incluam uma série de observações (Tabela 11.3), caso queiram que seus resultados sejam aplicáveis aos atletas em competição (Maughan et al.; Gaarthe & Maughan, 2018).

Tabela 11.3. Questões metodológicas ideais para aplicação dos estudos aos atletas de elite.

1. Tamanho amostral adequado para permitir que os resultados tenham poder estatístico e sejam aplicáveis a atletas de alto desempenho.

2. Imitação das condições em competições reais (ambiente, preparação nutricional, estratégias de eventos).

3. Padronização de variáveis que possam influenciar os resultados (exercício e dieta pré-avaliação, condições ambientais, encorajamento externo ou distração).

4. Uso de um protocolo de suplementação (produto específico, dose e momento da ingestão) que provavelmente aperfeiçoe quaisquer efeitos.

5. Análise independente do conteúdo do suplemento investigado para assegurar que o produto não seja adulterado, tanto para garantir a integridade do estudo como para evitar *doping* se os participantes forem atletas.

6. Comprovação de que o suplemento foi ingerido e induziu uma resposta biológica (amostragem de músculo, sangue, urina ou saliva).

7. Protocolo de desempenho que seja válido e confiável na detecção de mudanças.

8. Interpretação dos resultados à luz das limitações do estudo e da mudança que seria significativa para o esporte na vida real.

Fonte: Maughan et al., 2018; Gaarthe & Maughan, 2018.

Apesar do crescimento do número e da qualidade dos ensaios clínicos na área da nutrição esportiva, muitos suplementos já disponíveis no mercado ainda necessitam de comprovação científica sobre sua eficácia e segurança. Os suplementos comprovadamente eficazes serão discutidos a seguir.

Suplementos alimentares potencialmente benéficos ao desempenho esportivo

Embora uma gama de suplementos seja comercializada com a finalidade de aumentar o desempenho esportivo, muitos não têm evidências robustas de um benefício ergogênico (Thomas et al., 2016). Além disso, alguns podem prejudicar o desempenho promovendo problemas gastrointestinais, enquanto outros são potencialmente prejudiciais para a saúde de um atleta. Numerosos ingredientes em suplementos comerciais, às vezes apresentando-se como contaminantes ou ingredientes não declarados, acarretam o risco de violações da regra *antidoping* (Maughan et al., 2018). Aproximadamente 10 a 15% dos suplementos contêm substâncias proibidas e apresentam considerável risco de *doping* acidental. Nesse sentido, o acompanhamento da dieta dos atletas por profissional especializado é desejável, e especialistas recomendam que apenas os suplementos com um forte conjunto de evidências científicas, quanto à segurança, legalidade e eficácia, sejam considerados para o uso (Peeling et al., 2018). A Tabela 11.4 apresenta os suplementos potencialmente benéficos ao desempenho esportivo quando usados de acordo com os protocolos estabelecidos, bem como seus principais efeitos ergogênicos e fisiológicos.

Tabela 11.4. Suplementos alimentares com comprovação de efeitos ergogênicos.

Suplemento	Benefícios ergogênicos
Cafeína (estimulante)	• Antagonismo ao receptor de adenosina. • Aumenta a liberação de endorfina. • Aumenta a função neuromuscular. • Melhora a vigilância e o alerta. • Reduz a percepção de esforço.
Creatina (na forma de creatina monoidratada)	• Aumenta as reservas intramusculares de creatina. • Medeia a fosforilação da creatina em fosfocreatina (substrato-chave para a geração de força muscular de alta intensidade). • Aumenta as taxas de ressíntese de fosfocreatina, melhorando a capacidade realizar sessões repetidas de esforço.
Beta-alanina (precursor da carnosina)	• Evita o acúmulo de prótons na musculatura contrátil durante o exercício. • Aumenta o conteúdo de carnosina no músculo esquelético, aumentando a tolerância a exercícios intensos com duração entre 30 segundos e 10 minutos.
Bicarbonato de sódio (NaHCO$_3$)	• Atua como tampão extracelular (sangue), melhorando o desempenho em exercícios de alta intensidade.

Fonte: Peeling et al., 2018.

Considerações finais

No esporte de elite, pequenos fatores podem determinar o resultado de competições esportivas. Nem todos os atletas sabem o valor de fazer escolhas nutricionais sábias, mas qualquer fator que possa proporcionar uma vantagem competitiva, incluindo suplementos dietéticos, pode parecer atraente. Entre 40 e 100% dos atletas geralmente usam suplementos, dependendo do tipo de esporte, do nível de competição e da definição de suplementos. No entanto, a menos que o atleta tenha uma deficiência nutricional, a suplementação pode não melhorar o desempenho e pode ter um efeito prejudicial tanto no desempenho como na saúde.

Como os suplementos alimentares representam uma subcategoria de alimentos, cuja comprovação de segurança e eficácia e a aprovação dos organismos reguladores antes da comercialização nem sempre são exigidas aos fabricantes, o potencial para riscos à saúde é aumentado. Atletas que competem em esportes sob um código *antidoping* estão frequentemente expostos ao risco de ingerir substâncias proibidas ou precursoras de substâncias proibidas, além de se exporem a efeitos adversos pelo uso excessivo de alguns suplementos dietéticos.

Nos capítulos a seguir serão fornecidas informações atualizadas sobre a função dos suplementos nutricionais na atividade física, com o intuito de fornecer subsídio para a compreensão de suas ações nesse processo. Serão enfocados a creatina e a atividade física (Capítulo 12); o β-hidroxi-β-metilbutirato (HMB) e a atividade física (Capítulo 13); os aminoácidos de cadeia ramificada e atividade física (Capítulo 14); a glutamina e a atividade física (Capítulo 15); a L-carnitina e o cromo na atividade física (Capítulo 16); a cafeína e atividade física (Capítulo 17); a beta-alanina e a atividade física (Capítulo 18); os probióticos, prebióticos e simbióticos na atividade física (Capítulo 19) e, finalmente, o uso de compostos proibidos pelo Comitê Olímpico Internacional e que constituem *doping* no esporte (Capítulo 20).

O uso dos suplementos que serão descritos nestes capítulos ainda permanece bastante controverso, pois os estudos disponíveis não esclarecem totalmente seus mecanismos de ação, bem como as dosagens recomendadas e os possíveis efeitos adversos. Recomenda-se, por isso, que tanto atletas como indivíduos fisicamente ativos ou até sedentários tenham uma alimentação equilibrada, conforme descrito no Capítulo 1 deste livro. Assim, é possível garantir o fornecimento adequado dos nutrientes necessários para a realização do trabalho biológico e evitar o risco de efeitos colaterais. Vale ressaltar que a utilização dos suplementos deve ser realizada com cautela, sob orientação de profissionais especializados.

Bibliografia consultada

- Altimari LR, Tirapegui J, Okano AH, Franchini E, Takito MY, Avelar A et al. Efeito da suplementação prolongada de creatina monoidratada sobre o desempenho anaeróbio de adultos jovens treinados. Rev Bras Med Esporte 2010; 16:186-90.
- Backhouse SH, Whitaker L, Petróczi A. Gateway to doping? Supplement use in the context of preferred competitive situations, doping attitude, beliefs, and norms. Scand J Med Sci Sports 2013; 23(2):244-52.
- Bailey RL, Gahche JJ, Lentino CV, et al. Dietary supplement use in the United States, 2003-2006. J Nutr 2011; 141:261-266.
- Braun H, Koehler K, Geyer H, Kleiner J, Mester J, Schanzer W. Dietary supplement use among elite young German athletes. International Journal of Sport Nutrition and Exercise Metabolism. 2009; 19(1):97-109.
- Cazal MDM, Alfenas R. Dietary practices of Brazilian mountain bikers before and during training and competition. Arch Med Deporte 2013; 30(2):83-90.
- Coqueiro A, Godois A, Raizel R, Tirapegui J. Creatina como antioxidante em estados metabólicos envolvendo estresse oxidativo. Rev Bras Prescrição e Fisiol do Exerc. 2017a; 11(64).
- Coqueiro AY, de Oliveira Garcia AB, Rogero MM, Tirapegui J. Probiotic supplementation in sports and physical exercise: does it present any ergogenic effect? Nutr Health 2017b Dec.; 23(4):239-249.
- Coqueiro AY, Raizel R, Bonvini A, Hypólito T, Godois AM, Pereira JRR, Garcia ABO, Lara RSB, Rogero MM, Tirapegui J. Effects of glutamine and alanine supplementation on central fatigue markers in rats submitted to resistance training. Nutrients 2018, 10:119.
- Coqueiro AY, Raizel R, Hypólito T, Tirapegui J. Effects of supplementation with L-glutamine and L-alanine in the body composition of rats submitted to resistance exercise. Rev Bras Ciênc Esporte 2017c; 39(4):417-423.
- Costa NM, Raizel R, Santini E, Reis Filho AD. Suplementos alimentares para o emagrecimento: eficácia questionável. Revista Brasileira de Nutrição Esportiva, São Paulo, jan./fev. 2012; 6(31):25-32.
- De Rose EH, Feder MG, Pedroso PR, Guimarães AZ. Uso referido de medicamentos e suplementos alimentares nos atletas selecionados para controle de doping nos Jogos Sul--Americanos. Rev Bras Med Esporte 2006; 12(5):239-242.
- Fennell D. Determinants of supplement usage. Prev Med 2004; 39:932-939.
- Garthe I, Maughan RJ. Athletes and supplements: prevalence and perspectives. Int J Sport Nutr Exerc Metab 2018 Mar 1; 28(2):126-138.
- Godois AM, Raizel R, Rodrigues VB, Ravagnani FCP, Fett CA, Voltarelli FA, Ravagnani CFC. Perda hídrica e prática de hidratação em atletas de futebol. Rev Bras Med Esporte [online]. 2014; 20(1):47-50.
- Gomes MR, Tirapegui J. Relação de alguns suplementos nutricionais e o desempenho físico. Arch Latinoamer Nutr 2000; 51:317-329.
- Kreider, RB, Kalman, DS, Antonio, J, Ziegenfuss, TN, Wildman, R, Collins, R, Lopez, HL. International Society of Sports Nutrition position stand: safety and efficacy of creatine supplementation in exercise, sport, and medicine. Journal of the International Society of Sports Nutrition 2017; 14:18.
- Krustrup P, Ermidis G, Mohr M. Sodium bicarbonate intake improves high-intensity intermittent exercise performance in trained young men. Journal of the International Society of Sports Nutrition 2015; 12:25.
- Lancha Junior AH, de Painelli VS, Saunders B, Artioli GG. Nutritional strategies to modulate intracellular and extracellular buffering capacity during high-intensity exercise. Sports Medicine, 2015; 45(Suppl. 1):71-81.

- Lane J. The next chapter in sports nutrition: the category continues to wield enormous power in the dietary supplement market, so where will it go from here? The sky's the limit. Nutraceuticals World Mag 2012; 5.

- Marra MV, Boyar AP. Position of the American Dietetic Association: nutrient supplementation. J Am Diet Assoc 2009 Dec; 109(12):2073-2085.

- Maughan RJ, Burke LM, Dvorak J, Larson-Meyer DE, Peeling P, Phillips SM, Rawson ES et al. IOC consensus statement: dietary supplements and the high-performance athlete. Br J Sports Med 2018 Apr; 52(7):439-455.

- Maughan RJ, Depiesse F, Geyer H. International Association of Athletics Federations. The use of dietary supplements by athletes. J Sports Sci 2007; 25(Suppl 1):S103-13.

- Maughan RJ. Risks and rewards of dietary supplement use by athletes. In: Maughan RJ, ed. Sports Nutrition, The Encyclopaedia of Sports Medicine, an IOC Medical Commission, 1st ed. West Sussex, UK: John Wiley & Sons; 2014.

- Mendes R, Castro IA, Pires I, Oliveira A, Tirapegui J. Effect of creatine supplementation on the performance and body composition of competitive swimmers. J Nutr Biochem 2004; 15:473-478.

- Mendes RR, Tirapegui J. Considerações sobre exercício físico, creatina e nutrição. Rev Bras Ciências Farm 1999; 35:195-209.

- Mendes RR, Tirapegui J. Creatina: o suplemento nutricional para a atividade física. Conceitos atuais. Arch Latinoamer Nutr 2002; 52:117-127.

- Mendes RR, Tirapegui J. Efeitos do beta-hidroxi-beta-metil--butirato (HMB) sobre o ganho de massa muscular. Alim & Nutr Unesp 2002; 13:169-187.

- Nabuco HCG, Rodrigues VB, Barros WM, Ravagnani FCP, Ravagnani CFC. Use of dietary supplements among Brazilian athletes. Rev. Nutr., Campinas, mar./abr. 2017; 30(2):163-173.

- Nabuco HCG, Rodrigues VB, Fernandes VLS, Ravagnani FCP, Fett CA, Espinosa MM, Ravagnani CFC. Factors associated with dietary supplementation among Brazilian athletes. Nutr Hosp 2016; 33:678-684b.

- Nabuco HCG, Rodrigues VB, Ravagnani CFC. Fatores associados ao uso de suplementos alimentares entre atletas: revisão sistemática. Rev Bras Med Esporte set./out. 2016a; 22:5.

- Peeling P, Binnie MJ, Goods PSR, Sim M, Burke LM. Evidence-based supplements for the enhancement of athletic performance. Int J Sport Nutr Exerc Metab 2018 Mar 1;28(2):178-187.

- Raizel R, Coqueiro AY, Bonvini A, Godois AM, Tirapegui J. Citoproteção e inflamação: efeitos da suplementação com glutamina e alanina sobre a lesão muscular induzida pelo exercício resistido. Revista Brasileira de Nutrição Esportiva, São Paulo, Jan/Fev. 2018a; 12(69):109-115.

- Raizel R, da Mata Godois A, Coqueiro AY, Voltarelli FA, Fett CA, Tirapegui J, et al. Pre-season dietary intake of professional soccer players. Nutr Health 2017 Dec; 23(4):215-222.

- Raizel R, Leite JS, Hypólito TM, et al. Determination of the anti-inflammatory and cytoprotective effects of l-glutamine and l-alanine, or dipeptide, supplementation in rats submitted to resistance exercise. Br J Nutr 2016; 116(3):470-479.

- Raizel R, Pedrosa RG, Rossi L, Rogero MM, Tirapegui J. Avaliação nutricional de atletas. In: Ribeiro SML, Melo AM, Tirapegui J. Avaliação nutricional: teoria & prática. 2. ed. Rio de Janeiro: Guanabara Koogan, 2018b. p.291-302.

- Raizel R, Santini E, Kopper AM, Reis Filho AD. Efeitos do consumo de probióticos, prebióticos e simbióticos para o organismo humano. Revista Ciência & Saúde 2011; 4(2):66-74.

- Rodrigues VB, Ravagnani CFC, Nabuco HCG, Ravagnani FCP, Fernandes VLS, Espinosa MM. Adequacy of energy and macronutrient intake of food supplements for athletes. Rev. Nutri., Campinas, 30(5):593-603, set./out. 2017.

- Rogero MM, Tirapegui J. Aspectos atuais sobre glutamina, atividade física e sistema imune. Rev Bras Ciências Farm 2000; 36:201-212.

- Rogero MM, Tirapegui, J. Aspectos nutricionais sobre glutamina e exercício físico. Nutrire 2003; 25:101-126.

- Rogero MM, Tirapegui, J. Considerações nutricionais e bioquímicas da suplementação de glutamina em atletas. Controvérsias e aspectos atuais. Rev Nutr Metab 2003; 7:106-118.

- Rossi L, Silva RC, Tirapegui J. Aminoácidos: bases atuais para sua suplementação na atividade física. Rev Bras Ciências Farm 2000; 36:37-50.

- Saunders, B, Elliott-Sale, K, Artioli, GG, Swinton, PA, Dolan, E, Roschel, H, Gualano, B. Beta-alanine supplementation to improve exercise capacity and performance: a systematic review and meta-analysis. British Journal of Sports Medicine 2016; 51(8):658-669.

- Siegler JC, Marshall PWM, Bray J, Towlson C. Sodium bicarbonate supplementation and ingestion timing: does it matter? Journal of Strength & Conditioning Research 2012; 26(7):1953-1958.

- Spriet, LL. Exercise and sport performance with low doses of caffeine. Sports Medicine 2014; 44(Suppl. 2):175-184.

- Thein LA, Thein JM, Landry GL. Ergogenic aids. Phys Ther 1995 May; 75(5):426-439.

- Thomas DT, Erdman KA, Burke LM. American College of Sports Medicine Joint Position Statement. Nutrition and Athletic Performance. Med Sci Sports Exerc 2016; 48(3):543-68.

Creatina e Atividade Física

• Audrey Yule Coqueiro • Raquel Raizel • Andrea Bonvini • Julio Tirapegui

Introdução

A creatina (ácido α-metil-guanidinoacético) é uma amina de ocorrência natural em células eucarióticas (Harris, 2011; Wallimann et al., 2011), sendo, portanto, encontrada na dieta apenas em alimentos de origem animal, como carnes vermelhas e peixes (Delanghe et al., 1989; Lukaszuk et al., 2002). Essa substância foi descoberta no início do século XIX (Chevreul, 1832), porém a suplementação com creatina em humanos ocorreu apenas depois de quase um século de sua descoberta, em 1926 (Chanutin et al., 1926). Não obstante, o papel da creatina na contração muscular e no exercício físico só foi desvendado após diversos anos de estudo (até 1992), para que, então, fosse desenvolvido o suplemento que, na atualidade, é um dos mais populares no âmbito da nutrição esportiva (Harris et al., 1992).

O principal papel biológico atribuído à creatina é o de ressintetizar a molécula de adenosina trifosfato (ATP) por meio da doação de fosfato da fosforilcreatina para a adenosina difosfato (ADP), processo denominado sistema creatina fosfato. Esse sistema é crucial para tecidos com elevada demanda energética, como o músculo esquelético e o cérebro, e em atividades de alta intensidade e curta duração (Gastin, 2001). Embora muitas evidências científicas indiquem aumento do desempenho físico após a suplementação com creatina, diversos questionamentos são apontados sobre a segurança dessa intervenção e acerca de qual tipo de exercício e população seriam mais beneficiados com o uso da creatina (Harris et al., 1992).

Recentemente, além de seu potencial ergogênico, a creatina tem sido explorada sob outras perspectivas, incluindo seu papel terapêutico como coadjuvante nas mais diversas situações clínicas (Gualano, 2014). Este capítulo objetiva abordar aspectos básicos sobre a creatina (história, definição, metabolismo), sua relação com o exercício físico (aeróbio e de força), bem como sua aplicabilidade em algumas situações clínicas e as futuras perspectivas acerca da suplementação com esse nutriente.

Creatina: história, definição e metabolismo

A creatina (ácido α-metil-guanidinoacético) foi descoberta no início do século XIX como um componente da carne processada, sendo vinculada à fosforilcreatina, uma substância que permite o armazenamento de fosforil para a ressíntese de adenosina trifosfato (ATP) durante a contração muscular (Chevreul, 1832). Após quase um século de sua descoberta, em 1926, a creatina foi pela primeira vez suplementada em humanos, quando se observou o aumento da retenção dessa substância no organismo após sua administração (Chanutin, 1926). Em 1972 se iniciou o primeiro estudo científico envolvendo a suplementação com creatina para indivíduos no período pré-treino.

Embora os resultados tenham sido benéficos no que concerne ao efeito metabólico e ergogênico da creatina, surgiram diversos questionamentos acerca da segurança da administração com essa substância, de seu vínculo com o desempenho e questões sobre os tipos de exercício físico e indivíduos beneficiados com tal intervenção. Assim, foram necessários vários anos de estudo (até 1992) para desvendar o papel da creatina na contração muscular e no exercício físico e, então, para que fosse desenvolvido o suplemento que, na atualidade, é um dos mais populares no âmbito da nutrição esportiva (Harris et al., 1992).

A creatina é uma amina de ocorrência natural que participa da família de fosfagênitos guanidinos, sendo encontrada apenas em células eucarióticas (Harris, 2011; Wallimann et al., 2011). Logo, na dieta, essa substância é encontrada em alimentos de origem animal, de onde se conclui que indivíduos vegetarianos consomem quantidades insignificantes de creatina, enquanto a dieta vegana não contempla esse nutriente (Delanghe et al., 1989; Lukaszuk et al., 2002).

As principais fontes de creatina na dieta são carnes e peixes, com concentrações que variam de 3 a 5 g de creatina por quilo de carne crua, embora alguns peixes, como o arenque, possam conter até 10 g/kg (Heaton et al., 2017). A quantidade de creatina em alguns alimentos está apresentada na Tabela 12.1.

Tabela 12.1. Quantidade de creatina em alguns alimentos.

Alimento	Porção	Quantidade de creatina (g)
Arenque	225 g	2,0 a 4,0
Salmão	225 g	1,5 a 2,5
Bacalhau	225 g	0,7
Linguado	225 g	0,5
Atum	225 g	0,9
Carne bovina	225 g	1,5 a 2,5
Carne suína	225 g	1,5 a 2,5
Leite	250 mL	0,05

Fonte: Adaptada de Heaton et al., 2017.

No organismo humano, a creatina está presente nas formas livre e fosforilada (fosforilcreatina), nas quantidades de 60 a 70% e de 30 a 40%, respectivamente. Cerca de 95% do total de creatina está armazenado no tecido muscular esquelético, onde, juntamente com a fosforilcreatina e a enzima creatina quinase (CK), a creatina está envolvida na síntese de ATP (Harris, 2011; Wallimann et al., 2011; Heaton et al., 2017). Estima-se que um homem de 70 kg apresente aproximadamente 120 a 130 mmol de creatina para cada quilo de peso seco, embora esse valor varie de acordo com o conteúdo de massa muscular do indivíduo (Harris et al., 1992).

Endogenamente, a síntese de creatina ocorre especialmente no fígado, nos rins e no pâncreas, por meio dos aminoácidos arginina, metionina e glicina (Harris, 2011; Wallimann et al., 2011). A primeira reação da síntese é a transferência de um grupo amidino da arginina para o grupo amino da glicina, que é catalisada pela enzima L-arginina: glicina amidinotransferase (AGAT) e gera guanidinoacetato e ornitina. A segunda reação é o agrupamento da S-adenosilmetionina com o metilato guanidinoacetato, sintetizando creatina e S-adenosil-homocisteína, sendo catalisada pela enzima guanidinoacetato metiltransferase (GAMT) (Wallimann et al., 2011; Brosnan et al., 2007).

Os órgãos com maior atividade da AGAT são os rins e o pâncreas, enquanto o fígado possui maior atividade da GAMT (Guthmiller et al., 1994). Nesse sentido, é possível compreender a síntese de creatina como o produto do metabolismo interórgãos que, além de envolver o rim, o pâncreas e o fígado, envolve, em menor dimensão, outros tecidos, como cérebro e testículos, que também expressam AGAT e GAMT (Edison et al., 2007; Wyss et al., 2000).

Alguns fatores podem influenciar a atividade dessas enzimas, sendo que o hormônio do crescimento (GH) está associado ao aumento da atividade da AGAT e que o consumo alimentar de creatina reduz a atividade dessa enzima. Além disso, a ingestão dietética e a disponibilidade de glicina, metionina e arginina também influencia, diretamente, a síntese de creatina (Guthmiller et al., 1994).

Diariamente, cerca de 2 g de creatina são convertidos espontaneamente em creatinina e excretados na urina. Nesse cenário, é necessário que a síntese endógena seja de 2 g ou mais para manter as concentrações corporais de creatina (Snow et al., 2003; Brosnan et al., 2004). Em mulheres e em indivíduos idosos a síntese endógena é menor quando comparada à de homens saudáveis, sendo importante que o consumo dietético mantenha os níveis orgânicos de creatina (Brosnan et al., 2007; Snow et al., 2003).

Suplementação com creatina

A suplementação com creatina é tão prevalente no âmbito esportivo que, em algumas modalidades, pode chegar a ser utilizada por cerca de 75% dos atletas (Rawson et al., 2004). A principal função dessa amina é a rápida provisão de energia por meio da doação de fosfato da fosforilcreatina para a ADP, ressintetizando a ATP, processo denominado sistema creatina fosfato (Figura 12.1). Esse sistema é de suma importância para tecidos com alta demanda energética, como o músculo esquelético e o cérebro, e durante atividades físicas de alta intensidade e curta duração (Gastin, 2001).

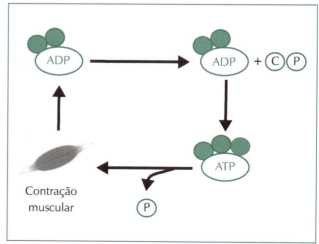

Figura 12.1. Sistema creatina fosfato.

ADP: adenosina difosfato; ATP: adenosina trifosfato; C: creatina; P: fosfato.
Fonte: Desenvolvida pela autoria.

Desde 1992, é sabido que a suplementação com creatina (5 g) aumenta as concentrações musculares de creatina e fosforilcreatina, sendo que o pico de creatina plasmática ocorre cerca de 1 hora após a administração. É, também, conhecido que a ingestão de várias doses desse nutriente ao longo do dia (20 g fracionadas em 4 vezes), durante 5 dias, é capaz de elevar de maneira significativa o conteúdo intramuscular das formas livre e fosforilada de creatina. Interessantemente, os indivíduos mais responsivos à suplementação são aqueles com baixas concentrações basais dessa amina, sendo que o oposto ocorre com indivíduos com elevados níveis musculares de creatina pré-suplementação (Harris et al., 1992).

Com base nesses resultados, sugeriu-se que existe um limite máximo da concentração de creatina muscular, correspondendo a aproximadamente 160 mmol/kg de músculo seco, que foi denominado "ponto de saturação". Nesse cenário, indivíduos que iniciam a suplementação já com valores elevados de creatina muscular podem ser pouco responsivos à intervenção, o que explicaria os dados controversos apresentados na literatura. Esses indivíduos são chamados de *non responders* e normalmente apresentam elevado consumo dietético de creatina (Spillane et al., 2009).

Com a interrupção da suplementação, o tempo para que a creatina seja completamente eliminada do organismo (*washout*) é de cerca de 1 mês (McKenna et al., 1999). Com base nessas informações, surgiram protocolos de suplementação com o objetivo de aumentar rapidamente o conteúdo intramuscular de creatina (fase de carregamento/*loading*) e evitar que as concentrações alcançadas sejam reduzidas (fase de manutenção). A fase de carregamento envolve a ingestão de altas doses de creatina – 20 g a 30 g por dia ou 300 mg/kg de peso corporal/dia – e, geralmente, dura de 5 a 7 dias, enquanto a fase de manutenção, que se inicia logo após o *loading*, normalmente tem duração de 3 meses e consiste na ingestão de doses de cerca de 5 g por dia ou 0,06 g/kg de peso corporal/dia (McKenna et al., 1999). É válido ressaltar que existem outros modos de suplementação que excluem o período de carregamento, sendo o resultado bastante semelhante ao protocolo apresentado acima, apesar de o tempo para alcançar o pico de creatina muscular ser mais longo. Embora a maior parte dos protocolos compreenda a suplementação por até 3 meses, a duração da intervenção dependerá, também, das necessidades e objetivos do atleta (Gualano, 2014).

A forma mais comumente administrada é a creatina monoidratada (Juhn et al., 1999), porém existem outras, como a tricreatina citrato e a creatina piruvato, as quais podem apresentar taxa de absorção superior à da creatina monoidratada, apesar de ainda ser contraditório na literatura se esse fato representa um benefício adicional dessas formas (Jäger et al., 2007). Pesquisas sobre segurança (Persky et al., 2007) e eficácia têm se concentrado na suplementação com creatina monoidratada, pois nenhuma vantagem foi demonstrada usando diferentes formulações de creatina, que normalmente contêm menos creatina e podem ser mais caras (Heaton et al., 2017; Jäger et al., 2001; Tarnopolsky, 2011).

No intuito de otimizar a suplementação com creatina, estudos observaram que uma sessão de exercício submáximo, previamente à administração com essa substância, é capaz de aumentar a resposta da intervenção em até 68% (Robinson et al., 1999). Adicionalmente, a ingestão de carboidratos com alto índice glicêmico otimiza o aumento do conteúdo de creatina muscular (Green et al., 1996a; Green et al., 1996b; Greenwood et al., 2003). No estudo de Greenwood et al. (2003), observou-se que a ingestão concomitante de creatina (5 g) e de dextrose (18 g) promoveu aumento de 20% na retenção desse nutriente comparada ao grupo suplementado apenas com creatina. O mecanismo sugerido para explicar tais resultados é o de que o acúmulo dessa amina se deva ao aumento da insulinemia, que estimularia o transporte intramuscular de creatina por meio de um transportador celular sódio-dependente e específico da creatina (Robinson et al., 1999; Steenge et al., 1998).

Efeitos da suplementação com creatina no exercício de força
Desempenho físico

Teoricamente, o aumento das concentrações musculares de creatina decorrente da suplementação promoveria um aumento da capacidade do sistema creatina fosfato e, portanto, otimizaria o fornecimento de energia, retardando a fadiga em exercícios de alta intensidade e curta duração (Gualano, 2014). Diversos estudos observaram efeitos ergogênicos após intervenção com creatina, como aumento do pico de torque muscular (Greenhaff et al., 1993), da potência de pico e da potência média no cicloergômetro (Birch et al., 1994), embora outros tenham falhado em demonstrar qualquer potencial benéfico (Barnett et al., 1996; Cooke et al., 1995; Febbraio et al., 1995).

As divergências encontradas na literatura podem decorrer de diversos fatores, como a duração do exercício físico, o desenho experimental do estudo, o tamanho da amostra e características individuais (Gualano et al., 2008). Além disso, o tempo de recuperação entre as séries pode interferir no efeito ergogênico da creatina, tendo em vista que, com tempo de recuperação inferior a 60 segundos, a creatina parece não apresentar efeito (McKenna et al., 1999; Kinugasa et al., 2004), enquanto intervalos entre 60 e 120 segundos parecem adequados para promover o potencial ergogênico desse nutriente (Preen et al., 2001; Loon et al., 2003). Isso decorre do fato de a ressíntese da fosforilcreatina ter início apenas após 60 a 120 minutos ao término da contração muscular; o intervalo de 3 minutos parece ser suficiente para a ressíntese completa dessa substância (Cottrell et al., 2002; Greenhaff et al., 1994).

Força e hipertrofia muscular

Além do efeito na *performance*, é atribuída à creatina a capacidade de aumentar a força e de promover hipertrofia muscular, melhorando a composição corporal (Branch, 2003; Vandenberghe et al., 1997; Volek et al., 1999). Os efeitos da suplementação com creatina na síntese e na degradação de proteínas musculares foram investigados sob várias condições. Louis et al. (2003) não encontraram nenhum efeito da suplementação com creatina no *turnover* proteico nos estados pós-exercício, pós-absortivo e alimentado. Assim, parece que o aumento da massa magra subsequente à suplementação com creatina não é mediado diretamente pelo aumento da síntese de proteína muscular ou da redução da degradação proteica. No entanto, a suplementação com creatina parece ser essencial para a recuperação por meio do aumento da expressão de determinadas proteínas, fatores de crescimento e/ou células que participam do processo de remodelamento muscular (Olsen et al., 2006).

Willoughby e Rosene (2003) relataram que, além de um aumento na massa livre de gordura e no volume e na força muscular, a suplementação com creatina (6 g/dia por 12 semanas) aumentou a expressão de RNA mensageiro (mRNA) de proteína miofibrilar tipo I, IIa e IIx, CK, miogenina e da expressão proteica de MRF-4 em comparação com o treinamento resistido e a ingestão de placebo. Além disso, Deldicque et al. (2005) mostraram aumento do fator de crescimento semelhante à insulina-1 e mRNA-2 no músculo em repouso após a suplementação com creatina (21 g/dia por 5 dias).

A suplementação com essa amina também está envolvida no aumento do número de células satélites e na concentração de mionúcleos induzidos pelo exercício resistido (Olsen et al., 2006). Safdar et al. (2008) relataram que a suplementação com creatina aumentou a expressão de mais de 270 genes, incluindo aqueles envolvidos com remodelação do citoesqueleto, translocação de Glut 4, síntese de glicogênio e de proteína, proliferação e diferenciação de células satélites, replicação e reparo de DNA, processamento e transcrição de mRNA e sobrevivência celular.

Alguns dos efeitos supracitados estão relacionados ao fato de a suplementação com creatina promover o aumento da retenção hídrica celular, visto que seu transporte intracelular depende de sódio (Deminice et al., 2016). A hiper-hidratação celular inibe a degradação de proteínas e de RNA e estimula a síntese de glicogênio, proteína, DNA e RNA (Heaton et al., 2017; Deldicque et al., 2005; Willoughby et al., 2001).

Lesão muscular e inflamação

Cooke et al. (2009) encontraram redução das concentrações plasmáticas de CK e lactato desidrogenase (LDH), em conjunto com o aumento da recuperação da força muscular, em indivíduos suplementados com creatina após exercício resistido excêntrico de membros inferiores. Similarmente, Veggi et al. (2013) relataram que a suplementação com creatina atenuou o aumento plasmático da CK e a dor muscular de início tardio.

Em relação ao efeito da suplementação com creatina sobre marcadores de inflamação, Deminice et al. (2013) relataram que a creatina atenuou o aumento de proteína C-reativa e do fator de necrose tumoral-α (TNF-α) pós-*sprint* (seis tiros de 35 m), sugerindo um papel anti-inflamatório desse nutriente. O papel da creatina em atenuar a lesão e a inflamação decorrentes do exercício poderia favorer a recuperação muscular no período pós-treino.

Recuperação muscular

Diversos estudos têm apontado um potencial papel da creatina como auxiliar na recuperação pós-exercício (Rawson et al., 2018). Para ser considerado um suplemento dietético útil na recuperação, o nutriente precisa ser capaz de aumentar a reposição de substratos energéticos, a síntese proteica muscular pós-treino, a expressão de fatores de crescimento e/ou reduzir a lesão muscular e a inflamação induzidas pelo exercício. O aumento da creatina muscular, por meio da suplementação com creatina monoidratada, parece estar, portanto, relacionado a muitos desses benefícios (Rawson et al., 2017).

Efeitos da suplementação com creatina no exercício aeróbio
Desempenho físico

Apesar de a maior parte dos estudos científicos ter investigado a eficácia da suplementação com creatina no exercício de força, evidências sugerem potencial ergogênico dessa intervenção também em exercícios predominantemente aeróbios, mas que, em determinados momentos, dependem do fornecimento de energia por meio do sistema creatina fosfato (Engelhardt et al., 1998; Vandebuerie et al., 1998). Em sua maioria, os estudos demonstram efeitos benéficos da creatina em modalidades esportivas intermitentes, contendo esforços máximos repetitivos (duração inferior a 10 segundos), intervalados por curtos períodos de recuperação e realizados por um longo período de tempo (de 1 a 2 horas), como no futebol (Mujika et al., 2000; Spencer et al., 2005).

Além do papel no sistema fosfagênico, a suplementação com creatina também tem sido associada ao aumento do conteúdo de glicogênio muscular. Roberts et al. (2016) mostraram um aumento de 82% na ressíntese de glicogênio muscular após suplementação com carboidratos e creatina, em comparação com a administração isolada de carboidratos, durante as primeiras 24 horas de recuperação após um exercício exaustivo e prolongado. Tendo em vista a relação direta entre o conteúdo de glicogênio e a *performance* física (Finsterer et al., 2012), sugere-se um papel ergogênico da creatina também em exercícios aeróbios.

É válido salientar, entretanto, que a suplementação com creatina para atletas de *endurance* exige cautela, visto que o aumento da massa muscular e, consequentemente, do peso corporal pode comprometer a agilidade do indivíduo e ter um efeito ergolítico (Gualano, 2014).

Tabela 12.2. Evidências sobre a suplementação com creatina.	
Visão geral	• A carga/*loading* de creatina pode melhorar agudamente o desempenho de esportes que envolvem exercícios repetidos de alta intensidade, bem como os resultados crônicos de programas de treinamento baseados nessas características (resistidos ou intervalados), levando ao aumento da massa e da força muscular.
Mecanismo	• A suplementação com creatina aumenta as reservas musculares de fosforilcreatina e a taxa de ressíntese de ATP, aumentando assim a capacidade física no exercício de alta intensidade e curta duração.
Protocolo de uso	• Fase de *loading*: ~ 20 g/dia (dividida em 4 doses diárias iguais), durante 5 a 7 dias. • Fase de manutenção: 3 a 5 g/dia (dose única) durante o período de suplementação. • Observação: o consumo concomitante com uma fonte mista de proteína/carboidrato pode aumentar a captação muscular de creatina via estimulação pela insulina.
Impacto no desempenho	• Aumento da força isométrica máxima e no desempenho agudo de sessões únicas e repetidas de exercícios de alta intensidade (< 150 segundos de duração); efeitos mais pronunciados durante eventos com duração < 30 segundos. • Adaptações ao treinamento crônico incluem ganhos de massa magra e melhorias na força muscular. • Menos comum: melhora do desempenho em exercícios de *endurance*. Potencial efeito anti-inflamatório e antioxidante.
Possíveis efeitos indesejáveis	• Não são observados efeitos negativos à saúde para indivíduos saudáveis com o uso em longo prazo (até 4 anos) quando os protocolos de carga apropriados são seguidos. Entretanto, alguns efeitos colaterais já foram relatados, como distúrbios gastrointestinais e cãibras. • Um potencial aumento de 1 a 2 kg na massa corporal após o *loading* de creatina (principalmente como resultado da retenção hídrica) pode ser prejudicial para o desempenho de resistência ou em eventos nos quais a massa corporal deve ser movida contra a gravidade (salto em altura, salto com vara) ou quando os atletas devem atingir um peso corporal específico.

Fonte: Adaptado de Maughan et al., 2018.

Lesão, inflamação e recuperação muscular

Investigações concluíram que a suplementação com creatina (20 g/dia por 5 dias) atenuou o aumento de vários marcadores de lesão muscular e de inflamação, incluindo CK, LDH, prostaglandina-E2, TNF-α, interferon-α e IL-1-β após um exercício de *endurance* (20 km de corrida, triatlo de meia e longa distâncias) (Bassit et al., 2008; Bassit, 2010). Esses resultados sugerem que, similarmente às evidências encontradas no exercício de força, a suplementação com creatina pode exercer um importante papel em atenuar a lesão muscular e a inflamação, favorecendo a recuperação, também em exercícios aeróbios.

Na Tabela 12.2, são apresentadas diversas considerações sobre a suplementação com creatina, tanto no exercício de força como no de *endurance*.

Efeitos colaterais

Os principais efeitos adversos decorrentes da suplementação com creatina são: desconforto e distúrbios gastrointestinais, cãibras, hipertermia, disfunções hepáticas e renais, entre outros (Gualano, 2014). Quanto aos eventos gastrointestinais, acredita-se que, após a administração, as partículas de creatina no trato gastrointestinal podem aumentar o conteúdo hídrico nesse compartimento, resultando em desconforto e episódios de diarreia e vômito (Williams et al., 1998).

Alguns estudos observaram aumento na incidência de cãibras após a suplementação com creatina (Greenwood et al., 2000), enquanto outros não verificaram a presença desse efeito colateral (Vandenberghe et al., 1997). Hipoteticamente, o mecanismo que explicaria o evento seria relacionado ao desequilíbrio hidroeletrolítico decorrente do aumento da quantidade de água intracelular e, por consequência, alteração na concentração dos íons (Williams et al., 1998; Poortmans et al., 1999; Powers et al., 2003).

Pela mesma hipótese acima, ou seja, por ser osmoticamente ativa, a creatina poderia causar desidratação e hipertermia, visto que o aumento na quantidade de água retida intracelularmente repercute em menor liberação de água para o meio extracelular, influenciando diretamente a termorregulação. Embora alguns estudos apresentem esse efeito adverso (Powers et al., 2003), outros não demonstram tal evento, sendo que não há evidências científicas bem controladas que sustentem a hipótese de que a creatina afete a hidratação e a termorregulação (RM et al., 2009; Volek et al., 2001; Lopez et al., 2009).

Possivelmente, os impactos da suplementação com creatina na função renal são os mais debatidos na literatura. Os principais relatos de alterações renais ocorrem quando a intervenção é aplicada para pacientes com distúrbios renais (Barisic et al., 2002), e não para indivíduos saudáveis (Gualano et al., 2008; Poortmans et al., 1997). Considerando que o metabolismo da creatina ocorre, também, no fígado e que uma parte das concentrações dessa amina é armazenada nesse órgão, surgiu a hipótese de que a ingestão de creatina poderia exercer um impacto na função hepática. Tal como ocorre com os outros efeitos colaterais, há um extenso conflito na literatura acerca dessa temática (Keys et al., 2001; Kreider et al., 1998; Waldron et al., 2002).

Salienta-se que nem todos os indivíduos experimentaram todos os efeitos colaterais advindos da suplementação com creatina; muitos pacientes não apresentaram nenhum evento adverso, e a maioria desses efeitos é considerada de frequência rara (Gualano, 2014).

Efeitos da creatina além de sua capacidade ergogênica: situações clínicas e efeitos terapêuticos

Por seu papel no sistema creatina fosfato, há um interesse crescente nos efeitos terapêuticos da creatina, especialmente em doenças como miopatias, distúrbios osteoarticulares e doenças neurodegenerativas. Adicionalmente, foi observada melhora de sintomas em diversas situações clínicas com essa intervenção, incluindo câncer, diabetes, fibromialgia e doença pulmonar obstrutiva crônica. A associação entre suplementação com creatina e melhora da capacidade cognitiva impulsionou o estudo do papel dessa amina durante o envelhecimento, podendo representar uma interessante estratégia para melhorar a qualidade de vida para idosos (Gualano, 2014).

Em miopatias, como na sarcopenia, a administração com creatina apresentou interessante papel em atenuar a perda de massa muscular e aumentar a força (Buford et al., 2007; Chung et al., 2007; Gualano et al., 2010; Tarnopolsky et al., 1999), além de restaurar as concentrações musculares de creatina e fosforilcreatina, que estão reduzidas nessas condições patológicas (Tarnopolsky et al., 1999). Adicionalmente, observou-se aumento da massa óssea em distúrbios osteoarticulares com essa intervenção, em decorrência da otimização do fornecimento de energia para os osteoblastos (Antolic et al., 2007; Chilibeck et al., 2005).

O papel da creatina em processos bioenergéticos também é de extrema importância para o sistema nervoso central (SNC). A redução da concentração de creatina e fosforilcreatina no SNC contribui para o desenvolvimento de retardo mental, atraso na fala, epilepsia, entre outros (Item CB, 2001; Salomons et al., 2001). Além disso, há evidências de que essa intervenção apresenta ação antiapoptótica (O'Gorman et al., 1997).

A atividade antioxidante da creatina também contribui significativamente para atenuar o estresse oxidativo (EO) presente em diversas patologias, como nas doenças crônicas não transmissíveis, bem como no envelhecimento e no exercício físico exaustivo. Os principais mecanismos de ação dessa amina são associados a seu papel na bioenergética, bem como sua estrutura química, que compreende a molécula do antioxidante arginina. Alguns estudos também demonstraram um efeito antioxidante direto da creatina, apesar de os mecanismos serem, ainda, pouco compreendidos (Coqueiro et al., 2017).

Além das condições citadas, a aplicação da creatina tem sido investigada em condições de imobilização/inatividade de membros, no processo cognitivo de indivíduos fatigados pela privação do sono ou tarefas mentais/físicas exaustivas (Rae et al., 2015; Cook et al., 2011), na diminuição de lesões cerebrais estudadas em crianças (Larson-Meyer et al., 2018) e usando modelos animais (Maughan et al., 2018). Esses dados não são conclusivos, e mais pesquisas são necessárias; contudo, atletas com risco de concussão, que já suplementam com creatina, também poderiam ser favorecidos pelo papel biológico cerebral dessa amina (Heaton et al., 2017).

Futuras perspectivas

Apesar de ainda existirem questões pendentes acerca dos efeitos da suplementação com creatina no exercício físico, a maior parte dos estudos recentes objetiva investigar os efeitos terapêuticos desse nutriente nas mais diversas situações patológicas. Nesse cenário, na área clínica, é questionada a segurança de tal intervenção. Assim, as perspectivas são de estudos futuros que avaliem a dose, a segurança e o potencial terapêutico da creatina no âmbito ambulatorial e hospitalar.

Considerações finais

A creatina é reconhecida por seus efeitos ergogênicos no exercício de força, embora evidências indiquem aumento de *performance* também em exercícios aeróbios que envolvam momentos intervalados de alta intensidade, como no futebol. A escolha de suplementar e o protocolo de administração com creatina dependerá do tipo e da duração do exercício, bem como dos objetivos do atleta.

O importante papel da creatina na bioenergética e na atenuação do estresse oxidativo atribui a essa amina efeitos terapêuticos, que têm sido investigados nas mais variadas situações patológicas. Nesse cenário, as perspectivas futuras do estudo da creatina incluem investigações acerca de sua segurança, dose e aplicabilidade na área clínica.

Questões propostas para estudo

1. O que é creatina?
2. Quais as fontes alimentares de creatina?
3. Descreva, brevemente, o histórico da creatina, incluindo as datas de sua descoberta e administração para humanos.
4. Qual o principal papel biológico da creatina?
5. Descreva os principais protocolos de suplementação com creatina.
6. Explique o que são e para que servem as fases de carregamento (*loading*) e manutenção.
7. Quais os principais mecanismos de ação da creatina em promover hipertrofia muscular?
8. Quais os principais efeitos colaterais da suplementação com creatina?
9. Por quais mecanismos a creatina apresenta ação antioxidante?
10. Em quais situações clínicas a suplementação com creatina poderia ser indicada?

Bibliografia consultada

- Antolic A, Roy BD, Tarnopolsky MA, Zernicke RF, Wohl GR, Shaughnessy SG, et al. Creatine monohydrate in-creases bone mineral density in young Sprague-Dawley rats. Med Sci Sports Exerc. 2007; 39(5):816-20.

- Barisic N, Bernert G, Ipsiroglu O, Stromberger C, Müller T, Gruber S, et al. Effects of oral creatine supplementa-tion in a patient with MELAS phenotype and associated nephropathy. Neuropediatrics. 2002; 33(3):157-61.

- Barnett C, Hinds M, Jenkins D. Effects of oral creatine sup-plementation on multiple sprint cycle performance. Aust J Sci Med Sport. 1996; 28(1):35-9.

- Bassit R, Curi R, Costa Rosa L. Creatine supplementation reduces plasma levels of pro-inflammatory cytokines and PGE2 after a half-ironman competition. Amino Acids. 2008; 35:425-31.

- Bassit RA, Pinheiro CHDJ, Vitzel KF, Sproesser AJ, Silveira LR, Curi R. Effect of short-term creatine supple-mentation on markers of skeletal muscle damage after strenuous contractile activity. Eur J Appl Physiol. 2010; 108(5):945-55.

- Birch R, Noble D, Greenhaff P. The influence of dietary creati-ne supplementation on performance during repea-ted bouts of maximal isokinetic cycling in man. Eur J Appl Physiol Occup Physiol. 1994; 69(3):268-76.

- Branch JD. Effect of creatine supplementation on body com-position and performance: a meta-analysis. Int J Sport Nutr Exerc Metab. 2003; 13(2):198-226.

- Brosnan J, Brosnan M. Creatine: endogenous metabolite, dietary, and therapeutic supplement. Annu Rev Nutr. 2007; 27:241-61.

- Brosnan M, Brosnan J. Renal arginine metabolism. J Nutr. 2004; 134:2791-5S.

- Buford TW, Kreider RB, Stout JR, Greenwood M, Campbell B, Spano M, et al. International Society of Sports Nu-trition position stand: creatine supplementation and exercise ThomasWBuford,. J Int Soc Sport Nutr [Internet]. 2007; 4(6):1-8. Available from: https://www.ncbi.nlm.nih.gov/pmc/articles/PMC2048496/.

- Chanutin A, Guy L. The fate of creatine when administered to man. J Bio Chem. 1926; 67:29-37.

- Chevreul M. Sur une nouvelle substance contenue dans la chair de boeuf. Paris Mus Hist Nat N Ann. 1832; 306-16.

- Chilibeck PD, Chrusch MJ, Chad KE, Shawn Davison K, Burke DG. Creatine monohydrate and resistance trai-ning increase bone mineral content and density in older men. [Internet]. Vol. 9, The Journal of Nutrition, Health & Aging. 2005. p. 352-5. Available from: http://crealift.com.br/wp-content/uploads/2013/10/8.pdf.

- Chung YL, Alexanderson H, Pipitone N, Morrison C, Dast-malchi M, Ståhl-Hallengren C, et al. Creatine supple-ments in patients with idiopathic inflammatory myopathies who are clinically weak after conventional pharmacologic treatment: six-month, double-blind, randomized, placebo-controlled trial. Arthritis Care Res. 2007; 57(4):694-702.

- Cook CJ, Crewther BT, Kilduff LP, Drawer S, Gaviglio CM. Skill execution and sleep deprivation: effects of acute caffeine or creatine supplementation: a randomized placebo-controlled trial. J Int Soc Sports Nutr [Internet]. 2011; 8(1):2. Available from: http://www.jissn.com/content/8/1/2.

- Cooke MB, Rybalka E, Williams AD, Cribb PJ, Hayes A. Cre-atine supplementation enhances muscle force reco-very after eccentrically-induced muscle damage in healthy individuals. J Int Soc Sports Nutr. 2009; 6:1-11.

- Cooke W, Grandjean P, Barnes W. Effect of oral creatine supplementation on power output and fatigue during bicycle ergometry. J Appl Physiol. 1995; 78(2):670-3.

- Coqueiro A, Godois A, Raizel R, Tirapegui J. Creatina como antioxidante em estados metabólicos envolvendo estresse oxidativo. Rev Bras Prescrição e Fisiol do Exerc. 2017; 11(64).

- Cottrell G, Coast J, Herb R. Effect of recovery interval on multiple-bout sprint cycling performance after acute creatine supplementation. J Strength Cond Res. 2002; 16(1):109-16.

- Delanghe J, De Slypere J, De Buyzere M. Normal reference values for creatine, creatinine, and carnitine are lo-wer in vegetarians. Clin Chem. 1989; 35:1802–3.

- Deldicque L, Louis M, Theisen D, Nielens H, Dehoux M, Thissen J, et al. Increased IGF mRNA in human skele-tal muscle after creatine supplementation. Med Sci Sport Exerc. 2005; 37(5):731-6.

- Deminice R, Rosa F, Pfrimer K, Al. E. Creatine supplementa-tion increases total body water in soccer players: a deuterium oxide dilution study. Int J Sport Med. 2016; 37:149-53.

- Deminice R, Rosa FT, Franco GS, Jordao AA, de Freitas EC. Effects of creatine supplementation on oxidative stress and inflammatory markers after repeated-sprint exercise in humans. Nutrition. 2013; 29(9):1127-32.

- Edison EE, Brosnan ME, Meyer C, Brosnan JT. Creatine synthesis: production of guanidinoacetate by the rat and human kidney in vivo. Am J Physiol Renal Physiol. 2007; 293(6):F1799-804.

- Engelhardt M, Neumann G, Berbalk A, Reuter I. Creatine supplementation in endurance sports. Med Sci Sport Exerc. 1998; 30(7):1123-9.

- Febbraio M, Flanagan T, Snow R, Zhao S, Carey M. Effect of creatine supplementation on intramuscular TCr, metabolism and performance during intermittent, supramaximal exercise in humans. Acta Physiol Scand. 1995; 155(4):387-95.

- Finsterer J. Biomarkers of peripheral muscle fatigue du-ring exercise. BMC Musculoskelet Disord [Internet]. 2012; 13(1):218. Available from: http://bmcmusculoskeletdisord.biomedcentral.com/articles/10.1186/1471-2474-13-218.

- Gastin P. Energy system interaction and relative contribution during maximal exercise. Sport Med. 2001; 31(10):725-41.

- Green A, Hultman E, Macdonald I, Swell D, Greenhaff P. Carbohydrate ingestion augments skeletal muscle cre-atine accumulation during creatine supplementation in humans. Am J Physiol. 1996; 271:E821-6.

- Green A, Simpson E, Littlewood J, Macdonald I, Greenhaff P. Carbohydrate ingestion augments creatine reten-tion du-ring creatine feeding in humans. Acta Physiol Scand. 1996; 158(2):195-202.

- Greenhaff P, Bodin K, Soderlund K, Hultman E. Effect of oral creatine supplementation on skeletal muscle phos-phocreatine resynthesis. Am J Physiol. 1994; 266:E725-30.

- Greenhaff P, Casey A, Short A, Harris R, Soderlund K, Hult-man E. Influence of oral creatine supplementation of muscle torque during repeated bouts of maximal voluntary exercise in man. Clin Sci. 1993; 84(5):565-71.

- Greenwood M, Farris J, Kreider R, Greenwood L, Byars A. Creatine supplementation patterns and perceived ef-fects in select division I collegiate athletes. Clin J Sport Med. 2000; 10(3):191-4.

- Greenwood M, Kreider R, Earnest C, Rasmussen C, Almada A. Differences in creatine retention among three nutritional formulations of oral creatine supplements. J Exerc Physiol Online. 2003; 6:37-43.

- Gualano B, Artioli G, Poortmans J, Lancha Junior A. Exploring the therapeutic role of creatine supplementation. Amino Acids. 2010; 38(1):31-44.

- Gualano B, Benatti FB, Ferreira JCB, Franchini E, Brum PC, Lancha Junior AH. Efeitos da suplementação de creatina no exercício intermitente de alta intensidade: divergências e recomendações metodológicas. Rev Bras Cineantropometria e Desempenho Hum. 2008; 10(2):189-96.

- Gualano B, Ugrinowitsch C, Novaes RB, Artioli GG, Shimizu MH, Seguro AC, et al. Effects of creatine supple-mentation on renal function: a randomized, double-blind, placebo-controlled clinical trial. Eur J Appl Physiol. 2008; 103(1):33-40.

- Gualano B. Suplementação de creatina. 2014.

- Guthmiller P, Van Pilsum JF, Boen JR, McGuire DM. Cloning and sequencing of rat kidney L-arginine:glycine amidino-transferase: studies on the mechanism of regulation by growth hormone and creatine. J Biol Chem. 1994; 269(26):17556-60.

- Harris R, Söderlund K, Hultman E. Elevation of creatine in resting and exercised muscle of normal subjects by creatine supplementation. Clin Sci (Lond). 1992; 83(3):367-74.

- Harris R. Creatine in health, medicine and sport: an introduction to a meeting held at Downing College, Univer-sity of Cambridge, July 2010. Amino Acids. 2011; 40:1267-70.

- Heaton LE, Davis JK, Rawson ES, Nuccio RP, Witard OC, Stein KW, et al. Selected in-season nutritional strate-gies to enhance recovery for team sport athletes: a practical overview. Sport Med. 2017; 47(11):2201-18.

- Item CB, Stöckler-Ipsiroglu S, Stromberger C, Mühl A, Alessandri MG, Bianchi MC, et al. Arginine:glycine ami-dinotransferase deficiency: the third inborn error of creatine metabolism in humans. Am J Hum Genet [Internet]. 2001; 69(5):1127-33. Available from: http://linkinghub.elsevier.com/retrieve/pii/S0002929707613275

- Jäger R, Harris R, Purpura M, Francaux M. Comparison of new forms of creatine in raising plasma creatine le-vels. J Int Soc Sports Nutr. 2007; 4(17).

- Jäger R, Purpura M, Shao A, Inoue T, Kreider RB. Analysis of the efficacy, safety, and regulatory status of no-vel forms of creatine. Amino Acids. 2011; 40(5):1369-83.

- Juhn M, O'Kane J, Vinci D. Oral creatine supplementation in male collegiate athletes: a survey of dosing habits and side effects. J Am Diet Assoc. 1999; 99(5):593-5.

- Keys S, Tyminski M, Davis J, Hossain A. The effects of long-term creatine supplementation on liver architecture in mice. Med Sci Sport Exerc. 2001; 33.

- Kinugasa R, Akima H, Ota A, Ohta A, Sugiura K, Kuno S. Short-term creatine supplementation does not improve muscle activation or sprint performance in humans. Eur J Appl Physiol. 2004; 91:230-7.

- Kreider R, Ferreira M, Wilson M, Grindstaff P, Plisk S, Rei-nardy J, et al. Effects of creatine supplementation on body composition, strength, and sprint performance. Med Sci Sport Exerc. 1998; 30(1):73-82.

- Larson-Meyer DE, Woolf K, Burke L. Assessment of nutrient status in athletes and the need for supplementation. Int J Sport Nutr Exerc Metab. 2018; 1-20.

- Lopez R, Casa D, McDermott B, Ganio M, Armstrong L, Maresh C. Does creatine supplementation hinder exer-cise heat tolerance or hydration status? A systematic review with meta-analyses. J Athl Train. 2009; 44(2):215-23.

- Louis M, Poortmans JR, Francaux M, Hultman E, Berré J, Boisseau N, et al. Creatine supplementation has no effect on human muscle protein turnover at rest in the postabsorptive or fed states. Am J Physiol – Endocrinol Me-tab [Internet]. 2003; 284(4):E764-70. Available from: http://ajpendo.physiology.org/lookup/doi/10.1152/ajpendo.00338.2002.

- Lukaszuk J, Robertson R, Arch J, Moore G, Yaw K, Kelley D, et al. Effect of creatine supplementation and a lac-to-ovo-vegetarian diet on muscle creatine concentration. Int J Sport Exerc Metab. 2002; 12:336-48.

- Maughan RJ, Burke LM, Dvorak J, Larson-Meyer DE, Peeling P, Phillips SM, et al. IOC consensus statement: dietary sup-plements and the high-performance athlete. Br J Sports Med [Internet]. 2018; bjsports-2018-099027. Available from: http://bjsm.bmj.com/lookup/doi/10.1136/bjsports-2018-099027.

- McKenna M, Morton J, Selig S, Snow R. Creatine supple-mentation increases muscle total creatine but not ma-ximal intermittent exercise performance. J Appl Physiol. 1999; 87(6):2244-52.

- Mujika I, Padilla S, Ibañez J, Izquierdo M, Gorostiaga E. Creatine supplementation and sprint performance in so-ccer players. Med Sci Sports Exerc [Internet]. 2000; 32(2):518-25. Available from: http://www.ncbi.nlm.nih.gov/entrez/query.fcgi?cmd=Retrieve&db=PubMed&dopt=Citation&list_uids=10694141%5Cnhttp://www.ncbi.nlm.nih.gov/pubmed/10694141.

- O'Gorman E, Beutner G, Dolder M, Koretsky A, Brdiczka D, Wallimann T. The role of creatine kinase in inhibi-tion of mitochondrial permeability transition. FEBS Lett. 1997; 414(2):253-7.

- Olsen S, Aagaard P, Kadi F, Tufekovic G, Verney J, Olesen JL, et al. Creatine supplementation augments the increase in satellite cell and myonuclei number in human skeletal muscle induced by strength training. J Physiol. 2006; 573(2):525-34.

- Persky A, Rawson E. Safety of creatine supplementation. Subcell Biochem. 2007; 46:275-89.

- Poortmans J, Auquier H, Renaut V, Durussel A, Saugy M, Brisson G. Effect of short-term creatine supplementa-tion on renal responses in men. Eur J Appl Physiol Occup Physiol. 1997; 76(6):566-7.

- Poortmans J, Francaux M. Long-term oral creatine supple-mentation does not impair renal function in healthy ath-letes. Med Sci Sport Exerc. 1999; 31(8):1108-10.

- Powers ME, Arnold BL, Weltman AL, Perrin DH, Mistry D, Kahler DM, et al. Creatine supplementation increases total body water without altering fluid distribution. J Athl Train. 2003; 38(1):44-50.

- Preen D, Dawson B, Goodman C, Lawrence S, Beilby J, Ching S. Effect of creatine loading on long-term sprint exercise performance and metabolism. Med Sci Sport Exerc. 2001; 33(5):814-21.

- Rae C, Bröer S. Creatine as a booster for human brain function: how might it work? Neurochem Int. 2015; 89:249-59.

- Rawson E, Clarkson P. Scientifically debatable: is creatine worth its weight? Gatorade Sport Sci Exch. 2004; 16(4):1-6.

- Rawson ES, Clarkson PM, Tarnopolsky MA. Perspectives on exertional rhabdomyolysis. Sport Med. 2017; 47(s1):33-49.

- Rawson ES, Miles MP, Larson-Meyer DE. Dietary Supplements for Health, Adaptation, and Recovery in Athle-tes. Int J Sport Nutr Exerc Metab [Internet]. 2018; 1-33. http://journals.humankinetics.com/doi/10.1123/ijsnem.2017-0340

- RM L, DJ C, BP M, MS G, LE A, CM M. Does creatine supplementation hinder exercise heat tolerance or hydra-tion status? A systematic review with meta-analyses. J Athl Train [Internet]. 2009; 44(2):215-23. Available from: http://search.ebscohost.com/login.aspx?direct=true&db=cin20&AN=105494637&site=ehost-live.

- Roberts PA, Fox J, Peirce N, Jones SW, Casey A, Greenhaff PL. Creatine ingestion augments dietary car-bohydrate mediated muscle glycogen supercompensation during the initial 24 h of recovery following prolonged exhaustive exercise in humans. Amino Acids. 2016; 48(8):1831-42.

- Robinson T, Swell D, Hultman E, Greenhaff P. Role of submaximal exercise in promoting creatine and glycogen accumulation in human skeletal muscle. J Appl Physiol. 1999; 87(2):598-604.

- Safdar A, Yardley NJ, Snow R, Melov S, Tarnopolsky MA. Global and targeted gene expression and protein con-tent in skeletal muscle of young men following short-term creatine monohydrate supplementation. Physiol Genomics [Internet]. 2008; 32(2):219-28. Available from: http://physiolgenomics.physiology.org/cgi/content/abstract/32/2/219.

- Salomons GS, van Dooren SJ, Verhoeven NM, Cecil KM, Ball WS, Degrauw TJ, et al. X-linked creatine-transporter gene (SLC6A8) defect: a new creatine-deficiency syndrome. Am J Hum Genet [Internet]. 2001; 68(6):1497-500. Available from: http://www.pubmedcentral.nih.gov/articlerender.fcgi?artid=1226136&tool=pmcentrez&rendertype=abstract.

- Snow R, Murphy R. Factors influencing creatine loading into human skeletal muscle. Exerc Sport Sci Rev. 2003; 31(3):154-8.

- Spencer M, Bishop D, Dawson B, Goodman C. Physiological and metabolic responses of repeated-sprint activi-ties:specific to field-based team sports. Sports Med [Internet]. 2005; 35(12):1025-44. Available from: http://www.ncbi.nlm.nih.gov/pubmed/16336007.

- Spillane M, Schoch R, Cooke M, Harvey T, Greenwood M, Kreider R, et al. The effects of creatine ethyl ester supple-mentation combined with heavy resistance training on body composition, muscle performance, and serum and muscle creatine levels. J Int Soc Sports Nutr. 2009; 6:1-14.

- Steenge G, Lambourne J, Casey A, Macdonald I, Greenhaff P. Stimulatory effect of insulin on creatine accumu-lation in human skeletal muscle. Am J Physiol. 1998; 275:E974-9.

- Tarnopolsky M, Parise G. Direct measurement of high-energy phosphate compounds in patients with neuromus-cular disease. Muscle Nerve. 1999; 22(9):1228-33.

- Tarnopolsky MA. Caffeine and creatine use in sport. Ann Nutr Metab. 2011; 57(SUPPL. 2):1-8.

- van Loon LJC, Oosterlaar AM, Hartgens F, Hesselink MKC, Snow RJ, Wagenmakers AJM. Effects of creatine loading and prolonged creatine supplementation on body composition, fuel selection, sprint and endurance perfor-mance in humans. Clin Sci [Internet]. 2003; 104(2):153. Available from: http://cs.portlandpress.com/cs/104/cs1040153.htm.

- Vandebuerie F, Vanden Eynde, B Vandenberghe K, Hespel P. Effect of creatine loading on endurance capacity and sprint power in cyclists. Int J Sport Med. 1998; 19(7):490-5.

- Vandenberghe K, Goris M, Van Hecke P, Van Leemputte M, Vangerven L, Hespel P. Long-term creatine intake is benefi-cial to muscle performance during resistance training. J Appl Physiol. 1997; 83(6):2055-63.

- Veggi KFT, Machado M, Koch AJ, Santana SC, Oliveira SS, Stec MJ. Oral creatine supplementation augments the repeated bout effect. Int J Sport Nutr Exerc Metab. 2013; 23(4):378-87.

- Volek J, Duncan N, Mazzetti S, Staron R, Putukian M, Gómez A, et al. Performance and muscle fiber adapta-tions to creatine supplementation and heavy resistance training. Med Sci Sport Exerc. 1999; 31(8):1147-56.

- Volek J, Mazzetti S, Farquhar W, Barnes B, Gómez A, Kraemer W. Physiological responses to short-term exer-cise in the heat after creatine loading. Med Sci Sport Exerc. 2001; 33(7):1101-8.

- Waldron JE, Pendlay GW, Kilgore TG, Haff GG, Reeves JS, Kilgore JL. Concurrent creatine monohydrate su-pple-mentation and resistance training does not affect markers of hepatic function in trained weightlifters. J Exerc Physiol. 2002; 5(1):57-64.

- Wallimann T, Tokarska-Schlattner M, Schlattner U. The crea-tine kinase system and pleiotropic effects of creati-ne. Amino Acids. 2011; 40(5):1271-96.

- Williams M, Branch J. Creatine supplementation and exercise performance: an update. J Am Coll Nutr. 1998; 17(3):216-34.

- Willoughby D, Rosene J. Effects of oral creatine and resistance training on myogenic regulatory factor expres-sion. Med Sci Sport Exerc. 2003; 35:923-9.

- Willoughby D, Rosene J. Effects of oral creatine and resistance training on myosin heavy chain expression. Med Sci Sport Exerc. 2001; 33(10):1674-81.

- Wyss M, Kaddurah-Daouk R. Creatine and creatinine meta-bolism. Physiol Rev. 2000; 80(3):1107-213.

β-hidroxi β-metilbutirato (HMB) e Atividade Física

• Emídio Marques de Matos-Neto • Julio Tirapegui

Introdução

A prática de exercício físico resistido (ER), relacionada à saúde e com o objetivo de melhorar força e a hipertrofia muscular, o desempenho atlético e a aptidão física, tem ganhado popularidade e inclui praticantes de vários níveis de condicionamento físico, desde sedentários e idosos, que não têm experiência com esse tipo de exercício, a atletas das mais variadas modalidades esportivas. Todavia, o ER intenso pode induzir lesão no músculo esquelético, independentemente do nível de condicionamento físico. Essa lesão, que é acompanhada de sinais e sintomas que se manifestam imediatamente após uma sessão aguda de treinamento, provoca dor muscular e prejudica o desempenho físico.

Em contrapartida, os métodos para minimizar os danos resultantes do ER têm sido investigados ao longo dos anos e implicam a realização de exercícios adaptativos, massagens e o uso de drogas anti-inflamatórias não esteroides e/ou suplementos nutricionais. Dentre essas estratégias, diversas publicações científicas reportam o uso de suplementos nutricionais como tentativa de atenuar os prejuízos causados pelo treinamento intenso. Ressaltamos, no entanto, que esses estudos têm utilizado ampla variedade de protocolos de exercícios (volumes e intensidades diferentes, exercícios puramente excêntricos, concêntrico-excêntricos, envolvendo pequenos e grandes grupos musculares, entre outros), bem como diversos suplementos nutricionais (vitaminas antioxidantes, aminoácidos, proteínas, ácidos graxos essenciais, carboidratos, combinação de suplementos etc.), e apresentam, portanto, resultados controversos.

Neste capítulo discutiremos o uso de suplementos nutricionais como recurso para suprimir os danos induzidos pela lesão muscular em ER intensos. Dentre os suplementos, diversas pesquisas têm reportado o papel da suplementação com β-hidroxi-β-metilbutirato (HMB) como agente anticatabólico, assim como seu papel na promoção da síntese proteica. Os efeitos do HMB têm sido testados em humanos há pelo menos 3 décadas, e atualmente sua suplementação é amplamente utilizada por jovens e idosos, treinados e não treinados, bem como por atletas que buscam suplementação com recursos ergogênicos.

Lesão muscular

Para que possamos compreender melhor o papel desempenhado pelo HMB em atenuar os sinais e os sintomas da lesão muscular, bem como suas limitações, faz-se necessária uma breve descrição da lesão muscular esquelética provocada pelo exercício físico, sobretudo o ER. A ciência tem revelado, ainda que parcialmente, os mecanismos pelos quais ocorre hipertrofia muscular induzida pelo ER. Em síntese, o ganho de massa muscular é o resultado de um balanço nitrogenado positivo, quando a síntese proteica é superior à degradação de proteína muscular. O aumento nas taxas de síntese proteica pós-ER é especialmente potente no início da periodização de um protocolo de treinamento físico resistido e nas mudanças de fase dessa periodização, em decorrência do estresse promovido pelas sessões de treino não habituais, sugerindo-se que pelo menos uma fração do aumento inicial na síntese miofibrilar é direcionada para a reparação e o remodelamento muscular. Somente após esse reparo a síntese proteica estaria, de fato, sinalizada para a hipertrofia muscular.

Assim, os dados disponíveis na literatura científica evidenciam que o exercício físico extenuante, praticado por indivíduos não treinados e geralmente envolvendo ações musculares excêntricas, no qual o músculo esquelético é ativamente alongado, promove danos nas fibras musculares. Assim, mais estresse é submetido à fibra muscular, levando à ocorrência de microlesões. Esse trauma mecânico inicial dá origem a uma série de alterações bioquímicas dentro da área afetada, podendo levar ao aumento da produção de citocinas pro-inflamatórias e de espécies reativas de oxigênio (ERO), favorecendo assim a degradação ainda maior das proteínas musculares e levando a uma lesão muscular tardia.

Marcadores diretos e indiretos de lesão de fibras musculares geralmente são detectados após esses danos. Estes incluem dor muscular tardia, diminuição da força muscular (isométrica e dinâmica), diminuição da amplitude de movimento, aumento da circunferência muscular (provavelmente mediada por inflamação), elevação de marcadores urinários de degradação de proteínas (por exemplo, 3-metil-histidina), aumento de marcadores sanguíneos de ruptura da membrana celular no músculo (creatina quinase e lactato desidrogenase) e de biomarcadores inflamatórios (proteína C-reativa, fator de necrose tumoral [TNF]-α e interleucina [IL]-6). A esse respeito, 10 ensaios clínicos controlados e randomizados, com um total de 324 adultos, revisados e reanalisados por Rahimi et al. (2018), revelaram efeitos benéficos da suplementação com HMB na diminuição das concentrações de creatina quinase e lactato desidrogenase, durante os protocolos de treino em diferentes fases de periodização.

Considerando as características iniciais do trauma mecânico imposto sobre as fibras musculares em ER intenso, parece que os suplementos nutricionais teriam a função de minimizar os danos secundários ou de início tardio, acelerando a recuperação após a microlesão e melhorando a função muscular. Contudo, os estudos que tratam desse tema merecem contextualização apropriada, uma vez que fatores como idade, sexo, nível de condicionamento físico, estado alimentar, volume e intensidade de treinamento físico, desenho da periodização, incluindo o tempo de recuperação entre as sessões ou competição, podem influenciar os resultados encontrados sobre as respostas adaptativas ao exercício físico, implicando a necessidade de observar esses fatos para a correta interpretação dos dados científicos.

Nesse cenário, além dos antioxidantes, o metabólito da leucina, HMB, é o suplemento nutricional mais estudado e frequentemente recomendado em relação à lesão muscular induzida pelo ER. Acredita-se que o HMB possui ações anticatabólicas e pode diminuir a perda de nitrogênio por inibição da proteólise muscular, que, por sua vez, levaria à recuperação mais rápida. Existem evidências de que em indivíduos não treinados o HMB parece exercer ação mais efetiva; os mecanismos que explicariam tais efeitos ainda não são claros, embora os estudos tenham progredido substancialmente nos últimos anos.

Metabolismo da leucina, α-cetoisocaproato e HMB

Assim como a alanina, o glutamato e o aspartato, os aminoácidos de cadeia ramificada (ACR) são oxidados no músculo esquelético, ao contrário dos outros aminoácidos, que são degradados no fígado. Dentre os três ACR, a leucina vem sobressaindo por apresentar maior taxa de oxidação quando comparada à isoleucina e à valina. As enzimas relacionadas ao catabolismo da leucina são as aminotransferases de aminoácidos de cadeia ramificada (ATACR) mitocondrial e citosólica e o complexo enzimático desidrogenase de cetoácidos de cadeia ramificada (DCCR). A partir da reação reversível catalisada pela ATACR, o aminoácido é transaminado e convertido em seu respectivo cetoácido, o α-cetoisocaproato (KIC). Paralelamente, observa-se que, na reação catalisada pela ATACR, há a conversão de α-cetoglutarato – aceptor de nitrogênio oriundo dos ACR – em glutamato, o qual pode promover a síntese de outros aminoácidos, como alanina e glutamina. Posteriormente à reação catalisada pela enzima ATACR e a consequente formação do cetoácido, este pode sofrer descarboxilação oxidativa, uma reação irreversível, intermediada pelo complexo enzimático DCCR – presente na superfície interna da membrana mitocondrial. Mediante essa reação, o cetoácido KIC é convertido em isovaleril-CoA, que sofre oxidação por meio de duas diferentes desidrogenases, formando, em última instância, acetil-CoA e acetoacetato.

Entretanto, uma via alternativa tem sido sugerida e ocorreria no citosol hepático de mamíferos, envolvendo a oxidação de KIC a HMB através da enzima KIC dioxigenase (KICD). Essa hipótese foi proposta por Sabourin et al. em 1981. Postulou-se que KICD pode funcionar como uma "válvula de segurança" para prevenir o acúmulo excessivo de KIC, que é tóxico, convertendo esse composto em HMB. Aproximadamente 5% da leucina presente no corpo é metabolizado para HMB pela ação dessa enzima. Essa substância requer oxigênio molecular e difere das outras enzimas do metabolismo da leucina. O fígado é o órgão do corpo com maior atividade da oxigenase; portanto, a maior produção de HMB ocorre nas células hepáticas. Nessa perspectiva, um indivíduo precisaria consumir mais de 600 g de proteína de alta qualidade para obter a quantidade de leucina (60 g) necessária para produzir a dose diária de HMB comumente utilizada nos estudos com humanos (3 g), evidenciando, assim, a necessidade de suplementação dietética para aumentar as concentrações do HMB.

Além disso, é proposto que o HMB é convertido, em muitos tecidos, em β-hidroxi-β-metilglutaril (HMG-CoA) por desidratação em ácido metilcrotenoico (MCA) ou por carboxilação direta em HMG-CoA, atuando, assim, como um doador de carbono para a síntese de colesterol nesses tecidos. De fato, a produção citosólica de HMG-CoA a partir de HMB deve fornecer substrato para a HMG-CoA redutase, que é uma etapa importante na síntese de colesterol. Este, por sua vez, é um importante constituinte dos tecidos em virtude de seu duplo papel como componente estrutural de membranas biológicas, atuando na fluidez e na ativação de enzimas presentes nestas e como precursor dos hormônios esteroides, dos ácidos biliares e da vitamina D. No entanto, ainda não está evidente qual a porcentagem dos carbonos do colesterol que é derivada do HMB (Figura 13.1).

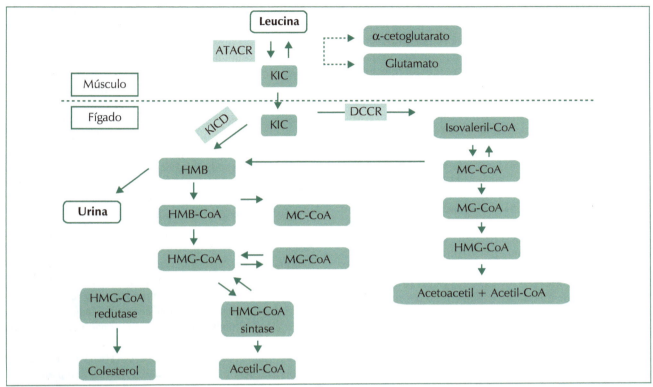

Figura 13.1. Metabolismo da leucina, KIC e HMB em mamíferos.

KIC: α-cetoisocaproato; MC-CoA: β-metilcrotonil-CoA; MG-CoA: β-metilglitonil-CoA; HMG-CoA: β-hidroxi β-metilglutaril.
Fonte: Desenvolvida pela autoria.

A suplementação com HMB baseia-se em seu efeito anticatabólico, que, consequentemente, promove aumento de massa isenta de gordura. O HMB também pode sofrer polimerização e ser usado como um componente estrutural da membrana celular, levando a maior estabilidade. Adicionalmente, tem-se proposto o aumento na capacidade de oxidação de ácidos graxos nas células musculares, levando à diminuição da massa gorda. Assim, tem sido sugerido que o HMB pode ser parcialmente responsável pelos benefícios da suplementação de leucina, uma vez que é um metabólito desta. Entretanto, os resultados em humanos são extremamente variados em razão dos diversos protocolos aplicados.

Mecanismos de ação propostos

A capacidade do HMB de atenuar a degradação e estimular a síntese proteica deve-se a múltiplos mecanismos:

1. Aumento da hipertrofia muscular, resultado do aumento da síntese proteica por meio da ativação da proteína alvo de rapamicina em mamíferos (mTOR), do aumento da expressão do fator de crescimento semelhante à insulina 1 (IGF – do inglês *insulin growth factor*) e do hormônio do crescimento (GH – do inglês *growth hormone*).

2. Inibição do catabolismo proteico por meio da redução da apoptose mionuclear, via supressão da sinalização da caspase mitocondrial, da modulação do sistema lisossomal autofágico e desregulação da via proteolítica ubiquitina-proteassoma.

3. Atenuação da circulação de citocinas pro-inflamatórias durante o período de recuperação das sessões de treinamento físico.

4. Promoção da síntese de colesterol na membrana da fibra muscular, estabilizando o sarcolema – processo conhecido como a hipótese da síntese de colesterol (CSH – do inglês *cholesterol synthesis hypothesis*), reduzindo, assim, a proteólise.

5. Aumento na eficiência do metabolismo oxidativo, que é associado com o aumento da geração de força.

Vale destacar que a CSH é sustentada pela constatação de que a inibição da síntese de colesterol resulta em prejuízo da função muscular, acrescido de dano muscular e, finalmente, de necrose das células musculares. Paradoxalmente, os estudos reportam que o HMB é associado com níveis reduzidos de LDLc e de colesterol total, nos casos de hipercolesterolemia, e sem alterações significativas em normocolesterolêmicos. Embora não haja explicações claras, esses efeitos podem estar relacionados à adição de cálcio durante a suplementação com HMB (100 a 200 mg/g HMB). Pesquisas indicam que pequenas doses de suplementação de cálcio diminuem a concentração de colesterol sérico por meio do aumento da excreção de ácido biliar, levando a maior utilização do colesterol endógeno para processos regenerativos.

Por outro lado, a análise das vias proteolíticas tem demonstrado que pode haver interação do HMB. As três principais vias através das quais ocorre proteólise são: lisossomal, calpaína ativada por cálcio (CAC) e ubiquitina.

Proteínas extracelulares, como receptores de insulina, parecem ser degradadas pela via lisossomal, enquanto o sistema CAC pode ter papel importante na decomposição inicial de proteínas intracelulares, sendo que a via da ubiquitina parece ser responsável pela degradação de proteínas intracelulares específicas. A eficácia do HMB pela última via tem sido demonstrada tanto em doenças como em estados de catabolismo induzidos pelo exercício físico, indicando que pode haver ação por intervenção direta ou indireta da via da ubiquitina.

A via ubiquitina-proteassoma atua na degradação proteica seletiva em células eucarióticas e possivelmente é responsável pela proteólise da maior parte das proteínas intracelulares durante a remodelação muscular. Resumidamente, a via reconhece as proteínas deformadas ou danificadas e marcadas para degradação por uma ligação covalente a ubiquitina. A ubiquitinação de uma proteína ocorre em etapas e envolve três enzimas, chamadas de E1 (enzima ativadora da ubiquitina), E2 (enzima conjugadora) e E3 (ubiquitina ligase) (Figura 13.2). O processo consome 1 ATP para a ativação de cada molécula de ubiquitina e também no desdobramento da proteína realizado pelo proteassoma. A atividade de um componente do proteassoma, quimiotripsina-símile, foi determinada em experimento com HMB, quando se verificou diminuição de sua ação, indicando que o tratamento alterou a atividade da via ubiquitina-proteassoma.

Estudos indicam que o exercício físico está associado a três fases dessa via. A primeira fase, reversível, começa imediatamente após o início do exercício e, transitoriamente, aumenta a conjugação de substratos de proteína à ubiquitina. A segunda fase ocorre de 6 a 24 horas após o exercício, envolvendo aumento da expressão da via da ubiquitina e provavelmente envolvendo o remodelamento do tecido muscular lesionado. A terceira fase, que ocorre de dias a semanas após o exercício, é associada a níveis basais da expressão da ubiquitina-proteassoma. Portanto, pesquisas futuras implicarão cuidados especiais a respeito do tempo no qual a suplementação com HMB deverá ser administrada, uma vez que, se o suplemento for ingerido pré-exercício, ocorrerá interações com a primeira fase da via; ao contrário, se a suplementação ocorrer no pós-exercício, os efeitos devem ser observados na segunda fase da via. A esse respeito, a Sociedade Internacional de Nutrição Esportiva enfatiza, entre outras estratégias, que se supra a ingestão diária total de proteína por meio do consumo espaçado de alimentos proteicos (aproximadamente a cada 3 horas durante o dia).

Entretanto, os estudos sugerem que o treinamento físico crônico diminui as respostas da via ubiquitina-proteassoma, indicando alterações adaptativas. Se o HMB está agindo através dessa via para diminuir a lesão muscular durante o exercício, esses achados reforçam a ideia de que novos experimentos com HMB devam incluir maior variabilidade de exercício físico, especialmente em atletas bem treinados, que são mais resistentes à lesão muscular. Coletivamente, contudo, os estudos reportam que a suplementação com HMB parece acelerar a recuperação em indivíduos não treinados e treinados se o estímulo do exercício físico for de alta intensidade e/ou alto volume. Para indivíduos não treinados, isso provavelmente ocorreria com a inserção da maioria dos protocolos de exercícios físicos; no entanto, em uma população treinada, o estímulo do exercício físico provavelmente necessitaria ser composto por pesos livres e movimentos compostos.

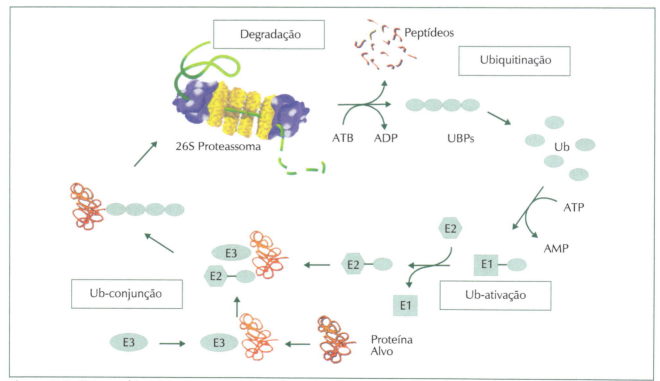

Figura 13.2. Sistema ubiquitina proteassoma dependente de ATP.
Fonte: Desenvolvida pela autoria.

As alterações positivas ocorridas com o início do ER são em grande parte atribuídas às adaptações neuronais (recrutamento de unidades motoras, maior sincronismo na contração muscular etc.), enquanto o aumento de massa muscular ocorre mais tardiamente, levando ao maior ganho de força. Atualmente, a capacidade do HMB para aumentar a força muscular tem sido atribuída a mudanças observadas na massa magra; contudo, as pesquisas não têm analisado possíveis melhorias nas adaptações neuronais provocadas pelo uso de HMB.

Baxter et al., utilizando-se de um modelo de caquexia em camundongos, investigaram se o possível mecanismo pelo qual o HMB estimula a síntese proteica é similar ao da leucina, no qual ocorre ativação da mTOR – proteína que regula o início da tradução proteica. Neste caso, a suplementação atenuou a perda de tecido muscular, o que foi parcialmente atribuído à maior síntese proteica nos animais que receberam a suplementação. Nesse estudo, a rapamicina – inibidor do mTOR – reduziu a síntese proteica, sugerindo que o HMB atue direta ou indiretamente pelos mesmos mecanismos de atuação da leucina.

Os estudos indicam que a diminuição da síntese proteica no músculo de ratos caquéticos é atenuada pelo HMB. Em miotubos de roedores, o HMB atenua a autofosforilação da proteína quinase dependente de RNA (PKR) e a subsequente fosforilação do fator de iniciação de eucariótico 2 (eIF2α) em resposta ao fator de indução de proteólise (PIF), aumentando a fosforilação da proteína 1 ligante do fator de iniciação de eucariótico 4E (4E-BP1) e liberando o fator de iniciação de eucariótico 4E (eIF4E) para formar um complexo ativo eIF4E/eIF4G e reduzir a fosforilação do fator de iniciação eEF2 – a montagem desse complexo é necessária para a continuação da etapa de iniciação da tradução do RNAm em proteína. Esses resultados fornecem um mecanismo pelo qual o HMB atenua a depressão de síntese de proteína na caquexia do câncer e sugerem que esse suplemento também pode ser eficaz em outras condições de atrofia muscular.

Eficácia da suplementação de HMB em indivíduos não treinados

Os estudos com indivíduos iniciantes em programas que envolvem ER revelam que a suplementação com HMB promove alterações positivas na composição corporal, aumento da força e diminuição nas concentrações plasmáticas dos marcadores de lesão muscular. Geralmente as doses suplementares utilizadas nesses estudos variam de 1,5 g a 3 g/dia, porém existem estudos que utilizaram doses de até 6 g/dia ou ministradas de acordo com a massa corporal dos voluntários. As pesquisas indicam ainda que a magnitude de ganho é reduzida à medida que a experiência com o ER aumenta, entretanto, a maioria dos estudos com HMB não forma periodizados, dificultando o entendimento em relação aos protocolos de treinamento físico associados à suplementação, bem como ao controle da dieta dos voluntários.

Em 1996, Nissen et al. realizaram um dos primeiros trabalhos que envolviam suplementação com HMB e ER.

No estudo, 41 homens não treinados foram distribuídos em três grupos com diferentes concentrações de suplementação (0, 1,5 ou 3 g/dia) e submetidos a um programa de ER por 3 semanas, com duração de 1,5 h/dia e frequência semanal de 3 vezes. Os voluntários que receberam 1 e 3 g de suplementação obtiveram aumento de força total correspondente a 13 e 18,4%, respectivamente, em relação ao ganho de 8% nos indivíduos do grupo controle. Houve também redução na proteólise muscular induzida pelo exercício, evidenciada pela redução de 20% de 3-MH e de 20 a 60% nos níveis séricos de CK e LDH; entretanto, essas reduções não tiveram comportamento linear durante todo o experimento.

O mesmo grupo de pesquisadores realizou um estudo similar, mas acrescentando creatina (CR) como variável adicional. Após 3 semanas de ER progressivo, os grupos suplementados obtiveram ganhos de força significativos em relação ao grupo placebo; entretanto, o grupo que associou HMB e CR sobressaiu em relação aos demais. Os níveis séricos de CK foram elevados em todos os grupos após 2 semanas de treinamento físico, exceto o grupo HMB, revelando efeito significativo desse suplemento. Ao final do experimento, os níveis de CK permaneceram elevados no grupo placebo e HMB + CR, o que levou os autores a sugerir que a CR antagonizou-se ao HMB na ação de redução de CK. Portanto, nesse estudo, a suplementação com o metabólito da leucina foi capaz de aumentar a massa corporal magra e a força pela diminuição da degradação proteica, resultando em aumento líquido da síntese proteica muscular; contudo, não está clara a razão pela qual a suplementação associada inverteu o efeito protetor do HMB sem, no entanto, ter alterado o ganho de força.

Noutro estudo, Gallagher et al. avaliaram voluntários submetidos ao ER por 8 semanas e suplementação placebo ou HMB em doses de 38 mg/kg/dia e 76 mg/kg/dia (aproximadamente, 3 g/dia e 6 g/dia para um indivíduo de 80 kg, respectivamente). O ER consistiu em 10 diferentes exercícios realizados 3 vezes por semana, durante 8 semanas e a 80% de uma repetição máxima (1RM). O grupo que recebeu a menor dose de suplementação apresentou torque isométrico significativamente maior que os outros grupos experimentais, enquanto o grupo que recebeu 76 mg/kg/dia apresentou maior torque isocinético em relação aos demais grupos. Os níveis plasmáticos de CK foram significativamente maiores no grupo placebo 48 horas após o início do exercício, entretanto esses resultados não prosseguiram no decorrer do experimento. Portanto, embora os ganhos de força no teste de 1RM não tenham sido significativamente diferentes, a suplementação com HMB foi capaz de aumentar os picos de torque isométrico e isocinético e a massa corporal magra (MCM).

Em 2005, van Someren et al. realizaram um estudo com o objetivo de examinar o efeito de 14 dias de suplementação com HMB (3 g) e KIC (0,3 g) sobre os sinais e os sintomas de lesão muscular induzida pelo exercício excêntrico após uma única sessão. Para dirimir as suspeitas de contaminação dos suplementos com outros estimulantes ou esteroides anabólicos, o grau de pureza foi testado de acordo com as normas estabelecidas pela Agência Mundial *Antidoping*, sendo constatada a pureza de 98%. O teste de 1RM, a atividade de CK, a dor muscular tardia, a circunferência do bíceps e a amplitude de movimento foram avaliados no pré-teste e 1, 24, 48 e 72 horas no pós-teste e apresentaram alterações significativas, permitindo inferir que, para esse estudo, a suplementação reduziu a lesão muscular induzida pelo exercício.

Com o propósito de investigar o efeito agudo e temporal da suplementação com HMB sobre os índices de lesão muscular e de desempenho, através de um protocolo de exercício unilateral excêntrico, Wilson e seus colaboradores, em 2009, realizaram um experimento com indivíduos não treinados distribuídos em dois grupos, HMB-pré e HMB-pós (3 g) testes. Os testes foram realizados antes e após a sessão de exercícios e evidenciaram que houve redução da contração voluntária máxima e aumento de dores no quadríceps e isquiotibiais após a execução da série; embora o grupo HMB-pré tenha apresentado tendência a diminuir a dor no quadríceps, não houve correlação significativa entre tempo e efeito do grupo suplementado. Os indicadores séricos de lesão muscular aumentaram, atingindo um pico máximo de 48 horas para CK (773%) e de 72 horas para LDH (180%). Embora não tenha apresentado correlação temporal com a suplementação de HMB, um teste *post hoc* revelou que somente o grupo HMB-pré foi capaz de atenuar os aumentos de LDH no pós-exercício.

Miramonti et al. (2016) investigaram os efeitos de 12 sessões do treinamento físico intervalado de alta intensidade e da suplementação com HMB-FA (3 g/dia, distribuídos em 3 doses de 1 g antes da sessão, 1h e 3h após a sessão do protocolo de treinamento físico) em homens mulheres fisicamente ativos sobre a capacidade de trabalho físico e sobre o limiar de fadiga neuromuscular, observando que a associação treinamento físico-HMB foi mais efetiva em melhorar os parâmetros avaliados em comparação com o treinamento físico isoladamente.

O Quadro 13.1 sumariza os resultados de alguns estudos em que se testou a suplementação de HMB em indivíduos não treinados.

Eficácia da suplementação com HMB em indivíduos treinados

Diversos estudos demonstram que a suplementação com HMB aumenta a massa corporal magra e os índices de desempenho físico durante o ER independentemente da experiência prévia dos indivíduos. Nesse sentido, Panton et al. realizaram, em 1997, um estudo com o objetivo de examinar os efeitos da suplementação de HMB sobre a força e a composição corporal de homens e mulheres que seguiam um programa de ER supervisionado. O suplemento foi fornecido em cápsulas contendo 250 mg de Ca-HMB e 50 mg de fosfato de potássio; o placebo, contendo farinha de arroz, foi colocado em cápsulas idênticas. No grupo HMB, houve tendência à redução nos níveis plasmáticos de CK após 4 semanas de experimento; contudo, não foram encontradas diferenças significativas nos ganhos de força quando comparados os níveis de treinamento prévio e as diferenças de gênero. Ambos os grupos, HMB e placebo, apresentaram aumento de massa magra com diminuição no percentual de gordura, porém somente o grupo suplementado aumentou a força de membros inferiores ao término do experimento.

Quadro 13.1. Suplementação de HMB em indivíduos não treinados submetidos ao treinamento físico.

Desenho do estudo	Benefícios	Referência
HMB (1,5 g ou 3 g/dia), TR por 3 ou 7 semanas	↑ massa e força muscular ↓ dano muscular	Nissen et al.
HMB (3 g ou 6 g/dia), TR por 8 semanas	↑ massa e força muscular ↓ dano muscular	Gallagher et al.
HMB (3 g/dia), TR por 8 semanas	↑ massa e força muscular ↓ dano muscular	Jowko et al.
HMB (3 g), antes do TR para membros inferiores	Combinação de HMB e imersão em água fria após ER melhorou a recuperação do desempenho.	Gonzalez et al.
Fórmula baseada em aminoácidos contendo HMB, TR por 12 semanas	↑ massa e força muscular ↓ dano muscular	Kraemer et al.
HMB (3 g/dia) + KIC (0,3 g/dia) durante 14 dias antes de uma sessão única de TR	↓ dano muscular	Van Someren et al.
HMB (3 g/dia), testes ergométricos durante um período de 4 semanas	↑ desempenho aeróbio	Robinson et al.
HMB (3 g/dia), exercício por 5 semanas	↑ desempenho aeróbio	Lamboley et al.
HMB (3 g/dia), treinamento de alta intensidade por 4 semanas	↑ desempenho físico	Miramonti et al.

HMB: β-hidroxi-β-metilbutirato; TR: treinamento resistido.
Fonte: Adaptada de Holeček (2017).

Em 1999, Kreider et al. investigaram os efeitos da suplementação de Ca-HMB durante o ER sobre marcadores de catabolismo, composição corporal e força em homens treinados. Em estudo duplo-cego e com distribuição aleatória, os atletas foram orientados a suplementar suas dietas por 28 dias com 3 g/dia ou 6 g/dia de Ca-HMB. Nesse estudo, foram analisados e verificados aumentos significativos nas concentrações séricas e urinárias de HMB, todavia não foram encontradas diferenças significativas nos parâmetros avaliados. Portanto, os resultados indicam que 28 dias de suplementação em atletas experientes não reduzem o catabolismo ou afetam as alterações induzidas pelo exercício na composição corporal e na força.

Knitter et al., em 2000, examinaram o efeito da suplementação com HMB na lesão muscular resultante de um exercício de resistência intenso em corredores experientes, suplementando-os com 3 g/dia de HMB ou placebo. Os resultados apresentados suportam a hipótese de que a suplementação com HMB reduz o risco de lesão muscular induzida pelo exercício, uma vez que o grupo placebo apresentou maior atividade de CK e LDH quando comparado ao grupo que recebeu o suplemento.

Por sua vez, em um estudo duplo-cego e randomizado realizado com atletas de ciclismo, Vukovich e Dreifort tiveram por objetivo determinar o efeito da suplementação de HMB sobre o consumo máximo de oxigênio e o aparecimento e acúmulo de lactato sanguíneo, ambos indicadores do estado de treinamento. Para responder aos objetivos propostos, os atletas foram submetidos a múltiplos testes de VO_2 de pico e tiveram treinamento e dieta controlados por 14 dias, para certificação de que as alterações encontradas fossem, de fato, oriundas da suplementação. Em modelo de estudo no qual cada atleta era seu próprio controle, os suplementos consistiam em 3 g/dia de amido de milho, 3 g/dia de Ca-HMB e 3 g/dia de leucina. Os resultados do teste ergométrico progressivo indicaram que HMB aumentou o tempo necessário para atingir o VO_2 de pico em relação aos outros grupos e que o VO_2 a 2 mM de lactato aumentou nos grupos HMB e leucina. Portanto, para essas condições experimentais, a suplementação com HMB pode exercer influências positivas sobre o desempenho e o início do acúmulo de lactato sanguíneo, ainda que os mecanismos exatos sejam desconhecidos.

Objetivando realizar um ensaio clínico randomizado para avaliar os efeitos da suplementação diária de HMB sobre a força muscular e a composição corporal entre jogadores universitários de futebol americano, Ransone et al., em 2003, distribuíram os participantes em dois grupos. Na primeira etapa de suplementação, parte dos jogadores foi suplementada com 3 g de HMB/dia durante 4 semanas, enquanto os demais receberam placebo; após uma semana de intervalo, os voluntários voltaram a ser suplementados por mais 4 semanas. Os indivíduos participaram de sessões de exercício supervisionado de aproximadamente 4 horas por dia, 4 dias por semana, durante as 9 semanas experimentais. Ao final do experimento, não houve mudanças significativas na força muscular e na composição corporal; portanto, para a população estudada, não houve benefícios com a suplementação de HMB.

Também com o objetivo de determinar o efeito da suplementação com HMB sobre a força muscular e a composição corporal de homens experientes na prática de ER, Thomson, Watson e Rowlands realizaram, em 2009, um longo e cuidadoso experimento, adotando distribuição randomizada, normalização da dieta e do treinamento, modelo duplo-cego, bem como familiarização prévia com os testes de desempenho aplicados. Para tanto, homens treinados receberam 3 g/dia de HMB ou placebo de amido de milho por 9 meses, associado ao ER. Ao final do experimento, a suplementação não promoveu aumentos significativos nas medidas de força combinadas (membros superiores e inferiores); contudo, quando considerado isoladamente, o teste de 1RM para membros inferiores apresentou aumento substancial, mas para membros superiores os resultados são inconclusivos, assim como não houve alterações significativas na composição corporal.

Sanchez-Martinez et al. (2017) realizaram uma metanálise para examinar a efetividade da suplementação de HMB na modificação da força e na composição corporal de atletas treinados e competitivos e não efeitos do HMB sobre os parâmetros avaliados. No entanto, devido às diferenças nos estudos incluídos na metanálise, tais como diferentes desenhos metodológicos, diferentes modalidades esportivas, interação entre o planejamento de treinamento esportivo específico e uma variedade de outras razões, é difícil elaborar uma conclusão definitiva, embora os achados com indivíduos treinados, em sua maioria, indiquem o mesmo caminho.

Nesse cenário, a avaliação dos resultados dos estudos citados neste capítulo nos permitem concluir que a suplementação de HMB seja capaz de minimizar o catabolismo proteico e de auxiliar no processo de incremento muscular em indivíduos não treinados. Porém, os efeitos do HMB sobre a composição corporal de atletas bem treinados, envolvidos em exercícios de resistência, apresentam-se ainda muito controversos.

Eficácia da suplementação com HMB em idosos

A partir de 35 anos de idade, a massa muscular em humanos atrofia a uma taxa de aproximadamente 8% por década até os 70 anos de idade, quando a perda aumenta para 15% por década. A causa dessa perda é multifatorial e envolve a remodelação da unidade motora, diminuição na atividade hormonal e, possivelmente, efeitos de doenças relacionadas à idade, as quais podem contribuir para redução da síntese proteica observada em idosos, levando ao desenvolvimento de uma síndrome denominada sarcopenia – definida como a perda de massa muscular, acompanhada da perda de força e/ou função da musculatura. Adicionalmente, os idosos podem apresentar um acréscimo de gordura corporal, caracterizando a obesidade sarcopênica.

Diversas estratégias têm sido propostas para conter a perda muscular associada à idade, tais como exercício físico, intervenção nutricional e terapia hormonal. Dentre essas estratégias, o TR tem se mostrado mais eficaz; no entanto, apenas pequena parcela de idosos segue essa prática regular. Assim, uma maneira de aumentar a eficácia do exercício físico é adotar recursos nutricionais capazes de melhorar o *turnover* proteico, permitindo ajustes mais apropriados na intensidade de treino.

Nesse contexto, alguns estudos examinaram se os benefícios ergogênicos da suplementação com HMB podem ser extrapolados para a população idosa. Panton et al. investigaram o efeito do HMB na força muscular e na habilidade funcional em idosos de ambos os sexos que participaram de um programa de ER por 12 semanas e não encontraram diferenças significativas na extensão de joelho, no supino ou no tempo de caminhada entre os grupos HMB e placebo; no entanto, o teste de funcionalidade melhorou significativamente no grupo HMB.

Vukovich, Stubbs e Bohlken realizaram um estudo randomizado com idosos, média de idade 70 anos, sem experiência prévia com ER, distribuídos em grupo HMB e placebo. A composição corporal foi mensurada por dobras cutâneas, DEXA e tomografia computadorizada, antes e após as 8 semanas de treinamento, e apresentou tendência de ganhos de massa magra para o grupo suplementado, além de ter aumentado a perda de gordura corporal em comparação com o grupo placebo. Portanto, a suplementação alterou a composição corporal durante as 8 semanas de duração do programa de exercício, de maneira similar ao que acontece com a população jovem.

Em 2004, Flakoll et al. conduziram um estudo para avaliar se arginina, a lisina e o HMB poderiam neutralizar a perda muscular progressiva que ocorre em idosos, melhorando, assim, a força e a funcionalidade. Após 12 semanas de experimento, esse estudo indicou que a suplementação diária alterou positivamente as medidas de funcionalidade, força, massa magra e síntese proteica, sugerindo que a nutrição é uma estratégia eficiente para manter a saúde de mulheres idosas.

Para observar mudanças associadas à idade, em longo prazo, no metabolismo proteico e na massa muscular de pessoas idosas, Baier et al., em 2009, recrutaram idosos de ambos os sexos e os submeteram a um estudo duplo-cego, distribuindo-os aleatoriamente em grupo controle (dieta isonitrogenada) e grupo suplementado (HMB/arginina/lisina) por 1 ano de estudo. Nos idosos suplementados, houve aumento de massa magra durante o período do experimento, fato não observado nos indivíduos do grupo controle. As taxas de *turnover* proteico aumentaram significativamente no grupo suplementado, enquanto no grupo controle houve redução significativa. Deve-se ressaltar que, para esse experimento, o grupo suplementado recebeu aminoácidos adicionais, além do HMB, tornando inviável justificar o resultado obtido apenas pelo uso do HMB e não pelos outros nutrientes presentes na mistura.

Beaudart et al. (2017) realizaram uma extensa revisão de literatura e encontram apenas 2 ensaios clínicos controlados e randomizados que avaliaram os efeitos da suplementação de HMB na massa muscular, na força e no desempenho físico de idosos. Um dos estudos avaliou 50 idosos suplementados com 1,5 g de Ca-HMB ou placebo por 24 meses; o outro estudo incluiu 24 idosos acamados que foram suplementados com 3 g de Ca-HMB diariamente ou placebo. Nenhum dos estudos, contudo, envolveu a intervenção com treinamento físico. Em ambos se verificou aumento da massa corporal magra, mas somente o primeiro estudo mostrou aumento na força muscular; os resultados sobre a funcionalidade muscular são contraditórios e inconclusivos. O HMB parece eficaz para aumentar a massa muscular e a força nos idosos, contudo novos estudos devem investigar os efeitos da suplementação sobre a massa corporal gorda.

O número limitado de estudos voltados para essa população específica e os resultados controversos dificultam maiores discussões a respeito do tema, ao mesmo tempo que suscitam a necessidade de novos estudos, uma vez que melhorias na massa e na funcionalidade muscular têm importância clínica particular: além de propiciarem maior qualidade de vida, ajudam a reduzir os custos com saúde em uma população cada vez mais idosa.

Suplementação com HMB: segurança e efeitos adversos

Tradicionalmente, o HMB tem sido administrado na forma de Ca-HMB, gerando controvérsias a respeito do efeito isolado do HMB. No entanto, mais recentemente, o HMB na forma de ácido livre (HMB-FA) tem emergido como uma alternativa que pretende exercer um efeito ergogênico mais acentuado. De fato, o Ca-HMB geralmente apresenta uma taxa lenta de aparecimento, perfazendo aproximadamente 60 a 120 minutos para atingir o pico de concentração plasmática. Em contraste, a taxa de absorção do HMB-FA parece acelerada, uma vez que as concentrações plasmáticas máximas podem ser encontradas em até 30 minutos após o consumo, permitindo inferir que a biodisponibilidade intramuscular também seja mais efetiva nesse modo de administração.

Um aspecto importante na suplementação com aminoácidos diz respeito à segurança e aos efeitos adversos para a saúde dos usuários. Embora não sejam atualmente proibidos por nenhuma agência que rege os esportes, os suplementos contendo aminoácidos podem causar efeitos gastrointestinais adversos como diarreia e cólicas, o uso pontual de HMB não tem demonstrado efeitos desfavoráveis.

A maioria dos estudos publicados preconiza doses de 1 a 3 g/dia ou até 6 g/dia, embora haja estudos que levam em consideração a massa corporal do indivíduo com valores que correspondem a 3 a 6 g/dia para voluntários de aproximadamente 80 kg. Vale ressaltar que os estudos que usaram dosagens de 6 g/dia não obtiveram melhores resultados quando comparados com aqueles que utilizaram 3 g/dia. Entretanto, estudos revelam que as pessoas estão consumindo mais que a dosagem recomendada por dia, tornando, assim, imperativo analisar os efeitos das diferentes dosagens.

Nissen et al., realizando um extenso experimento para testar os efeitos da suplementação com HMB no metabolismo muscular durante o treinamento resistido, não encontraram quaisquer efeitos secundários adversos. Similarmente, Matthew et al. investigaram se 3 g diários de HMB trariam benefícios para idosos com 70 anos de idade e também não encontraram quaisquer efeitos adversos.

Portanto, os dados científicos publicados permitem inferir que, para pessoas saudáveis, não são relatados efeitos indesejáveis à saúde, porém a alimentação saudável e adequada à quantidade de treinamento deve ser entendida e compreendida pelos atletas como o ponto de partida para obter o desempenho máximo. As manipulações nutricionais são caracterizadas como uma estratégia complementar.

Considerações finais

O uso de HMB com o objetivo de obter maior massa muscular ainda consiste em uma estratégia controversa, podendo estar atrelado a fatores determinantes, como o grau de treinamento físico do indivíduo a ser suplementado. Sua associação a outros nutrientes, como creatina, carboidratos, proteínas, vitaminas e minerais, parece resultar em benefícios mais satisfatórios.

Sem dúvida, novos estudos devem ser realizados no intuito de dirimir as incertezas ainda existentes em torno dos efeitos da suplementação de HMB sobre o ganho de massa muscular entre atletas praticantes de diferentes modalidades esportivas e pacientes em estados catabólicos, porém os estudos realizados até aqui permitem concluir que a forma HMB-FA promove benefícios mais efetivos quando associada ao treinamento físico resistido.

Questões propostas para estudo

1. Por que o exercício resistido pode provocar lesão muscular esquelética? Quais indivíduos estão mais sujeitos a esse tipo de lesão?
2. Quais marcadores de lesão são comumente utilizados?
3. Qual o aminoácido precursor do HMB? Resuma sua via metabólica.
4. Quais os mecanismos de ação propostos? Descreva-os sucintamente.
5. As pesquisas indicam diferentes respostas à suplementação com HMB. Com base nessa afirmação, descreva essas diferenças.

Bibliografia consultada

- Adams J. The proteasome: structure, function, and role in the cell. Cancer Treat Rev 2003; 29(Suppl. 1):3-9.

- Baier S, Johannsen D, Abumrad N, Rathmacher JA, Nissen S, Flakoll P. Year-long changes in protein metabolism in elderly men and women supplemented with a nutrition cocktail of beta-hydroxy-beta-methylbutyrate (HMB), L-arginine, and L-lysine. JPEN J Parenter Enteral Nutr 2009; 33:71-82.

- Bartoli M, Richard I. Calpains in muscle wasting. Int J Biochem Cell Biol 2005; 37:2115-2133.

- Baxter JH, Carlos JL, Thurmond J, Rehani RN, Bultman J, Frost D. Dietary toxicity of calcium beta-hydroxy--beta-methyl butyrate (CaHMB). Food Chem Toxicol 2005; 43:1731-1741.

- Beaudart C, Dawson A, Shaw SC, Harvey NC, Kanis JA, Binkley N, the IOF-ESCEO Sarcopenia Working Group et al. Nutrition and physical activity in the prevention and treatment of sarcopenia: systematic review. Osteoporos Int (2017) 28:1817-1833.

- Eley HL, Russell ST, Baxter JH, Mukerji P, Tisdale MJ. Signaling pathways initiated by beta-hydroxy-beta-methylbutyrate to attenuate the depression of protein synthesis in skeletal muscle in response to cachectic stimuli. Am J Physiol Endocrinol Metab 2007; 293:E923-931.

- Eley HL, Russell ST, Tisdale MJ. Mechanism of attenuation of muscle protein degradation induced by tumor necrosis factor-alpha and angiotensin II by beta-hydroxy--beta-methylbutyrate. Am J Physiol Endocrinol Metab 2008; 295:E1417-1426.

- Flakoll P, Sharp R, Baier S, Levenhagen D, Carr C, Nissen S. Effect of beta-hydroxy-beta-methylbutyrate, arginine, and lysine supplementation on strength, functionality, body composition, and protein metabolism in elderly women. Nutrition 2004; 20:445-451.

- Gallagher PM, Carrithers JA, Godard MP, Schulze KE, Trappe SW. Beta-hydroxy-beta-methylbutyrate ingestion, Part I: effects on strength and fat free mass. Med Sci Sports Exerc 2000; 32:2109-2115.

- Gallagher PM, Carrithers JA, Godard MP, Schulze KE, Trappe SW. Beta-hydroxy-beta-methylbutyrate ingestion, part II: effects on hematology, hepatic and renal function. Med Sci Sports Exerc 2000; 32:2116-2119.

- Garlick PJ. The role of leucine in the regulation of protein metabolism. J Nutr 2005; 135:1553S-1556S.

- Glickman MH, Ciechanover A. The ubiquitin-proteasome proteolytic pathway: destruction for the sake of construction. Physiol Rev 2002; 82:373-428.

- Holecek M, Muthny T, Kovarik M, Sispera L. Effect of beta--hydroxy-beta-methylbutyrate (HMB) on protein metabolism in whole body and in selected tissues. Food Chem Toxicol 2009; 47:255-259.

- Howatson G, van Someren KA. The prevention and treatment of exercise-induced muscle damage. Sports Med 2008; 38:483-503.

- Jowko E, Ostaszewski P, Jank M, Sacharuk J, Zieniewicz A, Wilczak J, Nissen S. Creatine and beta-hydroxy-beta--methylbutyrate (HMB) additively increase lean body mass and muscle strength during a weight-training program. Nutrition 2001; 17:558-566.

- Knitter AE, Panton L, Rathmacher JA, Petersen A, Sharp R. Effects of beta-hydroxy-beta-methylbutyrate on muscle damage after a prolonged run. J Appl Physiol 2000; 89:1340-1344.

- Kraemer WJ, Hatfield DL, Volek JS, Fragala MS, Vingren JL et al. Effects of amino acids supplement on physiological adaptations to resistance training. Med Sci Sports Exerc 2009; 41:1111-1121.

- Kreider RB, Ferreira M, Wilson M, Almada AL. Effects of calcium beta-hydroxy-beta-methylbutyrate (HMB) supplementation during resistance-training on markers of catabolism, body composition and strength. Int J Sports Med 1999; 20:503-509.

- Mendes RR, Tirapegui J. Efeitos da suplementação de beta-hidroxi beta-metilbutirato (HMB) sobre o ganho de massa muscular: uma revisão dos aspectos atuais. Alim & Nutr 2002; 13:177-196.

- Nissen S, Sharp R, Ray M, Rathmacher JA, Rice D et al. Effect of leucine metabolite beta-hydroxy-beta-methylbutyrate on muscle metabolism during resistance-exercise training. J Appl Physiol 1996; 81:2095-2104.

- Nissen S, Sharp RL, Panton L, Vukovich M, Trappe S, Fuller JC Jr. beta-hydroxy-beta-methylbutyrate (HMB) supplementation in humans is safe and may decrease cardiovascular risk factors. J Nutr 2000; 130:1937-1945.

- Nissen SL, Sharp RL. Effect of dietary supplements on lean mass and strength gains with resistance exercise: a meta-analysis. J Appl Physiol 2003; 94:651-659.

- O'Connor DM, Crowe MJ. Effects of six weeks of beta-hydroxy-beta-methylbutyrate (HMB) and HMB/creatine supplementation on strength, power, and anthropometry of highly trained athletes. J Strength Cond Res 2007; 21:419-423.

- Paddon-Jones D, Keech A, Jenkins D. Short-term beta-hydroxy-beta-methylbutyrate supplementation does not reduce symptoms of eccentric muscle damage. Int J Sport Nutr Exerc Metab 2001; 11:442-450.

- Panton LB, Rathmacher JA, Baier S, Nissen S. Nutritional supplementation of the leucine metabolite beta-hydroxy-beta-methylbutyrate (HMB) during resistance training. Nutrition 2000; 16:734-739.

- Ransone J, Neighbors K, Lefavi R, Chromiak J. The effect of beta-hydroxy beta-methylbutyrate on muscular strength and body composition in collegiate football players. J Strength Cond Res 2003; 17:34-39.

- Reid MB. Response of the ubiquitin-proteasome pathway to changes in muscle activity. Am J Physiol Regul Integr Comp Physiol 2005; 288:R1423-1431.

- Sabourin PJ, Bieber LL. Subcellular distribution and partial characterization of an alpha-ketoisocaproate oxidase of rat liver: formation of beta-hydroxyisovaleric acid. Arch Biochem Biophys 1981; 206:132-144.

- Smith HJ, Mukerji P, Tisdale MJ. Attenuation of proteasome-induced proteolysis in skeletal muscle by {beta}-hydroxy-{beta}-methylbutyrate in cancer-induced muscle loss. Cancer Res 2005; 65:277-283.

- Smith HJ, Wyke SM, Tisdale MJ. Mechanism of the attenuation of proteolysis-inducing factor stimulated protein degradation in muscle by beta-hydroxy-beta-methylbutyrate. Cancer Res 2004; 64:8731-8735.

- Sposito AC, Caramelli B, Fonseca FAH, Bertolami MC. IV Diretriz Brasileira Dislipidemias e Prevenção da Aterosclerose. Arquivos Brasileiros de Cardiologia 2007; 88:2-19.

- Thomson JS, Watson PE, Rowlands DS. Effects of nine weeks of beta-hydroxy-beta-methylbutyrate supplementation on strength and body composition in resistance trained men. J Strength Cond Res 2009; 23:827-835.

- Tirapegui J, Mendes RR. Suplementação de B-hidroxi B-metil butirato (HMB) e ganho de massa muscular. Nutr. Pauta 2001; 49:62-64.

- van Someren KA, Edwards AJ, Howatson G. Supplementation with beta-hydroxy-beta-methylbutyrate (HMB) and alpha-ketoisocaproic acid (KIC) reduces signs and symptoms of exercise-induced muscle damage in man. Int J Sport Nutr Exerc Metab 2005; 15:413-424.

- Vianna D, Teodoro G, Torres-Leal FL, Tirapegui J. Regulation of protein synthesis by leucine. Brazilian J of Pharmaceutical Sciences 2010; 46:30-37.

- Vukovich MD, Dreifort GD. Effect of beta-hydroxy beta-methylbutyrate on the onset of blood lactate accumulation and V(O)(2) peak in endurance-trained cyclists. J Strength Cond Res 2001; 15:491-497.

- Vukovich MD, Slater G, Macchi MB, Turner MJ, Fallon K et al. beta-hydroxy-beta-methylbutyrate (HMB) kinetics and the influence of glucose ingestion in humans. J Nutr Biochem 2001; 12:631-639.

- Vukovich MD, Stubbs NB, Bohlken RM. Body composition in 70-year-old adults responds to dietary beta-hydroxy-beta-methylbutyrate similarly to that of young adults. J Nutr 2001; 131:2049-2052.

- Wiley DB, Dobbins TA. Composition and method for enhancing the bioavailability of calcium and magnesium in dietary supplements and food additives. United States Patent. 2004; 2004:220-266.

- Wilson GJ, Wilson JM, Manninen AH. Effects of beta-hydroxy-beta-methylbutyrate (HMB) on exercise performance and body composition across varying levels of age, sex, and training experience: A review. Nutr Metab (Lond) 2008; 5:1.

- Wilson J, Wilson GJ. Contemporary issues in protein requirements and consumption for resistance trained athletes. J Int Soc Sports Nutr 2006; 3:7-27.

- Wilson JM, Kim JS, Lee SR, Rathmacher JA, Dalmau B et al. Acute and timing effects of beta-hydroxy-beta-methylbutyrate (HMB) on indirect markers of skeletal muscle damage. Nutr Metab (Lond) 2009; 6:6.

Aminoácidos de Cadeia Ramificada e Atividade Física

• Andrea Bonvini • Audrey Yule Coqueiro • Luciana Rossi • Julio Tirapegui

Os aminoácidos de cadeia ramificada (ACR) são considerados nutrientes indispensáveis, uma vez que não são sintetizados no organismo e, portanto, devem ser ingeridos por meio da dieta. Nas proteínas dietéticas de alto valor biológico, os ACR constituem cerca de 50% dos aminoácidos indispensáveis, ou seja, raramente estão em quantidades limitantes na dieta. O metabolismo dos ACR difere da maioria dos aminoácidos indispensáveis, pois:

1. As enzimas para sua degradação não estão todas presentes no fígado, mas distribuídas em diversos tecidos corporais.

2. A reação inicial de transaminação ocorre principalmente em tecidos extra-hepáticos.

3. A transaminação parece não ser muito responsiva a manipulações dietéticas e hormonais.

4. A segunda reação, a desidrogenação, é limitante na maioria dos tecidos.

5. A distribuição não uniforme entre os órgãos das enzimas responsáveis pelo catabolismo de ACR resulta em cooperatividade interorgânica para o aproveitamento dos esqueletos de carbono e nitrogênio desses aminoácidos.

A compreensão das diversas etapas do metabolismo dos ACR, incluindo as enzimas envolvidas e sua distribuição tecidual, ajuda a entender, em diferentes situações (como jejum, dieta hiperproteica e atividade física), o porquê de esses aminoácidos possuírem destaque no metabolismo proteico. Na leitura deste capítulo, diversos tópicos serão abordados para introduzir o leitor em uma apreciação da "ponta do *iceberg*" que constitui o estudo ímpar do metabolismo dos ACR.

Introdução

Há três fontes de aminoácidos disponíveis para o metabolismo energético: a proteína dietética, o *pool* de aminoácidos livres teciduais e a proteína tecidual endógena. Dentre estes, durante a atividade física, a fonte de energia mais representativa é proveniente do *pool* de aminoácidos livres no músculo, que é superior ao *pool* plasmático. Estimativas apontam que o *pool* de aminoácidos intramuscular representa cerca de 1% dos aminoácidos metabolicamente ativos.

Estudos indicam que existem pelo menos 6 aminoácidos que podem ser oxidados pelo músculo esquelético, aspartato, asparagina, glutamato, leucina, isoleucina e valina, sendo os três últimos conhecidos como aminoácidos de cadeia ramificada (ACR). Os ACR receberam tal designação por apresentarem ramificações em relação à cadeia carbônica linear principal (Figura 14.1).

Diferentemente dos demais aminoácidos, que são oxidados no fígado, os ACR são oxidados no músculo esquelético, uma vez que esse tecido possui maior atividade das enzimas requeridas para oxidação dos ACR. Para melhor entendimento da discussão sobre o binômio atividade física e oxidação de ACR, esses pontos serão apresentados com mais detalhes neste capítulo.

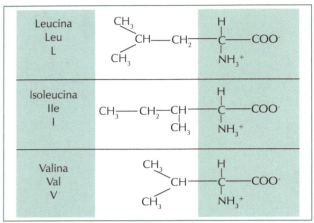

Figura 14.1. Fórmulas estruturais dos aminoácidos de cadeia ramificada.
Fonte: *Adaptada de Wei et al. 2014.*

Aminoácidos de cadeia ramificada

Os ACR perfazem cerca de 40% das necessidades diárias de aminoácidos indispensáveis. Ao contrário de outros aminoácidos, como lisina, treonina e metionina, os ACR raramente estão em quantidades limitantes nas dietas. Foi estimado que os ACR representam cerca de 50% do conteúdo total de aminoácidos indispensáveis na maioria das proteínas alimentares. Consequentemente, ocorrências naturais de deficiências relacionadas aos ACR são raramente encontradas.

Dentre suas funções biológicas, podemos destacar: precursores para síntese proteica, precursores de intermediários do ciclo de Krebs (Figura 14.2), formação de corpos cetônicos e lipídios, doadores da cadeia carbônica e nitrogênio para síntese de aminoácidos dispensáveis, como glutamato, glutamina e alanina, e oxidação para CO_2 e acetil-CoA.

Ao contrário dos outros aminoácidos indispensáveis, que são degradados no fígado, os ACR apresentam um comportamento diferente, necessitando da cooperação de tecidos extra-hepáticos, com destaque para a musculatura esquelética, para sua total degradação.

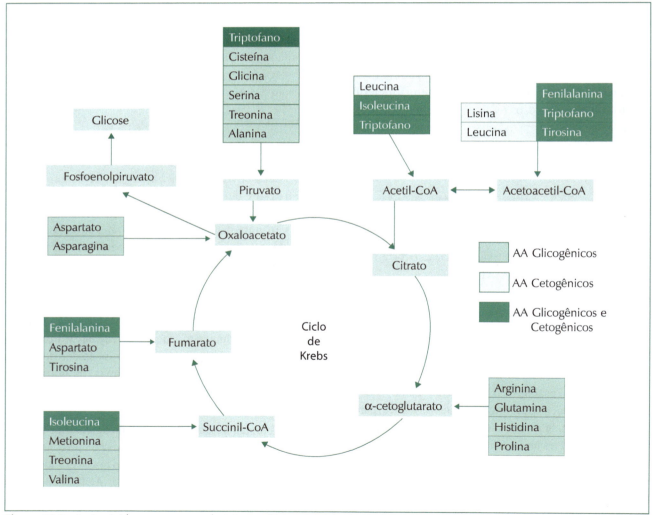

Figura 14.2. Aminoácidos precursores de intermediários do ciclo de Krebs.
Fonte: Rogero e Rossi, 2007.

Transporte dos ACR

O transporte dos ACR é realizado por transportadores de aminoácidos neutros independentes de sódio, conhecidos como transportadores de soluto (*"solute carriers"* – SLC), categorizados em subfamílias contendo diferentes tipos de transportadores, dentre eles a família SLC7, que inclui os transportadores de aminoácidos do tipo L (LAT) 1 (LAT1 ou SLC7A5) e 2 (LAT2 ou SLC7A8), e a família SLC43, que inclui LAT3 (ou SLC43A1) e LAT4 (ou SLC43A2) (Hayashi e Anzai, 2017; Wang e Holst, 2015).

Todos os LAT1, 2, 3 e 4 são capazes de transportar ACR para as células, sendo os LAT1 e LAT2 expressos principalmente no cérebro, no baço, no fígado, no músculo esquelético, no estômago e na placenta, enquanto o LAT3 é expresso no fígado, no músculo esquelético e no pâncreas, e o LAT4 é expresso nos rins e no intestino delgado. Estudos recentes também mostram que o LAT4 está altamente presente nos leucócitos do sangue periférico humano e que o LAT1 é um importante transportador de ACR em células T humanas ativadas (Hayashi e Anzai, 2017; Wang e Holst, 2015).

Embora o transporte seja independente de sódio, tanto o LAT1 como o LAT2 dependem da glicoproteína transmembrana tipo II CD98 (4F2hc, SLC3A2) para a troca de aminoácidos através da membrana plasmática, à qual se ligam, formando um heterodímero de alta afinidade, facilitando a translocação de LAT1 e LAT2 para a membrana plasmática. Em contraste, os LAT3 e LAT4 são facilitadores da difusão de aminoácidos, não requerendo ligação específica com as moléculas de superfície. Além disso, é importante ressaltar que o transporte de leucina é dependente de glutamina. Primeiro, a glutamina é transportada para as células pelo transportador preferencial de alanina-serina-cisteína sódio-dependente 2 (ACST2), pertencente à família SLC1 (SLC1A5), e, em seguida, é transportada para fora das células pelo LAT1, que usa a glutamina intracelular como substrato de efluxo para regular a captação de leucina extracelular nas células (Ananieva et al., 2016; Yothaisong et al., 2017).

Estudos mostram que a leucina aumenta a expressão gênica de ACST2 e do transportador de aminoácidos catiônicos 1 (CAT1), bem como de outras proteínas envolvidas no transporte dos ACR, como 4F2hc e rBAT dos transportadores de aminoácidos heteroméricos (HAT), enfatizando a importância da leucina na regulação do transporte de outros aminoácidos neutros e catiônicos (Zhang et al., 2015).

Oxidação dos ACR

A oxidação dos ACR é autorregulada, uma vez que as diferentes concentrações no citosol e na mitocôndria atuam para manter o equilíbrio na degradação dos ACR para a produção de energia (Mattick et al., 2013; Zhenyukh et al., 2017). O primeiro passo da oxidação dos ACR é o processo reversível de transaminação, que resulta na geração dos respectivos α-cetoácidos de cadeia ramificada (α-CCR), em que a leucina gera α-cetoisocaproato (KIC), a isoleucina gera α-ceto-β-metilvalerato (KMV) e a valina gera α-cetoisovalerato (KIV) (Sperringer et al., 2017; Nie et al., 2018). Essa reação é catalisada pela enzima aminotransferase de aminoácidos de cadeia ramificada (ATCR), subcategorizada em duas isoformas: a citosólica (ATCR1 ou ATCRc), expressa no cérebro e em células imunes, como células T CD4+ ativadas, e a mitocondrial (ATCR2 ou ATCRm), expressa em células imunes e na maioria dos tecidos humanos, especialmente no músculo esquelético, no estômago, no pâncreas e nos rins (Adeva-Andany et al., 2017; Ananieva e Wilkinson, 2018). Vale ressaltar que ambas as ATCR1 e 2 estão ausentes ou têm baixa atividade no fígado, restringindo esse tecido ao processo de descarboxilação oxidativa dos ACR (Sweatt et al., 2004).

O grupo amino (NH^3) proveniente desse processo de transaminação é incorporado ao α-cetoglutarato para formar glutamato. Por sua vez, o grupo amino do glutamato pode ser transferido para o piruvato para gerar alanina, um processo importante no músculo esquelético, catalisado pela enzima piruvato aminotransferase. A adição de um grupo amino ao glutamato gera glutamina, sendo tal reação catalisada pela enzima glutamina sintetase (Campos-Ferraz et al., 2013; Leite et al., 2016; Raizel et al., 2016).

O segundo passo na oxidação dos ACR corresponde ao processo de descarboxilação oxidativa irreversível dos cetoácidos formados, em que os esqueletos de carbono do KIC, KMV e KIV são convertidos em isovaleril-CoA, 2-metilbutiril-CoA e isobutiril-CoA, respectivamente (Adeva-Andany et al., 2017). Essa reação é catalisada pelo complexo enzimático desidrogenase de α-cetoácidos de cadeia ramificada (DαCCR), composto por várias cópias das enzimas descarboxilase de α-cetoácidos de cadeia ramificada dependente de tiamina-pirofosfato (E1), di-hidrolipoamida aciltransferase (E2) e di-hidrolipoamida desidrogenase (E3) (Suryawan et al., 1998).

A E1 utiliza uma coenzima-A reduzida como substrato para descarboxilação, enquanto a E2 utiliza um ácido lipoico como aceptor do substrato descarboxilado e o transfere para a acetil-CoA por meio da redução da lipoamida a di-hidrolipoamina. A E3, por sua vez, constitui a lipoamida desidrogenase, transferindo seu hidrogênio para a nicotinamida adenina dinucleotídeo (NAD) por meio da flavina adenina dinucleotídeo (FAD). O complexo DαCCR é regulado pela fosforilação da lipoamida quinase (inibição) e da lipoamida fosforilase (ativação) (Suryawan et al., 1998; Bifari et al., 2017).

O terceiro passo na oxidação dos ACR corresponde ao processo de geração de adenosina trifosfato (ATP). O processo de desidrogenação dos ésteres de acil-CoA e produção dos α-β-acil CoA insaturados são catalisados pelas enzimas isovaleril-CoA desidrogenase, que converte a leucina, e a metil-acil-CoA de cadeia ramificada desidrogenase, que converte a isoleucina e a valina (Brosnan e Brosnan, 2006). A leucina é cetogênica, pois forma acetil-CoA e acetoacetato, enquanto a valina é glicogênica, podendo ser convertida em succinil-CoA. Tanto a isoleucina como a valina são metabolizadas para succinato via metil-malonil-CoA. A isoleucina também pode formar acetoacetato e, por isso, pode ser considerada um aminoácido glicogênico e cetogênico (Harris et al., 2004; Monirujjaman e Ferdouse, 2014).

Uma via alternativa do metabolismo da leucina é catabolizada pela enzima α-cetoisocaproato dioxigenase (KICD), na qual o KIC é convertido em β-hidroxi-β-metilbutirato (HMB) no citosol de células do fígado. Aproximadamente 5 a 10% do KIC não descarboxilado é convertido em HMB, sendo a regulação dessa conversão realizada pela atividade da própria DαCCR e da KICD. O HMB está relacionado à redução de lesões na musculatura esquelética, atenuação da degradação proteica muscular, aumento da síntese proteica muscular e da atividade do eixo GH-IGF-1 e modulação da expressão de IGF-1 no músculo (Wilson et al., 2008; Holeček, 2017). A Figura 14.3 demonstra as etapas do catabolismo dos ACR.

Oxidação dos ACR no músculo esquelético

O músculo esquelético é o principal sítio de oxidação dos ACR, a qual é regulada pela atividade do complexo DαCCR, encontrado em 5 a 8% em sua forma ativa no repouso e em 20 a 25% em sua forma ativa durante o exercício. Ademais, a atividade do complexo DαCCR é regulada pela concentração de ACR e seus α-CCR nas fibras musculares; pela depleção de glicogênio muscular durante e após o exercício; pela diminuição do pH; e pela alteração na relação ATP:ADP (McKenzie et al., 2000; Xu et al., 2001; Tarnopolsky, 2004).

O músculo esquelético captura os ACR da corrente sanguínea a fim de oxidá-los durante exercícios prolongados para gerar energia. Esse processo parece ocorrer apenas quando há suprimento exógeno de ACR (dose-dependente) ou uma redução dos estoques de glicogênio muscular. Estudos mostram que a suplementação com leucina reduz a degradação de glicogênio no músculo e no fígado, pois, como mencionado anteriormente, a elevação das concentrações séricas de leucina e KIC aumenta a atividade do complexo DαCCR, aumentando a oxidação dos ACR e promovendo menor utilização de glicogênio. Ademais, níveis elevados de leucina intracelular diminuem a atividade da piruvato desidrogenase, um importante ponto de convergência da via glicolítica e do ciclo do ácido tricarboxílico, promovendo a conversão de piruvato em alanina, que, por sua vez, atua como precursor na gliconeogênese hepática (Clarkson, 1996; Kim et al., 2013; Gualano et al., 2011; de Araujo et al., 2006).

Além de servir como fonte de carbono para a produção de energia, os ACR também atuam como reguladores do *turnover* de proteínas musculares, inibindo o catabolismo e aumentando o anabolismo mediado pela proteína alvo da rapamicina em mamíferos (mTOR). A manutenção da síntese proteica muscular também é influenciada pelo efeito sinérgico da insulina e da leucina, uma vez que esse aminoácido promove aumento na concentração sérica de insulina, que, por sua vez, exerce efeito permissivo sobre a síntese proteica na presença de aminoácidos e desempenha papel fundamental na manutenção da homeostase da glicose por meio do ciclo alanina-glicose (Layman, 2003; Shimomura et al., 2004; Yoon, 2016; Nishitani et al., 2002; Kawagushi et al., 2008; Layman e Walker, 2006).

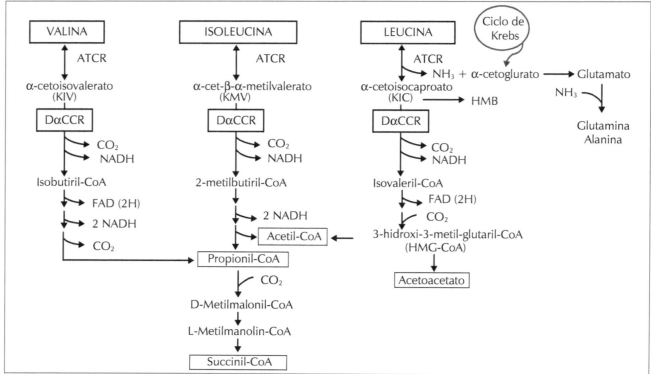

Figura 14.3. Catabolismo dos aminoácidos de cadeia ramificada.
Fonte: Adaptada de Bonvini et al., 2018.

Distribuição enzimática

A distribuição tecidual das enzimas responsáveis pela degradação dos ACR tem características diferentes dos demais aminoácidos, havendo necessidade de cooperatividade interorgânica para o metabolismo dos ACR.

Aminotransferase de cadeia ramificada (ATCR)

A enzima ATCR é dependente da vitamina B6 (piridoxina), pois tem como coenzima a piridoxal fosfato. Embora a ATCR esteja distribuída amplamente entre os tecidos, exerce sua maior atividade no coração e nos rins; atividade intermediária no músculo esquelético e menor atividade no fígado. Assim, o primeiro passo para a degradação dos ACR é realizado em tecidos extra-hepáticos que possuem maior atividade da enzima ATCR.

Foi demonstrado que existem três isoenzimas da ATCR. Isoenzimas são enzimas que catalisam a mesma reação, mas diferem nas propriedades físicas por causa de diferenças geneticamente determinadas na sequência aminoacídica. Assim, todas as isoenzimas da ATCR têm como função a transaminação dos ACR, porém diferem nos seguintes aspectos:

- **Isoenzima I:** aceita todos os ACR como substrato e é a principal forma encontrada no citosol e na mitocôndria da maioria dos tecidos, sendo considerada a isoforma mais importante.
- **Isoenzima II:** é específica para a leucina e encontrada somente no citosol do fígado de roedores.
- **Isoenzima III:** aceita todos os ACR como substrato e é encontrada somente no cérebro, no ovário e na placenta.

Ainda, no músculo esquelético de roedores, a distribuição subcelular da atividade da ATCR é dependente do tipo de fibra: as brancas possuem alta atividade citosólica e as vermelhas, alta atividade mitocondrial.

Desidrogenase de α-cetoácido de cadeia ramificada (DαCCR)

A DαCCR é um complexo multienzimático, semelhante tanto em estrutura como em função ao complexo enzimático piruvato desidrogenase. É regulada por um mecanismo de fosforilação (forma inativa) e desfosforilação (forma ativa). A DαCCR aceita todos os três α-CCR como substratos e, assim como a isoenzima II da ATCR, tem uma enzima específica para o metabolismo da leucina, que é encontrada no citosol do fígado e do rim de roedores.

A DαCCR e a enzima fenilalanina hidroxilase são as únicas enzimas do metabolismo degradativo dos aminoácidos conhecidas por serem reguladas por mecanismos de fosforilação.

Cooperatividade interorgânica

As enzimas necessárias para a oxidação dos ACR estão distribuídas ubiquitariamente, porém não uniformemente no organismo. No fígado de ratos alimentados, mais de 97% do complexo DαCCR está ativo, porém, no músculo esquelético, essa ativação é inferior a 20%. A distribuição tecidual não homogênea das enzimas transaminase e desidrogenase de cadeia ramificada promove uma cooperação intertecidual na oxidação dos ACR para fins energéticos (Figura 14.4).

Sendo assim, no conceito designado cooperatividade interorgânica reside a importância da ativação do complexo DαCCR no músculo esquelético. Diversos trabalhos têm documentado que, em determinadas condições, como dieta hiperproteica, ingestão de ACR, diabetes descompensada e exercício físico, a musculatura esquelética aumenta a oxidação proteica pela maior ativação do complexo enzimático DαCCR. Ainda se tem apontado os α-CCR como potentes ativadores do complexo DαCCR. A ordem de maior ativação seria: KIC > KMV > KIV.

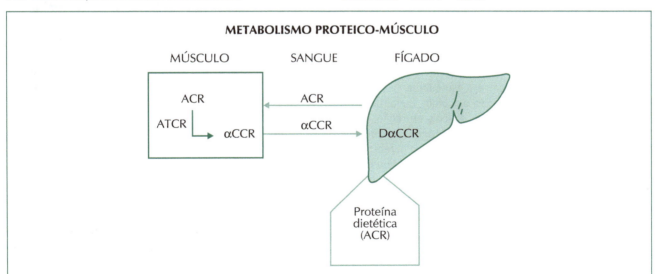

Figura 14.4. Modelo simplificado da cooperatividade interorgânica baseado em estudo com roedores.

ACR: aminoácidos de cadeia ramificada; α-CCR: α-cetoácido de cadeia ramificada; DαCCR: desidrogenase de α-cetoácido de cadeia ramificada; ATCR: aminotransferase de cadeia ramificada.

Fonte: Acervo da autoria.

Conforme Wagenmakers e Soeters, a distribuição enzimática por si só não fornece todas as informações para estabelecer precisamente as relações para total oxidação dos ACR; entretanto, aparentemente, o fígado, os rins e o músculo esquelético são os mais envolvidos no metabolismo de ACR. O fígado contém baixa atividade da ATCR e alta atividade do complexo DαCCR e da enzima isovaleril-CoA desidrogenase. O músculo contém alta atividade da ATCR e baixa atividade do complexo DαCCR e da isovaleril-CoA desidrogenase. Nos rins, as três enzimas citadas exercem alta atividade. No tecido adiposo, as informações são incompletas, no entanto estudos *in vitro* indicam que a capacidade de oxidação dos ACR no tecido adiposo pode ser tão elevada como no músculo esquelético.

Em humanos os estudos são mais escassos, porém se sabe que há uma distribuição mais uniforme das enzimas necessárias para a oxidação dos ACR, sugerindo menor liberação dos respectivos α-CCR do músculo esquelético. Nesse contexto, a extrapolação dos resultados obtidos em animais para humanos deve ser meticulosamente ponderada, sendo necessárias mais pesquisas para a elucidação do complexo metabolismo dos ACR em humanos.

Interação entre o metabolismo de ACR e o ciclo de Krebs: anaplerose

O detalhamento das reações do metabolismo dos ACR tem grande importância para o entendimento de seu impacto no fornecimento de intermediários do ciclo de Krebs e na produção de energia. No fígado, onde o fluxo dos esqueletos de carbono dos aminoácidos tem escape e aproveitamento altamente regulado, pode-se encontrar, por exemplo, durante atividade física prolongada, dificuldade no controle do balanço entre consumo e síntese de intermediários do ciclo de Krebs. No músculo, essa situação é diferente, pois há limitação na síntese de intermediários. Dentro da rota de oxidação dos ACR, há a possibilidade de reações anapleróticas (por meio da enzima alanina aminotransferase), como de escape (transaminação da leucina) de intermediários do ciclo de Krebs. Os mecanismos capazes de repor intermediários do ciclo de Krebs são:

1. A valina (glicogênica) e a isoleucina (glicocetogênica) podem fornecer ao ciclo succinil-CoA e auxiliar na manutenção da concentração desse composto. A leucina, por ser cetogênica, diminui o *pool* de intermediários do ciclo de Krebs; portanto, não contribui com a anaplerose. Além disso, se os α-CCR e outros compostos relacionados à degradação dos ACR forem liberados do músculo para o fígado e rins, haverá, também, perda de intermediários do ciclo de Krebs.

2. Se o glutamato formado nas reações de transaminação dos ACR estiver associado à formação de alanina, não haverá escape de intermediários do ciclo de Krebs. Convém ressaltar que a síntese de alanina não é a preferencial em diversas condições fisiológicas, sendo a síntese de glutamina, a partir dos ACR, a preponderante em humanos.

3. No ciclo das purinas, há a formação de fumarato e amônia a partir do aspartato, mas a atividade desse ciclo parece ser baixa no músculo em repouso. Durante a atividade física, a contribuição do ciclo das purinas aumenta no cérebro e principalmente no músculo. Como o fumarato é um intermediário do ciclo de Krebs, sugere-se que o ciclo contribua para a expansão dos intermediários, que ocorre no início do exercício.

4. Se a enzima glutamato desidrogenase estiver ativa, o glutamato pode ser desaminado, formando α-cetoglutarato. Tanto a glutamato desidrogenase como as enzimas do ciclo das purinas estão suficientemente ativas no músculo esquelético.

5. A síntese de oxaloacetato a partir do piruvato, pela inibição da enzima piruvato desidrogenase e da ativação da piruvato carboxilase ou o reverso da reação da fosfoenol piruvato carboxiquinase, pode suprir o *pool* de intermediários do ciclo de Krebs.

Metabolismo dos ACR em diferentes situações
Durante o jejum

Depois do período pós-absortivo, que se inicia cerca de 3 a 4 horas após uma refeição e tem a duração total aproximada de 12 horas, inicia-se a fase de jejum. Cada um dos períodos apresenta alterações hormonais distintas que repercutem no aproveitamento dos diversos substratos energéticos pelo organismo. No caso do período de jejum, há uma contribuição importante dos ACR para a manutenção da glicemia e, portanto, uma utilização acentuada de todo o aparato metabólico necessário para sua degradação no sentido de gerar substratos energéticos durante essa fase para o organismo.

No jejum, há uma intensificação dos processos catabólicos e o hormônio glucagon atua sem o antagonismo da insulina e com o auxílio do cortisol, fazendo que o organismo consiga suprir sua demanda energética até que a ingestão de nutrientes seja possível. Se houver prolongamento do jejum para um período acima de 1 dia (24 horas), a glicemia será mantida exclusivamente pela gliconeogênese. Esse processo metabólico, realizado no fígado e nos rins, consiste na síntese de glicose a partir de compostos que não são carboidratos como aminoácidos, lactato e glicerol. Embora o fígado seja o órgão de maior contribuição para a gliconeogênese (90%), em situações de jejum prolongado o córtex renal aumenta sua contribuição percentual.

A alanina gerada na musculatura constitui o principal substrato para a produção de glicose. Embora o *turnover* proteico seja contínuo no organismo, a degradação proteica se intensifica devido à alta concentração de cortisol e à baixa concentração de insulina. O resultado do antagonismo entre esses hormônios é o aumento da concentração de aminoácidos livres na musculatura. Como mencionado anteriormente, o músculo possui alta atividade da enzima ATCR, além da enzima alanina aminotransferase. O sinergismo dessas duas enzimas resulta na transferência do grupo amino dos

ACR para o piruvato formando alanina, que é liberada pelo músculo e captada pelo fígado para produção, por meio da gliconeogênese, de glicose, sendo, então, liberada para a circulação. Com a utilização dos esqueletos de carbono dos aminoácidos para a produção de glicose, também ocorre a excreção do grupo amino como ureia. Como o organismo passa a excretar nitrogênio sem sua reposição dietética, estabelece-se um balanço nitrogenado negativo.

Sob jejum prolongado, as fontes mais relevantes de glicose são os aminoácidos; embora a maior parte das reservas energéticas orgânicas esteja sob a forma de triacilgliceróis, em sua degradação, apenas o glicerol é substrato gliconeogênico, contribuindo pouco para o total de glicose necessária nessas condições. Um homem adulto com cerca de 70 kg, no início da fase de jejum, possui cerca de 6 kg (24.000 kcal) na forma de proteínas, 0,2 kg de glicogênio (800 kcal) e 15 kg de gordura (135.000 kcal). Não se pode perder mais dos que 50% do total de proteína orgânica sem haver risco de vida. Como cerca de 200 g de proteína devem ser degradados para produzir 120 g/dia de glicose apenas para manutenção do tecido cerebral, sem levar em conta outros tecidos, como as hemácias que utilizam apenas a glicose (30 g/dia) como substrato energético, o conteúdo proteico se esgotaria em 2 semanas. Porém, sabe-se que o ser humano é capaz de sobreviver de 1 a 2 meses em jejum, devido a uma adaptação que ocorre no metabolismo cerebral: este passa a utilizar, além da glicose, os corpos cetônicos gerados no fígado a partir da maior mobilização dos ácidos graxos do tecido adiposo. A adaptação do cérebro a uma nova fonte de energia permite grande economia de glicose e uma redução na degradação proteica, possibilitando maior chance de sobrevida. Após 5 a 6 semanas de jejum, os corpos cetônicos contribuem com aproximadamente 60% do suprimento energético para o cérebro.

Após o consumo de dietas hiperproteicas

Após o consumo de uma dieta rica em proteínas, o destino da maioria dos aminoácidos absorvidos é ser metabolizado no fígado. A menor parte entrará na circulação para uso subsequente, nos tecidos corporais, para síntese proteica. Entretanto, conforme já discutido em tópicos anteriores, a distribuição das enzimas para degradação dos ACR faz esses três aminoácidos escaparem da captação hepática (baixa atividade da ATCR), sendo então captados por tecidos periféricos. Os principais locais apontados para a degradação dos ACR são a musculatura esquelética e o tecido adiposo. Tanto na musculatura esquelética de ratos como na de humanos, a atividade da ATCR excede a do complexo enzimático DαCCR. Em ratos, a musculatura apresenta capacidade limitada de oxidar os α-CCR produzidos na transaminação; logo, no caso de dieta normal, esses cetoácidos são captados pelo fígado e pelos rins para prosseguimento de sua total degradação. Porém, estudos em ratos apontam um aumento na capacidade oxidativa pós-prandial do músculo após dietas hiperproteicas. Além disso, há fortes evidências que mostram que o tecido adiposo tem grande capacidade de aproveitamento dos ACR, nos quais o destino principal da cadeia carbônica (α-CCR) é para síntese de triacilgliceróis.

Desde 1954, observou-se que em ratos, galinhas, porcos, gatos e outros modelos animais submetidos a uma dieta hiperproteica (9% de caseína), com acréscimo de 3% de leucina, havia marcante supressão do crescimento, efeito totalmente revertido com a suplementação dos outros ACR (isoleucina e valina). Embora o mecanismo para tal fato não tenha sido totalmente desvendado, acredita-se que os ACR possam ter antagonismos mútuos, sendo o mais estudado e documentado o relacionado à leucina. No entanto, um fato importante, inclusive comprovado em humanos, é que há um efeito dose-resposta entre o consumo de leucina e a depleção do *pool* tecidual e plasmático de isoleucina e valina e de seus respectivos α-CCR (KMV e KIV). A administração intragástrica de uma dose de leucina exerce efeito agudo, entre 10 e 30 minutos na depleção do *pool* dos outros ACR, enquanto o consumo via oral é evidenciado após 1 a 3 horas. O efeito proposto de antagonismo induzido pela leucina em relação aos outros ACR é mostrado no Quadro 14.1.

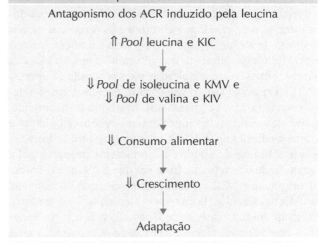

Quadro 14.1. Antagonismo entre os aminoácidos de cadeia ramificada induzido pela leucina.

KIC: α-cetoisocaproato; KMV: α-cetoiso-β-metilvalerato; KIV: α-cetoisovalerato.
Fonte: Rogero et al., 2007.

Durante o exercício de resistência

A necessidade metabólica do exercício físico direcionará a efetiva utilização das fontes energéticas; para tanto, fatores como intensidade, tipo, duração, ambiente e outros devem ser considerados. Em atividades físicas de intensidade moderada, em torno de 50 a 60% do $VO_{2máx}$, os principais substratos energéticos são a glicose plasmática, o glicogênio muscular e os ácidos graxos livres. Por meio da glicólise, a degradação da glicose até piruvato fornece a energia para a ressíntese de ATP. O ATP gerado desse modo possibilitará o transporte do piruvato para a mitocôndria e sua utilização no ciclo de Krebs. Na mitocôndria, há a produção de acetil-CoA pela enzima piruvato desidrogenase; este, então, se condensa até oxaloacetato e forma o citrato, iniciando o primeiro passo do ciclo de Krebs. O piruvato pode, também, formar oxaloacetato pela ação do acetil-CoA proveniente de ácidos graxos livres. Com a contínua utilização de citrato, este pode vir a inibir a enzima fosfofrutoquinase (PFK) da via glicolítica. Como resultado, há diminuição da produção de energia dessa via, fazendo que outras vias energéticas sejam recrutadas, como aminoácidos e ácidos graxos, respectivamente. Prosseguindo a atividade por longo período, e sem suplementação, haverá depleção de glicogênio muscular, que fará com que cada vez mais sejam utilizadas outras fontes de energia. No caso particular dos aminoácidos, eles podem responder com 5 a 15% da energia em exercícios prolongados. Em relação ao metabolismo proteico durante a atividade física moderada, há alteração da concentração do *pool* muscular de dois aminoácidos: a alanina e o glutamato. O glutamato apresenta uma queda inicial em torno de 50 a 70%, e essa baixa concentração se mantém ao longo da atividade. A alanina apresenta inicialmente um aumento em sua concentração e liberação pelo músculo (30 primeiros minutos do exercício), mas gradualmente retorna aos valores de repouso, para diminuir somente no momento da exaustão. Neste ponto, também se observa uma depleção do estoque de glicogênio muscular.

Essas alterações nas concentrações dos aminoácidos se relacionam diretamente à maior oxidação aeróbia dos substratos, produzindo aumento de até 80 vezes na atividade do ciclo de Krebs. Assim, no início do exercício, haveria necessidade de aumento dos intermediários do ciclo de Krebs, ou seja, uma anaplerose, para produção de energia (ATP). O padrão seguido pelos aminoácidos citados anteriormente (alanina e glutamato) sugere um fornecimento, pela reação da alanina aminotransferase, de α-cetoglutarato e intermediários do ciclo de Krebs. Outro ponto de destaque é que a síntese de alanina é diretamente proporcional à intensidade do exercício. Uma vez que seu grupo α-amino se origina dos ACR e o esqueleto de carbono do piruvato, isso fornece evidência de o ciclo alanina-glicose ser ativo também durante a atividade física. Com esse ciclo, teríamos que a glicose plasmática captada pelo músculo seria convertida, via glicólise, em piruvato, e por transaminação em alanina. A alanina exportada do músculo para o fígado seria transformada novamente em glicose, via gliconeogênese, e atuaria na manutenção da glicemia. Assim, o efeito sinérgico do aumento da taxa de glicólise e concentração de piruvato, imposta pelo exercício, e o aumento da conversão do glutamato para intermediários do ciclo de Krebs parecem fornecer um potente mecanismo para alcançar maior necessidade energética dessa mesma via.

Como dito anteriormente, com o prosseguimento do exercício até a exaustão, haverá depleção do glicogênio muscular. Neste ponto, acredita-se que o aumento na oxidação dos ACR exerça papel fundamental na diminuição dos intermediários do ciclo de Krebs. Com a continuidade do exercício, o músculo começa a utilizar cada vez mais ACR da circulação. Um aumento na atividade da enzima responsável pela oxidação dos ACR no músculo, a DαCCR, levaria tanto à maior taxa de utilização de ACR plasmáticos como à maior depleção de glicogênio. Com aumento da oxidação dos ACR, via reação de aminotransferase, temos, no caso da leucina, que é oxidada a 3 moléculas de acetil-CoA com consumo de α-cetoglutarato, uma perda de intermediários do ciclo de Krebs. O mesmo não ocorre com a transaminação da isoleucina e valina. Esse escape de intermediários do ciclo de Krebs poderia ser em parte compensado pela regeneração do α-cetoglutarato, via reação catalisada pela alanina aminotransferase (anaplerose), mas tal reação é prejudicada diante da depleção de glicogênio já instaurada na musculatura.

As reações de anaplerose assumem importante papel na musculatura durante a atividade física. A partir do repouso para um exercício de intensidade a 75% do $VO_{2máx}$, há um aumento de 9 vezes na concentração de intermediários do ciclo de Krebs, para suprir a demanda energética imposta à musculatura pela atividade física. Com a continuidade do exercício, há a redução das concentrações de glicogênio e piruvato, enquanto a atividade do complexo DαCCR aumenta. Porém, nessa situação, o *pool* de intermediários do ciclo de Krebs não pode ser mantido alto. É proposto que a fadiga possa ser desencadeada quando as reações anapleróticas não puderem mais compensar o fluxo de intermediários causado pelas reações de aminotransferase. Assim, a etapa de transaminação dos ACR pode causar um escape dos intermediários do ciclo de Krebs, cujo aumento induzido pela atividade física na atividade do complexo DαCCR não consegue suprir.

Em pacientes com a doença de McArdle, cujo defeito na enzima glicogênio fosforilase na musculatura impede a utilização de glicogênio muscular como substrato energético durante a atividade física, a ativação do complexo DαCCR chega a ser de 53% na exaustão, em contraste com a ativação de 17% do complexo em repouso. Diversos estudos realizados nesses pacientes apontam que a suplementação com os α-CCR – KIC, KMV e KIV, provenientes da leucina, isoleucina e valina, respectivamente – teriam relação com aumento no rendimento durante a atividade física. No caso, com a suplementação dos α-CCR, não haveria a etapa de transaminação e o consequente gasto de intermediários do ciclo de Krebs, o que possibilitaria um mecanismo de regeneração do α-cetoglutarato a partir do glutamato (α-CCR + glutamato → ACR + αKG), ou ainda pelo aumento do *pool* de intermediários do ciclo de Krebs pela produção de succinil-CoA a partir do KIV e do KMV (valina + isoleucina ↔ succinil-CoA + glutamina). Apesar de os estudos conduzidos com pacientes portadores dessa doença constituírem um "modelo experimental" em humanos para o estudo do metabolismo de ACR em face da depleção de glicogênio, em humanos saudáveis os resultados não encontram a mesma concordância a respeito da melhora no rendimento pelo uso dos α-CCR em lugar dos ACR.

Apesar de a polêmica discussão a respeito da importância da contribuição energética dos ACR em face da depleção de glicogênio durante atividade física moderada ser inconclusiva, outra polêmica ainda se destaca neste tópico. Em 1987, Wagenmakers et al. acrescentaram uma nova abordagem dos aminoácidos, além de seu papel ergogênico ou anaplerótico: a visão dos aminoácidos alterando a função cerebral por meio de seus respectivos neurotransmissores e a regulação da produção desses neurotransmissores pelos ACR. Na década de 1960 ocorreram os primeiros registros que examinaram a influência do exercício nos neurotransmissores cerebrais. Os estudos se baseavam no exercício como agente estressor ou o comparavam com protocolos que utilizavam, por exemplo, a exposição ao frio, ao choque, à imobilização, entre outros. Outras pesquisas ainda mostravam a influência do exercício na função monoaminérgica cerebral como possível intervenção em desordens afetivas e na depressão. Acrescentou-se, assim, mais uma nova polêmica ao incomparável metabolismo proteico, com destaque especial para os ACR.

Aminoácidos precursores de aminas biogênicas

As aminas biogênicas são compostos que possuem grupos funcionais amina e regulam o metabolismo dos mamíferos. São formadas, em sua maioria, a partir da descarboxilação de aminoácidos aromáticos (fenilalanina, tirosina e triptofano), histidina e seus derivados. Assim, temos a serotonina (5-hidroxitriptamina: 5HT), derivada do triptofano; a histamina, derivada da histidina, e as catecolaminas (epinefrina e norepinefrina), derivadas da tirosina. A dopamina foi o primeiro neurotransmissor a ser estudado em relação à fadiga central. Sua relação com a melhora do controle da função motora levou alguns atletas a ingerirem drogas (anfetaminas) com o intuito de melhorar seu desempenho. A partir da ação desses compostos, derivados de aminoácidos, há, por meio de neurônios denominados monoaminérgicos, a regulação de inúmeras funções do sistema nervoso central (SNC) (Tabela 14.1). Os neurônios monoaminérgicos estão presentes principalmente no mesencéfalo, na ponte e na medula oblonga, localizados principalmente nos núcleos da ráfia. Fibras eferentes inervam a substância negra, vários centros do tálamo, o núcleo caudado, o córtex e o hipotálamo, entre outras estruturas.

De interesse na investigação do desenvolvimento da fadiga central é o papel da serotonina no comportamento, atuando na letargia, no sono, no humor, na supressão do apetite e, durante a atividade física, na percepção do esforço e da fadiga.

Tabela 14.1. Atuação dos neurônios monoaminérgicos no sistema nervoso central.

Neurônios	Funções
Noradrenérgicos	Função cardiovascular, sono e respostas analgésicas
Dopaminérgicos	Relacionados com função motora (velocidade, duração e postura corporal)
Serotoninérgicos	Associados com dor, ansiedade, fadiga, apetite e sono

Fonte: Rossi & Tirapegui. Disponível em http://www.usp.br/eef/rpef/v13n1.htm.

Biossíntese de serotonina

A serotonina, também denominada 5-hidroxitriptamina, é sintetizada e estocada em diversos locais do organismo, como nas células da mucosa intestinal, onde existe elevada quantidade de serotonina, e nas plaquetas e no SNC, que apresentam menores concentrações dessa amina. A serotonina é sintetizada a partir de seu aminoácido precursor, o triptofano, e requer duas etapas enzimáticas. O aminoácido indispensável triptofano é primeiro hidroxilado pela enzima triptofano hidroxilase (reação análoga àquela da fenilalanina hidroxilase) para o 5-hidroxitriptofano (5-HTP). Logo em seguida, este sofre descarboxilação, sintetizando a serotonina. A serotonina é finalmente metabolizada pelas enzimas aldeído desidrogenase e monoamina oxidase, para seu principal metabólito: o ácido 5-hidroxindolacético (5-HIAA) (Figura 14.5).

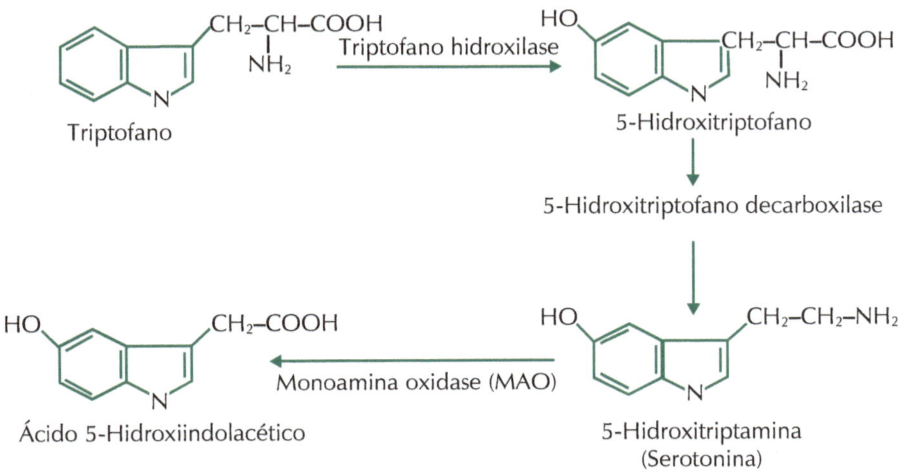

Figura 14.5. Reações bioquímicas que provocam a formação de serotonina e a seu principal metabólito (5-HIAA) a partir do aminoácido triptofano.
Fonte: Adaptado de: Höglund et al. 2019.

Serotonina e a hipótese da fadiga central

Fadiga central e periférica

O termo "fadiga" pode ser definido como um conjunto de manifestações produzidas por trabalho ou por exercício prolongado, que tem como consequência a diminuição da capacidade funcional de manter ou continuar o rendimento esperado. Conceitualmente, a origem desse fenômeno pode ser classificada como periférica ou central. A fadiga periférica compreende alterações na homeostase da célula muscular que resultam em comprometimento da força contrátil (Finsterer, 2012), enquanto na fadiga central as alterações que limitam a *performance* ocorrem no SNC (Newsholme et al., 2006).

As principais causas da fadiga periférica são: (i) redução da disponibilidade de substratos energéticos para a continuidade do exercício, incluindo glicemia e glicogênio; (ii) acúmulo de metabólitos tóxicos, como amônia (Bassini-Cameron et al., 2008; Koo et al., 2014); (iii) diminuição do pH da célula muscular (Lancha Júnior et al., 2015); (iv) estresse oxidativo e (v) lesão muscular. Embora a fadiga central compartilhe algumas das causas da fadiga periférica, como a diminuição da disponibilidade energética e o acúmulo de amônia (Béquet et al., 2002; Wilkinson et al., 2010), esse fenômeno decorre, principalmente, da alteração na síntese de neurotransmissores, como o aumento na síntese de serotonina e a redução na síntese de dopamina, culminando em um estado de cansaço, sono e letargia durante o exercício físico (Chaouloff et al., 1986; Blomstrand et al., 1988; Blomstrand et al., 1989; Weicker et al., 2001; Smriga et al., 2002; Meeusen et al., 2006; Cordeiro et al., 2014).

Os mecanismos envolvidos no aumento da síntese de serotonina cerebral são o aumento plasmático de seu precursor, o triptofano livre (não associado à albumina) e a diminuição plasmática de aminoácidos neutros, como os ACR, que competem com o triptofano na barreira hematoencefálica para adentrar o SNC. Durante o exercício físico prolongado, há aumento da captação muscular de ACR para serem utilizados como substratos energéticos, reduzindo a concentração plasmática desses aminoácidos. Além disso, há aumento da taxa de lipólise e da liberação de ácidos graxos livres (AGL) na corrente sanguínea, os quais competem com o triptofano pela ligação com a albumina, aumentando a concentração de triptofano livre e facilitando o influxo cerebral desse aminoácido (Skeie et al., 1990; Verger et al., 1994; Coqueiro et al., 2018) (Figura 14.6).

É válido salientar que a função cerebral não é determinada por um único neurotransmissor e que a interação entre serotonina e dopamina tem sido explorada como tendo um papel regulador no desenvolvimento de fadiga. Logo, a razão serotonina/dopamina é considerada um parâmetro mais acurado de fadiga central (Meeusen et al., 2006; Cordeiro et al., 2014).

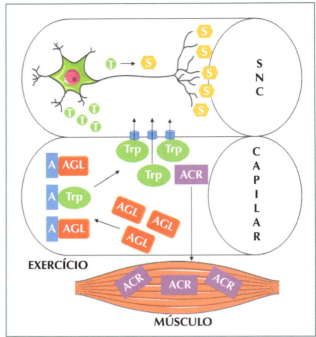

Figura 14.6. Hipótese da fadiga central.

Durante o exercício físico exaustivo, há aumento da taxa de lipólise e, consequentemente, aumento na liberação de ácidos graxos livres (AGL) no plasma, os quais competem com o triptofano (Trp e T) pela ligação com a albumina (A), elevando a concentração de triptofano livre. Concomitantemente, há aumento da captação muscular de aminoácidos de cadeia ramificada (ACR) e consequente diminuição plasmática desses aminoácidos. Esses processos facilitam o influxo do triptofano no sistema nervoso central (SNC), aumentando a síntese de serotonina (S), a qual está associada com a promoção de cansaço, sono, letargia e fadiga.

Fonte: Adaptada de Rossi e Tirapegui, 2004.

Apesar de os parâmetros envolvidos na síntese de serotonina cerebral serem comumente avaliados no exercício de *endurance*, estudos observaram que a redução da razão plasmática triptofano livre/ACR melhora a *performance* física em exercícios intermitentes de alta intensidade, sugerindo que a síntese de serotonina pode estar envolvida no desenvolvimento de fadiga em outros tipos de exercício, como no treinamento resistido (Chang et al., 2015; Chen et al., 2016). Entretanto, um estudo recente realizado em nosso laboratório demonstrou que o aumento da concentração de serotonina hipotalâmica, bem como da razão serotonina/dopamina no hipotálamo, não foi crucial para o desenvolvimento de fadiga em ratos submetidos a treinamento resistido (Coqueiro et al., 2018).

É válido salientar que a existência da hipótese da fadiga central, que envolve a diminuição da concentração sanguínea de ACR e o aumento da síntese de serotonina, é ainda bastante controversa na literatura, sendo que alguns estudos corroboram a relação entre serotonina e fadiga (Bailey et al., 1993; Marvin et al., 1997; Cunliffe et al.,

1998), enquanto outros não encontraram qualquer tipo de vínculo entre essas variáveis (Pannier et al., 1995; Piacentini et al., 2002; Hobson et al., 2013; Coqueiro et al., 2018).

Manipulações dietéticas e a hipótese da fadiga central

A síntese cerebral de serotonina depende de duas variáveis principais: a concentração neuronal de seu precursor, o triptofano, e a atividade de sua enzima limitante, a triptofano hidroxilase (que converte triptofano em serotonina). Portanto, o aumento na disponibilidade cerebral de triptofano reflete no aumento da síntese de serotonina, enquanto o oposto, isto é, a redução da disponibilidade de triptofano, diminui a síntese de serotonina. Além disso, o aumento na atividade da triptofano-hidroxilase leva, independentemente das alterações na disponibilidade do triptofano, a mudanças na síntese de serotonina. Nesse contexto, existem dois mecanismos regulatórios e complementares que governam a síntese de serotonina: um ligado à disponibilidade de seu precursor (triptofano) e outro intrínseco às propriedades elétricas dos neurônios serotoninérgicos. A maioria dos estudos se concentra na influência do exercício na entrada e, portanto, na disponibilidade de triptofano no cérebro mais do que na atividade da enzima triptofano hidroxilase. Assim, alguns dos estudos envolvendo alterações na oferta de triptofano ao cérebro serão discutidos a seguir.

Triptofano

Considera-se que nenhuma das reações que levam à formação do neurotransmissor serotonina no cérebro aproxima-se da saturação com a oferta de substrato. Essas reações incluem o transporte de triptofano livre pela barreira hematoencefálica, o transporte de triptofano através da membrana plasmática da célula nervosa e as catalisadas pelas enzimas triptofano 5-mono-oxigenase e descarboxilase de aminoácidos aromáticos. Portanto, um aumento na concentração plasmática de triptofano livre deve levar a um consequente aumento na taxa de síntese e concentração de serotonina cerebral.

O triptofano é o único aminoácido que circula pelo organismo em duas formas: ligado à albumina (90% ou 50 mM) ou na forma livre (10% ou 5 mM). Dentre os outros 5 aminoácidos que competem com o triptofano para adentrar o SNC (ACR, fenilalanina e tirosina), o triptofano é o que se encontra em menor concentração no plasma. A concentração plasmática dos outros cinco aminoácidos neutros é aproximadamente 10 vezes maior (isto é, 500 mM) que a do triptofano, que equivale a um valor proporcional entre a forma livre e os outros aminoácidos de 1:100. Em uma dieta balanceada, a ingestão de triptofano por meio das proteínas dietéticas é de aproximadamente 1 g/dia.

Experimentos em humanos indicam que o consumo de 2 a 3 g de triptofano puro de uma só vez reflete um aumento da proporção de triptofano/aminoácidos neutros em 3 e 5 vezes, respectivamente. Essas quantidades de triptofano também são relacionadas a mudanças comportamentais relacionadas à serotonina, como redução na latência do sono, alerta, apetite e sensibilidade à dor. A síntese de serotonina no cérebro de ratos, macacos e cachorros também parece ser influenciada pela disponibilidade dietética de triptofano.

Diversos estudos registraram que o consumo de triptofano induziu indivíduos à sonolência e reduziu o tempo até humanos adormecerem. Esses dados estão de acordo com estudos em animais que demonstraram que o aumento na atividade serotoninérgica do cérebro está envolvido na indução e na manutenção do sono. Um estudo utilizando 20 homens adultos e consumo de triptofano (50 mg/kg) concluiu que a oferta de triptofano está ligada a propriedades sedativas, indicando que esse nutriente tem propriedades hipnóticas. Ainda outro estudo, examinando o efeito do consumo de triptofano em indivíduos saudáveis e a ingestão de 30 mg/kg de triptofano, concluiu que este aumenta a fadiga central e subjetiva, embora estudos posteriores não corroborem esses resultados (Hobson et al., 2013).

Sabendo que a concentração de triptofano nas proteínas dietéticas é menor que a dos outros aminoácidos competidores pelo transportador na barreira hematoencefálica, Fernstron, em 1983, foi capaz de demonstrar que a ingestão de uma dieta hiperproteica mantém as concentrações de triptofano cerebral inalteradas, enquanto uma dieta hiperglicídica provoca, por meio de um efeito mediado pela insulina, redução dos aminoácidos competidores e maior influxo de triptofano para o cérebro.

ACR

Diversas tentativas têm sido feitas para manipular o influxo de triptofano para o cérebro e, consequentemente, evitar os sintomas mediados pelo aumento da função serotoninérgica. Em relação aos aminoácidos, o grupo dos aromáticos (tirosina e fenilalanina) e os de cadeia ramificada (valina, isoleucina e leucina) se destacam para terem, por meio da ingestão dietética ou de suplementos, influência direta nas funções cerebrais, principalmente as relacionadas às funções monoaminérgicas. Os ACR atuariam, durante o exercício prolongado, na alteração da razão triptofano livre/ACR. Os ACR teriam sua captação e consequente oxidação para fins energéticos aumentadas pela musculatura durante o exercício, o que causaria uma redução em sua concentração plasmática. Tal redução levaria a uma diminuição na competição pela passagem do triptofano livre pela barreira hematoencefálica e maior síntese de serotonina. Outro fator agravante desse quadro de queda dos aminoácidos competidores seria o aumento na oferta de ácidos graxos livres (AGL). Com a atividade de longa duração, a mobilização de AGL a partir do tecido adiposo aumenta, fazendo que mais triptofano livre entre na circulação, uma vez que ambos competem pelo mesmo transportador; uma parcela maior do aminoácido será disponibilizada pelo aumento da competição. Assim, a suplementação com ACR teria como justificativa manter o nível de competição entre os aminoácidos pela barreira hematoencefálica e impedir o grande influxo de triptofano no SNC.

Carboidratos

Em relação à suplementação com carboidratos, esses macronutrientes poderiam atuar na diminuição da mobilização de AGL, que, não competindo pelos sítios de ligação com o triptofano, não aumentariam a concentração de triptofano livre no plasma. O mecanismo de transporte dos AGL envolve sua ligação com a albumina, que é capaz de transportar de 8 a 10 moléculas de AGL, tendo cerca de 3 sítios de alta afinidade para esse transporte. A menor mobilização dos AGL, pela oferta de carboidratos, faria que a concentração de triptofano livre se mantivesse, além de poupar a utilização dos ACR para fins energéticos. Assim, a manutenção do *pool* de ACR plasmático e do *pool* de triptofano livre retardaria o desenvolvimento dos sintomas de fadiga central.

Essa estratégia de suplementação com carboidratos apresenta, dentro da manipulação dietética, melhores resultados por suprimir alguns efeitos deletérios causados por elevadas doses de ACR. Entre os efeitos negativos, podemos citar: diminuição da palatabilidade de mistura contendo ACR; redução da absorção intestinal de água; desconforto intestinal e síntese acentuada de amônia. A amônia é tóxica para o cérebro e produz alterações fisiológicas importantes, como perda da coordenação e controle motor, além de sintomas severos de fadiga central.

Durante o exercício de força

Estudos *in vitro* utilizando os músculos esquelético e cardíaco mostraram que o suprimento de todos os aminoácidos indispensáveis, dos ACR ou apenas da leucina apresentavam o mesmo efeito no estímulo da síntese e da inibição da degradação proteica. Esses resultados despertaram o interesse na suplementação com leucina para hipertrofia muscular.

Ainda com destaque especial para a leucina, estudos apontam que esse aminoácido atua como regulador do metabolismo proteico por meio da redução do catabolismo dos outros dois ACR (isoleucina e valina) e seus respectivos α-CCR. Além disso, o efeito do aumento na síntese proteica

promovido pela leucina é, também, mediado por hormônios anabólicos (insulina).

A leucina atua em nível pós-transcricional, mais especificamente durante a fase de iniciação da tradução do RNA mensageiro em proteína. O mecanismo pelo qual haveria estímulo para a tradução de proteínas envolve o aumento na concentração intracelular de leucina e sua capacidade de promover a ativação da proteína quinase denominada alvo da rapamicina em mamíferos (mTOR: *mammalian Target of Rapamycin*). Esta proteína estimularia a síntese proteica por intermédio de três outras proteínas regulatórias: a proteína quinase ribossomal S6 de 70 kDA (p70^{S6k}); a proteína 1 ligante do fator de iniciação eucariótico 4E (4E-BP1) e o fator de iniciação do eucariótico 4G (eIF4G) (Figura 14.7).

Especula-se, ainda, que os efeitos promovidos pela leucina estejam relacionados ao papel anticatabólico mediado pelos corpos cetônicos. A leucina é um aminoácido exclusivamente cetogênico; portanto, com o aumento parcial de sua oxidação, há um aumento proporcional de acetoacetato e β-hidroxibutirato. Estes dois últimos compostos, juntamente com a acetona, constituem os corpos cetônicos. Ainda dentre os corpos cetônicos, aqueles obtidos pela degradação da leucina são os que apresentam potencial fonte de energia para tecidos extra-hepáticos e relação com um efeito poupador de glicose. Apesar das conhecidas funções apresentadas pelos corpos cetônicos no metabolismo humano, o efeito desses compostos no metabolismo proteico (anabolismo e catabolismo) no músculo esquelético de mamíferos não está completamente elucidado.

Há outros compostos que atualmente são objeto de pesquisas nesta área e que vêm sendo apontados com efeitos anabólicos e/ou anticatabólicos, além dos ACR. Curiosamente, dois são derivados do metabolismo da leucina: o seu α-cetoácido (α-cetoisocaproato ou KIC) e o β-hidroxi-β-metilbutirato (HMB). No entanto, se a pesquisa com ACR ainda não encontra um consenso sobre seus efeitos em estudos laboratorialmente controlados, esses subprodutos do metabolismo da leucina encontram-se na fase de especulação de seus prováveis benefícios para síntese proteica.

Finalmente, como já discutido, a administração isolada de leucina em dietas hiperproteicas pode gerar antagonismos entre os ACR, e, para a síntese proteica, é necessária a presença dos três aminoácidos indispensáveis em quantidades adequadas. Nesse contexto, na literatura científica já foi comprovado que uma mistura dos três ACR, infundida no músculo esquelético, é suficiente para promover o anabolismo proteico muscular.

CAPÍTULO 14 | AMINOÁCIDOS DE CADEIA RAMIFICADA E ATIVIDADE FÍSICA

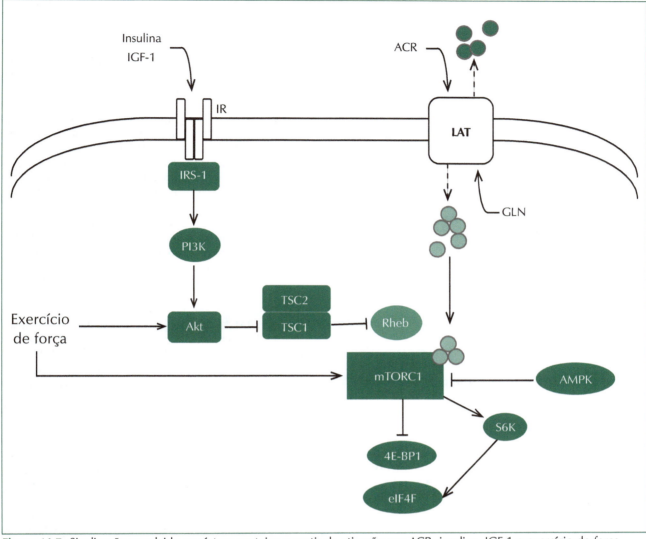

Figura 14.7. Sinalização envolvida na síntese proteica a partir da ativação por ACR, insulina, IGF-1 e exercício de força.

mTOR: proteína quinase alvo da rapamicina em mamíferos; p70S6k: proteína quinase ribossonal S6 de 70 kDA; eIF4G: fator de iniciação eucariótico 4G; 4E-BP1: inibidor do fator de iniciação da tradução proteica denominada eIF4E; AMPK: proteína quinase ativada por adenosina monofosfato (AMP); AKT: proteína quinase B; IRS-1: substrato do receptor de insulina 1; PI3-K: fosfatidil-inositol-3-quinase; TSC: complexo da esclerose tuberosa 1 e 2; Rheb: proteína homóloga de Ras

Fonte: Rogero et al., 2007.

Questões propostas para estudo

1. Quais são os aminoácidos de cadeia ramificada e por que são chamados dessa maneira? São aminoácidos indispensáveis? Qual a sua importância?
2. Explique o que é anaplerose e qual a sua relação com o ciclo de Krebs.
3. Descreva e esquematize as etapas de degradação dos aminoácidos de cadeia ramificada.
4. Qual a importância das diversas enzimas do catabolismo dos aminoácidos de cadeia ramificada e sua distribuição?
5. Explique o conceito de cooperatividade interorgânica.
6. O que ocorre com o metabolismo dos aminoácidos de cadeia ramificada durante o jejum? E durante o estado alimentado?
7. O que ocorre com o metabolismo dos aminoácidos de cadeia ramificada durante a atividade de resistência e de força?
8. O que é a hipótese da fadiga central e como os aminoácidos de cadeia ramificada estão envolvidos com esse fenômeno?
9. Qual a relação entre síntese proteica e leucina?

Bibliografia consultada

- Adeva-Andany MM, López-Maside L, Donapetry-García C, Fernández-Fernández C, Sixto-Leal C. Enzymes involved in branched-chain amino acid metabolism in humans. Amino Acids. 2017; 49:1005-1028. doi:10.1007/s00726-017-2412-7.

- Ananieva EA, Powell JD, Hutson SM. Leucine metabolism in T cell activation: mTOR signaling and beyond. Adv Nutr An Int Rev J. 2016; 7:798S-805S. doi:10.3945/an.115.011221.

- Ananieva EA, Wilkinson AC. Branched-chain amino acid metabolism in cancer. Curr Opin Clin Nutr Metab Care. 2018; 21:64-70. doi:10.1097/MCO.0000000000000430.

- Anderson SA, Tews JK, Harper AE. Dietary branche-chain amino acids and protein selection by rats. J Nutr. 1190; 120:52-63.

- Araujo Jr. J, Falavigna G, Rogero MM, Pires I, Pedrosa RG, Castro IA, Tirapegui J. Effect of chronic supplementation with branched-chain amino acids on the performance and hepatic and muscle glycogen content in trained rats. Life Sci, 2006; 79:1343-1348.

- Bailey SP, Davis JM, Ahlborn EN. Endurance performance in the rat. Int J Sports Med. 1993; 14: 330-3.

- Bassini-Cameron A, Monteiro A, Gomes A, Werneck-de--Castro JPS, Cameron L. Glutamine protects against increases in blood ammonia in football players in an exercise intensity--dependent way. Br J Sports Med. 2008; 42:260-6.

- Béquet F, Gomez-Merino D, Berthelot M, Guezennec CY. Evidence that brain glucose availability influences exercise--enhanced extracellular 5-HT level in hippocampus: A microdialysis study in exercising rats. Acta Physiol Scand. 2002; 176:65-9.

- Bifari F, Nisoli E. Branched-chain amino acids differently modulate catabolic and anabolic states in mammals: a pharmacological point of view. Br J Pharmacol. 2017; 174:1366-1377. doi:10.1111/bph.13624.

- Blomstrand E, Celsing F, Newsholme EA. Changes in plasma concentrations of aromatic and branched-chain amino acids during sustained exercise in man and their possible role in fatigue. Acta Physiol Scand. 1988; 133:115-21.

- Blomstrand E, Perrett D, Parry-Billings M, Newsholme EA. Effect of sustained exercise on plasma amino acid concentrations and on 5-hydroxytryptamine metabolism in six different brain regions in the rat. Acta Physiol Scand. 1989; 136:473-81.

- Bonvini A, Coqueiro AY, Tirapegui J, Calder PC, Rogero MM. Immunomodulatory role of branched-chain amino acids. Nutrition Reviews, 2018 (In press).

- Brosnan JT, Brosnan ME. Branched-chain amino acids: enzyme and substrate regulation. J Nutr. 2006; 136:207-211. doi:136/1/207S [pii].

- Campos PL, Luz SS, Ribeiro SML, Tirapegui J, Lancha Jr AH. Suplementação de aminoácidos de cadeia ramificada: considerações sobre o metabolismo de proteínas e energia. Rev Bras Nutr Clin. 1999; 14:18-30.

- Campos-Ferraz PL, Bozza T, Nicastro H, Lancha AH. Distinct effects of leucine or a mixture of the branched-chain amino acids (leucine, isoleucine, and valine) supplementation on resistance to fatigue, and muscle and liver-glycogen degradation, in trained rats. Nutrition. 2013; 29:1388-1394. doi:10.1016/j.nut.2013.05.003.

- Chang CK, Chien KMC, Chang JH, Huang MH, Liang YC, Liu TH. Branched-chain amino acids and arginine improve performance in two consecutive days of simulated handball games in male and female athletes: a randomized trial. PLoS One. 2015; 10:1-13.

- Chaouloff F, Kennett GA, Serrurrier B, Merino D, Curzon G. Amino acid analysis demonstrates that increased plasma free tryptophan causes the increase of brain tryptophan during exercise in the rat. J Neurochem. 1986; 46:1647-50.

- Chaouloff F, Laude D, Guezennec Y, Elghozi JL. Motor activity increases tryptophan, 5☐hydroxyindoleacetic acid, and homovanillic acid in ventricular cerebrospinal fluid of the conscious rat. J Neurochem. 1986; 46:1313-6.

- Chen I-F, Wu H-J, Chen C-Y, Chou K-M, Chang C-K. Branched-chain amino acids, arginine, citrulline alleviate central fatigue after 3 simulated matches in taekwondo athletes: a randomized controlled trial. J Int Soc Sports Nutr. 2016; 13:28.

- Clarkson PM. Nutrition for improved sports performance. Current issues on ergogenic aids. Sport Med. 1996; 21:393-401.

- Coqueiro AY, Raizel R, Bonvini A, et al. Effects of glutamine and alanine supplementation on central fatigue markers in rats submitted to resistance training. Nutrients. 2018; 10(2). doi:10.3390/nu10020119.

- Cordeiro LMS, Guimarães JB, Wanner SP, La Guardia RB, Miranda RM, Marubayashi U, et al. Inhibition of tryptophan hydroxylase abolishes fatigue induced by central tryptophan in exercising rats. Scand J Med Sci Sport. 2014; 24:80-8.

- Cunliffe A, Obeid OA, Powell-Tuck J. A placebo controlled investigation of the effects of tryptophan or placebo on subjective and objective measures of fatigue. Eur J Clin Nutr. 1998; 52:425-30.

- Cynober LA. Amino acid metabolism and therapy in health and nutritional disease. New York: CRC Press, 1995.

- de Araujo JA, Falavigna G, Rogero MM, et al. Effect of chronic supplementation with branched-chain amino acids on the performance and hepatic and muscle glycogen content in trained rats. Life Sci. 2006; 79:1343-1348. doi:10.1016/j.lfs.2006.03.045.

- Donato Jr. J, Pedrosa RG, Cruzat VF, Pires I, Tirapegui J. Effects of leucine supplementation on the body composition and protein nutritional status of adult rats submitted to food restriction. Nutrition, 2006; 22:520-527.

- Finsterer J. Biomarkers of peripheral muscle fatigue during exercise. BMC Musculoskelet Disord. 2012; 13(1):218.

- Friedman M. Absorption and utilization of amino acids. New York: CRC Press, 1989. v. II.

- Goldberg AL, Chang TW. Regulation and significance of amino acid metabolism in skeletal muscle. Fed Proc, 1978; 27:2301-2307.

- Gomes MR, Tirapegui J. Relação de alguns suplementos nutricionais e o desempenho físico. Arch Latinoamer Nutr 2000; 51:317-329.

- Gualano AB, Bozza T, Lopes De Campos P, et al. Branched--chain amino acids supplementation enhances exercise capacity and lipid oxidation during endurance exercise after muscle glycogen depletion. J Sport Med Phys Fit. 2011; 51:82-88. http://www.ncbi.nlm.nih.gov/pubmed/21297567.

- Harris RA, Joshi M, Jeoung NH. Mechanisms responsible for regulation of branched-chain amino acid catabolism. Biochem Biophys Res Commun. 2004; 313:391-396. doi:10.1016/j.bbrc.2003.11.007.

- Hayashi K, Anzai N. Novel therapeutic approaches targeting L-type amino acid transporters for cancer treatment. World J Gastrointest Oncol. 2017; 9:21. doi:10.4251/wjgo.v9.i1.21.

- Hobson RM, Watson P, Maughan RJ. Acute tryptophan depletion does not improve endurance cycling capacity in a warm environment. Amino Acids. 2013; 44:983-91.
- Holeček M. Beta-hydroxy-beta-methylbutyrate supplementation and skeletal muscle in healthy and muscle-wasting conditions. J Cachexia Sarcopenia Muscle. 2017; 8:529-541. doi:10.1002/jcsm.12208.
- Höglund E, Øverli Ø and Winberg S (2019) Tryptophan Metabolic Pathways and Brain Serotonergic Activity: A Comparative Review. Front. Endocrinol. 10:158. doi: 10.3389/fendo.2019.00158.
- Kawaguchi T, Nagao Y, Matsuoka H, Ide T, Sata M. Branched--chain amino acid-enriched supplementation improves insulin resistance in patients with chronic liver disease. Int J Mol Med. 2008; 22:105-112.
- Kim D-H, Kim S-H, Jeong W-S, Lee H-Y. Effect of BCAA intake during endurance exercises on fatigue substances, muscle damage substances, and energy metabolism substances. J Exerc Nutr Biochem. 2013; 17:169-180. doi:10.5717/jenb.2013.17.4.169.
- Koo GH, Woo J, Kang S, Shin KO. Effects of Supplementation with BCAA and L-glutamine on blood fatigue factors and cytokines in juvenile athletes submitted to maximal intensity rowing performance. J Phys Ther Sci. 2014; 26:1241-6.
- Lancha Junior AH, de Salles Painelli V, Saunders B, Artioli GG. Nutritional strategies to modulate intracellular and extracellular buffering capacity during high-intensity exercise. Sport Med. 2015; 45:71-81.
- Layman DK, Walker DA. Potential importance of leucine in treatment of obesity and the metabolic syndrome. J Nutr. 2006; 136(1 Suppl):319S-23S.
- Layman DK. Symposium: Dairy product components and weight regulation: the role of leucine in weight loss diets and glucose homeostasis 1,2. J Nutr. 2003; 133:261-267. http://jn.nutrition.org/content/133/1/261S.full.pdf.
- Leite JSM, Raizel R, Hypólito TM, Rosa TDS, Cruzat VF, Tirapegui J. l-glutamine and l-alanine supplementation increase glutamine-glutathione axis and muscle HSP-27 in rats trained using a progressive high-intensity resistance exercise. Appl Physiol Nutr Metab. 2016; 41:842-9.
- Marvin G, Sharma A, Aston W, Field C, Kendall MJ, Jones DA. The effects of buspirone on perceived exertion and time to fatigue in man. Exp Physiol. 1997; 82:1057-60.
- Mattick JSA, Kamisoglu K, Ierapetritou MG, Androulakis IP, Berthiaume F. Branched-chain amino acid supplementation: Impact on signaling and relevance to critical illness. Wiley Interdiscip Rev Syst Biol Med. 2013; 5:449-460. doi:10.1002/wsbm.1219.
- McKenzie S, Phillips SM, Carter SL, Lowther S, Gibala MJ, Tarnopolsky MA. Endurance exercise training attenuates leucine oxidation and BCOAD activation during exercise in humans. Am J Physiol Endocrinol Metab. 2000; 278:E580--E587. doi:10.1152/ajpendo.2000.278.4.E580.
- Meeusen R, Watson P, Hasegawa H, Roelands B, Piacentini MF. Central fatigue: The serotonin hypothesis and beyond. Sport Med. 2006; 36:881-909.
- Mendes RR, Rogero MM, Gomes MR, Rossi L, Tirapegui J. Suplementos ergogênicos e atividade física. In: Tirapegui J. Nutrição: fundamentos e aspectos atuais. 3. ed. São Paulo: Atheneu; 2013. p.196-218.
- Monirujjaman M, Ferdouse A. Metabolic and physiological roles of branched-chain amino acids. Adv Mol Biol. 2014; 2014:1-6. doi:10.1155/2014/364976.
- Newsholme EA, Blomstrand E. Branched-chain amino acids and central fatigue. J Nutr. 2006; 136:274S-276S.
- Nie C, He T, Zhang W, Zhang G, Ma X. Branched chain amino acids: beyond nutrition metabolism. Int J Mol Sci. 2018; 19:954. doi: 10.3390/ijms19040954.
- Nishitani S, Matsumura T, Fujitani S, Sonaka I, Miura Y, Yagasaki K. Leucine promotes glucose uptake in skeletal muscles of rats. Biochem Biophys Res Commun. 2002; 299:693-696. doi: 10.1016/S0006-291X(02)02717-1.
- Pannier JL, Bouckaert JJ, Lefebvre RA. The antiserotonin agent pizotifen does not increase endurance performance in humans. Eur J Appl Physiol Occup Physiol. 1995; 72:175-8.
- Pasquale MG. Amino acids and proteins for the athlete: the anabolic edge. In: Nutrition in exercise and sport. New York: CRC Press, 1997.
- Pedrosa RG, Donato Jr. J, Pires IS, Tirapegui J. Leucine supplementation favors liver protein status but does not reduce body fat in rats during one week the food restriction. Applied Physiol Nutr Met, 2010; 35:180-183.
- Piacentini MF, Meeusen R, Buyse L, de Schutter G, de Meirleir K. No effect of a selective serotonergic/noradrenergic reuptake inhibitor on endurance performance. Eur J Sport Sci. 2002; 2:37-41.
- Raizel R, Leite JSM, Hypólito TM, Coqueiro AY, Newsholme P, Cruzat VF, et al. Determination of the anti-inflammatory and cytoprotective effects of l-glutamine and l-alanine, or dipeptide, supplementation in rats submitted to resistance exercise. Br J Nutr. 2016; 116:470-9.
- Rogero MM, Rossi L, Crispim C. Aminoácidos de cadeia ramificada e exercício físico. In: Nabholz TV. Nutrição esportiva: aspectos relacionados à suplementação nutricional. São Paulo: Sarvier; 2003. p.171-187.
- Rogero MM, Tirapegui J. Aspectos atuais sobre aminoácidos de cadeia ramificada e exercício físico. Rev Bras Ciên Farm, 2008; 44:1-13.
- Rossi L, Castro IA, Tirapegui J. Suplementação de amino-ácidos de cadeia ramificada e alteração na concentração de serotonina hipotalâmica. Nutrire 2003; 26:1-10.
- Rossi L, Tirapegui J, Castro IA. Implicações do sistema serotoninérgico no exercício físico. Arq Bras Endocrinol Met 2004; 48:227-233.
- Rossi L, Tirapegui J. Aminoácidos: bases atuais para sua suplementação na atividade física. Rev Bras Cien Farm. 1999; 13:67-82.
- Rossi L, Tirapegui J. Aspectos atuais sobre exercício físico, fadiga e nutrição. Rev Paul Ed Fís, 1999; 13:67-82. Disponível em: www.usp.br/eef/rpef/v13n1.htm.
- Rossi L. Efeitos da suplementação com aminoácidos de cadeia ramificada e sua relação com a fadiga periférica e central. São Paulo, 2001. [Dissertação de Mestrado – Faculdade de Ciências Farmacêuticas – USP].
- Shimomura Y, Murakami T, Nakai N, Nagasaki M, Harris RA. Exercise promotes BCAA catabolism: effects of BCAA supplementation on skeletal muscle during exercise. J. Nutr. 2004; 134:1583s-1587s.
- Skeie B, Kvetan V, Gil KM, Rothkopf MM, Newsholme EA, Askanazi J. Branch-chain amino acids: their metabolism and clinical utility. Crit Care Med. 1990; 18:549-71.

- Smriga M, Kameishi M, Tanaka T, Kondoh T, Torii K. Preference for a solution of branched-chain amino acids plus glutamine and arginine correlates with free running activity in rats: involvement of serotonergic-dependent processes of lateral hypothalamus. Nutr Neurosci. 2002; 5(3):189-99.
- Sperringer JE, Addington A, Hutson SM. Branched-chain amino acids and brain metabolism. Neurochem Res. 2017; 6:1697-1709. doi: 10.1007/s11064-017-2261-5.
- Suryawan A, Hawes J, Harris R, Shimomura Y, Jenkins A, Hutson S. A molecular model of human branched-chain amino acid metabolism. Am J Clin Nutr. 1998; 68:72-81. http://ajcn.nutrition.org/content/68/1/72.short.
- Sweatt AJ, Wood M, Suryawan A, Wallin R, Willingham MC, Hutson SM. Branched-chain amino acid catabolism: unique segregation of pathway enzymes in organ systems and peripheral nerves. Am J Physiol Endocrinol Metab. 2004; 286(1):E64-E76. doi:10.1152/ajpendo.00276.2003.
- Tarnopolsky M. Protein requirements for endurance athletes. Nutrition. 2004; 20:662-668. doi:10.1016/j.nut.2004.04.008.
- Verger P, Aymard P, Cynobert L, Anton G, Luigi R. Effects of administration of branched-chain amino acids vs. glucose during acute exercise in the rat. Physiol Behav. 1994; 55:523-6.
- Viana D, Teodoro GFR, Torres-Leal FL, Tirapegui J. Protein synthesis regulation by leucine. Braz J Pharm Sciences, 2010; 46:30-37.
- Wagenmakers, AJM. Muscle amino acid metabolism at rest and during exercise: role in human physiology and metabolism. Exercise and Sports Review. 1998; 26:287-314.
- Wang Q, Holst J. L-type amino acid transport and cancer: targeting the mTORC1 pathway to inhibit neoplasia. Am J Cancer Res. 2015; 5:1281-1294.
- Watson P, Shirreffs SM, Maughan RJ. The effect of acute branched-chain amino acid supplementation on prolonged exercise capacity in warm environment. Eur J Appl Physiol. 2004; 93:306-314.
- Wei, X., Xu, N., Wu, D. et al. Determination of Branched-Amino Acid Content in Fermented Cordyceps sinensis Mycelium by Using FT-NIR Spectroscopy Technique. Food Bioprocess Technol 7, 184-190 (2014). https://doi.org/10.1007/s11947-013-1053-4
- Weicker H, Struder HK. Influence of exercise on serotonergic neuromeodulation in the brain. J Amin Acids. 2001; 20:35-47:35.
- Wilkinson DJ, Smeeton NJ, Watt PW. Ammonia metabolism, the brain and fatigue; Revisiting the link. Prog Neurobiol [Internet]. 2010; 91:200-19.
- Wilson GJ, Wilson JM, Manninen AH. Effects of beta-hydroxy-beta-methylbutyrate (HMB) on exercise performance and body composition across varying levels of age, sex, and training experience: a review. Nutr Metab. 2008; 5:1-17. doi:10.1186/1743-7075-5-1.
- Xu M, Nagasaki M, Obayashi M, Sato Y, Tamura T, Shimomura Y. Mechanism of activation of branched-chain α-keto acid dehydrogenase complex by exercise. Biochem Biophys Res Commun. 2001; 287:752-756. doi:10.1006/bbrc.2001.5647.
- Yoon M-S. The emerging role of branched-chain amino acids in insulin resistance and metabolism. Nutrients. 2016; 8:405. doi: 10.3390/nu8070405.
- Yothaisong S, Dokduang H, Anzai N, et al. Inhibition of l-type amino acid transporter 1 activity as a new therapeutic target for cholangiocarcinoma treatment. Tumor Biol. 2017; 39. doi:10.1177/1010428317694545.
- Zhang S, Ren M, Zeng X, He P, Ma X, Qiao S. Leucine stimulates ASCT2 amino acid transporter expression in porcine jejunal epithelial cell line (IPEC-J2) through PI3K/Akt/mTOR and ERK signaling pathways. Amino Acids. 2015; 46:2633-2642. Doi:10.1007/s00726-014-1809-9.
- Zhenyukh O, Civantos E, Ruiz-Ortega M, et al. High concentration of branched-chain amino acids promotes oxidative stress, inflammation and migration of human peripheral blood mononuclear cells via mTORC1 activation. Free Radic Biol Med. 2017; 104: 165-177. doi:10.1016/j.freeradbiomed.2017.01.009.

Glutamina e Atividade Física

• Marcelo Macedo Rogero • Raquel Raizel • Julio Tirapegui

A glutamina é o aminoácido livre mais abundante no plasma e no tecido muscular, e é utilizada em altas taxas por células de divisão rápida, incluindo leucócitos, para fornecer energia e favorecer a biossíntese de nucleotídeos. Entretanto, durante vários estados catabólicos, como infecção, cirurgia, trauma e acidose, a homeostase da glutamina é alterada e suas reservas, particularmente no músculo esquelético, são depletadas. O exercício prolongado e intenso causa diminuição das concentrações plasmática e muscular de glutamina, a qual pode repercutir sobre a imunocompetência do atleta, aumentando a incidência de infecções do trato respiratório superior. A suplementação com glutamina para atletas visa ao bem-estar geral do indivíduo e apresenta, também, um papel relevante sobre a regulação do metabolismo de carboidratos, da síntese proteica e da funcionalidade do sistema imune.

Introdução

A glutamina é um aminoácido de 5 carbonos, e, em pH fisiológico, é classificada como um aminoácido neutro. É o aminoácido livre mais abundante no músculo e no plasma humano, e também é encontrado em concentrações relativamente altas em muitos tecidos. No músculo, seu conteúdo intracelular corresponde a 50 a 60% do total de aminoácidos livres. Aproximadamente 80% da glutamina corporal encontra-se no músculo esquelético, e essa concentração é 30 vezes superior à do plasma. Neste, a glutamina constitui aproximadamente 20% do total de aminoácidos livres, e, após um jejum de 12 horas, a concentração plasmática encontra-se entre 500 e 750 µmol/L, dependendo do balanço entre a liberação e a captação de glutamina pelos vários órgãos e tecidos do corpo (Figura 15.1). Estudos realizados com músculo esquelético de ratos têm demonstrado que os estoques de glutamina são 3 vezes mais altos em fibras musculares do tipo 1 do que em fibras do tipo 2.

A glutamina está presente na composição de proteínas vegetais e animais. Por exemplo, considerando a porcentagem da proteína pelo seu número de aminoácidos, verifica-se que a glutamina representa 35,1% da gliadina presente no trigo; 24,2% da proteína do feijão; 9,6% da glicinina presente na soja; 8,9% da β-caseína presente no leite de vaca; 3,8% da ovalbumina presente no ovo de galinha; e 2,9% da actina presente no músculo esquelético.

A glutamina está envolvida na transferência de nitrogênio entre órgãos, detoxificação de amônia, manutenção do balanço ácido-base durante a acidose, desempenha possível ação reguladora direta da síntese e degradação proteica e é precursora de nitrogênio para a síntese de nucleotídeos. É necessária para o crescimento e a diferenciação celular, para o transporte de cadeia carbônica entre os órgãos e para o fornecimento de energia para células de rápida proliferação, como enterócitos e células do sistema imune. Age como precursora da ureogênese e gliconeogênese hepática e de moléculas-chave como os neurotransmissores inibitórios – ácido γ-aminobutírico (GABA) – e excitatórios – glutamato –, além do antioxidante glutationa, potente marcador do potencial redox celular (Matés et al., 2002); promove melhora na permeabilidade e na integridade intestinal, aumenta a resistência à infecção por aumento da função fagocitária e fornece energia aos fibroblastos, aumentando a síntese de colágeno.

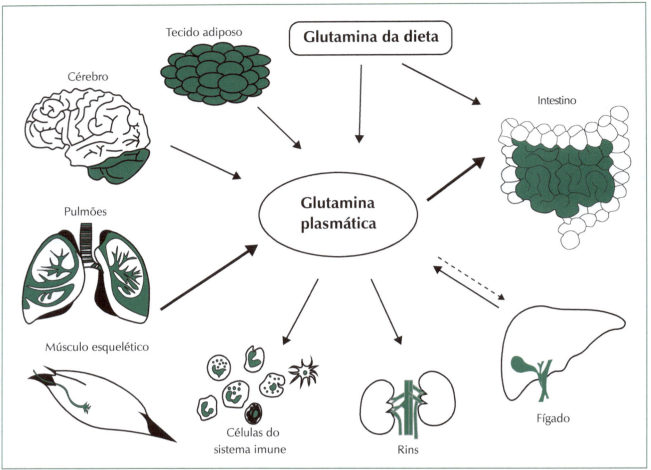

Figura 15.1. Síntese e utilização de glutamina em vários órgãos e tecidos do organismo no estado pós-absortivo, em um indivíduo saudável.

A ingestão dietética fornece glutamina e glutamato para o intestino delgado, mas o músculo esquelético fornece a maior parte da glutamina circulante que é derivada de outros aminoácidos, incluindo aqueles da dieta e da proteólise muscular. A espessura e a direção das setas indicam uma estimativa da magnitude do fluxo de glutamina.

Fonte: Desenvolvida pela autoria.

A glutamina é um potente indutor da resposta das proteínas de choque térmico – HSP (do inglês: *heat shock proteins*) (Jordan et al., 2016) –, proteínas especializadas na proteção contra lesão e morte celular e regulação da homeostase proteica, por meio do remodelamento de proteínas desnaturadas (Senf et al., 2013a; 2013b). Adicionalmente, esse aminoácido tem sido relacionado à redução da ativação do fator nuclear kappa B (NF-kB), um integrador central de respostas ao estresse mecânico, oxidativo e inflamatório, e à redução da expressão de citocinas pro-inflamatórias (Chen et al., 2008; Lesueur et al., 2012).

A diminuição da concentração plasmática de glutamina, aliada ao aumento do metabolismo desse aminoácido, ocorre, de modo marcante, em muitas doenças catabólicas. Essas características indicam que, embora originalmente considerada um aminoácido dispensável, a glutamina tem sido considerada um aminoácido condicionalmente indispensável.

Absorção intestinal de glutamina

O principal órgão de captação e metabolismo de glutamina no organismo é o intestino. A glutamina necessária para o intestino é consumida primariamente pelas células da mucosa, que representam a maior massa de células de rápida proliferação do organismo de indivíduos normais. Células epiteliais da mucosa intestinal têm acesso à glutamina de duas maneiras: (i) após uma refeição, quando a glutamina presente no lúmen intestinal atravessa a membrana borda em escova do enterócito, e (ii) por intermédio da glutamina presente no sangue arterial, que atravessa a membrana basolateral do enterócito.

Dentre os fatores que determinam a captação de glutamina pela mucosa intestinal, destacam-se: (i) a oferta de glutamina para a célula epitelial (oferta via circulação = fluxo × concentração arterial; concentração de glutamina luminal ofertada para a membrana apical do enterócito); (ii) atividade intrínseca dos transportadores de glutamina localizados na membrana luminal; e (iii) a taxa de metabolismo da glutamina intracelular. O preciso e relativo papel de cada um desses fatores na regulação da disponibilidade de glutamina intestinal varia de acordo com o estado fisiológico (pós-prandial *versus* pós-absortivo; anabólico *versus* catabólico).

No estado absortivo, a captação de glutamina pelo intestino ocorre por meio da membrana luminal, e a quantidade desse aminoácido que alcança o sangue portal depende da concentração de glutamina presente no lúmen intestinal. A perfusão jejunal com ^{14}C-glutamina na concentração fisiológica de 6 mmol/L acarreta o aparecimento de 34% do precursor radioativo na forma de glutamina no sangue venoso, sendo o restante distribuído na forma de metabólitos (CO_2, prolina, citrulina, alanina, ornitina e ácidos orgânicos), enquanto na concentração de 45 mmol/L mais de 2/3 da glutamina luminal são translocados na forma intacta para a circulação portal.

A glutamina na forma livre apresenta transporte ativo dependente de Na^+ na superfície apical do enterócito. Esse aminoácido é absorvido a partir do jejuno humano *in vivo*, sendo que aproximadamente 50% da glutamina absorvida é subsequentemente metabolizado pelo intestino e pelo fígado. Estudos em ratos demonstraram que a taxa de utilização de glutamina pelas células epiteliais do jejuno é similar tanto para a glutamina derivada do sangue arterial como para aquela oriunda do lúmen intestinal. No estado pós-absortivo, a membrana basolateral do enterócito apresenta alta taxa de captação de glutamina, sendo provavelmente transportada por processos mediados ou não por Na^+. Cerca de 20 a 30% da glutamina arterial é extraído em uma única passagem da circulação sanguínea pelos capilares intestinais durante o período pós-absortivo, sendo o intestino o único tecido corporal que apresenta tal capacidade de captação de glutamina. Contudo, a presença de glutamina no lúmen intestinal diminui a utilização de glutamina pelo enterócito a partir da circulação sanguínea. Uma redução de 40% na taxa de captação da glutamina arterial foi obtida pela perfusão de 6 mM de glutamina no lúmen intestinal, indicando que a disponibilidade de glutamina luminal economizou sua utilização pelo enterócito a partir do sangue. Aliado a esse fato, a administração de glutamina por via oral aumenta a extração de glutamina pela mucosa intestinal, estimula a atividade da enzima glutaminase intestinal e aumenta a atividade de transporte de glutamina relacionada ao sistema N presente na membrana luminal.

A mucosa intestinal também pode obter glutamina a partir de dipeptídeos presentes no lúmen intestinal pelos seguintes mecanismos: (i) hidrólise extracelular de dipeptídeos contendo glutamina seguida da absorção de glutamina e (ii) absorção de dipeptídeos de glutamina seguida pela hidrólise intracelular desses dipeptídeos.

Uma questão importante sobre o transporte de dipeptídeos de glutamina na mucosa intestinal refere-se ao desaparecimento luminal de dipeptídeos, que pode ocorrer tanto por transporte na forma intacta como por hidrólise na membrana borda em escova por peptidases. Estudos *in vitro* de absorção de dipeptídeos de glutamina marcada radiativamente demonstraram que acima de 90% desses

dipeptídeos foram acumulados no citosol na forma intacta. Além disso, o dipeptídeo L-alanil-L-glutamina no intestino delgado é preferencialmente absorvido como dipeptídeo intacto em vez de hidrolisado na membrana luminal. Ao mesmo tempo, constata-se a existência de atividade *in vitro* de dipeptidases localizadas nas membranas borda em escova e basolateral e no citosol de enterócitos de ratos em relação ao dipeptídeo L-alanil-L-glutamina. Estudos demonstram que esse dipeptídeo é eficientemente absorvido intacto pela membrana borda em escova intestinal e, subsequentemente, hidrolisado em glutamina livre dentro do enterócito. Todas as frações celulares apresentaram atividade hidrolítica para L-alanil-L-glutamina, demonstrando que o uso de dipeptídeos como fonte de glutamina para as células do epitélio intestinal pode ocorrer *in vivo*.

O transporte intestinal de dipeptídeos pode ocorrer por meio do transportador de oligopeptídeos (Pept-1), que está localizado na membrana da borda em escova, fornecendo um importante mecanismo para a absorção de dipeptídeos e tripeptídeos oriundos da digestão de proteínas no intestino humano. Estudos indicam que a insulina estimula o transporte de dipeptídeos por meio do aumento da expressão de transportadores na membrana plasmática de enterócitos (Adibi, 2003).

Em um estudo de resposta cinética de absorção foi verificado aumento significante da concentração plasmática de glutamina quando os indivíduos eram submetidos à ingestão oral de 20 gramas de L-alanil-L-glutamina em uma única dose ou de maneira intermitente, evidenciando que dipeptídeos de glutamina também representam uma rota de administração oral de glutamina para o organismo. Além de possuir maior estabilidade durante a esterilização por calor e o armazenamento, somado a maior solubilidade em comparação com a glutamina livre (Fürst, 2001), o dipeptídeo L-alanil-L-glutamina também representa um modo eficaz de aumentar a absorção de glutamina (Harris et al., 2012), e de eletrólitos e água concomitantemente a sua administração (Lima et al., 2002).

Metabolismo da glutamina

Entre os órgãos envolvidos na síntese de glutamina incluem-se o músculo esquelético, os pulmões, o fígado, o cérebro e, o tecido adiposo. Rins, intestino e células do sistema imune são os órgãos que mais consomem glutamina. Em certas condições, como o aporte reduzido de carboidratos, o fígado pode tornar-se um sítio consumidor significativo de glutamina (Figura 15.1).

Quantitativamente, o principal tecido responsável pela síntese, pelo estoque e pela liberação de glutamina é o tecido muscular, que apresenta atividade das enzimas glutamina sintetase e aminotransferase de aminoácidos de cadeia ramificada. O músculo esquelético é capaz de aumentar a taxa de liberação e de síntese de glutamina em resposta ao aumento da demanda por outros órgãos e tecidos do corpo. Contudo, a concentração de glutamina intramuscular está diminuída em diversos estados catabólicos, incluindo traumas, cirurgias, diabetes não controlado, sepse, queimaduras e exercícios prolongados e de alta intensidade.

O gradiente transmembrana através da célula muscular é elevado para a glutamina. A existência desse gradiente de concentração torna restrita a difusão livre através da membrana celular. A glutamina é ativamente transportada para dentro das células por meio de um sistema dependente de sódio, resultando em gasto de energia. O transporte de glutamina através da membrana da célula muscular é rápido, e sua velocidade, superior à de todos os outros aminoácidos. A estabilização da concentração de glutamina observada no fluido intracelular e o gradiente de concentração através da membrana devem ser o efeito combinado da afinidade do sistema de transporte, da influência de outros aminoácidos competindo por moléculas carreadoras, da razão intracelular de produção e utilização, do fornecimento extracelular, da taxa de fluxo através da membrana celular e das quantidades intra e extracelulares de sódio. A entrada de glutamina na célula muscular é estimulada pela insulina e seu efluxo é estimulado pela presença de glicocorticoides.

A captação de glutamina é regulada pela alta afinidade do transportador de glutamina membro 5 da família de carreadores de soluto 1 (SLC1A5), e sua inibição bloqueia a entrada de glutamina nas células, provocando a inibição da sinalização do complexo 1 da proteína alvo da rapamicina em mamíferos (mTORC1) e a ativação de autofagia, um processo catabólico caracterizado pela reciclagem de componentes celulares para a produção de energia em condições de privação de nutrientes. O transportador alternativo SLC7A5 regula o efluxo celular de glutamina e o transporte de outros aminoácidos essenciais para dentro das células, simultaneamente. Esse mecanismo de controle bidirecional se baseia na abundância de glutamina, ou seja, em concentrações que excedem as necessidades celulares, sugerindo que o excesso desse aminoácido atua com um estímulo para a promoção de crescimento celular e supressão do catabolismo em diversos tecidos e células (Curi et al., 2016).

A síntese de glutamina no músculo esquelético, durante o estado pós-absortivo, ocorre por meio da captação de glutamato a partir da circulação sanguínea, a qual é responsável por 40% da síntese de glutamina. O catabolismo proteico não só produz glutamina diretamente como também promove a liberação de aminoácidos de cadeia ramificada (AACR), glutamato, aspartato e asparagina. Os esqueletos de carbono desses aminoácidos são utilizados para a síntese *de novo* de glutamina.

Estudos em ratos demonstram que os AACR são transaminados, quase exclusivamente, com a-cetoglutarato para formar glutamato, que pode fornecer seu grupo amino para o piruvato formando alanina, ou incorporando amônia livre para formar glutamina. Os AACR não são completamente metabolizados, devido ao fato de a 2-oxoisovalerato desidrogenase (enzima-chave de controle da taxa de oxidação de AACR) se apresentar quase totalmente na forma inativa no músculo esquelético. Assim, músculos de rato captam AACR, inicialmente para utilizá-los como fornecedores de nitrogênio na síntese de glutamina e de alanina.

As duas principais enzimas intracelulares do metabolismo da glutamina são as enzimas glutamina sintetase e glutaminase. A primeira é responsável pela reação que catalisa a conversão de glutamina, a partir de glutamato e da amônia na presença de ATP. A segunda, a enzima glutaminase, é responsável pela hidrólise da glutamina, convertendo-a em glutamato e amônia, conforme observado na Figura 15.2. Quanto à localização intracelular, verifica-se que a glutamina sintetase é encontrada primariamente no citosol, enquanto a glutaminase, em sua forma ativa, apresenta-se principalmente na mitocôndria. Essas localizações são compatíveis com as funções dessas enzimas: glutaminase catalisando a utilização de glutamina como fonte de energia, e glutamina sintetase produzindo glutamina para a síntese de proteínas citoplasmáticas e nucleotídeos.

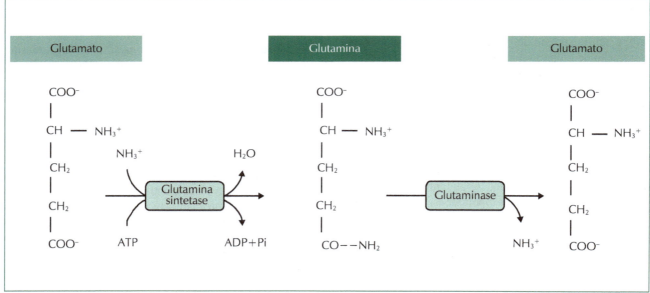

Figura 15.2. Síntese e hidrólise de glutamina, catalisadas pelas enzimas glutamina sintetase e glutaminase, respectivamente. *Fonte:* Desenvolvida pela autoria.

A síntese e o transporte da glutamina no músculo esquelético são influenciados pelos glicocorticoides. A atividade da glutamina sintetase é aumentada durante estados catabólicos e o tratamento com glicocorticoides. Os glicocorticoides podem aumentar o efluxo de glutamina a partir do músculo esquelético, diminuindo os estoques intracelulares de glutamina e alterando o transporte cinético, permitindo um efluxo máximo de glutamina.

Em condições fisiológicas, a glutamina não parece ser um importante substrato energético para os hepatócitos. Porém, as concentrações plasmáticas de glutamina (500 a 750 mmol/L) são homeostaticamente mantidas, em significativa parte, pelo fígado. Desse modo, o fígado participa ativamente da síntese e/ou degradação de glutamina, e esses processos estão diretamente relacionados à compartimentalização do metabolismo desse aminoácido no tecido hepático, que é dependente da região anatômica estudada nesse órgão.

Em relação ao rim, constata-se que a presença da enzima glutaminase nesse tecido permite que a glutamina seja hidrolisada, gerando glutamato e amônia. A utilização de glutamina direcionada à produção de amônia nos rins inicia-se pela captação desse aminoácido por transportadores específicos localizados tanto na membrana apical como na membrana basolateral das células tubulares. A maior parte das reações metabólicas da glutamina nos rins ocorre nas mitocôndrias, uma vez que a enzima glutaminase está localizada no interior dessas organelas.

A captação de glutamina pelos rins e o fluxo de glutamina para o interior mitocondrial de células proximais aumentam em situações de acidose metabólica, e esse aumento está associado à grande demanda renal de glutamina para a eliminação de amônia pela urina. A amônia formada no rim a partir da hidrólise da glutamina escapa das células do túbulo renal por um processo de difusão passiva, e se une a prótons H^+, formando íons amônio (NH_4^+). A perda de íons hidrogênio auxilia na manutenção do balanço ácido-base, que pode ser alterado em situações como jejum prolongado e exercício físico intenso e prolongado.

No estado pós-absortivo, glutamina e alanina correspondem a, respectivamente, 48 e 32% dos aminoácidos liberados pelo músculo esquelético, e a glutamina com 2 átomos de nitrogênio por molécula é a principal fonte de liberação de nitrogênio a partir do músculo. Quanto à participação na gliconeogênese, em animais e humanos, a glutamina e a alanina são os aminoácidos predominantes, representando de 40 a 70% de todos os aminoácidos que são convertidos em glicose. A gliconeogênese é essencialmente limitada ao fígado e rins devido à ausência da enzima gliconeogênica glicose-6-fosfatase em outros órgãos (Stumvoll et al., 1995). Conforme ilustrado na Figura 15.3, a glutamina plasmática possui papel importante no transporte de nitrogênio, carbono e energia entre órgãos, e é usada para a síntese hepática de ureia, para a formação de amônia nos rins, além de atuar como importante precursor da síntese de glicose hepática e renal em seres humanos, no estado pós-absortivo (Curthoys, 1995).

Glutamina e exercício

Diversos estudos têm indicado que o exercício intenso e prolongado é acompanhado por alterações nas concentrações plasmáticas de alguns aminoácidos, os quais incluem, principalmente, glutamina e AACR.

Estudos *in vivo* com humanos têm demonstrado que o exercício é acompanhado, inicialmente, por uma acelerada liberação de glutamina a partir da musculatura esquelética e um consequente aumento da concentração plasmática de glutamina. Contudo, uma subsequente redução da concentração plasmática de glutamina tem sido observada quando o exercício é realizado por mais de 1 hora. Segundo Parry-Billings et al., após uma maratona, a concentração plasmática de glutamina diminuiu de 600 µmol/L para 500 µmol/L entre os atletas estudados. Lehmann et al. verificaram que atletas participantes de ultratriatlo, 30 minutos após o término da prova, apresentavam diminuição da concentração de glutamina no plasma de 468 µmol/L para 318 µmol/L. Por outro lado, Walsh et al. verificaram que exercícios contínuos com intensidades de 70 a 120% do consumo máximo de oxigênio, de duração igual ou superior a 90 minutos, aparentemente não alteraram a concentração plasmática de glutamina ou demonstraram um aumento, possivelmente decorrente de hemoconcentração. Entretanto, durante exercícios mais prolongados ou no período pós-exercício, foi observada uma diminuição de 16% na concentração plasmática de glutamina.

Resultados de estudos *in vitro* utilizando músculo esquelético de rato têm sugerido que o exercício prolongado e intenso acarreta uma redução da liberação de glutamina, a partir dos músculos utilizados e da diminuição da concentração plasmática de glutamina. Dohm et al. verificaram que ratos submetidos a corrida em esteira, com tempos até a exaustão variando entre 1 e 3 horas, apresentavam, após o exercício, em relação à determinação da concentração de aminoácidos presentes no músculo, diminuição somente da concentração de glutamina (19%) e de glutamato (39%). Em outro estudo, realizado por Graham e Maclean, ratos correndo até a exaustão ou nadando por 2 horas também apresentaram diminuição das concentrações intramusculares de glutamina de 19 e 15%, respectivamente. Em outro protocolo, Rowbottom observou que 30 minutos de natação para ratos treinados provocaram diminuição de 4,15 para 3,13 mmol/L na concentração de glutamina plasmática, enquanto uma diminuição de 7,05 para 2,61 mmol/L ocorreu no fígado.

A diminuição da concentração plasmática de glutamina após o exercício prolongado, segundo Wagenmakers, poderia ser causada por uma diminuição e/ou alteração no transporte cinético desse aminoácido pelo músculo. A glutamina é transportada por um mecanismo saturável, que é responsável pelo transporte desse aminoácido, sendo tal sistema dependente de Na^+.

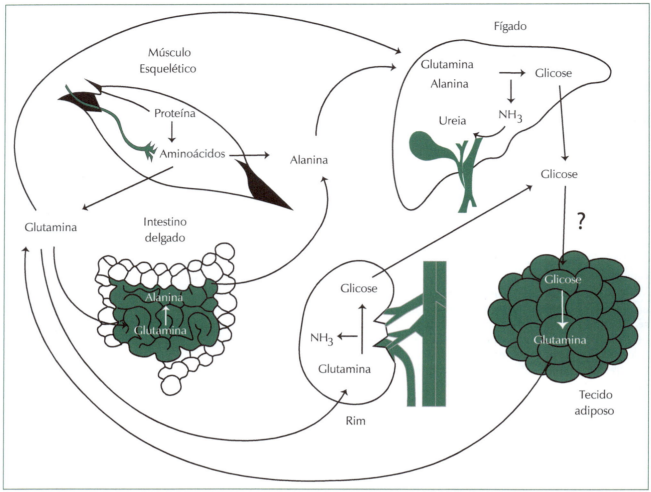

Figura 15.3. Participação dos aminoácidos glutamina e alanina na gliconeogênese hepática e renal, em seres humanos.
Fonte: Modificada de Stumvoll et al., 1999.

O aumento da concentração intracelular de Na⁺ aumenta o efluxo de glutamina a partir do músculo. A concentração intracelular de Na^+ no músculo tende a elevar-se pela ação de corticosteroides, sendo que essa influência hormonal, por diversas horas, poderia produzir uma diminuição substancial da concentração de glutamina presente no músculo esquelético. O exercício prolongado causa elevação na concentração plasmática de cortisol, que estimula o catabolismo proteico, a liberação de glutamina e a gliconeogênese hepática.

Alguns estudos sugerem que a glutamina seja mais relevante que a alanina como precursor neoglicogênico em exercícios de longa duração. As taxas de troca de glutamina e alanina excedem seus estoques corporais, e sua ocorrência na proteína muscular é de apenas 10 a 15%, indicando que há uma constante necessidade de sua síntese *de novo* no músculo. A taxa de síntese de glutamina no músculo esquelético – aproximadamente 50 mmol/hora – é mais alta que a de qualquer outro aminoácido. Desse modo, glutamina e alanina devem ser formadas como produtos da interconversão de aminoácidos dentro da célula, em um processo dependente das condições metabólicas desta, condições estas afetadas pelo estado nutricional, hormonal e também pelo exercício.

As contrações musculares aumentam as taxas de metabolismo do piruvato, síntese de lactato, transaminação de aminoácidos e amoniagênese, as quais são importantes determinantes da formação de alanina e glutamina.

Estudos relacionados a exercícios de alta intensidade e curta duração apresentam resultados contraditórios quanto à variação da concentração de glutamina no plasma. Mackinnon e Hooper observaram redução da concentração plasmática de glutamina após sessões de corrida de alta intensidade, ou períodos mais extensos de treinamento de atletismo, porém outros estudos indicam que o exercício de alta intensidade e de curta duração não apresenta alteração ou ocorre aumento temporário da concentração plasmática de glutamina. Outros estudos têm demonstrado diminuição da concentração plasmática de glutamina em relação a diferentes intensidades de exercício, com substancial diminuição após exercícios de curta duração, realizados acima de 90% do $VO_{2máx}$.

Shewchuk et al. verificaram alterações da glutamina plasmática em humanos e animais, por meio da determinação da concentração de aminoácidos plasmáticos após uma ou mais séries de exercícios de alta intensidade, sendo proposto que a concentração de glutamina diminui após a depleção do glicogênio muscular.

Kingsbury et al. acompanharam atletas de elite durante o período pré-olímpico e imediatamente após o término das olimpíadas. Dentre os grupos de atletas estudados, aqueles que apresentaram fadiga crônica durante a fase de treinamento também apresentaram concentração de glutamina plasmática abaixo dos valores normais. Durante o período de treinamentos leves, que sucederam as olimpíadas, a concentração plasmática de glutamina ainda permanecia baixa em atletas com quadros de fadiga crônica e infecção. Rowbottom et al. analisaram diversos parâmetros hematológicos, bioquímicos e imunológicos em atletas com síndrome de excesso de treinamento, a qual se manifesta por períodos prolongados de fadiga, exacerbada pela atividade física ou pelo exercício, associada ao insuficiente período de recuperação, sendo frequentemente relacionada a quadros de infecções recorrentes. A concentração de glutamina plasmática foi o único parâmetro determinado que diferiu significativamente em relação a seus valores normais, sendo esta 30% menor nos atletas com síndrome de excesso de treinamento.

Estudos com animais demonstraram redução significativa nas concentrações de glutamina no plasma e em tecidos musculares com predominância de fibras mistas (oxidativas e glicolíticas) e fibras glicolíticas de rápida contração (tipo IIb), quando os roedores foram submetidos a um protocolo de exercício resistido intenso com aumento progressivo de cargas, conduzido durante 8 semanas (Leite et al., 2016; Raizel et al., 2016).

Glutamina, exercício e dieta

Aliado ao fato de as concentrações plasmática e tecidual de glutamina serem afetadas pelo exercício agudo ou treinamento, a dieta pode alterar também essas concentrações, de acordo com a proporção e com a quantidade de cada macronutriente oferecido previamente à realização do exercício físico.

Zanker et al. estudaram o efeito de uma sessão de exercício exaustivo aliado à manipulação dietética sobre a concentração plasmática de glutamina. Inicialmente, os indivíduos foram submetidos a um protocolo (exercício e dieta) visando à depleção dos estoques de glicogênio corporal. Os participantes foram submetidos a dois testes; ambos envolviam 14 horas de jejum e uma sessão de corrida com duração de 60 minutos a 75% $VO_{2máx}$. O primeiro grupo permaneceu em jejum, enquanto o outro ingeriu uma refeição rica em carboidratos (CHO) (80% CHO, 10% proteína e 10% lipídios) 3 horas antes da realização do exercício. A concentração plasmática de glutamina não foi alterada pelo exercício no grupo em jejum, contudo o grupo alimentado apresentou aumento significativo da concentração plasmática de glutamina em resposta ao exercício. Apesar de a concentração de glicogênio não ter sido determinada, os autores sugerem que o aumento da disponibilidade de glicogênio após o consumo da refeição rica em carboidratos estimulou a síntese e a liberação de glutamina pelo músculo esquelético.

Gleeson et al. verificaram que o consumo de uma dieta com baixa concentração de CHO (7%), administrada durante 3 dias, previamente a uma sessão de exercício em ciclo ergômetro (60 minutos a 70% $VO_{2máx}$), foi associada com menor concentração plasmática de glutamina em repouso em relação ao grupo com ingestão normal de carboidratos. Os indivíduos submetidos a dietas com baixo teor de CHO demonstraram diminuição significativa da concentração plasmática de glutamina aos 150 minutos pós-exercício em relação ao grupo com dieta normal. Dentre as possíveis causas desses resultados, os autores destacam:

- A ocorrência de acidose metabólica em repouso em indivíduos submetidos a dietas com baixo teor de carboidratos, fato este que promove o aumento da captação de glutamina pelos rins, o que visa à manutenção do equilíbrio ácido-base, ao mesmo tempo que diminui a concentração plasmática de glutamina.
- A utilização da glutamina como precursor neoglicogênico no fígado, em situações de baixa ingestão de carboidratos.
- A menor liberação de glutamina pelo tecido muscular durante o exercício, devido ao fato de a concentração de glicogênio estar diminuída.

Muitos atletas são incentivados e convencidos de que o aumento no consumo de proteínas na dieta propicia melhora de *performance*. Contudo, o excesso de proteína na dieta pode ser tão prejudicial para o metabolismo da glutamina como a deficiência de proteína. Greenhaff et al. (1988) demonstraram que uma dieta com concentrações elevadas de proteína (24%) e extremamente baixas de CHO (3%), consumida durante 4 dias, acarretou diminuição de aproximadamente 25% das concentrações plasmática e muscular de glutamina. Blanchard et al. investigaram se a manipulação dietética (45% CHO ou 70% CHO) e o exercício de alta intensidade durante 3 dias consecutivos influenciariam as concentrações plasmática e muscular de glutamina. O grupo com 70% CHO na dieta apresentou uma concentração de glutamina no plasma significativamente superior em relação ao grupo com 45% de CHO durante os 3 dias consecutivos de exercícios de alta intensidade, enquanto a concentração de glutamina no tecido muscular não diferiu significativamente entre os grupos estudados. Tanto Greenhaff et al. quanto Blanchard et al. sugerem que dietas com baixa concentração de CHO e concomitante aumento da ingestão de proteínas induzem acidose metabólica, o que acarreta aumento da captação renal de glutamina visando à manutenção do equilíbrio ácido-base e subsequente diminuição da concentração plasmática de glutamina.

Lingsbury et al. verificaram a relação entre concentração plasmática de glutamina, fadiga crônica e ingestão de proteína em atletas de elite em três situações: durante um período de treinamento intenso, que antecedia os jogos olímpicos de 1992; durante o período de treinamento leve pós-competição; e após a ingestão adicional de 20 a 30 g de proteína por dia, na forma de alimentos – p. ex., carnes, queijos – durante um período de 3 semanas. Durante a fase que antecedia o período de competições, observou-se que 11 atletas apresentaram infecção e sintomas de fadiga, concomitantes com a diminuição da concentração de glutamina no plasma (inferior a 450 µmol/L). Desses atletas, 8 continuavam a apresentar baixa concentração plasmática de glutamina durante a fase pós-competição. Por meio da ingestão adicional de 20 a 30 g de proteína durante 3 semanas, observou-se um aumento da concentração plasmática de glutamina (53%) e uma diminuição substancial da concentração plasmática de glutamato. Dentre os 10 atletas que consumiram a suplementação proteica, 6 aumentaram a intensidade de treinamento durante as 3 semanas de intervenção nutricional.

Em relação à ingestão de proteínas, é fundamental ressaltar que os aminoácidos de cadeia ramificada, oriundos do processo de digestão e absorção de proteínas, podem atuar como precursores da síntese de glutamina muscular. Esses aminoácidos fornecem grupamentos amino em reações de transaminação, as quais acarretam a formação de glutamato, que, posteriormente, na reação catalisada pela enzima glutamina sintetase, participa da síntese de glutamina. Além disso, tem sido sugerido que os aminoácidos de cadeia ramificada representam um dos fatores que regulam a síntese do neurotransmissor serotonina no sistema nervoso central.

A glutamina e os AACR são os aminoácidos mais estudados em termos de suplementação antes e após o exercício. Durante o exercício prolongado, os AACR (leucina, isoleucina, valina) são oxidados como substratos, e sua concentração plasmática diminui. As evidências comprovando uma relação entre um aumento na concentração plasmática de AACR e prevenção da diminuição da concentração plasmática de glutamina, com possibilidade de influenciar indiretamente a resposta imune, ainda são contraditórias (Bermon et al., 2017). Apesar das concentrações elevadas de AACR no plasma e no músculo após a ingestão desses aminoácidos, a liberação de glutamina do músculo em exercício permanece inalterada, a menos que grandes quantidades de AACR sejam ingeridas (Blomstrand et al., 2001). Em contrapartida, a suplementação crônica com AACR foi capaz de prevenir a diminuição da oxidação de glutamina e imunodepressão de atletas após um triatlo ou uma corrida de 30 km (Bassit et al., 2000).

A diminuição da concentração plasmática de glutamina em atletas que apresentam fadiga crônica e aumento da incidência de infecções pode ocorrer devido ao fato de o volume de treinamento exceder a capacidade de tolerância ao esforço pelo atleta. Diversos mecanismos têm sido sugeridos para explicar essa situação, como aumento da concentração de glicocorticoides, que diminuem a concentração de glutamina muscular; diminuição da concentração de glutamina como consequência de lesão mitocondrial de células musculares; aumento da taxa de utilização de glutamina por outros tecidos (fígado, rins), preferivelmente à diminuição da síntese de glutamina; e diminuição da ingestão nutricional de proteínas, que pode alterar os estoques de glutamina.

Glutamina, exercício e função imune

O organismo protege-se contra micro-organismos por meio de diferentes mecanismos. Alguns desses mecanismos de proteção compreendem a imunidade inata ou natural. Os principais componentes da imunidade inata são as barreiras físicas e químicas, como epitélio e substâncias microbicidas produzidas pela superfície epitelial; proteínas do sangue, incluindo o sistema complemento e outros mediadores do processo inflamatório; células fagocíticas (neutrófilos, macrófagos) e outros leucócitos, como as células *natural killer.*

Os linfócitos são produzidos em órgãos linfoides primários (timo e medula óssea) a uma taxa de 10^9 células por dia. Os linfócitos são classificados basicamente como células B e T. As células T fazem parte da resposta imunológica celular e proliferam ativamente quando estimuladas fisiologicamente por interleucina-2, ou por mitógenos, como a concanavalina A. Os linfócitos B são os precursores das células produtoras de anticorpos.

Os linfócitos apresentam a capacidade de utilizar glicose (glicólise) e glutamina como substratos para obter energia e precursores para a biossíntese de macromoléculas. A glicose é convertida principalmente em lactato, enquanto a glutamina segue sua conversão para glutamato, aspartato, sofrendo oxidação parcial para CO_2, por meio de um processo denominado glutaminólise (Figura 15.4), que é essencial para o funcionamento normal de linfócitos e de outras células do sistema imune. A glicólise fornece ribose-5-fosfato, que é precursora da síntese de RNA e DNA; e glicerol 3-fosfato para a síntese de fosfolipídios. A glutaminólise fornece glutamina, amônia e aspartato, que são utilizados na síntese de purinas e de pirimidinas, fundamentais para a formação de DNA e RNA.

A glutamina é utilizada em altas taxas por linfócitos, ainda que estes estejam em estado quiescente, como uma importante fonte de energia e também atuando na regulação biossintética dos nucleotídeos purinas e pirimidinas. Agentes mitogênicos e antigênicos estimulam a blastogênese de linfócitos e aumentam a utilização de glicose e glutamina por essas células. Segundo Walsh et al., o processo de proliferação de linfócitos T e B, como também as taxas de síntese proteica, produção de interleucina-2 e síntese de anticorpos dessas células, são dependentes de glutamina.

Pesquisadores têm avaliado a função linfocitária usando estimulação mitogênica, que representa um procedimento *in vitro,* simulando eventos que ocorrem após a estimulação dos linfócitos *in vivo*. Estudos em animais e humanos demonstram que a concentração de glutamina é fundamental para a síntese de interleucina-2, por parte de linfócitos, em resposta a estímulos antigênicos. A proliferação de linfócitos é induzida pela ligação de interleucina-2 com seus respectivos receptores, localizados na superfície de linfócitos T responsivos.

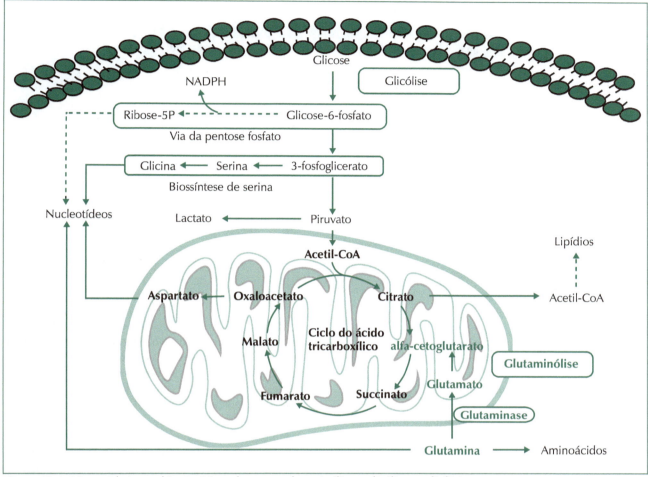

Figura 15.4. Vias oxidativas e biossintéticas durante a glutaminólise e glicólise em linfócitos.
Fonte: Modificada de Pearce et al., 2013.

Os linfócitos apresentam alta atividade da enzima glutaminase dependente de fosfato, e, como esta é uma enzima mitocondrial, é provável que o caminho metabólico da glutamina na mitocôndria seja:

Glutamina → glutamato
→ (GDH ou glutamato oxaloacetato transaminase) oxoglutarato
→ (Ciclo do ácido tricarboxílico – TCA) succinil-CoA
→ succinato → fumarato → malato.

Parte do malato poderia ser convertida em oxaloacetato, que poderia ser transaminado com o glutamato para produzir oxoglutarato e aspartato. O restante do malato poderia ser transportado dentro do citosol, onde poderia sofrer o seguinte destino: conversão para oxaloacetato, que poderia ser transaminado com glutamato através da enzima aspartato aminotransferase citosólica, ou convertido em fosfoenolpiruvato através da enzima carboxiquinase para a formação de piruvato e, consequentemente, lactato por meio das enzimas piruvato quinase e lactato desidrogenase, respectivamente.

Embora a glutamina exerça um papel crucial na proliferação de linfócitos, outras células do sistema imune, como os neutrófilos ou macrófagos, também utilizam glutamina em altas taxas. Nessas condições, a glutamina é metabolizada gerando intermediários para a síntese de produtos secretórios (Curi, 2016). A Tabela 15.1 apresenta o papel da glutamina na regulação celular e imune.

A concentração plasmática de glutamina está diminuída em estados catabólicos, como queimaduras, sepse, pós-operatório e também após exercícios de resistência prolongados. Essas situações estão associadas com um aumento da suscetibilidade para infecções, e sugere-se que isso possa ocorrer parcialmente devido a uma diminuição do fornecimento de glutamina para células imunocompetentes, como linfócitos. Durante processos catabólicos, a captação de glutamina pelo intestino e pelo rim, a partir da circulação sanguínea, é elevada. Estudos comprovam a possibilidade de diminuição da concentração de glutamina plasmática, devido a um aumento da taxa de utilização entre diversos tecidos, superior à taxa de produção pelo músculo esquelético.

Tabela 15.1. Papel da glutamina na regulação celular e imune.

Regulação da função celular	Regulação da função linfocitária	Regulação da função dos monócitos
• Precursor de purinas e pirimidinas.	• Estimula a proliferação induzida por concanavalina A e PHA.	• Estimula a síntese de RNA.
• Precursor de glutationa.	• Ativa a expressão de CD25, CD71 e CD45RO em células T regulatórias.	• Aumenta a secreção de IL-1.
• Atua no metabolismo da L-arginina e do óxido nítrico.	• Estimula a secreção da citocina interferon-gama.	• Estimula a fagocitose.
• Regula o tamanho celular e a sinalização osmótica.	• Estimula células matadoras ativadas por linfocinas.	• Estimula a apresentação de antígenos.
• Estimula a síntese de HSP.	• Inibe a apoptose.	• Aumenta a expressão de antígenos de superfície.
• Estimula a via da proteína quinase ativada por AMP.	• Estimula a imunidade intestinal por meio do tecido linfoide associado ao intestino (GALT).	• Influencia a diferenciação.
• Ativa quinases reguladas por sinal extracelular.	• Aumenta a proporção de células NK no baço.	• Melhora as defesas antioxidantes, fornecendo glutamato para a síntese de glutationa.

Fonte: Modificada de Roth, 2008.

Esses fatos indicam que o músculo esquelético possui estreita relação com o funcionamento do sistema imune, pois o suprimento inadequado de glutamina para a circulação sanguínea e, consequentemente, para as células do sistema imune pode estar associado com a redução da proliferação de linfócitos diante de um estímulo imunológico. Por outro lado, a utilização de glutamina pela população total de linfócitos em ratos é de cerca de 24 µmol/hora, e a capacidade de o músculo esquelético liberar glutamina é de pelo menos 42 µmol/hora.

Os atletas de alto nível são frequentemente expostos a programas de treinamento de alta intensidade ou exaustivos, viagens, perturbações do sono e estressores psicossociais e ambientais. Todos esses fatores são potenciais desreguladores imunológicos, por vezes levando à imunodepressão e maior probabilidade de doença (Bermon et al., 2017). Atletas envolvidos em programas de treinamento intenso, particularmente eventos de *endurance*, são mais suscetíveis a infecções, principalmente do trato respiratório superior. Em contraste, exercícios de baixa a média intensidade demonstram ser benéficos para a funcionalidade do sistema imune, quando comparados com o estado sedentário. Uma diminuição da concentração plasmática de glutamina tem sido observada imediatamente após exercícios de resistência e prolongados. Essa diminuição da concentração plasmática de glutamina tem sido sugerida como um possível mecanismo de imunossupressão, atuando na proliferação de linfócitos e na fagocitose de macrófagos. Essa diminuição pode resultar de um aumento da demanda e captação de glutamina pelos tecidos; alternativamente, de uma diminuição na produção e/ou alteração no transporte cinético desse aminoácido, resultando em uma redução da sua liberação pelo músculo. Contudo, a concentração plasmática de glutamina permanece inalterada ou temporariamente elevada após exercícios de curta duração e alta

intensidade. De acordo com Rohde et al., exercícios intensos, com durações superiores a 1 hora, ocasionam diminuição da contagem total de linfócitos no sangue, concomitante à supressão da atividade das células *natural killer*, diminuição da resposta proliferativa de linfócitos e prejuízo da imunidade secretória.

Durante o exercício prolongado, ocorre uma elevação nas concentrações plasmáticas de cortisol, hormônio do crescimento e glucagon. Tanto glucagon como cortisol aumentam a captação de glutamina pelo fígado, contribuindo para o aumento da utilização da glutamina para a neoglicogênese e para a síntese de proteínas da fase aguda. Por outro lado, o hormônio do crescimento estimula a captação de glutamina pelo intestino e pelos rins. Durante esse período de imunossupressão, referido como fenômeno *open window*, o indivíduo estaria mais suscetível a adquirir algum tipo de infecção. Uma revisão da literatura demonstra que a intensidade, mais do que a duração da atividade, determina o grau em que linfócitos são recrutados para a circulação durante o exercício, enquanto a intensidade e a duração são determinantes no quadro de imunossupressão pós-exercício.

A síndrome do excesso de treinamento (*overtraining*) em atletas é caracterizada por uma série de sinais e sintomas, incluindo baixo rendimento, fadiga e depressão, associada a um quadro de imunossupressão. Além dos efeitos do excesso de treinamento, evidências indicam que uma simples série de exercícios intensos pode diminuir a capacidade das células do sistema imune de atletas, em resposta a um estímulo imunológico, aliado à falta da diminuição da concentração plasmática de glutamina *in vivo* resultar em imunossupressão. O mecanismo responsável pela diminuição da concentração da glutamina plasmática em atletas com síndrome de excesso de treinamento e após exercícios de longa duração ainda não é totalmente conhecido.

Glutamina e *overtraining*

Atletas treinam de maneira exaustiva para otimizar sua *performance*. Inerente a todos os programas de treinamento é a aplicação do princípio da sobrecarga progressiva, que implica uma carga de trabalho acima do nível considerado confortável, o que visa maximizar a capacidade atlética. Infelizmente, há uma tênue linha entre a melhoria e o prejuízo do desempenho. A associação entre um programa exaustivo de treinamento com insuficiente período de recuperação e o prejuízo da *performance* caracteriza a síndrome de *overtraining*. Além do prejuízo da *performance*, que representa o critério universal associado com o *overtraining*, outros sinais/sintomas estão presentes, como fadiga generalizada, depressão, dores musculares e articulares e perda de apetite.

Estudos sugerem que a diminuição da concentração plasmática de glutamina pode acompanhar ou preceder à síndrome de *overtraining* em atletas. Parry Billings et al. observaram diminuição significativa da concentração plasmática de glutamina em atletas de elite (corredores, nadadores, remadores) que apresentaram sintomas de *overtraining* (0,510 mmol/L), em comparação com indivíduos submetidos a um programa de treinamento adequado com exercícios sucedidos de períodos suficientes de recuperação (0,580 mmol/L) e com corredores sem finalidade competitiva (0,664 mmol/L). Kingsbury et al. observaram que atletas de elite que demonstraram sinais e sintomas de fadiga crônica durante a fase de treinamento também apresentaram concentração de glutamina plasmática abaixo dos valores normais.

Rowbottom et al. analisaram diversos parâmetros hematológicos, bioquímicos e imunológicos em 10 atletas com *overtraining*. A concentração de glutamina plasmática foi o único parâmetro determinado que apresentou diminuição acentuada, sendo esta 30% menor nos atletas com síndrome de *overtraining*. Corroborando esse estudo, Keast et al. verificaram que um período de 10 dias de treinamento intenso provocou uma diminuição de 50% na concentração de glutamina no plasma em relação àquela observada antes do início do treinamento (de 0,630 para 0,328 mmol/L), aliada à diminuição do desempenho entre os indivíduos estudados, fato este indicativo de *overtraining*. Essa diminuição da concentração plasmática de glutamina também se manteve abaixo do valor inicial durante os primeiros 4 dias do período de recuperação, retornando somente aos valores normais a partir do quinto dia dessa fase. Os autores sugerem que a diminuição da concentração plasmática de glutamina não constitui a causa primária da síndrome de *overtraining*, mas que alterações na concentração plasmática de glutamina podem representar um excelente indicador dessa síndrome. A relação do *overtraining* com a redução das concentrações da glutamina, bem como as condições associadas a esse evento, estão ilustradas na Figura 15.5.

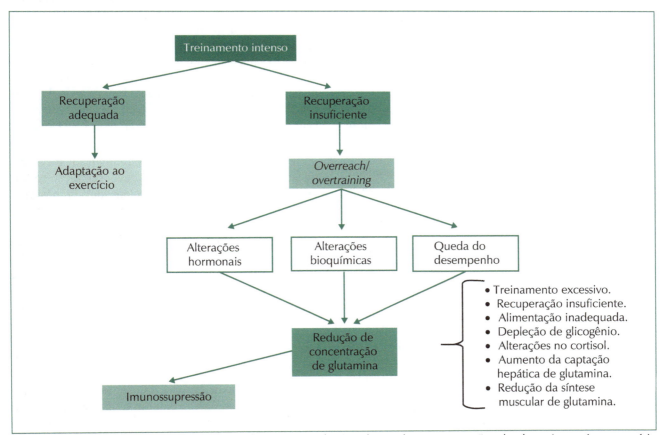

Figura 15.5. Glutamina e *overtraining*, e condições associadas à redução das concentrações de glutamina após o exercício físico.
Fonte: Rowbotton et al., 1995; Rowbotton et al, 1996.

Segundo Smith, é possível que a diminuição da concentração plasmática de glutamina e os sintomas relacionados à síndrome de *overtraining* possam ser explicados pelo estado catabólico relacionado à inflamação sistêmica. Esses sintomas incluem taxa metabólica elevada; balanço nitrogenado negativo; diminuição da massa corporal magra e gorda; aumento da síntese de ácido úrico, da diurese, da sede e da ingestão de líquidos.

Efeitos da suplementação de glutamina

Castell et al. verificaram os efeitos da suplementação oral de glutamina sobre a incidência de infecções em atletas. O grupo de atletas estudados era composto de ultramaratonistas, maratonistas, corredores de média distância (participantes de provas de 10 km) e remadores. O grupo placebo recebeu uma solução de maltodextrina e o grupo suplementado, uma solução de glutamina (5 g em 330 mL de água) imediatamente e 2 horas após o término da competição ou sessão de treinamento intenso. Os atletas receberam questionários para reportar a ocorrência de infecções durante 7 dias após o término da prova. No grupo suplementado com glutamina (n = 72), apenas 19% relataram algum tipo de infecção naquele período. Dentre os atletas que receberam o placebo (n = 79), 51% apresentaram algum tipo de infecção no mesmo período. Embora a incidência de infecção tenha aumentado em ambos os grupos, os autores concluíram que a suplementação de glutamina durante as 2 primeiras horas pós-exercício diminuiu a incidência de infecções na semana posterior ao evento.

A suplementação de glutamina (100 mg/kg de massa corporal) após uma prova de maratona também foi capaz de manter a concentração plasmática de glutamina em valores iguais aos do pré-exercício, porém não teve efeito na resposta proliferativa, no número total ou na proporção de leucócitos. Castell e Newsholme verificaram diminuição de 20% da concentração plasmática de glutamina, 1 hora após o término de uma maratona. Houve significativo aumento da contagem total de leucócitos imediatamente após o exercício exaustivo, seguido de uma diminuição na contagem de linfócitos. A administração de glutamina oral (5 g em 330 mL de água) resultou em um aumento da razão de linfócitos T-auxiliadores/T-supressores. Outro estudo demonstrou que a diminuição da concentração de glutamina no plasma pode prejudicar a resposta imune, devido à diminuição do número de células CD4+, após um período de 8 semanas de treinamento intenso.

Rohde et al. verificaram a influência da suplementação de glutamina sobre alterações no sistema imune induzidas pelo exercício. Oito indivíduos saudáveis realizaram uma série de 3 exercícios no ciclo ergômetro, durante 60, 45 e 30 minutos, com intensidade de 75% do $VO_{2máx}$, separadas por 2 horas de intervalo. Foi constatado que a concentração plasmática arterial de glutamina diminuiu de 508 ± 35 μmol/L (pré-exercício) para 402 ± 38 μmol/L (2 horas após a última série de exercícios) no grupo placebo, enquanto essa concentração foi mantida acima dos valores pré-exercício, no grupo suplementado com glutamina.

O efeito da suplementação com glutamina sobre a diminuição da funcionalidade de linfócitos induzida pelo exercício exaustivo também foi investigado em atletas após exercício em ciclo ergômetro (2 horas a 75% $VO_{2máx}$). A suplementação oral com glutamina durante e 2 horas após o término do exercício evitou o declínio da concentração de glutamina no plasma pós-exercício, porém não teve efeito sobre a atividade de células *natural killer* e células *killer* ativadas por linfocinas, sobre a proliferação de linfócitos T e sobre a concentração de catecolaminas, hormônio do crescimento, insulina e glicose. Apesar desses resultados, observou-se que a neutrofilia induzida pelo exercício foi menos pronunciada no grupo suplementado com glutamina, porém é provável que esse resultado não represente algum significado clínico relevante.

Em outro estudo, Moriguchi et al. verificaram o efeito da suplementação de glutamina em ratos sobre a resposta imune, imediatamente após o exercício em esteira, analisando a proliferação de linfócitos obtidos do sangue periférico. A concentração de glutamina plasmática estava significativamente diminuída no grupo controle, imediatamente após o exercício (20 m/min, 60 minutos), comparado com o grupo sedentário. O grupo suplementado com glutamina por 3 semanas apresentou concentração de glutamina plasmática significativamente superior à do grupo controle sedentário e não estava significativamente diminuída imediatamente após o exercício. A proliferação de linfócitos e a síntese de IL-2 estavam significativamente diminuídas no grupo controle. Por outro lado, esses parâmetros estavam mantidos no grupo suplementado, imediatamente após o exercício. Shewchuck et al., utilizando ratos submetidos a exercícios de baixa intensidade e suplementados por meio de ração com 2% de glutamina durante 3 semanas, observaram que nem o exercício nem a dieta alteraram as concentrações plasmáticas de glutamina.

Uma possível relação entre a diminuição da concentração plasmática de glutamina e a concentração de IgA salivar pós-exercício intenso e prolongado é proposta por alguns pesquisadores. Krzywkowski et al. investigaram essa relação em atletas submetidos a uma sessão de exercício em ciclo ergômetro por 2 horas (75% $VO_{2máx}$) e suplementados durante e 2 horas após o exercício com L-glutamina (17,5 g), proteína (68,5 g) ou placebo. A concentração plasmática de glutamina diminuiu em 15% 2 horas após o término do exercício no grupo placebo, enquanto essa diminuição foi evitada nos grupos suplementados com glutamina e proteína. Contudo, nenhum dos suplementos foi eficaz em evitar a diminuição da concentração e liberação de IgA salivar induzida pelo exercício.

Há evidências de que neutrófilos consomem glutamina ativamente, porém Walsh e Blannin verificaram que a diminuição da função de neutrófilos (degranulação estimulada por lipopolissacarídeos) não é correlacionada à redução da concentração plasmática de glutamina em atletas, após exercício prolongado.

Outros aspectos da função imune que podem responder mais efetivamente à suplementação com glutamina antes ou depois de exercícios prolongados e exaustivos tem sido extensivamente investigados (Bermon et al., 2017). Em estudo conduzido em 2014, Caris e colaboradores observaram um efeito positivo tanto da suplementação com glutamina como com carboidrato na modulação do equilíbrio Th1/Th2 após uma simulação de exercício em alta altitude (Caris et al., 2014). Já em 2015, outro estudo verificou que a proporção de células CD4$^+$/CD8$^+$ foi maior em atletas que receberam suplementação com glutamina em vez de placebo, após treinamento intenso com cargas (Song et al., 2015).

Além da suplementação com glutamina, outros nutrientes têm sido utilizados visando à manutenção da concentração plasmática de glutamina e da imunocompetência em atletas submetidos a exercícios exaustivos. Sendo assim, Bacurau et al. verificaram o efeito da suplementação com carboidratos (solução a 10% com 95% de polímeros de glicose e 5% de frutose), 1 g/kg/hora, sobre a concentração plasmática de glutamina e a imunocompetência em ciclistas que pedalaram a uma velocidade que correspondia a 90% daquela obtida no limiar anaeróbico metabólico. Os atletas pedalaram durante 20 minutos e descansaram por 20 minutos, sendo que esse protocolo foi repetido 6 vezes. A suplementação com carboidratos acarretou a manutenção da concentração plasmática de glutamina. Além disso, os resultados demonstraram que, diferentemente da maioria dos estudos que avaliaram o efeito da suplementação com glutamina sobre a imunocompetência de atletas, a suplementação com carboidratos evitou a diminuição da proliferação de linfócitos, da síntese *in vitro* de citocinas e da glicemia e o aumento da concentração sérica de cortisol.

Bowtell et al. verificaram o efeito da suplementação oral de glutamina sobre a concentração plasmática de glutamina e estoques de glicogênio, após exercício intenso. A suplementação de 8 g de glutamina em 330 mL de água aumentou a concentração plasmática de glutamina durante o período de recuperação em 46%, sugerindo que uma proporção substancial da glutamina administrada oralmente escapasse da utilização por parte das células da mucosa intestinal e da captação pelo rim e pelo fígado. A ingestão de glutamina estimulou a ressíntese de glicogênio muscular e hepático, durante o período de recuperação, a partir do exercício exaustivo. Em outro estudo, Vanier et al. estudaram o efeito da infusão intravenosa de glutamina sobre a síntese de glicogênio no músculo esquelético humano. A infusão de glutamina na fase de recuperação, a partir de um exercício exaustivo, promoveu acúmulo de glicogênio nesse tecido, quando comparada à infusão de alanina e glicina.

Outro possível papel da suplementação com glutamina refere-se à capacidade de esse aminoácido aumentar a concentração intramuscular de intermediários do ciclo de Krebs (anaplerose), durante os primeiros minutos do exercício, e, consequentemente, aumentar a capacidade de geração de energia pela via oxidativa, atuando, desse modo, sobre a *performance* de atletas. Essa hipótese foi investigada por meio da suplementação com glutamina (0,125 g/kg de massa corporal), que foi administrada 1 hora antes de uma sessão de exercício em ciclo ergômetro a 70% VO$_{2máx}$. A suplementação promoveu o aumento do *pool* de intermediários do ciclo de Krebs após 10 minutos de exercício, provavelmente devido à entrada de a-cetoglutarato provindo da glutamina. Contudo, não houve alteração da capacidade de *endurance*, que foi avaliada a partir da concentração de fosfocreatina depletada ou acúmulo de lactato, o que sugere que a concentração de intermediários do ciclo de Krebs não limita o fluxo desse ciclo. Todavia, a escolha de um protocolo de exercício mais intenso talvez seja necessária para demonstrar tal limitação.

Dentre os suplementos que atuam no desempenho físico, podem-se citar aqueles que influenciam o equilíbrio ácido-base, desde que aumentam a capacidade tamponante do sangue, e de tecidos em situações de acidose decorrentes do exercício de alta intensidade, o que pode ser constatado pelo aumento da concentração de lactato concomitante à elevação da concentração de íons H$^+$.

A suplementação com 2 g de glutamina promoveu aumento da concentração plasmática de íons bicarbonato (HCO$_3$) em indivíduos saudáveis após um período absortivo de 90 minutos. Além disso, tem sido proposto que a glutamina altera o balanço ácido-base por meio do aumento da retenção de HCO$_3$ no rim.

Desse modo, Haub et al. verificaram o efeito da suplementação com glutamina em relação ao balanço ácido-base e à *performance* em indivíduos treinados submetidos a 5 sessões de exercício em ciclo ergômetro a 100% do VO$_{2máx}$. Contudo, os autores verificaram que a ingestão aguda de glutamina (0,03 g/kg de massa corporal) não alterou nem a capacidade tamponante sanguínea nem o tempo de tolerância ao esforço físico.

Antonio et al. verificaram o efeito da suplementação com glutamina sobre o aumento de *performance* em praticantes de levantamento de peso, que ingeriram solução de glutamina (0,2 g/kg de massa corporal), glicina (0,2 g/kg de massa corporal) ou placebo. O protocolo de exercício foi realizado 1 hora após a administração das suplementações, e nenhuma diferença quanto ao número médio de repetições realizadas em exercícios de *leg press* (200% da massa corporal) ou *bench press* (100% da massa corporal) foi observada entre os grupos estudados. Esses resultados indicam que a ingestão aguda de glutamina não aumenta o desempenho de praticantes de levantamento de peso.

Conforme mencionado anteriormente, a eficácia do uso de dipeptídeos de glutamina, como o L-alanil-L-glutamina, tem sido uma alternativa para transpor a barreira intestinal (Raizel et al., 2018). A eficácia do L-alanil-L-glutamina tem sido relacionada ao transportador intestinal 1 (PepT1), que facilita uma ampla absorção de di e tripeptídeos por meio de difusão facilitada, e o mecanismo pelo qual ocorre o desaparecimento luminal do dipeptídeo está relacionado à ação de hidrolases peptídicas (Lochs et al., 1990). O dipeptídeo também permite um fornecimento de mais moléculas de glutamina na osmolalidade fisiológica ideal para soluções orais (McCormack et al., 2015). Nesse sentido, a conjugação de glutamina e alanina permite o aumento na absorção de eletrólitos e fluidos comparada à glutamina livre. Em um estudo realizado por Wang e colaboradores em 2015, foi demonstrado que a administração do dipetídeo L-alanil-L--glutamina inibiu a sinalização de moléculas que induzem a degradação proteica após uma sessão aguda de exercício resistido (Wang et al., 2015).

Hoffman e colaboradores demonstraram que a reidratação com o dipeptídeo contribuiu para manter o desempenho nas habilidades durante uma partida de basquetebol e melhorou o tempo de reação visual. Os autores também sugeriram um aumento da captação de eletrólitos e fluidos no intestino, preservando assim os comandos neurais para controle motor fino durante atividades físicas (Hoffman et al., 2010; 2012). Em 2016, Pruna e colaboradores avaliaram o efeito da adição de L-alanil-L-glutamina em bebida esportiva sobre a reidratação de atletas submetidos a 1 hora de corrida com intensidade submáxima; os autores observaram redução no tempo de reação dos atletas aos estímulos visuais (Pruna et al., 2016). Em outro estudo, a ingestão do dipeptídeo durante uma corrida de intensidade moderada resultou em significativa melhora do desempenho durante um teste de exaustão. Os autores de ambos os estudos atribuíram os resultados a uma melhora na absorção intestinal de fluidos e eletrólitos e, possivelmente, na função do músculo esquelético, ocasionando maior desempenho neuromuscular, além do possível efeito gliconeogênico da alanina poupando glicogênio muscular e retardando a fadiga (Pruna et al., 2016; McCormack et al., 2015). Embora a glutamina seja um importante substrato gliconeogênico, principalmente nos rins, a alanina também contribui para a doação de carbono para a gliconeogênese, essencialmente no fígado (de Souza et al., 2001).

O efeito das suplementações com glutamina e alanina, nas formas livres ou como dipeptídeo, foi avaliado em ratos submetidos a exercício resistido intenso no estudo de Leite e colaboradores (2016), e os autores também compararam com os efeitos da alanina administrada na forma livre. Nesse estudo foi verificado que os animais suplementados com L-glutamina apresentaram aumento das concentrações plasmáticas e musculares de glutamina, com redução na razão de marcadores do *status* antioxidante do organismo – razão de glutationa reduzida (GSH)/por glutationa oxidada (GSSG) – e de marcadores de lesão muscular – substâncias reativas ao ácido tiobarbitúrico (TBARS) e creatina quinase (CK). A administração de L-alanina livre aumentou a concentração plasmática de glutamina e diminuiu a concentração de TBAR muscular. Os conteúdos de HSF-1 e HSP-27, proteínas relacionadas à citoproteção, foram elevados em todos os grupos suplementados. Os autores concluem que a L-glutamina suplementada com L-alanina, tanto na forma livre quanto como dipeptídeo, promove efeitos antioxidantes e citoprotetores (Leite et al., 2016).

Raizel e colaboradores (2016), em estudo que também utilizou um protocolo de exercício resistido intenso durante 8 semanas, verificaram que as concentrações plasmáticas e musculares de glutamina foram restauradas em ratos que receberam suplementos contendo esse aminoácido. Adicionalmente, houve aumento do conteúdo das proteínas de choque térmico de 70 kDa (HSP70) no músculo esquelético, com predominância de fibras glicolíticas, e em células mononucleares do sangue periférico, consistente com a redução da ativação do fator de transcrição NF-kB e menor concentração de citocinas no tecido muscular. Os autores verificaram atenuação nas concentrações plasmáticas de marcadores de lesão (CK, LDH) e citocinas pro-inflamatórias (TNF-α e IL-1β), bem como um aumento na concentração de IL-6, IL-10 e MCP-1. Assim, foi demonstrado que a suplementação oral com L-glutamina (administrado com L-alanina ou como dipeptídeo) induziu efeitos citoprotetores mediados pela HSP70 em resposta à lesão muscular e inflamação (Raizel et al., 2016).

Resumidamente, a glutamina melhora a expressão de HSP70 (Jordan et al., 2016; Petry et al., 2014) e atua não apenas como modulador da resposta de choque térmico via O-glicosilação, mas também como competente indutor da expressão do fator de choque térmico 1 (HSF-1), ativando sua transcrição (Singleton e Wischmeyer, 2008; Xue et al., 2012). Embora alguns resultados sejam contraditórios, observa-se o efeito da glutamina como potencial elemento terapêutico. Evidências atuais indicam que a suplementação oral com dipeptídeos de glutamina e alanina, ou ambos nas formas livres, fornece uma alternativa eficaz para o aumento da concentração plasmática e muscular de glutamina. Recentemente, Coqueiro e colaboradores demonstraram que a forma de administração de glutamina (livre + L-alanina ou como L-alanil-L-glutamina) é um fator importante na determinação da melhora ou o comprometimento dos parâmetros de fadiga central em ratos submetidos a 8 semanas de treinamento resistido intenso (Coqueiro et al., 2018).

Considerações finais

Estudos recentes relacionados ao metabolismo e à bioquímica da glutamina fornecem dados convincentes para sua reclassificação como um aminoácido condicionalmente essencial. A suplementação de glutamina em atletas engajados em treinamentos intensos e crônicos pode exercer efeitos benéficos sobre o sistema imune, músculo esquelético e regulação do metabolismo de carboidratos (Tabela 15.2). Entretanto, outros estudos são necessários para clarificar o papel da suplementação de glutamina na manutenção das concentrações plasmática e muscular de glutamina durante o exercício.

CAPÍTULO 15 | GLUTAMINA E ATIVIDADE FÍSICA

Tabela 15.2. Bases teóricas para a suplementação de glutamina em atletas.

Efeitos reportados	Razões hipotéticas para a suplementação de glutamina em atletas
Sistema imune • Importante fonte de energia para células do sistema imune; diminui a incidência de infecções.	• Pode prevenir ou diminuir a gravidade da doença ou infecção após uma série de exercícios intensos, desse modo possibilitando ao atleta retornar ao treinamento intenso mais rapidamente.
Músculo esquelético • Manutenção do conteúdo proteico muscular durante eventos de doenças críticas; atua contra o efeito proteolítico dos glicocorticoides; promove aumento do volume celular.	• Pode exercer efeito antiproteolítico em indivíduos engajados em treinamentos com exercícios intensos. • Em atletas que podem ter elevação da concentração de glicocorticoides decorrente de *overtraining* ou uso de medicamentos com esteroides, a ingestão de glutamina pode compensar os efeitos catabólicos desses hormônios. O fornecimento de glutamina pode promover aumento do volume celular, que representa um sinal anabólico intracelular.
Regulação do metabolismo da glicose • Precursor para a síntese de glicose e de glicogênio.	• Pode fornecer substrato adicional para a glicogênese e a gliconeogênese.
Combustível para células • O trato gastrointestinal é o local primário de utilização de glutamina. Outros órgãos que utilizam glutamina são: fígado, rins e células do sistema imune.	• O fornecimento de glutamina como um combustível para outros órgãos poderia diminuir a perda de glutamina devido à inadequada ingestão pela dieta, protegendo, desse modo, a proteína muscular.

Fonte: Desenvolvida pela autoria.

Questões propostas para estudo

1. Quais as principais funções metabólicas da glutamina?
2. O aminoácido glutamina pode ser considerado "condicionalmente" essencial? Explique.
3. Quais são as funções da glutamina no metabolismo de linfócitos?
4. O exercício intenso e prolongado altera a concentração plasmática e tecidual de glutamina. Explique quais os possíveis mecanismos que acarretam essas alterações e quais as suas possíveis implicações sobre a imunocompetência de atletas.
5. Qual o papel das enzimas glutamina sintetase e glutaminase no metabolismo da glutamina?
6. Quais hormônios atuam sobre o transporte de glutamina na fibra muscular? Explique o mecanismo de atuação de cada hormônio.
7. Quais os principais sítios consumidores e fornecedores de glutamina em um indivíduo no estado alimentado?

Bibliografia consultada

• Abbas AK, Lichtman AH, Pober JS. Cellular and molecular immunology. Philadelphia: W.B. Saunders Company, 1997.

• Adibi SA. Regulation of expression of the intestinal oligopeptide transporter (Pept-1) in health and disease. Am J Physiol Gastrointest Liver Physiol 285: G779-G788, 2003.

• Agostini F, Biolo G. Effect of physical activity on glutamine metabolism. Curr Opin Clin Nutr Metab Care 13:58-64, 2010.

• Antonio J, Sanders MS, Kalman D, Woodgate D, Street C. The effects of high-dose glutamine ingestion on weightlifting performance. J Strength Cond Res, v. 16, p. 157-60, 2002.

• Antonio J, Street C. Glutamine: a potentially useful supplement for athletes. Can J Appl Physiol, v. 24, p. 1-14, 1999.

• Ardawi MSM, Newsholme EA. Maximum activities of some enzymes of glycolysis, the tricarboxylic acid cycle and ketone-body and glutamine utilization pathways in lymphocytes of the rat. Biochem J, v. 208, p. 743-748, 1982.

• Ardawi MSM. Skeletal muscle glutamine production in thermally injured rats. Clin Sci, v. 74, p. 165-72, 1988.

• Bacurau RF, Bassit RA, Sawada L, Navarro F, Martins E Jr, Costa Rosa LF. Carbohydrate supplementation during intense exercise and the immune response of cyclists. Clin Nutr 21:423-9, 2002.

• Bacurau RFP, Bassit RA, Sawada L, Navarro F, Martins-Jr E, Costa Rosa LFBP. Carbohydrate supplementation during exercise and the immune response of cyclists. Clin Nutr, v. 21, p. 423-429, 2002.

• Bailey DM, Castell LM, Newsholme EA, Davies B. Continuous and intermittent exposure to the hypoxia of altitude: implications for glutamine metabolism and exercise performance. Br J Sports Med, v. 34, p. 210-2, 2000.

• Bassit RA, Sawada LA, Bacurau RFP, Navarro F, Costa Rosa LFBP. The effect of BCAA supplementation upon the immune response of triathletes. Med Sci Sports Exerc, v. 32, p. 1214-1219, 2000.

• Bassit RA, Sawada LA, Bacurau RFP, Navarro F, Martins E, Santos RVT et al. Branched-chain amino acid supplementation and immune response of long-distance athletes. Nutrition v. 18, p. 376-379, 2002.

• Bermon S, Castell LM, Calder PC, et al. Consensus statement immunonutrition and exercise. Exerc Immunol Rev. 2017;23:8-50.

- Bishop NC, Blannin AK, Walsh NP, Robson PJ, Gleeson M. Nutritional aspects of immunosupression in athletes. Sports Med, v. 28, p. 151-76, 1999.

- Blanchard MA, Jordan G, Desbrow B, Mackinnon LT, Jenkins DG. The influence of diet and exercise on muscle and plasma glutamine concentrations. Med Sci Sports Exerc, v. 33, p. 69-74, 2001.

- Blomstrand E and Saltin B. BCAA intake affects protein metabolism in muscle after but not during exercise in humans. Am J Physiol Endocrinol Metab 281: E365-374, 2001.

- Borba-Murad GR, Souza HM, Lopes G, Ferreira EB, Dambroso D, Bazotte RB. Changes in glycemia induced by exercise in rats: contribution of hepatic glycogenolysis and gluconeogenesis. Res Commun Molec Pathol Pharmacol, v. 102, p. 113-23, 1998.

- Bowtell JL, Gelly K, Jackman ML, Patel A, Simeoni M, Rennie MJ. Effect of oral glutamine on whole body carbohydrate storage during recovery from exhaustive exercise. J Appl Physiol, v. 86, p. 1770-1777, 1999.

- Brosnan JT. Glutamate, at the interface between amino acid and carbohydrate metabolism. J Nutr, v. 130, p. 988-90, 2000.

- Bruce M, Constantin-Teodosiu D, Greenhaff PL, Boobis LH, Williams C, Bowtell JL. Glutamine supplementation promotes anaplerosis but not oxidative energy delivery in human skeletal muscle. Am J Physiol, v. 280, p. E669-75, 2001.

- Calich VLG, Vaz CAC. Imunologia básica. São Paulo: Artes Médicas, 1988.

- Caris AV, Lira FS, de Mello MT, Oyama LM and dos Santos RVT. Carbohydrate and glutamine supplementation modulates the Th1/Th2 balance after exercise performed at a simulated altitude of 4500 m. Nutrition 30: 1331-1336, 2014.

- Castell L. Glutamine supplementation in vitro and in vivo, in exercise and in immunodepression. Sports Med 33: 323-345, 2003.

- Castell LM, Newsholme E.A. Glutamine and the effects of exhaustive exercise upon the immune response. Can J Physiol Pharmacol, v. 76, p. 524-32, 1998.

- Castell LM, Newsholme EA. The effect of oral glutamine supplementation on athletes after prolonged, exhaustive exercise. Nutrition, v. 13, p. 738-742, 1997.

- Castell LM, Poortmans JR, Leclercq R, Brasseur M, Duchateau J, Newsholme E.A. Some aspects of the acute phase response after a marathon race, and the effects of glutamine supplementation. Eur J Appl Physiol, v. 75, p. 47-53, 1997.

- Castell LM, Poortmans JR, Newsholme EA. Does glutamine have a role in reducing infections in athletes? Eur J Appl Physiol, v. 73, p. 488-490, 1996.

- Chen G, Shi J, Qi M, Yin H, Hang C. Glutamine decreases intestinal nuclear factor kappa B activity and pro-inflammatory cytokine expression after traumatic brain injury in rats. Inflamm Res. 2008;57(2):57-64.

- Christophe J, Winand J, Kutzner R, Hebbelinck M. Amino acid levels in plasma, liver, muscle, and kidney during and after exercise in fasted and fed rats. Am J Physiol, v. 221, p. 453-7, 1971.

- Coqueiro AY, Raizel R, Bonvini A, Hypólito T, Godois AM, Pereira JRR, et al. Effects of glutamine and alanine supplementation on central fatigue markers in rats submitted to resistance training. Nutrients 2018, 10, 119; doi:10.3390/nu10020119.

- Coqueiro AY, Raizel R, Hypólito T, Tirapegui J. Effects of supplementation with L-glutamine and L-alanine in the body composition of rats submitted to resistance exercise. Rev Bras Ciênc Esporte. 2017;39(4):417-423.

- Cruzat V, Petry E, Tirapegui J. Glutamina: aspectos bioquímicos, metabólicos, moleculares e suplementação. Rev Bras Med Esporte, 15: 392-397, 2009.

- Cruzat VF, Rogero MM, Tirapegui J. Effects of supplementation with free glutamine and the dipeptide alanyl-glutamine on parameters of muscle damage and inflammation in rats submitted to prolonged exercise. Cell Biochem Funct 28:24-30, 2010.

- Cruzat VF, Tirapegui J. Effects of oral supplementation with glutamine and alanyl-glutamine on glutamine, glutamate, and glutathione status in trained rats and subjected to long-duration exercise. Nutrition 25:428-35, 2009.

- Curi R, Newsholme P, Marzuca-Nassr GN, Takahashi HK, Hirabara SM, Cruzat V, et al. Regulatory principles in metabolism: then and now. Biochem. J. (2016) 473, 1845-1857. doi:10.1042/BCJ20160103.

- Curi R, Newsholme P, Newsholme EA. Intracellular distribution of some enzymes of the glutamine utilization pathway in rat lymphocytes. Biochem. Biophy Res Comm, v. 138, p. 318-322, 1986.

- Curi R. Glutamina: metabolismo e aplicações clínicas e no esporte. Rio de Janeiro: Sprint, 2000, 261 p.

- Curi R. Metabolismo do linfócito e sua regulação. São Paulo, 36 p. Tese (Livre-docência) – Instituto de Ciências Biomédicas da Universidade de São Paulo, 1993.

- Curi TCP, Melo MP, Azevedo RB, Zorn TMT, Curi R. Glutamine utilization by rat neutrophils: presence of phosphate-dependent glutaminase. Am J Physiol, v. 273, p. C1124-9, 1997.

- Curthoys NP. Regulation of glutaminase activity and glutamine metabolism. Annu. Rev. Nutr. J99S. JS:J33-S9.

- Dai ZL, Li XL, Xi PB, Zhang J, Wu G, Zhu WY. L-Glutamine regulates amino acid utilization by intestinal bacteria. Amino Acids. 2013;45(3):501-512.

- de Souza HM, Borba-Murad GR, Ceddia RB, Curi R, Vardanega-Peicher M, Bazotte RB. Rat liver responsiveness to gluconeogenic substrates during insulin-induced hypoglycemia. Braz J Med Biol Res. 2001;34(6):771-777.

- Déchelotte P, Darmaun D, Rongier M, Hecketsweiler B, Rigal O, Desjeux J. Absorption and metabolic effects of enterally administered glutamine in humans. Am J Physiol, v. 260, p. G677-82, 1991.

- Demarco V, Dyess K, Strauss D, West CM, Neu J. Inhibition of glutamine synthetase decreases proliferation of cultured rat intestinal epithelial cells. J Nutr, v. 129, p. 57-62, 1999.

- Di Pasquale MG. Amino acids and proteins for the athlete: the anabolic edge. Boca Raton: CRC Press, 257 p (Nutrition in exercise and sport), 1997.

- Dohm GL, Beecher GR, Warren RQ. Influence of exercise on free amino acid concentrations in rat tissues. J Appl Physiol, v. 50, p. 41-4, 1981.

- Dohm GL, Kasperek GJ, Tapscott EB, Barakat HA. Protein metabolism during endurance exercise. Federation Proc, v. 44, p. 348-52, 1985.

- dos Santos RV, Caperuto EC, de Mello MT, Batista ML Jr, Rosa LF. Effect of exercise on glutamine synthesis and transport in skeletal muscle from rats. Clin Exp Pharmacol Physiol 36:770-5, 2009.

- dos Santos RV, Caperuto EC, de Mello MT, Costa Rosa LF. Effect of exercise on glutamine metabolism in macrophages of trained rats. Eur J Appl Physiol 107:309-15, 2009.

- Eriksson LS, Broberg S, Bjorkman O, Wahren J. Ammonia metabolism during exercise in man. Clin Physiol, v. 5, p. 325-36, 1985.

- Field CJ, Gourgeon R, Marliss EB. Circulating mononuclear cell numbers and fuction during intense exercise and recovery. J Appl Physiol, v. 71, p. 1089-1097, 1991.

- Field CJ, Johnson I, Pratt VC. Glutamine and arginine: immunonutrients for improved health. Med Sci Sports Exerc, v. 32, p. S377-88, 2000.

- Frisina JP, Gaudieri S, Cable T, Keast D, Palmer TN. Effects of acute exercise on lymphocyte subsets and metabolic activity. Int J Sports Med, v. 15, p. 36-41, 1994.

- Fürst P, Stehle P. Glutamine and glutamine-containing dipeptides: amino acid metabolism and therapy in health and nutrition disease. New York: CRC Press, 1995.

- Fürst P. New developments in glutamine delivery. J Nutr. 2001;131(9 Suppl):2562S-2568S.

- Gleeson M, Blannin AK, Walsh NP, Bishop NC, Clark AM. Effect of low-and high-carbohydrates diets on the plasma glutamine and circulating leukocyte responses to exercise. Int J Sport Nutr, v. 8, p. 49-59, 1998.

- Gleeson M. Dosing and efficacy of glutamine supplementation in human exercise and sport training. J Nutr 138:2045S-2049S, 2008.

- Goldberg AL, Chang TW. Regulation and significance of amino acid metabolism in skeletal muscle. Fed Proc, v. 37, p. 2301-2307, 1978.

- Graham TE, Maclean DA. Ammonia and amino acid metabolism in skeletal muscle: human, rodent and canine models. Med Sci Sport Exerc, v. 30, p. 34-46, 1998.

- Graham TE, Turcotte LP, Kiens B, Richter EA. Training and muscle ammonia and amino acid metabolism in humans during prolonged exercise. J Appl Physiol, v. 78, p. 725-735, 1995.

- Greenhaff PL, Gleeson M, Maughan RJ. The effects of diet on muscle pH and metabolism during high intensity exercise. Eur J Appl Physiol, v. 57, p. 531-9, 1988.

- Hack V, Weiss C, Friedman B, Suttner S, Schykowski M, Erbe N et al. Decrease plasma glutamine level and CD4+ T cell number in response to 8 wk of anaerobic training. Am J Physiol, v. 272, p. E788-95, 1997.

- Hall GV, Wagenmakers AJM. Effect of carbohydrate supplementation on plasma glutamine during prolonged exercise and recovery. Int J Sports Med, vol. 19, p. 82-86, 1998.

- Harris RC, Hoffman JR, Allsopp A, Routledge NB. L-glutamine absorption is enhanced after ingestion of l-alanylglutamine compared with the free amino acid or wheat protein. Nutr Res 2012; 32(4):272–277.

- Haub MD, Potteiger JA, Nau KL, Webster MJ, Zebas CJ. Acute l-glutamine ingestion does not improve maximal effort exercise. J Sports Med Phys Fitness, v. 38, p. 240-4, 1998.

- Hiscock N, Petersen EW, Krzywkowski K, Boza J, Halkjaer-Kristensen J and Pedersen BK. Glutamine supplementation further enhances exercise-induced plasma IL-6. J Appl Physiol 95: 145-148, 2003.

- Hoffman JR, Ratamess NA, Kang J, et al. Examination of the efficacy of acute L-alanyl-L-glutamine ingestion during hydration stress in endurance exercise. J Int Soc Sports Nutr. 2010;7:8.

- Hoffman JR, Williams DR, Emerson NS, et al. L-alanyl-L-glutamine ingestion maintains performance during a competitive basketball game. J Int Soc Sports Nutr. 2012;9(1):4.

- Hood DA, Terjung RL. Amino acid metabolism during exercise and following endurance training. Sports Med, v. 9, p. 23-35, 1990.

- Hood DA, Terjung RL. Endurance training alters alanine and glutamine release from muscle during contractions. FEBS Letters, v. 340, p. 287-90, 1994.

- Jordan I, Balaguer M, Esteban ME, Cambra FJ, Felipe A, Hernández L, Alsina L, Molero M, Villaronga M and Esteban E. Glutamine effects on heat shock protein 70 and interleukines 6 and 10: randomized trial of glutamine supplementation versus standard parenteral nutrition in critically ill children. Clin Nutr 35: 34–40, 2016.

- Katz A, Broberg S, Sahlin K, Wahren J. Muscle ammonia and amino acid metabolism during dynamic exercise in man. Clin Physiol, v. 6, p. 365-79, 1986.

- Keast D, Arstein D, Harper W, Fry RW, Morton AR. Depression of plasma glutamine concentration after exercise stress and its possible influence on the immune system. Med J Aust, v. 162, p. 15-8, 1995.

- Kew S, Wells SM, Yaqoob P, Wallace FA, Miles EA, Calder PC. Dietary glutamine enhances murine t-lymphocyte responsiveness. J Nutr, v. 129, p. 1524-1531, 1999.

- Kingsbury KJ, Kay L, Hjelm M. Cotrasting plasma free amino acid patterns in elite athletes: association with fatigue and infection. Br J Sports Med, v. 32, p. 25-33, 1998.

- Klassen P, Mazariegos M, Solomons NW, Fürst P. The pharmacokinetic responses of humans to 20 g of alanyl-glutamine dipeptide differ with the dosing protocol but not with gastric acidity or in patient with acute dengue fever. J Nutr, v. 170, p. 177-82, 2000.

- Koyama K, Kaya M, Tsujita J, Hori S. Effects of decreased plasma glutamine concentrations on peripheral lymphocyte proliferation in rats. Eur J Appl Physiol, v. 77, p. 25-31, 1998.

- Kreider RB. Dietary supplements and the promotion of muscle growth with resistance exercise. Sports Med, v. 27, p. 97-110, 1999.

- Krzywkowski K, Petersen EW, Ostrowski K, Amster HL, Boza J, Kristensen JH, Pedersen BK. Effect of glutamine supplementation and protein supplementation on exercise-induced decreases in salivary IgA. J Appl Physiol, v. 91, p. 832-8, 2001.

- Krzywkowski K, Petersen EW, Ostrowski K, Kristensen JH, Boza J, Pedersen BK. Effect of glutamine supplementation on exercise-induced changes in lymphocyte function. Am J Physiol Cell Physiol, v. 281, p. C1259-65, 2001.

- Lacey JM, Wilmore DW. Is glutamine a conditionally essential amino acid? Nutr Rev, v. 48, p. 297-309, 1990.

- Lancha Jr AL. Atividade física, suplementação nutricional de aminoácidos e resistência periférica à insulina. Rev Paul Educ Fis São Paulo, v. 10, p. 68-75, 1996.

- Lehmann M, Huonker M, Dimeo F, Heinz N, Gastmann U, Treis N et al. Serum amino acid concentrations in nine athletes before and after the 1993 Colmar Ultra Triathlon. Int. J Sports Med, v. 16, p. 155-159, 1995.

- Leite JS, Raizel R, Hypólito TM, Rosa TD, Cruzat VF, Tirapegui J. l-glutamine and l-alanine supplementation increase glutamine-glutathione axis and muscle HSP-27 in rats trained using a progressive high-intensity resistance exercise. Appl Physiol Nutr Metab. 2016;41(8):842-849.

- Lesueur C, Bôle-Feysot C, Bekri S, Husson A, Lavoinne A, Brasse-Lagnel C. Glutamine induces nuclear degradation of the NF-κB p65 subunit in Caco-2/TC7 cells. Biochimie. 2012;94(3):806-815.

- Lima AA, Carvalho GH, Figueiredo AA, et al. Effects of an alanyl-glutamine-based oral rehydration and nutrition therapy solution on electrolyte and water absorption in a rat model of secretory diarrhea induced by cholera toxin. Nutrition. 2002;18(6):458-462.

- Lochs H, Roth E, Gasic S, Hübl W, Morse EL, Adibi SA. Splanchnic, renal, and muscle clearance of alanylglutamine in

- man and organ fluxes of alanine and glutamine when infused in free and peptide forms. Metabolism. 1990;39(8):833-836.
- Low SY, Rennie MJ, Taylor PM. Modulation of glycogen synthesis in rat skeletal muscle by changes in cell volume. J Physiol, v. 495, p. 299-303, 1996.
- Mackinnon LT, Hooper SL. Plasma glutamine and upper respiratory tract infection during intensified training in swimmers. Med Sci Sport Exerc, v. 28, p. 285-290, 1996.
- Matés JM, Pérez-Gómez C, Núñez de Castro I, Asenjo M, Márquez J. Glutamine and its relationship with intracellular redox status, oxidative stress and cell proliferation/death. Int J Biochem Cell Biol. 2002;34(5):439-458.
- McCormack WP, Hoffman JR, Pruna GJ, Jajtner AR, Townsend JR, Stout JR et al. Effects of l-alanyl-l-glutamine ingestion on one-hour run performance. J Am Coll Nutr. Vol. 34. Num. 6. p. 488-496. 2015.
- McRae, M.P. Therapeutic benefits of glutamine: an umbrella review of meta-analyses. Biomed Rep. Vol. 6. Num. 5. p. 576-584. 2017.
- Moriguchi S, Miwa H,YK. Glutamine supplementation prevents the decrease of mitogen response after a treadmill exercise in rats. J Nutr Sci Vitaminol, v. 41, p. 115-125, 1995.
- Moskovitz B, Katz Y, Singer P, Nativ O, Rosenberg B. Glutamine metabolism and utilization: relevance to major problems in health care. Pharm Res, v. 30, p. 61-71, 1994.
- Neu J, Shenoy V, Chakrabarti R. Glutamine nutrition and metabolism: where do we go from here? Faseb J, v. 10, p. 829-837, 1996.
- Newsholme EA, Newsholme P, Curi R, Crabtree B, Ardawi MSM. Glutamine metabolism in different tissues: its physiological and pathological importance. Perspectives in Clinical Nutrition. Munich: John M. Kinney e Peggy R. Borum, 1989.
- Newsholme P, Curi R, Curi TCP, Murphy CJ, Garcia C, Melo MP. Glutamine metabolism by lymphocytes, macrophages, and neutrophils: its importance in health and disease. J Nutr Biochem, v. 10, p. 316-324, 1999.
- Newsholme P, Procopio J, Lima MMR, Pithon-Curi TC, Curi R. Glutamine and glutamate: their central role in cell metabolism and function. Cell Biochem Funct. Vol. 21. p. 1-9. 2003.
- Nieman DC, Pedersen BK. Exercise and immune function. Sports Medicine, v. 27, p. 73-80, 1999.
- Pahlavani MA, Cheung TH, Chesky JA, Richardson A. Influence of exercise on the immune function of rats of various ages. J Appl Physiol, v. 64, p. 1997-2001, 1988.
- Parry-Billings M, Budgett R, Koutedakis Y, Blomstrand E, Brooks S, Williams C et al. Plasma amino acid concentration in the overtraining syndrome: possible effects on the immune system. Med Sci Sport Exerc, v. 24, p. 1353-1358, 1992.
- Parry-Billings M, Leighton B, Dimitriadis G, Vasconcelos PRL, Newsholme EA. Skeletal muscle glutamine metabolism during sepsis in the rat. Int J Biochem, v. 21, p. 419-423, 1989.
- Pearce EL, Poffenberger MC, Chang CH, Jones RG. Fueling immunity: insights into metabolism and lymphocyte function. Science. 2013 Oct 11;342(6155):1242454.
- Petersen AMW, Pedersen BK. The role of IL-6 in mediating the anti-inflammatory effects of exercise. J Physiol Pharmacol 57 Suppl 10: 43–51, 2006.
- Petry ER, Cruzat VF, Heck TG, Leite JS, Homem De Bittencourt PI, Tirapegui J. Alanyl-glutamine and glutamine plus alanine supplements improve skeletal redox status in trained rats: involvement of heat shock protein pathways. Life Sci. Vol. 17. p. 130-136. 2014.
- Pruna GJ, Hoffman JR, McCormack WP, Jajtner AR, Townsend JR Bohner JD, et al. Effect of acute L-alanyl-L-glutamine and electrolyte ingestion on cognitive function and reaction time following endurance exercise. Eur J Sport Sci. Vol. 16. Num. 1. p. 72-79. 2016.
- Raizel R, Coqueiro AY, Bonvini A, Godois AM, Tirapegui J Citoproteção e inflamação: efeitos da suplementação com glutamina e alanina sobre a lesão muscular induzida pelo exercício resistido. Revista Brasileira de Nutrição Esportiva, São Paulo. v. 12. n. 69. p.109-115. Jan/Fev. 2018. ISSN 1981-9927.
- Raizel R, Leite JS, Hypólito TM, et al. Determination of the anti-inflammatory and cytoprotective effects of l-glutamine and l-alanine, or dipeptide, supplementation in rats submitted to resistance exercise. Br J Nutr. 2016;116(3):470-479.
- Rennie MJ, Edwards RHT, Krywawych S, Davies CTM, Halliday D, Waterlow JC, Millward DJ. Effect of exercise on protein turnover in man. Clin Sci, v. 61, p. 627-39, 1981.
- Rennie MJ, Tadros L, Khogali S, Ahmed A, Taylor PM. Glutamine transport and its metabolic effects. J Nutr, v. 124, p. 1503-8, 1994.
- Robson PJ, Blannin NK, Walsh NP, Castell LM, Gleeson M. Effects of exercise intensity, duration and recovery on in vitro neutrophil function in male athletes. Int J Sports Med, v. 20, p. 128-135, 1999.
- Rogero MM, Borelli P, Fock RA, de Oliveira Pires IS, Tirapegui J. Glutamine in vitro supplementation partly reverses impaired macrophage function resulting from early weaning in mice. Nutrition 24:589-98, 2008.
- Rogero MM, Borelli P, Vinolo MA, Fock RA, de Oliveira Pires IS, Tirapegui J. Dietary glutamine supplementation affects macrophage function, hematopoiesis and nutritional status in early weaned mice. Clin Nutr 27:386-97, 2008.
- Rogero MM, Mendes RR, Tirapegui J. Neuroendocrine and nutritional aspects of overtraining. Arq Bras Endocrinol Metabol 49: 359-68, 2005.
- Rogero MM, Tirapegui J, Pedrosa RG, Castro IA, Pires IS. Effect of alanyl-glutamine supplementation on plasma and tissue glutamine concentrations in rats submitted to exhaustive exercise. Nutrition 22: 564-71, 2006.
- Rogero MM, Tirapegui J, Pedrosa RG, Pires ISO, Castro IA. Plasma and tissue glutamine response to acute and chronic supplementation with L-glutamine and L-alanyl-L-glutamine in rats. Nutr Res 24: 261-270, 2004.
- Rogero MM, Tirapegui J, Pedrosa, RG, Castro IA, Pires ISO, Oliveira AAM, et al. Efeito da suplementação com L-alanil-L-glutamina sobre a resposta de hipersensibilidade do tipo tardio em ratos submetidos ao treinamento intenso. Rev Bras Ciên Farm 38: 487-497, 2002.
- Rogero MM, Tirapegui J, Vinolo MA, Borges MC, de Castro IA, Pires IS, Borelli P. Dietary glutamine supplementation increases the activity of peritoneal macrophages and hemopoiesis in early-weaned mice inoculated with Mycobacterium bovis bacillus Calmette-Guérin. J Nutr 138:1343-8, 2008.
- Rogero MM, Tirapegui J. Aspectos atuais sobre glutamina, atividade física e sistema imune. Rev Bras Ciên Farm 36: 201-212, 2000.
- Rogero MM, Tirapegui J. Aspectos nutricionais sobre glutamina e exercício físico. Nutrire 25: 101-126, 2003.
- Rogero MM. Efeitos do exercício e da suplementação com L-glutamina e L-alanil-L-glutamina sobre as concentrações de glutamina no plasma, músculo e fígado em ratos. São Paulo: USP, 2002. 120 p. Dissertação (Mestrado) – Faculdade de Ciências Farmacêuticas da Universidade de São Paulo, 2002.

- Rohde T, Asp S, Maclean DA, Pedersen BK. Competitive sustained exercise in humans, limphokine activated killer cell activity, and glutamine: an intervention study. Eur J Appl Physiol, v. 78, p. 448-453, 1998.

- Rohde T, Maclean DA, Hartkoop A, Pedersen BK. The immune system and serum glutamine during a triathlon. Eur J Appl Physiol, v. 74, p. 428-434, 1996.

- Rohde T, Maclean DA, Pedersen BK. Effect of glutamine supplementation on changes in the immune system induced by repeated exercise. Med Sci Sport Exerc, v. 30, p. 856-862, 1998.

- Roth E. Nonnutritive effects of glutamine. J Nutr. 2008 Oct;138(10):2025S-2031S.

- Rowbottom DG, Keast D, Goodman C, Morton AR. The haematological, biochemical profile of athletes suffering from the overtraining syndrome. Eur J Appl Physiol, v. 70, p. 502-509, 1995.

- Rowbottom DG, Keast D, Morton AR. The emerging role of glutamine as an indicator of exercise stress and overtraining. Sports Med, v. 21, p. 80-97, 1996.

- Scheppach W, Loges C, Bartram P, Christl SU, Richter F, Dusel G et al. Effect of free glutamine and alanyl-glutamine dipeptide on mucosal proliferation of the human ileum and colon. Gastroenterology, v. 107, p. 429-434, 1994.

- Senf SM, Howard TM, Ahn B, Ferreira LF, Judge AR. Loss of the inducible Hsp70 delays the inflammatory response to skeletal muscle injury and severely impairs muscle regeneration. PLoS One. 2013;8(4):e62687.

- Senf SM. Skeletal muscle heat shock protein 70: diverse functions and therapeutic potential for wasting disorders. Front Physiol. 2013;4:330.

- Sewell DA, Gleeson M, Blannin AK. Hyperammonaemia in relation to high-intensity exercise duration in man. Eur J Appl Physiol, v. 69, p. 350-64, 1994.

- Shephard RJ, Shek PN. Potencial impact of physical activity and sport on the immune system: a brief review. Br J Sport Med, v. 28, p. 247-255, 1994.

- Shewchuck LD, Baracos VE, Field CJ. Dietary l-glutamine does not improve lymphocyte metabolism or function in exercise-trained rats. Med Sci Sports Exerc, v. 29, p. 474-81, 1997a.

- Shewchuck LD, Baracos VE, Field CJ. Dietary l-glutamine supplementation reduces the growth of the Morris hepatoma 7777 in exercise-trained and sedentary rats. J Nutr, v. 127, p. 158-166, 1997b.

- Shewchuck LD, Baracos VE, Field CJ. Dietary l-glutamine supplementation reduces the growth of the Morris hepatoma 7777 in exercise-trained and sedentary rats. J Nutr, v. 127, p. 158-66, 1997.

- Singleton, KD.; Wischmeyer, PE. Glutamine induces heat shock protein expression via o-glycosylation and phosphorylation of HSF-1 and Sp1. J Parenter Enteral Nutr. Vol. 32. p. 371-376. 2008.

- Smith DJ, Norris S.R. Changes in glutamine and glutamate concentrations for tracking training tolerance. Med Sci Sports Exerc, v. 32, p. 684-9, 2000.

- Smith LL. Cytokine hypothesis of overtraining: a physiological adaptation to excessive stress? Med Sci Sports Exerc, v. 32, p. 317-31, 2000.

- Smith RJ. Glutamine metabolism and its physiologic importance. J Parent Ent Nutr, v. 14, p. 40S-44S, 1990.

- Song Q-H, Xu R-M, Zhang Q-H, Shen G-Q, Ma M, Zhao X-P, et al. Glutamine supplementation and immune function during heavy load training. Int J Clin Pharmacol Ther 53: 372–376, 2015.

- Stehle P, Fürst P. Glutamine and the gut. Pharmacological nutrition immune nutrition, International Symposium, Nice, p. 59-67, 1995.

- Stumvoll M, Perriello G, Meyer C, Gerich J. Role of glutamine in human carbohydrate metabolism in kidney and other tissues. Kidney International, Vol. 55 (1999), p. 778–792.

- Van Hall G, Saris WHM, Van de Schoor PAI, Wagenmakers AJM. The effect of free glutamine and peptide ingestion on the rate of muscle glycogen resynthesis in man. Int J Sports Med, v. 21, p. 25-30, 2000.

- Van Hall G, Wagenmakers AJM. Effect of carbohydrate supplementation on plasma glutamine during prolonged exercise and recovery. Int J Sports Med, v. 19, p. 82-6, 1998.

- Varnier M, Leese GP, Thompson J, Rennie MJ. Stimulatory effect of glutamine on glycogen accumulation in human skeletal muscle. Am J Physiol, v. 269, p. 309-315, 1995.

- Vasconcelos MIL, Tirapegui J. Importância nutricional da glutamina. Arq Gastroenterol, v. 35, p. 207-215, 1998.

- Wagenmakers AJM. Muscle amino acid metabolism at rest and during exercise: role in human physiology and metabolism. Exerc Sport Sci Rev, v. 26, p. 287-314, 1998.

- Walsh NP, Blannin AK, Clark AM, Cook L, Robson PJ, Gleeson M. The effects of high-intensity intermittent exercise on the plasma concentrations of glutamine and organics acids. Eur J Appl Physiol, v. 77, p. 434-438, 1998a.

- Walsh NP, Blannin AK, Robson PJ, Gleeson M. Glutamine, exercise and immune fuction: links and possible mechanisms. Sports Med, v. 26, p. 177-191, 1998b.

- Walsh NP, Blannin AK. Effect of oral glutamine supplementation on human neutrophil lipopolysaccharide-stimulated degranulation following prolonged exercise. Int J Sport Nutr, v. 10, p. 39-50, 2000.

- Wang W, Choi RH, Solares GJ, et al. L-Alanylglutamine inhibits signaling proteins that activate protein degradation, but does not affect proteins that activate protein synthesis after an acute resistance exercise. Amino Acids 47, 1389-1398, 2015.

- Welbourne TC. Increased plasma bicarbonate and growth hormone after an oral glutamine load. Am J Clin Nutr, v. 61, p. 1058-61, 1995.

- Williams BD, Chinkes DL, Wolfe RR. Alanine and glutamine kinetics at rest and during exercise in humans. Med Sci Sport Exerc, v. 30, p. 1053-1058, 1998.

- Xue H, Slavov D, Wischmeyer PE. Glutamine-mediated dual regulation of heat shock transcription factor-1 activation and expression. J BiolChem. Vol. 287. p. 40400-40413. 2012.

- Young VR, Ajami AM. Glutamine: the emperor or his clothes? J Nutr, v. 131, p. 2449-59, 2001.

- Zanker CL, Swaine IL, Castell LM, Newsholme EA. Responses of plasma glutamine, free tryptophan and branched-chain amino acids to prolonged exercise after a regime designed to reduce muscle glycogen. Eur J Appl Physiol, v. 75, p. 543-548, 1997.

- Ziegler TR, Benfell K, Smith RJ, Young LS, Brown E, Ferrari-Baliviera E et al. Safety and metabolic effects of L-glutamine administration in humans. J Parent Ent Nutr, v. 14, Suppl 1, p. 137-46, 1990.

L-carnitina e Cromo na Atividade Física

• Mariana de Rezende Gomes • Julio Tirapegui

L-carnitina

Papel da L-carnitina no organismo

A carnitina (3-hydroxi-4-trimetilaminobutanoato) é um composto endógeno fundamental para o transporte de ácidos graxos de cadeia longa através das membranas mitocondriais, e o isômero L é a forma ativa da carnitina. A síntese desse componente ocorre principalmente no fígado e nos rins, a partir dos aminoácidos lisina e metionina, e requer também ferro, vitamina C, vitamina B6 e niacina. Fígado e rins mantêm apenas 1,6% do total de carnitina corporal (cerca de 27 g), o restante é encontrado nos músculos esqueléticos e cardíaco e cerca de 0,5% encontra-se circulante no plasma. A concentração muscular chega a ser 1.000 vezes maior que a concentração plasmática, com cerca de 4 a 5 mmol/L, enquanto o plasma contém 40 a 60 µmol/L. Contudo, esta pode ser obtida pelos alimentos de origem animal, principalmente a carne vermelha e os derivados do leite. Uma vez no organismo, seja por biossíntese endógena, seja por obtenção alimentar, a carnitina dirige-se principalmente para o coração e para o músculo esquelético, onde exerce um papel bem estabelecido no metabolismo intermediário.

Quando o organismo necessita de energia a partir dos lipídios, alguns hormônios, como adrenalina e GH, atuam sobre o tecido adiposo ou muscular provendo a lipólise, que consiste na quebra das cadeias de triacilgliceróis em ácidos graxos e glicerol livres. No caso do tecido adiposo, esses componentes livres são lançados na circulação em um processo denominado mobilização e posteriormente captados pelo tecido muscular. Salientando o metabolismo de lipídios na célula muscular, os ácidos graxos de cadeia longa atingem, então, o sarcoplasma e se unem a uma molécula de coenzima A, formando acil-CoA, reação que é catalisada pela acil-CoA sintetase. A molécula de coA é impermeável à membrana mitocondrial, necessitando, por sua vez, de uma molécula de carnitina para formar um complexo permeável (acilcarnitina) pela ação catalítica da enzima carnitina palmitoil transferase I (CPT1), que está localizada na face externa da membrana externa da mitocôndria. Em seguida, a enzima carnitina acilcarnitina translocase (CACT) transfere esse complexo para a enzima CPT2 (carnitina palmitoil transferase 2), que se encontra na face interna da membrana interna da mitocôndria, que por sua vez é responsável pela nova ligação de uma coenzima A mitocondrial ao grupo acil, desligando a carnitina do complexo e regenerando a molécula de acil--CoA. A CACT também auxilia no retorno da carnitina para o citosol. Subsequentemente, o acil-CoA gerado é levado à matriz mitocondrial para então se submeter à β-oxidação e dar origem ao acetil-CoA para o ciclo de Krebs. Esse processo metabólico está esquematizado na Figura 16.1.

A carnitina aumenta, também, a disponibilidade de coenzima A, garantindo a funcionalidade do ciclo de Krebs. A carnitina livre pode ligar-se a moléculas de acetil-CoA e formar um composto denominado acetilcarnitina, que contribui para a diminuição da concentração de acetil--CoA e aumento da CoA livre. Uma redução na relação de acetil-CoA:CoA pode estimular o complexo piruvato desidrogenase (PDH), aumentando a conversão de piruvato em acetil-CoA, o que resultaria em uma redução da produção de ácido láctico (efeito tampão) e em uma prorrogação da fadiga no casos de exercícios prolongados.

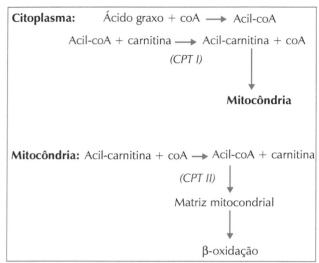

Figura 16.1. Transporte de ácidos graxos de cadeia longa do citoplasma para o interior da mitocôndria da célula muscular.

A carnitina e a acilcarnitina contêm sistemas de transporte saturáveis específicos para entrarem na célula muscular. Após a participação no metabolismo intermediário, são exportadas através de transportadores específicos, também saturáveis, para a corrente sanguínea, da qual serão ambas filtradas pelos rins e reabsorvidas pelo túbulo renal.

Os tecidos que contêm carnitina possuem sistemas de transportes de troca entre os meios extra e intracelular de carnitina e acilcarnitina com limiares de saturação diferentes, demonstrados pelas diferentes concentrações desses componentes nos respectivos tecidos. Como a concentração muscular é 1.000 vezes maior que a plasmática, o transporte desses componentes para o meio intracelular ocorre de modo ativo contra um gradiente de concentração. Porém, se a concentração plasmática de carnitina ultrapassar a taxa de filtração renal (60 a 100 mmol/L), a eliminação desta pela urina apresentará um *clearance* aproximado da taxa de filtração glomerular máxima; logo, a administração de altas doses de carnitina promove o aparecimento rápido desta na urina. Normalmente as perdas de carnitina são mínimas (< 60mg/dia), e são reduzidas a menos de 20 mg/dia em dietas restritivas de fontes animais como carnes e derivados lácteos.

O músculo esquelético é incapaz de sintetizar carnitina. A carnitina sintetizada principalmente pelo fígado e a proveniente da dieta devem ser transportadas pelo sangue até atingirem as células musculares. O sarcolema é relativamente impermeável à carnitina, e sistemas de transportes específicos existem para manter um gradiente de concentração trans-sarcolemal de carnitina (plasma × músculo esquelético) dentro dos valores descritos acima. O carreador de carnitina melhor descrito na literatura é o OCTN2 (*organic cation transporter* N2) e consiste em uma bomba sódio-dependente que move a carnitina do plasma para a célula muscular. Entretanto, o OCTN2 não é o único carreador de carnitina pelo sarcolema: existem outros transportadores específicos que ainda estão em estudo.

A biodisponibilidade da carnitina ingerida é cerca de 16 a 18% em doses de 1 a 2 g, e os estoques corporais estão estimados em cerca de 27 g ou 162 mmol em um indivíduo de 70 kg, dos quais 26 g encontram-se no músculo esquelético. Uma dose oral de 2 g/dia pode aumentar 0,12 g diárias no *pool* de carnitina, e a suplementação de 8 semanas pode resultar em um aumento de apenas 8% desse *pool*. O aumento tecidual parece não ser significativo, possivelmente em função da diferença de concentração plasmática e tecidual, uma vez que o transporte iria contra o gradiente de concentração e os níveis plasmáticos teriam de se manter extremamente elevados para que houvesse uma captação de carnitina relevante pelas células.

Dada a baixa biodisponibilidade da ingestão, a diferença do gradiente de concentração e a alta excreção renal de carnitina, seriam necessárias altas doses desse composto como suplemento por um extenso período de tempo para afetar significativamente os estoques musculares de carnitina em indivíduos saudáveis. Além disso, seu consumo poderia ser associado com o de carboidratos, pois existem evidências de que a insulina favorece a captação de carnitina pelas células musculares esqueléticas.

Suplementação de carnitina e exercício

A trajetória da carnitina no metabolismo intermediário origina a hipótese de que esta promoveria um possível efeito ergogênico durante o exercício, principalmente sobre os de longa duração, por meio do aumento da taxa de oxidação de ácidos graxos de cadeia longa, gerando, assim, mais unidades de energia – adenosina trifosfato (ATP).

Várias premissas levam os atletas a elegerem a carnitina como suplemento alimentar para aprimorar o desempenho físico. A primeira delas é relativa às concentrações de carnitina musculares, que a princípio seriam muito baixas para permitir que as carnitina-aciltransferases operassem em alta atividade e dessem suporte ao aumento da taxa de oxidação de lipídios durante o exercício. A segunda está inserida nesse contexto, de modo que a suplementação de carnitina seria capaz de aumentar os estoques musculares desta. Por último, o aumento da atividade das aciltransferases e do conteúdo total de carnitina muscular resultaria no aumento da taxa de oxidação de ácidos graxos intramusculares durante o exercício e também na diminuição da utilização de glicogênio, prolongando, assim, o tempo até a fadiga em exercícios de longa duração.

Entretanto, em repouso, o *pool* de carnitina muscular apresenta-se distribuído, com cerca de 80 a 90% de carnitina, 15% de acilcarnitina de cadeia curta e 5% de acilcarnitina de cadeia longa; em 60 minutos de atividade de baixa intensidade, parece não ser suficiente para alterar essa distribuição. Em contraste, em exercícios de alta intensidade, ocorre de modo mais pronunciado uma diminuição da concentração de carnitina muscular à medida que se observa um acúmulo de acilcarnitina. Em um período de 10 minutos de exercício em alta intensidade, o *pool* de carnitina muscular é redistribuído para uma proporção de 45 a 75% de acilcarnitina de cadeia curta, e apenas 20 a 50% permaneceriam sob a forma de carnitina livre.

A redistribuição do *pool* de carnitina normaliza-se lentamente após o término da sessão de exercício de maior intensidade, mas não é restaurada aos valores basais em 60 minutos de recuperação.

O decréscimo das concentrações de carnitina durante os exercícios de alta intensidade ocorrem devido a sua reação com os compostos de acetil-CoA para formar acetilcarnitina, e essa diminuição é tão significativa (decaem para 0,5 a 1 mM/kg) que chega a se aproximar das concentrações necessárias para metade da atividade máxima das aciltransferases de carnitina (0,25 a 0,45 mM/kg). Tal fenômeno poderia explicar em parte a redução da oxidação de ácidos graxos durante a atividade intensa.

Apesar dessas alterações significativas nas reservas de carnitina muscular, os valores plasmáticos são minimamente afetados. Isso sugere que as alterações no *pool* de carnitina sejam dependentes da intensidade do exercício, o que é mais pronunciado quando há aumento de carga e velocidade.

As propostas da suplementação de carnitina para promover efeitos benéficos no desempenho estão sintetizadas na Tabela 16.1.

Tabela 16.1. Mecanismos para promoção de efeitos benéficos da suplementação de carnitina sobre o desempenho esportivo em indivíduos saudáveis.

- Aumento da oxidação de ácidos graxos.
- Diminuição da depleção de glicogênio.
- Reposição de carnitina muscular redistribuída em acilcarnitina.
- Ativação da enzima piruvato desidrogenase pela diminuição da concentração de acetil-CoA.
- Melhora da resistência à fadiga.
- Reposição da carnitina perdida nos treinamentos.

Fonte: Desenvolvida pela autoria.

Os estudos sobre os efeitos da suplementação de carnitina utilizam parâmetros como $VO_{2máx}$ (volume de oxigênio máximo inspirado durante o exercício) e QR (quociente respiratório), dosagens bioquímicas (acúmulo de lactato, atividade de enzimas-chave como o complexo piruvato desidrogenase, CPT1 e CPT2) e também parâmetros moleculares como expressão de enzimas-chave da via de oxidação dos lipídios, assim como seus respectivos conteúdos de RNAm.

De modo geral não há evidências suficientes que confirmem a hipótese de que a suplementação de carnitina provoque melhoras no desempenho esportivo, na captação máxima de oxigênio e no acúmulo de lactato em atletas saudáveis.

Todavia, em alguns estudos, a suplementação de 2 g/dia de L-carnitina por 4 semanas aumentou as concentrações musculares desta e a atividade de enzimas oxidativas, enquanto doses mais elevadas acarretaram maior excreção de carnitina pela urina. Poucos estudos também demonstraram que a suplementação de carnitina promoveu um aumento da utilização de lipídios durante o exercício, o qual é associado com uma diminuição no QR sem alterar as concentrações musculares. Isso sugere que a carnitina estimularia o metabolismo muscular por aumentar as taxas de *turnover* desta sem afetar suas concentrações de equilíbrio no músculo. Um estudo realizado por Kim e colaboradores em 2015 demonstrou que a suplementação com L-carnitina em ratos exercitados levou a maior expressão de CPT1 e outras proteínas-chave envolvidas na oxidação de ácidos graxos e também na biogênese mitocondrial. Como resultado, os animais obtiveram um aumento na capacidade de *endurance* devido à maior utilização de ácidos graxos como fonte de energia e preservação dos estoques de glicogênio.

É também conhecido o efeito protetor da carnitina sobre as células sanguíneas, em especial as plaquetas, que podem participar da proteção e recuperação de lesões musculares.

Contudo, um número maior de estudos vem demonstrando que a ingestão de 6 g ou mais de carnitina pelo tempo de 14 dias não altera as concentrações musculares de carnitina em indivíduos saudáveis não obesos e, além disso, não promove perda de peso.

Outros resultados indicam que o aumento da concentração de carnitina muscular normalmente já excede a taxa de oxidação de ácidos graxos pela mitocôndria, e isso sugeriria que, mesmo o conteúdo de carnitina muscular aumentando, não haveria aumento na utilização de lipídios em decorrência desse fato.

Considerando que a suplementação de carnitina promova maior oxidação de ácidos graxos no tecido muscular, poucas evidências demonstram que ocorre diminuição de tecido adiposo e de peso corporal total. O aumento da oxidação de ácidos graxos pode melhorar o desempenho do atleta e retardar a fadiga, mas não necessariamente se correlaciona a uma diminuição de gordura corporal.

O maior benefício da suplementação de carnitina parece se manifestar sobre esportistas que apresentam deficiência na síntese de carnitina, insuficiência renal crônica, alterações vasculares periféricas e síndrome da fadiga crônica. Logo, fora desse contexto não se tem estabelecido um consenso sobre a utilidade da suplementação de carnitina na melhora do desempenho e/ou da composição corporal.

A suplementação de carnitina associada com colina (precursor da acetilcolina) parece promover maior retenção e preservação de carnitina muscular e diminuição de tecido adiposo em comparação com a suplementação de carnitina isolada, mas esse efeito foi observado somente em modelos animais, não se conhecendo ainda os efeitos no homem. A associação com cafeína também parece potencializar tais efeitos, uma vez que a cafeína age diretamente na lipólise, auxiliando na mobilização de ácidos graxos, enquanto a colina facilitaria a entrada e preservaria a carnitina muscular; esta última aumentaria a atividade mitocondrial de oxidação de ácidos graxos na célula muscular para acompanhar essa maior mobilização.

Alguns estudos vêm aplicando a suplementação conjunta de carnitina, colina e cafeína em animais treinados e trazendo resultados positivos sobre marcadores do metabolismo oxidativo como $VO_{2máx}$ e QR, diminuição do acúmulo de lactato e ainda diminuição de tecido adiposo. Como a literatura nessa parte ainda é bastante controversa, há estudos, por outro lado, demonstrando redução de tecido adiposo, mas inalterações dos marcadores de oxidação relativos à *performance* (QR e $VO_{2máx}$). A hipótese lançada destes últimos é a de que a carnitina não só se ligaria às moléculas de acil-CoA, mas também a compostos de acetil, como o acetil-CoA, provenientes da b-oxidação, carregando-os para fora da célula muscular. Assim, não haveria perda de gordura por aumento da oxidação de ácidos graxos, e na verdade; o que ocorre é um escape dos intermediários das reações oxidativas. Isso é justificado pelo aparecimento de compostos acetilcarnitina e acilcarnitina significativos na urina após o exercício em animais suplementados. Contudo, a grande limitação desses estudos é que eles são realizados com ratos, não podendo ainda ser extrapolados para humanos.

O estudo da carnitina é bastante controverso, e ainda existem poucas evidências de resultados positivos sobre a alteração da composição corporal, bem como no desempenho atlético em humanos.

Isso se deve em parte à grande variação dos delineamentos experimentais utilizados nos estudos científicos, por exemplo, as dosagens variam entre 1 e 6 gramas ingeridas antes do exercício ou não, o tempo de suplementação pode ser de semanas ou meses, os protocolos de exercícios são diversos e assim por diante. Essas variações metodológicas ainda são aplicadas em grupos bastante heterogêneos, que variam no nível de condicionamento físico, na experiência atlética, no sexo e na idade. Torna-se difícil, assim, uma convergência de resultados que deem suporte para traçar uma orientação clínica sobre a suplementação de carnitina.

Na Posição do American College of Sports Medicine publicada em 2009, a carnitina foi incluída no grupo de suplementos alimentares que não atuam de acordo com sua alegação, ou seja, não apresenta resultados significativos ou consenso em relação ao aumento da oxidação de gordura, desempenho físico, retardo de fadiga, diminuição de gordura corporal e perda de peso.

Atualmente esse composto continua com sua livre comercialização proibida pela Anvisa, a não ser sob prescrição médica. Os dizeres da Anvisa em relação à carnitina são os seguintes: "Considerando o fato da carnitina estar sendo usada como medicamento, a possibilidade de efeitos colaterais e a falta de consenso científico sobre sua segurança e eficácia, a Agência Nacional de Vigilância Sanitária (Anvisa) em 2003 concluiu que ela deve ter seu uso condicionado à supervisão médica e não se enquadra na área de alimentos".

Cromo
Origem e recomendações

O cromo é um mineral traço essencial encontrado em alimentos como oleaginosas, aspargos, cerveja, cogumelos, ameixa, cereais integrais, carnes, vísceras, leguminosas e vegetais. A ingestão diária e segura de cromo em adultos está estimada em 50 a 200 mg/dia, e, apesar de ser considerado um elemento essencial, não existe uma *Recommended Dietary Allowance* (RDA) para cromo. Contudo, a publicação recente das novas recomendações alimentares, *Dietary Recommended Intakes* (DRI), trouxe um valor de *Adequate Intake* (AI) para esse mineral de 25 mg/dia para mulheres e 35 mg/dia para homens adultos, mas ainda não foi definida nenhuma *Tolerable Upper Intake Level* (UL), ou seja, uma quantidade máxima recomendada de ingestão a fim de prevenir danos à saúde, uma vez que o cromo é um mineral pesado.

Uma possível contraindicação da ingestão de altas doses de cromo seria um prejuízo no estado nutricional de ferro para o organismo, isso porque o cromo compete com o ferro pela ligação com a transferrina, proteína responsável pelo transporte de ferro recém-absorvido. Contudo, poucos trabalhos foram realizados no intuito de verificar essa condição, e não existem evidências significativas de que isso realmente ocorra.

A dificuldade de estabelecer uma RDA para o cromo deve-se principalmente às limitações da estimativa da ingestão desse mineral, que abrangem desde a ausência de dados de composição de alimentos às dificuldades de análise de cromo em alimentos em função das baixas concentrações deste na maioria dos alimentos e de problemas de contaminações ambientais.

Função biológica

O cromo pode ser encontrado em estoques corporais como musculoesquelético, rins, coração e fígado. Atribuem-se a esse mineral funções que abrangem principalmente o metabolismo de carboidratos, mas também, em menor grau, os metabolismos proteico e lipídico.

Sua participação no metabolismo de carboidratos diz respeito, mais especificamente, ao estímulo à captação de glicose pelas células de tecidos alvos, porém o mecanismo pelo qual isso ocorre não está totalmente definido. Hipóteses recentes apontam o cromo como componente participante do mecanismo de amplificação da sinalização celular de insulina, ou seja, um fator colaborador do aumento da sensibilidade de receptores insulínicos na membrana plasmática. Outros estudos ainda propõem que o cromo seja capaz de aumentar a fluidez da membrana celular para facilitar a ligação da insulina com seu receptor e a internalização desta.

Nessa perspectiva, o mecanismo aceito atualmente é o de que o cromo seria captado pelas células sensíveis à insulina e no citoplasma se ligaria a uma proteína denominada apocromodulina. Após a ligação, essa proteína passaria a se chamar cromodulina, por se tornar ativa, e teria a função de se ligar em um sítio específico no receptor de insulina, aumentando sua atividade tirosina-quinase, o que resulta em maior sensibilidade celular à insulina e consequentemente maior captação de glicose.

Além de sua atuação principal sobre o metabolismo de carboidratos, o cromo também interfere no metabolismo proteico, estimulando a captação de aminoácidos pelas células, uma vez que está intimamente ligado à atividade insulínica. Existem, ainda, algumas evidências sobre seu papel no metabolismo lipídico, que parece estar relacionado ao aumento das lipoproteínas de alta densidade (HDL), redução do colesterol total e das lipoproteínas de baixa densidade (LDL, VLDL) em indivíduos com valores inicialmente elevados.

Embora não estejam ainda demonstrados bioquimicamente os mecanismos de ação do cromo, sinais de deficiência marginal desse mineral em roedores incluem diminuição da tolerância à glicose, aumento da insulina circulante e aumento de colesterol e triacilglicerol plasmático, mostrando que o cromo, além de estar ligado ao metabolismo de carboidratos, interfere direta ou indiretamente nos metabolismos proteico e lipídico simultaneamente.

Papel do cromo no exercício

Durante o exercício, o cromo é mobilizado de seus estoques orgânicos para aumentar a captação de glicose pela célula muscular, mas sua secreção é muito mais acentuada na presença de insulina. Um aumento da concentração de glicose sanguínea induzida pela dieta estimula a secreção de insulina, que, por sua vez, provoca maior liberação de cromo. O cromo em excesso no sangue não pode ser reabsorvido pelos rins, logo é excretado na urina. É muito comum observar níveis aumentados de cromo na urina após grande ingestão de carboidratos, principalmente simples.

A concentração de cromo plasmática aumenta durante exercícios aeróbios prolongados e mantém-se elevada 2 horas ainda após o término da atividade. Esse fato pode ser observado tanto em exercícios crônicos como agudos e termina por provocar maior excreção de cromo através da urina nos dias de prática esportiva.

As perdas urinárias de cromo geralmente não são restabelecidas rapidamente em função de a absorção intestinal desse mineral não ser suficiente para cobrir o cromo perdido. Exercícios, tanto aeróbicos como o treinamento de força, aumentam, sim, a absorção de cromo intestinal, mas a perda urinária ainda é prevalecente, fazendo predominar um balanço negativo de cromo, a depleção e a redistribuição dos estoques corporais desse mineral pós-exercício. Diante disso, é comum imaginar que atletas possam apresentar deficiência de cromo com mais facilidade que indivíduos sedentários ou moderadamente ativos.

A razão de se sugerir o cromo como suplemento alimentar voltado para esportistas não parte somente da preocupação da ocorrência de uma deficiência orgânica, mas principalmente porque ele poderia estar favorecendo a via anabólica por meio do aumento da sensibilidade à insulina, que, por sua vez, estimularia a captação de aminoácidos e, consequentemente, a síntese proteica. Isso levaria a um aumento do componente corporal magro por ganho de massa muscular. Ainda existe a especulação de um efeito lipolítico causado pelo cromo, porém os resultados de estudos em humanos ainda são muito controversos.

As dosagens mais comuns e seguras de toxicidade são por volta de 200 mg/dia. A Organização Mundial da Saúde (OMS) não determina um valor seguro para a ingestão de cromo, mas relata que dosagens de 125 a 200 mg/dia, além da dieta habitual, podem reverter a hipoglicemia e a intolerância à glicose, melhorar o perfil lipídico e os níveis plasmáticos de insulina. A dosagem máxima, dentro de um limite de segurança, poderia estar acima de 250 mg/dia, o que chegaria a ser 10 vezes maior que a AI recomendada para mulheres, por exemplo.

Existem estudos que administram doses maiores de cromo, alcançando até 800 mg/dia, mas ainda não se tem ao certo o conhecimento sobre os efeitos colaterais de altas dosagens de cromo, bem como sua toxicidade. Contudo, parece que dosagens entre 200 e 800 mg/dia em curto espaço de tempo não produzem efeitos positivos no que diz respeito à perda de massa gorda e ao ganho de massa magra.

A população-alvo dos estudos sobre cromo e composição corporal geralmente é formada por atletas ou praticantes de atividades de força que buscam potencializar o ganho de massa muscular e diminuir o conteúdo de gordura corporal. As mudanças na composição corporal devem ser detectadas por métodos mais precisos, como a pesagem hidrostática e a densitometria de duplo raios X (DEXA), pois outros métodos, como a antropometria (tomada de dobras cutâneas e cálculo de área muscular), podem induzir a conclusões errôneas sobre as alterações da composição corporal.

Análises de DEXA e pesagem hidrostática vêm demonstrando que a suplementação de 200 mg/dia de cromo não promove um acréscimo de massa muscular em treinamento de resistência por 8 a 12 semanas. No entanto, em estudos que observam períodos mais prolongados (12 a 24 semanas), associados a dosagens maiores de cromo (400 mg/dia), os atletas apresentam alterações significativas de composição corporal com redução de massa gordurosa da ordem de 5%. Isso pode indicar que os efeitos sobre a composição corporal atribuídos ao cromo podem ocorrer, porém necessitam de longos períodos e doses maiores que as comumente descritas e associadas também a um volume maior de treinamento. Porém, para conhecer o efeito do cromo isolado de demais variáveis, o treinamento não deve ser alterado no período pré e durante o estudo de suplementação. Nesse caso, a suplementação de cromo se aplicaria a atletas de nível competitivo, que são submetidos a treinos extensos diariamente, e não àqueles que praticam atividade física em nível recreacional. Além disso, os efeitos mais evidentes parecem ocorrer com maior incidência em mulheres do que em homens.

Outro ponto a ser considerado é a modalidade esportiva, pois mesmo dosagens de 400 mg/dia em 16 semanas não foram suficientes para alterar a composição corporal de indivíduos ativos submetidos a exercícios aeróbios moderados, com sessões 3 vezes por semana e de no mínimo 30 minutos. Os autores desse estudo argumentam que, de acordo com a literatura, os resultados efetivos da suplementação de cromo devem ocorrer com exercícios que possuam maior componente anaeróbio.

Outra população estudada é a constituída por indivíduos que apresentam sobrepeso e obesidade. Nesta, a suplementação de cromo parece não provocar alterações significativas de composição corporal isoladamente, mas, uma vez associada à prática de exercícios regulares, demonstra redução de peso. Isso pode indicar a eficácia apenas da atividade física, ou o próprio exercício aumentaria as necessidades de cromo do organismo, criando um estado de carência momentâneo no qual a oferta de cromo regularizaria ou mesmo potencializaria os efeitos descritos.

Contudo, o efeito mais benéfico dessa suplementação é sobre os fatores de risco de desenvolvimento de doenças cardiovasculares e diabetes que aparecem associadas à obesidade. Considerando que o cromo atua no nível dos receptores celulares de insulina, este favoreceria a homeostase de indivíduos diabéticos não insulinodependentes e, por mecanismos ainda não descritos na literatura, melhoraria o perfil lipídico desses mesmos indivíduos, diminuindo o risco de patologias coronarianas.

Todavia, esses mesmos efeitos atribuídos ao cromo são observados e já comprovados quando o indivíduo está engajado em alguma prática de atividade física regular, pois alguns dos benefícios fisiológicos do exercício *per se* seriam aumentar a sensibilidade à insulina, diminuir o colesterol, triacilgliceróis e lipoproteínas de baixa densidade circulantes, aumentar a concentração sérica de lipoproteínas de alta densidade, diminuir o peso corporal e o conteúdo de gordura e aumentar o de massa muscular. Será que o cromo realmente potencializaria todos esses efeitos? Afinal, se ambos fossem sobrepostos, exercício e suplementação de cromo agiriam sobre os mesmos parâmetros exatamente.

As formas mais comuns de cromo comercializadas são: picolinato de cromo > nicotinato de cromo > cloreto de cromo em uma escala de maior biodisponibilidade, mesmo porque as duas primeiras consistem em formas orgânicas e são melhores absorvidas. Contudo, a forma de cloreto de cromo parece ser a menos tóxica das três, e estudos recentes indicam que a suplementação de cromo na forma de picolinato exige cautela por conta de efeitos mutagênicos encontrados. Os efeitos genotóxicos são encontrados apenas quando o cromo é administrado na forma de picolinato e não na forma de cloreto ou nicotinato em cobaias, e isso demonstra que a toxicidade pertence à molécula de ácido picolínico e não ao cromo *per se*.

Altas dosagens de cromo (400 mg/dia ou mais) não devem ser administradas isoladamente, sobretudo para indivíduos obesos ou com tendência a ganho de peso. A suplementação deve estar sempre associada a programas de treinamento e pode ser mais efetiva em casos de pessoas diabéticas, diminuindo os fatores de risco gerados pela hiperglicemia.

Atletas diabéticos podem se beneficiar com a ingestão aumentada de cromo, mas ainda não existem dados suficientes na literatura de estudos feitos com esse tipo de população.

Inalterações de parâmetros de composição corporal ou bioquímicos em estudos de suplementação de cromo podem ser atribuídas à ausência de deficiência prévia desse mineral, pois, em casos de depleção dos estoques de cromo, a suplementação apresenta resultados em sua maioria positivos sobre os parâmetros avaliados. Por outro lado, quando não existe carência orgânica de cromo, o excesso ingerido é facilmente eliminado pela urina, pelo fato de esse componente ser altamente hidrossolúvel e não ser reabsorvido pelos rins.

O cromo pode ser ainda indicado como suplemento a ser ingerido durante a atividade física com outro propósito: o de poupar glicogênio muscular, uma vez que este poderia estimular a ação da insulina durante o exercício e aumentar a captação de glicose do sangue, o que então diminuiria a utilização dos estoques de glicogênio muscular. Contudo, nesse processo há um grande risco de o indivíduo apresentar hipoglicemia, uma das principais alterações metabólicas que levam à fadiga periférica. Por isso, a ingestão de cromo deve estar sempre acompanhada de carboidratos, e mesmo assim se deve atentar para o risco da ocorrência de hipoglicemia reativa.

A literatura sobre cromo e exercício ainda é muito restrita, principalmente no que diz respeito a estudos com humanos, e mais escassa ainda em suas variações como a intersecção destes com patologias como obesidade e diabetes.

De modo geral, a orientação da Position Statement (American College of Sports Medicine, Academy of Nutrition and Dietetics, Dietitians of Canada) de 2016 é a de que a autossuplementação de vitaminas e minerais é desnecessária, sendo indicado o monitoramento de profissionais quanto ao estado nutricional de micronutrientes para delinear uma prescrição adequada quando for necessário para prevenir ou tratar deficiências nutricionais ou mesmo otimizar o desempenho.

Questões propostas para estudo

1. Explique o mecanismo de transporte de ácidos graxos até a matriz mitocondrial.
2. Quais são as necessidades e os estoques de carnitina no organismo?
3. Quais são as hipóteses que justificariam sua suplementação?
4. A suplementação de carnitina é realmente eficaz para o desempenho esportivo? Comente justificando sua resposta.
5. Quais são as recomendações de cromo e as necessidades desse mineral para o atleta?
6. Quais seriam os possíveis efeitos da suplementação de cromo no exercício?
7. Qual é o papel do cromo em relação à sensibilidade à insulina?
8. A suplementação de cromo é válida para atletas? Comente justificando sua resposta.

Bibliografia consultada

- Achten J, Jeukendrup AE. Optimizing fat oxidation through exercise and diet. Nutrition 20:716-727, 2004.
- American College of Sports Medicine, Academy of Nutrition and Dietetics, Dietitians of Canada. Joint Position Stand: Nutrition & Athletic Performance. Medicine & Science in Sports & Exercise 41:709-731, 2009.
- American College of Sports Medicine, Academy of Nutrition and Dietitians, Dietitians of Canada. Joint Position Stand: Nutrition & Athletic Performance. Journal of Academy of Nutrition and Dietetics 116:501-528, 2016.
- Amy Huang A, Owen K. Role of Supplementary L-carnitine in exercise and exercise recovery. Med Sport Sci. 59:135-142, 2013.
- Anderson RA. Effects of chromium on body composition and weight loss. Nutr Rev 56:266-270, 1998.
- Brass EP, Hiatt WR. The role of carnitine supplementation during exercise in man and in individuals with special need. J Am Coll Nutr 17:207-215, 1998.
- Brass EP. Carnitine and sports medicine: use or abuse? Ann. N.Y. Acad. Sci. 1033:67-78, 2004.
- Brass EP. Supplemental carnitine and exercise. Am J Clin Nutr 72 (suppl):618S-23S, 2000.
- Campbell WW, Beard JL, Joseph LJ, Davey SL, Evans WJ. Chromium picolinate supplementation and resistive training by older men: effects on iron-status and hematologic indexes. Am J Clin Nutr 66:944-9, 1997.
- Champe PC, Harvey RA. Fat acid and tryacilglycerol metabolism. In: Biochemistry. 2nd rev. New Jersey: Lippincott-Raven, pp. 171-190, 1994.
- Clarkson PM. Effects of exercise on chromium levels: is supplementation required? Sports Med 23:341-349, 1997.
- Clarkson PM. Micronutrients and exercise: anti-oxidants and minerals. J Sports Science 13(Suppl): S11-S24, 1995.
- Clarkson PM. Nutrition for improved sports performance. Sports Med 21:393-401, 1996.
- Colombani P, Wenk C, Kunz I, Krähenbühl S, Kuhnt M, Arnold M, et al. Effects of L-carnitine supplementation on physical performance and energy metabolism of endurance-trained athletes: a double-blind crossover field study. Eur J Appl Physiol 73:434-439, 1996.
- Davis JM, Welsh RS, Alderson NA. Effects of carbohydrate and chromium ingestion during intermittent high-intensity exercise exercise to fatigue. Int J Sport Nutr Exerc Met 10:476-485, 2000.
- Décombaz JE, Deriaz O, Acheson K, Gmuender B, Jequier E. Effect of L-carnitine on submaximal exercise metabolism after depletion of muscle glycogen. Med Sci Sport Exerc 25:733-740, 1993.
- Décombaz JE, Reffet B, Bloemhard Y. Effect of L-carnitine and stimulated lipolysis on muscle substrates in the exercising rat. Experientia 46:457-458, 1990.
- Dragan GI, Vasiliu A, Georgeseu E, Dumas I. Studies concerning chronic and acute effects L-carnitine on some biological parameters in elite athletes. Physiologie 24:23-28, 1987.
- Glace B. Carnitine as an ergogenic aid in health and disease. J Am Coll Nutr 17: 203-204, 1998.
- Gomes MR, Tirapegui J. Considerações sobre cromo, insulina e exercício físico. Rev. Bras. Med. Esporte 11:262-266, 2005.
- Gomes MR, Tirapegui J. Cromo: novo nutriente ergogênico na atividade física? Nutr Pauta, 64:23-33, 2004.
- Gomes MR, Tirapegui J. Relação de alguns suplementos nutricionais e o desempenho físico. Arch Latinoamer Nutr 51:317-329, 2000.
- Greig C, Finch KM, Jones DA, Cooper M, Sargeant AJ, Forte CA. The effects of oral supplementation with L-carnitine on maximum and submaximum exercise capacity. Eur J Appl Physiol 56:457-460, 1987.
- Hallmark MA, Reynolds TH, DeSouza CA, Dotson CO, Anderson RA, Rogers MA. Effects of chromium and resistive training on muscle strength and body composition. Med Sci Sports Exerc 28:139-144, 1996.
- Hawley JA, Brouns F, Jeukendrup A. Strategies to enhance fat utilization during exercise. Sports Med 25:241-257, 1998.
- Hua Y, Clark S, Ren J, Sreejayan N. Molecular mechanisms of chromium in alleviating insulin resistance. J Nutr Biochem. 23:313-319, 2012.
- Jeukendrup AE, Randell, R. Fat burners: nutrition supplements that increase fat metabolism. Obesity Reviews 12:841-851, 2011.
- Jeukendrup AE, Saris WHM, Wagenmarkers AJM. Fat metabolism during exercise: A review – Part III: effects of nutritional interventions. Int J Sports Med 19:371-379, 1998.
- Karlic, H, Lohninger A. Supplementation of L-carnitine in athletes: does it make sense? Nutrition 20:709-715, 2004.
- Kim JH, Pan JH, Lee ES, Kim YJ. L-Carnitine enhances exercise endurance capacity by promoting muscle oxidative metabolism in mice. Biochemical and Biophysical Research Communications xxx:1-6, 2015.
- Kreider RB. Dietary supplements and the promotion of muscle growth with resistance exercise. Sports Med 27:97-110, 1999.
- Lambert EV, Hawley J, Goedecke J, Noakes TD, Dennis SC. Nutritional strategies for promoting fat utilization and delaying the onset of fatigue during prolonged exercise. J Sports Sci 15:315-324, 1997.
- Lau FC, Bagchi M, Sen CK, Bagchi B. Nutrigenomic basis of beneficial effects of chromium (III) on obesity and diabetes. Mol. Cell Biochem 317:1-10, 2008.

- Lukaski HC, Bolonchuck W, Siders WA, Milne DB. Chromium supplementation and resistance training: effects on body composition, strength, and trace element satus of men. Am J Clin Nutr 63:954-65, 1996.
- Lukaski HC. Magnesium, zinc, and chromium nutriture and physical activity. Am J Clin Nutr 72 (suppl):585S-93S, 2000.
- Lukaski HC. Vitamin and mineral status: effects on physical performance. Nutrition 20:632-644, 2004.
- Marconi C, Sassi G, Carpinelli A, Cerretelli P. Effects of carnitine loading on the aerobic and anaerobic performance of endurance athletes. Eur J Appl Physiol 54:131-135, 1985.
- McArdle WD, Katch FI. Minerais. In: Nutrição, exercício e saúde. 4. rev. Rio de Janeiro: Medsi, 1996. p. 152-180.
- Naclerio F, Larumbe-Zabala E, Cooper R, Allgrove J, Earnest CP. A Multi-ingredient containing carbohydrate, proteins L-glutamine and L-carnitine attenuates fatigue perception with no effect on performance, muscle damage or immunity in soccer players. PLoS ONE 10(4):e0125188. doi:10.1371/journal.pone.0125188, 2015.
- Orer, GE and Guzel, NA. The effects of acute L-carnitine supplementation on endurance performance of athletes. J Strength Cond Res 28:514-519, 2014.
- Organização Mundial de Saúde. Cromo. In: Elementos traço na nutrição e saúde humanas. São Paulo: Rocca, 1998. p. 135-138.
- Otag A, Hazar M, Otag I, Gurkan AC, Okan I. Responses of trace elements to aerobic maximal exercise in elite sportsmen. Global Journal of Health Science 6:90-96, 2014.
- Ramanadham S, Mongold JL, Bownsey RW. Oral vanadyl sulfate in the treatment of diabetes mellitus in rat. Am J Physiol 257:H904-11, 1989.
- Ranallo RF, Rhodes EC. Lipid metabolism during exercise. Sports Med 26:29-42, 1998.
- Rubin MA, Miller JP, Ryan AS, Treuth MS, Patterson KY, Pratley RE et al. Acute and chronic resistive exercise increase urinary chromium excretion in men as measured with an enriched chromium stable isotope. J Nutr 128:73-78, 1998.
- Sachan DS, Hongu N. Caffeine, carnitina and choline supplementation of rats decreases body fat and serum leptin concentration as does exercise. J Nutr 130:152-157, 2000.
- Sachan DS, Hongu N. Increases in VO2máx and metabolic markers of fat oxidation by caffeine, carnitina and choline supplementation in rats. J Nutr Bio 11:521-526, 2000.
- Sahlin K, Sallstedt, E-K, Bishop, D, Tonkonogi, M. Turning down lipid oxidation during heavy exercise: what is the mechanism? J. Physiol. Pharm. 59 (suppl 7):19-30, 2008.
- Stephens FB, Wall BT, Marimuthu K, Shannon CE, Constantin-Teodosiu D, Macdonald IA, Greenhaff PL. Skeletal muscle carnitine loading increases energy expendure, modulates fuel metabolismo gene networks and prevent body fat accumulation in humans. J Physiol 591:4655-4666, 2013.
- Stwart I, Rossouw J, Loots JM, Kruger MC. The effects of L-carnitine supplementation on plasma carnitine levels and various performance parameters of male marathon athletes. Nutr Res 17:405-414, 1997.
- Trent LK, Thieding-Cancel D. Effects of chromium picolinate on body composition. J Sports Med Phys Fitness 35:273-280, 1995.
- Trumbo P, Yates AA, Schlicker S, Poos M. Dietary references intakes: vitamin A, vitamin K, arsenic, boron, chromium, copper, iodine, iron, manganese, molybdenum, nickel, silicon, vanadium, and zinc. J Am Diet Assoc 101:294-301, 2001.
- Vecchiet L, Di Lisa F, Pieralisi G, Ripari P, Menabo R, Giamberardino MA, Siliprandi N. Influence of L-carnitine administration on maximal physical exercise. Eur J Appl Physiol 61:486-490, 1990.
- Vincent JB. Mechanisms of chromium action: low-molecular--weight chromium-inding substance. J. Am. Coll. Nutr. 18:6-12, 1999.
- Vincent JB. The biochemistry of chromium. J. Nutr. 130-715-8, 2000.
- Vincent JB. The potential value and toxicity of chromium picolinate as a nutritional supplement, weight loss agent and muscle development agent. Sports Med. 33:213-230, 2003.
- Vukovich MD, Costill DL, Fink WJ. Carnitine supplementation: effects on muscle carnitine and glycogen content during exercise. Med Sci Sport Exerc 26:1122-1129, 1994.
- Wyss V, Ganzit GP, Rienzi A. Effects of L-carnitine administration on VO2 máx and aerobic-anaerobic threshold in normoxia and acute hipoxia. Eur J Appl Physiol 60:1-6, 1990.
- Yamashita AS, Lira FS, Lima WP, Carnevali LC, Gonçalves DC, Tavares FL, Seelaender MCL. Influência do treinamento físico aeróbio no transporte mitocondrial de ácidos graxos de cadeia longa no músculo esquelético: papel do complexo carnitina palmitoil transferase. Rev. Bras. Med. Esporte 14:150-154, 2008.

Cafeína e Atividade Física

• Raquel Raizel • Audrey Yule Coqueiro • Julio Tirapegui

Introdução

A cafeína está presente em muitas bebidas populares, incluindo a bebida mais consumida no mundo: o café. O café tem grande importância comercial, agrícola e social, sendo frequentemente consumido por seus efeitos estimulantes (Dos Santos & de Oliveira, 2001). Esses efeitos são atribuídos à atividade farmacológica da cafeína, que atua como antagonista dos receptores de adenosina no sistema nervoso central (SNC) (Crozier et al., 2011). No entanto, a grande variedade de espécies de café, as condições de torrefação e os procedimentos de extração empregados resultam em uma quantidade considerável de variação biológica (Alves et al., 2010; Dos Santos & de Oliveira, 2001).

A cafeína é conhecida como um composto ergogênico que eleva a taxa e a força de contração cardíaca, aumentando a pressão sanguínea, e que desempenha ampla gama de efeitos metabólicos, hormonais e fisiológicos. No campo esportivo, essa substância potencializa o desempenho físico quando consumida em doses baixas a moderadas, exercendo efeitos ergogênicos superiores em relação ao café (Hodgson et al., 2013).

A crença de que a ingestão de cafeína pode ter efeitos adversos na saúde resultou em maior demanda por bebidas descafeinadas. Contudo, apesar de numerosas publicações relacionadas às consequências do consumo de cafeína na saúde humana em longo prazo, observam-se na literatura relatos de efeitos tanto protetores como deletérios (Marques et al., 2018; Church et al., 2015). Neste capítulo serão apresentados estudos recentes relacionados ao efeito do consumo de cafeína na saúde humana, especialmente quanto ao efeito dessa substância no desempenho físico.

Fontes alimentares

A cafeína pertence à família metilxantina e é conhecida como um alcaloide purínico natural obtido a partir de folhas, sementes e nozes de mais de 63 espécies de plantas (Lisko et al., 2017), dentre as quais se destacam: espécies do gênero *Coffea arabica* (grão de café), *Theobroma cacao L.* (cacau, chocolate), *Camellia sinensis L.* (folhas de chá-preto, chá-verde e chá-branco), *Ilex paraguariensis* St. Hil. (chá-mate), *Paullinia cupana* Hunth ex H.B.K. (sementes de guaraná), *Cola acuminata* (noz-de-cola) e outras espécies do gênero *Cola* utilizadas no preparo de bebidas carbonatadas (refrigerantes). Fontes dietéticas de cafeína como chá, café, chocolate, refrigerantes e bebidas energéticas tipicamente fornecem de 30 a 100 mg de cafeína por porção (Duchan et al., 2010; Goldstein et al., 2010).

Os grãos da maioria dos cultivares de café arábica (*C. arabica*) contêm ~ 1,0% de cafeína, enquanto *Coffea canephora* cv. Robusta (1,7%) e cv. Guarini (2,4%), *Coffea dewevrei* (1,2%) e *Coffea liberica* (1,4%) contêm maiores concentrações. Por outro lado, os teores de cafeína das sementes de outras espécies, como *Coffea eugenioides* (0,4%), *Coffea salvatrix* (0,7%) e *Coffea racemosa* (0,8%), são inferiores aos de *C. arabica*. Folhas jovens em expansão de *C. arabica* também contêm cafeína, com traços de teobromina, outro alcaloide pertencente à família metilxantina. Tem sido proposta a formação de complexos intermoleculares fracos entre a cafeína e os polifenóis, nos vacúolos das folhas de café, na forma de ácido clorogênico. A cafeína é convertida nos ácidos metilúrico, teacrino (ácido 1,3,7,9-tetrametilúrico), liberina [O (2), ácido 1,9-trimetilúrico] e metil-linerina [O (2), ido 1,7,9-tetrametilurico] nas folhas maduras de *C. liberica*, *C. dewevrei* e *Coffea abeokutae* (Mosli Waldhauser & Baumann, 1996).

Os alcaloides de purina também estão presentes nas folhas de erva-mate (*Ilex paraguariensis*), que é usada nas áreas rurais da América do Sul para produzir um chá de ervas. As folhas jovens de erva-mate contêm 0,8 a 0,9% de cafeína e 0,08 a 0,16% de teobromina. A teobromina é o alcaloide purina dominante nas sementes de cacau (*Theobroma cacao*), com cotilédones de grãos maduros contendo 2,2 a 2,7% de teobromina e 0,6 a 0,8% de cafeína. A cafeína é a principal metilxantina (4,3%) nos cotilédones de guaraná (*Paulliania cupana*), cujos extratos são usados como um estimulante refrescante extensivamente comercializado no Brasil como uma bebida carbonatada. Quando secas ou torradas, as sementes de guaraná podem ser usadas para produzir produtos comerciais com alto teor de cafeína (2,5 a 6%). O teor de cafeína das sementes de guaraná é 2 a 5 vezes superior ao das sementes de café arábica (Schimpl et al., 2013). Sementes de cola (*Cola nitida*) também contêm cafeína (2,2%), a qual pode ser encontrada em flores de várias espécies de citros (Bogo & Mantle, 2000).

Conforme observado, o conteúdo de cafeína pode variar nos produtos alimentícios de acordo com a espécie vegetal e a origem. Além disso, os procedimentos durante o preparo de bebidas (chá ou café), o método e o volume considerado para análise podem contribuir para o aumento dessa variação. A cafeína é um aditivo comum em muitas bebidas e alguns alimentos esportivos, conforme demonstrado na Tabela 17.1.

Tabela 17.1. Concentração de cafeína em bebidas.

Bebida	Porção (mL)	mg de cafeína/porção
Bebidas energéticas/esportivas		
Red Devil	250	41,8
SoBe Adrenaline Rush	250	77,6
SoBe No Fear	250	74,1
Hair of the Dog	250	Não detectado
Red Celeste	250	76,1
E Maxx™	250	73,6
AMP™	250	69,6
Red Bull Sugarfree	250	65,5
Red Bull	250	67,5
KMX™	250	33,3
Refrigerantes		
Coca-Cola clássica	355	29,5
Coca-Cola Diet	355	38,2
Coca-Cola Diet com limão	355	39,6
Coca-Cola Diet sem cafeína	355	Não detectado
Pepsi	355	31,7
Pepsi Diet	355	27,4
Mountain Dew	355	45,4
Mountain Dew Live Wire	355	48,2
Dr Pepper	355	36,0
Diet Dr Pepper	355	33,8

Refrigerantes		
Sierra Mist	355	Não detectado
Celeste Cola	355	19,4
Sprite	355	Não detectado
Seagram's Ginger Ale	355	Não detectado
Barq's Root Bee	355	18,0
7-UP	355	Não detectado
Outras bebidas		
Chá gelado de limão Nestea	250	8,1
Starbucks Doubleshot	250	136,6
Starbucks Frappuccino Mocha	250	63,5
Starbucks Frappuccino baunilha	250	56,4
Leite achocolatado Velda Farms	250	2,0
Bebida achocolatada Yoohoo	250	2,5

Fonte: Adaptada de McCusker et al., 2006.

Metabolismo

A cafeína (1,3,7-trimetilxantina) é uma purina lipossolúvel que, após a ingestão oral, é prontamente absorvida pelo trato gastrointestinal, principalmente no intestino delgado, com início de ação em 15 a 45 minutos e pico de concentração plasmática atingido em até 1 hora, independentemente da dose ingerida (Duchan et al. al., 2010; Goldstein et al., 2010). O intervalo de tempo entre o início da ação e o pico de concentração pode aumentar de acordo com a velocidade de esvaziamento gástrico. As concentrações de cafeína no plasma aumentam para ~ 15 a 20 µmol/L com uma dose baixa de cafeína (3 mg/kg de massa corporal), ~ 40 µmol/L com uma dose moderada (6 mg/kg de massa corporal) e ~ 60 a 70 µmol/L com uma dose alta de 9 mg/kg de massa corporal (Graham & Spriet, 1995). Devido a sua lipossolubilidade, a cafeína também atravessa a barreira hematoencefálica sem dificuldade.

A cafeína é metabolizada principalmente no fígado, onde sofre sucessivas desmetilações e uma oxidação na posição 8. A isoenzima CYP1A2 é encontrada apenas no fígado e representa 15% de todo o sistema enzimático citocromo P450 oxidase no fígado humano, sendo responsável por mais de 90% do metabolismo da cafeína (Arnaud, 2011). A CYP1A2 catalisa as desmetilações 1-, 3- e 7- da cafeína, a 7-desmetilação da paraxantina e as desmetilações 1 e 3 da teofilina. A CYP1A2 é responsável pela maioria das reações bioquímicas relacionadas à cafeína e seus metabólitos. A biotransformação da cafeína pela CYP1A2 representa um valor médio de 84% para a paraxantina, 12% para a teofilina e 4% para a teobromina (Figura 17.1). Por outro lado, a CYP2E1 é predominantemente responsável pela síntese de teofilina e teobromina (Nehlig, 2018). A CYP2D6-Met também catalisa a desmetilação e a 8-hidroxilação da cafeína, enquanto a CYP2E1 desempenha um papel menos importante nessas vias.

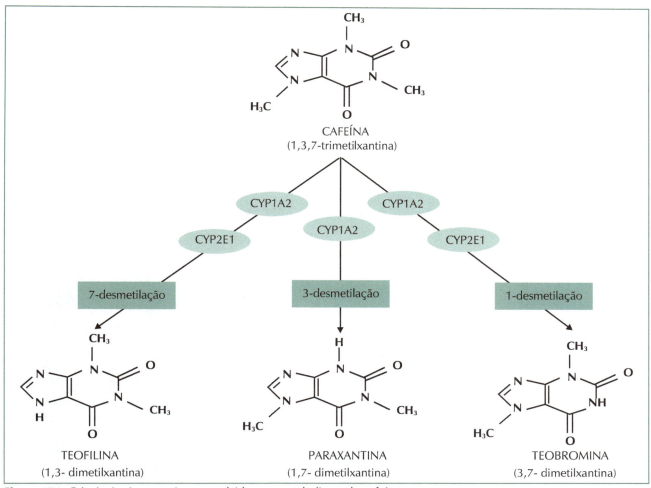

Figura 17.1. Principais vias e enzimas envolvidas no metabolismo da cafeína.
Fonte: Adaptada de Nehlig, 2018.

Os principais metabólitos da cafeína exercem efeitos corporais próprios (Duchan et al., 2010; Ashihara & Crozier, 2001), conforme ilustrado na Figura 17.2. A cafeína e seus metabólitos são excretados pelos rins, e aproximadamente 3 a 10% permanecem inalterados na urina. Com base na absorção tecidual e na depuração urinária, as concentrações circulantes diminuem de 50 a 75% em 3 a 6 horas após a ingestão (Nehlig, 2018; Magkos et al., 2005). Assim, a depuração da corrente sanguínea é análoga à taxa em que a cafeína é absorvida e metabolizada (Goldstein et al., 2010).

A meia-vida da cafeína – o tempo necessário para o corpo eliminar metade da quantidade total dessa substância consumida em um determinado momento – pode variar entre os indivíduos devido a diversos fatores (Nehlig, 2018), como:

- **Idade:** as condições de desenvolvimento do sistema oxidase de função mista determina a velocidade de metabolismo.
- **Genética:** polimorfismos associados com a enzima N-acetiltransferase podem afetar a acetilação dos metabólitos da cafeína e sua concentração urinária.
- **Função hepática:** doenças como cirrose e hepatite viral podem afetar a velocidade de desmetilação da cafeína.

Gestação

- **Dieta:** indutores enzimáticos, como os vegetais couve e repolho, e alimentos contendo altas concentrações de flavonoides aumentam o metabolismo da cafeína, enquanto alimentos contendo capsaicina inibem o metabolismo.
- **Medicamentos:** a ingestão de acetaminofeno e rifampicina aumenta o metabolismo da cafeína, enquanto o antidepressivo fluvoxamina e contraceptivos orais são inibidores.
- **Concentração de enzimas hepáticas (CYP1A2):** necessárias para o metabolismo da cafeína.
- **Exercício físico:** a concentração plasmática de cafeína é aumentada e a excreção urinária reduzida no exercício, principalmente em indivíduos do sexo feminino.

Em adultos saudáveis, a meia-vida da cafeína é de aproximadamente 3 a 4 horas. Nas mulheres que utilizam contraceptivos orais, a duração é de 5 a 10 horas, e em gestantes a meia-vida é de aproximadamente 9 a 11 horas. Em bebês e crianças, a meia-vida pode durar até 30 horas. Outros fatores, como o tabagismo podem aumentar a atividade da CYP e encurtar a meia-vida da cafeína. Por outro lado, o metabolismo é reduzido com a ingestão de álcool (Nehlig, 2018).

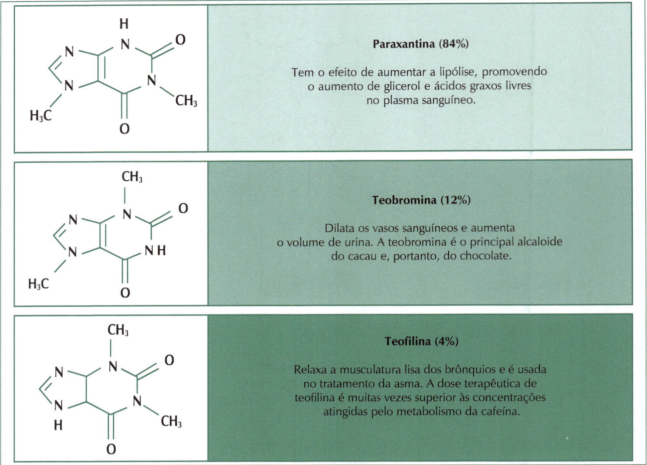

Figura 17.2. Principais metabólitos da cafeína e seus efeitos biológicos.
Fonte: Adaptada de Duchan, 2010.

Mecanismos de ação

A cafeína é comumente utilizada para aumentar o alerta e aliviar o sono e a percepção do esforço físico. Sua ação estimulante no SNC está diretamente relacionada com a dose ingerida. O consumo de doses baixas (entre 85 e 200 mg, equivalentes a 1 ou 2 xícaras de café) estimula o córtex cerebral, reduzindo o sono e a sensação de cansaço, além de aumentar a sensação de bem-estar, vigor e euforia e proporcionar períodos prolongados de produtividade e esforço mental (Church et al., 2015).

A cafeína atua por meio de múltiplos mecanismos, envolvendo tanto a ação em receptores e canais na membrana celular como a ação intracelular nos canais de cálcio e monofosfato de adenosina cíclico (AMPc). Em virtude da estrutura purínica, a cafeína pode atuar em alguns dos alvos da adenosina, como nucleosídeos e nucleotídeos. Dentre os mecanismos de ação conhecidos para explicar os efeitos da cafeína, o mais proeminente é o que bloqueia reversivelmente a ação da adenosina em seu receptor. Quando a cafeína é consumida, ela antagoniza os receptores de adenosina, ou seja, a cafeína impede a adenosina de ativar seu próprio receptor (Gurley et al., 2015).

Como o álcool, a nicotina e os antidepressivos, a cafeína atravessa facilmente a barreira hematoencefálica. Uma vez no cérebro, o principal mecanismo de ação da cafeína é como um antagonista dos receptores de adenosina. A molécula de cafeína é estruturalmente semelhante à adenosina, e se liga aos receptores de adenosina na superfície das células sem ativá-los (um mecanismo de ação antagonista). Portanto, a cafeína age como um inibidor competitivo, e os efeitos são mediados principalmente pelos receptores A1 e A2A. Como resultado, a cafeína previne temporariamente ou alivia a sonolência, e assim mantém ou restaura o estado de alerta (Goldstein et al., 2010). O antagonismo dos receptores de adenosina pela cafeína estimula os centros medular vagal, vasomotor e respiratório, o que aumenta a frequência respiratória, reduz a frequência cardíaca e contrai os vasos sanguíneos. Adicionalmente, o antagonismo do receptor de adenosina promove a liberação de neurotransmissores, como a acetilcolina, conferindo seu efeito estimulante (Fukuda et al., 2010).

A redução na atividade da adenosina resulta em aumento da atividade do neurotransmissor dopamina, responsável em grande parte pelos efeitos estimulantes da cafeína. Esta também pode aumentar as concentrações de adrenalina, possivelmente por meio de um mecanismo diferente. O uso agudo de cafeína também aumenta as concentrações de serotonina, causando mudanças positivas no humor (Gurley et al., 2015; Sanchina et al., 2014).

A cafeína é também um inibidor competitivo conhecido da enzima AMPc-fosfodiesterase, que converte o AMPc em sua forma não cíclica (5'AMP), permitindo que o AMPc se acumule nas células. Concentrações aumentadas de AMPc na célula muscular podem gerar o aumento da circulação das catecolaminas e o bloqueio dos receptores de adenosina, elevando consequentemente a oxidação lipídica (Nehlig, 2018). O acúmulo de AMPc também está relacionado a um aumento na fosforilação da enzima miosina de cadeia leve (MLC). Isso resulta em um aumento da concentração de Ca^{2+} intracelular sem contração, também descrito como perda de "sensibilidade" ao Ca^{2+} (Echeverri et al., 2010).

A cafeína é uma xantina com vários efeitos e mecanismos de ação no tecido vascular. Nas células endoteliais, aumenta o cálcio intracelular, estimulando a produção de óxido nítrico, que é difundido para a célula do músculo liso vascular para produzir vasodilatação. Nas células do músculo liso vascular, seu efeito é predominantemente uma inibição competitiva da fosfodiesterase, produzindo um acúmulo de AMPc e vasodilatação. Além disso, bloqueia os receptores de adenosina presentes no tecido vascular para produzir vasoconstrição (Echeverri et al., 2010).

Cafeína e desempenho físico

A cafeína é amplamente aceita como estimulante do SNC e modulador da função cardiovascular. Nesse sentido, vários mecanismos de ação são propostos para explicar os efeitos ergogênicos da cafeína, tais como (i) antagonismo do receptor de adenosina no SNC; (ii) mobilização de cálcio do retículo sarcoplasmático, melhora da contração muscular; (iii) inibição da fosfodiesterase; (iv) aumento do AMPc e lipólise, poupando o glicogênio para utilização no músculo esquelético e (v) melhoria da função pulmonar (Maughan et al.; Peeling et al., 2018; Spriet, 2014; Goldstein et al., 2010; Burke, 2008).

O efeito direto da cafeína sobre o AMPc promove o aumento da lipólise no tecido adiposo e muscular, aumentando as concentrações plasmáticas de ácidos graxos livres e a disponibilidade de triglicérides intramusculares, o que pode retardar a utilização do glicogênio muscular durante exercícios de intensidade moderada e permitir períodos prolongados de exercício. Estudos ainda sugerem que a cafeína desempenha um papel antioxidante e imunomodulador *in vivo*, dependendo das características do indivíduo e do exercício, bem como dos parâmetros imunológicos avaliados (Senchina et al., 2014). A cafeína é um antagonista do receptor de adenosina, e o fato de as células imunes expressarem receptores de adenosina sugere que a suplementação com cafeína ativa os linfócitos e atenua a queda na função dos neutrófilos após o exercício (Dulson & Bishop, 2016; Walker et al., 2007). Produtos do metabolismo da cafeína, como a paraxantina (84%), seguida pela teofilina (12%), também podem ter ações fisiológicas.

A cafeína também tem uma meia-vida longa (~3 a 5 h), o que a torna adequada para interagir com muitos tecidos do corpo. Entretanto, como a cafeína interage com muitos tecidos, é difícil estudar independentemente seus efeitos no SNC, no sistema nervoso periférico e nos muitos tecidos metabolicamente ativos (músculo esquelético, fígado, coração e tecido adiposo) em repouso e durante o exercício. No entanto, as concentrações plasmáticas de cafeína necessárias para causar alterações metabólicas nos tecidos são substancialmente maiores do que as necessárias para afetar os receptores de adenosina no cérebro e no sistema nervoso periférico, tornando improvável que possa haver grandes efeitos ergogênicos com doses de cafeína de ~3 mg/kg de massa corporal ou menores, quando as concentrações plasmáticas são de 15 a 20 μmol/L. A falta de alterações na frequência cardíaca e nos níveis de catecolaminas, lactato, ácidos graxos livres e glicerol com essa baixa dose de cafeína sustenta esse argumento (Spriet, 2014).

A investigação sobre os efeitos da suplementação com cafeína é extensa e inclui diversos protocolos de uso e testes com exercícios de *endurance*, treinamento de força, esforços supramáximos de curta duração e/ou *sprints* repetidos. Contudo, verifica-se um interesse em examinar os potenciais efeitos ergogênicos de doses baixas de cafeína em uma variedade de situações, com variações no tempo de ingestão antes e/ou durante o exercício e a falta de necessidade de incluir um período de abstinência para aumentar o desempenho (Peeling et al., 2018; Spriet, 2014; Burke, 2008). Os novos interesses das pesquisas envolvendo a cafeína estão resumidos na Tabela 17.2.

Tabela 17.2. Novos interesses das pesquisas envolvendo cafeína.

- Testes de desempenho desenvolvidos em laboratório para simular situações reais *versus* exercício até a exaustão.
- Administração de baixas doses, divididas antes e durante o exercício e/ou atividade esportiva.
- Administração de cafeína em formas variadas, como bebidas eletrolíticas de carboidratos, géis, barras, gomas de mascar e chocolate.
- Administração de cafeína no ambiente de esportes de equipe com simulações específicas de desempenho.
- Efeitos ergogênicos da cafeína em populações de atletas profissionais e de elite.
- Efeitos variáveis da cafeína e a percepção de que. enquanto algumas generalizações podem ser feitas, a atenção às respostas individuais e ao teste com ingestão de cafeína é necessária para todos os atletas.

Fonte: Adaptada de Spriet, 2014.

Exercícios de *endurance*

Sabe-se que a suplementação com cafeína aumenta a capacidade de resistência durante exercícios de exaustão, como corrida em esteira (Duncan et al., 2013; French et al., 1991). Além disso, os benefícios ergogênicos também são amplamente relatados durante situações competitivas, como atividades reais ou simuladas em laboratório. Ganio et al. (2009) verificaram que a suplementação com cafeína alcançou um benefício de desempenho médio de ± 3,2% (± 4,3%) quando fornecido antes e/ou durante atividades simuladas em laboratório com duração de 5 a 150 minutos, em inúmeras modalidades de exercício (ciclismo, corrida, remo, esqui *cross-country* e natação).

Estudos relatando benefícios usaram tipicamente doses de cafeína de 3 a 6 mg/kg de massa corporal, na forma de cafeína anidra (ou seja, pílula ou pó), consumidos cerca de 60 minutos antes do exercício (Ganio et al., 2009). No entanto, no trabalho de Spriet (2014) investigou-se o uso de doses mais baixas de cafeína (< 3 mg/kg MC, ~ 200 mg), antes e durante o exercício, sugerindo um benefício ergogênico. Vale ressaltar que doses maiores (≥ 9 mg/kg MC) não parecem beneficiar o desempenho físico (Maughan et al., 2018; Bruce et al., 2000). De fato, essas doses podem aumentar o risco de efeitos colaterais, como náusea, ansiedade, insônia e inquietação (Burke, 2008), resultados que claramente acarretariam prejuízos ao desempenho.

Curiosamente, resultados semelhantes são esperados em usuários e não usuários de cafeína (Goldstein et al., 2010), com pesquisas recentes relatando que a alta ingestão diária habitual de cafeína (351 ± 139 mg/dia) foi associada a benefícios semelhantes comparados ao consumo diário de doses baixas e moderadas de cafeína (Gonçalves et al., 2017). Baixas doses de cafeína, 100-200 mg (1,5-2,9 mg/ kg de massa corporal), consumidas em combinação com uma solução de eletrólito de carboidratos após 80 minutos de ciclismo resultou em uma melhoria de 4 a 7% durante um teste desenvolvido em laboratório concluído em ~ 26 a 28 minutos (Talanian & Spriet, 2016). Além disso, 200 a 300 mg de cafeína administradas em forma de goma de mascar durante um teste de ciclismo de 30 km melhoraram a potência média (+ 3,8%) durante os 10 km finais da tarefa, além de um aumento de 4% na potência de pico do *sprint* no final da atividade (Paton et al., 2015). Peeling et al. (2018) concluem que a suplementação com cafeína fornecida antes e/ou durante as atividades de *endurance* proporcionam benefícios ao desempenho esportivo.

Sprints de curta duração, supramáximos e repetidos

Os efeitos da cafeína nas atividades de curta duração, supramáximas e *sprints* repetidos são menos estudados. No entanto, há evidência de que a ingestão de cafeína em esforços de alta intensidade ≤ 5 minutos de duração promove benefícios ao desempenho, com uma melhora média de ~ 6,5% (Astorino & Roberson, 2010). Protocolos específicos envolvendo atividades anaeróbias incluem o estudo de ciclismo de 1 km desenvolvido em laboratório, onde a ingestão de cafeína (5 mg/kg de massa corporal consumida 60 minutos pré-exercício) foi associada a uma melhora de 3,1% no tempo de conclusão da tarefa e melhora de 3,1 e 8,1% em média e pico de potência, respectivamente (Wiles et al., 2006). Tais

benefícios no desempenho também foram obtidos durante o treinamento de resistência dinâmica máxima de curta duração, onde as medidas de produção de torque muscular foram significativamente melhoradas após o consumo de 6 mg/kg de cafeína nos 60 minutos anteriores ao exercício (Duncan et al., 2014).

Além disso, baixas doses de cafeína administradas na forma de goma de mascar (100 mg mastigadas por 5 minutos imediatamente antes do exercício) mostraram aumentar a distância de lançamento (+ 6%) por arremessadores bem treinados (Bellar et al., 2012). Em relação às simulações de atividade esportiva em equipe, a ingestão de cafeína (6 mg/ kg de MC, 50 minutos antes do aquecimento) melhorou o trabalho total realizado no primeiro (+ 8,5%) e no segundo meio (+ 7,6%) de um protocolo de *sprints* repetidos (2 × 36 minutos) em atletas de esporte de equipe moderadamente treinados. Além disso, foi mostrada uma melhora de 1% no tempo médio de *sprint*, quando 300 mg de cafeína foram fornecidos 60 minutos antes de um teste de *sprint* específico em jogadores semiprofissionais de rúgbi (Wellington et al., 2017; Spriet, 2014; Goldstein et al., 2010; Burke, 2008).

Estudos sugerem que a administração de cafeína promove benefícios durante 30 a 120 minutos. No entanto, a administração com menos de 30 minutos para o início da atividade pode promover efeitos prejudiciais devido ao excesso de excitação neuromuscular e a consequentes dificuldades em manter o controle motor fino, comprometendo o desempenho (Salinero et al., 2014). Uma visão geral dos efeitos benéficos e adversos da cafeína é fornecida na Tabela 17.3.

Tabela 17.3. Efeitos no desempenho esportivo e efeitos adversos da cafeína.

Efeitos no desempenho	Efeitos adversos
Melhora da contratilidade muscular.	• Dor abdominal.
Maior tempo até a exaustão.	• Diarreia.
Melhora na concentração.	• Desidratação.
Alerta aprimorado.	• Insônia, ansiedade e irritabilidade.
Redução de fadiga.	• Dores de cabeça.
	• Aumento na pressão arterial.
	• Alteração no padrão de sono e recuperação.
	• Aumento da tensão muscular.

Fonte: Adaptada de Salinero, 2014.

Os mecanismos de ação, dose recomendada, potenciais benefícios ao desempenho e efeitos colaterais conhecidos da cafeína foram divulgados recentemente no Consenso "Suplementos alimentares e atletas de alto rendimento", elaborado pelo Comitê Olímpico Internacional, e estão resumidos na Tabela 17.4.

CAPÍTULO 17 | CAFEÍNA E ATIVIDADE FÍSICA

Tabela 17.4. Efeitos da ingestão de cafeína relacionados ao desempenho físico.

Visão geral	• A cafeína é um estimulante que apresenta benefícios bem estabelecidos para o desempenho atlético em exercícios de *endurance* e *sprints* repetidos e/ou de curta duração em intensidades máximas.
Mecanismos de ação	• Antagonismo ao receptor de adenosina. • Aumento da liberação de endorfina. • Melhora da função neuromuscular. • Melhora da vigilância e alerta. • Redução da percepção de esforço durante o exercício.
Protocolo de suplementação	• 3 a 6 mg/kg de massa corporal, na forma de cafeína anidra (comprimido ou pó), ingerida aproximadamente 60 minutos antes do exercício. • Baixas doses de cafeína (< 3 mg/kg massa corporal, ~ 200 mg), antes e durante o exercício, fornecida concomitantemente com uma fonte de carboidrato.
Impacto no desempenho	• Melhora da capacidade de *endurance*, como aumento do tempo de exercício até a fadiga e melhor desempenho em várias modalidades de exercício (ciclismo, corrida, remo e outros) de duração variável (5 a 150 minutos). • Baixas doses de cafeína (100 a 300 mg) consumidas durante o exercício aeróbio (após 15 a 80 minutos de atividade) podem aumentar de 3 a 7% o desempenho no ciclismo. • Em curto prazo, a ingestão de 3 a 6 mg/kg de cafeína de 50 a 60 minutos antes de *sprints* repetidos e de curta duração em alta intensidade, resulta em melhora (> 3%) do tempo de conclusão da atividade, aumento da potência média e pico de potência durante atividades anaeróbias de 1 a 2 minutos de duração, e melhora de 1 a 8% no desempenho e repetição dos *sprints* durante jogos intermitentes de equipe.
Outras considerações e efeitos colaterais	• Doses elevadas de cafeína (≥ 9 mg/kg de massa corporal) não parecem aumentar o desempenho, e têm maior probabilidade de aumentar o risco de efeitos colaterais, incluindo náusea, ansiedade, insônia e inquietação. • Baixas doses de cafeína, variações no tempo de ingestão antes e/ou durante o exercício e a necessidade (ou falta de) um período de abstinência de cafeína devem ser testadas em treinamento antes do período de competição. A abstinência por um período de 24 horas pode causar irritabilidade, sonolência, tremores e cefaleia. • O consumo de cafeína durante a atividade deve ser realizado concomitantemente com a ingestão de carboidratos para melhorar a eficácia. • A cafeína é um diurético que promove aumento do fluxo urinário, mas esse efeito é pequeno nas doses que demonstraram melhorar o desempenho físico.

Fonte: Adaptada de Maughan et al., 2018.

Efeitos adversos

O excesso de cafeína pode causar insônia, nervosismo, arritmias e doenças cardiovasculares, distúrbios no metabolismo mineral, podendo culminar em anemia e osteoporose, complicações na gravidez e no parto, desconforto gastrointestinal e até a morte. Nos esportes, esses sintomas prejudicam o desempenho físico (Salinero et al., 2014). Quando a cafeína é ingerida com álcool, nicotina ou substâncias ilícitas, os efeitos adversos são mais pronunciados. Desde que a cafeína foi removida da lista proibida, seu uso aumentou drasticamente nos esportes, e a Agência Mundial *Antidoping* (Wada) é a responsável por monitorar o consumo de cafeína pelos atletas. Além disso, os indivíduos devem estar cientes sobre alimentos, bebidas e suplementos alimentares que contenham cafeína, devido ao potencial de interação com drogas, incluindo broncodilatadores, antibacterianos e antipsicóticos, e alteração do metabolismo de drogas causando efeitos colaterais (Park et al., 2013).

Apesar dos efeitos ergogênicos da cafeína no desempenho atlético, a cafeína age como um diurético, aumentando as perdas de água e eletrólitos. Assim, a ingestão crônica de bebidas esportivas contendo altas doses de cafeína pode contribuir para a desidratação e a hiponatremia, condições que prejudicam a saúde e o desempenho físico do atleta. Bebidas cafeinadas contêm cerca de 50 a 100 mg de cafeína, e doses mais altas têm sido associadas a certos efeitos adversos, tipicamente se manifestando com ingestão superior a 200 mg de cafeína. Nesse cenário, alguns autores recomendam a interrupção do uso da cafeína pelo menos 7 dias antes de um evento esportivo importante. Além de casos como úlcera péptica, delírio, coma, convulsões e arritmias, a parada cardíaca também tem sido relatada após um consumo elevado de cafeína, de 1,5 g (correspondente a 12 ou mais xícaras de café), pois a cafeína pode influenciar a atividade das vias de controle neuronal nos sistemas nervoso central e periférico (Higgins et al., 2010).

Segundo Maughan et al. (2018), a filosofia "mais é melhor", quando aplicada à cafeína, pode resultar em efeitos colaterais, incluindo náusea, ansiedade, aceleração do ritmo cardíaco e insônia, que superam os benefícios relacionados ao desempenho físico. Efeitos indesejados tornam-se mais comuns com doses de cafeína ≥ 9 mg/kg de massa corporal, mas os benefícios máximos são geralmente obtidos com a ingestão de 3 a 6 mg/kg de massa corporal (Peeling et al., 2018; Burke, 2008). A possibilidade de consequências fatais é rara, porém foi ilustrada em dois incidentes isolados em que foram administradas doses muito altas (até 30 g) de cafeína a voluntários saudáveis que participaram em estudos de laboratório. Os incidentes fatais ocorreram devido a erros no cálculo da dose mesmo na supervisão de pesquisadores experientes, indicando que as fatalidades podem ocorrer com atletas sob a supervisão de treinadores (Maughan et al., 2018).

Atletas e membros de sua equipe de suporte devem estar cientes das regulamentações que regem a fabricação e a comercialização de suplementos. Na maioria dos países, os suplementos são regulados da mesma maneira que os ingredientes alimentícios e, portanto, não estão sujeitos aos regulamentos rigorosos que são aplicados à indústria farmacêutica. Autoridades reconhecem que existem problemas com alguns dos suplementos alimentares à venda, mas as ações de controle de responsáveis pela segurança alimentar são limitadas pela legislação aplicável (Maughan et al., 2018; Geller et al., 2015).

Considerações finais

Em resumo, doses baixas a moderadas de cafeína (~ 3 a 6 mg/kg de massa corporal), consumidas 60 minutos antes do exercício, parecem ter os resultados positivos mais consistentes no desempenho esportivo em situações de pesquisa, embora uma variedade de outros protocolos também pareça benéfica em situações reais.

É importante ressaltar que os atletas que pretendem usar a cafeína como recurso ergogênico para o desempenho devem testar suas estratégias durante o treinamento ou competições menos importantes, a fim de ajustar um protocolo que alcance os benefícios relacionados ao desempenho, minimizando os efeitos colaterais.

Questões propostas para estudo

1. Quais as principais fontes de ingestão de cafeína pelo homem?
2. Quais os principais metabólitos provenientes do metabolismo da cafeína?
3. Que fatores aceleram o metabolismo da cafeína e quais os que o inibem?
4. Quais as principais ações farmacológicas, de interesse terapêutico, da cafeína?
5. Relacione dose de cafeína com efeito farmacológico ou tóxico.
6. Descreva os efeitos da cafeína em exercícios submáximos, máximos e supramáximos.
7. Discuta os mecanismos de ação propostos para explicar o aumento de desempenho produzido pela cafeína em exercícios aeróbios e anaeróbios.
8. Por que a cafeína foi e agora não é mais considerada, pela Agência Mundial *Antidoping*, um agente de dopagem?

Bibliografia consultada

- Altimari LR, Moraes AC, Tirapegui J, Moreau RLM. Cafeína e performance em exercícios anaeróbios. Rev Bras Cienc Farmac 2006; 42: 17-27.
- Alves RC, Casal S, Oliveira MB. Tocopherols in coffee brews: influence of coffee species, roast degree and brewing procedure. J Food Comp Anal. 2010; 23:802-8.
- Arnaud MJ. Pharmacokinetics and metabolism of natural methylxanthines in animal and man. Handb Exp Pharmacol. 2011; (200):33-91.
- Ashihara H, Crozier A. Caffeine: a well-known but little mentioned compound in plant science. Trends Plant Sci. 2001; 6(9):407-13.
- Astorino TA, Roberson DW. Efficacy of acute caffeine ingestion for short-term high-intensity exercise performance: a systematic review. J Strength Cond Res. 2010; 24(1):257-65.
- Bellar DM, Kamimori G, Judge L, Barkley JE, Ryan EJ, Muller M, et al. Effects of low-dose caffeine supplementation on early morning performance in the standing shot put throw. European Journal of Sport Science. 2012; 12(1), 57-61.
- Bogo A, Mantle PG. Caffeine: also a fungal metabolite. Phytochemistry. 2000; 54, 937-939.
- Burke LM. Caffeine and sports performance. Appl Physiol Nutr Metab 2008; 33:1319-34.
- Church DD, Hoffman JR, LaMonica MB, Riffe JJ, Hoffman MW, Baker KM, et al. The effect of an acute ingestion of Turkish coffee on reaction time and time trial performance. J Int Soc Sports Nutr. 2015; 6;12-37.

- Crozier TW, Stalmach A, Lean ME, Crozier A. Espresso coffees, caffeine and chlorogenic acid intake: potential health implications. Food Funct. 2012; 3(1):30-3.
- Dos Santos EJ, de Oliveira E. Determination of mineral nutrients and toxic elements in Brazilian soluble coffee by ICP-AES. J Food Comp Anal. 2001; 14:523-31.
- Duchan E, Patel ND, Feucht C. Energy drinks: a review of use and safety for athletes. Phys Sportsmed. 2010 Jun;38(2):171-9.
- Dulson DK, Bishop NC. Effect of a high and low dose of caffeine on human lymphocyte activation in response to antigen stimulation. Appl Physiol Nutr Metab 2016; 41:224-7.
- Duncan MJ, Stanley M, Parkhouse N, Cook K, Smith M. Acute caffeine ingestion enhances strength performance and reduces perceived exertion and muscle pain perception during resistance exercise. Eur J Sport Sci. 2013; 13(4):392-9.
- Duncan MJ, Thake CD, Downs PJ. Effect of caffeine ingestion on torque and muscle activity during resistance exercise in men. Muscle & Nerve. 2014; 50(4):523-527.
- Echeverri D, Montes FR, Cabrera M, Galán A, Prieto A. Caffeine's vascular mechanisms of action. Int J Vasc Med. 2010; 1-10.
- Fukuda DH, Smith AE, Kendall KL, Stout JR. The possible combinatory effects of acute consumption of caffeine, creatine, and amino acids on the improvement of anaerobic running performance in humans. Nutr Res. 2010; 30(9):607-14.
- Ganio MS, Klau JF, Casa DJ, Armstrong LE, Maresh CM. Effect of caffeine on sport-specific endurance performance: a systematic review. J Strength Cond Res. 2009; 23(1):315-24.

- Geller AI, Shehab N, Weidle NJ, et al. Emergency department visits for adverse events related to dietary supplements. N Engl J Med 2015; 373:1531-40.

- Gil-Antuñano NP, Iglesias-Gutiérrez E, Martín NU. Efecto de la cafeína en el rendimiento deportivo. Med Clin. 2008; 131:51-755.

- Goldstein ER, Ziegenfuss T, Kalman D, Kreider R, Campbell B, Wilborn C, et al. International Society of Sports Nutrition Position Stand: caffeine and performance. J Int Soc Sports Nutr. 2010; 7(1):5.

- Gonçalves LS, Painelli VS, Yamaguchi G, Oliveira LF, Saunders B, da Silva RP, et al. Dispelling the myth that habitual caffeine consumption influences the performance response to acute caffeine supplementation. J Appl Physiol (1985). 2017; 123(1):213-220.

- Graham TE, Spriet LL. Metabolic, catecholamine and exercise performance responses to varying doses of caffeine. J Appl Physiol. 1995; 78:867-74.

- Gurley BJ, Steelman SC, Thomas SL. Multi-ingredient, caffeine-containing dietary supplements: history, safety, and efficacy. Clin Ther. 2015; 37(2):275-301.

- Hodgson AB, Randell RK, Jeukendrup AE. The metabolic and performance effects of caffeine compared to coffee during endurance exercise. PLoS One. 2013; 8(4):e59-561.

- Jones G. Caffeine and other sympathomimetic stimulants: modes of action and effects on sports performance. Essays Biochem. 2008; 44:109-23.

- Kamimori GH, Karyekar CS, Otterstetter R, et al. The rate of absorption and relative bioavailability of caffeine administered in chewing gum versus capsules to normal healthy volunteers. Int J Pharm. 2002; 234:159-67.

- Lindskog M, Svenningsson P, Pozzi L et al. Involvement of DARPP-32 phosphorylation in the stimulant action of caffeine. Nature. 2002; 418:774-778.

- Lisko JG, Lee GE, Kimbrell JB, Rybak ME, Valentin-Blasini L, Watson CH. Caffeine concentrations in coffee, tea, chocolate, and energy drink flavored e-liquids. Nicotine Tob Res. 2017; 19(4):484-492.

- Magkos F, Kavouras SA. Caffeine use in sports, pharmacokinetics in man, and cellular mechanisms of action. Crit Rev Food Sci Nutr. 2005; 45:535-62.

- Marques AC, Jesus AA, Giglio BM, Marini AC, Lobo PCB, Mota JF, et al. Acute caffeinated coffee consumption does not improve time trial performance in an 800-m run: a randomized, double-blind, crossover, placebo-controlled study. Nutrients. 2018; 10(6).

- Maughan RJ, Burke LM, Dvorak J, Larson-Meyer DE, Peeling P, Phillips SM, Rawson ES, et al. IOC consensus statement: dietary supplements and the high-performance athlete. Br J Sports Med. 2018; 52(7):439-455.

- Mosli Waldhauser SS, Baumann TW. Compartmentation of caffeine and related purine alkaloids depends exclusively on the physical chemistry of their vacuolar complex formation with chlorogenic acids. Phytochemistry. 1996; 42:985-996.

- Nehlig A. Interindividual differences in caffeine metabolism and factors driving caffeine consumption. Pharmacol Rev. 2018; 70(2):384-411.

- Nkondjock A. Coffee consumption and the risk of cancer: an overview. Cancer Letters. 2009; 277:121-125.

- Paluska SA. Caffeine and exercise. Curr Sports Med Rep. 2003; 2:213-219.

- Paton C, Costa V, Guglielmo L. Effects of caffeine chewing gum on race performance and physiology in male and female cyclists. J Sports Sci. 2015; 33(10):1076-83.

- Peeling P, Binnie MJ, Goods PSR, Sim M, Burke LM. Evidence-based supplements for the enhancement of athletic performance. Int J Sport Nutr Exerc Metab. 2018; 28(2):178-187.

- Riesselmann B, Rosenbaum F, Roscher S, Schneider V. Fatal caffeine intoxication. Forensic Science International. 1999; 103:S49-S52.

- Schimpl, FC, Da Silva, JF, Gonçalves, JF, Mazzafera, P. Guarana: revisiting a highly caffeinated plant from the Amazon. J Ethnopharmacol. 2013; 150:14-31.

- Senchina DS, Hallam JE, Kohut ML, Nguyen NA, Perera MA. Alkaloids and athlete immune function: caffeine, theophylline, gingerol, ephedrine, and their congeners. Exerc Immunol Rev. 2014; 20:68-93.

- Sinclair CJD, Geiger JD. Caffeine use in sports: a pharmaco-logical review. J Sports Med Phys Fitness. 2000; 40:71-9.

- Spriet LL. Exercise and sport performance with low doses of caffeine. Sports Med. 2014; 44Suppl 2:S175-84.

- Spriet LS. Caffeine and performance. International Journal of Sport Nutrition 1995; 5:584-599.

- Talanian JL, Spriet LL. Low and moderate doses of caffeine late in exercise improve performance in trained cyclists. Appl Physiol Nutr Metab. 2016; 41(8):850-5.

- Tarnopolsky MA. Caffeine and endurance performance. Sports Med. 1994; 18(2):109-125.

- Tarnopolsky MA. Effect of caffeine on the neuromuscular system-potential as an ergogenic aid. Appl Physiol Nutr Metab. 2008; 33:1284-1289.

- Van der Merwe PJ, Luus HG, Barnard JG. Caffeine in sport: influence of endurance exercise on the urinary caffeine concentration. Int J Sports Med 1992; 13:74-76.

- Walker GJ, Finlay O, Griffiths H, et al. Immunoendocrine response to cycling following ingestion of caffeine and carbohydrate. Med Sci Sports Exerc. 2007; 39:1554-60.

- Wellington BM, Leveritt MD, Kelly VG. The effect of caffeine on repeat high intensity effort performance in rugby league players. International Journal of Sports Physiology & Performance. 2017; 12(2):206-210.

- Wiles JD, Coleman D, Tegerdine M, Swaine IL. The effects of caffeine ingestion on performance time, speed and power during a laboratory-based 1 km cycling time-trial. J Sports Sci. 2006; 24(11):1165-71.

- Salinero JJ, Lara B, Abian-Vicen J, Gonzalez-Millán C, Areces F, Gallo-Salazar C, et al. The use of energy drinks in sport: perceived ergogenicity and side effects in male and female athletes. Br J Nutr. 2014 Nov 14;112(9):1494-502.

Beta-Alanina e Atividade Física

• Audrey Yule Coqueiro • Raquel Raizel • Andrea Bonvini • Julio Tirapegui

Introdução

A beta-alanina é um aminoácido não proteinogênico sintetizado endogenamente no fígado e encontrado na dieta em alimentos de origem animal, como carnes e aves. Embora evidências científicas indiquem melhora da *performance* física após a suplementação com esse aminoácido, a beta-alanina *per se* apresenta propriedades ergogênicas limitadas (Trexler et al., 2015). A beta-alanina é precursora da carnosina, um dipeptídeo com diversas funções biológicas, dentre elas a capacidade de tamponar prótons intracelulares, atenuando a acidose muscular e, por consequência, o desenvolvimento de fadiga (Trexler et al., 2015; Caruso et al., 2012; De Salles Painelli et al., 2014; Saunders et al., 2017). A suplementação oral com carnosina é ineficiente em aumentar as concentrações musculares desse composto, portanto a administração com beta-alanina tem sido priorizada (Trexler et al., 2015).

Os estudos envolvendo beta-alanina são recentes. O primeiro ensaio clínico com humanos com essa substância foi publicado em 2006. Nos últimos anos, a beta-alanina se tornou um dos nutrientes mais estudados e utilizados na nutrição esportiva, tanto em fórmulas pré-treinamento como em suplementos diários e para recuperação muscular. Entretanto, evidências sugerem que os efeitos desse aminoácido dependem de diversas características dos indivíduos suplementados, como sexo e idade, bem como do tipo e da duração do exercício físico praticado (Trexler et al., 2015; Caruso et al., 2012; De Salles Painelli et al., 2014; Saunders et al., 2017). Nesse cenário, este capítulo objetiva sintetizar o conhecimento disponível acerca do papel da suplementação com beta-alanina no exercício físico, especialmente no que tange a seu potencial ergogênico.

Definição, metabolismo e mecanismos de ação da carnosina

A carnosina (β-alanil-L-histidina) é um dipeptídeo encontrado em elevadas concentrações no citoplasma das células musculares esqueléticas e no sistema nervoso central (SNC) de seres vertebrados e não vertebrados. Esse dipeptídeo é formado pelos aminoácidos beta-alanina e L-histidina, e sua síntese é catalisada pela enzima carnosina sintetase. Embora apenas as células musculares esqueléticas e as pertencentes ao SNC sejam capazes de sintetizar carnosina, outros tipos celulares expressam transportadores de dipeptídeos que captam a molécula intacta de carnosina; logo, esse composto não é encontrado apenas no músculo esquelético e no SNC (Trexler et al., 2015; Harris et al., 2006; Hill et al., 2007; Culbertson et al., 2010).

Na Figura 18.1, é apresentada a síntese intracelular da carnosina.

Diversas funções biológicas têm sido atribuídas a esse dipeptídeo, como (i) tamponamento de prótons e consequente manutenção do pH celular; (ii) ação antioxidante; (iii) sensibilização e regulação do cálcio (Ca^{2+}) transitório (isto é, aumento da liberação e da recaptação de cálcio do retículo sarcoplasmático) e dos processos de excitação e contração muscular; (iv) regulação enzimática, incluindo ativação da ATPase miosina; (v) proteção contra a glicação e a carbonilação de proteínas, entre outras (Harris et al., 2006; Hill et al., 2007; Culbertson et al., 2010; Lancha Junior et al., 2015; Saunders et al., 2016).

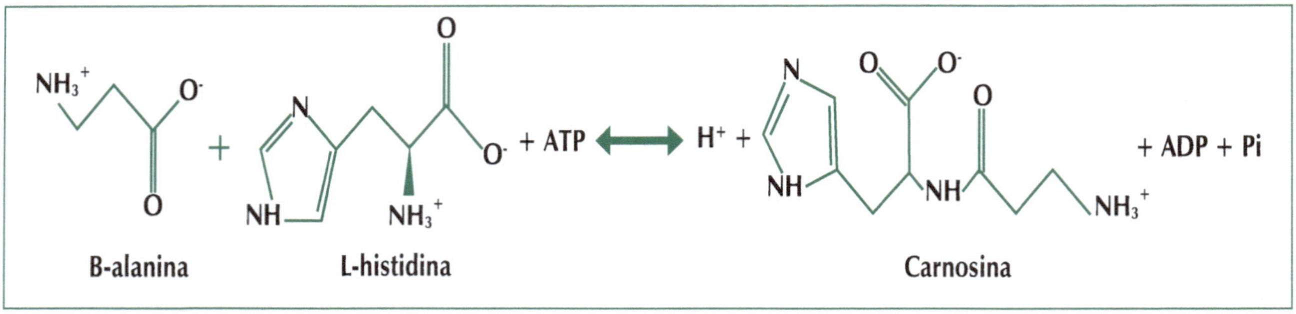

Figura 18.1. Síntese intracelular de carnosina.
Fonte: Adaptada de Caruso et al., 2012.

O primeiro relato do papel tamponante de prótons da carnosina ocorreu em 1953, quando foi observado que a ausência dessa substância provocava acidose e fadiga muscular. Seu efeito em "sequestrar" prótons é considerado mais potente comparado ao do bicarbonato e do fosfato inorgânico. O mecanismo de ação da carnosina decorre da estrutura da molécula, visto que os átomos de nitrogênio presentes no anel imidazólico podem aceitar prótons em pH fisiológico. Durante o exercício físico, acredita-se que o efeito tamponante da carnosina preceda a ação do bicarbonato (Trexler et al., 2015; Culbertson et al., 2010; Suzuki et al., 2006).

Além de apresentar propriedades antifadiga diretas, o efeito antioxidante da carnosina é capaz de atenuar a ação de espécies reativas do oxigênio e, por consequência, o dano muscular provocado por essas substâncias (Kohen et al., 1988; Klebanov et al., 1998). Considerando que a injúria muscular é uma importante causa de fadiga (Finsterer et al., 2012), o aumento do conteúdo de carnosina no músculo poderia ser uma interessante estratégia ergogênica e, também, para facilitar a recuperação no período pós-treino.

A suplementação com esse dipeptídeo tem pouca influência nas concentrações de carnosina no músculo esquelético, tendo em vista que a carnosina absorvida é metabolizada pela enzima carnosinase antes de alcançar níveis musculares. Contudo, a suplementação com um dos componentes desse dipeptídeo, a beta-alanina, é o principal método utilizado a fim de aumentar a carnosina muscular (Harris et al., 2006), visto que é a beta-alanina, e não a L-histidina, o aminoácido limitante para a síntese de carnosina (Hill et al., 2007; Baguet et al., 2009).

Definição, metabolismo e suplementação com beta-alanina

A beta-alanina é um aminoácido considerado não essencial e não proteinogênico, visto que não é precursor de proteínas (Culbertson et al., 2010). Considerando a síntese hepática de beta-alanina, esse aminoácido é encontrado na dieta apenas em alimentos de origem animal, como carnes e aves (Trexler et al., 2015). No fígado, a beta-alanina é produzida a partir da uracila e timina, sendo o produto final da degradação dessas substâncias (Harris et al., 2006).

O principal objetivo da suplementação com beta-alanina é aumentar as concentrações musculares de carnosina, as quais variam de 10 a 40 mmol/kg de peso seco (De Salles Painelli et al., 2014; Saunders et al., 2017; Harris et al., 2006). Evidências demonstram que doses de 4 a 6 g/dia de beta-alanina, durante 4 semanas, elevam as concentrações de carnosina no músculo esquelético em 64%, comparados aos valores basais (Harris et al., 2006); com 10 semanas de suplementação, esse aumento é superior a 80% (Hill et al., 2007).

Vale ressaltar que há uma intensa variabilidade individual, que divide os indivíduos entre os altamente responsivos (*high responders*) e os minimamente responsivos (*low responders*) à suplementação com beta-alanina, podendo o aumento de carnosina muscular variar de 15 a 55% durante 5 a 6 semanas de intervenção (Baguet et al., 2009). Possivelmente, o valor basal de carnosina muscular e a composição das fibras musculares contribuem para a variabilidade entre indivíduos (Harris et al., 2007).

Considerando que alimentos de origem animal são fontes de beta-alanina, é compreensível que indivíduos onívoros apresentem maior conteúdo de carnosina muscular quando comparados com vegetarianos e que, nesse contexto, o aumento de carnosina seja superior no músculo esquelético de vegetarianos, comparados a onívoros, após a suplementação com beta-alanina (Trexler et al., 2015).

Além disso, as concentrações musculares de carnosina tendem a ser maiores em homens do que em mulheres (Mannion et al., 1992) e a declinar com o envelhecimento, especialmente em decorrência da redução do consumo de fontes de beta-alanina nesse grupo populacional (Harris et al., 2007; Everaert et al., 2011). Quanto ao nível de atividade física, evidências indicam que, sendo treinados ou sedentários, os indivíduos suplementados com beta-alanina respondem de modo similar, no que se refere ao aumento de *performance* (De Salles Painelli et al., 2014). Independentemente das características individuais, os estudos demonstram que a suplementação com beta-alanina aumenta as concentrações musculares de carnosina, seja em maior ou menor proporção (Trexler et al., 2015).

A Sociedade Internacional de Nutrição Esportiva recomenda, com base em diversas evidências científicas, a dose de 4 a 6 g/dia, fracionadas em doses de 2 g ou menos, por pelo menos 2 semanas (aumento de 20 a 30% do conteúdo de carnosina muscular). Efeitos ainda mais acentuados são observados com 4 ou mais semanas de intervenção (40 a 60% de aumento). A ingestão da beta-alanina durante as refeições aumenta ainda mais o conteúdo muscular de carnosina, podendo ser uma estratégia para otimizar os efeitos desse nutriente. Com a interrupção da suplementação, as reservas de carnosina no músculo retornam aos valores basais após 6 a 15 semanas (dependendo de ser o indivíduo *high* ou *low responder*) (Trexler et al., 2015).

Para quem e quando suplementar beta-alanina?

A descoberta de que a concentração muscular de carnosina é maior em animais expostos a períodos frequentes de hipóxia foi um importante indicativo de que esse dipeptídeo é particularmente interessante em exercícios físicos de alta intensidade e curta duração. Ademais, a carnosina é mais abundante em fibras musculares tipo II (brancas e de contração rápida), contribuindo com mais de 46% para o tamponamento de prótons nessas fibras, sugerindo, novamente, uma associação desse composto com exercícios que exigem força e potência muscular (Culbertson et al., 2010; Hill et al., 2007). Corroborando esses achados, verificou-se que atletas engajados em exercícios anaeróbios, como *sprints* e *bodybuilders*, apresentavam elevadas concentrações musculares de carnosina (Culbertson et al., 2010; Tallon et al., 2005; Hipkiss et al., 2002).

O acúmulo de íons H+ (prótons) decorrentes da dissociação de ácidos carboxílicos, como o ácido láctico, que ocorre naturalmente durante as reações glicolíticas, é considerado uma das principais causas de fadiga em exercícios de alta intensidade e curta duração (onde há predomínio dos sistemas energéticos creatina-fosfato e glicolítico) (Culbertson et al., 2010; Finsterer et al., 2012; Hobson et al., 2012). Nesse cenário, estratégias capazes de atenuar a acidose celular, com destaque para a suplementação com beta-alanina, teriam potencial ergogênico nesses tipos de exercício (Trexler et al., 2015; Culbertson et al., 2010).

É recomendada a administração de beta-alanina para indivíduos engajados em atividades com duração de 60 a 240 segundos, como no exercício resistido. Em atividades com duração inferior a 60 segundos, a suplementação com esse aminoácido não é recomendada, tendo em vista que a acidose muscular não é um fator limitante nesses tipos de exercício. Salienta-se que, embora a beta-alanina seja mais comumente administrada em exercícios com caráter anaeróbio, há evidências sugerindo um efeito ergogênico dessa intervenção também em atividades aeróbias (Trexler et al., 2015). Entretanto, é válido mencionar que há um intenso conflito na literatura referente ao uso de beta-alanina para atletas de *endurance*, considerando que há possibilidade de redução da capacidade aeróbia após a intervenção com esse aminoácido (Jordan et al., 2010).

Em relação ao protocolo de suplementação, a maior parte dos estudos indica o fracionamento da dose de 3 a 6 vezes durante o dia, com intervalo de 2 a 4 horas entre as doses (Sale et al., 2011; Chung et al., 2014). Vale destacar que, na maioria dos ensaios clínicos, a quantidade administrada na primeira semana é inferior à suplementada nas semanas subsequentes, no intuito de promover adaptação ao nutriente administrado e verificar a tolerância dos indivíduos ao suplemento (Hill et al., 2007; Stout et al., 2007).

Estudos científicos envolvendo suplementação com beta-alanina, atividade física e efeito ergogênico

As primeiras evidências sugerindo a relação entre o aumento de carnosina muscular, por meio da suplementação com beta-alanina, e melhora do desempenho físico em humanos surgiram em 2006, quando se verificou que a administração de beta-alanina, associada ou não a creatina monoidratada, por 28 dias, melhorava a *performance* no cicloergômetro de homens não treinados (Stout et al., 2006).

Similarmente, Hill et al. (2007) observaram que a partir de 4 semanas administrando beta-alanina já era possível verificar aumento de *performance* no teste cíclico aplicado, enquanto Stout et al. (2007) verificaram aumento do tempo até a exaustão no cicloergômetro em mulheres suplementadas com beta-alanina durante 28 dias, porém sem diferença no desempenho aeróbio.

Diversos estudos posteriores confirmaram a melhora na *performance* anaeróbia após intervenção com beta-alanina (Sale et al., 2011; Baguet et al., 2020; Danaher et al., 2014; Derave et al., 2007; Hoffman et al., 2006; Kern et al., 2009; Van Thienen et al., 2009), enquanto alguns ensaios demonstraram, também, melhora do desempenho aeróbio (Zoeller et al., 2007; Smith et al., 2009) e outros falharam em demonstrar qualquer tipo de efeito ergogênico da beta-alanina (Sweeney et al., 2010; Kendrick et al., 2008; Smith-Ryan et al., 2012). Algumas divergências entre os ensaios podem ser explicadas por meio dos diferentes protocolos aplicados, incluindo a dose, a população estudada e o exercício físico empregado.

Diferentemente dos estudos supramencionados, que avaliaram apenas indivíduos adultos, em 2008, Stout et al. objetivaram investigar se a suplementação com beta-alanina seria capaz de reverter ou atenuar os quadros de sarcopenia e fadiga presentes em idosos. Após 90 dias de intervenção, os autores observaram melhora da *performance* física no cicloergômetro, sugerindo uma nova perspectiva da suplementação com beta-alanina, que poderia melhorar a qualidade de vida durante o envelhecimento. Estudos posteriores corroboraram esses achados e também observaram melhora da composição corporal após a administração desse aminoácido para idosos (Stout et al., 2008; McCormack et al., 2013). Porém, os dados na literatura acerca da segurança da suplementação em longo prazo com beta-alanina para idosos são escassos, sendo necessário o desenvolvimento de novos estudos nessa temática (Trexler et al., 2015).

Na Tabela 18.1, são apresentados, detalhadamente, os estudos supracitados e demais ensaios clínicos relevantes ao tema.

Tabela 18.1. Estudos envolvendo suplementação com beta-alanina, atividade física e efeito ergogênico (ordem cronológica).

Número	Idade (anos)	Modalidade de exercício	Protocolo de suplementação	Duração do tratamento	Efeitos	Referência
51 homens não treinados	24,5 (média)	Cicloergômetro.	Beta-alanina (1,6 g); creatina (5,25 g); fracionados em 4 vezes nos primeiros 6 dias e 2 vezes nos últimos 22 dias.	28 dias	Aumento da *performance*.	Stout et al., 2006
33 homens	–	Treinamento resistido.	Beta-alanina e creatina (3,2 e 10,5 g, respectivamente).	10 semanas	Aumento da *performance*.	Hoffman et al., 2006
51 homens não treinados	24,5 (média)	Cicloergômetro.	Beta-alanina (1,6 g); creatina (5,25 g); fracionados em 4 vezes nos primeiros 6 dias e 2 vezes nos últimos 22 dias.	4 semanas	Aumento da *performance* aeróbia.	Zoeller et al., 2007
25 indivíduos fisicamente ativos	27,3 (média)	Teste cíclico.	4 a 6,4 g, fracionados em 8 vezes durante o dia.	4 ou 10 semanas	Aumento da carnosina muscular e da *performance*.	Hill et al., 2007
32 mulheres	27,4 (média)	Cicloergômetro.	3,2 a 6,4 g, fracionados em 4 vezes durante o dia.	28 dias	Aumento do tempo até a exaustão.	Stout et al., 2007
15 homens atletas (*sprint*)	18 a 24	Torque de extensão de joelho (teste anaeróbio) e corrida (teste aeróbio).	2,4 a 4,8 g, fracionados em 6 vezes durante o dia.	4 a 5 semanas	Aumento da *performance* anaeróbia, mas não da aeróbia.	Derave et al., 2007
26 homens	19 a 24	Treinamento resistido.	6,4 g, fracionados em 8 vezes durante o dia.	4 semanas	Sem efeito.	Kendrick et al., 2008
26 idosos	72,8 (média)	Cicloergômetro.	2,4 g, fracionados em 3 vezes ao dia e consumidos com as refeições.	90 dias	Aumento da *performance*.	Stout et al., 2008
17 indivíduos	–	*Sprints* durante corrida.	2 a 4 g.	8 semanas	Aumento da *performance*.	Van Thienen et al., 2009
46 homens	22,2 (média)	Cicloergômetro.	6 g, fracionados em 4 vezes durante o dia.	21 dias	Aumento da *performance* aeróbia.	Smith et al., 2009
14 homens treinados	21,9 (média)	Cicloergômetro.	2,4 a 4,8 g, fracionados em 6 vezes durante o dia.	4 semanas	Atenuação da acidose muscular e aumento de *performance*.	Baguet et al., 2010
14 homens treinados	–	*Sprints* na esteira.	4 a 6 g.	5 semanas	Sem efeito.	Sweeney et al., 2010
50 indivíduos treinados	21,8 (média)	Corrida de alta intensidade e curta duração.	4,8 g, fracionados em 3 vezes durante o dia.	28 dias	Sem efeito.	Smith-Ryan et al., 2012
44 mulheres	21,8 (média)	Cicloergômetro.	1,5 g.	21 dias	Melhora da composição corporal, sem afetar a *performance*.	Walter et al., 2010

CAPÍTULO 18 | BETA-ALANINA E ATIVIDADE FÍSICA

População	Idade	Tipo de exercício	Dose	Duração	Resultado	Referência
20 homens	25 (média)	Testes cíclicos.	6,4 g, fracionados em 4 vezes durante o dia (associado ou não a bicarbonato de sódio).	4 semanas	Aumento do tempo até a exaustão	Sale et al., 2011
37 lutadores e jogadores de futebol	19,2 (média)	Treinamento resistido.	4 g, fracionados em 2 vezes durante o dia.	8 semanas	Melhora da composição corporal e aumento da performance.	Kern; Robinson, 2009
18 idosos	60 a 80	Corrida de alta intensidade e curta duração.	3,2 g (fórmula de liberação sustentada), fracionados em 2 vezes durante o dia.	12 semanas	Aumento do conteúdo muscular de carnosina e aumento da performance.	Del Favero et al., 2012
32 indivíduos	19,5 (média)	Natação.	3,2 a 6,4 g, fracionados em 4 vezes durante o dia (associado ou não a bicarbonato de sódio).	5 semanas	Aumento da performance.	de Salles Painelli et al., 2013
60 idosos	70,7 (média)	Cicloergômetro.	1,6 a 2,4 g, fracionados em 2 vezes ao dia.	12 semanas	Melhora da composição corporal e aumento da performance.	McCormack et al., 2013
37 atletas de judô e jiu-jitsu	25,2 (média)	Exercício intermitente de alta intensidade de membros superiores.	6,4 g, fracionados em 4 vezes durante o dia (associado ou não a bicarbonato de sódio).	4 semanas	Aumento da performance.	Tobias et al., 2013
20 remadores treinados	23 (média)	Remo.	6,4 g, fracionados em 4 vezes durante o dia (associado ou não a bicarbonato de sódio).	4 semanas	Aumento da performance.	Hobson et al., 2013
8 homens	26,2 (média)	Sprints e testes cíclicos.	4,8 a 6,4 g, fracionados em 6 vezes durante o dia (associado ou não a bicarbonato de sódio).	6 semanas	Aumento da performance.	Danaher et al., 2014
27 ciclistas/triatletas	30,9 (média)	Ciclismo (uma hora de duração).	6,4 g, fracionados em 4 vezes durante o dia.	6 semanas	Aumento do conteúdo muscular de carnosina, atenuação da acidez, mas sem efeito na performance.	Chung et al., 2014
16 homens treinados	31 (média)	Teste cíclico.	3,2 g, fracionados em 4 vezes durante o dia.	38 dias	Aumento do conteúdo muscular de carnosina, sem afetar a performance.	Gross et al., 2014
24 homens ativos	23 (média)	Sprints e testes cíclicos.	3,2 g, fracionados em 2 vezes durante o dia.	10 semanas	Aumento do conteúdo muscular de carnosina, sem afetar a performance.	Cochran et al., 2015
25 homens treinados	27 (média)	Teste cíclico.	6,4 g, fracionados em 4 vezes durante o dia (fórmula de liberação sustentada).	24 semanas	Aumento do conteúdo muscular de carnosina e aumento da performance.	Saunders et al., 2017

Fonte: Desenvolvida pela autoria.

Efeitos colaterais

O principal efeito colateral reportado após a suplementação com beta-alanina é a parestesia, principalmente na face, no pescoço e nas mãos. Esse efeito geralmente surge após a ingestão de altas doses (> 800 mg, em fórmulas de liberação não sustentada) e está associado ao pico plasmático de beta-alanina. O início dos sintomas ocorre dentro de 10 a 20 minutos após a administração e dura, aproximadamente, 60 a 90 minutos (Quesnele et al., 2014). Os principais métodos para atenuar esse efeito são o fracionamento da dose administrada (Trexler et al., 2015; Harris et al., 2006; Hill et al., 2007) e o uso de fórmulas de liberação sustentada (Trexler et al., 2015), que resultam em menor concentração de beta-alanina durante o pico plasmático a partir de uma dose única, enquanto a liberação na corrente sanguínea e a captação muscular são mantidas por 6 horas com efeitos colaterais mínimos (Décombaz et al., 2012).

Curiosamente, nem todos os indivíduos apresentam parestesia após a suplementação, e existem relatos de que a predisposição a esse efeito depende do sexo, sendo mais comum em mulheres do que em homens (MacPhee et al., 2013). Acredita-se que a beta-alanina estimule um receptor específico acoplado à proteína G expresso por neurônios sensoriais localizados na superfície da pele (Liu et al., 2012) e, em decorrência disso, promova parestesia em doses elevadas (MacPhee et al., 2013; Shinohara et al., 2004; Crozier et al., 2007). Vale ressaltar que esse efeito ocorre apenas por meio de suplementação, e não pelo consumo dietético de beta-alanina, e que não há evidência de que a parestesia impacte em algum risco à saúde, entretanto, é possível que o desconforto provocado por esse evento comprometa a *performance* (Trexler et al., 2015; Culbertson et al., 2010).

Outro possível efeito colateral é a competição entre beta-alanina e taurina pelos mesmos transportadores celulares (Tau-T), podendo a suplementação com beta-alanina reduzir as concentrações plasmáticas de taurina (Murakami et al., 2010), embora alguns estudos não corroborem a existência desse desfecho (Harris et al., 2006; Hill et al., 2007).

Suplementação com beta-alanina e outras substâncias

A associação de beta-alanina com outros componentes, como a creatina monoidratada, iniciou-se logo nos primeiros estudos envolvendo a suplementação com beta-alanina. Stout et al. (2006) observaram que os grupos suplementados com beta-alanina, associada ou não a creatina, apresentaram melhora da *performance* anaeróbia. Nesse cenário, os autores concluíram que a creatina não oferecia benefícios adicionais à suplementação com beta-alanina.

No que concerne ao efeito ergogênico em exercícios de *endurance*, ambos os componentes (beta-alanina e creatina), quando administrados conjuntamente, melhoraram o desempenho aeróbio após 4 semanas de intervenção (Zoeller et al., 2007) e a composição corporal (aumento da massa magra e redução da massa adiposa) após 10 semanas de suplementação (Hoffman et al., 2006). Embora evidências indiquem sinergia entre beta-alanina e creatina, os dados na literatura são escassos para sustentar a suplementação conjunta desses nutrientes (Trexler et al., 2015).

A associação ou comparação da beta-alanina com o bicarbonato de sódio também é bastante estudada. Sale et al. observaram que ambas as intervenções aumentavam o tempo até a exaustão, não havendo diferença estatística entre os grupos suplementados com beta-alanina e bicarbonato de sódio isolados ou associados.

De maneira contrária, Danaher et al. (2014) verificaram aumento da *performance* física em *sprints* e testes cíclicos nos grupos suplementados com beta-alanina, associada ou não a bicarbonato de sódio, indicando que o efeito ergogênico foi proveniente apenas desse aminoácido, sem benefício adicional do bicarbonato.

Por outro lado, diversos autores verificaram um efeito adicional sutil do bicarbonato de sódio à beta-alanina (de Salles Painelli et al., 2013; Tobias et al., 2013; Hobson et al., 2013), por isso a Sociedade Internacional de Nutrição Esportiva sugere a utilização de ambos a fim de atenuar a acidose muscular.

Ressalta-se que alguns efeitos colaterais são reportados após a ingestão de bicarbonato de sódio, como cefaleia e distúrbios gastrointestinais, sendo necessária a avaliação da tolerância do indivíduo a essa substância (Trexler et al., 2015).

Além da creatina e do bicarbonato de sódio, a beta-alanina também é inserida em fórmulas pré e pós-treinamento, contendo múltiplos ingredientes, como cafeína, *whey protein* (proteína do soro do leite), aminoácidos de cadeia ramificada, entre outros.

A maioria dos ensaios com esses suplementos comprova sua eficácia no que concerne à melhora da *performance* e da composição corporal. Para assegurar os efeitos ergogênicos da beta-alanina, recomenda-se que esse aminoácido esteja presente na quantidade de 2 a 4 g (Trexler et al., 2015).

Por fim, na Tabela 18.2 são apresentadas considerações gerais sobre a suplementação com beta-alanina na atividade física.

Tabela 18.2. Considerações gerais sobre a beta-alanina.

Visão geral	• A suplementação com beta-alanina aumenta a concentração muscular de carnosina, que, por sua vez, aumenta a capacidade de tamponamento intracelular, com potenciais efeitos ergogênicos para o desempenho em exercícios de alta intensidade e curta duração.
Mecanismo de ação	• Precursora de carnosina, um tampão endógeno intracelular que atua na defesa imediata contra o acúmulo de prótons na musculatura em contração durante o exercício.
Protocolo de uso	• Consumo diário de ~ 65 mg/kg de peso corporal, ingerido em doses fracionadas (ou seja, 0,8 a 1,6 g a cada 3 a 4 horas), durante um período prolongado de suplementação, que varia de 4 a 12 semanas.
Impacto na *performance*	• Benefícios modestos, mas potencialmente significativos (~ 0,2 a 3%), durante a realização de exercícios contínuos e intermitentes. Principalmente direcionada a exercícios de alta intensidade que duram de 60 a 240 segundos.
Outras considerações	• Estudos são necessários para investigar uma correlação positiva entre a magnitude da alteração da carnosina muscular e a *performance*. • Grandes variações interindividuais na síntese muscular de carnosina foram relatadas. • A eficácia do suplemento tem sido menor em atletas bem treinados. Possíveis efeitos colaterais negativos incluem erupções cutâneas e/ou parestesia transitória (sensação de formigamento).

Fonte: Adaptada de Maughan et al., 2018 e Thomas et al., 2016.

Considerações finais

As conclusões deste capítulo corroboram a posição da Sociedade Internacional de Nutrição Esportiva acerca da suplementação com beta-alanina (Trexler et al., 2015):

1. A suplementação com beta-alanina (4 a 6 g/dia), quando realizada durante 4 semanas ou mais, é capaz de aumentar o conteúdo muscular de carnosina.

2. O aumento das concentrações de carnosina muscular está associado à atenuação da acidose e à melhora do desempenho em atividades físicas de alta intensidade e curta duração.

3. A suplementação com beta-alanina nas doses recomendadas (4 a 6 g/dia) parece segura para populações saudáveis.

4. O principal efeito colateral da suplementação com beta-alanina é a parestesia, que pode ser evitada com o fracionamento da dose administrada (2 g ou menos por fração) ou com a utilização de fórmulas de liberação sustentada.

5. O efeito ergogênico da beta-alanina parece ser interessante, especialmente para indivíduos idosos, podendo representar um importante recurso para esse grupo populacional, embora a segurança dessa intervenção em longo prazo não seja completamente esclarecida.

6. Os dados na literatura ainda são incertos sobre os efeitos da suplementação com beta-alanina em exercícios de *endurance* (duração superior a 25 minutos), necessitando que haja o desenvolvimento de novos estudos sobre o tema.

Questões propostas para estudo

1. O que é beta-alanina?
2. Quais as fontes alimentares de beta-alanina?
3. Qual o principal objetivo da suplementação com beta-alanina?
4. O que é carnosina?
5. Por que é realizada a suplementação com beta-alanina, e não com carnosina ou histidina, para aumentar as concentrações musculares de carnosina?
6. Quais as principais funções biológicas da carnosina?
7. Explique os mecanismos de ação da carnosina em tamponar íons H+ (prótons).
8. Qual a dose recomendada de beta-alanina?
9. Qual o principal efeito colateral da suplementação com beta-alanina e como esse sintoma pode ser atenuado?
10. Em quais situações e para quais indivíduos a suplementação com beta-alanina é mais benéfica? Justifique.

Bibliografia consultada

• Baguet A, Koppo K, Pottier A, Derave W. β-Alanine supplementation reduces acidosis but not oxygen uptake response during high-intensity cycling exercise. Eur J Appl Physiol. 2010;108:495-503.

• Baguet A, Reyngoudt H, Pottier A, Everaert I, Callens S, Achten E, et al. Carnosine loa-ding and washout in human

- skeletal muscles. J Appl Physiol [Internet]. 2009;106:837-42. Avai-lable from: http://jap.physiology.org/cgi/doi/10.1152/japplphysiol.91357.2008.

- Caruso J, Charles J, Unruh K, Giebel R, Learmonth L, Potter W. Ergogenic effects of β-alanine and carnosine: proposed future research to quantify their efficacy. Nutrients. 2012;4:585-601.

- Chung W, Baguet A, Bex T, Bishop DJ, Derave W. Doubling of muscle carnosine concen-tration does not improve laboratory 1-Hr cycling time-trial performance. Int J Sport Nutr Exerc Metab. 2014;24(3):315-24.

- Cochran AJR, Percival ME, Thompson S, Gillen JB, Macinnis MJ, Potter MA, et al. β-alanine supplementation does not augment the skeletal muscle adaptive response to 6 weeks of sprint interval training. Int J Sport Nutr Exerc Metab. 2015;25:541-9.

- Crozier RA, Ajit SK, Kaftan EJ, Pausch MH. MrgD activation inhibits KCNQ/M-currents and contributes to enhanced neuronal excitability. J Neurosci [Internet]. 2007;27:4492-6. Avai-lable from: http://www.jneurosci.org/cgi/doi/10.1523/JNEUROSCI.4932-06.2007.

- Culbertson JY, Kreider RB, Greenwood M, Cooke M. Effects of beta-alanine on muscle carnosine and exercise performance: a review of the current literature. Nutrients. 2010;2:75-98.

- Danaher J, Gerber T, Wellard RM, Stathis CG. The effect of β-alanine and NaHCO3 co-ingestion on buffering capacity and exercise performance with high-intensity exercise in heal-thy males. Eur J Appl Physiol. 2014;114:1715-24.

- de Salles Painelli V, Roschel H, de Jesus F, Sale C, Harris RC, Solis MY, et al. The ergo-genic effect of beta-alanine combined with sodium bicarbonate on high-intensity swimming performance. Appl Physiol Nutr Metab [Internet]. 2013;38:525-32. Available from: http://www.nrcresearchpress.com/doi/abs/10.1139/apnm-2012-0286

- De Salles Painelli V, Saunders B, Sale C, Harris RC, Solis MY, Roschel H, et al. Influence of training status on high--intensity intermittent performance in response to β-alanine supple-mentation. Amino Acids. 2014;46:1207-15.

- Décombaz J, Beaumont M, Vuichoud J, Bouisset F, Stellin-gwerff T. Effect of slow-release β-alanine tablets on absorption kinetics and paresthesia. Amino Acids. 2012;43:67-76.

- Del Favero S, Roschel H, Solis MY, Hayashi AP, Artioli GG, Otaduy MC, et al. Beta-alanine (CarnosynTM) supplementation in elderly subjects (60-80 years): effects on muscle carnosi-ne content and physical capacity. Amino Acids. 2012;43:49-56.

- Derave W, Ozdemir MS, Harris RC, Pottier A, Reyngoudt H, Koppo K, et al. Beta-alanine supplementation augments muscle carnosine content and attenuates fatigue during repeated isokinetic contraction bouts in trained sprinters. J Appl Physiol. 2007;103:1736-43.

- Everaert I, Mooyaart A, Baguet A, Zutinic A, Baelde H, Achten E, et al. Vegetarianism, fe-male gender and increasing age, but not CNDP1 genotype, are associated with reduced mus-cle carnosine levels in humans. Amino Acids. 2011;40:1221-9.

- Finsterer J. Biomarkers of peripheral muscle fatigue during exercise. BMC Musculoskelet Disord [Internet]. 2012;13:218. Available from: http://bmcmusculoskeletdisord.biomedcentral.com/articles/10.1186/1471-2474-13-218.

- Gross M, Boesch C, Bolliger CS, Norman B, Gustafsson T, Hoppeler H, et al. Effects of beta-alanine supplementation and interval training on physiological determinants of severe exercise performance. Eur J Appl Physiol. 2014;114:221-34.

- Harris R, Jones G, Hill C, Kendrick I, Boobis L, Kim C, et al. The carnosine content of v la-teralis in vegetarians and omnivores. FASEB J. 2007;21.

- Harris RC, Tallon MJ, Dunnett M, Boobis L, Coakley J, Kim HJ, et al. The absorption of orally supplied β-alanine and its effect on muscle carnosine synthesis in human vastus latera-lis. Amino Acids. 2006;30(3 SPEC. ISS.):279-89.

- Hill CA, Harris RC, Kim HJ, Harris BD, Sale C, Boobis LH, et al. Influence of β-alanine supplementation on skeletal muscle carnosine concentrations and high intensity cycling capa-city. Amino Acids. 2007;32:225-33.

- Hipkiss A, Brownson C, Bertani M, Ruiz E, Ferro A. Reaction of carnosine with aged pro-teins another protective process? Ann NY Acad Sci. 2002;959(285-294).

- Hobson RM, Harris RC, Martin D, Smith P, Macklin B, Guala-no B, et al. Effect of beta-alanine with and without sodium bi-carbonate on 2, 000-m rowing performance. 2013;(2012):480-7.

- Hobson RM, Saunders B, Ball G, Harris RC, Sale C. Effects of β-alanine supplementation on exercise performance: a meta--analysis. Amino Acids. 2012;43:25-37.

- Hoffman JR, Ratamess NA, Kang J, Falvo MJ, Faigenbaum AD. Effect of protein intake on strength, body composition and endocrine changes in strength/power athletes. J Int Soc Sports Nutr. 2006;3:12-8.

- Jordan T, Lukaszuk J, Misic M, Umoren J. Effect of beta--alanine supplementation on the onset of blood lactate accumulation (OBLA) during treadmill running: Pre/post 2 treatment experimental design. J Int Soc Sports Nutr [Internet]. 2010;7:20. Available from: http://jissn.biomedcentral.com/articles/10.1186/1550-2783-7-20.

- Kendrick I, Harris R, Kim H, Kim C, Dang V, Lam T, et al. The effects of 10 weeks of re-sistance training combined with beta-alanine supplementation on whole body strength, force production, muscular endurance and body composition. Amino Acids. 2008;34:547-54.

- Kern B, Robinson T. Effects of beta-alanine supplementation on performance and body composition in collegiate wrestlers and football players. J Int Soc Sports Nutr [Internet]. 2009;6(Suppl 1):P2. Available from: http://jissn.biomedcentral.com/articles/10.1186/1550-2783-6-S1-P2.

- Klebanov G, Teselkin Y, Babenkova I, Lyubitsky O, Rebrova O, Boldyrev A, et al. Effect of carnosine and its components on free-radical reactions. Membr Cell Biol. 1998;12:89-99.

- Kohen R, Yamamoto Y, Cundy KC, Ames BN. Antioxidant activity of carnosine, homocar-nosine, and anserine present in muscle and brain. Proc Natl Acad Sci U S A. 1988;85:3175-9.

- Lancha Junior AH, de Salles Painelli V, Saunders B, Artioli GG. Nutritional strategies to modulate Intracellular and Extra-cellular Buffering Capacity During High-Intensity Exercise. Sport Med. 2015;45:71-81.

- Liu Q, Sikand P, Ma C, Tang Z, Han L, Li Z, et al. Mechanis-ms of itch evoked by β-alanine. J Neurosci. 2012;32:14532-7.

- MacPhee S, Weaver IN, Weaver DF. An evaluation of interin-dividual responses to the orally administered neurotransmitter β-alanine. J Amino Acids [Internet]. 2013;2013:1-5. Avai-lable from: http://www.pubmedcentral.nih.gov/articlerender.fcgi?artid=3705897&tool=pmcentrez&rendertype=abstract%5Cnhttp://www.hindawi.com/journals/jaa/2013/429847/.

- Mannion AF, Jakeman PM, Dunnett M, Harris RC, Willan PLT. Carnosine and anserine concentrations in the quadriceps femoris muscle of healthy humans. Eur J Appl Physiol Occup Physiol. 1992;64:47-50.

- Maughan RJ, Burke LM, Dvorak J, Larson-Meyer DE, Peeling P, Phillips SM, et al. IOC consensus statement: dietary supplements and the high-performance athlete. Br J Sports Med [Internet]. 2018;bjsports-2018-099027. Available from: http://bjsm.bmj.com/lookup/doi/10.1136/bjsports-2018-099027.

- McCormack WP, Stout JR, Emerson NS, Scanlon TC, Warren AM, Wells AJ, et al. Oral nutritional supplement fortified with beta-alanine improves physical working capacity in older adults: A randomized, placebo-controlled study. Exp Gerontol [Internet]. 2013;48:933-9. Avai-lable from: http://dx.doi.org/10.1016/j.exger.2013.06.003.

- Murakami T, Furuse M. The impact of taurine-and beta--alanine-supplemented diets on behavioral and neurochemical parameters in mice: antidepressant versus anxiolytic-like ef--fects. Amino Acids. 2010;39:427-34.

- Quesnele JJ, Laframboise MA, Wong JJ, Kim P, Wells GD. The effects of beta-alanine supplementation on performance: a systematic review of the literature. Int J Sport Nutr Exerc Metab. 2014;24:14-27.

- Sale C, Saunders B, Hudson S, Wise JA, Harris RC, Sunderland CD. Effect of β-alanine plus sodium bicarbonate on high-intensity cycling capacity. Med Sci Sports Exerc. 2011;43:1972-8.

- Saunders B, De Salles Painelli V, De Oliveira LF, Da Eira Silva V, Da Silva RP, Riani L, et al. Twenty-four weeks of β-alanine supplementation on carnosine content, related genes, and exercise. Med Sci Sports Exerc. 2017;49:896-906.

- Saunders B, Elliott-Sale K, Artioli G, Swinton P, Dolan E, Roschel H, et al. β-alanine su-pplementation to improve exercise capacity and performance: a systematic review and meta-analysis. Br J Sport Med. 2016;1-14.

- Shinohara T, Harada M, Ogi K, Maruyama M, Fujii R, Tanaka H, et al. Identification of a G protein-coupled receptor specifically responsive to beta-alanine. J Biol Chem. 2004;279:23559-64.

- Smith AE, Walter AA, Graef JL, Kendall KL, Moon JR, Lockwood CM, et al. Effects of β-alanine supplementation and high-intensity interval training on endurance performance and body composition in men; a double-blind trial. J Int Soc Sports Nutr [Internet]. 2009;6(1):5. Available from: http://jissn.biomedcentral.com/articles/10.1186/1550-2783-6-5.

- Smith-Ryan A, Fukuda D, Stout J, Kendall K. High-velocity intermittent running: effects of beta-alanine supplementation. J Strength Cond Res. 2012;26:2798-805.

- Stout JR, Cramer JT, Mielke M, O'Kroy J, Torok DJ, Zoeller RF. Effects of twenty-eight days of beta-alanine and creatine monohydrate supplementation on the physical working capa--city at neuromuscular fatigue threshold. J Strength Cond Res [Internet]. 2006;20:928. Availa-ble from: http://nsca.allenpress.com/nscaonline/?request=get-abstract&doi=10.1519%2FR-19655.1.

- Stout JR, Cramer JT, Zoeller RF, Torok D, Costa P, Hoffman JR, et al. Effects of beta-alanine supplementation on the onset of neuromuscular fatigue and ventilatory threshold in women. Amino Acids. 2007;32:381-6.

- Stout JR, Graves BS, Smith AE, Hartman MJ, Cramer JT, Beck TW, et al. The effect of beta-alanine supplementation on neuromuscular fatigue in elderly (55-92 Years): a double--blind randomized study. J Int Soc Sports Nutr [Internet]. 2008;5(1):21. Available from: http://jissn.biomedcentral.com/articles/10.1186/1550-2783-5-21.

- Suzuki Y, Nakao T, Maemura H, Sato M, Kamahara K, Morimatsu F, et al. Carnosine and anserine ingestion enhances contribution of nonbicarbonate buffering. Med Sci Sport Exerc. 2006;38:334-8.

- Sweeney K, Wright G, Brice A, Doberstein S. The effect of beta-alanine supplementation on power performance during repeated sprint activity. J Strength Cond Res. 2010;24:79-87.

- Tallon M, Harris R, Boobis L, Fallowfield J, Wise J. The carnosine content of vastus late-ralis is elevated in resistance-trained bodybuilders. J Strength Cond Res. 2005;19:725-9.

- Thomas D, Erdman K, Burke L. American College of Sports Medicine Joint Position Statement. Nutrition and Athletic Performance. Med Sci Sport Exerc. 2016;48:543-68

- Tobias G, Benatti FB, De Salles Painelli V, Roschel H, Gualano B, Sale C, et al. Additive effects of beta-alanine and sodium bicarbonate on upper-body intermittent performance. Amino Acids. 2013;45:309-17.

- Trexler ET, Smith-Ryan AE, Stout JR, Hoffman JR, Wilborn CD, Sale C, et al. Internatio-nal Society of Sports Nutrition Position Stand: Beta-Alanine. J Int Soc Sports Nutr [Internet]. 2015;12:30. Available from: http://www.jissn.com/content/12/1/30.

- Van Thienen R, Van Proeyen K, Eynde B, Puype J, Lefere T, Hespel P. Beta-alanine im-proves sprint performance in endurance cycling. Med Sci Sport Exerc. 2009; 41:898-903.

- Walter A a, Smith AE, Kendall KL, Stout JR, Cramer JT. Six weeks of high-intensity inter-val training with and without beta-alanine supplementation for improving cardiovascular fitness in women. J Strength Cond Res. 2010;24:1199-207.

- Zoeller RF, Stout JR, O'Kroy JA, Torok DJ, Mielke M. Effects of 28 days of beta-alanine and creatine monohydrate supplementation on aerobic power, ventilatory and lactate thresholds, and time to exhaustion. Amino Acids. 2007;33:505-10.

Probióticos, Prebióticos, Simbióticos e Atividade Física

• Andrea Bonvini • Audrey Yule Coqueiro • Raquel Raizel • Julio Tirapegui
• Marcelo Macedo Rogero

Introdução

A prática de exercícios físicos exaustivos promove imunossupressão (Clancy et al., 2006) e estresse oxidativo (Martarelli et al., 2011), aumentando o risco de infecções do trato respiratório superior (ITRS) (Cox et al., 2010) e do trato gastrointestinal (TGI) (Shing et al., 2014), podendo afetar a saúde do atleta e prejudicar o desempenho físico (West et al., 2011). Nesse contexto, intervenções capazes de impedir ou atenuar tais eventos podem, indiretamente, melhorar o desempenho físico. Dentre os suplementos nutricionais utilizados na modulação da resposta imune de atletas, destacam-se os probióticos (Chen et al., 2016), prebióticos e simbióticos (Roberts et al., 2016).

O conceito de probióticos designa, segundo a Food and Agriculture Organization of the United States/World Health Organization (FAO/WHO), "micro-organismos vivos que, quando administrados em quantidades adequadas, conferem benefícios à saúde do hospedeiro (FAO/WHO, 2002)", enquanto prebióticos são ingredientes seletivamente fermentáveis que permitem alterações positivas e específicas na composição e na atividade da microbiota do TGI. As formulações que contemplam tanto probióticos como prebióticos são denominadas simbióticos (Kolida & Gibson 2011; Martinez et al., 2015). As principais alegações de saúde dessas intervenções estão relacionadas à melhora da saúde intestinal e à homeostase do sistema imune, podendo atuar na redução do risco e no tratamento, como coadjuvantes, de doenças gastrointestinais e imunes (Hill et al., 2014).

Estudos indicam que os probióticos, prebióticos e simbióticos podem melhorar a *performance* atlética por diversos mecanismos: (i) aumento da disponibilidade de energia, visto que a melhora na composição da microbiota intestinal está relacionada à melhora no processo de absorção de nutrientes; (ii) síntese de ácidos graxos de cadeia curta (AGCC), que são utilizados como substratos energéticos; (iii) efeito modulador dos probióticos na atividade das enzimas antioxidantes e, por consequência, atenuação da lesão muscular induzida por espécies reativas de oxigênio (ERO), entre outros (Chen et al., 2016). Entretanto, o efeito da suplementação com probióticos, prebióticos e simbióticos é pouco elucidado no âmbito esportivo, especialmente no que concerne à *performance* atlética. Nesse sentido, o objetivo do presente capítulo é sintetizar o conhecimento disponível acerca do papel dos probióticos, prebióticos e simbióticos na saúde e no exercício físico, especialmente em relação a seu possível efeito ergogênico.

Definições
Probióticos

O termo "probiótico" deriva do grego e significa "pró-vida", trazendo o sentido daquilo que é a favor da vida, ou seja, que pode promover efeitos benéficos à saúde (Raizel et al., 2011). A FAO/WHO define esse termo como "micro-organismos vivos que, quando administrados em quantidades adequadas, conferem benefícios à saúde do hospedeiro (FAO/WHO 2002)". Ainda que esse conceito implique que as culturas probióticas estejam ativas, evidências sugerem que probióticos inativados também conferem benefícios à saúde humana (Taverniti & Guglielmetti, 2011).

Os micro-organismos inativados são denominados "paraprobióticos" ou "*ghost probiotics*" e definidos como "células microbianas não viáveis (intactas ou lisadas), ou extratos celulares (contendo composição química complexa), os quais, quando administrados (oral ou topicamente) em quantidades adequadas, conferem benefícios aos homens ou animais". Assim, pesquisadores da área sugerem o desenvolvimento de uma nova definição de probióticos, no intuito de abranger também o conceito de paraprobiótico (Taverniti & Guglielmetti, 2011). Entretanto, até o presente, a designação de probióticos proposta pela FAO/WHO (2002) é a mais utilizada para definir o termo, havendo a necessidade do consumo de cepas probióticas ativas e viáveis (FAO/WHO 2002).

Diversos critérios são exigidos para que um micro-organismo seja considerado probiótico, dentre eles: (i) ser preferencialmente isolado do TGI humano; (ii) ser reconhecido como seguro para a saúde (*generally recognized as safe* – GRAS) por meio de estudos científicos, mesmo para pacientes imunocomprometidos; (iii) ser viável e ativo no veículo em que for administrado; (iv) ser resistente aos sucos gástricos e intestinais; e (v) ser capaz de aderir ao intestino humano (Anvisa, 2008; Raizel et al., 2011; Martinez et al., 2015).

Os probióticos mais estudados e frequentemente administrados são as bactérias ácido-lácticas, as bactérias não ácido-lácticas e as leveduras, sendo *Lactobacillus* e *Bifidobacterium* os gêneros mais utilizados na prática clínica (Tannock, 1998; Kolida & Gibson, 2011; Raizel et al., 2011; Martinez et al., 2015).

Prebióticos

Os prebióticos são conceituados como ingredientes seletivamente fermentáveis, que permitem alterações específicas na composição e na atividade da microbiota do TGI, promovendo benefícios à saúde do hospedeiro (Kolida & Gibson 2011; Martinez et al., 2015).

Para ser caracterizado como prebiótico, é necessário que a fermentabilidade do ingrediente seja demonstrada em estudos *in vitro*, que simulam as condições do TGI, e, posteriormente, em ensaios clínicos randomizados e controlados por placebo, que confirmem os resultados apresentados *in vitro*. Ademais, a principal característica do prebiótico é ser utilizado como substrato por micro-organismos simbiontes e comensais do TGI, no intuito de permitir a multiplicação desses micro-organismos e alterar positivamente a composição microbiana no cólon intestinal. Sendo assim, o que distingue um prebiótico de uma fibra alimentar é a capacidade do primeiro de modular a composição da microbiota intestinal (Kolida & Gibson 2011; Martinez et al., 2015).

Os prebióticos mais estudados e utilizados na prática clínica são os fruto-oligossacarídeos (FOS), inulina, galacto-oligossacarídeos (GOS), trans-galacto-oligossacarídeos (TOS) e lactulose. Na literatura científica, os principais resultados apresentados são referentes aos FOS e à inulina (Gibson et al., 2004; Kolida & Gibson 2011; Raizel et al., 2011; Martinez et al., 2015).

Simbióticos

Simbióticos são associações de probióticos e prebióticos, podendo conter um ou mais micro-organismos e fibras alimentares. Para a seleção de ambos, é necessário que o prebiótico permita o crescimento da cepa probiótica, havendo, portanto, uma interação positiva desses componentes avaliada *in vitro* (Kolida & Gibson 2011; Martinez et al., 2015).

Em casos em que a escolha do probiótico e do prebiótico é adequada, o efeito benéfico à saúde pode ser ainda mais acentuado, comparado à administração isolada desses componentes, devido à sinergia entre o micro-organismo probiótico e a fibra prebiótica (Kolida & Gibson 2011; Martinez et al., 2015).

Posbióticos

Um novo termo, denominado "posbióticos", que é restrito à pesquisa, foi instituído a fim de designar os subprodutos metabólicos isolados dos meios de cultura, que são sintetizados por probióticos e que podem desempenhar papel benéfico nas funções biológicas do hospedeiro (Thomas et al., 2010). Como exemplo, ressaltam-se as bacteriocinas, que são proteínas ou complexos de proteínas com atividade antibiótica. Vale ressaltar que esses compostos, atualmente, não possuem aplicabilidade clínica (Vanderpool et al., 2008; Moraes et al., 2014). No Quadro 19.1, são apresentados os conceitos supramencionados.

Microbiota intestinal e suplementação com probióticos, prebióticos e simbióticos

A microbiota intestinal humana compreende mais de 10^{14} bactérias (Di Cagno et al., 2009), pertencentes a 190 gêneros e 500 a 1.000 espécies diferentes, sendo estimado como 1,5 kg o peso total do conjunto de micro-organismos residentes nesse ecossistema (Xu & Gordon, 2003). Embora haja intensa variação individual, existem pelo menos 57 espécies de bactérias que são compartilhadas por toda a espécie humana (Aureli et al., 2011).

A maioria dos micro-organismos residentes na microbiota intestinal é pertencente aos filos *Firmicutes* e *Bacteroidetes* (aproximadamente 90%), enquanto uma pequena parcela pertence ao filo *Actinobacteria* (Aureli et al., 2011; Martinez et al., 2015), sendo classificados de acordo com o papel que desempenham na microbiota intestinal, podendo ser simbiontes, comensais ou patogênicos (Martinez et al., 2015).

Os simbiontes estão associados à promoção de saúde ao hospedeiro, enquanto os comensais não promovem benefícios ou malefícios, e os patogênicos estão associados ao desenvolvimento de doenças. É válido ressaltar que uma microbiota intestinal considerada saudável contempla todas as classes de micro-organismos (simbiontes, comensais e patogênicos), devendo haver um equilíbrio entre elas (Martinez et al., 2015).

Quadro 19.1. Definição de probióticos, prebióticos, simbióticos e posbióticos.			
Probióticos	**Prebióticos**	**Simbióticos**	**Posbióticos**
• Micro-organismos vivos que, quando administrados em quantidades adequadas, conferem benefícios à saúde do hospedeiro.	• Ingredientes seletivamente fermentáveis que permitem alterações específicas na composição e na atividade da microbiota do trato gastrointestinal.	• Combinação de uma ou mais cepas probióticas e uma fibra alimentar prebiótica.	• Subprodutos metabólicos isolados dos meios de cultura sintetizados por micro-organismos probióticos.

Fonte: Desenvolvido pela autoria.

As principais ações da microbiota intestinal estão vinculadas ao sistema imune (ativação das respostas imune inata e adaptativa) (Nistal et al., 2012), a degradação de xenobióticos (Aureli et al., 2011) e ao metabolismo de nutrientes, como a fermentação de carboidratos, a síntese de AGCC (acetato, propionato e butirato), a síntese de vitaminas do complexo B (riboflavina, ácido fólico e cobalamina) e de vitamina K (LeBlanc et al., 2011). Embora a microbiota apresente um importante papel na síntese dessas vitaminas, a recomendação de ingestão das vitaminas do complexo B e da vitamina K propostas pela Ingestão Dietética de Referência (*Dietary Reference Intakes* – DRI) devem ser respeitadas (DRI, 2011).

Alguns efeitos biológicos dos probióticos são desempenhados por gêneros específicos, por exemplo, a síntese de ácido láctico durante o metabolismo primário do gênero *Lactobacillus*, que promove redução do pH intestinal e, consequentemente, dificulta o crescimento de bactérias comensais e patogênicas (Lerayer et al., 2013).

A composição da microbiota intestinal é afetada por diversos fatores, como a dieta, a idade e o uso de medicamentos. Alterações constantes na composição da microbiota, especialmente quando favorecem o crescimento de micro-organismos patogênicos, estão associadas ao aumento do risco de desenvolvimento de doenças. Nesse cenário, há um interesse crescente em alternativas capazes de modular, de maneira positiva, a composição da microbiota. Dentre as alternativas mais utilizadas na modulação da microbiota intestinal, a suplementação com probióticos, prebióticos e simbióticos é uma das práticas mais comuns e eficazes (Martinez et al., 2015).

Após a ingestão de probióticos ocorre, no TGI, competição por nutrientes e por sítios de adesão com a microbiota já estabelecida. Essa competição pode dificultar o alojamento de micro-organismos já existentes na microbiota, ou até mesmo induzir a um desalojamento destes (Lerayer et al., 2013). Portanto, é necessário ressaltar que o uso de probióticos, mesmo para pacientes saudáveis, deve ser individualizado e recomendado por um profissional da saúde capacitado para tal função, como o nutricionista.

No cólon, os probióticos se multiplicam, mas não se estabelecem como colonizadores da mucosa. Portanto, com a interrupção da suplementação, a quantidade de micro-organismos tende a diminuir, sendo que em aproximadamente 8 dias não há mais detecção destes nas fezes (Kullen et al., 1997). Nesse cenário, é aconselhável o uso contínuo de probióticos, visto que, embora estes não sejam colonizadores, apresentam-se metabolicamente ativos quando presentes no TGI, o que confere benefícios à saúde do hospedeiro (Bezkorovainy, 2001).

Além da modulação da composição da microbiota por meio da administração de probióticos, é possível aumentar o número de bactérias benéficas, como as pertencentes aos gêneros *Lactobacillus* e *Bifidobacterium*, por meio da suplementação com prebióticos. As fibras prebióticas são utilizadas como substratos para o crescimento de micro-organismos benéficos, facilitando a proliferação destes e, consequentemente, reduzindo o crescimento de patógenos (Raizel et al., 2011). Levando em consideração o efeito modulador da microbiota atribuído aos probióticos e prebióticos, é possível que a administração de simbióticos promova ainda mais benefícios à saúde intestinal, comparado com a suplementação isolada desses compostos (Kolida & Gibson 2011; Martinez et al., 2015).

Benefícios da suplementação com probióticos e prebióticos

Os principais efeitos benéficos dos probióticos, prebióticos e simbióticos são referentes a alterações positivas na composição da microbiota, promovendo saúde intestinal e redução do risco de doenças que afetam esse órgão, como doença celíaca e doença inflamatória intestinal (Raizel et al., 2011; Coqueiro et al., 2017a). Os probióticos também são associados à melhora da resposta e à homeostase do sistema imune (Tannock, 1998; Raizel et al., 2011; Hill et al., 2014), sendo seus mecanismos de ação e principais efeitos imunológicos apresentados na Tabela 19.1. Contudo, convém ressaltar que as funções são dependentes da cepa administrada, ou seja, nem todo probiótico desempenhará todas essas funções (Aureli et al., 2011).

Além do papel imunomodulador, tem sido atribuída ação antioxidante a alguns micro-organismos. Estudos demonstram que bactérias ácido-láticas contribuem para o aumento da atividade de enzimas antioxidantes e para a modulação do estresse oxidativo, protegendo a célula de danos induzidos por carcinógenos. Dentre essas enzimas, destacam-se a glutationa-S-transferase, a glutationa redutase, a glutationa peroxidase, a superóxido dismutase e a catalase (Mishra et al., 2015). Além disso, a suplementação com probióticos reduz o risco de condições vinculadas ao estresse oxidativo, como a hiperglicemia e a hiperlipidemia, uma vez que reduz a inflamação crônica de baixo grau, observada em indivíduos obesos e diabéticos, a partir da supressão da via do fator de transcrição nuclear κB (NF-κB) e da diminuição da síntese de citocinas (Ruan et., 2015). Por fim, a melhora na homeostase intestinal, incluindo o processo de absorção, pode favorecer a absorção de antioxidantes, aumentando a disponibilidade dessas substâncias (Martarelli et al., 2011).

Tabela 19.1. Efeitos e mecanismos de ação dos probióticos na resposta imune.

Efeito	Mecanismo	Referência
• Alteração da composição da microbiota intestinal.	• Competição por sítios de adesão com micro-organismos patogênicos.	Vanderpool et al., 2008
• Atenuação da resposta inflamatória.	• Redução da ativação do fator de transcrição nuclear kappa B (NF-κB).	Gómez-Llorente et al., 2010
• Maturação de células dendríticas e aumento da atividade de células *natural killer* (NK).	• Estímulo na produção de citocinas pró e anti-inflamatórias (IL-6, IL-10, IL-12 e TNF-α).	Rizzello et al., 2011
• Aumento da secreção de citocinas e da expressão de moléculas estimuladoras.	• Ativação de células apresentadoras de antígeno (APC) nas placas de Peyer.	Aureli et al., 2011
• Diminuição da adesão de patógenos (*Helicobacter pylori*, *Salmonella* spp. e *Clostridium difficile*).	• Síntese de bacteriocinas e ácidos orgânicos e competição por nutrientes e sítios de adesão.	Saarela et al., 2000

Fonte: Desenvolvida pela autoria.

Impactos do exercício físico na microbiota intestinal

Evidências recentes indicam que a microbiota intestinal é regulada pelo exercício físico, podendo responder de maneira diferente de acordo com o tipo e a intensidade da atividade (Bermon et al., 2015).

A microbiota intestinal, além das diversas funções previamente mencionadas, sintetiza substâncias com potencial endócrino e regulatório, como noradrenalina e dopamina, produzidas pelos gêneros *Escherichia* e *Bacillus*, e serotonina, produzida pelos gêneros *Escherichia*, *Streptococcus* e *Enterococcus* (Galland, 2014), variando a produção desses neurotransmissores de acordo com a composição da microbiota. Considerando a importância dessas substâncias reguladoras durante o exercício, parece razoável que a prática de atividade física influencie na composição e, portanto, na atividade da microbiota intestinal (Bermon et al., 2015).

No que concerne à fisiologia intestinal, sabe-se que, enquanto o exercício físico moderado promove diversos efeitos benéficos ao intestino (redução do tempo do trânsito gastrointestinal, do tempo de contato de patógenos com o intestino e do risco de câncer de ceco), o exercício físico exaustivo impacta em distúrbios gastrointestinais decorrentes da redução do fluxo sanguíneo intestinal, aumento da permeabilidade do intestino e aumento da translocação bacteriana para o fluxo sanguíneo (Bermon et al., 2015; Roberts et al., 2016).

Em atletas, eventos gastrointestinais normalmente ocorrem em períodos competitivos (período de treino mais intenso), afetando a saúde do atleta e prejudicando o desempenho físico (West et al., 2011). Nesse cenário, intervenções capazes de impedir ou atenuar essas condições promovem saúde intestinal e podem, indiretamente, melhorar o desempenho físico (Chen et al., 2016; Roberts et al., 2016).

Suplementação com probióticos e prebióticos para praticantes de atividade física e atletas

O exercício físico exaustivo impacta negativamente na imunocompetência, promovendo redução da contagem e da função de células imunes, como células *natural killer* (NK), neutrófilos e linfócitos T, aumento da concentração plasmática de biomarcadores pro-inflamatórios e redução da concentração plasmática de citocinas anti-inflamatórias, entre outros (Clancy et al., 2006; Cox et al., 2010; Lollo et al., 2012; Donmez et al., 2014). Tais fatos estão associados ao aumento da incidência de ITRS e distúrbios no TGI (Clancy et al., 2006; Shing et al., 2014), que tendem a reduzir o desempenho físico (West et al., 2011).

No intuito de atenuar ou, até mesmo, reverter esses efeitos deletérios provocados pelo exercício exaustivo, diversas intervenções nutricionais têm sido utilizadas, com destaque para a suplementação com probióticos. Estudos observaram melhora de marcadores imunológicos, como aumento da contagem de leucócitos e linfócitos, após suplementação com probióticos em modelos envolvendo exercício físico exaustivo (Lolo et al., 2012; Donmez et al., 2014). Outros parâmetros imunes também foram influenciados por essa intervenção, como aumento das concentrações salivares de imunoglobulina A (IgA) (Tiollier et al., 2007) e aumento da secreção de interferon-γ (IFN-γ) por linfócitos TCD4+ (Clancy et al., 2006), embora alguns estudos tenham falhado em verificar qualquer efeito imunomodulador dos probióticos em indivíduos engajados em exercícios físicos (Moreira et al., 2007; Gill et al., 2016).

Além do impacto negativo relacionado à imunocompetência, a prática de exercícios físicos exaustivos está associada ao desenvolvimento de estresse oxidativo. Nesse sentido, Martarelli et al. (2011) observaram que o exercício físico intenso induziu o quadro de estresse oxidativo, porém a suplementação com *Lactobacillus rhamnosus* e *Lactobacillus paracasei* (10^9 unidades formadoras de colônia – UFC de cada cepa/dia), durante 4 semanas, aumentou a concentração de antioxidantes plasmáticos, atenuando a ação deletéria das ERO. Entretanto, estudos posteriores não confirmaram o possível efeito antioxidante dos probióticos no âmbito esportivo (Valimaki et al., 2012).

Em relação às ITRS, há extenso conflito na literatura, tendo em vista que evidências apontam que a administração de probióticos é capaz de reduzir a incidência e a gravidade dessas doenças (Clancy et al., 2006; Cox et al., 2010; Haywood et al., 2013; West et al., 2014; Marinkovic et al., 2016), enquanto outros estudos não corroboram esses achados (Tiollier et al., 2007; Glesson et al., 2016).

Ao contrário do esperado, West et al. (2011) observaram que, em ciclistas competitivos, o número e a duração de sintomas gastrointestinais leves (empachamento, flatulência e cólica) foi duas vezes superior no grupo suplementado com *Lactobacillus fermentum* (10^9 UFC/dia), durante 11 semanas, comparado com o grupo placebo. Os autores acreditam que esses sintomas são decorrentes da adaptação gastrointestinal ao micro-organismo suplementado, que ocorre nos primeiros dias de suplementação. Entretanto, a suplementação foi realizada por 11 semanas e os sintomas foram descritos durante todo o período experimental. Diferentemente, Roberts et al. (2016) observaram que a administração de um simbiótico contendo *Lactobacillus acidophilus* (150 mg/dia), *Bifidobacterium bifidum* e *lactis* (16,8 mg/dia) e FOS (55,8 mg/dia), durante 12 semanas, foi capaz de reduzir a concentração de lipopolissacarídeo (LPS) sanguíneo após o exercício exaustivo em triatletas, indicando redução da permeabilidade intestinal.

Apesar dos efeitos benéficos encontrados em ensaios envolvendo suplementação com probióticos e exercício físico, poucos estudos avaliaram o efeito ergogênico dessa intervenção. Coqueiro et al. (2017b), em revisão bibliográfica recente, avaliaram 16 estudos que administraram probióticos para praticantes de atividade física, atletas ou em modelos envolvendo exercício físico. Dentre os estudos analisados, 6 aplicaram testes de *performance*, sendo que apenas 2 deles apresentaram melhora de desempenho físico com a suplementação de probiótico. Embora o número de estudos sobre o tema seja escasso, até o momento a literatura sugere que essa intervenção não apresenta efeito ergogênico. Adicionalmente, vale ressaltar a escassez na literatura referente a estudos envolvendo a suplementação com prebióticos e simbióticos no contexto esportivo.

Os estudos mencionados são apresentados detalhadamente na Tabela 19.2.

Dose e alegações de saúde

A recomendação de probióticos representa um aspecto de difícil determinação, visto que depende da cepa, do produto, da condição de saúde do indivíduo, dentre outros fatores. Possivelmente, diferentes doses de um mesmo probiótico produzem efeitos biológicos distintos (Aureli et al., 2011; Martinez et al., 2015).

É estabelecido que a administração com probióticos pode aumentar a concentração do micro-organismo ingerido em diversos compartimentos do TGI, devendo aumentar a valor igual ou superior a 10^6 UFC por mL do micro-organismo no íleo e 10^8 UFC/mL no cólon (Aureli et al., 2011).

Para que um alimento contendo probióticos apresente algum efeito terapêutico, é necessária a ingestão de 10^8 a 10^{10} UFC do micro-organismo diariamente. Esse valor é correspondente a aproximadamente 10^6 a 10^8 UFC por grama ou mililitro do alimento pronto para consumo, dependendo da porção diária recomendada pelo fabricante (Lerayer et al., 2013).

No Brasil, a Agência Nacional de Vigilância Sanitária (Anvisa) estabeleceu, desde 2008, que os produtos contendo probióticos devem apresentar de 10^8 a 10^9 UFC na recomendação diária do produto pronto para o consumo. É válido ressaltar que valores inferiores podem ser aceitos, desde que a empresa comprove a eficácia do produto (Anvisa, 2008). Na Itália, a legislação recomenda a ingestão de 10^9 UFC da cepa probiótica por dia para que possa ocorrer a colonização temporária do intestino pelo micro-organismo administrado (Ministerio Della Salute, Linee guida sui probiotici, 2011; Lerayer et al., 2013).

Os produtos contendo probióticos são considerados alimentos com alegações de propriedades funcionais ou de saúde pela Anvisa, sob a alegação de contribuírem para o equilíbrio da microbiota intestinal e sob a ressalva de que o consumo desses produtos esteja associado a uma alimentação equilibrada e a hábitos de vida saudáveis (Anvisa, 2008). Os micro-organismos probióticos aprovados pela Anvisa são apresentados na Tabela 19.3.

Tabela 19.3. Lista de probióticos aprovados pela Anvisa.

Gênero	Linhagem
Lactobacillus	*Lactobacillus acidophilus*
	Lactobacillus casei shirota
	Lactobacillus casei variedade *rhamnosus*
	Lactobacillus casei variedade *defensis*
	Lactobacillus paracasei
	Lactococcus lactis
Bifidobacterium	*Bifidobacterium bifidum*
	Bifidobacterium animallis (incluindo a subespécie *B. lactis*)
	Bifidobacterium longum
Enterococcus	*Enterococcus faecium*

OBS.: os micro-organismos *Lactobacillus delbrueckii* (subespécie *bulgaricus*) e *Streptococcus salivarius* (subespécie *thermophillus*) foram excluídos da lista de probióticos, tendo em vista que são necessários para a produção de iogurte e não apresentam efeitos probióticos comprovados.

Fonte: Anvisa. Parecer técnico CRN-3 n. 12/2015. PRESCRIÇÃO DE PROBIÓTICOS PELO NUTRICIONISTA.

As fibras alimentares também são mencionadas como alimentos funcionais, sob a alegação de auxiliarem no funcionamento intestinal e desde que a porção no produto final forneça no mínimo 2,5 g de fibras, sem considerar a contribuição dos ingredientes utilizados em sua preparação. As fibras citadas são: beta-glucana, dextrina resistente, goma-guar parcialmente hidrolisada, polidextrose, psillium, quitosana, os prebióticos FOS, inulina e lactulose. Para FOS, inulina e dextrina resistente, é recomendado que a quantidade desses ingredientes não ultrapasse 30 g na recomendação diária do produto pronto para consumo. É sugerido que o aumento do consumo de fibras prebióticas seja acompanhado do aumento da ingestão hídrica no intuito de evitar efeitos colaterais, como obstipação (Anvisa, 2008).

Tabela 19.2. Estudos envolvendo suplementação com probióticos, prebióticos e simbióticos no exercício físico (ordem cronológica).

Número	Idade (anos)	Modalidade de exercício	Suplementação	Duração do tratamento	Efeitos	Referência
27 indivíduos (18 atletas saudáveis e 9 atletas fatigados)	16 a 40	Atletas fatigados	*Lactobacillus acidophilus* 2×10^{10} UFC/dia.	1 mês	Aumento da secreção de IFN–γ pelas células T.	Clancy et al., 2006
141 maratonistas	30 a 40	Corrida	*Lactobacillus* GG 3×10^8 UFC/mL. Os indivíduos ingeriram 130 mL/dia.	3 meses	Sem efeito.	Moreira et al., 2007
47 cadetes	20 a 22	Treinamento militar	*Lactobacillus casei* strain DN-114 001. A dose não foi mencionada.	3 semanas de treinamento militar + 5 dias de combate	A suplementação com probióticos preveniu a redução de IgA, mas não afetou a incidência de ITRS.	Tiollier et al., 2007
20 corredores de elite	20 a 34	Corrida	*Lactobacillus fermentum* VRI-003 (PCC) 1.2×10^{10} UFC/dia.	1 mês	Redução de sintomas respiratórios e da gravidade de infecções respiratórias. Aumento na secreção de IFN-γ. Sem diferença na *performance*.	Cox et al., 2010
99 ciclistas	26 a 44	Ciclismo	*Lactobacillus fermentum* (PCC®) 1×10^9 UFC/dia.	11 semanas	A suplementação com probióticos aumentou o número e duração de sintomas gastrointestinais. Sem diferença na *performance*.	West et al., 2011
24 homens	25 a 39	Corrida	*Lactobacillus rhamnosus* IMC 501® e *Lactobacillus paracasei* IMC 502®-10^9 UFC de cada cepa/dia.	4 semanas	Aumento da concentração de antioxidantes plasmáticos.	Martarelli et al., 2011
119 maratonistas	22 a 58	Corrida	*Lactobacillus rhamnosus* GG 3.0×10^8 UFC/mL. Os indivíduos ingeriram 65 mL/dia.	3 meses	Sem efeito.	Valimaki et al., 2012
Ratos Wistar (não menciona o N)	21 dias	Corrida até a exaustão	Queijo contendo *Lactobacillus acidophilus* LA14e. *Bifidobacterium longum* BL05 $10^6/10^7$ UFC/dia.	14 dias	Aumento da contagem de linfócitos.	Lollo et al., 2012
30 jogadores de rúgbi	20 a 28	Rúgbi, musculação e testes de *performance*	*Lactobacillus gasseri* (2.6×10^9 UFC/dia), *Bifidobacterium bifidum* (2.0×10^8 UFC/dia) e *Bifidobacterium longum* (2.0×10^8 UFC/dia).	4 semanas	Redução de sintomas respiratórios, gastrointestinais e da duração da infecção.	Haywood et al., 2013

18 homens	30 a 37	Exercícios aeróbios	350 mL koumiss por dia, fermentado com *Lactobacillus* e leveduras.	15 dias	Aumento da contagem de leucócitos e neutrófilos.	Donmez et al., 2014
10 corredores	25 a 29	Corrida em ambiente quente	7.4×10^9 UFC/dia de *L. acidophilus*, 15.55×10^9 UFC/dia de *L. rhamnosus*, 9.45×10^9 UFC/dia de *L. casei*, 3.15×10^9 UFC/dia de *L. plantarum*, 1.35×10^9 UFC/dia de *L. fermentum*, 4.05×10^9 UFC/dia de *B. lactis*, 1.35×10^9 UFC/dia de *B. breve*, 0.45×10^9 UFC/dia de *B. bifidum* e 2.25×10^9 UFC/dia de *S. thermophilus*.	4 semanas	Sem alteração nos parâmetros imunológicos e de permeabilidade intestinal, mas aumento do tempo até fadiga.	Shing et al., 2014
8 homens	20 a 32	Corrida em ambiente quente	*Lactobacillus casei* 10^{11} UFC/dia.	7 dias	Sem efeito.	Gill et al., 2016
39 atletas de elite	18 a 28	Atletas que treinavam mais de 11 horas por semana	*Lactobacillus helveticus* Lafti® L10 2×10^{10} UFC/dia.	14 semanas	Redução de sintomas e da duração de infecções respiratórias. Sem alteração na *performance*.	Marinkovic et al., 2016
243 indivíduos fisicamente ativos	18 a 32	Exercícios aeróbios	*Lactobacillus casei* Shirota 6.5×10^9 UFC. Os indivíduos ingeriram o suplemento duas vezes por dia.	20 semanas	Redução de anticorpos virais.	Gleeson et al., 2016
24 camundongos	Não menciona	Natação	*Lactobacillus plantarum* TWK10 (LP10) 2.05×10^8 ou 1.03×10^9 UFC/kg/dia.	6 semanas	Aumento da massa muscular, *performance* física e fibras musculares tipo I. Redução de lactato, amônia, creatina quinase, glicose, albumina, ureia, creatinina e triacilglicerol do plasma.	Chen et al., 2016
30 triatletas	31 a 38	Corrida	*Lactobacillus acidophilus* (150 mg/dia), *Bifidobacterium bifidum* e *lactis* (16,8 mg/dia), FOS (55,8 mg/dia).	12 semanas	Redução da permeabilidade intestinal.	Roberts et al., 2016

Fonte: Desenvolvida pela autoria.

Finalmente, as formulações contendo probióticos e prebióticos (simbióticos) também devem atender às recomendações apresentadas acima a fim de conferir os efeitos benéficos atribuídos a esses compostos com alegação de propriedade funcional.

Efeitos adversos

Em 2011, um relatório divulgado pela Agência de Investigação e Qualidade de Saúde (AHRQ) revisou 622 estudos que utilizaram probióticos pertencentes aos gêneros *Lactobacillus, Bifidobacterium, Saccharomyces, Streptococcus, Enterococcus* e *Bacillus* e constataram que, embora os ensaios clínicos existentes não demonstrem evidências de risco aumentado, a literatura ainda não permite esclarecer as questões que permeiam a segurança dos probióticos. É necessário explorar os possíveis efeitos adversos com técnicas semelhantes às análises de medicamentos, testando a resistência aos antibióticos, a produção de toxinas e o potencial hemolítico e avaliando as atividades metabólicas como a produção de d-lactato e a desconjugação de sais biliares (Doron & Snydman, 2015).

De acordo com a Food and Drug Administration (FDA), determinados grupos populacionais apresentam risco potencial para desenvolver efeitos adversos com o uso de probióticos, destacando-se pacientes que utilizam medicamentos antirrejeição pós-transplante de órgãos, células tronco ou corticosteroides (doses superiores a 0,5 mg/kg de peso corporal), indivíduos que estejam em tratamento quimioterápico ou de radiação e indivíduos imunocomprometidos (FDA, 2003).

Embora os probióticos devam ser seguros até em situações onde há comprometimento do sistema imune, na prática clínica é senso comum a não utilização desse recurso para tais pacientes, ainda que infecções causadas por esses micro-organismos sejam raras (Lerayer et al., 2013). Mesmo considerando que a ativação do sistema imunológico durante a suplementação com probióticos se deve a mecanismos de adaptação, que precedem a tolerância à respectiva cepa bacteriana administrada, indivíduos imunocomprometidos podem estar em maior risco de desenvolver condições sépticas devido a sua diminuída capacidade de depuração bacteriana, principalmente quando as cepas podem expressar fatores de virulência ou adquirir resistência aos antibióticos por transferência lateral de genes (Sanders, 2010)

Estudos epidemiológicos demonstram que, mesmo em países onde o uso de probióticos é endêmico, a incidência de infecções pelo uso de probióticos é baixa, entre 0,05 e 0,40% e, normalmente, relatada em pacientes gravemente enfermos que recebem nutrição enteral ou por acesso de cateter central venoso. Se ainda houver evidências de que a infecção possa ter sido causada por uma cepa probiótica, é importante confirmar a identidade do organismo usando testes moleculares (Vandenplas et al., 2011)

Apesar de não haver evidências na literatura que corroborem a hipótese de translocação bacteriana com o uso de probióticos, a FDA ressalta que, em pacientes que apresentam comprometimento da permeabilidade intestinal, a suplementação é contraindicada. A presença de neutropenia também deve ser considerada um fator impeditivo à administração com probióticos (Doron & Snydman, 2015).

Alguns estudos demonstram possível relação entre a suplementação com probióticos e o uso de antibióticos. Após o tratamento com antibióticos, há um declínio nas populações de bactérias suscetíveis e as bactérias naturalmente resistentes começam a prosperar, criando um reservatório de bactérias resistentes aos antibióticos (Sanders et al., 2010). Nesse contexto, a hipótese do reservatório – *reservoir hypotesis* – sugere que essas bactérias comensais resistentes, incluindo aquelas que poderiam atuar como patogênicas oportunistas e aquelas que são verdadeiramente não patogênicas transferem esses genes de resistência a partir da troca do DNA entre si (Salyers e Shoemaker, 2006). Esses genes podem, ainda, ser obtidos por cepas probióticas, como as bactérias ácido-láticas, que possuem plasmídeos contendo genes que conferem resistência à tetraciclina, eritromicina, cloranfenicol ou lincosamida, macrolida, estreptomicina e estreptogramina. Embora haja uma possibilidade teórica de transferência lateral de genes entre micro-organismos probióticos e outros organismos no intestino, não foi observada qualquer evidência clínica de transferência de resistência antimicrobiana (Doron & Snydman, 2015).

Poucos estudos relatam a presença de sintomas gastrointestinais com o uso de probióticos, e normalmente estes estão diretamente associados à ingestão de doses acima das recomendadas pela Anvisa. Dentre as manifestações mais comuns destacam-se diarreia, cólica, distensão abdominal e flatulência, que são reversíveis com a interrupção da suplementação (Saad, 2006). Entretanto, no início do tratamento com probióticos (durante os primeiros 14 dias, aproximadamente), esses sintomas também podem estar associados à adaptação do TGI ao micro-organismo administrado (Pyne et al., 2014).

No que tange aos prebióticos, efeitos adversos podem ser observados com doses acima de 30 g por dia, sendo os principais eventos adversos diarreia, flatulência, cólicas, inchaço e distensão abdominal. Aventa-se que esses sintomas são reversíveis com a interrupção da suplementação com prebióticos (Raizel et al., 2011). A ingestão excessiva de fibras alimentares pode, também, reduzir a absorção de alguns nutrientes, como cálcio, zinco e magnésio, portanto não é aconselhável.

Prescrição de probióticos pelo nutricionista

O Conselho Regional de Nutricionistas do Estado de São Paulo (CRN-3), no Parecer Técnico n. 12/2015, permite e orienta a prescrição de probióticos pelo nutricionista, podendo ser prescritos apenas os micro-organismos autorizados pela Anvisa (Tabela 19.3) e nas quantidades estabelecidas por esse órgão (10^8 a 10^9 UFC na recomendação diária do produto pronto para o consumo). A prescrição deve levar em consideração fatores que comprometem a homeostase da microbiota intestinal, como hábitos alimentares inadequados, ingestão de bebidas alcoólicas, uso de medicamentos, idade e doenças, ou seja, deve levar em consideração variabilidades individuais.

Para produtos probióticos isolados, a prescrição deve conter a denominação de venda do produto, o modo como é apresentado (pó, sachê, cápsula e outros), incluindo a indicação de via de administração oral, a quantidade e a frequência em que deve ser administrado, bem como o modo de preparo. Destaca-se, também, a importância do detalhamento do produto, evitando termos como "*pool* de probióticos". É válido salientar que, embora os probióticos possam ser utilizados na redução do risco e como coadjuvantes no tratamento de doenças, o nutricionista não deve atribuir finalidade medicamentosa ao produto.

Finalmente, o parecer ressalta que não existe uma única cepa probiótica que confira todos os benefícios simultaneamente. Portanto, a escolha do probiótico deve ser individualizada, levando em consideração o estado clínico do paciente, bem como a idade, os hábitos alimentares e outros.

Considerações finais

A suplementação com probióticos pode promover diversos benefícios à saúde de praticantes de atividade física e atletas, incluindo melhora de parâmetros imunológicos e redução da incidência de ITRS, apesar de os dados ainda serem contraditórios na literatura. Em relação ao efeito ergogênico, embora os estudos sejam escassos, a maior parte não demonstrou melhora do desempenho físico após a administração com probióticos, prebióticos e simbióticos.

Questões propostas para estudo

1. Defina os termos "probióticos", "prebióticos", "simbióticos" e "posbióticos".
2. Defina o termo "paraprobiótico".
3. Por que o termo "paraprobiótico" não está incluído na definição de probióticos proposta pela FAO/OMS (2002)?
4. Explique o que são micro-organismos simbiontes, comensais e patogênicos.
5. Por que a suplementação com probióticos tem de ser contínua?
6. Quais as principais intervenções utilizadas para modular a microbiota intestinal?
7. Por que o exercício físico exaustivo pode repercutir em efeitos deletérios ao intestino?
8. Qual a recomendação de probióticos preconizada pela Anvisa?
9. Por quais mecanismos a suplementação com probióticos, prebióticos e simbióticos poderia apresentar efeito ergogênico?
10. Levando em consideração os resultados dos estudos apresentados neste capítulo, a suplementação com probióticos, prebióticos e simbióticos poderia ser administrada como um recurso ergogênico? Justifique.

Bibliografia consultada

- Anvisa – Ministério da Saúde. Resolução RDC n. 2, de 7 de janeiro de 2002. Regulamento Técnico de Substâncias Bioativas e Probióticos Isolados com Alegação de Propriedades Funcional ou de Saúde. 2008. [resolução na internet]. [capturado em 2017 mar 13]. Disponível em: http://elegis.anvisa.gov.br/leisref/public/showAct.php?id=1567.
- Anvisa. Parecer técnico CRN-3 n. 12/2015. PRESCRIÇÃO DE PROBIÓTICOS PELO NUTRICIONISTA. Disponível em: https://nutritotal.com.br/pro/wp-content/uploads/sites/3/2015/12/Prescricao-de-probioticos-pelo-nutricionista.pdf.
- Aureli P, Capurso L, Castellazzi AM, Clerici M, Giovannini M, Morelli L, et al. Probiotics and health: an evidence-based review. Pharmacol Res. 2011; 63:366-376.
- Bermon SF, Petriz B, Kajeniene A, Prestes J, Castell L, Franco OL. The microbiota: na exercise immunology perspective. Exercise Immunology Review, 2015: 21:173-182.
- Bezkorovainy A. Probiotics: determinants of survival and growth in the gut. Am J Clin Nutr, v.73, p.399S-405S, 2001.
- Chen YM, Wei L, Chiu YS, et al. Lactobacillus plantarum TWK10 supplementation improves exercise performance and increases muscle mass in mice. Nutrients. 2016; 8:(205);1-15.
- Clancy RL, Gleeson M, Cox A, et al. Reversal in fatigued athletes of a defect in interferon γ secretion after administration of Lactobacillus acidophilus. British Journal of Sports Medicine. 2006; 40:351-354.

- Coqueiro AY, Bonvini A, Tirapegui J, Rogero MM. Probiotics supplementation as an alternative method for celiac disease treatment. International Journal of Probiotics & Prebiotics [Internet]. 2017; 12:23-32.
- Coqueiro AY, Garcia ABO, Rogero MM, Tirapegui, J. Probiotic supplementation in sports and physical exercise: does it present any ergogenic effect? Nutrition and Health, 2017; 23(4):239-249.
- Cox AJ, Pyne DB, Saunders PU, et al. Oral administration of the probiotic Lactobacillusfermentum VRI-003 and mucosal immunity inendurance athletes. British Journal of Sports Medicine 2010; 44:222-226.
- Di Cagno R, Rizzello CG, Gagliardi F, Ricciuti P, Ndagijimana M, Francavilla R, et al. Different fecal microbiotas and volatile organic compounds in treated and untreated children with celiac disease. Appl Environ Microbiol, 2009; 75:3963-3971.
- Donmez N, Kisadere I, Balaban C, et al. Effects of traditional homemade koumiss on somehematological and biochemical characteristicsin sedentary men exposed to exercise. Biotechnic & Histochemistry. 2014; 89(8):558-563.
- Doron S, Snydman DR. Risk and safety of probiotics. Clin Infect Dis. 2015; 60(2):S129-34, 2015.
- DRI. Dietary Reference Intakes (DRIs): Recommended Dietary Allowances and Adequate Intakes, Vitamins Food and Nutrition Board, Institute of Medicine, National Academies. Food and Nutrition Board: 2011; 10-12.

- Food and Agriculture Organization of the United States/ World Health Organization (FAO/WHO). Guidelines for the Evaluation of Probiotics in Food. 2002. [resolução na internet]. [capturado em 2017 mar 13]. Disponível em: http://www.who.int/foodsafety/fs_management/en/probiotic_guidelines.pdf.

- Galland L. The gut microbiome and the brain. J Med Food. 2014 Dec;17(12):1261-72.

- Gibson GR, Probert HM, Loo JV, Rastall RA, Roberfroid MB. Dietary modulation of the human colonic microbiota: updating the concept of prebiotics. Nutr Res Rev. 2004; 17:259-275.

- Gill SK, Rosado AMTF, Cox M, et al. High-dose probiotic supplementation containing Lactobacillus casei for 7 days does not enhance salivary antimicrobial protein responses to exertional heat stress compared with placebo. International Journal of Sport Nutrition and Exercise Metabolism. 26: 150-160, 2016.

- Gleeson M, Bishop NC, Struszczak L. Effects of Lactobacillus casei Shirota ingestion on common coldinfection and herpes virus antibodies in endurance athletes: a placebo-controlled, randomized trial. European Journal of Applied Physiology. 2016; 116:1555-1563.

- Gómez-Llorente C, Muñoz S, Gil A. Role of toll-like receptors in the development of immunotolerance mediated by probiotics. Proceedings of the Nutrition Society, 2010; 69:381-389.

- Haywood BA, Black KE, Baker D et al. Probiotic supplementation reduces the duration and incidence of infections but not severity in elite rugby union players. Journal of Science and Medicine in Sport. 2014; 17(4):356-360.

- Hill C, Guarner F, Reid G, et al. Expert consensus document. The International Scientific Association for Probiotics and Prebiotics consensus statement on the scope and appropriate use of the term probiotic. Nature Reviews Gastroenterology & Hepatology. 2014; 11(8):506-514.

- Kolida S, Gibson, GR. Synbiotics in health and disease. Annu. Rev. Food Sci. Technol, 2011; 373-393.

- Kullen MJ, Amann MM, O'shaughnessy MJ, O'Sullivan DJ, Busta FF, Brady LJ. Differentiation of ingested and endogenous bifidobacteria by DNA fingerprinting demonstrates the survival of an unmodified strain in the gastrointestinal tract of humans. J Nutr. 1997; 127(1):89-94.

- Leblanc JG, Laiño JE, Del Valle MJ, Vannini V, Van Sinderen D, Taranto MP, et al. B-group vitamin production by lactic acid bacteria: current knowledge and potential applications. J Appl Microbiol. 2011; 111(6):1297-1309.

- Lerayer A, Barreto BAP, Waitzberg DL, Baracat EC, Grompone G, Vannucchi H, et al. In gut we trust. 1. ed. São Paulo: Sarvier; 2013.

- Lollo PCB, Cruz AG, Morato PN, et al. Probiotic cheese attenuates exercise-induced immunesuppression in Wistar rats. Journal of Dairy Science. 2012; 95:3549-3558.

- Marinkovic D, Minic R, Dikic N, et al. Lactobacillus helveticusLafti® L10 supplementation reduces respiratoryinfection duration in a cohort of elite athletes: a randomized double-blindplacebo-controlled trial. Applied Physiology Nutrition and Metabolism. 41(7):782-789, 2016.

- Martarelli D, Verdenelli MC, Scuri S, et al. Effect of a probiotic intake on oxidant and antioxidant parameters in plasma of athletes during intense exercise training. Current Microbiology. 2011; 62:1689-1696.

- Martinez RCR, Bedani R, Saad SMI. Scientific evidence for health effects attributed to the consumption of probiotics and prebiotics: an update for current perspectives and future challenges. Br J Nutr, v. 114, 2015.

- Ministerio Della Salute. Linee guida sui probiotici. [resolução na internet]. [capturado em 2017 mar 13]. Disponível em: http://www.salute.gov.it/imgs/C_17_pubblicazioni_1016_allegato.pdf. 2013.

- Mishra V, Shah C, Mokashe N, Chavan R, Yadav H, Prajapati J. Probiotics as potential antioxidants: a systematic review. J Agric Food Chem. 2015 Apr 15;63(14):3615-26.

- Moraes LFS, Grzeskowiak LM, Teixeira TFS, Peluzio MCG. Intestinal microbiota and probiotics in celiac disease. Clin Microbiol Rev. 2014; 27(3):482-489.

- Moreira A, Kekkonen R, Korpela R, et al. Allergy in marathon runners and effect of Lactobacillus GG supplementation on allergicinflammatory markers. Respiratory Medicine. 2007; 101:1123-1131.

- Nistal E, Caminero A, Vivas S, Ruiz de Morales JM, Sáenz de Miera LE, Rodríguez-Aparicio LB, et al. Differences in faecal bacteria populations and faecal bacteria metabolism in healthy adults and celiac disease patients. Biochimie. 2012; 94(8):1724-1729.

- Pyne DB, West NP, Cox AJ, Cripps AW. Probiotics supplementation for athletes: clinical and physiological effects. Eur J Sport Sci. 2014; 5(1):63-72.

- Raizel R, Santini E, Kopper AM, Reis Filho AD. Efeitos do consumo de probióticos, prebióticos e simbióticos para o organismo humano. Revista Ciência & Saúde, 2011; 4(2):66-74.

- Rizzello V, Bonaccorsi I, Dongarrà ML, Fink LN, Ferlazzo G. Role of natural killer and dendritic cell crosstalk in immunomodulation by commensal bacteria probiotics. J Biomed Biotechnol. 2011; 473097.

- Roberts JD, Suckling CA, Peedle GY, Murphy JA, Dawkings TG, Roberts MG. An exploratory investigation of endotoxin levels in novice long distance triathletes, and the effects of a multi-strain probiotic/prebiotic. Antioxidant Intervention. Nutrients, 2016; 8:733.

- Ruan Y, Sun J, He J, Chen F, Chen R, Chen H. Effect of Probiotics on glycemic control: a systematic review and meta-analysis of randomized. Controlled Trials. PLoS One. 2015 Jul 10;10(7):e0132121.

- Saad SMI. Probióticos e prebióticos: o estado da arte. Rev. Bras. Cienc. Farm. 2016; 42:1.

- Saarela M, Mogensen G, Fondén R, Mättö J, Mattila-Sandholm T. Probiotic bacteria: safety, functional and technological properties. J Biotechnol, 2000; 84:197-215.

- Salyers A, Shoemaker NB. Reservoirs of antibiotic resistance genes. Anim Biotechnol. 2006; 17(2):137-146.

- Sanders ME, Akkermans LM, Haller D, Hammerman C, Heimbach J, Hörmannsperger G, et al. Safety assessment of probiotics for human use. Gut Microbes. 2010; 1(3)164-85.

- Shing CM, Peake JM, Lim CL, et al. Effects of probiotics supplementation on gastrointestinal permeability, inflammation and exercise performance in the heat. European Journal of Applied Physiology. 114:93-103.

- Tannock GH. Studies of the intestinal microflora: a prerequisite for the development of probiotics. Int. Dairy Journal, 2014; 8(5-6):527-533.

- Taverniti V, Guglielmetti S. The immunomodulatory properties of probiotic microorganisms beyond their viability (ghost probiotics: proposal of paraprobiotic concept). Genes Nutr. 2011; 6:261-274.

- Thomas DW, Greer FR. Clinical report-probiotics and prebiotics in pediatrics. Pediatrics. 2010; 126:6.

- Tiollier E, Chennaoui M, Gomez-Merino D, et al. Effect of a probiotics supplementation on respiratory infections and immune and hormonal parameters during intense military training. Military Medicine. 2007; 172(9):1006-1011.

- Valimaki IA, Vourimaa T, Ahotupa M, et al. Decreased training volume and increased carbohydrate intake increases oxidized LDL levels. International Journal of Sports Medicine. 2012; 33:291-296.

- Vandenplas Y, Veereman-Wauters G, De Greef E, Peeters S, Casteels A, Mahler T, et al. Probiotics and prebiotics in prevention and treatment of diseases in infants and children. J Pediatr. 2001; 87(4):292-300.

- Vanderpool C, Yan F, Polk B. Mechanisms of probiotic action: implications for therapeutic applications in inflammatory bowel diseases. Inflamm Bowel Dis. 2008; 14(11): 1585-1596.

- West NP, Pyne DB, Cripps AW, et al. Lactobacillus fermentum (PCC®) supplementationand gastrointestinal and respiratory--tractillness symptoms: a randomised control trialin athletes. Nutrition Journal. 2011; 10(30):1-11.

- West NP, Horn PL, Pyne DB, et al. (2014) Probiotic supplementation for respiratory and gastrointestinal illness symptoms in healthy physically active individuals. Clinical Nutrition. 33: 581-587.

- Xu J, Gordon JI. Honor thy symbionts. PNAS, v.100, 2003.

- Stojančević M, Bojić G, Salami HA, Mikov M. The influence of intestinal tract and probiotics on the fate of orally administered drugs. Curr Issues Mol Biol. 2014; 16:55-68.

- Greenblatt DJ, Von Moltke LL. Interaction of warfarin with drugs, natural substances, and foods. Journal of Clinical Pharmacology, 2005; 45(2):127-132.

- VyaS U, Ranganathan N. Probiotics, prebiotics, and synbiotics: gut and beyond. Gastroenterol Res Pract. 2012: 872716. doi: 1u0.1155/2012/872716.

- Hojo K, Nagaoka S, Murata S, Taketomo N, Ohshima T, Maeda N. Reduction of vitamin K concentration by salivary Bifidobacterium strains and their possible nutritional competition with Porphyromonas gingivalis. Journal of Applied Microbiology, 2007; 103(5):1969-1974.

Dopagem no Esporte

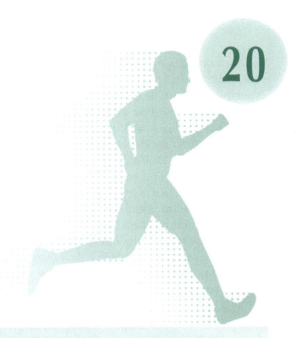

• Maurício Yonamine • Carolina Dizioli Rodrigues de Oliveira

A utilização de substâncias químicas ou de meios farmacológicos, químicos ou físicos para melhorar artificialmente o desempenho em atividades físicas ou mentais caracteriza a dopagem. Essa conduta é comum em diversos segmentos da sociedade, por isso mesmo a dopagem não está restrita ao campo esportivo. Contudo, como as competições esportivas sempre tiveram grande destaque na mídia, é nesse segmento que o tema é amplamente divulgado.

O uso do *doping* representa um risco para a saúde, pois é grande a probabilidade de ocorrência de efeitos tóxicos.

Infelizmente, o uso de substâncias químicas para tentar obter benefícios físicos ou mentais em uma atividade esportiva não é fenômeno recente. Talvez a primeira morte relacionada ao uso de drogas no esporte de que se tem notícia seja a de um ciclista em 1896, cujo treinador foi acusado de administrar estricnina na tentativa de melhorar seu rendimento.

O controle *antidoping*, que inclui a realização de análises toxicológicas, tem sido o modo mais consistente de minimizar esse grave problema. A Comissão Médica do Comitê Olímpico Internacional (COI), criada em 1967, implantou o controle antidopagem no esporte e tornou pública uma lista de substâncias de uso proibido aos atletas. No Brasil, o controle antidopagem foi instituído em 1972 pelo Conselho Nacional do Desporto (CND) por meio da Deliberação n. 5/72. Atualmente, as normas básicas de controle da dopagem seguem os critérios da Resolução n. 2, de 5 de maio de 2004, do Ministério do Esporte.

A caracterização da dopagem tem por base a identificação de uma substância considerada *doping* e/ou seus metabólitos em amostras biológicas fornecidas pelos atletas em competição ou durante a fase de treinamento visando a uma competição.

Nos regulamentos elaborados pelas entidades responsáveis pelo controle *antidoping* constam o conceito de *doping* e uma lista de substâncias e métodos proibidos. Atualmente, essa lista separa substâncias de uso proibido antes e durante a competição, na qual estimulantes, narcóticos, canabinoides e glicocorticoides são proibidos durante a competição, e agentes anabólicos, hormônios peptídicos, agonistas-beta-2, hormônios antagonistas e diuréticos são proibidos a qualquer momento (durante treinamentos e nas competições).

Debates sobre o *doping* devem ser iniciados nos meios acadêmico e esportivo, para que sejam estudadas e aprimoradas as medidas de prevenção, controle e detecção dessa prática, evitando assim futuros problemas de uso indevido de fármacos e outros métodos físicos e químicos.

Introdução

"Era uma história perfeita, mas não era verdade."

Lance Armstrong, ex-ciclista americano, heptacampeão do *Tour de France*, que em 2012 foi considerado culpado das acusações de *doping* e perdeu todos os títulos conquistados, além de ter sido banido para sempre do esporte pela Agência Mundial *Antidoping* (AMA).

A constante busca pelo melhor tempo, pela conquista do primeiro lugar, pelo recorde na modalidade faz, muitas vezes, o indivíduo procurar meios ilícitos para a melhora de seu desempenho esportivo. A utilização de substâncias químicas ou de meios farmacológicos, químicos ou físicos para melhorar artificialmente o desempenho em atividades físicas ou mentais caracteriza a dopagem. *Doping* é o agente – substância ou método – que possibilita a ocorrência dessa prática.

Essa conduta é comum em diversos segmentos da sociedade, por isso a dopagem não está restrita ao campo esportivo. No ambiente de trabalho, têm sido relatados numerosos exemplos de uso do *doping* por pessoas que necessitam manter o estado de vigília por longo tempo, como condutores de veículos, trabalhadores do período noturno e outros. O uso de estimulantes por motoristas profissionais, que se dopam principalmente com anorexígenos, representa um grave problema de segurança nas rodovias brasileiras, além de afetar a saúde dos usuários. Contudo, como as competições esportivas sempre tiveram grande destaque na mídia e os atletas são considerados símbolos de saúde e vitalidade e deveriam ser exemplos de disciplina, dedicação e lealdade, é nesse segmento que o tema é amplamente divulgado.

Apesar dos esforços em contrário, a dopagem tem-se tornado cada vez mais comum entre os esportistas. Contribui para esse fato a extensa comercialização do esporte, que tem levado a uma supervalorização dos eventos esportivos e à consequente vontade dos atletas de vencer a qualquer custo, utilizando, para isso, quaisquer recursos, sejam eles éticos ou não.

A dopagem representa um risco para a saúde de quem faz uso dela, pois é grande a probabilidade de ocorrência de efeitos tóxicos. É comum os atletas consumirem doses excessivas de medicamentos, utilizarem interações medicamentosas e, na tentativa de mascarar o uso do *doping*, usarem substâncias e meios que interferem na cinética dos fármacos no organismo. Todas essas ações são realizadas sem respaldo científico e sem comprovação de real eficácia.

Infelizmente, o uso de substâncias químicas para tentar obter benefício físico ou mental em uma atividade esportiva não é fenômeno recente. Ao longo da história do homem, há diversas indicações de que atletas buscavam alguma espécie de "poção mágica" que lhes possibilitasse alcançar um melhor resultado em uma competição. Na realidade, muitos dos procedimentos utilizados para esse fim eram de eficácia duvidosa e poderiam estar atuando apenas como placebos.

No século III a.C., registros indicavam que o uso de estimulantes, cogumelos alucinógenos e sementes de gergelim era comum entre os atletas olímpicos da Grécia Antiga. Os antigos egípcios utilizavam uma bebida preparada à base de cascos de equinos que eram cozidos em óleo e aromatizados com pétalas de rosas com o intuito de melhorar o desempenho. Gladiadores de Roma utilizavam estimulantes misturados com álcool para suportar a fadiga e a dor. Comportamento semelhante era verificado entre os cavaleiros medievais.

No fim do século XIX, com a recém-descoberta das propriedades estimulantes da cocaína, seu uso aumentou drasticamente entre pessoas que acreditavam que essa substância tinha poderes especiais. Uma combinação de vinho e extratos de folhas de coca, conhecido como "vinho para atletas", era bastante utilizada por ciclistas franceses. O uso de outras substâncias como cafeína, estricnina, éter e oxigênio por atletas também foi relatado por periódicos da época.

Talvez a primeira morte relacionada ao uso de drogas no esporte de que se tem notícia seja a de um ciclista em 1896 cujo treinador foi acusado de administrar estricnina na tentativa de melhorar seu rendimento. Oito anos mais tarde, outro atleta britânico quase faleceu durante a Maratona Olímpica em Saint Louis, nos EUA, após a ingestão de estricnina e aguardente.

Durante a Segunda Guerra Mundial, as anfetaminas foram amplamente utilizadas por soldados que buscavam prolongar o estado de vigília e diminuir a sensação de fadiga. Não surpreendentemente, esse abuso atingiu o esporte, sendo o fármaco de escolha de muitos atletas nos anos de 1940 e 1950. Desde então, diversos casos fatais envolvendo o uso de anfetaminas têm sido descritos. Em 1960, um ciclista dinamarquês morreu devido à ingestão de anfetaminas no dia da abertura dos Jogos Olímpicos de Roma. O fato voltou a ocorrer com a morte de um ciclista britânico que havia consumido anfetamina, metanfetamina e bebida alcoólica antes de sua participação no *Tour* da França em 1967. Dois anos mais tarde, a morte de dois atletas do ciclismo e do futebol também foi relatada.

Nas décadas de 1950 e 1960, um elevado aumento do uso de substâncias químicas no esporte foi observado em paralelo com a evolução tecnológica da indústria farmacêutica. Novos fármacos foram descobertos através de métodos de síntese química e não somente através da extração de fontes animais ou vegetais. Somente a partir dessa época foram tomadas atitudes decisivas em relação ao controle mundial antidopagem.

A primeira legislação de combate ao uso indiscriminado de substâncias químicas no esporte foi introduzida na França em 1963, seguida pela Bélgica em 1965. Em 1966, na Inglaterra, a *Federation Internationale de Football Association* (FIFA) estabeleceu o controle da dopagem pela primeira vez em uma Copa do Mundo de Futebol. A Comissão Médica do Comitê Olímpico Internacional (COI), criada em 1967, implantou o controle antidopagem no esporte e tornou pública uma lista de substâncias de uso proibido aos atletas. No Brasil, o Conselho Nacional do Desporto (CND) instituiu em 1972 o controle através da Deliberação n. 5/72. Atualmente, as normas básicas de controle da dopagem no Brasil seguem os critérios da Resolução n. 2, de 5 de maio de 2004, do Ministério do Esporte.

Controle antidopagem

O controle *antidoping*, que inclui a realização de análises toxicológicas, tem sido o meio mais consistente de minimizar esse grave problema. Todavia, é necessário desenvolver outras ações de prevenção, pois a dopagem está inserida no contexto global do uso excessivo de substâncias químicas observado na sociedade.

O controle da dopagem compulsório nos Jogos Olímpicos começou efetivamente em 1968, com os Jogos Olímpicos de Inverno em Grenoble (França) e com os Jogos Olímpicos de Verão na cidade do México. No Brasil, o controle sistemático foi introduzido pela Federação Paulista de Futebol em 1974, através da realização das análises no Laboratório de Análises Toxicológicas da Faculdade de Ciências Farmacêuticas da Universidade de São Paulo (FCF/USP). Em 1984, foi fundado o Laboratório de Apoio ao Desenvolvimento Tecnológico (Ladetec) do Instituto de Química da Universidade Federal do Rio de Janeiro (IQ-UFRJ). Em 2015, o Laboratório Brasileiro de Controle de Dopagem (LBCD), ligado ao Ladetec, foi recredenciado pela Agência Mundial *Antidoping* (AMA) para atuar no controle de dopagem das Olimpíadas e Paralimpíadas de 2016, realizadas na cidade do Rio de Janeiro.

A AMA, constituída paritariamente por membros do Movimento Olímpico e por representantes de governos dos cinco continentes, passou, a partir de 2000, a ter a responsabilidade de coordenar o movimento internacional de prevenção e controle da dopagem.

A caracterização da dopagem tem por base a identificação de uma substância considerada *doping* e/ou seus metabólitos em amostras biológicas fornecidas pelos atletas em competição ou durante a fase de treinamento visando a uma competição. A urina é considerada a amostra de eleição para essa finalidade. Contudo, mais recentemente, o sangue tem sido utilizado como amostra alternativa para a identificação de compostos endógenos utilizados como *doping*. Alguns especialistas têm estudado o cabelo como possível amostra para verificar o uso regular de substâncias proibidas pelos atletas.

Nos regulamentos elaborados pelas entidades responsáveis pelo controle *antidoping* constam o conceito de *doping* e uma lista de substâncias e métodos proibidos. A primeira dificuldade encontrada é conceituar a dopagem de modo a não deixar margens a especulações de ordem técnica e jurídica que inviabilizem o controle. O conceito de *doping* apresentado no Código *Antidoping* do Movimento Olímpico é "o uso de um expediente – substância ou método – que pode ser potencialmente prejudicial à saúde dos atletas, capaz de aumentar seu desempenho e que resulta na presença de uma substância proibida ou na evidência do uso de um método proibido no organismo do atleta".

Atualmente, segundo o código da AMA, existem dois tipos de controle *antidoping*: controles na competição e os controles fora de competição. O primeiro é feito imediatamente após um evento esportivo e considera a lista completa de substâncias e métodos proibidos pela agência. O controle *antidoping* fora de competição pode ser feito a qualquer momento: durante os treinos, na casa do atleta ou no período que antecede a disputa. Substâncias como estimulantes, glicocorticoides, narcóticos e canabinoides não são analisados nesse tipo de controle.

A lista de substâncias consideradas *doping* tem sido alterada anualmente, devido à introdução de novos produtos utilizados pelos atletas. A lista inicial de substâncias proibidas incluía somente os narcóticos analgésicos e os estimulantes. Apesar da suspeita de que os esteroides anabólicos já vinham sendo utilizados por atletas, os métodos para a identificação dessas substâncias em espécimes biológicos não estavam seguramente desenvolvidos para sua inclusão na lista de substâncias proibidas. Isso somente ocorreu em abril de 1975, em resposta a seu elevado potencial de abuso pelos atletas.

Dez anos mais tarde, as classes de betabloqueadores e de diuréticos também foram adicionadas à lista do Comitê Olímpico Internacional (COI). Em 1993, o COI transferiu os betabloqueadores da seção principal de substâncias proibidas para a "classe de substâncias sujeitas a certas restrições", delegando a cada federação esportiva a decisão de incluir essa classe no controle da dopagem em modalidades nas quais o uso dessa classe de fármacos sugerisse alguma melhora de desempenho. Quanto aos métodos proibidos, a dopagem sanguínea foi banida em 1985, como resultado da verificação de uso dessa prática entre corredores e ciclistas. No mesmo ano, foi incluída nessa categoria a "manipulação física, química e farmacológica".

Com o desenvolvimento da tecnologia de DNA recombinante, hormônios como a eritropoietina (EPO) se tornaram acessíveis em sua forma sintética. Em 1989, a classe de hormônios peptídicos também foi adicionada à lista de substâncias proibidas do COI, incluindo, além da EPO, o hormônio de crescimento (GH) e a corticotrofina (ACTH). O *doping* genético foi incorporado em 2003 para a lista de métodos proibidos. Em 2004 a pseudoefedrina havia sido excluída da lista de substâncias proibidas, mas volta a ser proibida em 2010, uma vez que o monitoramento realizado nos últimos anos mostrou excessivo abuso de seu consumo. Na lista de 2010, o salbutamol, utilizado contra a asma, tem seu uso tolerado por via inalatória mediante apresentação de declaração. Em 2018, após análise minuciosa e ampla consulta, o álcool foi excluído da lista de substâncias proibidas. A intenção dessa mudança não foi comprometer a integridade ou a segurança de qualquer esporte no qual o consumo de álcool é uma preocupação, mas sim endossar um meio diferente de impor proibições sobre o uso de álcool nesses esportes e cumprir as regras. Anteriormente, quatro modalidades não permitiam seu consumo: esportes aéreos, automotivos, tiro com arco e *powerboating* (competição considerada a Fórmula 1 dos mares). As federações dos esportes citados alterarão suas regras e estabelecerão protocolos para testar e monitorar o consumo de álcool.

A lista divulgada pela AMA, com vigência em 2018, compreende os seguintes grupos:

PARTE II | SUPLEMENTAÇÃO NA ATIVIDADE FÍSICA

I Substâncias (S) proibidas durante e fora da competição:
S0. Substâncias não aprovadas.
S1. Agentes anabólicos:
  1. Esteroides anabólicos androgênicos (AAS):
    1a. AAS exógenos;
    1b. AAS endógenos administrados exogenamente.
  2. Outros agentes anabólicos.
S2. Hormônios peptídicos, fatores de crescimento e substâncias relacionadas:
  1. Eritropoetinas e agentes estimuladores de eritropoese.
  2. Hormônios peptídicos e hormônios moduladores:
    2.a. Gonadotrofina coriônica (hCG) e hormônio luteinizante (LH) em atletas do sexo masculino (insulina);
    2.b. Corticotrofinas;
    2.c. Hormônio do crescimento (GH).
  3. Fatores de crescimento e fatores moduladores de crescimento.
S3. Agonistas-beta-2.
S4. Hormônios e moduladores metabólicos:
  1. Inibidores de aromatase.
  2. Moduladores seletivos de receptor estrogênico (SERM).
  3. Outras substâncias antiestrogênicas.
  4. Agentes modificadores da função da miostatina.
  5. Moduladores metabólicos.
S5. Diuréticos e agentes mascarantes.

II Métodos (M) proibidos durante e fora da competição:
M1. Manipulação do sangue e componentes do sangue:
  1. Administração ou reintrodução de qualquer quantidade de células vermelhas, de sangue: autólogo, homólogo ou heterólogo ou produtos de qualquer origem ao sistema circulatório.
  2. Melhoramento artificial do transporte de oxigênio.
  3. Qualquer forma de manipulação intramuscular do sangue ou dos componentes do sangue por métodos químicos e físicos.
M2. Manipulações químicas e físicas:
  1. Adulteração ou tentativa de violação, a fim de alterar a integridade e validade das amostras.
  2. Infusões intravenosas de volumes superiores a 100 mL num período de 12 horas são proibidas, exceto aquelas que recebidas em internações hospitalares.
M3. *Doping* genético:
  1. Utilização de polímeros de ácidos nucleicos ou análogos de ácidos nucleicos.
  2. Uso de agentes farmacológicos ou biológicos que alteram sequências do genoma e/ou a regulação transcricional ou epigenética da expressão gênica.
  3. Uso de células normais ou geneticamente modificadas.

III Substâncias proibidas durante a competição:
S6. Estimulantes:
  1. Estimulantes não específicos.
  2. Estimulantes específicos.
S7. Narcóticos.
S8. Canabinoides (naturais e sintéticos): Exceto o uso isolado de canabidiol.
S9. Glicocorticoides:
Todos os glucocorticoides são proibidos quando administrados por via oral, intravenosa, intramuscular ou retal.

IV Substâncias proibidas (P) em determinados esportes:
P1. Bloqueadores beta-adrenérgicos

V Programa de monitoramento.

Além das substâncias e dos métodos proibidos antes ou durante a competição, muitas substâncias não são proibidas, mas fazem parte de um programa de monitoramento, nas quais a AMA analisa para verificar o padrão de uso, muitas vezes indevido, no esporte.

A caracterização da dopagem independe da concentração encontrada na amostra fornecida pelo atleta. Contudo, para algumas substâncias, existem valores de referência que definem quando um resultado deve ser considerado normal ou anormal, ou seja, acima dessas concentrações o resultado é positivo. Estas substâncias e seus respectivos valores estão apresentados na Tabela 20.1.

Para algumas substâncias, a proibição está relacionada à via de exposição ou tem seu uso monitorado. São exemplos:

1. Agonistas-beta-2 podem ser utilizados por via respiratória (inalação) nos casos de prevenir a ocorrência ou no tratamento da asma induzida por exercício. É necessária notificação escrita de um especialista ou médico da delegação ou equipe com a indicação de que o atleta tem asma ou asma induzida pelo exercício, dirigida à autoridade médica competente antes da competição. Os atletas que solicitarem nos Jogos Olímpicos permissão para inalar agonistas-beta-2 serão assessorados por um médico autorizado.

2. Todas as preparações imidazólicas são permitidas para uso tópico.

3. Adrenalina associada com anestésico local ou em administração local (nasal, oftalmológica) não é proibida. No grupo dos narcoanalgésicos o uso de codeína, dextrometorfano, dextropropoxifeno, difenoxilato, di-hidrocodeína, etilmorfina, folcodina e tramadol não é proibido. A relação morfina/codeína é monitorada.

4. Bupropiona, cafeína, fenilefrina, fenilpropanolamina, pipradol e sinefrina são substâncias monitoradas, mas não são consideradas proibidas.

Tabela 20.1. Substâncias proibidas e respectivos valores de referência acima dos quais o resultado da amostra será positivo.

Substância	Valor de referência
Catina	5 microgramas/mL
Efedrina	10 microgramas/mL
Pseudoefedrina	150 microgramas/mL
Salbutamol	1.000 nanogramas/mL
Formoterol	40 nanogramas/mL

Fonte: World Anti-Doping Agency. The World Anti-Doping Code – International Standards – The prohibited list, 2018.

Aspectos farmacológicos das classes de substâncias utilizadas na dopagem

Agentes anabólicos

As propriedades anabólicas dos esteroides androgênicos são conhecidas há muito tempo pelos atletas. O abuso dos esteroides anabólicos androgênicos para aumentar o desempenho começou nos anos de 1950, teve seu uso acentuado nos anos de 1970 e até hoje tem sido um dos grandes problemas na área esportiva. Esteroides endógenos, principalmente testosterona, são os preferidos devido à dificuldade na detecção de seu uso. Outros esteroides sintéticos, como a boldenona, a nandrolona, a metenolona e o estanozolol, também têm sido amplamente utilizados.

Um dos casos mais famosos de dopagem no esporte aconteceu nos Jogos Olímpicos de Verão em Seul (1988), durante os quais o atleta canadense Ben Johnson foi flagrado no controle de dopagem que acusou o consumo de estanozolol, um agente anabólico esteroide. Johnson foi desclassificado, perdeu a medalha de ouro que havia ganhado (prova de 100 metros rasos do atletismo) e foi suspenso. Outro caso

de bastante repercussão foi o do ciclista americano Lance Armstrong, famoso por ter vencido o *Tour de France* por 7 vezes consecutivas entre 1999 e 2005. Em 2012, anos após encerrar sua carreira, perdeu todos os títulos e foi banido do ciclismo também em razão do uso de anabólicos esteroides.

Recentemente, alguns produtos vendidos sem prescrição médica, mas que contêm em sua formulação androstenediona, androstenediol e norandrostenediona, estão sendo comercializados como "suplementos alimentares". Química e farmacologicamente, essas substâncias também pertencem à classe dos esteroides anabólicos androgênicos, pois no organismo humano rapidamente são convertidas em testosterona ou nandrolona. Estudos têm demonstrado que a de-hidroepiandrosterona (DHEA), outro esteroide anabólico vendido como "suplemento alimentar", também altera o perfil hormonal do organismo, entretanto em menor intensidade que os anteriormente citados.

Esteroides anabólicos, quando administrados por um longo período, podem aumentar a massa muscular e a força do atleta e provavelmente devem melhorar o desempenho em modalidades esportivas que requerem essas propriedades. Contudo, uma série de efeitos adversos pode ser observada em usuários: depressão; dependência; doenças cardiovasculares, como aterosclerose e infarto do miocárdio; anormalidades hepáticas, como colestases e tumores; aumento da secreção de glândulas sebáceas com formação exagerada de acne, oleosidade da pele e cabelos, alopécia e dermatite seborreica; atrofia testicular; infertilidade; perda de libido e ginecomastia em homens; virilização; anovulação e amenorreia em mulheres.

A utilização abusiva desses agentes anabólicos é feita por atletas, desportistas de várias modalidades (incluindo beisebol, futebol, atletismo, levantamento e arremesso de peso, fisiculturismo, ciclismo, artes marciais, boxe etc.), frequentadores de academias de ginástica e musculação e um significativo número de jovens e adolescentes. Essas substâncias são fornecidas na maioria das vezes por laboratórios clandestinos e laboratórios de produtos veterinários, onde muitos anabolizantes fabricados para uso em animal são utilizados pelo homem, como é o caso da boldenona.

Muitas vezes, os agentes anabólicos são consumidos em ciclos, isto é, doses inicialmente pequenas que gradualmente aumentam até a metade do ciclo de uso e, posteriormente diminuem também de modo gradual até o término do ciclo, conhecido como "pirâmide". A dose utilizada varia entre o dobro e até 100 vezes maiores que a indicada para uso terapêutico. Os consumidores podem fazer também uso alternado ou associado de múltiplos anabolizantes, conhecido como *stacking* ou empilhamento.

Substâncias químicas que não apresentam estrutura química ou mecanismo de ação similar aos esteroides são agrupadas na classe de outros agentes anabólicos, como é o caso do clembuterol, tibolona, zeranol, zilpaterol e moduladores seletivos de receptor andrógeno. O clembuterol é um broncodilatador, agonista-beta-2, utilizado para aumentar a massa muscular de certos tipos de fibras. O zeranol e o zilpaterol são promotores de crescimento utilizados em animais de corte. Todas essas substâncias são proibidas pela AMA.

Hormônios peptídicos, miméticos e análogos

O desenvolvimento de tecnologia capaz de produzir hormônios sintéticos tornou mais fácil o acesso a essas substâncias. Tem-se verificado nos últimos anos o uso acentuado de hormônios por atletas com a finalidade da dopagem. Substâncias proibidas no esporte pertencentes à classe dos "hormônios peptídicos, miméticos e análogos" incluem os seguintes exemplos: gonadotrofina coriônica (hCG), gonadotrofina pituitária ou hormônio luteinizante (LH), corticotrofina (ACTH), hormônio de crescimento (GH), fator de crescimento semelhante à insulina (IGF-1), eritropoietina (EPO) e insulina.

A gonadotrofina coriônica e a gonadotrofina pituitária têm o uso proibido somente para atletas do sexo masculino, devido a suas propriedades em estimular as células de Leydig dos testículos para produção endógena de testosterona. Os efeitos colaterais do abuso de hCG e LH são similares àqueles observados para esteroides anabólicos.

A corticotrofina promove um aumento dos níveis plasmáticos de corticosteroides endógenos por estimulação das células do córtex adrenal. A potente ação anti-inflamatória dos corticosteroides poderia auxiliar na recuperação de uma lesão física ou aumentar levemente o limiar da fadiga. Entretanto, o abuso de ACTH também promove uma série de efeitos indesejados como hipertensão, amenorreia, osteoporose, fraqueza muscular e síndrome psiquiátrica.

O hormônio de crescimento é utilizado por atletas na tentativa de aumentar a massa muscular, força e estatura, e melhorar a aparência física. É utilizado por praticantes de fisiculturismo, creditando seu uso à incorporação de aminoácidos em proteínas musculares e interferindo no metabolismo de lipídios. O GH é de alto custo, e, alternativamente, atletas têm procurado ingerir substâncias como clonidina, propranolol, levodopa, ácido-gama-hidroxibutírico e aminoácidos como arginina, ornitina, lisina e triptofano para estimular a própria produção endógena de GH. Contudo, a efetividade desse procedimento ainda é muito discutida. Usuários frequentes de GH provavelmente sofrerão de alterações na estrutura esquelética como alargamento dos dedos das mãos e dos pés, aumento da cavidade ocular e prolongamento do queixo. Há também grandes possibilidades de ocorrer osteoporose e artrites. Alterações no metabolismo e no equilíbrio hidrodinâmico incluem hiperglicemia, aumento das concentrações sanguíneas de lipídios e retenção de líquido que podem resultar no aparecimento de diabetes e hipertensão. Mortes associadas ao GH estão geralmente relacionadas com problemas cardiovasculares provocados pelo abuso do hormônio.

O fator de crescimento semelhante à insulina ou somatomedina C é um polipeptídio que deriva seu nome devido à analogia estrutural com a insulina. O abuso de IGF-1 no esporte se baseia nas propriedades anabolizantes da substância, promovendo hipertrofia e reparo no dano muscular localizado, além de ativar células musculares precursoras. Os efeitos adversos são semelhantes àqueles provocados pelo abuso de GH. Na lista de 2010, outros fatores de crescimento, tais como fatores de crescimento mecânicos (FGM), fator de crescimento derivado de plaquetas (PDGF), fatores de crescimento de fibroblastos (FGF), fator de crescimento vascular endotelial (VEGF) e fator de crescimento de hepatócito (HGF), foram adicionados como substâncias de uso proibido, possuindo também propriedades e efeitos adversos semelhantes aos do GH.

A eritropoietina é um hormônio sintetizado pelos rins e regula a produção de células vermelhas pela medula óssea. A clonagem bem-sucedida do gene EPO humano permitiu a produção de eritropoietina humana recombinante (rHuEpo) para tratar pacientes com anemia. Essa descoberta permitiu que muitos pacientes retomassem suas atividades diárias normais devido ao aumento da energia. Atletas que abusam de EPO têm por objetivo elevar artificialmente a produção de eritrócitos de modo a aumentar a capacidade de transporte de oxigênio para o organismo. O abuso de EPO pode elevar a pressão arterial e a viscosidade do sangue, gerando sérios problemas cardiovasculares como trombose, derrame cerebral e hipertrofia ventricular, principalmente em atletas de provas de resistência que perdem fluidos corpóreos durante a competição, o que acarreta aumento da viscosidade sanguínea.

A insulina é um hormônio secretado pelo pâncreas, em resposta à hiperglicemia. A insulina vem sendo utilizada no esporte, com a finalidade da dopagem, devido a suas propriedades anticatabólica e anabolizante, como alternativa aos esteroides anabólicos. Entretanto, a administração de insulina aos atletas só é consentida para o tratamento do diabetes insulinodependente. Nessa circunstância, o médico responsável pelo atleta deve apresentar notificação informando a existência dessa enfermidade. O uso indevido da insulina pode provocar reações de hipersensibilidade e aparecimento de insulinorresistência. Doses elevadas podem causar hipoglicemia, irritabilidade, vômito, sudorese, confusão mental e coma.

Agonistas-beta-2

Os fármacos da classe dos agonistas-beta-2, como o clembuterol, a terbutalina, o fenoterol, o salmeretol e o salbutamol, são utilizados por via inalatória no tratamento da asma por sua ação broncodilatadora. São fármacos que relaxam e abrem as vias aéreas (brônquios) para os pulmões, que se estreitam durante uma crise de asma. Essas substâncias têm sido utilizadas por via oral no esporte de modo abusivo, por promoverem aumento da resistência e diminuição da fadiga muscular, efeito não observado quando usadas na mesma concentração de forma inalatória. Para o salbutamol e o salmeretol, uma concentração na urina inferior a 1.000 nanogramas por mililitro é tolerada, mediante a apresentação de declaração terapêutica de uso.

Hormônios antagonistas e moduladores

São substâncias com atividade antiestrogênica ou inibidores da função da miostatina. Entre os agentes com atividade antiestrogênica, temos os inibidores da aromatase (p. ex., anastrazol, letrozol etc.) e os moduladores seletivos de receptores estrogênicos (MSRE – p. ex., raloxifeno, tamoxifeno e toremifeno), fármacos que promovem aumento de testosterona sanguínea em homens. Entretanto, nenhum efeito sobre a concentração de testosterona foi observado em mulheres. O uso dessas substâncias pode levar a efeitos adversos como puberdade tardia, ginecomastia, baixa estatura e infertilidade.

A miostatina é uma enzima que inibe o crescimento muscular, ou seja, ela limita o tamanho do músculo, tanto pela atenuação da hipertrofia como da hiperplasia. Em algumas raças de bois, observa-se crescimento incomum da musculatura de alguns animais devido a uma mutação no gene que expressa a enzima. O bloqueio da ação da miostatina tem o potencial de permitir que os atletas aumentem rapidamente a massa muscular. Estudos mostram que, apesar do crescimento muscular promovido pelos inibidores da função da miostatina, ocorre uma diminuição de massa muscular específica para força, de modo que é questionado se esse aumento da massa muscular promove um real aumento de força, devido a um provável comprometimento da capacidade oxidativa do músculo.

Diuréticos

Diuréticos são um grupo de fármacos de estrutura química bastante variada que, em sua maioria, agem diretamente sobre os túbulos renais, promovendo aumento da eliminação de água e eletrólitos através da urina. De acordo com seu principal mecanismo de ação ou sua estrutura química, são classificados como inibidores da anidrase carbônica, diuréticos da alça, tiazídicos, poupadores de potássio e antagonistas da aldosterona. Apesar de os efeitos adversos provocados pelo uso de diuréticos serem considerados prejudiciais ao bom desempenho do atleta, essa prática tem sido amplamente difundida no meio esportivo. Assim, o abuso de diuréticos poderia ter como finalidades: alterar as concentrações urinárias de substâncias proibidas para "mascarar" sua presença; reduzir o peso corpóreo de maneira rápida e transitória, de modo a se colocar em categoria inferior e competir em condições vantajosas sobre outros, em modalidades esportivas nas quais as competições são divididas em categorias de peso (halterofilismo, pugilismo, judô etc.); impedir a retenção de água no organismo, fenômeno frequentemente observado em usuários de esteroides anabólicos. Estudos mostram que fármacos como a acetazolamida minimizam os sintomas provocados pela doença da altitude elevada aguda e poderiam melhorar o desempenho esportivo em altas atitudes. Efeitos adversos do uso de diuréticos incluem desidratação, dores de cabeça, náuseas, cãibras e vertigens. A perda excessiva de água pode levar à falência dos rins e do coração.

Estimulantes

Pertencem a essa categoria fármacos que agem no sistema nervoso central, promovendo aumento do estado de alerta e diminuindo a sensação de fadiga. No meio esportivo, o abuso dessas substâncias é mais característico em atividades que requerem agressividade ou resistência, uma vez que a capacidade para realizar exercícios físicos é aumentada e a sensibilidade à dor é reduzida.

Estimulantes são muito utilizados no dia da competição, na tentativa de melhoria do desempenho. Entretanto, atletas também podem fazer uso durante a fase de preparação, permitindo uma sessão mais longa de treinamento. Exemplos dessa classe incluem a cafeína, as aminas simpatomiméticas (anfetaminas, efedrina e pseudoefedrina) e a cocaína.

A cafeína é uma substância que tem seu uso bastante aceito e é amplamente utilizada pelo mundo todo. Cerca de 90% da população adulta inclui cafeína em seu consumo diário de alimentos como café, alguns tipos de chás, guaraná e cacau.

A cafeína exerce moderada estimulação do sistema nervoso central, melhorando o estado de alerta, a capacidade de atenção e a concentração e diminuindo a sensação de fadiga em doses que podem variar de 85 a 200 mg. Efeitos fisiológicos incluem aumento da frequência cardíaca, aumento do metabolismo e produção de urina. Altas doses podem causar ansiedade, insônia e nervosismo.

Em 1984 a cafeína foi incluída na lista de substâncias proibidas pelo COI, onde se consideravam dopagem concentrações urinárias acima de 15 microgramas/mL, e em 1985 o valor tolerado diminuiu para 12 microgramas/mL. Esse resultado pode ser obtido após a ingestão de 500 mg de cafeína em curto período de tempo antes da coleta da amostra, o que corresponde a aproximadamente 5 a 10 xícaras de café forte, 6 a 12 xícaras de chá ou 2 a 3 barras de chocolate.

Apesar dos manifestos de várias federações esportivas, em 2004, a AMA retirou a cafeína da lista de substâncias proibidas, incluindo-a na lista de substâncias monitoradas. Essa decisão ocorreu por diversos motivos, dentre eles o fato de não haver uma definição dos padrões de uso de cafeína e pela grande variação de níveis urinários de atletas que utilizaram a mesma dose de cafeína. A monitorização do uso de cafeína através das amostras de urina permitirá a análise do impacto da remoção da cafeína da lista de substâncias proibidas, mostrando o perfil de uso pelos atletas e a possível necessidade de incluí-la novamente na lista de controle antidopagem.

Outro grupo de grande importância como agente de dopagem são as anfetaminas. As anfetaminas são potentes estimulantes cujo mecanismo de ação se baseia principalmente na liberação de neurotransmissores (dopamina, noradrenalina e serotonina) nos terminais nervosos e na inibição da captação dos mesmos. No Brasil, alguns derivados da anfetamina, como o femproporex e o clobenzorex, foram amplamente utilizados como anorexígenos no tratamento da obesidade. Esses derivados se biotransformam em anfetamina no organismo humano, o que explicaria efeitos similares.

Efeitos tóxicos causados pela anfetamina são resultantes da excitação neurológica exacerbada e incluem agitação, ansiedade, taquicardia, hipertensão, confusão mental, paranoia e colapso cardiovascular. O uso prolongado de anfetaminas pode ocasionar reações psicóticas como ideias suicidas ou homicidas, comportamento agressivo e/ou estereotipado e esquizofrenia. Além disso, as anfetaminas apresentam tolerância e um forte reforço positivo para seu uso, podendo levar à dependência. O uso de metanfetamina, conhecida como *ice*, é bastante preocupante, principalmente quando administrado por via respiratória, possibilitando efeitos mais rápidos e duradouros.

Outras aminas simpatomiméticas, como a efedrina e a pseudoefedrina, são encontradas em formulações de especialidades farmacêuticas para o tratamento dos sintomas de gripes e resfriados. Essas mesmas substâncias podem estar presentes em alguns produtos preparados à base da planta *Ephedra* sp. (Ma-huang) comercializados como "suplementos alimentares".

Nos últimos anos, diversos casos de dopagem envolvendo o uso de efedrina juntamente com anabólicos esteroides têm sido relatados, principalmente em modalidades que exigem massa muscular desenvolvida, como fisiculturismo e musculação. Essa substância também tem sido utilizada para aumentar a capacidade de realização de exercícios e abreviar o tempo de recuperação entre as fases de competição e treinamento, talvez por postergar os sinais de fadiga do organismo quando sob ação do agente. Efeitos adversos desses fármacos, mesmo em doses terapêuticas, incluem dor de cabeça, vertigem, hipertensão, taquicardia, anorexia, insônia e irritabilidade. Doses mais elevadas ou associações com outras substâncias podem dar origem a manias e a psicoses.

Outro potente agente simpatomimético incluído na classe de substâncias proibidas pelo AMA é a cocaína. A cocaína é um alcaloide presente nas folhas da planta *Erytroxylum coca*, com grande poder estimulante e potencial para causar dependência. No mercado ilícito, a droga pode ser encontrada principalmente na forma de cloridrato de cocaína (pó branco) ou na forma de pedras (*crack*).

Na forma de cloridrato de cocaína, a droga é utilizada por aspiração nasal ou por injeção intravenosa. As pedras de *crack* são formadas pelo aquecimento do cloridrato de cocaína com uma solução aquosa de bicarbonato de sódio e são fumadas em cachimbos ou em dispositivos improvisados pelo usuário. Devido ao caráter social atribuído ao abuso de cocaína, casos positivos verificados no esporte podem não significar a tentativa de aumento de desempenho, e sim um reflexo do uso indiscriminado na sociedade. Alguns casos de *doping* involuntário também foram relatados no esporte, quando atletas ingeriram chá de folhas de coca, bebida típica em alguns países, como Peru e Bolívia.

Uma das mais significantes consequências do abuso de cocaína é o desenvolvimento de patologia comportamental em usuários crônicos. Na forma mais extensa, pode ocorrer psicose, caracterizada por paranoia, distúrbios na memória, perda de noção da realidade, ansiedade, comportamento estereotipado e alucinações auditivas, visuais e táteis. Algumas ocorrências de infarto no miocárdio também têm sido relacionadas com o abuso de cocaína, mesmo em pacientes jovens com artérias coronarianas normais. Certos efeitos tóxicos estão diretamente relacionados à via de administração. Após a aspiração intranasal frequente do cloridrato de cocaína, podem ocorrer hiperemia reativa da mucosa nasal, infecções crônicas das cartilagens nasais, sinusite e perfuração do septo nasal devido às propriedades vasoconstrictoras do fármaco. Complicações pulmonares podem ocorrer em consequência do abuso na forma de *crack*, incluindo efeitos como bronquiolite obstrutiva, infiltração alveolar difusa, edemas pulmonares e síndrome associada a dores torácicas. Através da administração intravenosa, podem ocorrer flebites e formação de abscessos no local da aplicação, além da possibilidade de transmissão de doenças como hepatite e Aids por compartilhamento de seringas descartáveis.

Narcóticos

Os termos "narcóticos analgésicos" (narco = estupor) e "hipnoanalgésicos" (hipnos = sono), embora sejam considerados obsoletos por alguns autores por carecerem de utilidade e precisão em um contexto farmacológico, são frequentemente empregados para designar substâncias derivadas do ópio como a morfina e análogos. Entre os narcóticos analgésicos proibidos pelo AMA estão a heroína (diacetilmorfina), a metadona, a morfina, a pentazocina e a petidina. A codeína, presente em algumas especialidades farmacêuticas devido a suas propriedades antitussígena e analgésica, está na lista de substâncias monitoradas. Entretanto, esse fármaco administrado em seres humanos se biotransforma em morfina, substância proibida que pode ser detectada no exame antidopagem. A codeína e a morfina também estão presentes naturalmente em sementes de papoula, utilizadas na preparação de alguns alimentos como pães e doces. A ingestão desse tipo de alimento foi o argumento dado em 1997 por um atleta que participava do Campeonato Brasileiro de Futebol cujo exame apontou traços de morfina em sua urina. Como meio de evitar a detecção desse tipo de *doping* involuntário, a AMA monitora o uso de codeína pela análise da razão morfina/codeína na urina do atleta.

De fato, a incidência de casos positivos para narcóticos é baixa (menos de 3%), provavelmente porque não aumentam o desempenho. O abuso desses fármacos estaria relacionado à tentativa de mascarar a dor, possibilitando ao atleta participar de uma competição mesmo com a existência de uma lesão física. Essa prática é altamente condenável, pois a realização de atividades físicas mesmo com a existência de uma lesão grave tende a piorar o estado físico do atleta, podendo levar no futuro a uma lesão permanente.

Efeitos secundários indesejáveis dos narcóticos analgésicos incluem depressão respiratória e cardiovascular, confusão mental e alterações gastrintestinais. O uso indevido também pode levar à farmacodependência. Para o tratamento da dor no esporte, anti-inflamatórios não esteroidais como o ácido acetilsalicílico e o diclofenaco são de uso permitido.

Canabinoides

Canabinoides são uma classe de compostos químicos encontrados na planta *Cannabis sativa* (maconha). O delta-9-tetraidrocanabinol (delta-9-THC) é o principal constituinte psicoativo da maconha, encontrado em maiores concentrações nas inflorescências e nas folhas. As vias de introdução do delta-9-THC no organismo são a via pulmonar e a via oral (veiculada através de alimentos e bebidas preparadas à base de *Cannabis*). A via pulmonar é a preferida pela maioria dos usuários, que utilizam a maconha fumando cigarros conhecidos como "baseados". Efeitos imediatos de seu uso incluem perda de coordenação, concentração e memória, perda de discriminação de tempo e de espaço, aumento da frequência dos batimentos cardíacos, boca seca, alucinação, paranoia e incapacidade para realizar tarefas complexas. O uso em longo prazo pode ocasionar doenças respiratórias como bronquite crônica e câncer de pulmão, perda de motivação e dificuldade de aprendizado. Esses efeitos demonstram a incompatibilidade entre o uso da maconha e a prática desportiva. Também estão incluídos nessa classe os canabinoides sintéticos.

A AMA retirou o canabidiol da lista de substâncias proibidas devido à ausência de efeitos psicoativos e à possível utilização terapêutica.

Glicocorticoides

Corticosteroides são potentes anti-inflamatórios secretados pela glândula adrenal em situações de estresse. Atualmente, uma série de derivados sintéticos está disponível na medicina, utilizados como analgésicos e anti-inflamatórios. No esporte, o abuso de altas doses de corticosteroides tem como intuito diminuir os sintomas provocados por uma lesão ou aumentar a capacidade de treinamento. Contudo, o uso prolongado pode provocar uma série de efeitos adversos indesejáveis especialmente para atletas. Efeitos adversos incluem o aparecimento de osteoporose e o enfraquecimento da estrutura esquelética, principalmente de costelas e vértebras, com possíveis fraturas ósseas; aumento do apetite; indigestão; irritação; tontura; cefaleia e dificuldade de dormir.

Métodos proibidos
Dopagem sanguínea

A partir da década de 1970, a dopagem sanguínea passou a ter destaque e preocupação. A dopagem sanguínea consiste na administração de sangue ou de produtos que contenham glóbulos vermelhos a um atleta com o objetivo de aumentar a demanda, a capacidade de captação e o transporte de oxigênio para os músculos. Essa prática é considerada de alto risco devido à possibilidade de sobrecarga no sistema cardiovascular. A utilização de autotransfusão diminui a possibilidade de contrair infecções, mas a utilização de sangue proveniente de doadores não compatíveis pode ocasionar reações hemolíticas fatais, septicemias e insuficiência renal.

Administração de carreadores artificiais de oxigênio e expansores do plasma

Transportadores artificiais de oxigênio são empregados por atletas na tentativa de aumentar a capacidade de transporte de oxigênio no sangue. Efeitos adversos associados a essa prática incluem febre, hipertensão e danos renais. A utilização de expansores do plasma como a albumina, o dextran e o manitol, que são agentes mascarantes de dopagem sanguínea, promove aumento do volume plasmático consequentemente, diminui o valor do hematócrito, exame usado para avaliar o percentual de hemácias em uma amostra de sangue. O objetivo da alteração do hematócrito após o uso de eritropoietina (EPO) é dificultar a verificação do uso do hormônio no exame antidopagem. A administração indiscriminada de expansores do plasma, sem finalidade terapêutica e sem acompanhamento médico pode provocar reações alérgicas, choque anafilático e até a morte do indivíduo.

Manipulação farmacológica, química e física

A manipulação farmacológica, química e física refere-se ao uso de substâncias ou métodos proibidos que objetivam alterar a validade e a integridade das amostras fornecidas pelos atletas. São exemplos desses métodos a cateterização, a substituição, diluição ou adulteração da urina e a administração de substâncias inibidoras da excreção renal como a probenicida.

A probenicida reduz a excreção renal de substâncias, principalmente dos esteroides conjugados. A epitestosterona é um subproduto do metabolismo dos esteroides, e é avaliada na detecção de anabolizantes, em que uma relação testosterona/epitestosterona maior que 4 é indicativo de abuso. Atletas podem mascarar o uso dessas substâncias quando adicionam, artificialmente, epitestosterona à urina.

Doping genético

A terapia gênica baseia-se na transferência de material genético nas células através de vetores virais, lipossomas ou diretamente. É uma modalidade terapêutica bastante recente na medicina, cujos resultados têm, até o momento, indicado promissora eficácia no tratamento de diversas doenças graves como hemofilia e fibrose cística. Ainda em estágio de caráter eminentemente experimental, há problemas na aplicação da terapia gênica, sendo o controle dos riscos um dos mais importantes e muitos ainda desconhecidos. Dentre os riscos já observados, têm-se o potencial do vírus provocar respostas inflamatórias importantes no paciente, a capacidade que os vetores virais têm de promover mutação e replicação, especialmente quando forem preparados inadequadamente por laboratórios clandestinos, além do aumento do risco ocorrer neoplasias pela superexpressão de fatores de crescimento.

A partir de 2004, o *doping* genético foi introduzido como método proibido pela AMA, que define esse procedimento como uso não terapêutico de células, genes e elementos gênicos, ou a modulação da expressão gênica, que tenham a capacidade de aumentar o desempenho esportivo.

Os potenciais genes passíveis de serem utilizados como *doping* genético são: agonistas do receptor gama ativado por proliferadores peroxissomais (PPAR δ) (p. ex., GW1516) que aumentam a resistência muscular em animais de experimentação e agonistas do eixo da proteína quinase dependente do AMP (AMPK) (p. ex., Aicar) que promovem aumento da contração muscular e possível melhora de rendimento nas atividades físicas. Outros genes que são candidatos importantes ao uso indevido no meio esportivo são: eritropoetina, bloqueadores da miostatina (folistatina e outros), fator de crescimento vascular endotelial (VEFG), hormônio do crescimento (GH), fator crescimento tipo insulina, leptina, endorfinas e encefalinas.

Até o presente momento não há registro de nenhum caso de atleta que tenha feito uso de manipulação genética.

Classe de substâncias proibidas em determinadas modalidades esportivas
Betabloqueadores

Os betabloqueadores são empregados na terapêutica para o tratamento de hipertensão, arritmias cardíacas, enxaqueca e tremores musculares. Como agentes da dopagem, são utilizados para reduzir tremores e os efeitos da ansiedade em modalidades esportivas de pouca atividade física, mas que requerem ação estável e precisão nos movimentos. Como exemplos desses esportes têm-se o tiro ao alvo, o arco e flecha e o golfe. Efeitos adversos observados com o uso de betabloqueadores são: broncoespasmos (principalmente em indivíduos com asma ou bronquite crônica), falhas cardíacas (em indivíduos com a função cardíaca comprometida), queda na pressão arterial, tonturas, sonolência, náuseas e desconfortos gastrointestinais.

Passaporte biológico do atleta

A preocupação com a saúde dos atletas e a integridade do esporte resultou na proibição de diversas substâncias e métodos em programas de controle de *doping*, por meio de testes analíticos. Com o avanço e conhecimento científico, verifica-se um limite para a efetividade do resultado dessas análises, devido à janela de detecção de substâncias proibidas, ao cronograma das coletas de amostras e à sofisticação de alguns regimes de *doping*. Em 2006, a AMA, com o apoio de algumas Federações Internacionais, reuniu um grupo de especialistas para desenvolver um programa harmonizado de análise em série de biomarcadores indiretos de *doping*, que fosse cientificamente e legalmente robusto. Isso culminou nas Diretrizes Operacionais e Documentos Técnicos do Passaporte Biológico do Atleta (*Athlete Biological Passport* – ABP) da AMA, publicado em 2009.

O ABP é um marco, que demonstra o uso de substâncias ou métodos proibidos por meio do monitoramento de diversos biomarcadores ao longo do tempo. O módulo hematológico detecta a manipulação do sangue pelo uso de agentes estimulantes eritropoiéticos ou através de transfusões de sangue. O módulo esteroide visa identificar esteroides anabólicos androgênicos endógenos quando administrados de maneira exógena e outras substâncias ou métodos de *doping* esteroides indiretos. Outros módulos do ABP (endócrino, "*omics*") estão sendo desenvolvidos. O termo "passaporte", criado pela primeira vez em 2000, está agora definido nas Diretrizes ABP como perfil longitudinal e todas as outras informações relevantes, incluindo treinamento, competições e informações derivadas de investigações.

Considerações finais

O uso do *doping* contraria os fundamentos que regem a filosofia desportiva como disciplina, dedicação, lealdade e competitividade. Constitui uma fraude para os adversários e o público, pois rompe o equilíbrio estabelecido por regras que colocam os competidores em igualdade de condições e valorizam a preparação física e mental dos atletas. É proibido o uso de *doping*, como é também proibido recomendar, propor, autorizar ou facilitar o uso de qualquer substância ou método incluído nessa definição. O progresso permanente da farmacologia e da medicina esportiva levou ao aparecimento de novas formas de incremento artificial, o que tornou necessária uma legislação forte, dinâmica, real e flexível. Infelizmente, apesar da possibilidade de tantos efeitos tóxicos e do controle rigoroso realizado pelas instituições esportivas, parece que a prática da dopagem está longe de ser totalmente abandonada. Utilizar ou não a dopagem é uma posição de caráter estritamente pessoal. Contudo, as pressões exercidas sobre os atletas são muito fortes e não podem ser ignoradas. Nos últimos anos, uma série de interesses comerciais tem sobrepujado o espírito esportivo, fazendo muitos atletas buscarem todos os recursos disponíveis, lícitos ou não, para vencer.

Até o presente, o controle dessa prática tem por base a aplicação de um regulamento que termina na punição do atleta flagrado com o uso do *doping*. Embora tenha sido um dos primeiros segmentos da sociedade a se preocupar com o uso de drogas, não se verificou no esporte uma evolução na maneira de lidar com atletas cujo exame *antidoping* apresentou resultado positivo. Enquanto em outros segmentos, como no ambiente profissional, empresas têm oferecido programas de prevenção, tratamento e recuperação ao indivíduo usuário de drogas, o mesmo não se observa no meio esportivo, onde o caráter é meramente punitivo. Com certeza, os regulamentos e o controle sistemático por meio da realização das análises toxicológicas são a base de sustentação de um programa *antidoping* no esporte. Entretanto, resultados poderiam ser mais efetivos com a inclusão de ações de esclarecimento, prevenção e recuperação do atleta que utiliza o *doping*.

Questões propostas para estudo

1. Dê os conceitos de *doping* e dopagem.
2. Como se caracteriza o uso de *doping* por um atleta?
3. Quais são as classes farmacológicas de uso proibido por atletas em competição ou em vias de competição?
4. Quais são os métodos considerados *doping* utilizado pelos atletas?
5. O que é dopagem sanguínea?
6. Qual é a amostra de eleição para a realização de análises toxicológicas para o controle da dopagem?
7. Relacione os principais efeitos adversos das classes farmacológicas consideradas *doping*.
8. Relacione os grupos de compostos endógenos que são considerados *doping*.
9. Cite alimentos que podem ocasionar *doping* involuntário.
10. Quais substâncias de uso proibido para atletas podem estar contidas na formulação de alguns produtos vendidos como "suplementos alimentares"?
11. O que é passaporte biológico do atleta?

Bibliografia consultada

- Almeida RM, Yonamine, M. Dopagem no esporte. In: Oga S, Camargo MMA, Batistuzzo JAO. Fundamentos de toxicologia. 4. ed. São Paulo: Atheneu, p. 543-568, 2014.
- Armstrong DJ, Reilly T. Blood boosting and sport. In: Mottram DR. Drugs in sport. 4. ed. London: Routledge Press, p. 207-227, 2005.
- Artioli GG, Hirata RDC, Lancha Junior AH. Terapia gênica, doping genético e esporte: fundamentação e implicações para o futuro. Rev Bras Med Esporte. v. 13, n. 5, p.349-354, 2007.
- Azzazy HME, Mansour MMH, Christenson RH. Gene doping: of mice and men. Clin Biochem. v. 42, p. 435-441, 2009.
- Bollman MD, Saugy M. Sports. In: Karch SB (ed.). Drug abuse handbook. 2. ed. Boca Raton: CRC Press, p. 695-725, 2007.
- Brasil. Ministério do Esporte. Resolução n. 2, de 5 de maio de 2004. Diário Oficial da União, p.100-3, 12 maio 2004.
- Burke LM. Caffeine and sports performance. Appl Physiol Nutr Metab. v. 33, p.1319-1334, 2008.
- Campos, DR, Yonamine, M, Moreau, RLM. Marijuana as doping in sports. Sports Med, v. 333, p. 1-5, 2003.
- De Rose EH. Doping in athletes: an update. Clin Sports Med. v. 27, p. 107-130, 2008.
- Ehrnborg C, Bengtsson BA, Rosen T. Growth hormone abuse. Baillière's Best Pract Res Endocrinol Metab, v. 14, p. 71-77, 2000.
- Elliott S. Erythropoiesis-stimulating agents and other methods to enhance oxygen transport. Br J Clin Pharmacol. v. 154, p. 529-541, 2008.
- George A. Andogenic anabolic steroids. In: Mottram DR. Drugs in sport. 4. ed. London: Routledge Press, p. 140-190, 2005.
- George A. Central nervous system stimulants. In: Mottram DR. Drugs in sport. 4. ed. London: Routledge Press, p. 264-102, 2005.
- George A. Peptide and glycoprotein hormones and sport. In: Mottram DR. Drugs in sport. 4. ed. London: Routledge Press, p. 191-206, 2005.
- Matlin C, Delday M, Hay S, et al. The effect of the anabolic agent, clenbuterol, on the overloaded rat skeletal muscle. Bioscience Reports, p. 143-148, 1987.
- Oliveira CDR, Bairros AV, Yonamine M. Blood doping: risks to athletes' health and strategies for detection. Subst Use Misuse, v.49, n. 9, p. 1168-1681, 2014.
- Pedroso RC. Dopagem nos esportes por cafeína. In: Oga S, Camargo MMA, Batistuzzo JAO. Fundamentos de toxicologia. 4. ed. São Paulo: Atheneu, p. 577-586, 2014.
- Pedroso RC. Esteroides anabólicos androgênicos. In: Oga S, Camargo MMA, Batistuzzo JAO. Fundamentos de toxicologia. 4. ed. São Paulo: Atheneu, p. 557-568, 2014.
- Solomon LM, Mordkoff DS, Noll RC. Physical enhancement of human performance: is law keeping pace with science? Gender Medicine. v. 6, n. 1, p. 249-258, 2009.
- Vernec AR The athlete biological passport: an integral element of innovative strategies in antidoping. Br J Sports Med, v.48, p.817-819, 2014.
- Verroken M, Mottram D. Doping control in sport. In: Mottram DR. Drugs in sport. 4. ed. London: Routledge Press, p. 309-356, 2005.
- Verroken M. Drug use and abuse in sport. In: Mottram DR. Drugs in sport. 4. ed. London: Routledge Press, p. 29-63, 2005.
- Wells DJ. Gene doping: the hype and the reality. Br J Clin Pharmacol. v.154, p. 623-631, 2008.
- World Anti-Doping Agency. The World Anti-Doping Code – International Standards – The prohibited list, 2018.
- Yonamine, M, Garcia, PR, Moreau, RLM. Non-intentional doping in sports. Sports Med. v. 34, n.11, p. 697-704, 2004.
- Yoshiy A. Dopagem nos esportes por diuréticos. In: Oga S, Camargo MMA, Batistuzzo JAO. Fundamentos de toxicologia. 4. ed. São Paulo: Atheneu, p. 569-576, 2014.

Parte III

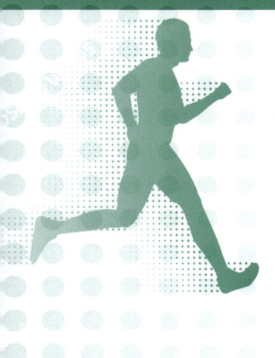

Aspectos Fisiológicos e Bioquímicos da Atividade Física

Introdução à Fisiologia do Exercício

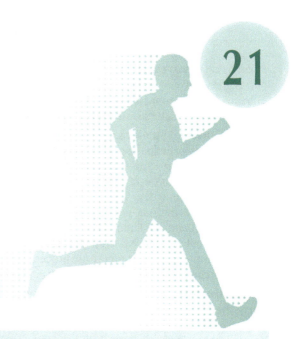

• Sandro Massao Hirabara • Tania Cristina Pithon-Curi • Rui Curi

A prática regular de atividade física constitui um fator importante na prevenção e no combate à instalação de doenças, bem como na melhora da qualidade de vida das pessoas saudáveis ou com patologias crônicas. Há cerca de 20 anos foram publicados vários estudos sobre o impacto da prática do exercício físico para a saúde. Alguns cientistas já manifestavam que a atividade física *per se* muda hábitos nocivos à saúde do indivíduo, tais como a diminuição do excesso de alimentação e do tabagismo. Sabe-se que a capacidade funcional de pessoas adultas é substancialmente melhor com a prática regular de atividade física. Sua falta acelera as perdas das capacidades física e cardiorrespiratória, da função imune, flexibilidade, força e resistência muscular.

O exercício físico, preferencialmente o aeróbio, é eficaz no controle do peso corporal e na prevenção ou no tratamento de doenças cardiovasculares e crônico-degenerativas, tais como obesidade, *diabetes mellitus* tipo 2 e síndrome metabólica. Os exercícios aeróbios são caracterizados pela intensidade baixa a moderada e pela duração superior a 20 minutos. Caminhar, pedalar, dançar, correr e nadar são alguns exemplos de atividades aeróbias.

Um dos benefícios da prática regular de atividade física é a manutenção do tecido muscular esquelético, o qual desempenha funções primordiais no organismo, incluindo a manutenção da postura, a locomoção, a produção de calor, entre outras. Todos esses processos requerem demanda elevada de energia, na forma de trifosfato de adenosina (ATP). Há várias vias metabólicas responsáveis pela geração de ATP, as quais são controladas por vários fatores conforme a situação em que nos encontramos. Neste capítulo vamos aprender como o ATP é produzido e controlado no músculo esquelético em repouso e durante a contração muscular.

Conceitos básicos sobre metabolismo

O metabolismo celular envolve diversas vias metabólicas. Muitas dessas vias são voltadas para a produção de ATP, uma vez que essa molécula é fundamental para a função de todas as células do nosso organismo e seus estoques intracelulares são bem limitados. Três vias metabólicas geradoras de ATP são importantes para a fibra muscular: 1) o sistema ATP-creatina-fosfato (ATP-CP), 2) a via glicolítica e 3) o sistema oxidativo. Essas vias contribuem no fornecimento de ATP para a musculatura esquelética em intensidades diferentes, dependendo das situações.

Em repouso, a musculatura esquelética consome pouca energia na forma de ATP. Entretanto, durante uma atividade física, o consumo de energia aumenta de acordo com a intensidade e a duração dessa atividade. O aumento pode chegar a mais de 200 vezes em uma atividade de alta intensidade e duração curta. Em atividades físicas leves a moderadas e prolongadas, por outro lado, a demanda por ATP não é tão acentuada, mas deve se manter constante até o final dessa atividade. Uma vez que o conteúdo de ATP celular é limitado, diversas vias metabólicas geradoras dessa molécula suprem as necessidades energéticas.

As vias metabólicas compreendem uma sequência de reações químicas, nas quais um composto químico (substrato) é sequencialmente transformado em outro (produto) pela ação de proteínas com atividades catalíticas específicas (enzimas). As enzimas possuem papel fundamental nesse processo, catalisando (acelerando/favorecendo) a maioria das reações químicas que ocorrem na célula. Algumas enzimas catalisam reações químicas reversíveis, enquanto outras, irreversíveis. Nesse caso, as enzimas são regulatórias e chamadas de enzimas-chave, pois determinam o fluxo de substratos em uma determinada via metabólica.

A atividade de uma enzima pode ser modificada de duas maneiras principais: por meio de uma alteração em seu conteúdo ou em sua estrutura. No primeiro caso, a atividade da enzima está diretamente relacionada a sua produção (síntese) e degradação, ou seja, quanto maior o conteúdo dessa enzima, maior será sua atividade. É um processo relativamente lento, que em geral requer algumas horas para ser observado. No segundo caso, a modificação da estrutura da molécula da enzima é um processo mais rápido e plástico, requerendo apenas segundos ou poucos minutos.

A estrutura de uma enzima pode ser alterada pela ligação de metabólitos (regulação alostérica) ou pelo processo de fosforilação e desfosforilação (regulação covalente). Na regulação alostérica, os metabólitos funcionam como ligantes de uma enzima, aumentando ou reduzindo sua atividade. Na regulação covalente, a fosforilação (adição de um grupamento fosfato) ou a desfosforilação (remoção de um grupamento fosfato) de uma enzima tanto pode ser estimulatória como inibitória. A regulação de algumas das principais enzimas envolvidas no metabolismo energético está na Tabela 21.1.

A disponibilidade, a captação e o armazenamento de substratos energéticos também são importantes. As fibras musculares utilizam como substratos energéticos principalmente glicose, ácidos graxos e aminoácidos. O transporte de glicose e aminoácidos requer a presença de transportadores na membrana plasmática, enquanto o transporte de ácidos graxos não – embora algumas proteínas facilitem esse processo.

O transporte de glicose é realizado pelos transportadores de glicose (GLUT). A fibra muscular apresenta dois tipos de GLUT: 1 e 4. O GLUT1 está presente predominantemente no sarcolema (membrana plasmática da célula muscular), sendo responsável pela captação de glicose em condições basais. Já o GLUT4 predomina em vesículas intracelulares, sendo translocado ao sarcolema somente sob estímulos específicos, como a insulina e a contração muscular. Ambos os estímulos aumentam a quantidade de GLUT4 no sarcolema, resultando em aumento na captação de glicose.

Existem inúmeros transportadores responsáveis pela captação de aminoácidos. Esses transportadores usualmente utilizam o gradiente transmembrânico de algum íon para a captação dos metabólitos. O principal gradiente iônico utilizado é o de sódio, que é gerado pela atividade da bomba sódio-potássio-ATPase e, portanto, considerado transporte ativo secundário. Outros gradientes iônicos para o transporte de aminoácidos compreendem os gradientes dos íons hidrogênio, potássio e hidroxila.

Os ácidos graxos, por serem lipossolúveis, não requerem transportadores de membrana para entrar na fibra muscular, pois conseguem atravessar o sarcolema por difusão simples. Entretanto, a captação de ácidos graxos pode ser facilitada ou aumentada por proteínas presentes na membrana plasmática e no citoplasma da fibra muscular, por exemplo, transportador de ácido graxo (FAT), proteínas ligantes de ácidos graxos (FABP), proteínas transportadoras de ácidos graxos (FATP) e proteínas ligantes de acil-CoA (ACBP). Essas proteínas ligam-se aos ácidos graxos, facilitando ou diminuindo sua concentração no interior da fibra muscular, o que resulta em aumento na captação desses substratos energéticos.

Tabela 21.1. Regulação de algumas das principais enzimas envolvidas no metabolismo energético.

Via metabólica	Enzima	Ativadores	Inibidores
Sistema ATP-CF	Creatina quinase	ADP	ATP
Via glicolítica	Hexoquinase	Glicose	Glicose-6-fosfato
	Fosfofrutoquinase-1	ADP, AMP, Pi	ATP, CF, citrato, ß pH
	Piruvato quinase	NAD^+ desfosforilação	ATP, NADH, acetil-CoA fosforilação
Metabolismo de piruvato	Lactato desidrogenase	ß $[O_2]$	↑Ý$[O_2]$
	Piruvato desidrogenase	Piruvato, Ca^{++} desfosforilação	ATP, NADH, acetil-CoA fosforilação
	Piruvato carboxilase	Acetil-CoA	
Transporte mitocondrial de ácidos graxos	Carnitina palmitoil transferase-I		Malonil-CoA
Ciclo de Krebs	Citrato sintase	ADP	ATP, NADH, citrato, succinil-CoA
	Isocitrato desidrogenase	ADP, NAD^+, Ca^{++}	ATP, NADH
	α-cetoglutarato desidrogenase	Ca^{++}	NADH, succinil-CoA
Cadeia de transporte de elétrons	Citocromo oxidase	ADP, Pi	ATP

CF: creatina fosfato.

Fonte: Desenvolvida pela autoria.

As fibras musculares podem utilizar diferentes substratos energéticos: aqueles provenientes da corrente sanguínea (glicose, ácidos graxos e aminoácidos) e aqueles de reservas intracelulares (glicogênio, triacilglicerol e proteínas). O glicogênio (forma de armazenamento de glicose) e o triacilglicerol (forma de armazenamento de ácidos graxos) são os dois principais depósitos de substratos energéticos da fibra muscular. Já as proteínas não são armazenadas com a função de obter energia, embora uma pequena porcentagem seja utilizada para esse fim (entre 2 e 10%).

Vias metabólicas geradoras de ATP

Os sistemas metabólicos geradores de ATP mais importantes para o tecido muscular compreendem: 1) o sistema ATP-fosfocreatina, 2) a via glicolítica e 3) a cadeia de fosforilação oxidativa. As principais diferenças entre esses sistemas estão mostradas na Tabela 21.2.

Esses sistemas são específicos e especializados. A seguir veremos as diferenças e a importância de cada um deles.

Sistema ATP-fosfocreatina

O sistema ATP-fosfocreatina representa a via geradora de ATP mais simples e mais rápida da fibra muscular. A fosfocreatina ou creatina-fosfato é uma molécula altamente energética, como o ATP, sintetizada e armazenada em situações pós-exercícios (fase de recuperação). Quando iniciamos uma atividade física, esse sistema é o primeiro a ser ativado para a reposição imediata de ATP que está sendo consumido, mantendo sua concentração celular relativamente constante, mesmo em exercícios físicos intensos. Entretanto, do mesmo modo que o ATP, os estoques celulares de fosfocreatina são limitados, suprindo a célula somente nos primeiros segundos de uma atividade física intensa (3 a 5 s). Estima-se que os estoques celulares de ATP e fosfocreatina são suficientes para sustentar uma atividade física intensa por apenas 10 a 12 segundos.

A enzima responsável pela produção de fosfocreatina é a creatina quinase. A reação por ela catalisada está na Figura 21.1. Essa enzima apresenta atividade bidirecional, ou seja, catalisa tanto a produção como a degradação da fosfocreatina, dependendo da disponibilidade de ATP e de ADP. O sistema ATP-fosfocreatina apresenta mecanismos de autorregulação. Como visto anteriormente, a fosfocreatina é rapidamente consumida no início de uma atividade física. Assim, após o término dessa atividade, os estoques intracelulares desse metabólito devem ser repostos. Como pode ser observado na Figura 21.1, a geração de fosfocreatina depende da concentração de ATP. Ou seja, a fosfocreatina pode ser considerada um meio indireto de armazenamento de ATP e que pode estar pronta para ser rapidamente utilizada quando a demanda energética da célula aumenta. Após o término de uma atividade física, quando os estoques de fosfocreatina estão baixos, as células musculares começam a repor os estoques de ATP e, consequentemente, de fosfocreatina até que suas concentrações celulares sejam completamente repostas e estejam disponíveis para uma próxima atividade.

A creatina quinase está presente tanto no citoplasma como na mitocôndria da fibra muscular. A forma mitocondrial catalisa predominantemente a fosforilação da creatina, uma vez que a produção de ATP nessa organela é alta. Já a forma citosólica catalisa predominantemente a desfosforilação da creatina-fosfato com consequente fosforilação de ADP (formando ATP) quando a demanda energética da célula aumenta (Figura 21.1).

Tabela 21.2. Principais diferenças entre os três sistemas geradores de ATP no músculo esquelético.

Sistema	Sistema ATP-CF	Via glicolítica	Cadeia de fosforilação oxidativa
Velocidade de geração de ATP	Muito alta	Alta	Baixa
Tempo de duração da atividade	3 a 5 s	1,5 a 2 min	Várias horas
Necessidade de O_2	Anaeróbio	Anaeróbio ou aeróbio	Aeróbio
Eficiência energética	Muito baixa	Baixa	Alta
Substratos energéticos	Fosfocreatina	Glicose e glicogênio	Glicose/glicogênio Ácidos graxos/TAG Aminoácidos/proteínas
Produtos finais	Creatina ATP	Anaeróbio: ácido lático e ATP Aeróbio: piruvato e NADH e ATP	CO_2 e H_2O ATP

CF: creatina fosfato.

Fonte: Desenvolvida pela autoria.

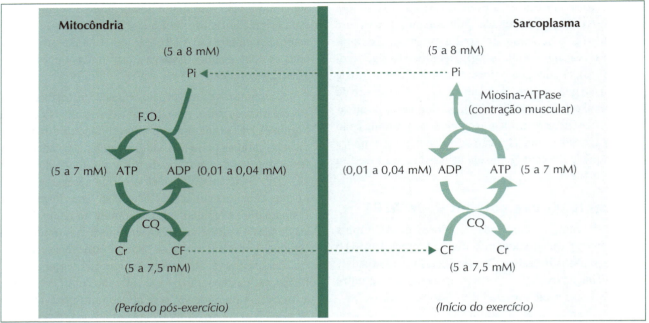

Figura 21.1. Esquema do sistema ATP-fosfocreatina.

Nos primeiros segundos de uma atividade física, a concentração de ATP no sarcoplasma é mantida constante pela atuação desse sistema. Ao término dessa atividade, o conteúdo de fosfocreatina é reposto principalmente na mitocôndria (fase de recuperação). F: creatina fosfato ou fosfocreatina; CQ: creatina quinase; Cr: creatina; FO: fosforilação oxidativa; Pi: fosfato inorgânico.

Fonte: Desenvolvida pela autoria.

Via glicolítica

A via glicolítica representa a segunda fonte energética predominante a ser utilizada após o início de uma atividade física. A disponibilidade de glicose proveniente do sangue e do estoque de glicogênio muscular, associada à não necessidade de oxigênio, garante a síntese rápida de ATP pela via glicolítica. Entretanto, devido a sua baixa eficiência, quatro moléculas de ATP geradas e duas consumidas por molécula de glicose (saldo de 2 ATP por glicose), e pela geração de ácido lático, essa via não é capaz de suprir as demandas energéticas por um período prolongado. Assim, a cadeia de fosforilação oxidativa deve entrar em ação quando a atividade física é prolongada e a produção de ATP deve ser mantida por períodos mais longos.

As várias etapas da via glicolítica estão representadas na Figura 21.2. Essa via compreende uma série de reações enzimáticas que consecutivamente metabolizam a glicose até a formação de duas moléculas de piruvato. A via glicolítica é dividida em duas fases: 1) fase de preparação (fase de investimento energético) e 2) fase de pagamento (fase de geração energética). Na primeira fase, cinco passos enzimáticos convertem a glicose em duas moléculas de gliceraldeído-3-fosfato com gasto de duas moléculas de ATP, o que pode ser considerado um investimento, pois nessa fase ocorre a preparação da glicose para a geração de energia. Na segunda fase, mais cinco passos enzimáticos convertem o gliceraldeído-3-fosfato em piruvato, com a geração de quatro moléculas de ATP e duas de nicotinamida adenina dinucleotídeo reduzida (NADH) para cada molécula de glicose utilizada (fase de pagamento). Assim, a via glicolítica tem saldo de duas moléculas de ATP por molécula de glicose utilizada. Caso a glicose seja proveniente da reserva de glicogênio, o saldo é de três ATP, uma vez que somente um ATP é gasto na fase de preparação (Figura 21.2).

A via glicolítica apresenta três enzimas-chave (enzimas que regulam o fluxo de substratos pela via): a hexoquinase, a fosfofrutoquinase-1 e a piruvato quinase. Diferentes metabólitos regulam as atividades dessas enzimas, como mostrado na Tabela 21.1. Na ausência de oxigênio, o piruvato é convertido em ácido lático (glicólise anaeróbia) e este é, então, liberado para a circulação, podendo ser utilizado como substrato energético por outros tecidos ou reconvertido em glicose no fígado (gliconeogênese). Na presença de oxigênio, entretanto, o piruvato é convertido em acetil-CoA ou oxaloacetato na mitocôndria (glicólise aeróbia), que são metabolizados no ciclo de Krebs (Figura 21.3).

A formação de ácido lático tem como função principal a reciclagem de NAD$^+$, sem a qual a via glicolítica não poderia continuar funcionando. Como pode ser observado na Figura 21.2, a via glicolítica gera duas moléculas de NADH a cada molécula de glicose consumida. Como o estoque intracelular de NAD$^+$ é limitado, o funcionamento contínuo da via glicolítica na ausência de O$_2$ depletaria rapidamente esse estoque. Assim, a conversão de piruvato em ácido lático consome NADH e forma NAD$^+$, que pode ser novamente utilizado na via glicolítica, permitindo a continuidade de operação dessa via e, portanto, da atividade física, ao menos nos primeiros minutos. O acúmulo de ácido lático em exercícios intensos, entretanto, leva à acidose na célula muscular e nos líquidos corporais. Essa acidose reduz a atividade de diversas vias metabólicas, incluindo a via glicolítica, assim como o processo de contração, limitando a continuidade da atividade física intensa por períodos longos.

CAPÍTULO 21 | INTRODUÇÃO À FISIOLOGIA DO EXERCÍCIO

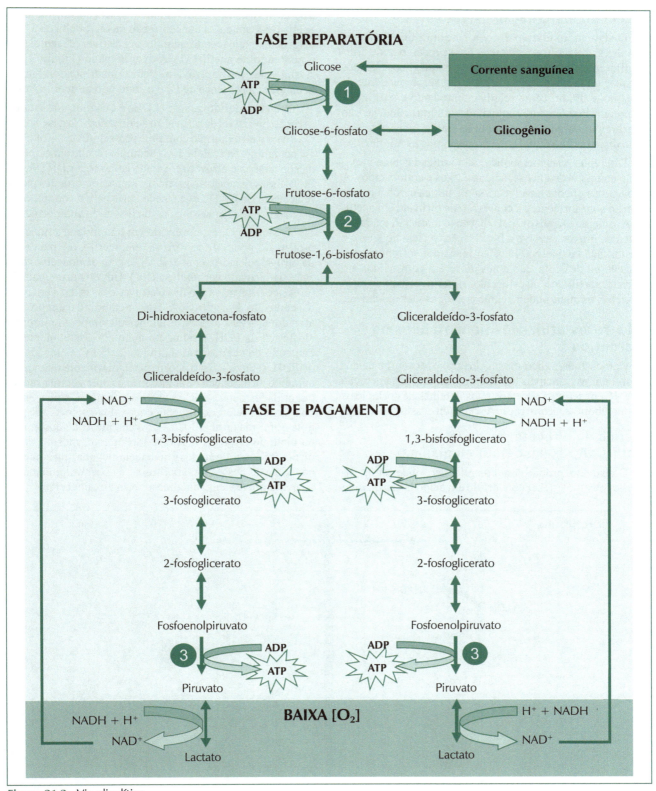

Figura 21.2. Via glicolítica.

As etapas catalisadas pelas enzimas-chave hexoquinase (1), fosfofrutoquinase-1 (2) e piruvato quinase (3) estão indicadas. A via glicolítica é dividida em duas fases: a fase preparatória e a fase de pagamento. Na primeira fase, a glicose é metabolizada com um investimento de duas moléculas de ATP (uma se a glicose for proveniente do glicogênio). Na segunda fase ocorre a geração de quatro moléculas de ATP e duas de NADH. Caso o O_2 esteja em baixa concentração, o produto final da glicólise (piruvato) é convertido em ácido lático, reciclando o NAD^+ e permitindo a continuidade da atividade dessa via.

Fonte: Desenvolvida pela autoria.

Cadeia de fosforilação oxidativa

O sistema oxidativo é a via geradora de ATP mais complexa, duradoura e eficiente. Esse processo pode utilizar diferentes substratos energéticos, como glicose, ácidos graxos e aminoácidos. Entretanto, por ser dependente de oxigênio, é um processo relativamente lento e o último a ser predominantemente requisitado. As mitocôndrias são as principais organelas envolvidas nesse processo. Elas estão dispersas no citoplasma ou próximas às miofibrilas.

Diferentes vias metabólicas são utilizadas para a oxidação completa de glicose, ácidos graxos e aminoácidos. A oxidação de glicose envolve a via glicolítica aeróbia (como descrito anteriormente), a conversão de piruvato em acetil-CoA, o ciclo de Krebs e a fosforilação oxidativa. A oxidação de ácidos graxos envolve a β-oxidação, o ciclo de Krebs e a fosforilação oxidativa. Já os aminoácidos sofrem transaminação ou desaminação antes de serem convertidos em piruvato, acetil-CoA ou cetoácidos (intermediários do ciclo de Krebs), os quais podem, então, seguir as vias oxidativas.

Substratos utilizados no metabolismo energético

Como vimos, a glicose, os ácidos graxos e os aminoácidos constituem os principais metabólitos utilizados na geração de ATP. Em seguida veremos mais detalhes das principais vias metabólicas na utilização de cada um desses substratos.

Destino do piruvato: ácido lático, acetil-CoA, oxaloacetato ou alanina?

O piruvato, produto final da glicólise, pode seguir diferentes destinos: 1) ser convertido em ácido lático quando a concentração de O_2 estiver baixa, 2) ser transformado em acetil-CoA quando a concentração de O_2 for alta ou 3) dar origem ao oxaloacetato quando o O_2 estiver presente, mas o conteúdo de acetil-CoA estiver elevado (Figura 21.3). Assim, o destino do piruvato é determinado por dois fatores principais: a presença de O_2 e o conteúdo de acetil-CoA.

A lactato desidrogenase (LDH) é a enzima que catalisa a reação reversível de piruvato a ácido lático. Na ausência de O_2, como o piruvato não consegue prosseguir na via oxidativa, acumula-se na célula. Esse acúmulo resulta em aumento na conversão de piruvato em ácido lático pela LDH (Figura 21.3). Essas reações são particularmente importantes para a reciclagem de NAD^+, que é necessária para a continuidade da via glicolítica anaeróbia, como discutido anteriormente.

Quando o O_2 está presente em quantidade suficiente, o piruvato pode ser convertido em acetil-CoA pela ação da piruvato desidrogenase (PDH) ou em oxaloacetato pela ação da piruvato carboxilase (PC). Um dos principais fatores que determinam o fluxo através dessas duas enzimas é o conteúdo de acetil-CoA. Esse metabólito é um potente ativador alostérico da PC e, ao mesmo tempo, um inibidor alostérico da PDH. Assim, em condições de aumento no conteúdo de acetil-CoA, a atividade da PC é elevada e a de PDH, reduzida. Isso ocorre particularmente quando há aumento na oxidação de ácidos graxos, que geram grandes quantidades de acetil-CoA. Nessa condição, o piruvato é convertido preferencialmente em oxaloacetato, o que permite a entrada do acetil-CoA proveniente de ácidos graxos no ciclo de Krebs (Figura 21.3). Por isso, mesmo que a disponibilidade de ácidos graxos seja elevada, um aumento na oxidação desses metabólitos só é observado quando o piruvato proveniente da glicose forma oxaloacetato.

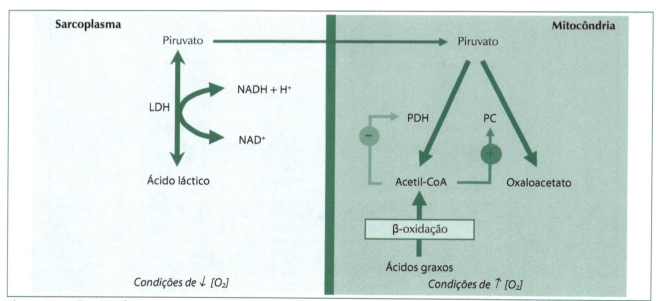

Figura 21.3. Destino do piruvato.

Na ausência de O_2, o piruvato é convertido em ácido lático, reciclando o NAD^+, que pode ser utilizado novamente na via glicolítica. Na presença de O_2, o destino do piruvato depende do conteúdo de acetil-CoA: quando esse metabólito está em baixa concentração, o piruvato é convertido em acetil-CoA; quando está em alta concentração (p. ex., aumentada β-oxidação), o piruvato é convertido em oxaloacetato. LDH: lactato desidrogenase; PC: piruvato carboxilase; PDH: piruvato desidrogenase.

Fonte: Desenvolvida pela autoria.

O piruvato pode também ser convertido em alanina pela ação da enzima alanina aminotransferase, também conhecida como alanina transaminase. Essa conversão é importante para a eliminação dos agrupamentos aminos provenientes da oxidação dos aminoácidos. Uma vez produzida, a alanina é liberada na corrente sanguínea e utilizada pelo fígado para a síntese *de novo* de glicose pelo processo de gliconeogênese.

Transporte de ácidos graxos para o interior da mitocôndria e β-oxidação

A oxidação de ácidos graxos ocorre no interior das mitocôndrias (matriz mitocondrial). Assim, antes de serem oxidados, os ácidos graxos precisam ser ativados e transportados para a matriz mitocondrial. Isso é possível devido à presença de um sistema especializado presente nas membranas mitocondriais externa e interna: o complexo carnitina palmitoil transferase (Figura 21.4).

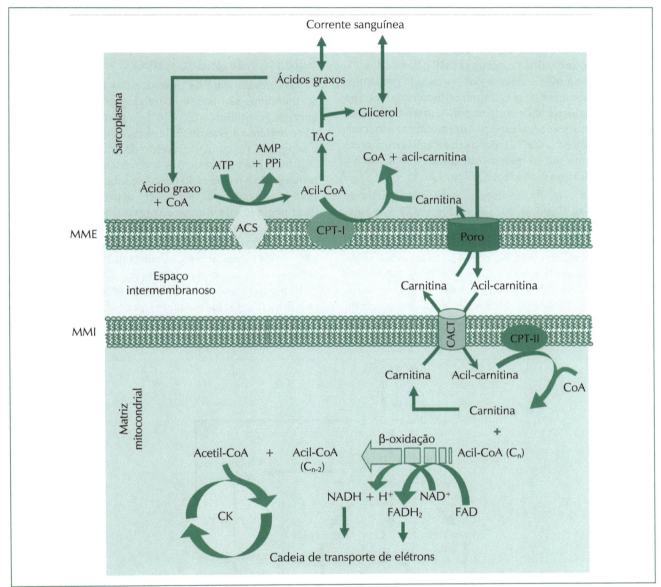

Figura 21.4. Transporte mitocondrial de ácidos graxos e β-oxidação.

Ácidos graxos provenientes da circulação ou das reservas intracelulares de triacilglicerol (TAG) são ativados pela ação da enzima acil-CoA sintase (ACS). O ácido graxo ativado (acil-CoA) pode ser novamente convertido em TAG ou ser oxidado na matriz mitocondrial. O transporte do acil-CoA para o interior da mitocôndria é realizado por um sistema de três proteínas: carnitina palmitoil transferase-I (CPT-I), carnitina-acilcarnitina transferase (CACT) e carnitina palmitoil transferase-II (CPT-II). Uma vez na matriz mitocondrial, o acil-CoA é metabolizado na β-oxidação, que retira uma molécula de acetil-CoA sequencialmente a cada ciclo, com formação de NADH e FADH$_2$. O acetil-CoA segue o ciclo de Krebs (CK), enquanto as moléculas de NADH e FADH$_2$, a cadeia de transporte de elétrons. CoA: coenzima A.

Fonte: Desenvolvida pela autoria.

A acil-CoA sintase está presente na membrana mitocondrial externa, sendo responsável pela ativação dos ácidos graxos. Essa enzima catalisa a ligação do ácido graxo à coenzima A, formando acil-CoA. Tal reação utiliza ATP, que é degradado, formando AMP e pirofosfato. Uma vez ativado, o acil-CoA pode ser armazenado como triacilglicerol ou transportado para o interior da mitocôndria. O transporte é realizado pela atividade de três enzimas: carnitina palmitoil transferase-I (CPT-I), carnitina-acilcarnitina transferase (CACT) e carnitina palmitoil transferase-II (CPT-II). O transporte percorre esta sequência: 1. o acil-CoA é convertido em acilcarnitina pela CPT-I presente no lado citoplasmático da membrana mitocondrial externa (MME); 2. a acilcarnitina atravessa a MME através dos poros nela presentes; 3. a CACT, presente na membrana mitocondrial interna (MMI), transloca a acilcarnitina para a matriz mitocondrial e a carnitina para o espaço intermembranoso (contratransporte); e 4. a CPT-II reconverte a acilcarnitina em acil-CoA. Uma vez na matriz mitocondrial, o acil-CoA é metabolizado na β-oxidação (Figura 21.4).

A via de β-oxidação gera acetil-CoA a partir de ácidos graxos. Como mostrado na Figura 21.4, a cada ciclo da β-oxidação, o acil-CoA é encurtado em dois carbonos para a formação de acetil-CoA. Além disso, cada ciclo gera uma molécula de NADH e uma de flavina adenina dinucleotídeo reduzida (FADH$_2$). Os ácidos graxos de cadeia longa (16 ou mais carbonos) representam o principal modo de armazenamento de energia no organismo. Eles são armazenados como triacilgliceróis principalmente no tecido adiposo, mas também em outros tecidos, como o músculo esquelético. Quando praticamos uma atividade física de intensidade leve ou moderada, esses ácidos graxos são disponibilizados para a geração de energia.

Dada a grande quantidade de carbonos presentes nos ácidos graxos de cadeia longa, esses substratos geram grandes quantidades de acetil-CoA. Por exemplo, o ácido palmítico, que contém 16 átomos de carbonos, gera oito moléculas de acetil-CoA, que podem ser metabolizadas no ciclo de Krebs e convertidas em CO_2. Assim, energeticamente, os ácidos graxos são mais eficientes que a glicose (9 kcal/g de gordura *versus* 4,1 kcal/g de carboidratos).

Oxidação de aminoácidos

Diferentemente da glicose e dos ácidos graxos, os aminoácidos são pouco utilizados para a obtenção de energia. Normalmente, 2 a 10% do gasto energético total é proveniente dos aminoácidos em situações de repouso e atividade física. A utilização de aminoácidos é mais significativa em situações específicas, como o jejum prolongado e o exercício físico de longa duração (várias horas), situações em que ocorre depleção dos estoques de glicogênio e de lipídios do organismo. Antes de serem utilizados, o grupamento amino dos aminoácidos precisa ser removido (desaminação) ou transferido (transaminação). Após esse processo, os aminoácidos podem, então, ser convertidos em piruvato, acetil-CoA ou cetoácidos (intermediários do ciclo de Krebs) e finalmente, oxidados (Figura 21.5). Os aminoácidos que o músculo oxida preferencialmente são os aminoácidos de cadeia ramificada (AACR): leucina, isoleucina e valina.

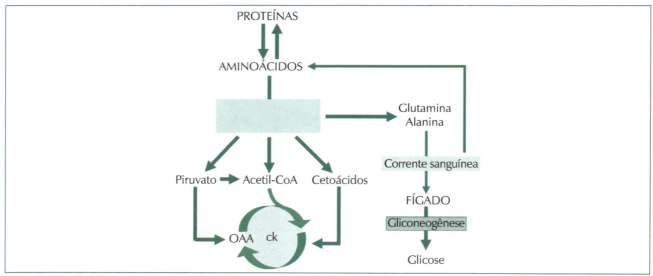

Figura 21.5. Oxidação dos aminoácidos.

Antes de serem oxidados, os aminoácidos sofrem desaminação (retirada do grupamento amino) ou transaminação (transferência do grupamento amino). Em seguida, eles são convertidos em piruvato, acetil-CoA ou cetoácidos, que constituem intermediários do ciclo de Krebs (CK). A alanina e a glutamina são os dois principais aminoácidos produzidos e liberados pelas fibras musculares como meio de eliminação de nitrogênio. Esses aminoácidos são utilizados pelo fígado para a síntese *de novo* de glicose (gliconeogênese). OAA: oxaloacetato.

Fonte: Desenvolvida pela autoria.

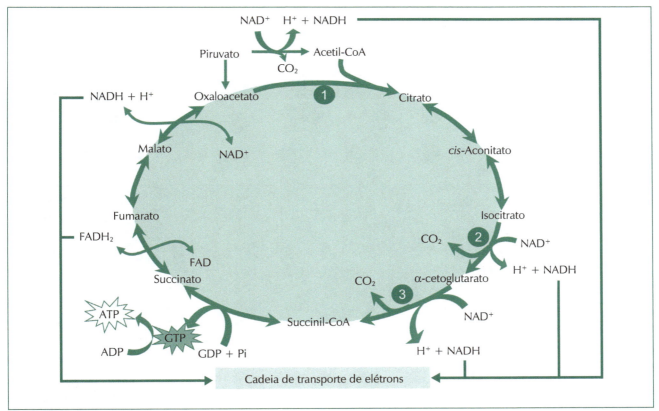

Figura 21.6. Ciclo de Krebs.

As etapas catalisadas pelas enzimas-chave citrato sintase (1), isocitrato desidrogenase (2) e α-cetoglutarato desidrogenase (3) estão indicadas.
A cada ciclo são geradas uma molécula de GTP (equivalente ao ATP), três moléculas de NADH e uma de $FADH_2$. Estas duas últimas são fundamentais para o transporte e a transferência de elétrons na cadeia de transporte de elétrons.

Fonte: Desenvolvida pela autoria.

Os grupamentos aminos dos aminoácidos oxidados precisam ser eliminados, pois o acúmulo de nitrogênio é altamente tóxico para os tecidos e células. Dois aminoácidos desempenham papel fundamental nesse processo, a glutamina e a alanina. Estes são os dois principais aminoácidos produzidos e liberados para a circulação pelas células musculares como meio de eliminação de nitrogênio; representam mais de 50% do total de aminoácidos circulantes. Uma vez na corrente sanguínea, a glutamina e a alanina alcançam o fígado e são convertidas em glicose, processo conhecido como gliconeogênese (Figura 21.5). O músculo esquelético é capaz de aumentar a taxa de liberação e síntese de glutamina em resposta ao aumento da demanda por outros órgãos e tecidos do organismo, em estados catabólicos como no caso de trauma, queimaduras, estresse, atividade física intensa e prolongada e acidose.

O efeito do exercício sobre a concentração plasmática de glutamina varia de acordo com o tipo, a intensidade e a duração do esforço realizado. De modo geral, em exercícios de baixa intensidade a concentração plasmática de glutamina não se altera, enquanto aumenta em esforços moderados e diminui em exercício intenso. Provavelmente esses aminoácidos, glutamina e alanina, por serem importantes metabólitos utilizados na gliconeogênese hepática, podem exercer um papel fundamental na manutenção da normoglicemia durante o exercício físico.

Energeticamente, a oxidação de proteínas é mais eficiente que os carboidratos (5,6 kcal/g de proteína *versus* 4,1 kcal/g de carboidratos). Entretanto, devido à necessidade de eliminação do nitrogênio presente em sua estrutura, processo que requer gasto energético, o saldo energético final da utilização de proteínas torna-se semelhante ao de carboidratos (4,1 kcal/g).

Ciclo de Krebs, ciclo do ácido cítrico ou ciclo do ácido tricarboxílico

O ciclo de Krebs também é conhecido como ciclo do ácido cítrico ou ciclo do ácido tricarboxílico. Do mesmo modo que a via glicolítica, o ciclo de Krebs apresenta algumas enzimas-chave: citrato sintase, isocitrato desidrogenase e alfa-cetoglutarato desidrogenase. Essas enzimas são reguladas por vários metabólitos, como mostrado na Tabela 21.1. Glicose, ácidos graxos e aminoácidos geram acetil-CoA, que entra no ciclo de Krebs pela condensação com o oxaloacetato, formando citrato. Além disso, o piruvato proveniente da glicose ou dos aminoácidos também pode formar oxaloacetato pela ação da piruvato carboxilase nas situações em que o conteúdo de acetil-CoA está elevado, por exemplo, situações de oxidação elevada de ácidos graxos (Figura 21.3). Os aminoácidos também podem gerar cetoácidos que compõem intermediários do ciclo de Krebs (Figura 21.7).

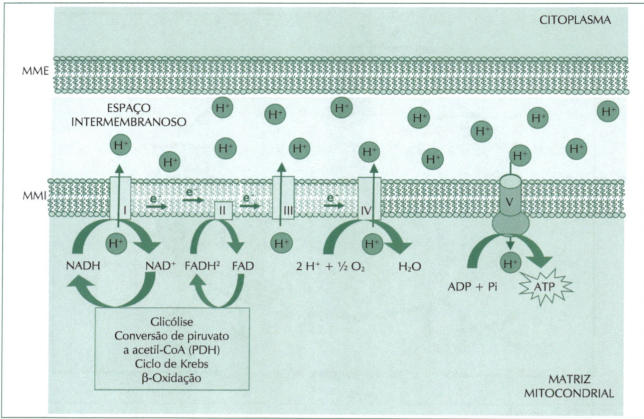

Figura 21.7. Fosforilação oxidativa.

NADH e FADH$_2$, provenientes de diferentes processos (ciclo de Krebs, β-oxidação, conversão de piruvato em acetil-CoA pela piruvato desidrogenase e glicólise), transferem elétrons aos complexos I e II da cadeia de transporte de elétrons, respectivamente. Esses elétrons são transportados ao longo da cadeia até o O$_2$, o aceptor final de elétrons, gerando H$_2$O. A energia liberada na transferência de elétrons é utilizada para bombear prótons (íons H$^+$) da matriz mitocondrial para o espaço intermembranoso, gerando um gradiente eletroquímico. Esse gradiente é, por sua vez, utilizado pela bomba ATP sintase (complexo V) para a geração de ATP.

Fonte: Desenvolvida pela autoria.

Além da formação de uma molécula de GTP, molécula altamente energética equivalente ao ATP, a cada ciclo de Krebs são geradas três moléculas de NADH e uma de FADH$_2$. Essas coenzimas têm papel fundamental na captação e transferência de elétrons provenientes da utilização de diferentes substratos energéticos na cadeia de transporte de elétrons, como discutido adiante.

Fosforilação oxidativa

O ciclo de Krebs por si só não gera ATP, mas, em vez disso, GTP, NADH e FADH$_2$. Outros fornecedores importantes de NADH e FADH$_2$ são a β-oxidação, a glicólise aeróbia e a reação de conversão de piruvato em acetil-CoA catalisada pela PDH. Essas coenzimas têm papel fundamental na transferência de energia dos diferentes substratos energéticos para a cadeia de transporte de elétrons. NADH e FADH$_2$ funcionam como aceptores, transportadores e doadores dos elétrons provenientes das diferentes vias metabólicas para a cadeia de transporte de elétrons. O GTP, por sua vez, é utilizado diretamente para a síntese de ATP (Figura 21.7).

A cadeia de transporte de elétrons é composta por várias proteínas e quatro complexos (I-IV). Resumidamente, NADH e FADH$_2$ doam elétrons aos complexos I e II dessa cadeia, respectivamente (Figura 21.7). Esses elétrons são transportados sequencialmente ao longo da cadeia, daí o nome cadeia de transporte de elétrons, sendo que a cada passagem ocorre liberação de energia. O aceptor final de elétrons dessa cadeia é o oxigênio, que é reduzido, resultando na formação de água. Parte da energia liberada durante o transporte de elétrons é utilizada pelos complexos I, III e IV para bombear prótons (íons H$^+$) da matriz mitocondrial para o espaço intermembranoso, resultando na geração de um gradiente de prótons (gradiente eletroquímico). Esse gradiente é, por sua vez, utilizado pelo complexo V (bomba ATP sintase) para a geração de ATP (Figura 21.7). Como esse processo consome oxigênio e resulta na fosforilação do ADP, recebe o nome de fosforilação oxidativa. Grande parte da energia gerada pelo gradiente eletroquímico é convertida em calor. Estima-se que 60 a 70% da energia seja dissipado na forma de calor, enquanto o restante (30 a 40%) é utilizado para produzir ATP.

Cada molécula de NADH que entra na cadeia de transporte de elétrons resulta na geração de três moléculas de ATP, enquanto uma molécula de $FADH_2$ gera duas moléculas ATP. Assim, comparado à via glicolítica, o sistema oxidativo é muito mais eficiente. Na via glicolítica, o saldo é de duas moléculas de ATP por molécula de glicose consumida, enquanto a oxidação completa desse metabólito gera 38 moléculas de ATP, eficiência 19 vezes maior. Além disso, esse sistema consegue utilizar ácidos graxos, os principais substratos energéticos utilizados durante atividades físicas leves a moderadas de longa duração. Assim, o sistema oxidativo, apesar de ser comparativamente mais lento que os outros sistemas geradores de ATP e de requerer O_2, atende à demanda energética em atividades físicas duradouras, quando a geração de energia não precisa ser rápida, mas deve ser mantida por períodos longos.

Alterações do metabolismo durante o exercício físico

As alterações metabólicas induzidas pelo exercício físico apresentam várias similaridades com aquelas observadas durante o jejum. Contudo, a contribuição dos substratos para a produção de ATP no músculo esquelético varia de acordo com a intensidade e a duração do esforço físico. Este caracteriza-se por uma fase de *anaerobiose* (no início) seguida de *aerobiose*. Durante exercício muito intenso e de curta duração (30 segundos), a creatina-fosfato e o ATP são as fontes principais de energia. Com a persistência do esforço físico intenso (além de 2 minutos em uma corrida, p. ex.), o glicogênio muscular passa a ser o metabólito energético mais importante, gerando glicose-6-fosfato, que passa a ser metabolizada na via glicolítica e produz lactato. A saída do lactato para o sangue impede que esse metabólito seja armazenado no músculo, o que leva à fadiga muscular. Essa é a fase anaeróbia da atividade física.

Para exercícios menos intensos e de longa duração, o músculo esquelético utiliza a oxidação aeróbia dos ácidos graxos como principal fonte de ATP. Nesse tipo de esforço físico, o músculo, além de utilizar o glicogênio intramuscular, capta grandes quantidades de glicose da corrente sanguínea (pode aumentar em até 30 vezes após alguns minutos de exercício). O aumento na utilização de glicose pelo músculo esquelético ocorre devido à transferência dos transportadores de glicose (GLUT4) para a membrana plasmática como consequência da própria contração muscular. Para garantir o fornecimento de glicose ao organismo nessa condição em que a demanda está substancialmente aumentada, ocorre maior produção de glicose no fígado. Uma fonte importante e inicial de glicose no fígado durante o exercício é a glicogenólise. Outra fonte de glicose é a gliconeogênese hepática. A atividade das enzimas-chave dessa via, como a PEPCK, é aumentada como resultado do efeito do sistema nervoso simpático (SNS) e de hormônios gliconeogênicos. A oferta de glicose ao organismo é um fator limitante do desempenho e da resistência ao esforço físico. A ingestão de refeições ricas em carboidratos por vários dias antes de competições importantes provoca aumento das reservas de glicogênio no músculo esquelético e no fígado, elevando o período de resistência ao esforço.

A ativação e a inibição das vias metabólicas descritas ocorrem como consequência das alterações hormonais e nervosas durante o exercício físico. A estimulação do SNS causa degradação de glicogênio no fígado e de triacilgliceróis no tecido adiposo, gerando glicose e ácidos graxos, respectivamente. O SNS reduz a secreção de insulina e aumenta a de glucagon. Além disso, ocorre também aumento na secreção de cortisol pelo córtex da glândula adrenal. Como consequências dessas alterações hormonais, há estimulação das vias catabólicas com degradação de glicogênio, triacilgliceróis e proteínas. Assim, o SNS e os hormônios citados orquestram as alterações metabólicas que asseguram a manutenção da glicemia, mesmo em uma condição de intensa utilização desse metabólito pelo organismo, em especial pelo tecido muscular esquelético.

Resumo

O ATP provê a energia requerida para a contração muscular, a principal função do músculo esquelético. As reservas intracelulares dessa molécula energética são muito limitadas. Assim, as fibras musculares dispõem de três vias geradoras de ATP: sistema ATP-fosfocreatina, via glicolítica e cadeia de fosforilação oxidativa, que atendem às demandas energéticas em diferentes atividades físicas.

As enzimas desempenham papel fundamental no controle do fluxo de substratos pelas vias metabólicas. As enzimas catalisam (aceleram) a maioria das reações químicas que ocorrem em uma célula. Estas podem ser reguladas por alteração em seu conteúdo ou na sua estrutura química. As enzimas que catalisam reações irreversíveis são consideradas enzimas-chave de uma via metabólica, pois suas atividades determinam o fluxo pelas vias metabólicas.

A glicose e os ácidos graxos são os principais substratos energéticos para o músculo esquelético e constituem as principais reservas energéticas do organismo, na forma de glicogênio e triacilglicerol, respectivamente. Os aminoácidos, por outro lado, são metabolizados em quantidades pequenas e não têm a função principal de substratos energéticos.

As vias geradoras de ATP são especializadas, como discutido no decorrer deste capítulo. O sistema ATP-fosfocreatina utiliza a fosfocreatina, um meio de armazenamento de ATP, para a geração de energia imediata no início de uma atividade física. Entretanto, a reserva intracelular de fosfocreatina é muito limitada, suportando a geração de ATP por 3 a 5 segundos em uma atividade de intensidade alta.

A via glicolítica pode utilizar a glicose proveniente da corrente sanguínea ou do estoque de glicogênio intracelular. Na baixa disponibilidade de O_2, essa via gera ácido lático, reciclando o NAD^+, que pode ser reutilizado pela via glicolítica. Devido a sua baixa eficiência energética, a via glicolítica suporta atividades físicas intensas por apenas poucos minutos (1,5 a 2 min).

A cadeia de fosforilação oxidativa é mais versátil e complexa. Apesar de a velocidade de geração de ATP ser relativamente muito mais lenta que nos demais sistemas e do requerimento de O_2, a alta eficiência dessa cadeia garante a produção da energia necessária para a execução de atividades físicas leves a moderadas de longa duração (várias horas).

Durante o exercício físico, ocorrem alterações nervosas e hormonais importantes, responsáveis pelo controle das alterações metabólicas que asseguram a manutenção da glicemia e a geração de ATP, requeridas para a contração muscular.

Bibliografia consultada

- Hirabara SM, Silveira LR, Abdulkader FRM, Alberici LC, Procopio J, Carvalho CRO et al. Role of fatty acids in the transition from anaerobic to aerobic metabolism in skeletal muscle during exercise. Cell Biochem Funct 2006; 24:275-81.
- Nelson DL, Cox MM. Bioenergetics and metabolism. In: Lehninger principles of biochemistry. Nelson DL, Cox MM, eds. Editora W. H. Freeman and Company; 2005. p. 481-520.
- William Jr WN, Padovese R. Oxidação dos ácidos graxos. In: Curi R, Pompéia C, Miyasaka CK, Procopio J, eds. Entendendo a gordura. Barueri: Manole; 2002. p. 135-60.

Fisiologia do Exercício na Avaliação Física e Prescrição do Treinamento

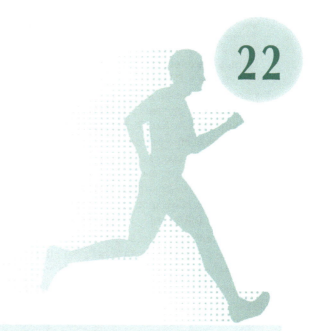

- Ana Paula de Oliveira Barbosa Nunes • Newton Nunes

A avaliação cardiopulmonar permite a mensuração direta de variáveis ventilatórias que, acrescentadas à ergometria convencional, tornam-se fundamentais para o diagnóstico do paciente e a prescrição de treinamento físico. A análise do ar expirado serve para especificar medidas diretas de parâmetros respiratórios, como o consumo de oxigênio (VO_2), a produção de gás carbônico (CO_2), a frequência respiratória (respirações por minuto) e a ventilação pulmonar (litros por minuto) (Skinner & Mclellan, 1980; Wasserman, K. et al., 1973; Wasserman, K. et al., 1987). Esta metodologia também pode ser associada a outros procedimentos, como a oximetria de pulso, que permite quantificar a saturação de hemoglobina.

São diversas as indicações para a realização da avaliação cardiopulmonar. Essa avaliação possui a finalidade de diagnóstico e prognóstico de doenças agudas e crônicas. O teste ergométrico convencional é o mais realizado, sendo possível proceder à análise de respostas clínicas, eletrocardiográficas e hemodinâmicas do indivíduo avaliado. Entretanto, o teste ergométrico não permite avaliar diretamente variáveis ventilatórias, que trazem informações importantes de possíveis razões da interrupção desse esforço, ou a quantificação dessas limitações, o que o faz não ser elencado como método de escolha a ser utilizado em situações clínicas ou esportivas, que necessitam de informações mais acuradas e esclarecedoras (Stein, 2006; Neder & Nery, 2002; American Thoracic Society and the American College of Chest Physicians, 2001).

Indicações para a avaliação cardiopulmonar:

1. Avaliação da tolerância ao exercício.
2. Avaliação de intolerância ao exercício não diagnosticada.
3. Avaliação de pacientes com doenças cardiovasculares.
4. Avaliação de pacientes com doenças respiratórias.
5. Avaliação pré-operatória.
6. Avaliação no exercício e prescrição para reabilitação pulmonar.
7. Avaliação da deficiência/incapacidade do sistema cardiorrespiratório.
8. Avaliação de transplante de pulmão, coração e coração-pulmão.

Bases fisiológicas da avaliação cardiopulmonar

O entendimento dos processos fisiológicos envolvidos no exercício dinâmico se dá de modo facilitado, por meio da análise das características de trocas gasosas no tecido periférico. O termo "metabolismo" é usado como sinônimo de intercâmbio gasoso sistêmico, já que o O_2 é consumido e o CO_2 liberado, como consequência da atividade metabólica aumentada, principalmente da musculatura esquelética durante o exercício físico dinâmico (Neder & Nery, 2002).

Durante o exercício físico há quebra da homeostase do organismo e aumento das necessidades orgânicas de suprimento de energia para a contração muscular. Normalmente essa energia provém dos complexos fosfato de alta energia (~P). Dentro das células, as moléculas de combustível (gordura, carboidratos e proteínas) são catabolizadas em produtos simples, tais como CO_2 e H_2O. Apenas uma pequena quantidade de ATP fica armazenada no interior da célula muscular, para algumas poucas contrações musculares, sendo necessário regenerá-lo continuamente (Houston, 2008; Neder & Nery, 2002; Negrão & Barreto, 2010).

Durante o exercício físico há degradação de ATP pela ação da enzima ATPase, com a quebra dessa molécula em difosfato de adenosina + fosfato inorgânico (ADP + Pi), fazendo a energia presente em uma das ligações químicas dos grupamentos fosfatos ser liberada. A energia livre resultante dessa quebra permitirá que a contração muscular (deslocamento das pontes cruzadas de miosina sobre actina) ocorra enquanto houver energia livre disponível ou enquanto a célula for capaz de continuar a transformação de energia proveniente dos substratos energéticos em ATP (Negrão & Barreto, 2010; Houston, 2008).

Para sustentar a contração muscular, o organismo lança mão de uma ou da combinação de mais de uma das seguintes vias metabólicas: ATP-PCr; via glicolítica; e via oxidativa.

O meio mais rápido de reconstruir o ATP é o sistema ATP-PCr. Durante a contração muscular, quando há aumento transitório de ADP nas imediações dos filamentos contráteis (actina e miosina), a creatina quinase (enzima que acelera a velocidade de reconstituição do ATP no sistema ATP-PCr) favorece a produção de ATP. Entretanto, essa via é bastante limitada, devido à baixa quantidade total de fosfocreatina (PCr) no músculo (24 mmol/kg de peso úmido de músculo), tanto que, após cerca de 20 a 30 segundos de exercício, o organismo precisa recorrer à glicólise anaeróbia (metabolismo anaeróbio) ou ao metabolismo oxidativo (aeróbio).

A glicólise anaeróbia é uma sequência de 11 reações catalisadas por enzimas, nas quais a glicose ou o glicogênio armazenado no músculo é convertido em lactato e dois íons hidrogênios, e a energia liberada é utilizada para fosforilar dois ADP com dois Pi, para produzir dois ATP. É uma via considerada rápida para a formação de ATP, entretanto a formação de lactato (subproduto da degradação do ácido pirúvico) limita a continuação da atividade física por períodos prolongados.

Já na presença de oxigênio, o ácido pirúvico é convertido em acetil-CoA, que penetra na mitocôndria e é metabolizado na via oxidativa. A via oxidativa é a mais eficiente na produção de ATP e requer a utilização de oxigênio mitocondrial. O ATP é produzido após glicose, ácidos graxos e aminoácidos serem convertidos em acetil-CoA e envolve a interação de dois mecanismos metabólicos: ciclo de Krebs (produzindo dióxido de carbono [CO_2] durante o seu processo); e cadeia de transporte de elétrons, onde o hidrogênio fornecerá energia para a ressíntese de adenosina difosfato (ADP) em ATP ao combinar-se com o oxigênio, formando água como produto final dessa via (Frazão et al., 2015). Embora o metabolismo aeróbio demande tempo para um ajuste preciso, apresenta um grande potencial para o exercício físico prolongado (Neder & Nery, 2001; Negrão e Barreto, 2010; Houston, 2008).

Existe uma hierarquia cronológica na sequência de obtenção de ATP (ATP armazenado → sistema PCr → glicólise anaeróbia e/ou metabolismo oxidativo).

Na prática, nenhum tipo de exercício físico utiliza somente uma via metabólica para a produção de ATP. O que ocorre é uma das vias predominar em detrimento de outras, dependendo da intensidade e/ou do tempo de duração do exercício físico. Portanto, durante o exercício físico o indivíduo pode passar por um processo de utilização de todas as vias metabólicas. Quando o exercício físico é iniciado, o ATP é fornecido pelas vias anaeróbias. Conforme ocorre o aumento da frequência cardíaca e da frequência respiratória, mais oxigênio fica disponível, iniciando-se o metabolismo aeróbio. No caso de a intensidade do exercício físico ficar acima do 2º limiar ventilatório, o organismo dependerá também do metabolismo anaeróbio de fornecimento de energia. Entretanto, esse sistema energético tem vida curta, pelo aumento dos níveis de lactato, provocando a acidose metabólica, e pouca tolerância é observada a partir desse estágio (Houston, 2008).

Cada músculo do corpo, cujo movimento é controlado pelo sistema nervoso, é formado por fibras musculares, que são estruturas cilíndricas, alongadas, localizadas em toda a sua extensão. Cada fibra é composta por inúmeras miofibrilas que internamente contêm os filamentos de actina e miosina. Estes, por sua vez, vão desencadear a contração muscular após todo um processo de estímulos e potencial de ação (Macardle et al., 2016).

As fibras musculares são classificadas, de acordo com suas características contráteis e metabólicas, em lentas (Tipo I) e rápidas (Tipo IIa e IIb). Algumas dessas características podem ser observadas na Tabela 22.1.

Tabela 22.1. Tipos e características das fibras musculares.

Tipos de fibras musculares

Fibras de contração lenta (tipo I):
- Altamente aeróbia (oxidativa) e resistente à fadiga.
- Baixa capacidade anaeróbia (glicolítica) e força por unidade motora.
- Baixa velocidade de contração (110 m/s) e concentração de miosina ATPase.
- 10 a 180 fibras por neurônio motor.
- Baixo desenvolvimento do retículo sarcoplasmático.

Fibras de contração rápida (tipo IIa):
- Capacidade aeróbia (oxidativa) e resistência à fadiga moderadas.
- Altamente anaeróbia (glicolítica) e grande força por unidade motora.
- Capacidade de contração elevada e grande concentração de miosina ATPase.
- 300 a 800 fibras por neurônio motor.
- Grande desenvolvimento do retículo sarcoplasmático.

Fibras de contração rápida (tipo IIb):
- Baixa capacidade aeróbia (oxidativa) e resistência à fadiga.
- Altamente anaeróbia (glicolítica) e grande força por unidade motora.
- Velocidade de contração elevada e grande concentração de miosina ATPase.
- 300 a 800 fibras por neurônio motor.
- Grande desenvolvimento do retículo sarcoplasmático.

Fonte: Desenvolvida pela autoria.

O treinamento físico aeróbio gera diversas adaptações, entre elas na musculatura esquelética, as quais permitem que o músculo utilize substratos energéticos com maior eficiência para a produção de ATP e se torne mais resistente à fadiga (Negrão & Barreto, 2010).

Favorece o aumento da mobilização de gordura como substrato para o exercício, reduzindo a utilização de carboidratos e provavelmente contribuindo para uma economia de glicogênio muscular durante o repouso e o exercício físico. Essas adaptações metabólicas do músculo favorecem o desempenho de indivíduos treinados para provas de resistência (Houston, 2008; Ide, Lopes & Sarraipa, 2010).

As adaptações do treinamento de velocidade são dependentes do volume, frequência semanal, pausa e duração do período de treinamento, e, conforme o protocolo, pode influenciar diretamente na *performance* (Ide, Lopes & Sarraipa, 2010; Ross e Leveritt, 2001, apud Ide, Lopes & Sarraipa, 2010; Glaister, 2005). Aumento na produção de potência e na área de secção transversa (Sleivert et al., 1995), hipertrofia das fibras tipo II e aumento do retículo sarcoplasmático (Ortenblad et al., 2000) estão entre as adaptações observadas.

As Tabelas 22.2 e 22.3 mostram as principais alterações promovidas pelo treinamento aeróbio e de velocidade.

Tabela 22.2. Adaptações musculares e bioenergéticas do treinamento aeróbio.

- ↑ da relação capilar-fibra muscular.
- ↑ do tamanho e número de mitocôndrias.
- ↑ do número de proteínas transportadoras (NAD, FAD).
- ↑ do número de proteínas contráteis (actina, miosina).
- ↑ do número de enzimas oxidativas (citrato sintase e carnitina acil-transferase).
- ↑ de enzimas glicolíticas (hexocinase e fosfofrutoquinase)
- ↑ da diferença arteriovenosa de oxigênio.
- ↑ do conteúdo de mioglobina.
- ↑ no conteúdo de glicogênio.
- ↑ do consumo máximo de oxigênio:

$$VO_2 = DC \times dif\ a\text{-}VO_2$$
$$DC = débito\ cardíaco$$
$$dif\ a\text{-}VO_2 = diferença\ arteriovenosa\ de\ oxigênio$$

- Hipertrofia seletiva das fibras tipo I.
- ↑ da capacidade das mitocôndrias de gerar ATP por meio da fosforilação oxidativa.
- ↑ da capacidade de oxidação dos lipídios.
- ↑ da mobilização dos lipídios como combustível.
- ↑ da capacidade de resistência.

Fonte: Desenvolvida pela autoria.

Tabela 22.3. Adaptações musculares e bioenergéticas do treinamento de velocidade.

- dos substratos energéticos ATP, PCr e glicogênio muscular e hepático.
- ↑ da tolerância a acidose metabólica.
- ↑ da capacidade de tamponamento muscular.
- ↑ do volume do retículo sarcoplasmático.
- ↑ da velocidade de liberação de Ca^{2+}.
- ↑ da atividade das enzimas glicolíticas (hexocinase e fosfofrutoquinase).
- ↑ a tolerância a um pH menor.
- ↑ da tolerância ao lactato.
- ↑ do estoque de glicogênio muscular e fosfocreatina.
- ↑ da velocidade de contração muscular.
- ↑ na velocidade de recuperação do sistema ATP-CP.
- ↑ na contratilidade do músculo.

Fonte: Desenvolvida pela autoria.

Entre os fatores que interferem nas adaptações moleculares do músculo esquelético estão (Abreu, Leal-Cardoso & Cecatto, 2017):

1. **Fatores intrínsecos:** intensidade e duração do exercício.
2. **Fatores metabólicos:** padrão de recrutamento das fibras musculares, atividade enzimática e conteúdo de substratos.
3. **Fatores extrínsecos:** condições do ambiente, *status* nutricional, idade e composição corporal.

A prescrição de treinamento físico pode ser realizada por meio do teste cardiopulmonar, ou seja, realizando o treinamento com intensidade entre os limiares ventilatórios para que se obtenham benefícios cardiorrespiratórios e metabólicos.

Ajustes ventilatórios no exercício físico

A principal função do sistema respiratório é a de manter a homeostase das tensões gasosas arteriais sanguíneas. O sistema respiratório supre o organismo com oxigênio (O_2) e dele remove o gás carbônico (CO_2) resultante do metabolismo celular. As trocas de O_2 e CO_2 entre os pulmões e capilares pulmonares ocorrem por consequência da ventilação e da difusão pulmonar.

A ventilação pulmonar é o processo mecânico de mobilização do ar para dentro e para fora dos pulmões. Para que ocorra, é necessária a contração dos músculos respiratórios. A difusão pulmonar corresponde ao movimento aleatório de moléculas de uma área de concentração elevada para outra de menor concentração. Depende do gradiente das pressões de O_2 e CO_2 entre os alvéolos e o capilar alveolar. Como a pressão parcial de O_2 é maior nos alvéolos do que no sangue, o oxigênio entra no capilar. Já o CO_2, com sua pressão parcial sendo maior no sangue do que nos alvéolos, o CO_2 passa do sangue para os pulmões.

Em repouso, a ventilação corresponde a aproximadamente 5 a 6 L/min. Com o início do exercício, observa-se rápida elevação na ventilação em resposta ao aumento do metabolismo celular. A resposta ventilatória ao exercício (VE L/min) está intimamente relacionada à taxa a metabólica muscular, que promove:

- Estimulação dos centros respiratórios, via sinais ascendentes desencadeados por alterações mecânicas e/ou químicas dos músculos ativos.

- Estimulação de terminações nervosas quimiossensíveis no bulbo e no sistema arterial, pelas variações na pressão arterial de O_2 e CO_2 e acidez arterial.

Durante o exercício físico leve a moderado, a ventilação aumenta linearmente com a captação de O_2 e a produção de CO_2, alcançando valores entre 25 e 50 L/min. Nessa situação, a ventilação aumenta, sobretudo, pelo aumento de volume corrente. Já em intensidades mais elevadas de exercício físico, a frequência respiratória passa a representar um papel mais importante. Atletas do sexo masculino, altamente treinados, conseguem alcançar volumes ventilatórios de aproximadamente 200 L/min no exercício máximo.

Conforme a intensidade do exercício aumenta, alcançando ou excedendo valores de 55 a 65% da capacidade aeróbia máxima, o aumento da ventilação não mais é relacionado ao consumo de oxigênio, mas ocorre, principalmente, pela necessidade de eliminar CO_2. Nesse ponto de inflexão, no qual ocorre aumento desproporcional na ventilação e na produção de CO_2, em contraste com o aumento linear no consumo de O_2 (VO_2), é denominado limiar anaeróbio, ou 1º limiar ventilatório. Nesse momento, a produção de energia via sistema glicolítico é bastante aumentada, gerando, como subproduto do catabolismo celular, o lactato, que aumenta de forma desproporcional ao que pode ser eliminado. Com sua produção excedendo a remoção, o tamponamento do lactato pelo bicarbonato no sangue conduz à produção de maior quantidade de CO_2. O aumento na produção de CO_2, durante um exercício extenuante, produz rápido acréscimo na taxa de CO_2 sanguíneo. Nesse momento, o centro respiratório bulbar responde ao estímulo, aumentando a ventilação por minuto, o que é suficiente para adequar o fluxo aéreo pulmonar durante o exercício físico (Negrão & Barreto, 2010; Neder e Nery, 2002; American Thoracic Society; American College of Chest Physicians, 2003; Naeijer & Chesler, 2012; Whipp, 1994).

Ajustes cardiovasculares no exercício físico

A captação máxima de oxigênio ($VO_{2máx}$) é aceita como medida normativa da aptidão cardiorrespiratória. Uma variação significativa é observada no $VO_{2máx}$ na população.

Adolph Fick, fisiologista alemão, aplicou a lei de ações de massas ao fluxo corporal de oxigênio, sugerindo que o consumo máximo de oxigênio é igual ao débito cardíaco pela diferença arteriovenosa de oxigênio, onde DC (débito cardíaco) é igual a frequência cardíaca pelo volume sistólico

($DC = VS \times FC$) e Dif a-vO_2 é a diferença entre a concentração de O_2 arterial e venoso.

$$VO_{2máx} = DC \times Dif (a\text{-}vO_2)$$

Essa relação ilustra o importante conceito de que $VO_{2máx}$ não está relacionado à magnitude dos ajustes pulmonares, sendo os ajustes cardiovasculares que efetivamente limitam a capacidade de exercício em seres humanos saudáveis. As diferenças nos níveis de aptidão resultam principalmente de diferenças no débito cardíaco máximo, estando, portanto, o $VO_{2máx}$ intimamente relacionado à capacidade funcional do coração (Thompson et al., 2014; Wasserman & Whipp, 1975; Neder e Nery, 2002; Poliner et al., 1980).

No exercício físico máximo, o fluxo sanguíneo sistêmico aumenta diretamente com a intensidade do exercício físico, acompanhando as necessidades de perfusão muscular. O débito cardíaco é de aproximadamente 5 a 6 L/min no repouso, e aumenta quatro vezes acima do nível de repouso até um máximo de 20 a 22 L/min, em indivíduos em idade universitária sedentários. A frequência cardíaca (FC) é de, em média, 195 bpm em adultos jovens (220 – idade). Consequentemente, o volume sistólico de ejeção varia de 103 a 133 mL (20.000 mL/min / 195 bpm = 103 mL/bpm). Já o débito cardíaco de atletas de *endurance* de classe mundial alcança débitos cardíacos máximos de 35 a 40 L/min, com o volume sistólico chegando a 210 mL em um atleta vencedor de medalha olímpica no ski *cross-country,* alcançando quase o dobro se comparado a um congênere sedentário (MacArdle et al., 1978; Pechar et al., 1974).

Além do aumento do débito cardíaco para elevar o suprimento de oxigênio para a musculatura ativa, a captação de oxigênio pode ser alterada com o treinamento físico, com o aumento da extração de oxigênio no nível tecidual. No repouso, são transportados pela hemoglobina cerca de 20 mL de oxigênio em 100 mL de sangue, considerando que cerca de 5 mL desse oxigênio são utilizados pelos capilares teciduais. Dá-se o nome de diferença arteriovenosa (dif a-vO_2) à diferença entre o conteúdo de oxigênio transportado no sangue arterial e o que é encontrado no sangue venoso, o qual representa o que foi extraído pelos tecidos para o metabolismo muscular. Durante o exercício físico progressivo máximo, a dif a-vO_2 aumenta tanto em indivíduos sedentários como em treinados. Entretanto, durante um exercício com intensidade próxima ao $VO_{2máx}$, a contribuição do débito cardíaco é maior quando comparada à dif a-vO_2. O débito cardíaco chega a valores de 5 a 8 vezes o seu nível de repouso, enquanto a dif a-vO_2 não ultrapassa a 3 vezes o seu valor de repouso (McArdle et al., 2016; Rerych et al., 1978).

Quanto à frequência cardíaca, considerando uma atividade física progressiva máxima, aumenta de forma linear e progressiva conforme a potência executada, até a interrupção do esforço por exaustão física. Esse comportamento é observado tanto em indivíduos sedentários como em treinados. São dois os mecanismos principais responsáveis pelo aumento da frequência cardíaca durante o esforço:

- Diminuição do tônus vagal para o coração, que já promove o aumento da frequência cardíaca.
- Ativação do componente simpático para o coração. Essa atividade simpática aumenta linearmente, de maneira proporcional à potência imposta na atividade realizada, enquanto a contribuição vagal declina (Rowel, 1993, apud Neder e Nery, 2002).

A frequência cardíaca máxima é uma variável importante do $VO_{2máx}$, sendo dependente da idade, ou seja, conforme a pessoa envelhece, diminui a frequência cardíaca máxima (Negrão e Barreto, 2010). Essa diminuição provavelmente ocorra pela redução no número e na responsividade dos β_2 – adrenorreceptores cardíacos e/ou degeneração do tecido de condução (Rowel, 1993).

Outro parâmetro cardiovascular bastante influenciado pelo exercício físico é o volume sistólico (VS), ou volume de ejeção. Essa variável refere-se à quantidade de sangue bombeado pelo coração a cada batimento cardíaco, que, juntamente com a frequência cardíaca, garante o débito cardíaco adequado para o organismo.

O volume sistólico é igual à diferença entre o volume diastólico final (VDF) e o volume sistólico final (VSF):
$$VS = VDF - VSF$$

Durante a realização de um exercício físico dinâmico, observa-se aumento do volume sistólico proporcional à intensidade do exercício. Entretanto, esse aumento ocorre até 50%, com uma fase rápida até 30 ou 40% do $VO_{2máx}$, seguido de um platô, ou de pequeno incremento, em indivíduos treinados (Fleg et al., 1994; Neder & Nery, 2002, Rerich et al., 1978).

Quanto aos mecanismos de regulação do volume sistólico, sabe-se que no início da atividade física o maior retorno venoso provoca aumento da pressão de enchimento ventricular e do VDF. Entretanto, no exercício mais intenso, o VDF diminui, retornando próximo aos valores basais (Higginbotham et al., 1986). Portanto, com a continuidade crescente do esforço, a manutenção dos níveis de volume sistólico passa a depender, sobretudo, do aumento na contratilidade cardíaca, que levará à diminuição do VSF. Durante o exercício físico máximo, o indivíduo treinado apresenta volume sistólico maior que o sedentário. O fluxo sanguíneo muscular durante o exercício é redirecionado dos territórios esplâncnicos para os tecidos ativos (i.e., musculatura periférica em atividade, musculatura cardíaca, além da pele envolvida na termorregulação), sem prejuízo do fluxo sanguíneo cerebral (Olin et al., 2011). A diminuição da resistência vascular periférica na musculatura ativa é, portanto, contrabalançada pela vasoconstrição simpática em outros sítios. Desse modo, durante o exercício a pressão arterial sistólica aumenta gradativa e linearmente, de maneira proporcional à intensidade do exercício, até valores próximos de 180 a 200 mmHg, enquanto a pressão diastólica mantém-se com os mesmos níveis de repouso, podendo apresentar leve aumento em algumas pessoas, ou mesmo declinar discretamente. Esse comportamento da pressão arterial é observado tanto em indivíduos sedentários como em treinados. As adaptações da pressão arterial no exercício ocorrem por ação direta do comando central no sistema cardiovascular e, posteriormente, pela resposta reflexa desencadeada pela ativação dos ergorreceptores mecânicos ou metabólicos na musculatura esquelética (Negrão & Barreto, 2010; Neder & Nery, 2002; Mitchell, Kaufman & Iwamoto, 1983; American Thoracic Society; American College of Chest Physicians, 2003).

Tabela 22.4. Principais adaptações cardiovasculares ao treinamento aeróbio.

- Diminuição da frequência cardíaca de repouso e em cargas submáximas.
- Diminuição da pressão arterial em repouso e em cargas submáximas.
- Diminuição do duplo produto (PAS × FC) em repouso e em cargas submáximas.
- Aumento do débito cardíaco máximo.
- Aumento do volume sistólico de repouso e no esforço máximo.
- Aumento da diferença arteriovenosa em repouso e no esforço máximo.
- Aumento da hipertrofia excêntrica do coração.
- Aumento do volume diastólico final.
- Diminuição do volume sistólico final.
- Aumento da espessura da parede e massa do ventrículo esquerdo.
- Diminuição da resistência periférica.

Fonte: Negrão & Barreto, 2010; Neder & Nery, 2002; Mitchell, Kaufman & Iwamoto, 1983; American Thoracic Society; American College of Chest Physicians, 2003.

Avaliação metabólica

O teste cardiopulmonar, também conhecido como teste ergoespirométrico ou ergoespirometria, é a melhor metodologia existente no momento para avaliação da capacidade cardiorrespiratória e metabólica do indivíduo. Determina a capacidade funcional, ou potência aeróbia do examinado, pela obtenção dos índices de limitação funcional frequentemente empregados, como o consumo máximo de oxigênio e os limiares ventilatórios, sendo utilizado para a avaliação de atletas, sedentários, cardiopatas, pessoas com problemas pulmonares, entre outros. Nesse sentido, possibilita a prescrição precisa e segura de treinamento físico do paciente ao atleta de alto nível. Identifica a intensidade do exercício que deve ser prescrita, considerando os resultados da ergometria tradicional, associadas às informações sobre o mecanismo de transporte de gases envolvidos (Nunes, 2018).

Além disso, pela avaliação cardiopulmonar, pode-se determinar as necessidades energéticas específicas das diferentes modalidades e as capacidades funcionais individuais, bem como avaliar a evolução da aptidão física nas reavaliações periódicas, no diagnóstico individual da evolução, e ajustar a intensidade na periodização do treinamento físico (Barros Neto & Nunes, 2018; Tebexreni & Tambeiro, 2001; Stein, 2006).

O teste cardiopulmonar deve ser máximo em quatro aspectos: muscular, cardiovascular, respiratório e metabólico.

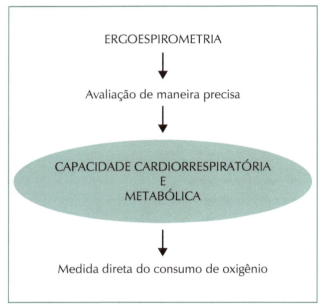

Figura 22.1. Ergoespirometria.
Fonte: Desenvolvida pela autoria.

Máximo muscular

Significa que o indivíduo não consegue mais andar ou correr na esteira. Se o teste foi realizado no cicloergômetro, o teste máximo muscular aponta o momento em que não é possível manter a velocidade de 30 km/h.

Máximo cardiovascular

Significa o momento no qual houve aumento da intensidade da esteira ou bicicleta e a frequência cardíaca não apresentou elevação significativa, ou seja, atingiu-se o platô de frequência cardíaca. Nesse caso, o indivíduo atingiu sua frequência cardíaca máxima, caso contrário o correto é definirmos como frequência cardíaca de pico.

Máximo respiratório

Significa o momento em que houve aumento da intensidade da esteira ou bicicleta e o consumo máximo de oxigênio não apresentou elevação significativa, ou seja, atingiu-se o platô de consumo de oxigênio. Nesse caso, o indivíduo atingiu seu consumo máximo de oxigênio, caso contrário o correto é definirmos como consumo-pico de oxigênio.

Máximo metabólico

Representa o instante em que o indivíduo atingiu um valor acima de 1.15 no quociente respiratório (relação entre os valores de CO_2 e O_2).

Limiares ventilatórios

A elevação da ventilação depende do consumo de oxigênio e da produção do dióxido de carbono. Devido a essa interdependência, as três variáveis aumentam de forma linear até o 1º limiar ventilatório, onde há predominância do metabolismo aeróbio, devido a pequena elevação do lactato (Skinner & Mclellan, 1980; Wasserman et al., 1973; Wasserman et al., 1987).

A partir do 1º limiar ventilatório, à medida que o oxigênio é consumido pelos tecidos, o dióxido de carbono produzido pelos músculos em atividade sofre influência da acidose metabólica, devido ao aumento importante na formação do lactato sanguíneo. Como consequência, o dióxido de carbono reage com a água formando o ácido carbônico, que se dissocia em íons H+. Este, no entanto, consegue ser tamponado pelo íon bicarbonato a fim de manter o pH fisiológico, conforme resumido a seguir (Skinner & Mclellan, 1980; Wasserman et al., 1973; Wasserman et al., 1987):

$$H + NaHCO_3^- \leftrightarrow NaLa + H_2CO_3 \leftrightarrow CO_2 + H_2O$$

onde: CO_2 = dióxido de carbono; H_2O = água; H_2CO_3 = ácido carbônico; H^+ = íon hidrogênio; $NaHCO_3^-$ = íon bicarbonato de sódio; NaLa = lactato de sódio.

Com o aumento da intensidade do exercício físico, há um grande aumento do lactato sanguíneo, e a capacidade e eficiência do tamponamento do bicarbonato diminuem. Nesse ponto, a ventilação aumenta de forma substancial e desproporcional à produção de gás carbônico, para que o organismo tente compensar a lacticemia. Nessa fase, o paciente aproxima-se do 2º limiar ventilatório (Skinner & Mclellan, 1980; Wasserman et al., 1973; Wasserman et al., 1987).

O 1º limiar ventilatório é o momento do início de maior tamponamento, ou seja, a intensidade do exercício físico começa a acumular íons H+ e lactato sanguíneo, alterando o pH e estimulando um incremento na ventilação. O 2º limiar ventilatório é o momento do início da descompensação respiratória (Skinner & Mclellan, 1980; Wasserman et al., 1973; Wasserman et al., 1987).

O lactato produzido tanto no repouso (pequenas quantidades) como no exercício deve ser tamponado e eliminado, prevenindo seu acúmulo. Porém, quando a produção é maior que a remoção, há um acúmulo de lactato, prejudicando a homeostase interna e o exercício físico. O treinamento físico aeróbio produz adaptações celulares que aceleram os ritmos de remoção de lactato, fazendo o acúmulo ocorrer somente em altas intensidades de exercícios (Nunes, 2018; Skinner & Mclellan, 1980; Wasserman et al., 1987).

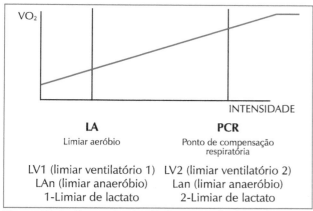

Figura 22.2. Ilustração dos limiares ventilatórios durante a realização de um teste cardiopulmonar (exemplo de diferentes nomenclaturas utilizadas na literatura).
Fonte: Desenvolvida pela autoria.

Os indivíduos treinados exibem um padrão semelhante de comportamento da curva de lactato, exceto para o ponto no qual o aumento de lactato no sangue ocorre bruscamente. Esse ponto brusco de aumento de lactato sanguíneo também é conhecido como limiar de lactato sanguíneo, ou Obla (*onset of blood lactate accumulation*), ou ainda como início de acúmulo de lactato sanguíneo (Skinner & Mclellan, 1980; Wasserman, 1984; Wasserman et al., 1987).

O 1º limiar ventilatório, limiar anaeróbio ou limiar aeróbio é o momento do início de maior tamponamento, ou seja, é a intensidade do exercício em que começam a acumular íons H e lactato sanguíneo, alterando o pH e estimulando um incremento na ventilação. Esse momento seria melhor identificado como limiar aeróbio, pois existe o predomínio do metabolismo oxidativo aeróbio, sendo a intensidade mínima de treino aeróbio que a pessoa deve realizar (Nunes, 2018; Skinner & Mclellan, 1980; Wasserman et al., 1987).

Durante o exercício físico, o lactato sanguíneo começa a aumentar exponencialmente em intensidades acima de 60% do consumo máximo de oxigênio em uma pessoa sedentária. A formação de lactato aumenta para níveis progressivamente mais altos em exercícios de alta intensidade quando os músculos ativos não conseguem atender às necessidades energéticas com o predomínio do metabolismo aeróbio (Skinner & Mclellan, 1980; Wasserman et al., 1987).

As pessoas condicionadas exibem um padrão semelhante de comportamento da curva de lactato, exceto para o ponto no qual o aumento de lactato no sangue se dá bruscamente. Esse ponto brusco de aumento de lactato sanguíneo, conhecido como limiar de lactato sanguíneo (também chamado de Obla – *onset of blood lactate accumulation*, início de acúmulo de lactato sanguíneo), acontece em intensidades mais elevadas nas pessoas condicionadas. Esse momento, o 2º limiar ventilatório, seria melhor identificado como ponto de descompensação respiratória, ou seja, o início da descompensação respiratória e metabólica (Skinner & Mclellan, 1980; Wasserman, 1984; Wasserman et al., 1987).

Determinação do limiar anaeróbio e do ponto de compensação respiratória

O teste cardiopulmonar permite identificar três fases: uma primeira fase predominantemente aeróbia, que consiste no intervalo entre o repouso até o LA; uma segunda fase, em que se inicia uma acidose metabólica compensada, e que se caracteriza pelo intervalo entre o LA (1º limiar) e o PCR (2º limiar); e uma terceira fase final, em que a acidose metabólica é descompensada, terminando em exaustão e interrupção do teste.

Com relação às variáveis do teste utilizadas na identificação dos limiares ventilatórios, temos:

- **LA:** é determinado pela ocorrência do comportamento de pelo menos duas das seguintes variáveis, conforme pode ser observado nas figuras:
  1. Menor valor do $PetO_2$ precedendo seu aumento.
  2. Perda de relação linear entre VE e VO_2, observada a partir do aumento sistemático da relação VE/VO_2.
  3. O QR deve estar < 1.0.
  4. Perda da linearidade entre produção de CO_2 e consumo de O_2, com aumentos abruptos observados na denominada razão de troca respiratória (VCO_2/CO_2).
- **PCR:** é determinado pela ocorrência do comportamento de pelo menos um dos seguintes fatores, conforme pode ser observado nas figuras:
  1. Maior valor da $PetCO_2$ antecedendo sua queda abrupta.
  2. Ponto mais baixo antes precedendo seu aumento. Perda da linearidade da relação VE/VCO_2.
  3. Aumento abrupto na VE pulmonar.

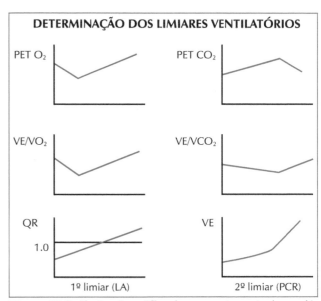

Figura 22.3. Ilustração gráfica do comportamento das variáveis envolvidas na identificação do 1º limiar (LA) e do 2º limiar ventilatório (PCR) do teste cardiopulmonar.
Fonte: Desenvolvida pela autoria.

Exercício

Determine os limiares ventilatórios do teste (hipotético) a seguir:

Variáveis	1:00	2:00	3:00	4:00	5:00	6:00	7:00	8:00	9:00	10:00
$PETO_2$	100	99	98	97	96	97	100	103	104	105
VE/VO_2	35	34	33	33	33	34	36	38	38	38
QR	0,70	0,78	0,85	0,89	0,97	1,03	1,08	1,12	1,18	1,20
VE	21	32	41	53	62	79	87	95	110	135
$PETCO_2$	40	42	42	43	44	44	45	48	48	46
VE/VCO_2	36	36	35	34	32	32	31	31	31	33
VO_2	7,4	17,5	23,9	34,7	43,7	44,6	49,8	56,9	62,3	67,4
FC	95	110	118	125	132	157	161	169	178	196

Resposta: 1º limiar ventilatório: 05:00 minuto. 2º limiar ventilatório: 09:00 minuto.

Variáveis da avaliação cardiopulmonar

- **Consumo de oxigênio (VO_2):** é determinado pela demanda de O_2 celular, e constitui o maior volume de O_2 extraído do ar inspirado pela ventilação pulmonar por unidade de tempo. Alguns fatores podem influenciar a disponibilidade de O_2, como: a capacidade de carrear oxigênio no sangue (disponibilidade de hemoglobina); a saturação arterial de oxigênio (SaO_2) e desvios da curva de dissociação com temperatura, CO_2 e pH; função cardíaca [FC e volume sistólico (VS)]; redistribuição do fluxo periférico; e extração dos tecidos (densidade capilar, densidade e função mitocondrial, adequação da perfusão e difusão tecidual). Em geral, é expresso em mililitros por quilograma por minuto (mL/kg/min) ou em litros por minuto (L/min).

O VO_2 aumenta quase linearmente à medida que a taxa de trabalho (potência) do exercício físico aumenta. A taxa de trabalho é normalmente imposta por meio do cicloergômetro ou da esteira. Uma análise particularmente informativa é o coeficiente de inclinação da relação linear entre VO_2 e potência ($\Delta VO_2/\Delta W$) durante o exercício físico. Reflete a eficiência da conversão metabólica da energia potencial química em trabalho mecânico e a eficiência do sistema musculoesquelético. Valores reduzidos sugerem que grande parte das demandas metabólicas é suprida anaerobiamente, o que indica limitação circulatória (cardiovascular ou periférica). O coeficiente da relação linear ($\Delta VO_2/\Delta W$), normalmente, é de 8,5 a 11 mL/min por watt (Wasserman et al., 1999; Risk, Epler, Gaensler, 1984), sendo independente do sexo, idade ou altura. Indivíduos obesos podem apresentar um aumento do VO_2 com o aumento da taxa de trabalho imposta, mas o coeficiente da relação linear ($\Delta VO_2/\Delta W$) é normal (Whipp & Davis, 1984; Dempsey et al., 1966).

Alguns processos podem afetar a eficiência metabólica dos músculos, com redução no valor dessa relação. É o caso de doenças do coração, pulmões ou circulação. Entretanto, uma utilização anormal de O_2 – miopatia mitocondrial (Flaherty et al., 2001) – e anormalidades no metabolismo de oxigênio muscular, na fibrose cística (Moser et al., 2000), também pode estar relacionada à reduções nessa relação (American Thoracic Society American College of Chest Physicians, 2003; Neder e Nery, 2002).

A relação entre o consumo de oxigênio e o coeficiente de inclinação da relação entre o consumo de oxigênio e a carga de trabalho ($\Delta VO_2/\Delta W$), também conhecida como cinética de O_2, caracteriza bem a eficiência metabólica aeróbia, sendo usada na avaliação diagnóstica de indivíduos sedentários e atletas, como também em pacientes cardiopatas. Entretanto, para a avaliação da cinética de oxigênio, é necessária a realização de um protocolo de teste em rampa, que consiste no aumento progressivo e regular da potência até o esforço máximo (Negrão & Barreto, 2010).

O VO_2 medido no limiar ventilatório 1 (LV1), também chamado limiar anaeróbio (LA), sendo determinado por meio de alterações ventilatórias, no momento em que passa a ocorrer um aumento não linear da ventilação pulmonar (VE) em relação ao VO_2, constituindo-se no valor de consumo de oxigênio que precede esse momento (Wasserman & McIlroy, 1964; Wasserman et al., 1973; Davis et al., 1976). Do ponto de vista fisiológico, o 1º limiar ventilatório representa o limite superior de cargas de trabalho que podem ser sustentadas ao longo de um período sem aumento do lactato sanguíneo e consequente hiperventilação pulmonar. Os valores médios normais do 1º limiar ventilatório esperados para adultos saudáveis estão em torno de 40 a 70% do VO_{2pico} (Wasserman & Whipp, 1975) enquanto em atletas ele pode ser atrasado para até aproximadamente 75% do VO₂pico (Negrão & Barreto, 2010). Os valores de VO₂ do 1º limiar ventilatório são de grande valia para a prescrição individualizada do exercício, assim como para o diagnóstico de anemia, descondicionamento físico, miopatias e cardiopatias, quando os valores de VO₂ mostram-se abaixo do predito (Guazzi et al., 2012, Herdy & Uhnlerdorf, 2011; Wasserman & Whipp, 1975). O VO₂pico e o do 1º limiar ventilatório são influenciados pela predisposição genética, pela presença de doenças, pela forma de exercício físico e pelo tipo de treinamento aeróbio realizado.

Já o consumo máximo de oxigênio (VO₂máx) define o nível de capacidade física e/ou da capacidade aeróbia. É o parâmetro mais utilizado para caracterizar a integração efetiva do sistema nervoso central, cardiopulmonar e os sistemas metabólicos. Essa variável está relacionada à reserva máxima do sistema cardiovascular, definida como a percentagem máxima que o débito cardíaco pode aumentar acima dos níveis em repouso, e o máximo que o indivíduo consegue captar, transportar e utilizar o oxigênio para a ressíntese aeróbia das moléculas de ATP, a fim de atender às necessidades metabólicas impostas pelo exercício físico (Negrão e Barreto, 2010).

Para o estabelecimento do esforço máximo, diversas variáveis precisam ser consideradas, no entanto o principal critério de determinação do VO₂máx é a estabilização do consumo de oxigênio (VO₂) nos estágios finais dos testes de exercício incremental (Taylor, Buskirk & Henschel, 1955; Silva et al., 1997). Esse fenômeno da estabilização do VO₂ ao final do teste tem sido denominado platô do VO₂, e foi inicialmente identificado como um aumento inferior a 50 mL × min⁻¹, ou ≤ 2,1 mL × kg⁻¹ × min⁻¹ do VO₂ com o incremento de carga final do teste (Figura 22.4). No entanto, alguns testes são interrompidos antes que se atinja o VO₂máx, ou não é observado o platô. Nesse caso, o valor encontrado é denominado consumo de oxigênio de pico (VO₂pico), que na prática é utilizado como o máximo VO₂ medido (Figura 22.4). Entre outros critérios utilizados para identificar o VO₂máx estão: a frequência cardíaca máxima atingida, razão de trocas respiratórias e concentrações sanguíneas de lactato (McConnell, 1988, St Clair Gibson; Lima-Silva et al., 2006).

Normalmente são medidos os valores médios de VO₂ nos intervalos de 10 a 60 segundos, dependendo do protocolo utilizado. Os valores de normalidade de VO₂máx são influenciados por diversos fatores, tais como idade, sexo, dimensão e composições corporais, nível de atividade física, variabilidade genética e etnia. As tabelas de referência para a interpretação do resultado classificam o resultado em VO₂máx, normalmente expresso em (mL × kg × min⁻¹), segundo idade, sexo, nível de aptidão física (muito fraca [MF], VO₂ < 50% da média; fraca [F], 50 a 80%; regular [R], 80 a 95%; boa [B] 95% a 105%; e excelente [E], > 105%) (Herdy & Caixeta, 2016).

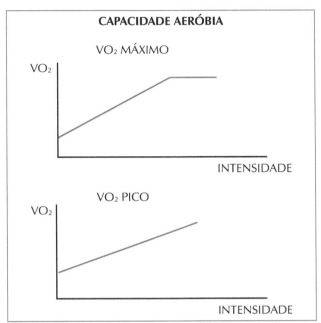

Figura 22.4. Ilustração do comportamento do consumo de oxigênio máximo e de pico durante a realização do teste cardiopulmonar.
Fonte: Desenvolvida pela autoria.

Produção de dióxido de carbono (VCO₂): expressa em mL × min⁻¹, é o produto final do metabolismo aeróbio. É determinada por fatores similares àqueles que governam a captação de O₂, como o débito cardíaco, a capacidade de transporte de CO₂ no sangue e as trocas entre os tecidos. Durante o exercício físico de curta duração, o glicogênio é usado principalmente pelos músculos para energia, e a relação entre o consumo de O₂ e a produção de CO₂ é quase linear. Durante o exercício físico progressivo, a relação VCO₂/VO₂ exibe uma mudança relativamente acentuada na inclinação em direção à faixa média da resposta do VO₂. A inclinação mais acentuada reflete o CO₂ gerado em excesso, produzido pelo metabolismo aeróbio devido ao tamponamento de bicarbonato e ao aumento da produção de lactato a essas altas taxas de trabalho. Com o metabolismo anaeróbio, o VCO₂ aumenta como resultado da reação química entre o íon hidrogênio (do lactato) e o CO₂ dissolvido.

Ventilação pulmonar (VE): é o resultado, expresso em litros por minuto, do volume de ar espontaneamente inspirado do ar atmosférico e expirado pelos pulmões. É determinado pelo produto da frequência respiratória e o volume corrente (volume de ar expirado a cada ciclo). Em repouso, são ventilados 7 a 9 L/min, mas em atletas tal valor pode chegar a 175 L/min no esforço máximo (Wasserman & Whipp, 1975). No repouso, a frequência respiratória é de 12 respirações por minuto (rpm), podendo alcançar 40 a 50 rpm no exercício máximo, e o volume corrente de 0,5 L/ciclo respiratório no repouso chega a 3,5 L/ciclo respiratório no exercício físico máximo. Do ponto de vista fisiológico, o aumento da ventilação é proporcional à produção de CO_2 (VCO_2). O incremento é contínuo durante o esforço progressivo, e sofre aumentos adicionais influenciados pelo metabolismo anaeróbio (acúmulo de lactato) (Neder e Nery, 2002; American Thoracic Society; American College of Chest Physicians, 2003; Negrão & Barreto, 2010; Silva et al., 1997).

Equivalentes ventilatórios de oxigênio (VE/VO_2): é medido por meio da razão entre a ventilação pulmonar (VE) e o consumo de oxigênio (VO_2). Essa relação diminui a partir do repouso até níveis submáximos de exercício, com o VE/VO_2 atingindo valores mínimos antes do 1° limiar. A partir desse momento, observa-se uma subida progressiva, ocasionada pelo aumento da ventilação para eliminar a produção extra de CO_2. Tal ação resulta no tamponamento do lactato pelo bicarbonato sanguíneo. Em repouso, observam-se valores aproximados de 23 a 28 L de ar para consumir 1 L de oxigênio, e no esforço é possível observar valores superiores a 60 L no exercício físico máximo (Yasbeck Jr et al., 1998; Herdy et al., 2016; Negrão & Barreto, 2010).

Pacientes com relação inadequada entre a ventilação e a perfusão pulmonar (aumento do espaço morto fisiológico) não ventilam de forma eficiente e apresentam altos valores para o VE/VO_2 (e.g., doença pulmonar e insuficiência cardíaca) (Wasserman & Whipp, 1975). Valores de pico acima de 50 têm sido úteis no diagnóstico de pacientes com suspeita de miopatia mitocondrial (Taivassalo et al., 2003)

Equivalentes ventilatórios de dióxido de carbono (VE/VCO_2): são a razão entre a taxa ventilatória instantânea e a taxa liberação de CO_2 (VE/VCO_2). Em indivíduos saudáveis o VE/VCO_2 também diminui durante o exercício, atingindo valores mínimos antes do 2° limiar ventilatório, quando ocorre sua subida progressiva e se atingem valores mais altos no pico do exercício, pela necessidade ventilatória de eliminar uma quantidade extra de CO_2 produzido pelos tecidos em atividade intensa, sendo, portanto, influenciado pela pressão parcial de gás carbônico ($PaCO_2$) (Silva et al., 1997; Herdy et al., 2016). Essa relação permanece estável entre 50 e 80% do $VO_{2máx}$ (Wasserman et al.,1987).

Pressões expiradas finais: são os valores de pressão arterial de O_2 e CO_2 na porção final da expiração, i.e., após o espaço morto anatômico ter sido exalado. Essas pressões expiradas finais podem representar, razoavelmente, as pressões alveolares médias de O_2 e CO_2 em indivíduos normais (não em pacientes que apresentem desequilíbrios na relação ventilação/perfusão). Na prática, as pressões expiratórias finais são utilizadas, em conjunto com os equivalentes ventilatórios, para a detecção não invasiva dos limiares de lactato pelo método ventilatório (Neder & Nery, 2002).

Pressão expirada de O_2 (PET O_2): ao nível do mar, a $PETO_2$ diminui transitoriamente logo após o início do exercício físico, enquanto o aumento da VE é mais lento que o aumento no VO_2. O valor do $PETO_2$ no repouso é de $\pm$ 100 mmHg no repouso, e ao ultrapassar o 1° limiar ventilatório aumenta de 10 a 30 mmHg até atingir o esforço máximo, pela hiperventilação provocada pela acidose metabólica (Wasserman et al., 1987; Silva et al., 1997).

Pressão expirada de CO_2 ($PETCO_2$): reflete a ventilação-perfusão dentro do sistema pulmonar e, indiretamente, a função cardíaca. Seu comportamento varia de 36 mmHg a 42 mmHg, com elevações de 3 a 8 mmHg durante exercício físico de moderada a elevada intensidade, atingindo um valor máximo, caracterizando o 2° limiar ventilatório, e diminuindo próximo ao esforço máximo, decorrente do aumento da VE. A $PETCO_2$ atinge um valor abaixo do inicial no esforço máximo em mais de 95% dos indivíduos saudáveis (Wasserman et al.,1987; Silva et al., 1997).

Pulso de oxigênio (PuO_2): expresso em (mL/min/bpm), consiste no volume de O_2 extraído pelo metabolismo a cada batimento cardíaco ($PuO_2 = VO_2/FC$). Depende do volume de sangue oferecido (volume sistólico) e da diferença arteriovenosa de oxigênio (Dif a-vO_2). O PuO_2 aumenta progressivamente com o exercício físico, já que seus determinantes (VS e Dif a-vO_2) aumentam no esforço. Idade e sexo influenciam estas variáveis: idosos e mulheres apresentam os menores do PuO_2 (Herdy et al., 2016; Neder e Nery, 2002).

Quociente respiratório (QR) ou Razão de trocas respiratórias (R): quantifica a utilização de substratos energéticos, carboidratos, proteínas e lipídios na produção de energia. Para medir o QR, considera-se o número de moléculas de dióxido de carbono produzidas (VCO_2) por moléculas de oxigênio (VO_2) consumidas (VCO_2/VO_2), e essa razão varia entre 0,7 e 1,0. O esforço físico realizado próximo a 0,70 representa um consumo maior de gorduras (lipídios). O $QR_{máx}$ será maior quanto maior for a utilização de carboidratos na mistura de substratos sendo metabolizada (mais CO_2 é liberado por ATP regenerado quando a mistura sendo metabolizada é rica em carboidratos). Valores acima de 1.0 já podem refletir esforço intenso, e $\geq$ 1,10 tem sido aceito como parâmetro de exaustão ou próximo da exaustão (Guazzi et al., 2012). Na atualidade, é o melhor indicador não invasivo de esforço máximo (Neder & Nery, 2002; Silva et al., 1997; Herdy et al., 2016).

Exemplos:

Quociente respiratório de gordura
$C_{16}H_{32}O_{24} + 23O_2 = 16CO_2 + 16H_2O + E \rightarrow QR = 16CO_2/23O_2 = 0,696, \cong 0,7$
Quociente respiratório de glicose
$C_6H_{12}O_6 + 6O_2 = 6CO_2 + 6H_2O + E \rightarrow R = 6CO_2/6O_2 = 1$

Observação: utiliza-se a sigla QR até que o 1° limiar ventilatório seja atingido. Após esse momento, usa-se a sigla R para referência ao quociente respiratório.

Portanto, quando o resultado da relação entre a produção de CO_2 pelo consumo de O_2 é de 0,70, significa o metabolismo predominante dos lipídios. Conforme a intensidade do exercício aumenta, o valor do QR também se eleva. Quando o valor ultrapassa 1,0 o metabolismo predominante é a glicogenólise.

Veja a Tabela 22.5 com o quociente respiratório.

Tabela 22.5. Quociente respiratório e respectivo percentual de utilização de substratos energéticos.

QR	% carboidrato	% gordura
1,00	100	0
0,99	97	3
0,98	94	6
0,97	90	10
0,96	87	13
0,95	84	16
0,94	81	19
0,93	77	23
0,92	74	26
0,91	71	29
0,90	68	32
0,89	64	36
0,88	61	39
0,87	58	42
0,86	54	46
0,85	51	49
0,84	47	53
0,83	44	56
0,82	40	60
0,81	37	63
0,80	33	37
0,79	30	70
0,78	26	74
0,77	23	77
0,76	19	81
0,75	16	84
0,74	12	88
0,73	8	92
0,72	5	95
0,71	1	99
0,70	0	100

Fonte: Desenvolvida pela autoria.

Pode-se observar pela tabela do quociente respiratório que, conforme a intensidade do exercício aumenta, o valor do QR também aumenta. Nos valores inferiores de QR existe o predomínio dos lipídios. Nos valores próximos a 1.0 ou mais existe o predomínio dos carboidratos. A tabela não mostra os valores acima de 1.0, pois a glicogenólise está atuando predominantemente.

Frequência cardíaca (FC): em batimentos por minuto (bpm) é registrada de forma contínua durante a avaliação cardiopulmonar. É obtida por eletrocardiograma e expressa o comportamento autonômico cardíaco em exercício físico, sendo utilizada para medir a resposta cronotrópica no esforço. Em indivíduos normais, a frequência cardíaca aumenta de maneira proporcional ao consumo de oxigênio. Entretanto, observa-se em alguns pacientes com cardiopatia um incremento maior da frequência cardíaca em relação ao $VO_{2máx}$ (Negrão & Barreto, 2010).

Incompetência cronotrópica: é quando se observa um inadequado aumento da frequência ao exercício, sendo atribuída a incapacidade de atingir 85% da frequência cardíaca máxima prevista para a idade (Soares et al., 2005), podendo ser considerada um marcador da presença de doença coronariana, com implicações prognósticas, bem como um preditor de mortalidade independente (Rocha & Stein, 2006).

Calibração e considerações para a realização do teste cardiopulmonar

No entanto, para que o teste cardiopulmonar produza dados adequados para a determinação dos limiares ventilatórios, alguns fatores precisam ser considerados (Negrão & Barreto, 2010; Wasserman et al., 2004).

- A maioria dos equipamentos que realizam o teste cardiopulmonar é constituída de analisadores paramagnéticos e eletroquímicos, com célula de óxido de zircônio (para medir a concentração de O_2) e analisadores de absorção de radiação infravermelha (para medir a concentração de CO_2). Um sinal é transmitido para um computador com vídeo e respectiva impressora. O computador fornece gráficos que permitem a análise das variáveis obtidas no teste a cada respiração. Entretanto, para que esses modernos equipamentos reproduzam informações precisas, válidas e reprodutíveis das variáveis analisadas, é necessária a calibração do equipamento, sob condições ambientais controladas, sendo realizada imediatamente antes do início da coleta de dados. A correção dos volumes de gasosos das variáveis analisadas são feitas nas condições de BTPS (*body temperature, ambiente pressure, satured with water vapor*), com temperatura corporal de 37 °C e pressão que corresponde à barométrica (Negrão & Barreto, 2010).

- Deve ter um estágio de aquecimento de pelo menos 3 minutos.

- Os próximos estágios devem ser de curta duração (1 minuto), pois a magnitude de aumento de lactato e redução do bicarbonato é mais acentuada no primeiro minuto do aumento de carga do que nos anteriores, tornando as alterações de trocas gasosas mais nítidas.

- O protocolo em rampa (incremento de carga a cada minuto) é utilizado em centros de pesquisa e avaliação diagnóstica, pois a aplicação de carga constante e progressiva da potência provoca um ajuste ininterrupto entre a oferta e a demanda de oxigênio, sendo considerado, portanto, o melhor protocolo para identificação do limiar anaeróbio (LA) e do consumo de O_2, o que melhora a precisão da análise do teste (Wasserman & Whipp, 1975).

- Incrementos de cargas de duração menor que 30 segundos poderiam levar a valores superestimados do limiar anaeróbio, provavelmente pela utilização dos estoques de oxigênio dos tecidos e a utilização dos estoques de ATP-CP para demanda energética, com prejuízo nas transições entre tecidos e pulmões (Wasserman, Whipp & Koyl, 1973).
- O ergômetro utilizado para a realização do teste deve ser o mais similar ao tipo de exercício físico realizado pelo indivíduo (i.e., cicloergômetro para ciclistas, esteira rolante para corredores).
- A duração do teste é uma variável importante, não devendo ser inferior a 8 minutos ou superior a 17 minutos. Os testes com duração muito curta acarretam redução média de cerca de 10% no $VO_{2máx}$, independentemente do ergômetro utilizado, possivelmente pela limitação muscular. Protocolos um pouco mais longos tendem a permitir maior diferenciação e precisão na identificação da intensidade do esforço que corresponde aos limiares. Por outro lado, testes de longa duração acabam se tornando um exercício físico de resistência muscular localizada, que também levam a um menor $VO_{2máx}$, provavelmente por fatores como fadiga muscular em membros inferiores, aumento da temperatura corporal, diferenças na utilização de substratos, desconforto, fadiga dos músculos ventilatórios (Buchfuhrer et al., 1983; Negrão & Barreto, 2010).

Prescrição de treinamento físico com base na avaliação cardiopulmonar

O tipo de adaptação ao treinamento de resistência está diretamente relacionado à intensidade com que o treinamento está sendo realizado, que modula o recrutamento de unidades motoras durante o exercício (Lourenço et al., 2007).

Em termos práticos, utilizam-se os valores de frequência cardíaca dos limiares ventilatórios para a identificação do limite inferior e superior (zona alvo) da intensidade que deve ser mantida em cada sessão do programa de treinamento.

A intensidade de esforço no qual ocorre o limiar ventilatório 1 (LV1), também chamado de limiar anaeróbio (LA ou Lan), caracteriza o mais alto nível submáximo que um indivíduo pode tolerar fazendo exercício físico por um período de tempo prolongado, sendo considerado um preditor de *performance* para exercícios de longa duração (Barros Neto, Tebesreni & Tambeiro, 2001; Herdy et al., 2016).

Para um esforço mais intenso, utilizamos como zona alvo de treino a frequência cardíaca entre o 1º limiar (LV1, LA ou Lan) e o 2º limiar (denominado de diferentes formas na literatura, como ponto de compensação respiratória [PCR] ou ponto de descompensação respiratória [PDR] ou limiar ventilatório 2 [LV2]), em geral ainda tolerado por períodos prolongados, com amplas variações individuais (Herdy et al., 2016). Entre os limiares ocorre a produção de lactato concomitante com sua remoção através do tamponamento do bicarbonato no nível plasmático (Lourenço et al., 2007).

O exercício físico realizado acima do 2º limiar ventilatório é o ponto em que o organismo está na iminência de exigir mais ainda do sistema anaeróbio. Acima desse limiar, a produção lactato supera sua remoção, levando à acidose metabólica, o que dificulta a sustentação do exercício físico. Intensidades de treinos próximas ao $VO_{2máx}$ têm-se mostrado úteis para a melhora do rendimento físico em atletas. Correlações entre distância percorrida, número de *sprints* e $VO_{2máx}$ foram observadas após treinamentos realizados a 90 a 95% do $VO_{2máx}$ (Helgerud et al., 2001). Treinamento físico com aumento de 11% no $VO_{2máx}$ resultou em aumento na distância percorrida (20%) e no número de *sprints* (100%) em partida de futebol (Dupont, Akakpo & Berthoin, 2004).

As três zonas de intensidade (Figura 22.5) de treino baseadas em um teste de esforço máximo, destacadas na literatura, são:

- **Zona 1:** de intensidade baixa, abaixo do 1º limiar ventilatório (LV1).
- **Zona 2:** de intensidade moderada, entre o 1º e 2º limiares ventilatórios (LV1 e PCR).
- **Zona 3:** de alta intensidade, acima do 2º limiar ventilatório (LV2 ou PCR).

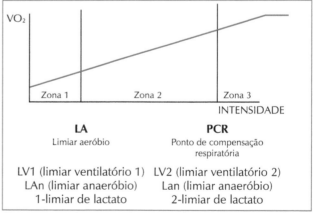

Figura 22.5. Ilustração das zonas de treinamento conforme limiares ventilatórios estabelecidos na realização de um teste de esforço máximo (exemplo de diferentes nomenclaturas utilizadas na literatura).
Fonte: Desenvolvida pela autoria.

As Tabelas 22.6, 22.7 e 22.8 (adaptadas de Lourenço et al., 2007) mostram as principais adaptações morfofuncionais do treinamento de resistência, baseadas nas zonas de intensidade 1, 2 e 3 de um teste de esforço máximo.

Tabela 22.6. Adaptações morfofuncionais referentes ao treinamento abaixo do 1º limiar ventilatório, ou Zona 1.

- Aumento do VO_2 no 1º limiar ventilatório.
- Aumento do VO_2 pico e máximo.
- Aumento da bomba de Na^+/K^+.
- Diminuição dos níveis de lactato para as mesmas cargas absolutas.
- Aumento das proteínas de transporte de lactato MCT1 e MCT4.
- Aumento do volume plasmático.
- Aumento da hexoquinase (HQ), malato sintetase (MDH) e fosfofrutoquinase (PFK).

Fonte: Adaptada de Lourenço et al., 2007.

Tabela 22.7. Adaptações morfofuncionais do treinamento entre o 1º e 2º limiares ventilatórios, ou "Zona 2".

↑ do VO_2 pico e máximo.

↑ da adaptação cardíaca.

↑ da bomba de Na^+/K^+.

↑ das proteínas de transporte de lactato MCT1 e MCT4.

↑ da oxidação de ácidos graxos.

↑ do desempenho.

↑ na concentração de glicogênio e acetil-CoA.

↑ do % de fibras tipo I.

↑ da citrato sintase (CS), alanina amino transferase (AAT) e piruvato desidrogenase (PDH).

↑ do transportador de glicose (GLUT-4).

↑ da oxidação de ácidos graxos.

↑ da resistência dos músculos inspiratórios.

↑ da capacidade de tamponamento muscular.

↑ da distância percorrida na máxima fase estável do lactato (MLSS).

↑ do 1º limiar ventilatório.

↓ do estresse oxidativo.

Fonte: Adaptada de Lourenço et al., 2007.

Tabela 22.8. Adaptações morfofuncionais do treinamento acima do 2º limiar ventilatório (PCR), ou "Zona 3".

↑ do VO_2 pico e máximo.

↑ 3-hydroxy-acyl-Co-Adehydrogenase (HADH), succinato desidrogenase (SDH) e fosfofrutoquinase (PFK).

↑ citrato sintase (CS) nos músculos respiratórios.

↑ limiar de lactato.

↑ bomba Na^+/K^+.

↑ desempenho.

↑ tempo de exaustão.

↑ tempo de corrida.

↑ capacidade de tamponamento.

↑ capacidade oxidativa.

↑ contratilidade dos miócitos.

↑ sensibilidade ao Ca^{2+}.

↓ fadiga muscular (eletromiografia).

Fonte: Adaptada de Lourenço et al., 2007.

Gasto energético no exercício físico

A energia despendida para a atividade física e sua recuperação depende essencialmente das características da atividade, tais como intensidade, modalidade e duração, bem como do peso corporal e do nível de condicionamento do indivíduo.

Dentre os métodos para determinar a energia expendida pelo exercício, o teste de esforço máximo ou cardiopulmonar, que também é chamado de calorimetria indireta, é um método muito acurado, com alta reprodutibilidade, sendo considerado padrão ouro. Essa metodologia, além de permitir estimar a energia basal despendida, permite identificar quais substratos energéticos são predominantemente metabolizados pelo corpo em um momento específico (Pinheiro Volpi et al., 2011). É baseado na medida indireta do calor despendido pela oxidação de nutrientes, estimada pelo monitoramento do consumo de oxigênio e pela produção de dióxido de carbono por determinado período de tempo (Marson et al., 2003).

Para o cálculo do gasto calórico no exercício físico, utiliza-se como referência o MET (*metabolic equivalent of task*), i.e., o equivalente metabólico da tarefa, considerada uma unidade de medida metabólica. O valor de referência de 1 MET refere-se ao consumo de oxigênio em repouso, e equivale a 3,5 mL/kg/min, ou seja, para cada quilo de peso corporal são consumidos 3,5 mL de oxigênio por minuto. Nesse sentido, foi criado o Compêndio de Atividades Físicas (CAF), proposto por Ainsworth et al. (1993) e atualizado em 2011, visando padronizar classificações e estimativas de gasto calórico existentes na literatura, englobando diversas atividades cotidianas, de lazer, laborais e desportivas, executadas em diferentes intensidades.

De forma mais precisa e individualizada, o consumo de oxigênio é medido durante todo o período do teste cardiopulmonar (expresso em mL/kg/min e em L/min).

O gasto energético (GE) de uma atividade física é calculado por meio da fórmula (ACSM, 2003).

$$GE = VO_2 \text{ (L/min)} \times \text{tempo da atividade (min)} \times 5$$
(constante que representa a kcal gasta para cada litro de oxigênio consumido)

Como exemplo para cálculo: caminhada de 40 min, com intensidade relativa a um consumo de oxigênio de 10,5 mL/kg/min (equivalente a 3 MET: 10,5 / 3,5 mL/kg/min = 3), indivíduo de 70 kg.

Como o VO_2 está expresso em mL/kg/min, inicialmente deve ser feita a transformação para L/min, pelas etapas a seguir:

1. Deve ser feita a transformação para L/min. Divide-se o VO_2 que está em mL/kg/min por 1.000 (para transformar mL em L), portanto: 10,5 mL/kg/min / 1.000 = 0,011 L/kg/min.

2. Transformar o VO_2 agora em L/kg/min em L/min. Para tanto, basta multiplicar pelo peso corporal: 0,011 L/kg/min × 70 (peso corporal do indivíduo) = 0,77 L/min.

Substituir na fórmula de gasto energético (GE), descrita anteriormente:

$$GE = 0,77 \text{ } (VO_2 \text{ em L/min}) \times 40 \text{ (tempo em min)}$$
$$\times 5 \text{ (constante)} = 154$$

Portanto, 154 kcal serão gastas para essa atividade.

Considerações finais

O teste ergoespirométrico, ou cardiopulmonar, apesar de requerer investimento em equipamentos e pessoal especializado, é uma ferramenta que deve ser usada pelo profissional da área da saúde para conhecer o perfil cardiorrespiratório e metabólico do paciente/cliente, permitindo uma avaliação precisa da capacidade física e dos limiares ventilatórios.

Também auxilia no diagnóstico diferencial de doenças cardiovasculares, pulmonares e da musculatura esquelética.

Com base nessa avaliação, pode ser realizada a prescrição do treinamento físico. Uma prescrição individualizada, que nos permite trabalhar com essas pessoas de forma segura e eficiente, observando sua melhora na condição física gradativamente.

Questões propostas para estudo

1. Quais as características dos tipos de fibras musculares?
2. Quais são as adaptações musculares e bioenergéticas do treinamento físico aeróbio?
3. Quais são as adaptações musculares e bioenergéticas do treinamento físico de velocidade?
4. Quais são as principais adaptações do sistema cardiovascular ao treino aeróbio?
5. O que são limiares ventilatórios?
6. Quais são as principais adaptações morfofuncionais do treinamento físico entre os limiares ventilatórios?

Bibliografia consultada

- Abreu P, Leal-Cardoso JH, Ceccatto VM. Adaptación del músculo esquelético al ejercicio físico: consideraciones moleculares y energéticas. Rev Bras Med Esporte [online], 23(1):60-65. ISSN 1517-8692, 2017.
- Ainsworth BE, Haskell WL, Herrmann SD, Meckes N, Bassett DR Jr, Tudor-Locke C, Greer JL, Vezina J, Whitt-Glover MC, Leon AS. Compendium of physical activities: a second update of codes and MET values. Med Sci Sports Exerc. 2011 Aug;43(8):1575-81.
- Ainsworth BE, Haskell WL, Leon AS, Jacobs DR Jr, Montoye HJ, Sallis JF, Paffenbarger RS. Compendium of physical activities: classification of energy costs of human physical activities. Med Sci Sports Exerc. 1993 Jan;25(1):71-80.
- American College of Sports Medicine. Diretrizes do ACSM para os Testes de Esforço e sua Prescrição. 6. ed. Rio de Janeiro: Guanabara Koogan; 2003.
- American Thoracic Society; American College of Chest Physicians, 2003.
- American Thoracic Society; American College of Chest Physicians. ATS/ACCP Statement on cardiopulmonary exercise testing. Am J Respir Crit Care Med. 2003 Jan 15;167(2):211-77.
- Barros Neto TL, Tebexreni AS, Tambeiro VL. Aplicações práticas da ergoespirometria no atleta. Rev Soc Cardiol Estado de São Paulo;11:695-705, 2001.
- Buchfuhrer MJ, Hansen JE, Robinson TE, Sue DY, Wasserman K, Whipp BJ. Optimizing the exercise protocol for cardiopulmonary assessment. J Appl Physiol Respir Environ Exerc Physiol. 1983 Nov;55(5):1558-64.
- Davis JA, Vodak P, Wilmore JH, Vodak J, Kurtz P. Anaerobic threshold and maximal aerobic power for three modes of exercise. J Appl Physiol. 1976 Oct;41(4):544-50.
- Dempsey J, Reddan W, Balke B, Rankin J. Work capacity determinants and physiologic cost of weight-supported work in obesity. J Appl Physiol 1966;21:1815-1820.
- Dupont G, Akakpo K, Berthoin S. The effect of inseason, high-intensity interval training in soccer players. J Strength Cond Res 2004;18(3):584-589.
- Flaherty KE, Wald J, Weisman IM, Blavais M, Zeballos RJ, Zisman D, Rubenfire M, Martinez FJ. Unexplained exertional limitation: characterization in a large cohort discovered to have mitochondrial myopathy. Am J Respir Crit Care Med 2001;164:425-432.
- Fleg JL, Schulman SP, O'Connor FC, Gerstenblith G, Becker LC, Fortney S, Goldberg AP, Lakatta EG. Cardiovascular responses to exhaustive upright cycle exercise in highly trained older men. J Appl Physiol (1985) Sep;77(3):1500-6, 1994.
- Frazão M, da Silva VZM, Silva PE, Cipriano Jr G. Bases metodológicas do teste cardiopulmonar de exercício. Profissional fisioterapia cardiovascular e respiratória, ciclo 1, v. 2: 45-90, 2015.
- Glaister M. Multiple sprint work: physiological responses, mechanisms of fatigue and the influence of aerobic fitness. Sports Med. 2005;35(9):757-77.
- Guazzi M, Adams V, Conraads V, Halle M, Mezzani A, Vanhees L et al; European Association for Cardiovascular Prevention & Rehabilitation; American Heart Association. EACPR/AHA Scientific Statement. Clinical recommendations for cardiopulmonary exercise testing data assessment in specific patient populations. Circulation. 2012;126(18):2261-74.
- Helgerud J, Engen LC, Wisløff U, Hoff J. Aerobic endurance training improves soccer performance. Med Sci Sports Exerc 2001;33:1925-1931.
- Herdy AH, Caixeta A. Classificação Nacional da Aptidão Cardiorrespiratória pelo Consumo Máximo de Oxigênio. Arq Bras Cardiol. 2016; 106(5):389-395.
- Herdy AH, Uhnlerdorf D. Reference values for cardiopulmonary exercise testing for sedentary and active men and women. Arq Bras Cardiol. 2011;96(1):54-9.
- Herdy AH, Ritt LEF, Stein R, Araújo CGS, Milani M et al. Teste cardiopulmonar de exercício: fundamentos, aplicabilidade e interpretação. Arq Bras Cardiol; 107(5): 467-481, 2016.
- Higginbotham MB, Morris KG, Williams RS, McHale PA, Coleman RE, Cobb FR. Regulation of stroke volume during submaximal and maximal upright exercise in normal man. Circ Res; 58:281-9, 1986.
- Houston ME. Princípios de bioquímica para a ciência do exercício. 3. ed. OCA; 2008.
- Ide BN, Lopes CR, Sarraipa MF. Fisiologia do treinamento esportivo: força, potência, velocidade, resistência, periodização e habilidades psicológicas. São Paulo: Phorte; 2010.
- Lima-Silva AE, Bertuzzi RCM, Gevaerd MS, Oliveira FR. Identificação do platô do consumo de oxigênio com diferentes tempos de análise. Rev. Bras. Ciênc. Nov. 2006;14(1): 7-12.
- Lourenço TF, Tessutti, LS, Martins LEB, Brenzikofer R, Macedo, DV. Interpretação metabólica dos parâmetros ven-

tilatórios obtidos durante um teste de esforço máximo e sua aplicabilidade no esporte. Rev. Bras. Cineantropom. Desempenho Hum; 9(3), set. 2007.

- Marson F, Martins MA, Coletto FA, Campos AD, Basile Filho A. Correlation between oxygen consumption c a l c u l a t e d using Fick's method and measured with indirect calorimetry in critically patients. Arq Bras Cardiol; 82(1): 77-81, 72-6, 2003.

- Mcardle WD, Katch, FI, Katch VL. Fisiologia do exercício: energia, nutrição e desempenho humano. 8. ed. Rio de Janeiro: Guanabara Koogan; 2016.

- McArdle WD, Margel JR, Delio DJ, Toner M, Chase JM. Specificity of run training on VO2 max and heart rate cganges during running and swimming. Med Sci Sports. 1978 Spring;10(1):16-20.

- McConnell TR. Practical considerations in the testing of VO_2max in runners. Sports Med. 1988 Jan;5(1):57-68. Review.

- Mitchell JH, Kaufman MP, Iwamoto GA. The exercise pressor reflex: its cardiovascular effects, afferent mechanisms, and central pathways. Annu Rev Physiol. 1983;45:229-42.

- Moser C, Tirakitsoontorn P, Nussbaum E, Newcomb R, Cooper DM. Muscle size and cardiorespiratory response to exercise in cystic fibrosis. Am J Respir Crit Care Med. 2000;162:1823-1827.

- Naeije R, Chesler N. Pulmonary circulation at exercise. Compr Physiol. 2012 Jan;2(1):711-41.

- Neder JA, Nery LE. S Teste de exercício cardiopulmonar. J Pneumol 28(Supl 3):166-206, 2002.

- Negrão CE, Barretto ACP. Cardiologia do exercício: do atleta ao cardiopata. 3. ed. Barueri: Manole; 2010.

- Nunes N. Avaliação cardiopulmonar e treinamento físico. Rio de Janeiro: Atheneu; 2018.

- Olin JT, Dimmen AC, Subudhi AW, Roach RC. Cerebral blood flow and oxygenation at maximal exercise: the effect of clamping carbon dioxide. Respir Physiol Neurobiol. 2011 Jan 31;175(1):176-80.

- Ortenblad N, Lunde PK, Levin K, Andersen JL, Pedersen PK. Enhanced sarcoplasmic reticulum Ca(2+) release following intermittent sprint training. Am J Physiol Regul Integr Comp Physiol. 2000 Jul;279(1):R152-60.

- Pechar GS, McArdle WD, Katch FI, Magel JR, DeLuca J. Specificity of cardiorespiratory adaptation to bicycle and treadmill training. J Appl Physiol. 1974 Jun;36(6):753-6.

- Pinheiro Volp AC, Esteves de Oliveira FC, Duarte Moreira Alves R, Esteves EA, Bressan J. Energy expenditure: components and evaluation methods. Nutr Hosp. May-Jun;26(3):430-40, 2011. Review.

- Poliner LR, Dehmer GJ, Lewis SE, Parkey RW, Blomqvist CG, Willerson JT. Left ventricular performance in normal subjects: a comparison of the responses to exercise in the upright and supine positions. Circulation; 62:528-34,1980.

- Rerych SK, Scholz PM, Newman GE, Sabiston DC, Jones RH. Cardiac function at rest and during exercise in normals and in patients with coronary heart disease: evaluation by radionuclide angiocardiography. Ann Surg; 187:449-64,1978.

- Risk C, Epler GR, Gaensler EA. Exercise alveolar-arterial oxygen pressure difference in interstitial lung disease. Chest. 85:69-74,1984.

- Rocha GR, Stein R. resposta cronotrópica ao teste cardiopulmonar após o uso de cimetidina. Arq. Bras. Cardiol. v. 86, n. 3, São Paulo, mar. 2006.

- Rowell LB. Human cardiovascular control. New York: Oxford University Press; 1993.

- Silva PRS, Romano A, Yazbek JP, Cordeiro JR, Battistella LR. Ergoespirometria computadorizada ou calorimetria indireta: um método não invasivo de crescente valorização na avaliação cardiorrespiratória ao exercício. Rev Bras Med Esporte. 1997;4:147-58.

- Skinner JS, McLellan. The transition from aerobic to anaerobic metabolism. Research Quarterly for Exercise and Sport, 1:234-248, 1980.

- Soares, AJ Lorenzo, A, Lima, RSL. Correlação entre a recuperação da frequência cardíaca no 1 minuto após o esforço físico e os marcadores de risco obtidos no teste ergométrico e na tomografia miocárdica de perfusão. Revista da Socerj, v. 18, n. 1, p. 41-49, jan./fev. 2005.

- St Clair Gibson A, Lambert MI, Hawley JA, Broomhead S, Noakes TD. Measurement of maximal oxygen uptake from two different laboratory protocols in runners and squash players. Med. Sci. Sports Exerc. 1999;31:1226-1229.

- Stein R. Teste cardiopulmonar de exercício: noções básicas sobre o tema. Rev Soc de Cardiol RGS, n. 09:1-4, 2006.

- Taivassalo T, Dysgaard Jensen T, Kennaway N, DiMauro S, Vissing J, Haller RG. The spectrum of exercise tolerance in mitochondrial myopathies: a study of 40 patients. Brain. 2003;126(Pt 2):413-23.

- Taylor HL, Buskirk E, Henschel A. Maximal oxygen intake as an objective measure of cardio-respiratory performance. J Appl Physiol. 1955 jul;8(1):73-80.

- Thompson PD, Riebe D, Pescatello LS, Arena R. Diretrizes do ACSM: para os testes de esforço e sua prescrição. 9. ed. Rio de Janeiro: Guanabara Koogan; 2014.

- Wasserman K et al. Principles of interpretation. In: Wasserman K et al. Principles of exercise testing and interpretation. Philadelphia: Lea & Febiger; 1987:27-46.

- Wasserman K, Hansen JE, Sue DY, Whipp BJ, Casaburi R. Principles of exercise testing and interpretation: including pathophysiology and clinical applications, 3rd ed. Philadelphia: Lippincott Williams & Wilkins; 1999. p. xv.

- Wasserman K, J Hansen, D Sue, W Stringer, B Whipp, eds. Principles of exercise testing and interpretation. Lippincott Williams & Wilkins, Philadelphia; 2004.

- Wasserman K, McIlroy MB. Detecting the threshold of anaerobic metabolism in cardiac patients during exercise. Am J Cardiol. 1964 Dec;14:844-52.

- Wasserman K, Whipp BJ, Koyl SN, Beaver WL. Anaerobic threshold and respiratory gas exchange during exercise. J Appl Physiol. 1973 Aug;35(2):236-43.

- Wasserman K, Whipp BJ. Exercise physiology in health and disease. Am Rev Resp Dis. 1975;112(2):219-49.

- Wasserman K. The anaerobic threshold measurement to evaluate exercise performance. Am Rev Respir Dis, 12:S35-S40, 1984.

- Whipp BJ, Davis JA. The ventilatory stress of exercise in obesity. Am Rev Respir Dis, 1984;129:S90-S92.

- Whipp BJ. The bioenergetic and gas exchange basis of exercise testing. Clin Chest Med. 1994;15:173-92.

- World Health Organization. Global Recommendations on Physical Activity for Health. Geneva, 2010.

- Yazbek Jr P, de Carvalho RT, Sabbag LMS, Battistella LR. Ergoespirometria. Teste de esforço pulmonar; Metodologia e interpretação Arq Bras Cardiol. v. 71, n. 5, 1998.

Atividade Física, Sistema Imune e Nutrição

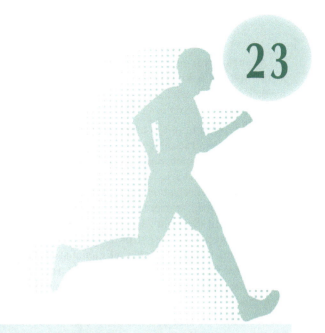

- Marcelo Macedo Rogero • Andrea Bonvini • Julio Tirapegui

Resumo

O sistema imune é influenciado agudamente, e em menor extensão cronicamente pelo exercício. Dados epidemiológicos e experimentais sugerem que o exercício moderado aumenta a imunocompetência, enquanto durante o treinamento intenso e após um evento competitivo ocorre aumento da incidência de infecções do trato respiratório superior em atletas.

O exercício intenso e a nutrição influenciam separadamente a função imune. Essas influências parecem ser maiores quando o estresse do exercício e uma alimentação inadequada agem sinergisticamente.

A influência de suplementos nutricionais como carboidratos, glutamina, zinco e vitamina C, entre outros, sobre a resposta imune aguda decorrente do exercício prolongado tem sido avaliada em atletas de *endurance*. A ingestão de carboidratos apresenta os melhores resultados em relação às alterações da resposta imune induzidas pelo exercício. Porém, o efeito da suplementação com carboidratos sobre a frequência de infecções no período de recuperação pós-exercício necessita ainda ser demonstrado.

Introdução

A imunologia do exercício é, atualmente, uma ativa área de pesquisa, que tem verificado os efeitos do exercício agudo e crônico sobre as alterações em diversas variáveis do sistema imune. O estudo do efeito do exercício sobre o sistema imune é de grande importância, devido ao crescente número de relatos relacionando doenças infecciosas e redução de desempenho em atletas, principalmente quando estes estão engajados em treinamento intenso e prolongado.

Estudos recentes demonstram que o exercício pode induzir significativas perturbações em ambas as divisões do sistema imune (inata e específica), incluindo: distribuição de subclasses de leucócitos; concentração periférica de subclasses de linfócitos; atividades funcionais de células efetoras, como neutrófilos e *natural killer* (NK); concentração sérica de anticorpos e de citocinas.

Entre alguns dos parâmetros que podem modular as respostas imunes durante o exercício incluem-se o estado nutricional, as alterações na concentração sérica de citocinas, a expressão de moléculas de adesão, as alterações na quimiotaxia/mobilidade e a geração de espécies reativas de oxigênio e de nitrogênio. Entretanto, muitos desses fatores estão interligados, como o papel das citocinas e das moléculas de adesão em modular a mobilidade dos leucócitos. Respostas imunes também são afetadas por outros fatores, como gênero, ritmo biológico e estilo de vida.

O primeiro estudo publicado relacionando sistema imune e exercício ocorreu em 1902, demonstrando uma significativa leucocitose em um grupo de corredores imediatamente após a maratona de Boston. A partir desse estudo, tem sido conjeturado que o exercício exerce um importante papel na diminuição da ocorrência e gravidade de infecções e doenças relacionadas ao câncer humano, embora os mecanismos pelos quais o exercício agudo ou o treinamento físico alteram a defesa do indivíduo ainda não tenham sido completamente compreendidos. O particular efeito depende do tipo, da intensidade e da duração do exercício. Em geral, o exercício moderado agudo tem demonstrado ocasionar uma estimulação do sistema imune, enquanto o exercício intenso e prolongado tende a ser imunossupressivo.

A nutrição representa um determinante crítico da resposta imune, e dados epidemiológicos e clínicos sugerem que deficiências nutricionais alteram a imunocompetência e aumentam o risco de infecção.

O sistema imune e o cérebro formam uma rede de comunicação bidirecional, no qual o sistema imune opera tanto como órgão efetor quanto sensorial. Essa rede é influenciada por uma variedade de estressores que podem ser amplamente categorizados como físicos (exercício agudo e treinamento físico), ambientais (calor e umidade, condições climáticas, altitude, poluição do ar), psicológicos (fatores psicossociais e pessoais) e outros fatores ligados ao estilo de vida (transmissão de infecções, alimentação). O exercício é uma forma de estresse físico análogo ao trauma, à sepse e à lesão tecidual, que acarreta alterações na concentração de hormônios imunorregulatórios do eixo neuroendócrino.

Enquanto a descrição das alterações induzidas pelo exercício no sistema imune em atletas é extensiva, o significado clínico dessas informações é ainda pouco claro. O fato de que mudanças detectadas na função imune de atletas podem não necessariamente manifestar-se como uma apresentação clínica de doenças ainda persiste como questão a ser investigada. A doença mais comum observada em atletas é uma branda infecção viral no trato respiratório superior. Uma recente revisão de estudos examinando a incidência de infecções do trato respiratório superior (ITRS) concluiu que somente atletas engajados em eventos de longa duração, ou submetidos a um volume de treinamento excessivo, aliado a um período de recuperação inadequado, apresentam maior risco para ITRS.

De modo geral, a literatura sugere que o exercício agudo – por exemplo, maratona e ultramaratona – resulta na redução da imunocompetência de atletas e no concomitante aumento do risco de ITRS, fato este que ressalta a importância cada vez maior de alguns fatores, como o estado nutricional, a higiene e a exposição a infecções.

Sistema imune

As células e as moléculas responsáveis pela imunidade constituem o sistema imune, e suas respostas coletivas e coordenadas à introdução de substâncias estranhas são denominadas resposta imune.

O sistema imune apresenta um conjunto complexo de muitos tipos celulares que produzem um grande número de respostas no intuito de proteger o hospedeiro de agentes estranhos, como bactérias, fungos, vírus e células mutantes.

Qualquer resposta imune envolve, primeiramente, o reconhecimento do patógeno ou outro material estranho e, em segundo lugar, a elaboração de uma reação dirigida a esse elemento, com a finalidade de eliminá-lo. De maneira mais ampla, os diferentes tipos de resposta imune enquadram-se em duas categorias: respostas inatas (ou não adaptativas) e respostas imunes adaptativas. A principal diferença entre esses dois tipos de resposta é que a resposta imune adaptativa é altamente específica para um determinado patógeno. Além disso, embora a resposta imune inata não se altere mediante exposição a um determinado agente infeccioso, a resposta adaptativa torna-se mais eficiente após cada encontro subsequente com o mesmo agressor.

As respostas imunes são elaboradas primariamente pelos leucócitos, que compreendem vários tipos celulares diferentes (Tabela 23.1). Os leucócitos são encontrados em diversos órgãos e tecidos linfoides, e na circulação sanguínea e linfática. Essas células originam-se a partir de células-tronco na medula óssea e, posteriormente, sofrem maturação e diferenciação em tecidos linfoides primários, como timo e medula óssea. Essas células interagem com outras células e agentes estranhos em tecidos linfoides secundários (linfonodos, baço, intestino).

Tabela 23.1. Leucócitos circulantes.

Células	% leucócitos circulantes	Células (x 10^3)/mm³ de sangue	Funções primárias
Granulócitos	60 a 70		• Fagocitose • Fagocitose de parasitas • Produção de fator quimiotático • Reações alérgicas
Neutrófilos	90% dos granulócitos	3 a 5,5	
Eosinófilos	2,5% dos granulócitos	0,05 a 0,25	
Basófilos	0,2% dos granulócitos	0,02	
Monócitos	10 a 15	0,15 a 0,60	• Fagocitose • Apresentação de antígenos • Produção de citocinas • Citotoxicidade
Linfócitos	20 a 25	1 a 2,5	• Ativação de linfócitos • Produção de citocinas • Citotoxicidade • Memória • Reconhecimento de antígenos • Produção de anticorpos

Fonte: Desenvolvida pela autoria.

Um grupo importante de leucócitos compreende as células fagocitárias, como os monócitos, macrófagos e neutrófilos polimorfonucleares. Essas células ligam-se aos micro-organismos, englobam esses agentes, destroem-nos e, uma vez que utilizam sistemas de reconhecimento primitivos e inespecíficos, são responsáveis pelas repostas imunes inatas. Em relação à imunidade inata, os principais componentes são: barreiras físicas e químicas, como epitélio e substâncias microbicidas produzidas pela superfície epitelial; proteínas do sangue, incluindo o sistema complemento e outros mediadores do processo inflamatório; células fagocíticas (neutrófilos, macrófagos) e outros leucócitos, como as células *natural killer* (Tabela 23.2).

Outro grupo importante de leucócitos são os linfócitos, responsáveis pela resposta imune adaptativa, uma vez que reconhecem, especificamente, patógenos individuais localizados no interior das células do hospedeiro, ou nos fluidos teciduais, ou ainda no sangue. Os linfócitos são produzidos em órgãos linfoides primários (timo e medula óssea) a uma taxa de 10^9 células por dia. Os linfócitos podem ser classificados basicamente como células B e T. As células T fazem parte da resposta imunológica celular e proliferam ativamente quando estimuladas fisiologicamente por interleucina-2, ou por mitógenos, como a concanavalina A. Os linfócitos B são células produtoras de anticorpos.

Avaliação da imunocompetência

Apesar de não haver um parâmetro único que caracterize a função imunológica, tanto a contagem no sangue periférico e a avaliação da função de células envolvidas na imunidade inata (p. ex., neutrófilos, monócitos e células NK) como a contagem de células circulantes envolvidas na imunidade adquirida (linfócitos T e B) e a avaliação de algumas funções (p. ex., resposta proliferativa) ou marcadores de ativação (p. ex., expressão de CD45RO e CD38) dessas células podem ser mensuradas. Os valores normais para indivíduos saudáveis são estabelecidos para a contagem dos principais leucócitos e de algumas subclasses de linfócitos. Contudo, valores absolutos para a maioria das avaliações funcionais não podem ser utilizados para indicar função imune anormal, a menos que comparações simultâneas com um grupo controle sejam feitas ou que valores basais obtidos a partir de indivíduos saudáveis tenham sido previamente estabelecidos. Entre essas avaliações funcionais de imunocompetência, por exemplo, inclui-se a mensuração do *burst* respiratório de neutrófilos e monócitos, da expressão na membrana plasmática de moléculas de classe II do complexo de histocompatibilidade principal (MHC II) por monócitos e da capacidade proliferativa de linfócitos.

Um aspecto importante na avaliação da imunocompetência é o tamanho do efeito e sua importância fisiológica. Pequenas amplitudes (< 10%) nos índices selecionados da função imune podem não ser clinicamente relevantes, especialmente se os valores estão dentro da faixa de normalidade. Significativa melhora em um ou mais aspectos da imunocompetência é comumente relacionada à redução do risco de infecção, embora o risco de infecção também dependa do grau de exposição para patógenos, bem como da ocorrência de exposição prévia a eles.

Parâmetros sanguíneos de avaliação da função imune

Apenas 0,2% do total de leucócitos do organismo estão circulando na corrente sanguínea em dado momento, enquanto o restante está no tecido linfoide, na medula óssea e em outros tecidos. Desse modo, seria mais relevante avaliar o estado funcional de leucócitos na pele, nas mucosas e nos linfonodos, preferivelmente, do que no sangue, apesar de não ser geralmente possível esse tipo de avaliação em estudos envolvendo humanos.

Contagem de células

A contagem de leucócitos pode ser facilmente determinada, de acordo com as variações no tamanho e na granulosidade dessas células, sendo essa contagem realizada de modo automatizado, com um coeficiente de variação inferior a 2%.

A avaliação do leucograma (contagem total e diferencial e morfologia) auxilia no esclarecimento de processos infecciosos (bacterianos ou virais), inflamatórios e tóxicos. A ocorrência de neutropenia (< 1.500 neutrófilos/mm^3) e/ou linfopenia está relacionada a casos de infecções de repetição.

Tabela 23.2. Características da imunidade inata e específica.

Características	Inata	Específica
Especificidade para microrganismos	Relativamente baixa	Alta
Diversidade	Limitada	Ampla
Especialização	Relativamente estereotípica	Altamente especializada
Memória	Não	Sim
Barreiras físicas e químicas	Pele, mucosa epitelial, produtos químicos antimicrobianos	Cutâneo, sistema imune de mucosas, secreção de anticorpos
Proteínas do sangue	Sistema complemento	Anticorpos
Células	Macrófagos, neutrófilos, eosinófilos, basófilos, NK (CD16+, CD56+)	Linfócitos: T (CD3+, CD4+, CD8+); B (CD19+, CD20+)

Fonte: Desenvolvida pela autoria.

Subclasses de linfócitos T

Subclasses de linfócitos (células B, T, NK; razão linfócitos T CD4+/T CD8+) e os marcadores de ativação (p. ex., CD45RO e CD38) podem ser determinados por meio do uso de anticorpos marcados com substância fluorescente e de um citômetro de fluxo – aparelho utilizado para avaliação da emissão de fluorescência das células.

Linfócitos T medeiam grande diversidade de funções. Essas células podem ser classificadas dentro de subpopulações de acordo com marcadores de superfície celular e funções biológicas. Em particular, duas específicas subpopulações de linfócitos T têm sido investigadas *in vitro*: linfócito T auxiliador ou linfócito T CD3+/CD4+ e linfócito T citotóxico ou linfócito T CD3+/CD8+. A identificação e contagem de células T e suas subpopulações, por meio da utilização de anticorpos monoclonais, é uma ferramenta usual para a detecção e classificação do prejuízo da imunidade mediada por células em estados de deficiências nutricionais e também no monitoramento de intervenções terapêuticas nutricionais.

Valores normais relativos à contagem total e das subclasses de linfócitos para indivíduos adultos são descritos na Tabela 23.3.

Função de neutrófilos

Neutrófilos são as principais células fagocíticas no sangue. Diversos aspectos da função de neutrófilos podem ser avaliados, incluindo quimiotaxia, fagocitose, *burst* oxidativo – produção de espécies reativas de oxigênio – e degranulação estimulada por lipopolissacarídeos (LPS), forbol 12-miristato 13-acetato (PMA), fMLP (peptídeo quimiotático) ou bactéria (p. ex., E. *coli*).

A avaliação do *burst* oxidativo é feita pela média ou mediana da intensidade de fluorescência das células que produzem as espécies reativas de oxigênio e obtida por meio de citometria de fluxo. Portanto, esse método apresenta a vantagem de que tanto a fagocitose como o *burst* oxidativo podem ser avaliados ao mesmo tempo. Essas funções celulares apresentam variações relevantes de acordo com o estado clínico e desempenham importante papel na primeira linha de defesa do organismo contra bactérias e fungos.

A avaliação da fagocitose é baseada na citometria de fluxo, na qual a internalização de partículas ou bactérias marcadas com fluorescência pode ser medida, ao mesmo tempo que esse método também diferencia partículas ou células internalizadas daquelas ligadas à membrana. O método fornece informação sobre o número de neutrófilos envolvidos na fagocitose (percentual de células que fagocitam partículas ou bactérias), bem como o nível de atividade (quantidade de partículas internalizadas por célula ativa expressa como média ou mediana da intensidade da fluorescência).

A resposta de degranulação de neutrófilos (liberação de enzimas) diante do estímulo com LPS pode ser determinada pela mensuração da quantidade de mieloperoxidase ou elastase liberada após a incubação *in vitro* do sangue total com LPS.

Função de monócitos/macrófagos

O monócito sanguíneo humano é uma célula grande (10 a 18 mM de diâmetro), se comparada aos linfócitos. Do ponto de vista estrutural, os monócitos apresentam membranas onduladas, um complexo de Golgi bem desenvolvido e muitos lisossomos intracitoplasmáticos. Esses lisossomos contêm peroxidase e várias hidrolases ácidas, importantes para a destruição intracelular de microrganismos. As células desse *pool* circulante migram através dos vasos sanguíneos para os vários órgãos e sistemas teciduais, onde se transformam em macrófagos, que constituem uma fase mais avançada na vida da célula mononuclear fagocitária.

O *burst* respiratório de monócitos pode ser determinado similarmente à metodologia empregada com neutrófilos. A expressão da proteína MHC II na membrana plasmática de monócitos pode ser determinada por meio da utilização de anticorpos marcados com substância fluorescente e de um citômetro de fluxo.

Tabela 23.3. Contagem total e das subclasses de linfócitos para indivíduos adultos.

	Percentil 5%	Percentil 95%
Linfócitos totais (x 10^9 células/L)	1,0	3,4
Linfócitos T CD4+ (x 10^9 células/L)	0,35	1,5
Linfócitos T CD8+ (x 10^9 células/L)	0,23	1,1
Razão CD4+/CD8+ (x 10^9 células/L)	0,66	3,5
Células NK CD56+ (x 10^9 células/L)	0,2	0,7
Linfócitos B CD19+ (x 10^9 células/L)	0,04	0,7

Fonte: Desenvolvida pela autoria.

A capacidade de síntese de citocinas como interleucina (IL)-1, IL-6 e fator de necrose tumoral alfa no sangue total, pode ser determinada *in vitro* por meio da incubação com PMA ou LPS. A produção intracelular de citocinas a partir de monócitos pode ser determinada com o uso de um citômetro de fluxo. Cabe ressaltar que a avaliação da funcionalidade de monócitos pode não ser representativa da atividade de macrófagos presentes nos tecidos, sendo a maior parte dos estudos que avaliam a função de macrófagos feita em modelos animais.

Função de linfócitos

A função de linfócitos pode ser avaliada quantitativamente *in vitro* pela estimulação com fitoemaglutinina, concanavalina ou *pokweed*, o que resulta no aumento da síntese de DNA, o qual, por sua vez, pode ser mensurado por meio da incorporação de precursores radioativos de DNA dentro das células, como a (^{3}H)-deoxitimidina. A avaliação da proliferação de linfócitos é usual no diagnóstico de imunodeficiências primárias ou secundárias e para o monitoramento de diversas terapias que visam ao sucesso da recuperação funcional do sistema imune. O resultado é expresso como contagem por minuto (CPM), que deve ser maior ou igual a 50% do resultado obtido com um "controle normal", realizado em paralelo com a amostra do paciente, o que permite inferir que o indivíduo, nesse caso, apresenta valor normal para a resposta imune mediada por células.

A síntese de citocinas (p. ex., IL-2) por linfócitos T estimulados pode ser determinada no sangue total ou pode ser mensurada pela determinação da síntese intracelular de citocinas com o uso de um citômetro de fluxo, enquanto a síntese de IgM e IgG, a partir de linfócitos estimulados com mitógenos, pode ser determinada *in vitro*.

Função de células NK

A função de células NK pode ser mensurada *in vitro* por meio do teste de citotoxicidade de células NK contra células tumorais marcadas com ^{51}Cr.

Fatores solúveis

A concentração sérica de imunoglobulinas tem sido utilizada para a avaliação da imunocompetência. Os valores normais para indivíduos adultos são: IgA (1,4 a 4 mg/mL); IgD (0 a 4 mg/mL); IgE (17 a 450 ng/mL); IgG (8 a 16 mg/mL) e IgM (0,5 a 2 mg/mL). Condições que acarretam prejuízo da síntese proteica – como a desnutrição proteico--energética – resultam em redução da concentração sérica de imunoglobulinas. Contudo, em situações menos graves, a concentração sérica total de imunoglobulinas não é muito responsiva para alterações dietéticas, de modo que pequenas variações não devam ser interpretadas clinicamente, o que as torna de uso limitado em estudos nutricionais. Contudo, conforme relatado acima, se o sistema imune é especificamente desafiado por determinada vacina, a detecção de anticorpos específicos para certo antígeno no soro é o mais fácil modo de avaliar a resposta imune adaptativa para o antígeno.

A atividade do complemento consiste de uma série de proenzimas plasmáticas sintetizadas pelo fígado que apresentam função relevante na eliminação de patógenos. O complemento pode ser ativado por micro-organismos e complexos antígeno-anticorpo. Quando ativada, essa cascata enzimática resulta na lise de microrganismos e no aumento do processo de fagocitose devido à opsonização. Fatores do complemento como C3 têm sido utilizados como indicadores da diminuição da síntese proteica durante a desnutrição proteico-energética, mas não têm sido geralmente responsivos para outras alterações dietéticas em indivíduos não desnutridos. A concentração de fatores do complemento, como C3 e C4, é tipicamente avaliada por meio do ensaio de ELISA e fornece indicação da capacidade de reserva do complemento. As concentrações de fragmentos ativados do complemento, como C3a e C5a, *in vivo* podem ser utilizadas como um excelente indicador de ativação do complemento e de inflamação.

Resposta para injeção de antígenos

Resposta de Hipersensibilidade do Tipo Tardio (RHTT)

As RHTT são reações locais mediadas por células estimuladas apenas em indivíduos sensibilizados por meio da administração cutânea de determinado antígeno. A RHTT pode ser mensurada como uma enduração epidermal 24 a 48 horas após a aplicação do antígeno, o que reflete o efeito integrado da resposta imune mediada por células. A reação é considerada positiva quando há a formação de pápula igual ou superior a 5 mm de diâmetro.

Para avaliação da RHTT pode-se utilizar o multiteste, desenvolvido para administrar simultaneamente 7 preparações de diferentes antígenos comuns. Esse teste tem sido utilizado para estudos de intervenção nutricional, porém o *kit* multiteste de avaliação da imunidade mediada por células não é amplamente disponível no comércio. Aliado a esse fato, ressalta-se que o efeito individual do *kit* multiteste é altamente dependente do histórico de vacinação individual.

Respostas para vacinas

Respostas para vacinas são tipicamente avaliadas por meio do aumento da concentração de anticorpos – séricos ou plasmáticos – específicos para a vacina administrada, sendo os anticorpos dosados por ELISA ou por ensaios de neutralização do patógeno. A responsividade dos linfócitos B específicos para a vacina pode também ser avaliada por meio da secreção *ex vivo* de anticorpos específicos para a vacina após a estimulação com o antígeno presente na vacina.

Respostas mediadas por células para certas vacinas têm sido avaliadas como uma RHTT ou pela proliferação de linfócitos ou síntese de citocinas após a estimulação *ex vivo* de linfócitos com o antígeno da vacina. Cabe destacar que a combinação de diferentes ensaios fornece a oportunidade de obter informações mais detalhadas sobre a resposta provocada. Além disso, medidas repetidas podem fornecer informações sobre a cinética da resposta dinâmica para uma vacina, ao mesmo tempo que podem ser utilizadas não apenas para avaliar a resposta inicial para a vacinação, mas também para avaliar a persistência do título de anticorpos após alguns meses. Este último fato é clinicamente importante, por exemplo, no caso de um indivíduo vacinado contra gripe no outono, que necessitaria manter altos títulos de anticorpos por ao menos 6 meses a fim de obter proteção durante o período de maior risco de ser acometido de gripe.

Portanto, a determinação da concentração sérica de anticorpos específicos (sarampo, rubéola, poliomielite, tétano e difteria), após a imunização, é um excelente parâmetro para a avaliação da imunidade humoral.

IgA salivar

A IgA é a classe de imunoglobulina predominante nas secreções corporais. Esse anticorpo fornece o mecanismo de defesa primária contra algumas infecções locais e está presente em grandes quantidades na saliva, lágrima, secreção brônquica, muco nasal, fluido vaginal e prostático e secreções luminais do intestino delgado. A predominância da IgA secretória nas mucosas sugere que sua principal função não seja destruir antígenos, mas, preferivelmente, inibir o acesso dessas substâncias estranhas ao sistema imune. A determinação da concentração salivar de IgA tem sido utilizada em atletas como parâmetro de avaliação da imunidade de mucosas. Os valores normais para indivíduos adultos são de 6 mg/dL a 26,9 mg/dL.

Em síntese, verifica-se que não há um biomarcador único da função imune de humanos (Tabela 23.4). Mesmo assim, tanto a contagem como a função das células envolvidas na resposta imune podem ser determinadas. Todavia, valores absolutos para a maioria dos testes funcionais não podem ser utilizados para indicar função imune anormal, a menos que uma comparação simultânea com um grupo controle seja feita ou que valores basais tenham sido previamente estabelecidos a partir de indivíduos saudáveis. Diante da necessidade da efetiva mensuração da função imune e da dificuldade de estabelecer um único parâmetro de avaliação, a resposta de anticorpos específicos para a vacinação apresenta-se como um promissor biomarcador da função imune.

Sistema imune e exercício

O aumento da popularidade do exercício físico praticado de modo regular é, parcialmente, devido ao conhecimento público dos efeitos benéficos do exercício sobre o bem-estar físico e emocional. Sendo assim, tem sido demonstrado que o exercício pode diminuir a pressão sanguínea, melhorar o perfil lipídico, aumentar a disposição, entre outros benefícios orgânicos. A influência do exercício físico sobre vários aspectos da função imune é objeto de crescente interesse e importância, fato este observado pelo elevado número de trabalhos científicos relacionando doenças infecciosas e diminuição de rendimento em atletas.

Estudos recentes sugerem que exercícios de intensidade moderada podem diminuir a frequência de infecções, enquanto o exercício intenso e prolongado pode conduzir a uma situação oposta, que tem sido descrita pela curva em J (Figura 23.1). Após o exercício intenso e prolongado, uma momentânea supressão parcial de diversos parâmetros da imunocompetência de atletas pode ser demonstrada, caracterizando esse período como uma "janela aberta" para a invasão de micro-organismos.

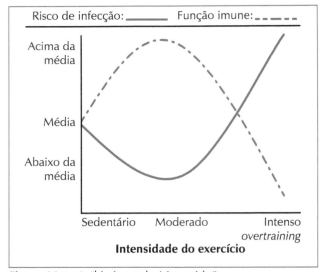

Figura 23.1. A "hipótese do J invertido".
Fonte: Modificada de Woods e cols., 1999.

Os estudos que relatam efeitos imunológicos "clinicamente" benéficos a partir do exercício moderado (a primeira parte da curva em J) demonstram redução do risco para ITRS; a segunda parte da curva em J demonstra que o exercício que excede o nível moderado está associado a aumento do risco para ITRS, sendo este superior em relação ao risco de pessoas que apresentam sedentarismo.

Uma questão nesse campo de pesquisa ainda não apresenta uma resposta definitiva: Como o exercício moderado precisamente atua sobre o sistema imune, favorecendo a melhoria da imunocompetência do indivíduo? Parâmetros laboratoriais, que podem explicar os benefícios clínicos, incluem aumento da fagocitose, atividade microbicida e atividade citotóxica de células NK, aliados ao aumento da expressão das moléculas de adesão. Muitas alterações verificadas podem ser devidas em parte às mudanças ocorridas no número de células no sangue periférico.

Exercício agudo e sistema imune

As mudanças repentinas e temporárias no sistema imune causadas por uma sessão de exercício são denominadas respostas agudas do exercício, e desaparecem rapidamente (geralmente dentro de 6 horas) após o término do exercício. Um número crescente de trabalhos publicados no campo da imunologia do exercício fornece evidências de que o sistema imune é profundamente afetado pelo exercício agudo (Tabela 23.5).

CAPÍTULO 23 | ATIVIDADE FÍSICA, SISTEMA IMUNE E NUTRIÇÃO

Tabela 23.4. Biomarcadores da função imunológica em humanos.

Método	Reprodutibilidade (coeficiente de variação) %	Precisão	Vantagens	Desvantagens
Contagem de células e subclasses de leucócitos.	2 a 5%	Muito boa	Determinação automatizada rápida.	Não fornece informações sobre a função celular.
Fagocitose de neutrófilos.	5 a 10%	Moderada	Ensaio simples.	Não necessariamente relaciona-se à capacidade de *killing*. Apenas mede % de células ativadas.
Burst oxidativo de neutrófilos ou monócitos.	5 a 10%	Muito boa	Resultado é relacionado à capacidade de *killing*.	Atividade depende da dose e do tipo de estímulo utilizado.
Degranulação de neutrófilos.	~10%	Boa	Excelente parâmetro de avaliação funcional.	Tempo elevado de ensaio.
Expressão na membrana plasmática de moléculas de classe II do complexo de histocompatibilidade principal.	Não conhecida	Boa	Relacionada à atividade de apresentação de antígenos por monócitos.	–
Síntese de citocinas a partir de monócitos ou linfócitos.	5 a 10%	Moderada	–	Tempo elevado de ensaio.
Proliferação de linfócitos.	~10%	Moderada	–	Ensaio requer diversos dias de incubação.
Síntese de anticorpos por linfócitos.	10 a 20%	Moderada	–	Tempo elevado de ensaio.
Atividade citolítica de células NK.	5 a 10%	Boa	–	Ensaio requer células alvo marcadas com ^{51}Cr.
Proteínas do complemento séricas.	2 a 5%	Muito boa	Ensaio turbidimétrico simples.	–
Imunoglobulinas séricas (IgA, IgG e IgM totais).	2 a 5%	Muito boa	Ensaio turbidimétrico simples.	Não fornece informação sobre a concentração de anticorpos específica para determinado antígeno.
IgA salivar.	~10%	Moderada	Ensaio ELISA simples.	Concentração de IgA salivar é afetada pela taxa de fluxo da saliva.
Resposta de anticorpos específicos para vacinação.	5 a 10%	Boa	Resultado é relacionado à imunidade humoral *in vivo*.	Resposta apenas específica para o antígeno testado; teste não pode ser repetido no mesmo indivíduo.
Resposta de hipersensibilidade do tipo tardia diante da injeção de antígenos na pele.	Não conhecida	Moderada	Resultado é relacionado à imunidade mediada por células *in vivo*.	Medidas devem ser feitas 24 a 48 h após a injeção.
Incidência de infecção por autoavaliação de sintomas relacionados a infecções do trato respiratório superior.	Não conhecida	Ruim	Simples e de baixo custo. Apenas requer questionários.	Presença de outras variáveis na interpretação dos resultados.

Fonte: Desenvolvida pela autoria.

Uma base bioquímica para a comunicação bidirecional entre os sistemas imune e neuroendócrino tem sido estabelecida. Esses sistemas produzem e utilizam muitas das mesmas moléculas sinalizadoras, na forma de hormônios, linfocinas e monocinas, durante o processo de comunicação e regulação. Órgãos linfoides como o baço e os linfonodos são inervados pelo sistema nervoso autônomo, e linfócitos apresentam receptores para vários hormônios do estresse. O exercício de alta intensidade, especialmente, estimula o sistema neuroendócrino em grau significativo, causando perturbações na concentração e na capacidade funcional de várias células do sistema imune.

PARTE III | ASPECTOS FISIOLÓGICOS E BIOQUÍMICOS DA ATIVIDADE FÍSICA

Tabela 23.5. Modificações no sistema imune induzidas pelo exercício agudo e pelo treinamento.

	Exercício agudo	Treinamento (exercício crônico)
Leucócitos	• Aumento da contagem durante o exercício, queda imediatamente após e aumento posterior.	• Nenhuma alteração da contagem no repouso. • Menor resposta obtida com o exercício.
Monócitos	• Aumento da contagem durante e após o exercício.	• Diminuição da fagocitose com o treinamento intenso.
Linfócitos	• Aumento da contagem (células T e B) durante e após o exercício. • Diminuição da razão entre células auxiliadoras: supressoras durante e imediatamente após o exercício.	• Diminuição da contagem das células T auxiliadoras com o treinamento intenso (tanto no repouso como durante o exercício).
Células NK	• Aumento inicial da contagem e atividade das células NK. • Prolongada diminuição da contagem e atividade, especialmente em exercícios prolongados e intensos.	• Aumento da atividade das células NK com exercício moderado. • Diminuição com o exercício intenso.
Taxas de proliferação celular	• Inalterada pelo exercício moderado e deprimida pelo exercício intenso.	• Taxa de proliferação de linfócitos aumentada pelo treinamento de resistência. • Treinamento intenso diminui proliferação durante o exercício.
Imunoglobulinas	• Concentração dos fluidos corporais e taxa de síntese *in vitro* diminuída pelo exercício exaustivo.	• Aumento com exercício moderado. • Menor produção de imunoglobulinas no repouso se o exercício é intenso. • Treinamento reduz síntese *in vitro*.
Fatores solúveis	• Proteínas C reativa, IL-1 e interferon aumentados pelo exercício moderado. • Produção e concentração plasmática de IL-2 diminuídas imediatamente após exercício, com aumento posterior.	• Aumento de IL-1. • Menor supressão da produção de IL-2 durante o exercício. • Diminuição do complemento se o exercício é intenso.

Fonte: Desenvolvida pela autoria.

Efeitos agudos do exercício sobre a contagem de leucócitos no sangue

O exercício induz alterações na contagem de leucócitos circulantes que diretamente refletem as mudanças induzidas pelo exercício nas concentrações sanguíneas de epinefrina e cortisol.

O exercício de intensidade moderada (40 a 60% $VO_{2máx}$) provoca aproximadamente 50% de aumento na contagem de leucócitos no sangue. Estudos demonstram que intensidades de exercício mais elevadas (60% a 100% $VO_{2máx}$) estão associadas com uma alteração bifásica sobre a contagem de leucócitos, ou seja, imediatamente após o exercício, a contagem total de leucócitos aumenta 50% a 100%, representada eventualmente por linfócitos e neutrófilos, associada a um pequeno aumento do número de monócitos. Dentro de 30 minutos do período de recuperação, entretanto, o número de linfócitos diminui para 30 a 50% abaixo dos valores pré-exercício, permanecendo baixo de 3 a 6 horas pós-exercício. Por outro lado, a contagem de neutrófilos está aumentada durante e imediatamente após o exercício, provavelmente como consequência da demarginação mediada pelas catecolaminas e alterações hemodinâmicas. Uma segunda neutrofilia tardia ocorre diversas horas após o exercício como resultado da mobilização, a partir da medula óssea, em resposta à concentração elevada de cortisol ou sinais humorais. Eosinófilos apresentam diminuição de sua contagem no sangue, enquanto a contagem de basófilos é praticamente inalterada.

A extensão e a duração das alterações nas subclasses de leucócitos durante e após o exercício são muito dependentes das concentrações dos hormônios epinefrina e cortisol. As concentrações de epinefrina e cortisol começam a aumentar quando a intensidade do exercício é superior a 60% do $VO_{2máx}$, e alcançam seus valores mais altos durante uma sessão de exercício de intensidade máxima. Imediatamente após o exercício, as concentrações de epinefrina diminuem rapidamente para os valores pré-exercício, diferentemente do cortisol, que permanece elevado por 2 horas ou mais.

O exercício promove um rápido aumento da densidade de b2-adrenorreceptores nas membranas celulares de linfócitos, especialmente quando o exercício é intenso. A epinefrina é um potente agonista b2-adrenérgico, e tem sido associada com substanciais aumentos no número de linfócitos circulantes que são fornecidos por diversos locais de estoque, primariamente o baço, e outros órgãos linfoides em menor extensão. As subclasses de linfócitos são afetadas parcialmente de acordo com a densidade de receptores b2-adrenérgicos: células NK apresentam a maior densidade de receptores e, portanto, são as mais afetadas, seguidas pelas células T citotóxicas ou supressoras, células T auxiliadoras e células B. Como resultado dessas diferenciais respostas, a proporção relativa dos tipos celulares dentro do *pool* de linfócitos é alterada. O aumento da concentração sérica de cortisol acarreta uma forte e sustentada neutrofilia, ao mesmo tempo que inibe a entrada de linfócitos para a corrente sanguínea e facilita seu egresso a partir do sangue para outros compartimentos linfoides. Em outras palavras, durante o exercício de alta intensidade, a epinefrina causa um transitório aumento da contagem de linfócitos circulantes, enquanto o efeito prolongado do cortisol predomina durante o período de recuperação, acarretando marcante e prolongada neutrofilia e linfocitopenia. Durante o exercício moderado agudo, os efeitos das catecolaminas predominam, o que explica o aumento do número de linfócitos circulantes.

Ainda em relação aos linfócitos, observa-se que, entre as três principais subpopulações (T, B e NK), as células NK são as mais responsivas para o exercício agudo. É comum um aumento da ordem de 150 a 300% na contagem de células NK imediatamente após o exercício de alta intensidade, fato este que contribui para a linfocitose total verificada nesse momento. O número de células T citotóxicas/supressoras aumenta marcantemente (50 a 100%) após o exercício, enquanto a contagem de células T auxiliadoras (CD4⁺) e de células B é relativamente inalterada. Células NK e T citotóxicas/supressoras apresentam maior densidade de receptores b2-adrenérgicos do que células T auxiliadoras, fato este que explica o aumento elevado dessas células após o exercício de alta intensidade, quando as concentrações de epinefrina estão elevadas. Desse modo, imediatamente após o exercício, a capacidade citotóxica do compartimento sanguíneo é marcantemente aumentada. Entretanto, o efeito é transitório, e, dentro de 30 minutos, linfócitos deixam a circulação em grande número sob a influência do hormônio cortisol.

Numerosos estudos sugerem que o treinamento não tem efeito sobre o número de monócitos no sangue periférico de indivíduos em repouso. Porém, o exercício agudo, independentemente da intensidade ou duração, causa uma momentânea monocitose, devida principalmente à demarginação causada pelas alterações hemodinâmicas vasculares, ou alterações nas interações entre células endoteliais e monócitos mediados pelas catecolaminas. Tanto que o exercício agudo moderado ou intenso aumenta uma variedade de capacidades de macrófagos, incluindo quimiotaxia, aderência e atividades fagocíticas e citotóxicas.

Efeitos do exercício agudo sobre a funcionalidade das células do sistema imune

Linfócitos T são amplamente responsáveis pela coordenação da resposta de muitos componentes da imunidade mediada por células, por meio de sua atividade e da liberação de fatores solúveis como citocinas. A determinação da resposta proliferativa de linfócitos humanos sob estimulação com mitógenos *in vitro* representa um importante teste para avaliar a capacidade funcional de linfócitos T. A estimulação mitogênica de linfócitos T *in vitro* visa mimetizar os eventos que ocorreriam após a estimulação antigênica específica de linfócitos T *in vivo*.

Imediatamente após o exercício intenso, diferentemente do exercício moderado, observa-se que a proliferação de linfócitos estimulada por mitógenos é diminuída em 35 a 50%, retornando aos valores basais dentro de 2 horas. A diminuição da resposta proliferativa é principalmente devida ao grande aumento induzido pelo exercício na contagem de células NK, que ocorre imediatamente após o exercício intenso. Desde que um número constante de células mononucleares periféricas é utilizado em ensaios *in vitro*, antes e após a sessão de exercício, o elevado aumento na contagem das células NK relativo ao número de células T implica que menor porcentagem de células que respondem ao estímulo mitogênico esteja presente. Essa observação decorre do fato de células NK não se dividirem em resposta ao estímulo mitogênico.

Estudos demonstram que a resposta proliferativa de linfócitos após uma maratona (42,2 km) apresenta-se diminuída por diversas horas após a realização do evento.

Diversos grupos de pesquisa têm verificado que a elevação fisiológica de cortisol e epinefrina inibem a proliferação de linfócitos induzida por mitógenos. Diversas funções de monócitos também são inibidas na presença de cortisol, e, desde que monócitos são importantes células acessórias em muitas respostas imunes mediadas por células T e B, a inibição induzida pelo cortisol sobre a funcionalidade de monócitos indiretamente contribui para a diminuição da resposta proliferativa de linfócitos. Portanto, a diminuição na capacidade de os linfócitos sofrerem blastogênese pode ser esperada em exercícios de alta intensidade, devido ao efeito negativo do cortisol e da epinefrina, diferentemente de exercícios de intensidade moderada.

As células NK, que respondem por cerca de 15% dos linfócitos sanguíneos, são consideradas a primeira linha de defesa contra tumores e células infectadas por vírus, e apresentam a capacidade de iniciar uma resposta citotóxica sem prévia sensibilização. Durante ou imediatamente após o exercício, um aumento da funcionalidade das células NK dependente da intensidade do exercício tem sido observado em diversos estudos. O exercício de intensidade moderada, realizado por 45 minutos, aumenta em 50% a capacidade citotóxica de células NK, enquanto o exercício intenso pode resultar em um aumento de até 100% na funcionalidade das células NK. Durante o período de recuperação, uma supressão de 10 a 60% na função das células NK ocorre durante algumas horas após o exercício. De modo geral, essa supressão em exercícios agudos somente é observada após exercícios de longa duração (60 a 180 minutos).

A explicação para o aumento da atividade citotóxica imediatamente após o término do exercício é devida ao recrutamento de células NK para dentro da circulação sanguínea. Porém, a explicação para a diminuição da atividade citotóxica de células NK durante o período de recuperação ainda não está totalmente esclarecida. Alguns fatores podem responder por essa diminuição, como: alteração na contagem de células NK no sangue; prostaglandinas liberadas por monócitos ativados e neutrófilos, ou o aumento plasmático de alguns hormônios, que pode acarretar a supressão da capacidade funcional de células NK.

As mais significativas alterações na funcionalidade imunológica ocorrem em neutrófilos, que se tornam fortemente ativados, conforme comprovado pela rápida degranulação (mieloperoxidase), aumento da capacidade de ligação a micro-organismos opsonizados devido ao aumento da expressão de receptores para imunoglobulinas, e aumento da capacidade de destruição de patógenos pela produção de espécies reativas de oxigênio.

Exercício agudo e imunoglobulinas

Imunoglobulina é um termo genérico para descrever uma classe de glicoproteínas produzidas pelas células B que aparecem no soro e nas secreções corporais, como saliva e lágrima. Algumas estão localizadas nas superfícies celulares, onde funcionam como receptores, enquanto outras (anticorpos) estão livres no sangue ou na linfa. Anticorpos referem-se a um tipo de imunoglobulina que reage com um antígeno específico. A principal classe de imunoglobulinas no soro é a IgG, e a IgA é a mais prevalente em secreções de mucosa (lágrima, saliva, fluidos respiratórios).

A produção de imunoglobulinas por linfócitos *in vivo* tem sido avaliada pela medida da concentração de imunoglobulinas específicas circulantes antes e após o exercício. As imunoglobulinas desempenham importante papel na defesa do organismo, portanto baixas concentrações podem ser indicativas de um risco aumentado de infecção. Entretanto, existem poucas evidências da ocorrência de mudanças de imunoglobulinas séricas durante ou após o exercício.

A resposta imune humoral de superfícies de mucosa é mediada principalmente pelos anticorpos da classe IgA. A secreção de IgA é considerada uma das primeiras linhas de defesa contra micro-organismos. A concentração e a taxa de secreção de IgA têm sido avaliadas na saliva, que é facilmente coletada e pode ser usada como um marcador da resposta imune de mucosas. Uma grande variedade de estudos em atletas tem observado diminuição da concentração de IgA salivar após o exercício de alta intensidade (70 a 80% $VO_{2máx}$), por 120 minutos ou mais e após períodos de treinamento intenso. Outros estudos demonstraram significativa redução da concentração de IgA salivar após exercício intenso em ciclistas e nadadores, entre outros tipos de modalidades. Esses estudos fornecem evidências de que a supressão da imunidade de mucosas, refletida pela baixa concentração de IgA salivar, é associada com um aumento do número de episódios de ITRS.

Exercício crônico e sistema imune

As persistentes alterações na estrutura e na função do sistema imune durante o período de treinamento regular são denominadas adaptações crônicas ao exercício (Tabela 23.5).

A intensidade, a duração, o tipo e a frequência do programa de treinamento devem ser cuidadosamente considerados em relação às respostas do exercício crônico sobre a imunocompetência do atleta. Os efeitos do treinamento sobre o sistema imune – avaliados no repouso – podem diferir das respostas relatadas após o exercício agudo.

Uma aparente alta incidência de ITRS entre atletas tem incitado um interesse quanto ao fato de o exercício crônico suprimir a função imune. De maneira geral, uma supressão crônica branda de alguns parâmetros da função imune ocorre durante períodos de treinamento intenso, ou em atletas com síndrome de excesso de treinamento. Apesar de os atletas apresentarem evidências de uma imunossupressão branda, deve ser ressaltado que eles não são clinicamente imunodeficientes.

Exercício crônico e contagem de leucócitos no sangue

Enquanto o exercício agudo causa profundas alterações no número e na distribuição relativa de subclasses de leucócitos na circulação sanguínea, essas mudanças são geralmente transitórias e os valores de repouso são normalmente restaurados dentro de 24 horas após o exercício. Por outro lado, a contagem total e diferencial de leucócitos é clinicamente normal e geralmente permanece inalterada durante o período de treinamento. Porém, é importante ressaltar que a coleta de sangue para a realização do leucograma deve ser realizada no mínimo 24 horas após a última sessão de exercício, procedimento este que possibilita verificar o verdadeiro efeito do treinamento.

Apesar de a maioria dos estudos demonstrar valores de repouso normais para a maioria dos leucócitos circulantes, o número total de leucócitos e de células NK pode declinar durante períodos de treinamento intenso. Essa redução do número celular pode resultar da migração de células a partir da circulação, ou do aumento do *turnover* de células, ou da combinação de ambos.

Exercício crônico e funcionalidade das células do sistema imune

Apesar de o número de células circulantes permanecer relativamente constante, há consistentes evidências de que o exercício crônico intenso altera diversos parâmetros da função imune, incluindo funcionalidade de neutrófilos, citotoxicidade de células NK e ativação de linfócitos. Por outro lado, o exercício moderado crônico parece ter pouco ou nenhum efeito sobre esses parâmetros.

O efeito do treinamento sobre a atividade citotóxica de células NK representa uma área de considerável debate. Diversos estudos com animais têm demonstrado significativo aumento da atividade citotóxica de células NK com o treinamento, fato este que eleva a resistência contra certos tipos de viroses e células cancerígenas. Estudos demonstram que a atividade citotóxica está elevada em até 50% em amostras de sangue coletadas no repouso de atletas comparadas com não atletas, apesar de outros estudos não demonstrarem tal diferença.

A proliferação de linfócitos estimulada por mitógenos não parece ser alterada substancialmente com o treinamento. Porém, estudos demonstram que a supressão da função de linfócitos ocorre em atletas submetidos a treinamento exaustivo, enquanto um pequeno aumento ou nenhuma alteração é observada no treinamento de intensidade moderada.

A capacidade funcional de neutrófilos tem sido demonstrada como suprimida (mas somente durante períodos de treinamento intensos) significativamente em atletas de elite comparados com indivíduos sedentários, o que sugere um aumento do risco de ITRS. É possível que a supressão da capacidade funcional de neutrófilos em atletas possa ser um mecanismo de proteção, limitando a inflamação crônica durante períodos de exercício intenso.

De modo geral, os estudos demonstram que o exercício crônico intenso é correlacionado a alterações negativas sobre a imunocompetência de atletas.

Exercício crônico e imunoglobulinas

O exercício crônico moderado exerce pouco ou nenhum efeito sobre a concentração de imunoglobulinas no soro e nas mucosas. Em contraste, a concentração de imunoglobulinas de mucosas e no soro pode ser reduzida durante períodos de exercício intenso em atletas. Estudos demonstram que as concentrações séricas de IgA, IgG e IgM foram significativamente inferiores em nadadores, após um período de treinamento de 7 meses, quando comparadas com não atletas.

Devido à relativa alta incidência de ITRS entre atletas de *endurance* e à importância da IgA de mucosas para a resistência a infecções virais, diversos pesquisadores têm estudado a resposta da IgA salivar em relação ao exercício.

O treinamento intenso é associado com diminuição da concentração de IgA salivar, enquanto o treinamento moderado pode aumentar a concentração salivar de IgA.

Desse modo, a concentração de IgA salivar representa importante marcador de risco de infecção em atletas, e o monitoramento da concentração de IgA salivar durante o período de treinamento pode identificar atletas que apresentam risco de infecção. Isso permite a realização de intervenções apropriadas para prevenir doenças e subsequente diminuição de desempenho.

Exercício, sistema imune e nutrição

A deficiência nutricional é comumente associada com prejuízo da imunocompetência, particularmente sobre a imunidade mediada por células, a função fagocitária, a produção de citocinas e anticorpos, a afinidade de anticorpos e o sistema complemento.

O estado nutricional pode modular a interação entre exercício e sistema imune por diferentes modos. Algumas teorias são:

1. Uma direta competição entre as necessidades metabólicas das células do sistema imune e a demanda dos músculos exercitados (p. ex., quando as reservas de glicogênio muscular são depletadas).
2. Uma diminuição dos potenciais efeitos adversos sobre o sistema imune, a partir de espécies reativas de oxigênio geradas pelo metabolismo oxidativo ou lesão tecidual (p. ex., a suplementação com antioxidantes).

Os mecanismos implícitos nas alterações do sistema imune associadas ao exercício são multifatoriais, e incluem fatores neuroendócrinos, como adrenalina, noradrenalina, hormônio do crescimento, cortisol e b-endorfinas.

Muitos esportes apresentam categorias restritas em relação ao peso corporal, o que leva alguns atletas a adotarem dietas com valores calóricos muito baixos, que são frequentemente desbalanceadas e colocam os atletas em risco de deficiências de alguns nutrientes. Aliado a esses fatores, alguns atletas utilizam suplementos de vitaminas e minerais, apesar de a suplementação desses micronutrientes ser benéfica apenas em casos de deficiência, enquanto a excessiva ingestão de micronutrientes individuais pode ser tóxica, ou pode limitar a absorção de outros micronutrientes essenciais. Deficiências ou excesso de vários compostos da dieta acarretam um substancial impacto sobre a imunocompetência de atletas, podendo exacerbar a imunossupressão associada ao treinamento intenso.

Carboidratos

Existem poucas razões para questionar a relevância de uma adequada disponibilidade de carboidratos para a manutenção do treinamento intenso e a obtenção do melhor desempenho atlético. Além disso, a glicose é um importante combustível para células do sistema imune, incluindo linfócitos, neutrófilos e macrófagos.

A lesão tecidual que ocorre após o exercício intenso provoca uma resposta de fase aguda, que inicia o processo inflamatório. Essa resposta é caracterizada pela liberação de citocinas proinflamatórias como interleucina (IL)-1b, IL-6 e fator de necrose tumoral, que atuam em sinergismo, mas são limitados ou revertidos por diversos processos, que incluem a produção de citocinas anti-inflamatórias, como antagonista de receptor de IL-1, IL-4 e IL-10. Além disso, citocinas proinflamatórias liberadas em resposta à lesão muscular induzida pelo exercício estimulam o eixo hipotálamo-hipófise-adrenal (HHA), fornecendo um mecanismo natural de *feedback* que aumenta a liberação de cortisol e limita mais a liberação de IL-1b e IL-6.

Baixas concentrações de glicose têm sido correlacionadas com a ativação do eixo HHA e subsequente síntese de cortisol. Em adição aos efeitos sobre a resposta de citocinas, o exercício intenso resulta em um aumento no número e na atividade de neutrófilos e de monócitos sanguíneos.

Várias intervenções nutricionais têm sido testadas visando alterar as alterações inflamatórias após o exercício intenso, e os resultados mais efetivos são observados com a suplementação de carboidratos.

As respostas hormonais e inflamatórias em atletas suplementados com carboidrato comparado com placebo são relacionadas a uma redução do nível de estresse fisiológico, o que é refletido pela redução da concentração plasmática de cortisol. Esse efeito pode ser devido ao mecanismo de manutenção da glicemia e à redução da ativação do eixo HHA.

Estudos com ingestão de carboidrato (6%) antes, durante (aproximadamente 1 L/hora) e após 150 minutos de exercício estão associados com maior concentração de glicose no plasma, diminuição da resposta de citocinas inflamatórias e anti-inflamatórias, atenuação da resposta dos hormônios do crescimento e cortisol, menores perturbações na contagem de células do sistema imune no sangue, diminuição do processo de fagocitose e da produção de espécies reativas de oxigênio por neutrófilos e monócitos.

Em um estudo com 10 triatletas, foi avaliado o efeito do modo do exercício e da ingestão de uma bebida contendo carboidrato (6%) *versus* placebo sobre a resposta imune após 2,5 horas de corrida e ciclismo. Cada triatleta correu ou pedalou durante 2,5 horas (~75% $VO_{2máx}$) ingerindo bebida com carboidrato ou placebo. A ingestão de carboidrato, mas não a modalidade de exercício, influenciou fortemente as respostas plasmáticas de glicose e hormônios, levando a uma diminuição das alterações na contagem de células imunológicas e das concentrações de citocinas. A atividade das células NK e a fagocitose e produção de espécies reativas de oxigênio em granulócitos também apresentaram menores alterações no grupo suplementado com carboidrato em relação ao grupo placebo. De modo geral, a magnitude das respostas imunológicas e hormonais é diminuída pela ingestão de carboidratos comparada com a ingestão de placebo (Figura 23.2). Portanto, esses resultados indicam que atletas ingerindo bebidas contendo carboidratos antes, durante e após um exercício prolongado e intenso devem apresentar menor estresse fisiológico.

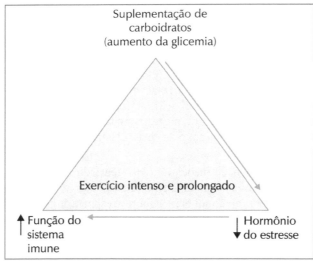

Figura 23.2. Suplementação de carboidratos.

Suplementação de carboidrato durante o exercício intenso e prolongado mantém ou eleva a glicemia, atenuando o aumento dos hormônios do estresse. Desse modo, diminui as alterações negativas sobre a resposta imune.

Fonte: Desenvolvida pela autoria.

Lipídios

Lipídios modulam a função imune por meio de diversos fatores e mediadores. A quantidade e o tipo de lipídio da dieta apresentam efeitos modulatórios sobre o sistema imune celular em níveis bioquímicos e moleculares. Os mecanismos pelos quais os lipídios modulam a função imune podem envolver diversos fatores, incluindo a modulação da expressão gênica de citocinas e a síntese de mediadores lipídicos, como prostaglandinas, tromboxanos e leucotrienos.

Apesar de os ácidos graxos serem utilizados por linfócitos como combustíveis, sua oxidação não parece crucial para a capacidade funcional dessas células. Esse fato é verificado por meio da inibição da oxidação de ácidos graxos, a qual não diminui a capacidade de os linfócitos proliferarem diante de um estímulo antigênico. Ácidos graxos podem exercer efeitos diretos (alteração da fluidez de membrana) ou indiretos (como precursores de eicosanoides) sobre a função imune, geralmente modulando a produção de IL-2 e a proliferação de linfócitos induzida por mitógenos. É possível que uma ingestão excessiva de ácidos graxos poli-insaturados favoreça a supressão induzida pelo exercício sobre a produção de IL-2 e a proliferação de linfócitos.

Existem duas classes principais de ácidos graxos poli-insaturados: as famílias n-3 e n-6. O precursor da família n-6 é o ácido linoleico, que é convertido em ácido araquidônico, enquanto o precursor da família n-3 é o ácido a-linolênico. Esses ácidos graxos não podem ser sintetizados pelo organismo, e, portanto, devem ser obtidos a partir da dieta. Os lipídios n-6 da dieta geralmente aumentam as concentrações de citocinas proinflamatórias e prostaglandinas inflamatórias, enquanto os lipídios n-3 podem diminuir as concentrações dessas citocinas e prostaglandinas inflamatórias.

Dentre os ácidos graxos da família n-3, destacam-se os ácidos eicosapentaenoico (EPA) e docosa-hexaenoico (DHA), os quais apresentam papel anti-inflamatório, bem como atuam na função imune mediada por células. Nesse contexto, Tartibian et al. avaliaram os efeitos da ingestão de EPA e DHA (1,8 g/dia) sobre a produção de IL-6, TNF-α e prostaglandina E2 e verificaram que, imediatamente, 24 e 48 horas após a sessão de exercício, houve menor aumento das concentrações desses biomarcadores inflamatórios em comparação com o grupo controle. Adicionalmente, Jouris e cols. verificaram que a suplementação com ácidos graxos da família n-3 (3 g/dia), durante 7 dias, diminuiu a dor muscular em 15% quando comparado ao grupo controle após o exercício de força excêntrico.

A alteração de consumo de lipídios da dieta pode alterar o sistema imune e as concentrações hormonais, pois lipídios atuam como componentes de biomembranas servem como precursores para certos hormônios esteroides e prostaglandinas, exercendo um papel na regulação da síntese de eicosanoides, e interagem diretamente com processos de ativação celular. Segundo Venkatraman e cols., dietas elevadas em carboidratos e muito baixas em lipídios (15% lipídios, 65% carboidratos e 20% proteínas do total calórico), tipicamente ingeridas por atletas, aumentam a resposta imune inflamatória e diminuem a resposta anti-inflamatória e a concentração de antioxidantes, afetando negativamente as proporções de lipoproteínas no sangue.

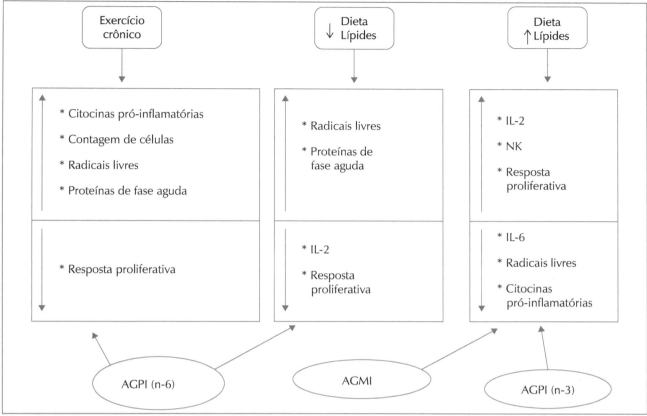

Figura 23.3. Resumo de como os lipídios da dieta podem modular os efeitos induzidos pelo exercício sobre o sistema imune.
Fonte: Desenvolvida pela autora.

Como lipídios são potentes mediadores do sistema imune e exercem seus efeitos por meio de citocinas, hormônios etc., os efeitos imunossupressivos do exercício intenso podem ser modulados pelos lipídios da dieta (Figura 23.3). Por exemplo, a presença de ácidos graxos monoinsaturados tem sido reportada como menos inflamatória quando comparada com ácidos graxos poli-insaturados da família n-6.

Proteínas

Proteínas são formadas por aminoácidos, que por sua vez, participam de diversas funções metabólicas, com destaque para a síntese de neurotransmissores, a estimulação da síntese proteica e o aumento da função imune. A necessidade proteica diária para atletas de *endurance* é aproximadamente o dobro comparado com a população sedentária. Uma ingestão inferior a 1,6 g de proteína/kg de massa corporal/dia é comumente associada com um balanço nitrogenado negativo em atletas que estão treinando intensamente. Partindo da suposição de que atletas consomem uma dieta equilibrada e balanceada, que atendem a suas necessidades energéticas, a necessidade de proteínas será facilmente alcançada. Porém, atletas submetidos a um programa de restrição alimentar visando à redução da gordura corporal e atletas que consomem uma dieta desbalanceada poderiam apresentar uma ingestão inadequada de proteínas, que prejudicaria sua resposta imune, particularmente em relação à funcionalidade das células T – o que resultaria no aumento da incidência de infecções oportunistas.

Glutamina

A glutamina é o aminoácido livre mais abundante no plasma e no músculo humano, e é utilizada em altas taxas por leucócitos para fornecer energia e favorecer a biossíntese de nucleotídeos.

Estudos demonstram que a glutamina é um importante combustível para neutrófilos linfócitos e macrófagos. A glutamina aumenta a proliferação de linfócitos e a atividade de células *killer* ativadas por linfocinas *in vitro*, mas não tem efeito sobre a atividade de células NK.

O musculo esquelético é o principal tecido envolvido na síntese e na liberação de glutamina para a circulação sanguínea. Estudos demonstram que o músculo esquelético desempenha um papel fundamental na manutenção do processo de utilização de glutamina em células do sistema imune. Consequentemente, a atividade do músculo esquelético pode diretamente influenciar o sistema imune. A seguinte hipótese tem sido estudada: durante o exercício intenso e prolongado, a demanda de alguns órgãos (rins, fígado) por glutamina é aumentada, acarretando uma diminuição do fornecimento desse aminoácido para as células do sistema imune, o que temporariamente afeta sua funcionalidade. Desse modo, fatores que direta ou indiretamente influenciam a síntese e a liberação de glutamina poderiam influenciar também a função de linfócitos e monócitos. Estudos demonstram que, após o exercício intenso e prolongado, a concentração de glutamina plasmática e tecidual diminui. A síndrome do excesso de treinamento também é associada com a redução crônica da glutaminemia. Porém, não existem resultados publicados comprovando que a suplementação de glutamina restaura a transitória imunossupressão pós-exercício.

Castell e cols. forneceram evidências do possível papel da suplementação de glutamina sobre o sistema imune. A suplementação de glutamina (5 g em 330 mL) consumida imediatamente após e 2 horas após uma maratona reduziu a incidência de ITRS, durante o período de 7 dias após a prova. Em relação ao efeito protetivo das proteínas de choque térmico (HSP) em atletas, foi descrito por Zuhl e cols. que a glutamina desempenha papel anti-inflamatório mediado pela HSP70 em células mononucleares do sangue periférico. Adicionalmente, Raizel e cols. observaram que ratos tratados com glutamina oral (4 g/100 mL) obtiveram efeitos citoprotetivos via HSP70 após exercício de força.

Por outro lado, Rohde e cols. verificaram que não havia associação entre alteração na concentração plasmática de glutamina e proliferação de linfócitos durante 135 minutos de exercício completado em três sessões. Apesar de os autores relatarem que a glutaminemia havia sido mantida durante o exercício, por meio da suplementação com glutamina, em relação ao grupo placebo, a diminuição e a recuperação da proliferação de linfócitos não foram significativamente diferentes entre os dois grupos.

Portanto, outros estudos são necessários para validar a hipótese de que o declínio na função imune é causado por uma diminuição da concentração plasmática de glutamina.

Aminoácidos de cadeia ramificada

Os aminoácidos de cadeia ramificada (ACR) – leucina, isoleucina e valina – atuam como precursores de glutamina no músculo esquelético, cujo fato indiretamente influencia a resposta imune. Bassit et al. (2000) demonstraram que a suplementação crônica com ACR (12 g/dia), durante 30 dias, foi capaz de prevenir a diminuição da concentração plasmática de glutamina e a redução da função imune em triatletas.

Adicionalmente, os ACR também podem influenciar a função imune por meio da ativação da via da proteína alvo da rapamicina em mamíferos (mTOR), envolvida na síntese proteica, na via de ação da insulina, na biogênese mitocondrial, na inflamação e no metabolismo de lipídios. Apesar dos promissores resultados supramencionados, não há um consenso na literatura sobre a recomendação de ingestão de ACR em combinação com o exercício físico para o aumento da função imune.

Vitamina C

Durante o exercício, o aumento da utilização de O_2 leva ao aumento da produção de espécies reativas de oxigênio. Antioxidantes podem, na teoria, neutralizar essas espé-cies reativas, que são produzidas também por neutrófilos e macrófagos durante o processo de fagocitose. O ácido ascórbico está presente no organismo humano na forma de ascorbato, que pode ser oxidado pelas ERO (espécies reativas de oxigênio) e ERN (espécies reativas de nitrogênio), tornando-os em uma forma inativa, bem como pode atuar como agente redutor de metais de transição como Fe^{3+} e Cu^{2+}. Entretanto, o ascorbato também pode, indiretamente, apresentar propriedades pró-oxidantes, uma vez que os íons de Fe^{2+} e Cu^{1+} podem reagir com o peróxido de hidrogênio (reação de Fenton), gerando o radical hidroxila.

Estudos indicam que a vitamina C pode reduzir a incidência de infecções após um exercício intenso e prolongado. Peters e cols. (1993) avaliaram o efeito da suplementação de vitamina C (600 mg de vitamina C diariamente, durante as 3 semanas que antecediam a competição) sobre a incidência de ITRS durante um período de duas semanas após uma prova de ultramaratona (90 km). A incidência de ITRS foi de 68% no grupo placebo, enquanto a incidência no grupo suplementado com vitamina C foi somente de 33%. Esse mesmo grupo de pesquisa, em um trabalho subsequente, encontrou que a suplementação de vitamina C (500 mg/dia durante 3 semanas), diferentemente da suplementação de vitaminas A e E, alterou a incidência de ITRS após uma prova de ultramaratona. Desse modo, observou-se que apenas 15,9% dos corredores suplementados com vitamina C reportaram algum caso de ITRS, durante o período de 2 semanas após a prova, em comparação com 40,4% dos corredores que utilizaram placebo, 20 a 26% dos corredores que utilizaram vitamina C com vitamina E e b-caroteno, e 24,4% dos controles placebo. Os autores sugerem que o exercício intenso e prolongado aumenta a produção de radicais livres, que depletam o *pool* de vitamina C corporal, acarretando prejuízo da função fagocitária de neutrófilos; desse modo, há diminuição da imunocompetência do atleta.

Por outro lado, Nieman e cols. verificaram o efeito da vitamina C sobre a funcionalidade de linfócitos e perfil hormonal após uma sessão de exercício intenso com duração de 2,5 horas. A suplementação com vitamina C (1.000 mg/dia durante 8 dias) não influenciou as subclasses de leucócitos, atividade de células NK, proliferação de linfócitos, fagocitose de granulócitos, produção de espécies reativas de oxigênio, catecolaminas e cortisol.

Zinco

O zinco é essencial para o desenvolvimento do sistema imune. Mais de 100 metaloenzimas têm sido identificadas como zinco-dependentes, incluindo aquelas envolvidas no processo de transcrição de DNA e na síntese de proteínas. Os efeitos da deficiência de zinco sobre a função imune incluem atrofia linfoide, diminuição da resposta cutânea de hipersensibilidade do tipo tardia, diminuição da produção de IL-2, prejuízo da proliferação de linfócitos estimulada por mitógenos e diminuição da atividade citotóxica de células NK.

Como o zinco é perdido a partir do corpo pelo suor e pela urina, e essas perdas são aumentadas pelo exercício, é possível que o treinamento intenso possa provocar deficiência de zinco em atletas. Além disso, atletas de ambos os gêneros apresentam menores concentrações de zinco quando comparados com indivíduos não treinados.

Um estudo com corredores do sexo masculino encontrou que 6 dias de suplementação com zinco e cobre (25 mg de zinco e 1,5 mg de cobre, duas vezes por dia) inibiu o aumento de formação do radical livre superóxido por neutrófilos ativados induzidos pelo exercício, e intensificou a supressão sobre a proliferação de linfócitos estimulados por mitógenos.

A administração de zinco (150 mg, duas vezes ao dia) para 11 atletas, durante um período de 6 semanas, foi associada com uma redução da resposta proliferativa de linfócitos e prejuízo da atividade fagocítica de neutrófilos. Portanto, megadoses de zinco não são recomendadas, e atletas devem ser orientados a ingerir alimentos ricos em zinco como carnes, peixes, aves e produtos lácteos.

Magnésio

O magnésio é um mineral essencial, predominantemente encontrado nos ossos (52%), nas células musculares (28%), nos tecidos moles (19%), no soro (0,3%) e nos eritrócitos (0,5%), que participa da ativação de enzimas, da estabilização da função e da integridade da membrana celular e da sinalização celular, além de favorecer a ativação de macrófagos e a síntese de imunoglobulinas. Não obstante, a deficiência desse mineral está associada ao aumento da resposta inflamatória.

Além disso, estudos sugerem que a deficiência de ingestão em atletas pode agravar as alterações da função imune induzidas pelo exercício intenso e exaustivo. Todavia, foi demonstrado que a suplementação com magnésio não foi capaz de prevenir as alterações de parâmetros relacionados à imunocompetência de atletas com estado nutricional adequado relativo ao magnésio. Nesse contexto, a suplementação com o zinco deve ser considerada apenas após o diagnóstico de deficiência por meio de exames laboratoriais.

Ferro

A deficiência de ferro é prevalente em todo o mundo, e algumas estimativas demonstram que aproximadamente 25% da população mundial apresenta deficiência de ferro. Atletas de *endurance* apresentam potencial risco para deficiência de ferro devido ao aumento das perdas desse mineral no suor, na urina e nas fezes. Entretanto, a proporção de atletas que apresenta depleção de ferro não é maior do que a porcentagem encontrada na população. O exercício pode influenciar no metabolismo do ferro, como ocorre na resposta de fase aguda induzida pelo exercício, que envolve a diminuição da concentração de ferro livre circulante.

O sistema imune parece particularmente sensível à disponibilidade de ferro. Por um lado, o ferro livre é necessário para o crescimento bacteriano, e a remoção desse mineral com o auxílio de agentes quelantes como a lactoferrina reduz a multiplicação bacteriana, particularmente na presença de anticorpos específicos. Desse modo, esse mecanismo de diminuição da concentração de ferro pode proteger um indivíduo de infecções, enquanto a ingestão elevada de ferro pode prejudicar a biodisponibilidade de zinco. Por outro lado, a deficiência de ferro deprime vários aspectos da função imune, incluindo a produção de IL-1 por macrófagos, a resposta proliferativa de linfócitos estimulada por mitógenos, a atividade citotóxica de células NK e a resposta de hipersensibilidade do tipo tardia. A função fagocitária é prejudicada pela baixa disponibilidade de ferro, mas elevadas concentrações de ferro inibem a fagocitose de neutrófilos humanos *in vitro*.

O consenso geral na literatura é o de que todos os atletas devem obter suas necessidades de ferro a partir de alimentos que são fontes desse mineral. A ingestão de ferro recomendada para corredores de longa distância é de 17,5 mg/dia para atletas do sexo masculino e de 23 mg/dia para o sexo feminino.

Antioxidantes

Dentre os principais fatores que aumentam a produção de radicais livres, como as espécies reativas de oxigênio (ERO), destaca-se o exercício físico, em que ocorre aumento de 10 a 20 vezes no consumo total de oxigênio do organismo e de 100 a 200 vezes na captação de oxigênio pelo musculo esquelético. O aumento da produção de ERO associado à lesão muscular e à inflamação promovidas pelo exercício intenso e prolongado impacta diretamente na *performance* e na fase de recuperação do indivíduo, aumentando a suscetibilidade a lesões, promovendo a fadiga crônica e o *overtraining*.

Entre os compostos antioxidantes provenientes da alimentação estão a vitamina E, que desempenha potente papel inibidor da peroxidação lipídica, em que o alfa-tocoferol atua como doador de hidrogênio para o radical peroxila, interrompendo, assim, a reação radicalar em cadeia. Nessa reação, o tocoferol é convertido em alfa-tocoferil, sendo que, na presença de ascorbato, o alfa-tocoferol pode ser regenerado nas membranas celulares. Além do alfa-tocoferol, o β-caroteno caracteriza-se como um agente redutor biológico que possui melhor atuação quando os níveis de oxigênio são baixos, como na maioria dos tecidos biológicos. Esse composto age como desativador do oxigênio singleto (espécie eletronicamente excitada da molécula de oxigênio molecular) ou como sequestrador dos radicais peroxila.

Atletas que possuem adequada ingestão de nutrientes e densidade energética não necessitam de suplementação com antioxidantes, mesmo em ambientes extremos. Nesse sentido, Niess e cols. avaliaram o efeito da suplementação com 500 UI de vitamina E por dia, durante 28 dias, sobre a expressão da enzima óxido nítrico sintase induzível (iNOS) e da proteína heme oxigenase-1 (HO-1) induzida pelo exercício físico em leucócitos oriundos do sangue periférico. Após 30 minutos de exercício exaustivo na esteira, a expressão da iNOS e da HO-1 foi modulada pelo exercício físico, entretanto não foi alterada pela suplementação com vitamina E. Cabe destacar que a exclusiva circunstância viável para a suplementação com antioxidantes está presente nos casos individuais de deficiências nutricionais constatadas a partir da avaliação do *status* antioxidante por meio de exames laboratoriais.

Probióticos

O termo "probiótico" é definido como "micro-organismos vivos que, quando administrados em quantidades adequadas, conferem benefícios à saúde do hospedeiro (FAO/WHO 2002)". Os probióticos mais estudados são as bactérias ácido-lácticas, as bactérias não ácido-lácticas e as leveduras, sendo que os *Lactobacillus* e os *Bifidobacterium* são os gêneros mais utilizados na prática clínica.

Esses microrganismos contribuem para a inibição do crescimento de bactérias patogênicas e podem modular a imunidade local – a partir da interação com o tecido linfoide associado ao intestino e do aumento da função da barreira intestinal – e a imunidade sistêmica, contribuindo para a melhora das respostas imunes inata e adquirida. Estudos mostraram que os probióticos são capazes de aumentar a atividade citolítica e fagocítica de células *natural killer*, a capacidade microbicida de granulócitos e monócitos, bem como modular a produção de citocinas e aumentar as concentrações séricas das imunoglobulinas IgA, IgG e IgM.

Entretanto, os resultados na literatura científica são, ainda, bastante controversos. A maior parte dos estudos destaca o papel dos probióticos na redução da incidência e duração de ITRS, na redução do risco de desenvolver sintomas de desconforto gastrointestinal e diarreia durante sessões de exercício prolongado, na redução da endotoxemia durante exercícios em ambientes quentes e na redução da incidência de infecções gastrointestinais. Cox e cols. observaram que a suplementação com *Lactobacillus fermentum* VRI-003 ($1,26 \times 10^{10}$/dia), durante 4 meses, em corredores de elite, diminuiu a gravidade e a duração dos sintomas respiratórios (30 dias) em comparação com o grupo placebo (72 dias). Todavia, Kekkonen e cols. demonstraram que a suplementação com *Lactobacillus rhamnosus GG* (4×10^{10}) em corredores, durante 3 meses, não apresentou diferença significativa nos sintomas de ITRS e gastrointestinais após uma maratona.

Conclusão

Dados epidemiológicos e clínicos suportam o conceito de que o exercício intenso aumenta o risco de o atleta desenvolver uma ITRS, devido aos efeitos negativos sobre a imunocompetência e a elevação dos hormônios do estresse, epinefrina e cortisol. Por outro lado, o exercício moderado pode diminuir o risco de ITRS por meio de alterações favoráveis sobre o sistema imune sem os efeitos negativos dos hormônios do estresse.

Em repouso, o sistema imune de atletas e o de não atletas parecem mais similares do que diferentes. Dos vários testes de imunocompetência que demonstram alguma mudança com o exercício, somente a concentração de IgA salivar tem demonstrado ser um potencial marcador de risco de infecção.

O exercício intenso e a nutrição exercem influências distintas sobre o sistema imune; essas influências parecem maiores quando o estresse do exercício e uma nutrição inadequada agem sinergisticamente. O treinamento físico aumenta as necessidades corporais de muitos nutrientes, e, em muitos casos, esses aumentos de necessidade são supridos pelo aumento da ingestão de alimentos. Entretanto, alguns atletas adotam uma dieta desbalanceada, e muitas pesquisas indicam que poucos atletas seguem um padrão alimentar adequado para alcançarem seu melhor desempenho esportivo. Sendo assim, a somatória desses fatores aumenta a predisposição para um quadro de imunossupressão. Apesar de ser impossível conter todos os fatores que contribuem para a imunossupressão induzida pelo exercício, é possível minimizar os efeitos de muitos fatores, como a adoção de uma dieta balanceada por atletas.

O consumo de bebidas com carboidratos durante o treinamento é recomendado como uma prática que parece atenuar alguns dos fatores imunossupressivos do exercício prolongado. O risco da suplementação de vitaminas e minerais em doses elevadas deve ser salientado; muitos micronutrientes ingeridos em quantidades acima do recomendável diminuem a resposta imune.

Questões propostas para estudo

1. Quais os mecanismos específicos que aparentemente aumentam o risco de ITRS entre atletas?
2. O exercício moderado e regular reduz o risco de ITRS? Justifique.
3. Qual a diferença entre imunidade inata e adaptativa?
4. Explique a resposta bifásica na contagem de leucócitos após uma sessão de exercício intenso.
5. Qual a importância do eixo neuroendócrino sobre a resposta imune em atletas?
6. A concentração de IgA salivar em exercícios agudos e crônicos representa um parâmetro importante da resposta imune. Explique.
7. A taxa de proliferação de linfócitos após um exercício intenso e prolongado é afetada. Quais são os principais mecanismos envolvidos sobre esse parâmetro de funcionalidade do sistema imune?
8. Explique o mecanismo pelo qual a suplementação de carboidrato atua sobre a resposta imune.
9. Explique a hipótese relacionando glutamina e sistema imune.
10. Como os ácidos graxos poli-insaturados podem modular a resposta imune?

Bibliografia consultada

- Abbas AK, Lichtman AH, Pober JS. Cellular and molecular immunology. Philadelphia: W.B. Saunders Company, 1997.

- Antonio J, Street C. Glutamine: a potentially useful supplement for athletes. Can J Appl Physiol 24: 1-14, 1999.

- Bassit RA, Sawada LA, Bacurau RF, Navarro F, Costa Rosa LFBP. The effect of BCAA suplementation upon the immune response of triathletes. Med Sci Sports Exerc, v. 32, p. 1214-1219, 2000.

- Bermon S, Castell LM, Calder PC, Bishop NC, Blomstrand E, Mooren FC, et al. Consensus statement immunonutrition and exercise. Exerc Immunol Rev. 2017;23:8-50.

- Bishop NC, Blannin AK, Walsh NP et al. Nutritional aspects of immunosupression in athletes. Sports Med 28: 151-176, 1999.

- Caris AV, Lira FS, de Mello MT, Oyama LM, dos Santos RV. Carbohydrate and glutamine supplementation modulates the Th1/Th2 balance after exercise performed at a simulated altitude of 4500 m. Nutrition. 2014 Nov-Dec;30(11-12):1331-6.

- Castell LM, Newsholme EA. Glutamine and the effects of exhaustive exercise upon the immune response. Can J Physiol Pharmacol 76: 524-532, 1998.

- Castell LM, Newsholme EA. The effect of oral glutamine supplementation on athletes after prolonged, exhaustive exercise. Nutrition 13: 738-742, 1997.

- Castell LM, Poortmans JR, Newsholme EA. Does glutamine have a role in reducing infections in athletes? Eur J Appl Physiol 73: 488-490, 1996.

- Chandra RK. Nutrition and immunology: from the clinic to cellular biology and back again. Proceedings of the Nutrition Society, v. 58, p. 681-683, 1999.

- Cox AJ, Pyne DB, Saunders PU, Fricker PA. Oral administration of the probiotic Lactobacillus fermentum VRI-003 and mucosal immunity in endurance athletes. Br J Sports Med. 2010 Mar;44(4):222-6.

- Curi R. Glutamina: metabolismo e aplicações clínicas e no esporte. Rio de Janeiro: Sprint, 261p, 2000.

- Cynober, LA. Amino acid metabolism and therapy in health and nutritional disease. New York: CRC Press; 1995. 459p.

- Frisina JP, Gaudieri S, Cable T, Keast D, Palmer TN. Effects of acute exercise on lymphocyte subsets and metabolic activity. Int J Sports Med, v. 15, p. 36-41, 1994.

- Gleeson M, Bishop NC. Elite athlete immunology: importance of nutrition. Int J Sports Med, v. 21, p. 44S-50S, 2000.

- Gleeson M, McDonald WA, Pyne DB, Cripps AW, Francis JL, Fricker PA, Clancy RL. Salivary IgA levels and infection risk in elite swimmers. Med Sci Sports Exerc, v. 31, p. 67-73, 1999.

- Griffiths RD. The evidence for glutamine use in the critically-ill. Proc Nutr Soc 60: 403-410, 2001.

- Guadagni M, Biolo G. Effects of inflammation and/or inactivity on the need for dietary protein. Curr Opin Clin Nutr Metab Care 12(6):617-22, 2009.

- Henson DA, Nieman DC, Blodgett AD, Butterworth DE, Utter A et al. Influence of mode and carbohydrate on the immune response to prolonged exercise. Int J Sport Nutr, v. 9, p. 213-228, 1999.

- Kekkonen RA, Vasankari TJ, Vuorimaa T, Haahtela T, Julkunen I, Korpela R. The effect of probiotics on respiratory infections and gastrointestinal symptoms during training in marathon runners. Int J Sport Nutr Exerc Metab. 2007 Aug;17(4):352-63.

- Kreider RB, Campbell B. Protein for exercise and recovery. Phys Sportsmed 37(2):13-21, 2009.

- Mackinnon LT, Hooper SL. Plasma glutamine and upper respiratory tract infection during intensified training in swimmers. Med Sci Sports Exerc 28: 285-290, 1996.

- Mackinnon LT. Advanced in exercise immunology. Human Kinetics, 1999.

- Mackinnon LT. Chronic exercise training effects on immune function. Med Sci Sports Exerc, v. 32, p. 369S-376S, 2000.

- Manore MM, Kam LC, Loucks AB. The female athlete triad: components, nutrition issues, and health consequences. J Sports Sciences, 2007; 25(S1): S61-S71.

- Martin SA, Pence BD, Woods JA. Exercise and respiratory tract viral infections. Exerc Sport Sci Rev 37(4):157-64, 2009.

- Mickleborough TD, Lindley MR, Montgomery GS. Effect of fish oil-derived omega-3 polyunsaturated fatty acid supplementation on exercise-induced bronchoconstriction and immune function in athletes. Phys Sportsmed 36(1):11-17, 2008.

- Nehlsen-Cannarella SL, Nieman DC, Balk-Lamberton AJ, Markoff PA, Chritton DBW, Gusewitch G, Lee JW. The effects of moderate exercise training on immune response. Med Sci Sports Exerc, v. 23, p. 64-70, 1991.

- Nehlsen-Cannarella SL. Cellular responses to moderate and heavy exercise. Can J Physiol Pharmacol, v. 76, p. 485-489, 1998.

- Neu J, Shenoy V, Chakrabarti R. Glutamine nutrition and metabolism: where do we go from here? Faseb J, v. 10, p. 829-837, 1996.

- Newsholme EA, Newsholme P, Curi R et al. Glutamine metabolism in different tissues: its physiological and pathological importance. In: Kinney JM, Borum PR. Perspectives in clinical nutrition. Munich: Urban and Schwarzenberg, p. 71-98, 1989.

- Nieman DC, Henson DA, Butterworth DE, Warren BJ, Davis JM, Fagoaga OR, Nehlsen-Cannarella SL. Vitamin C supplementation does not alter the immune response to 2,5 hours of running. Int J Sport Nutr, v. 7, p. 173-184, 1997.

- Nieman DC, Pedersen BK. Exercise and immune function. Sports Med, v. 27, p.73-80, 1999.

- Nieman DC, Pedersen BK. Exercise and immune function: recent developments. Sports Med, v. 27, p. 73-80, 1999.

- Nieman DC, Pedersen BK. Nutrition and exercise immunology. CRC Press, 2000.

- Nieman DC. Exercise and resistance to infection. Can J Physiol Pharmacol, v. 76, p. 573-580, 1998.

- Nieman DC. Exercise, upper respiratory tract infection, and the immune system. Med Sci Sports Exerc, v. 26, p. 128-139, 1994.

- Nieman DC. Is infection risk linked to exercise workload? Med Sci Sports Exerc, v. 32, p. 406S-411S, 2000.

- Nimmo MA, Ekblom B. Fatigue and illness in athletes. J Sports Sciences, 2007; 25(S1): S93-S102

- Parry-Billings M, Budgett R, Koutedakis Y, Blomstrand E, Brooks S, Williams C et al. Plasma amino acid concentration in the overtraining syndrome: possible effects on the immune system. Med Sci Sport Exerc, v. 24, p. 1353-1358, 1992.

- Pedersen BK, Bruunsgaard H, Jensen M, Krzywkowski K, Ostrowski K. Exercise and immune function: effect of ageing and nutrition. Proceedings of the Nutrition Society, v. 58, p. 733-742, 1999.

- Pedersen BK, Toft AD. Effects of exercise on lymphocytes and cytokines. Br J Sports Med, v. 34, p. 246-251, 2000.

- Pedersen BK, Ullum H. Nk cell response to physical activity: possible mechanisms of action. Med Sci Sports Exerc, v. 26, p. 140-146, 1994.
- Pyne DB, Gleeson M, McDonald WA, Clancy RL, Perry Jr C, Fricker PA. Training strategies to maintain immunocompetence in athletes. Int J Sports Med, v. 21, p. 51S-60S, 2000.
- Raizel R, Leite JS, Hypólito TM, Coqueiro AY, Newsholme P, Cruzat VF, Tirapegui J. Determination of the anti-inflammatory and cytoprotective effects of l-glutamine and l-alanine, or dipeptide, supplementation in rats submitted to resistance exercise. Br J Nutr. 2016 Aug;116(3):470-9.
- Ranieri M, Megna M, Lancioni GE, Jirillo E, Amico AP, Nardulli M et al. Physical exercise and the immune system. Int J Immunopathol Pharmacol 22(3 Suppl):29-32, 2009.
- Rogero MM, Borelli P, Fock RA, de Oliveira Pires IS, Tirapegui J. Glutamine in vitro supplementation partly reverses impaired macrophage function resulting from early weaning in mice. Nutrition 24: 589-98, 2008.
- Rogero MM, Borelli P, Vinolo MA, Fock RA, de Oliveira Pires IS, Tirapegui J. Dietary glutamine supplementation affects macrophage function, hematopoiesis and nutritional status in early weaned mice. Clin Nutr 27: 386-97, 2008.
- Rogero MM, Mendes RR, Tirapegui J. [Neuroendocrine and nutritional aspects of overtraining]. Arq Bras Endocrinol Metabol 49: 359-68, 2005.
- Rogero MM, Tirapegui J, Pedrosa RG, Castro IA, Pires IS. Effect of alanyl-glutamine supplementation on plasma and tissue glutamine concentrations in rats submitted to exhaustive exercise. Nutrition 22: 564-71, 2006.
- Rogero MM, Tirapegui J, Pedrosa RG, Pires ISO, Castro IA. Plasma and tissue glutamine response to acute and chronic supplementation with L-glutamine and L-alanyl-L-glutamine in rats. Nutr Res 24: 261-270, 2004.
- Rogero MM, Tirapegui J, Pedrosa, RG, Castro IA, Pires ISO, Oliveira AAM et al. Efeito da suplementação com L-alanil--L-glutamina sobre a resposta de hipersensibilidade do tipo tardio em ratos submetidos ao treinamento intenso. Rev Bras Ciên Farm 38: 487-497, 2002.
- Rogero MM, Tirapegui J, Vinolo MA, Borges MC, de Castro IA, Pires IS, Borelli P. Dietary glutamine supplementation increases the activity of peritoneal macrophages and hemopoiesis in early-weaned mice inoculated with Mycobacterium bovis bacillus Calmette-Guérin. J Nutr 138: 1343-8, 2008.
- Rogero MM, Tirapegui J. Aspectos atuais sobre glutamina e exercício. Nutr Pauta 11: 34-40, 2003.
- Rogero MM, Tirapegui J. Aspectos atuais sobre glutamina, atividade física e sistema imune. Rev Bras Ciên Farm 36:201-212, 2000.
- Rogero MM, Tirapegui J. Aspectos nutricionais sobre glutamina e exercício físico. Nutrire 25:101-126, 2003.
- Rohde T, Asp S., MacLean DA et al. Competitive sustained exercise in humans, limphokine activated killer cell activity, and glutamine: an intervention study. Eur J Appl Physiol 78: 448-453, 1998.
- Rohde T, MacLean DA, Hartkoop A, Pedersen BK. The immune system and serum glutamine during a triathlon. Eur J Appl Physiol, v. 74, p. 428-434, 1996.
- Rohde T, MacLean DA, Pedersen BK. Effect of glutamine supplementation on changes in the immune system induced by repeated exercise. Med Sci Sport Exerc 30: 856-862, 1998.
- Rowbottom DG, Green KJ. Acute exercise effects on the immune system. Med Sci Sports Exerc, v. 32, p. 396S-405S, 2000.
- Rowbottom DG, Keast D, Goodman C et al. The haematological, biochemical profile of athletes suffering from the overtraining syndrome. Eur J Appl Physiol 70: 502-509, 1995.
- Senchina DS, Hallam JE, Dias AS, Perera MA. Human blood mononuclear cell in vitro cytokine response before and after two different strenuous exercise bouts in the presence of bloodroot and Echinacea extracts. Blood Cells Mol Dis 43: 298-303, 2009.
- Senchina DS. Effects of regular exercise on the aging immune system: a review. Clin J Sport Med 19: 439-40, 2009.
- Shephard RJ, Shek PN. Potencial impact of physical activity and sport on the immune system: a brief review. BrJ Sport Med, v. 28, p. 247-255, 1994.
- Smith LL. Cytokine hypothesis of overtraining: a physiological adaptation to excessive stress? Med Sci Sports Exerc 32: 317-331, 2000.
- Smith RJ. Glutamine metabolism and its physiologic importance. J Parent Ent Nutr 14: 40S-44S, 1990.
- Tirapegui J. Nutrição: fundamentos e aspectos atuais. 2. ed. São Paulo: Atheneu; 2006. 342 p.
- Urso ML, Clarkson PM. Oxidative stress, exercise, and antioxidant supplementation. Toxicology. 2003 Jul 15;189(1-2):41-54.
- Venkatraman JT, Leddy J, Pendergast D. Dietary fats and immune status in athletes: clinical implications. Med Sci Sports Exerc, v. 32, p. 389S-395S, 2000.
- Walsh NP, Blannin AK, Robson PJ et al. Glutamine, exercise and immune fuction: links and possible mechanisms. Sports Med 26: 177-191, 1998.
- West NP, Pyne DB, Peake JM, Cripps AW. Probiotics, immunity and exercise: a review. Exerc Immunol Rev 15:107-26, 2009.66.
- Woods JA, Davis JM, Smith JA, Nieman DC. Exercise and cellular innate immune function. Med Sci Sports Exerc, v. 31, p. 57-66, 1999.
- Zuhl MN, Lanphere KR, Kravitz L, Mermier CM, Schneider S, Dokladny K, Moseley PL. Effects of oral glutamine supplementation on exercise-induced gastrointestinal permeability and tight junction protein expression. J Appl Physiol (1985). 2014 Jan 15;116(2):183-91.

Excesso de Treinamento ou *Overtraining*

• Marcelo Macedo Rogero • Audrey Yule Coqueiro • Julio Tirapegui

Resumo

A síndrome de *overtraining*, também denominada síndrome do desempenho insuficiente inexplicado (*unexplained underperformance syndrome*) (Lewis et al., 2015), é definida como uma resposta generalizada ao estresse em atletas, e caracterizada por fadiga persistente, perda de rendimento, alterações bioquímicas e no estado de humor, entre outras variáveis psicológicas, em decorrência, primariamente, do aumento do volume e/ou da intensidade de treinamento. Além disso, a síndrome de *overtraining* é precedida por uma fase inicial, que tem sido denominada *overreaching*. Diferentemente do *overtraining*, que apresenta sintomas que perduram por semanas a meses, no estado de *overreaching* os sintomas, apesar de similares, são menos persistentes (dias a semanas), fato este que acarreta um período menor de recuperação. O estado de *overtraining* apresenta-se como uma preocupação relevante para corredores de longa distância, e afeta 65% desses indivíduos em algum momento de sua vida esportiva profissional. Evidências recentes sugerem que o *overtraining* seja assinalado por uma disfunção do eixo hipotálamo-hipófise, a partir do estresse repetido, de natureza física ou não; essa desordem neuroendócrina é o fator principal de sua patogênese.

Atualmente, não há um único marcador biológico que caracterize o diagnóstico de *overtraining*. Não obstante, diversos parâmetros têm sido avaliados e utilizados, como o teste em ciclo ergômetro na intensidade de 110% do limiar anaeróbio individual e a concentração de IgA salivar, que permanece como um promissor marcador da resposta imune de indivíduos com *overtraining*. Além desses estudos, outros são necessários para confirmar a validade da concentração plasmática de glutamina como um marcador sanguíneo. Dentre os mais promissores instrumentos de pesquisa e investigação, destaca-se a avaliação do estado de humor, por meio de testes psicológicos. Recentemente, outros parâmetros foram apontados, como a avaliação da concentração sérica de hormônios, como hormônio do crescimento (GH) e prolactina em resposta a testes de estimulação, como o teste de tolerância à insulina. Vale salientar que mais estudos são necessários para confirmar a acurácia e a aplicabilidade desses marcadores (Cadegiani & Kater, 2017b; Cadegiani & Kater, 2017c).

Introdução

Atualmente, o esporte é altamente competitivo, particularmente entre atletas de elite. Com um número crescente de informações disponíveis, com base em pesquisas relacionadas ao campo esportivo, cientistas do exercício físico, técnicos e atletas conhecem cada vez mais sobre programas de treinamento. Consequentemente, observa-se uma alteração substancial dos métodos de treinamento.

Inerente a todos os programas de treinamento é a aplicação do princípio da sobrecarga progressiva, que implica uma carga de trabalho acima do nível considerado confortável, o que visa maximizar a *performance* do atleta por meio de adaptações fisiológicas positivas, que são obtidas a partir do treinamento físico exaustivo. Essas adaptações devem evitar a ocorrência de injúrias e prejuízo do processo de adaptação. Todavia, há uma tênue linha entre a melhoria e o prejuízo do desempenho, e, surpreendentemente, estudos demonstram que os sintomas de *overtraining* são observados em 65% dos corredores de longa distância em algum momento de sua carreira profissional; em 50% dos jogadores de futebol semiprofissional após uma temporada competitiva de 5 meses; em 21% dos nadadores da equipe nacional australiana durante uma temporada de 6 meses. Evidências indicam que o risco de desenvolver essa síndrome é superior em indivíduos que já tenham tido histórico de *overtraining* (Carfagno & Hendrix, 2014) e em atletas de esportes individuais (Kreher & Schwarts, 2012), sendo mais comum em exercícios de *endurance*, porém, também ocorre em atletas engajados em exercícios de força e potência, como *bodybuilders* e judocas (Mackinnon, 2000).

A associação de um programa exaustivo de treinamento – pelo aumento do volume e/ou pela intensidade de treinamento – com insuficiente período de recuperação, e consequente prejuízo da *performance* por longos períodos de tempo (diversas semanas ou meses), caracteriza a síndrome de *overtraining*. Além disso, outros sinais/sintomas estão presentes, como fadiga generalizada, depressão, apatia, dores musculares e articulares, infecções do trato respiratório superior (ITRS), perda de apetite e insônia (Tabela 24.1). No processo de *overtraining*, ocorre um ciclo, uma vez que essa síndrome promove redução de *performance* e diversos sintomas, como insônia, que agravam, ainda mais, o declínio no desempenho físico (Fullagar et al., 2015).

O *overtraining* deve ser diferenciado do termo *overreaching*. Este ocorre durante um período curto de dias, e a condição é facilmente recuperada em curto prazo. *Overreaching* corresponde frequentemente a uma fase planejada entre muitos programas de treinamento, desde que se acredite que essa intervenção contribua para subsequentes aumentos de *performance*. Desse modo, tem sido proposto que o *overreaching* represente um estágio anterior à ocorrência do *overtraining* (Figura 24.1). Se não identificado, o estado de *overreaching* pode desenvolver-se em *overtraining*, concomitante à diminuição da *performance*, a qual, devido também à falta de variação de estímulos durante o treinamento, ou monotonia, pode ocorrer independentemente de alterações na intensidade ou no volume de treinamento.

São propostos dois tipos de *overreaching* – funcional e não funcional. O *overreaching* funcional, também denominado *overreaching* de curto prazo (*short-term overreaching*) ou supercompensação, decorre do aumento da carga de treino e promove redução temporária do desempenho físico (de 3 a 14 dias), porém, após período adequado de descanso, há melhora da *performance*. De forma oposta, no *overreaching* não funcional, também denominado *overreaching* de longo prazo (*long-term overreaching*), o aumento da carga de treinamento promove redução do desempenho físico mesmo após descanso adequado, sendo acompanhado de diversos sintomas, como fadiga, depressão, irritabilidade, ansiedade, entre outros. As principais características do *overreaching* funcional, não funcional e da síndrome de *overtraining* são apresentadas na Tabela 24.2 (Kreher & Schwarts, 2012; Carfagno & Hendrix, 2014; Kreher, 2016).

Estima-se que os sintomas de *overreaching* surjam com aumentos no volume de treinamento entre 40 e 100%, em um período de, aproximadamente, 10 dias a 4 semanas. Quanto mais intenso e abrupto é o aumento da carga de treino, maior é a incidência dos sintomas (Mackinnon, 2000), os quais são variáveis, pouco específicos e comuns a ambas as síndromes. Na Tabela 24.3, são apresentados os sintomas de *overreaching* não funcional e *overtraining* decorrentes de alterações parassimpáticas, simpáticas e outras (Kreher & Schwarts, 2012; Meeusen et al., 2012).

A diferenciação entre *overreaching* não funcional e *overtraining* é de difícil determinação e só pode ser realizada após um período completo de repouso. A principal diferença entre esses quadros consiste no tempo até a recuperação do atleta, e não necessariamente na gravidade ou no tipo de sintomas (Kreher & Schwarts, 2012; Meeusen et al., 2012). É possível notar que grande parcela dos sintomas é de ordem psicológica, tendo em vista que essas síndromes afetam a capacidade das glândulas adrenais de produzir quantidades adequadas de hormônios, prejudicando a capacidade do indivíduo de lidar com o estresse (Brooks & Carter, 2013; Lewis et al., 2015; Cadegiani & Kater, 2017).

De modo geral, a redução do desempenho físico é o principal sintoma, entretanto é válido salientar que o desfecho pode ser decorrente de diversas outras situações, como anemia, doenças e inadequação dietética, as quais devem ser investigadas e descartadas previamente ao diagnóstico de *overreaching* ou *overtraining* (Mackinnon, 2000; Meeusen et al., 2012; Carfagno & Hendrix, 2014). Devido à similaridade entre as síndromes, o diagnóstico de *overreaching* não funcional ou *overtraining* é de difícil determinação. Nesse contexto, não é possível determinar com clareza quando os estudos investigam atletas com *overreaching* não funcional ou com *overtraining* (Kreher & Schwarts, 2012). Os principais modelos experimentais consistem no aumento da carga de treinamento por, aproximadamente, 4 semanas, período insuficiente para induzir *overtraining*. Portanto, estima-se que a maior parte dos ensaios tenha sido realizada com atletas com *overreaching* não funcional (Mackinnon, 2000; Kreher & Schwarts, 2012).

Dentre as hipóteses que buscam verificar as possíveis causas do *overtraining*, observa-se que as alterações na funcionalidade do sistema nervoso autônomo poderiam responder pelas numerosas respostas fisiológicas diante do estresse observado no estado de *overtraining*, incluindo modificações do sistema neuroendócrino. A síndrome de *overtraining* pode envolver alterações de diversos sistemas fisiológicos. Desse modo, alguns autores propuseram a existência de dois tipos distintos de *overtraining*: síndromes simpática e parassimpática. A síndrome de *overtraining* simpática inclui o aumento da atividade simpática no estado de repouso, enquanto a síndrome parassimpática, a mais frequente, inclui a diminuição da atividade simpática e o predomínio da atividade parassimpática durante o repouso e o exercício físico.

O *overtraining* parassimpático é caracterizado por persistente fadiga, diminuição do rendimento, apatia, alteração do estado de humor, baixa taxa de batimentos cardíacos no repouso, elevada taxa de batimentos cardíacos durante o período de recuperação pós-exercício, hipoglicemia durante o exercício, alteração das funções imune e reprodutiva e diminuição da concentração de catecolaminas. A síndrome de *overtraining* do tipo parassimpático é relatada, principalmente, em atletas de *endurance*, e é aceita como consequência do desequilíbrio entre o treinamento inadequado de elevado volume, durante longo prazo, e insuficientes períodos de recuperação, além de outros fatores de estresse.

É proposto que a síndrome simpática, um problema menos frequente dentre os esportes modernos, desenvolva-se anteriormente à síndrome parassimpática, e é predominante em indivíduos mais jovens que façam exercícios físicos envolvendo velocidade e/ou força. Esse tipo de *overtraining* caracteriza-se por hiperexcitabilidade, prejuízo da *performance*, inquietação e impaciência.

Embora os mecanismos precisos que levam à ocorrência do *overtraining* não tenham sido estabelecidos, diversos estudos sustentam a hipótese de envolvimento de fatores neuroendócrinos nessa condição. Como exemplo, observa-se a diminuição da razão plasmática testosterona livre para cortisol, em atletas que apresentam *overtraining*. No entanto, alguns autores sugerem que a consequente diminuição dessa razão possa refletir uma resposta fisiológica em relação à sessão prévia de treinamento, preferivelmente à ocorrência de *overtraining*.

Recentemente, observou-se que atletas acometidos por *overtraining*, quando comparados a atletas saudáveis, apresentavam menores valores de hormônio do crescimento (GH) e prolactina no soro em resposta ao teste de tolerância à insulina (teste de estimulação). Dessa forma, a avaliação sérica de hormônios responsivos ao estresse ocasionado pelo exercício, após testes de estimulação, poderia ser utilizada como um parâmetro de *overtraining*, embora mais estudos sejam necessários para confirmar a acurácia e a aplicabilidade desses marcadores (Cadegiani & Katu, 2017b; Cadegiani & Katu, 2017c).

Alguns parâmetros que permitam identificar o atleta com *overtraining* têm sido utilizados em pesquisas, como:

- Tempo até a fadiga em exercício em ciclo ergômetro a 110% do limiar anaeróbico individual.
- Concentração de imunoglobulina A salivar.
- Concentração plasmática de glutamina.
- Avaliação psicológica.

Com relação aos parâmetros acima descritos, por exemplo, observou-se que atletas em estado de *overtraining* apresentaram diminuição significativa (27%) do tempo até a exaustão no teste realizado em ciclo ergômetro, na intensidade de 110% do limiar anaeróbio individual. O exercício intenso e prolongado acarretou diminuição tanto da concentração de IgA salivar como da concentração plasmática de glutamina. Além disso, os atletas que começam a apresentar sintomas de *overtraining* tendem a demonstrar um modelo

de alterações em seus índices de estresse, e essa é a primeira alteração notável referente aos marcadores psicológicos.

Todavia, com base nos resultados observados em diversos estudos, pode-se concluir que não há um único parâmetro que seja caracterizado como marcador de *overtraining*.

Tabela 24.1. Principais sintomas de *overtraining*.

Fisiológicos/*Performance*

- ↓ *Performance*.
- Período de recuperação prolongado.
- ↓ Tolerância a sobrecarga de treinamento.
- ↓ Força muscular.
- ↓ Capacidade de trabalho máxima.
- Perda de coordenação.
- Alterações na pressão sanguínea.
- ↑ Frequência de respiração.
- ↓ Gordura corporal.
- ↑ Taxa metabólica basal.
- Fadiga crônica.
- Insônia.
- Anorexia nervosa.
- Perda de apetite.
- Bulimia.
- Dor de cabeça.
- Náusea.
- Dores musculares.

Imunológicos

- ↑ Suscetibilidade e gravidade de ITRS.
- ↓ Atividade funcional de neutrófilos.
- ↓ Contagem total de linfócitos.
- ↓ Resposta para mitógeno.
- ↑ Contagem de eosinófilos no sangue.
- ↑ Infecção bacteriana.
- Significativas variações na razão CD4:CD8.

Bioquímicas

- Balanço nitrogenado negativo.
- Disfunção hipotalâmico.
- ↓ Concentração de glicogênio muscular.
- ↓ Conteúdo mineral ósseo.
- ↓ Ferro sérico.
- Depleção de minerais (Zn, Mn, Se, Cu etc.).
- ↑ Concentração de ureia.
- ↑ Concentração de cortisol.
- ↓ Testosterona livre e total.
- ↓ Razão testosterona livre: cortisol (> 30%).
- ↑ Concentração de ácido úrico.
- ↑ Concentração de creatina quinase.

Psicológicos

- Depressão.
- Apatia.
- Instabilidade emocional.
- Alteração de personalidade.
- ↓ Concentração no treinamento.
- Medo de competições.
- ↓ Autoestima.

Fonte: Desenvolvida pela autoria.

Tabela 24.2. Características do *overreaching* funcional, não funcional e do *overtraining*.

Termo	Sinônimo	Definição	Redução da *performance*	Resultado
Overreaching funcional	*Overreaching* de curto prazo	Redução temporária do desempenho, porém com melhora da *performance* após descanso.	Dias a semanas	Positivo (supercompensação)
Overreaching não funcional	*Overreaching* de longo prazo	Redução da *performance* mesmo após descanso, com sintomas associados.	Semanas a meses	Negativo – redução de *performance* e sintomas
Overtraining	Síndrome do desempenho insuficiente inexplicado	*Overreaching* não funcional extremo, incluindo redução de *performance* por mais de 2 meses e sintomas graves.	Meses	Negativo – redução grave de *performance*, com possibilidade do encerramento da carreira do atleta

Fonte: Adaptada de Kreher & Schwarts, 2012; Lewis et al., 2015 e Kreher, 2016.

Tabela 24.3. Sintomas de *overreaching* não funcional e *overtraining*.

Alterações parassimpáticas*	Alterações simpáticas*	Outras
Fadiga	Insônia	Anorexia
Depressão	Irritabilidade	Perda de peso
Bradicardia	Agitação	Falta de concentração
Perda da motivação	Taquicardia	Ansiedade
	Inquietação	Dor muscular
	Hipertensão	Sensação de músculos pesados e rígidos

*As alterações parassimpáticas são mais comuns em exercícios de *endurance*, enquanto as simpáticas são mais comuns em exercícios de força.
Fonte: Adaptada de Kreher & Schwarts, 2012 e Kreher, 2016

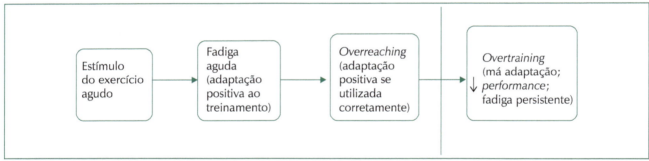

Figura 24.1. Progressão de eventos que podem resultar no estado de *overtraining*.
Fonte: Acervo da autoria.

O sistema neuroendócrino

Estudos demonstram que uma desordem neuroendócrina ocorre durante a patogênese do *overtraining*, e os eixos hipotálamo-hipófise-gônadas e hipotálamo-hipófise-adrenal parecem exercer um papel fundamental na gênese dessa síndrome (Figura 24.2).

O treinamento pode ser capaz de facilitar o processo de adaptação ao estresse, pois a elevação gradual das cargas de treinamento aumenta a estabilidade do sistema hipófise-adrenocortical, conforme indicado pelas menores concentrações de hormônios do estresse, como prolactina e adrenocorticotrófico (ACTH). Não obstante, o estresse excessivo acarreta desequilíbrios no eixo neuroendócrino, que pode também contribuir para os sintomas observados no *overtraining*.

O hipotálamo representa o centro de coordenação entre o sistema hormonal, o sistema nervoso autônomo e o comportamento. A hipoglicemia induzida pelo hormônio insulina altera a secreção de fatores hipotalâmicos, os quais estimulam a liberação de ACTH, hormônio de crescimento (GH) e prolactina, a partir da hipófise anterior.

Evidências demonstram a ocorrência de insuficiência adrenocortical em atletas sofrendo de síndrome de *overtraining*, os quais apresentam menor sensibilidade hipotalâmica em face do estresse hipoglicêmico induzido pela insulina, com prejuízo das respostas dos hormônios GH, ACTH, cortisol e prolactina.

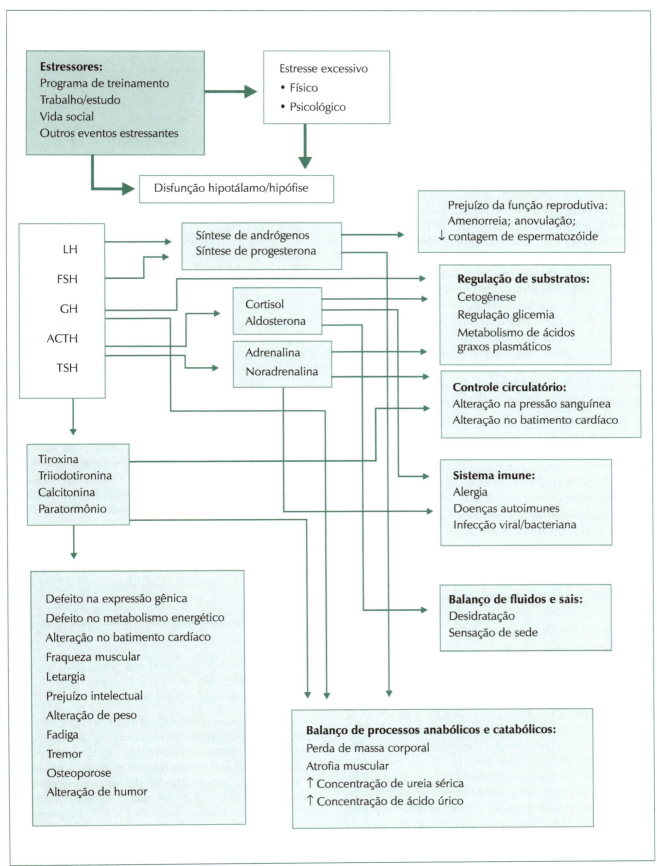

Figura 24.2. *Overtraining* e eixo hipotálamo-hipófise.
Fonte: Acervo da autoria.

O conceito de alteração da regulação hormonal tem sido sustentado pela observação da elevação da concentração basal de cortisol e da diminuição da capacidade de regulação de glicose sanguínea em indivíduos com *overtraining*. Portanto, a disfunção do eixo hipotálamo-hipófise apresenta potencial elevado para induzir um grande número de sintomas pertinentes ao estado de *overtraining*.

A resposta neuroendócrina ao estresse decorrente do treinamento exaustivo pode persistir durante a fase de recuperação, acarretando implicações relevantes, pois uma alteração do balanço entre os hormônios catabólicos e anabólicos pode comprometer os processos de recuperação. O exercício físico intenso altera a concentração sérica hormonal, por meio do aumento de cortisol, diminuição de testosterona livre e aumento da globulina ligante a hormônios sexuais (GLHS), a qual contribui para a baixa concentração de testosterona livre, por aumentar a capacidade de ligação da testosterona sérica. Além disso, tem sido demonstrado que tanto o processo de *down-regulation* da síntese de cortisol como a elevação da concentração de testosterona são fundamentais para o início dos processos anabólicos. Alguns estudos demonstraram que uma diminuição na razão plasmática entre testosterona livre:cortisol superior a 30%, combinada com a elevação da GLHS, pode representar um indicador de *overtraining*.

Sendo assim, a utilização da razão testosterona:cortisol tem implicações sobre o processo anabólico durante o período de recuperação, pois o aumento da ligação do cortisol ao tecido muscular, combinado com a alta concentração desse hormônio, pode acarretar maior catabolismo proteico do que anabolismo nas fibras musculares. Esse fato explicaria o aumento da concentração de ureia e a diminuição de massa corporal em atletas com *overtraining*.

Overtraining e sistema imune

A regulação da resposta imune é muito complexa e envolve vários sistemas funcionais orgânicos, mecanismos de *feedback*, um enorme número de moléculas mensageiras e diversas populações e subpopulações de leucócitos.

Estudos demonstram aumento da incidência de sintomas de ITRS após exercícios de *endurance* exaustivos. Do mesmo modo, a experiência pessoal de atletas, técnicos e equipe médica sugere que a incidência de infecções, principalmente ITRS, é mais elevada após uma sessão de exercício vigoroso e/ou durante períodos com elevada carga de treinamento e/ou aumento da frequência de competições, especialmente se associados a outros fatores estressores (psicológicos, má nutrição, perda de peso, medicamentos e distúrbios do ritmo biológico) do que em outros períodos de treinamento. Além disso, as ITRS ou outras infecções de menor gravidade frequentemente apresentam recidivas em atletas que retornam ao treinamento, quando não se encontram totalmente recuperados. Essa situação acarreta um ciclo de infecções recorrentes dentro de períodos curtos (algumas semanas) (Figura 24.3).

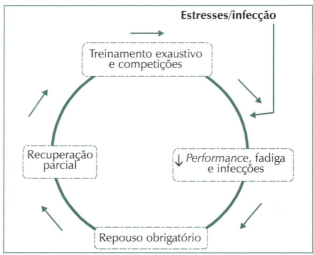

Figura 24.3. Ciclo de infecções recorrentes de menor gravidade.
Fonte: Acervo da autoria.

Nesse cenário, foram desenvolvidas duas teorias: "a janela aberta" e a "curva em J". Após uma sessão de exercício físico intenso, ocorre um período de tempo, de 3 a 72 horas, em que há redução da imunocompetência e, por consequência, aumento da suscetibilidade a doenças, como ITRS. Esse período é denominado "janela aberta" (*open window*), e pode apresentar efeito acumulativo em decorrência de dias consecutivos de treino intenso, agravando o risco do desenvolvimento de doenças (Figura 24.4). Similarmente, a teoria da "curva em J" menciona que o risco de doenças diminui quando um indivíduo sedentário pratica exercícios físicos moderados, mas aumenta substancialmente com a elevação drástica do volume e da intensidade de treinamento, como ocorre com atletas de elite (Figura 24.5) (Hackney & Koltun, 2012).

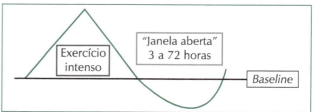

Figura 24.4. Teoria da "janela aberta" associada a respostas imunes decorrentes do exercício físico agudo.
Fonte: Adaptada de Hackney & Koltun, 2012.

Contudo, resultados obtidos a partir de estudos realizados com atletas em estado de *overtraining* não sustentam a hipótese do aumento da incidência de ITRS. Em um estudo realizado por Mackinnon e Hopper, no qual 24 nadadores de elite foram acompanhados durante um período de treinamento intenso, 33% dos nadadores desenvolveram *overreaching* e 42% apresentaram ITRS. Surpreendentemente, a incidência da ITRS foi muito maior nos atletas bem treinados (56%) do que naqueles que apresentavam os sintomas de *overreaching* (12,5%). Esse resultado sugere que os sintomas de ITRS são mais relacionados ao treinamento intenso do que ao *overtraining*.

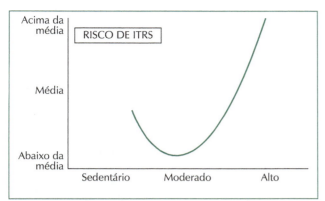

Figura 24.5. Teoria da "curva em J" associada a respostas imunes decorrentes do treinamento intenso.

ITRS: infecções do trato respiratório superior.
Fonte: Adaptada de Hackney & Koltun, 2012.

O mais promissor parâmetro de resposta imune, que possa auxiliar na identificação do estado de *overtraining*, é a determinação da concentração de IgA secretória. Essa imunoglobulina é responsável pela resposta imune humoral da superfície de mucosas, e sua concentração é altamente correlacionada com a resistência a determinadas viroses responsáveis pela ocorrência de ITRS. A IgA pode ser facilmente mensurada a partir de uma amostra de saliva, e sua concentração nessa secreção é utilizada como um marcador do estado imune de mucosas.

O exercício intenso tem sido associado com a diminuição da concentração de IgA salivar, e esse resultado parece estar relacionado ao aumento da intensidade do treinamento. Mackinnon e Hopper observaram diminuição significativa da concentração de IgA salivar em um grupo de nadadores de elite com *overtraining*, quando comparados aos colegas de equipe, os quais foram considerados bem treinados. Além deste, outros parâmetros imunológicos podem ser afetados após uma sessão de exercício físico exaustivo, como a contagem e a atividade de células imunes (Tabela 24.4) (Mackinnon, 2000).

Outras hipóteses relacionadas às causas do *overtraining*

Diversos pesquisadores têm relacionado o papel do hipotálamo, que exerce sua ação sobre o sistema nervoso autônomo e os eixos hipotálamo-hipófise-adrenal e hipotálamo-hipófise-gônadas. Além desses mecanismos, outras hipóteses são sugeridas na literatura como possíveis causas da síndrome de *overtraining*.

Overtraining e glutamina

Numerosos estudos têm demonstrado a alteração significante das concentrações plasmática e tecidual de glutamina durante e após o exercício intenso e prolongado, tanto em exercícios de *endurance* (Rogero et al., 2006; Cruzat et al., 2010) como em exercícios resistidos (Raizel et al., 2016; Leite et al., 2016). A glutamina é utilizada como substrato energético por diversas células do sistema imune, incluindo neutrófilos, linfócitos e macrófagos. Desse modo, tem sido sugerido que a diminuição da concentração plasmática de glutamina pode contribuir para o aumento da suscetibilidade a infecções do trato respiratório superior em atletas após exercício intenso e prolongado, ou durante período de treinamento exaustivo.

Tabela 24.4. Parâmetros imunológicos de atletas no repouso ou após treinamento intenso, com ou sem *overtraining*.

Parâmetro imunológico	Valores basais (no descanso)	Após exercício intenso sem *overtraining*	Após exercício intenso com *overtraining*
Contagem de leucócitos	Normal	Sem alteração	Sem alteração ou redução
Contagem de granulócitos	Normal	Sem alteração ou aumento	Aumento
Contagem de linfócitos	Normal	Sem alteração ou redução	Sem alteração ou redução
Contagem de células NK	Normal ou aumentada	Reduzida	Reduzida
Atividade de neutrófilos	Reduzida	Reduzida	*
Ativação ou proliferação de linfócitos	Aumentada	Aumentada	Aumentada
Atividade da célula NK citotóxica	Aumentada	Reduzida	*
Concentração sérica de imunoglobulinas	Reduzida	Sem alteração	*
Concentração de IgA de mucosa	Normal ou reduzida	Reduzida de forma proporcional à intensidade do treino	*
Concentração plasmática de glutamina	Normal ou reduzida	Reduzida ou aumentada	Sem alteração ou reduzida

*Não há evidências científicas suficientes para estabelecer uma resposta. NK: *natural killer*; IgA: imunoglobulina A.
Fonte: Adaptada de Mackinnon, 2000.

Estudos sugerem que a diminuição da concentração plasmática de glutamina possa acompanhar ou preceder a síndrome de *overtraining* em atletas. Parry-Billings e cols. observaram uma diminuição significativa da concentração plasmática de glutamina em atletas de elite (corredores, nadadores, remadores), que apresentaram sintomas de *overtraining* (0,510 mmol/L), em comparação com indivíduos submetidos a um programa de treinamento adequado com exercícios sucedidos de períodos suficientes de recuperação (0,580 mmol/L) e a corredores sem finalidade competitiva (0,664 mmol/L). Kingsbury e cols. acompanharam atletas de elite durante o período pré-olímpico e imediatamente após o término das olimpíadas. Dentre os grupos de atletas estudados, aqueles que demonstraram sinais e sintomas de fadiga crônica durante a fase de treinamento também apresentaram concentração de glutamina plasmática abaixo dos valores normais. Durante o período de treinamento leve, que sucedeu as Olimpíadas, a concentração plasmática de glutamina ainda permanecia baixa em atletas com quadros de fadiga crônica e infecção.

Rowbottom e cols. analisaram diversos parâmetros hematológicos, bioquímicos e imunológicos em 10 atletas com *overtraining*. A concentração de glutamina plasmática foi o único parâmetro determinado que apresentou diminuição acentuada, e esta foi 30% menor nos atletas com síndrome de *overtraining*. Corroborando esse estudo, Keast e cols. verificaram que um período de 10 dias de treinamento intenso provocou uma diminuição de 50% na concentração de glutamina no plasma em relação àquela observada antes do início do treinamento (de 0,630 para 0,328 mmol/L), aliada à diminuição do desempenho entre os indivíduos estudados, fato este indicativo de *overtraining*. A diminuição da glutaminemia também se manteve abaixo do valor inicial durante os primeiros 4 dias do período de recuperação, retornando aos valores normais somente a partir do quinto dia dessa fase. Os autores sugerem que a diminuição da glutaminemia não constitua a causa primária da síndrome de *overtraining*, mas que alterações na concentração plasmática de glutamina podem representar um excelente indicador dessa síndrome.

Outros estudos sugerem que a diminuição da glutaminemia e os sintomas relacionados à síndrome de *overtraining* podem ser explicados pelo estado catabólico relacionado à inflamação sistêmica. Esses sintomas incluem taxa metabólica elevada, balanço nitrogenado negativo, diminuição da massa corporal magra e gorda, aumento da produção de ácido úrico e aumento da diurese, sede e ingestão de líquidos. Vale salientar, entretanto, que diversos estudos não observaram alteração da glutaminemia mesmo após exercícios físicos extenuantes. Além disso, em muitos estudos, a relação entre diminuição da glutaminemia e aumento do risco de ITRS não foi comprovada. Dessa forma, os dados apresentados na literatura não sustentam a suplementação com glutamina no tratamento de atletas com *overtraining* (Caris et al., 2017; Tritto et al., 2018).

Aminoácidos de cadeia ramificada, triptofano e *overtraining*

Estudos demonstram que o treinamento exaustivo resulta em gradual aumento da concentração de ácidos graxos no plasma, os quais competem com o aminoácido triptofano pela ligação à proteína plasmática albumina. Desse modo, observa-se um aumento da concentração de triptofano livre, por meio do deslocamento desse aminoácido a partir da albumina plasmática. Além disso, o treinamento intenso e prolongado acarreta diminuição dos estoques de glicogênio muscular e hepático, o que desencadeia a utilização de outros substratos como fontes de energia, como os aminoácidos de cadeia ramificada (ACR), que são captados primariamente pelo tecido muscular e apresentam um aumento da sua oxidação no decorrer do exercício.

Os ACR competem com o triptofano livre pela ligação ao mesmo transportador de aminoácidos neutros na barreira hematoencefálica. Desse modo, a entrada de triptofano no Sistema Nervoso Central (SNC) é regulada pela razão plasmática triptofano livre:ACR, uma vez que a diminuição da concentração de ACR no sangue, decorrente do aumento da sua taxa de oxidação, favorece a entrada de triptofano livre no SNC. Sendo assim, a diminuição dos estoques de glicogênio, o aumento da oxidação de ACR e a elevação da concentração de ácidos graxos plasmáticos atuam como fatores relevantes na maior síntese do neurotransmissor serotonina (5-hidroxitriptamina) no SNC, fato este dependente da disponibilidade de triptofano, precursor da serotonina, no SNC. Embora os parâmetros envolvidos na síntese de serotonina sejam mais estudados em exercícios de *endurance*, evidências recentes indicam que o aumento da razão plasmática triptofano livre:ACR e da síntese de serotonina também ocorre em exercícios resistidos, podendo contribuir para o desenvolvimento de fadiga (Chang et al., 2015; Chen et al., 2016; Coqueiro et al., 2018).

O *overtraining* tem sido associado com a diminuição da *performance*, fadiga persistente, distúrbios do sono, alteração do estado de humor e da taxa de batimentos cardíacos e depleção do estoque de glicogênio muscular. Interessantemente, os sintomas principais do *overtraining* assemelham-se, em grande parte, àqueles causados por alterações da concentração de serotonina no SNC, desde que a modulação da serotonina é implicada na regulação da dor, no comportamento alimentar, no humor, na fadiga e no sono.

Além disso, alguns pesquisadores sugerem que a serotonina pode ser responsável pelo desenvolvimento da fadiga central durante o exercício prolongado. Portanto, é possível especular que a alteração crônica da concentração de serotonina no SNC poderia ser um dos fatores responsáveis pelo desenvolvimento da síndrome de *overtraining*. É válido ressaltar, entretanto, que a função cerebral não é determinada por um único neurotransmissor, e a interação entre serotonina e dopamina tem sido considerada um marcador mais acurado para avaliar o desenvolvimento de fadiga central (Meeusen et al., 2006; Cordeiro et al., 2014; Coqueiro et al., 2018).

Estudos realizados com animais parecem confirmar a hipótese de que o aumento da concentração de serotonina no SNC, decorrente da alteração de aminoácidos no plasma, esteja relacionado à fadiga precoce. Todavia, em humanos, os resultados obtidos são contraditórios, principalmente devido à falta de padronização metodológica, o que impede uma conclusão definitiva relativa a essa hipótese.

Depleção de glicogênio e *overtraining*

O exercício de intensidade moderada a alta utiliza carboidratos como fonte primária de energia, e dias consecutivos de corrida de longa duração (3 dias, $16\,km \times dia^{-1}$) acarretam diminuição dos estoques de glicogênio e prejuízo do processo de ressíntese de glicogênio muscular, quando a ingestão de carboidratos pela dieta permanece inalterada. Condizente com esses resultados, tem sido observada diminuição da *performance* quando os estoques de glicogênio muscular são depletados, o que acarreta fadiga.

A diminuição do conteúdo de glicogênio muscular, e consequente redução dos estoques de energia, pode diminuir a concentração plasmática dos ACR, por meio do aumento da oxidação destes e, desse modo, induzir a um quadro de fadiga central e, possivelmente, a um estado de *overtraining*.

Portanto, poder-se-á questionar se a diminuição da concentração de glicogênio muscular não somente acarreta fadiga periférica e central, mas também *overtraining*, e, desse modo, se a ingestão de quantidades suficientes de carboidratos pode evitar o surgimento do *overtraining*. Não obstante, estudos demonstram que o estado de *overtraining* pode ocorrer em indivíduos que apresentam concentrações normais de glicogênio muscular, o que implica que outro mecanismo ou combinação de mecanismos esteja envolvido no desenvolvimento e na ocorrência do *overtraining*.

Estresse oxidativo e *overtraining*

Exercícios físicos exaustivos aumentam a demanda energética e, por consequência, elevam a síntese de espécies reativas do oxigênio (ERO), culminando no quadro de estresse oxidativo, que é definido como o desequilíbrio entre a produção oxidante e a defesa antioxidante. Os principais efeitos deletérios do estresse oxidativo são os danos causados pelas ERO nas estruturas celulares, como membrana plasmática, proteínas, lipídios, DNA e RNA. A cronicidade do processo de estresse oxidativo tem importantes implicações na etiologia de doenças crônicas não transmissíveis, como diabetes, aterosclerose e câncer, bem como em doenças neurodegenerativas, como Alzheimer e Parkinson (Coqueiro et al., 2017).

No âmbito esportivo, o estresse oxidativo pode causar fadiga, inflamação, dor e redução da *performance*. Atletas com *overtraining* apresentam elevadas concentrações sanguíneas de marcadores oxidativos, como proteínas carboniladas e malondialdeído no plasma, e menor capacidade antioxidante, o que aumenta a suscetibilidade desses indivíduos ao estresse oxidativo. Embora esse quadro esteja presente na fisiopatologia do *overtraining*, ainda não é claro se o estresse oxidativo é causa ou consequência dessa síndrome (Tanskanen et al., 2010; Kreher & Schwartz, 2012).

Overtraining, lesão, inflamação e citocinas

A hipótese que relaciona lesão, inflamação e citocinas propõe que pequenos traumas musculares e/ou esqueléticos e/ou articulares possam desencadear a síndrome de *overtraining*.

Sabe-se atualmente que esses microtraumas teciduais adaptativos (MTA) ocorrem naturalmente durante a execução de determinados tipos de exercícios físicos, e que a sua recuperação dependa apenas de um programa de treinamento adequado, caracterizado por períodos de repouso suficientes.

Os MTA podem ser induzidos por meio de diversos mecanismos. Por exemplo, o movimento excêntrico pode provocar trauma tecidual. Adicionalmente, é sugerido que exercícios com elevada demanda metabólica, como ciclismo realizado em alta intensidade, possam induzir lesões por meio da ocorrência de "isquemia e reperfusão". Cabe ressaltar que treinamentos com quantidade elevada de repetições podem propiciar também o surgimento de MTA nas estruturas articulares envolvidas durante o movimento. Os MTA resultam em uma resposta inflamatória moderada, que tem como finalidade o processo de "cicatrização", com consequente adaptação muscular e/ou óssea e/ou do tecido conectivo.

Conforme descrito anteriormente, os microtraumas são considerados uma reação comum a esses tipos de exercícios, promovendo, consequentemente, respostas inflamatórias agudas e locais. Na maioria dos casos, essas respostas inflamatórias locais resultam em processos de recuperação dos traumas, o que tem sido considerado um processo de "adaptação do atleta". Porém, acredita-se que essa recuperação não seja alcançada por atletas que estejam realizando treinamentos de alto volume e/ou de muito alta intensidade, e aquela pequena inflamação aguda e local possa evoluir para um quadro de inflamação crônica e acarretar, posteriormente, uma inflamação sistêmica. Parte dessa inflamação sistêmica envolve ativação de monócitos circulantes, os quais podem sintetizar grandes quantidades de citocinas proinflamatórias (interleucina (IL)-1, IL-6 e TNF-α).

Citocinas e eixos hipotálamo-hipófise-adrenal e hipotálamo-hipófise-gonadal

Durante processos patológicos ou lesões, ou outras formas de estresse – como o psicológico –, a comunicação entre o sistema nervoso central e o sistema imune é crucial. Desse modo, é fundamental ressaltar o papel do hipotálamo, que representa um relevante centro de coordenação das funções neuroendócrinas, controlando as concentrações sanguíneas de hormônios do estresse (cortisol) e de hormônios gonadais, como testosterona e estradiol.

O excesso de treinamento físico, tanto como o estresse psicológico, pode promover uma alteração do balanço hormonal, fato que tem sido associado ao *overtraining*. Ao mesmo tempo, verifica-se que a elevada liberação de citocinas proinflamatórias desencadeada pelo processo de inflamação sistêmica – decorrente do excesso de treinamento – age no sistema nervoso central. Os receptores para as citocinas IL-1 e IL-6 no cérebro são abundantes na região hipotalâmica, e a interação dessas citocinas com receptores específicos em núcleos paraventriculares hipotalâmicos resulta na liberação do hormônio liberador de corticotropina (CRH) e, consequentemente, do ACTH e do cortisol. Aliada à ação das citocinas no hipotálamo, a IL-6 pode controlar a liberação de hormônios esteroides pela ação direta sobre as células adrenais, e regular a síntese de mineralocorticoides, glicocorticoides e andrógenos, sendo esse controle dependente da concentração e do tempo de exposição à IL-6. Sendo assim, a inflamação sistêmica e a elevação da concentração sanguínea de citocinas podem ser responsáveis pelo aumento da concentração sérica de cortisol observada em indivíduos com *overtraining*. Além disso, o aumento da concentração das citocinas IL-1β e IL-6 pode promover a ativação de diversos núcleos hipotalâmicos, os quais podem responder por muitas das alterações comportamentais relacionadas a doenças, como redução do apetite e depressão, comumente observados entre atletas com *overtraining*.

As citocinas também ativam o sistema nervoso simpático, enquanto suprimem a atividade do eixo hipotálamo-hipófise-gônadas, sendo, desse modo, responsáveis pelas alterações observadas nas concentrações sanguíneas de catecolaminas e hormônios gonadais, as quais estão presentes em atletas em estado de *overtraining*.

Em relação à supressão do eixo hipotálamo-hipófise-gonadal induzida por citocinas proinflamatórias (IL-1α, TNF-α), destaca-se o papel da IL-1 sobre a secreção de gonadotropinas. Três potenciais locais de ação são considerados: o sistema nervoso central, a hipófise e as gônadas. No sistema nervoso central, a administração de IL-1α dentro do ventrículo lateral de animais castrados provocou a inibição (dose-dependente) da secreção do hormônio luteinizante (LH). Além disso, a administração intraperitoneal de IL-1α em animais tratados com gonadotrofinas resulta em inibição da secreção de estradiol e progesterona, enquanto não há efeito da administração intracerebroventricular de IL-1α sobre a secreção de LH pela hipófise. Desse modo, observa-se que a IL-1α atua tanto no sistema nervoso central como nas gônadas – mas não na hipófise –, inibindo as funções reprodutivas. Cabe ressaltar também que a citocina proinflamatória TNF-α inibe a liberação de LH induzida pelo hormônio liberador do LH (LHRH) a partir da hipófise em um modelo dose-dependente, porém não influencia a liberação basal de LH.

As citocinas proinflamatórias exercem também sua ação por meio da regulação da função hepática, promovendo a manutenção da glicemia por meio da estimulação da neoglicogênese, e favorecendo a síntese de proteínas de fase aguda relacionadas ao processo de inflamação, concomitante com o estado hipercatabólico. Além disso, o prejuízo da imunocompetência observado no estado de *overtraining* é explicado – pela presente hipótese – devido à presença de fatores anti-inflamatórios, que sucedem a resposta proinflamatória, no decorrer da resposta ao trauma tecidual1. Dentre os fatores anti-inflamatórios, destacam-se as citocinas anti-inflamatórias, que incluem IL-4, IL-10, IL-13 e o antagonista do receptor de IL-1 (IL-1ra); e os hormônios, especificamente o cortisol, que apresenta significativa ação anti-inflamatória. Apesar de esses efeitos anti-inflamatórios serem necessários para contrapor-se àqueles proinflamatórios, verifica-se que esse processo resulta em imunossupressão em indivíduos com *overtraining*, ou seja, a imunossupressão pode refletir a tentativa do organismo de conter a inflamação induzida pelo exercício físico por meio da síntese de moléculas endógenas anti-inflamatórias.

Overtraining e parâmetros psicológicos

Há um consenso geral que, no presente, a mais promissora ferramenta para o monitoramento de atletas altamente competitivos é a avaliação do estado de humor. Segundo Kenttä e Hassmén, os testes psicológicos fornecem métodos mais efetivos e fáceis para a detecção da síndrome de *overtraining*, quando comparado a métodos dependentes de diversos marcadores fisiológicos e imunológicos. Quatro vantagens da utilização de marcadores psicológicos para identificação e monitoramento do processo de *overtraining* têm sido relatadas:

1. Alterações psicológicas são mais seguras; por exemplo, alterações de estado de humor coincidem com o aumento e a diminuição do treinamento e são também altamente replicáveis.

2. Alguns estados de humor são altamente sensíveis ao aumento da carga de treinamento, enquanto outros são mais sensíveis na detecção da síndrome de *overtraining*.

3. Variações nas medidas dos parâmetros relacionados ao estado de humor frequentemente se correlacionam àquelas fisiológicas.

4. A análise das cargas de treinamento baseadas nas respostas obtidas a partir dos testes de estado de humor em indivíduos com *overtraining* apresenta um elevado potencial na prevenção dessa síndrome.

A realização de testes na forma de questionários, como o Perfil do Estado de Humor e o Questionário de Recuperação do Estresse para Atletas (*Recovery-Stress Questionnaire for Athletes*) (Carfagno e Hendrix, 2014), tem sido feita no decorrer de programas de treinamento em atletas, e alguns autores sugerem que esses testes representam o melhor parâmetro de avaliação da resposta do atleta diante do treinamento exaustivo. Além disso, os resultados psicométricos parecem mais sensíveis às alterações no volume de treinamento, podendo representar, desse modo, um instrumento usual na identificação de atletas que estão desenvolvendo a síndrome de *overtraining*. Esse fato é relevante, pois se observa que o aumento do volume de treinamento mais comumente induz ao estado de *overtraining* quando comparado ao da intensidade.

Overtraining em atletas de *endurance* e força

A maioria dos estudos sobre a síndrome de *overtraining* tem sido realizada com base em protocolos com exercícios físicos predominantemente aeróbios (*endurance*). Quanto ao exercício anaeróbio, sintomas e sinais de *overtraining* são derivados de estudos com atividades aeróbias ou de dados empíricos obtidos de técnicos ou atletas. Poucos resultados de estudos longitudinais foram realizados sobre as respostas fisiológicas à diminuição de *performance* decorrente do estado de *overtraining* em atletas de força.

Segundo Fry e Kraemer, existem diferenças nas respostas fisiológicas entre o *overtraining* decorrente de exercícios físicos aeróbios e anaeróbios. Sendo assim, muitos dos sinais e sintomas do *overtraining* de natureza aeróbia não necessariamente se aplicam ao *overtraining* de natureza anaeróbia. Estudos demonstram que atividades de *endurance* podem originar um estado de *overtraining* caracterizado pela regulação parassimpática, enquanto atividades anaeróbias podem causar um estado de *overtraining* dominado pela regulação simpática.

Além disso, diferentes protocolos de treinamento de exercício de força produzem uma variedade de respostas neuroendócrinas, que sugerem a existência de diferentes etiologias do *overtraining* em face do aumento do volume e da intensidade do treinamento de força. Pesquisas recentes sobre *overtraining* demonstram que o aumento da intensidade relativa do treinamento de força acarreta respostas fisiológicas completamente diferentes daquelas observadas diante do aumento do volume do treinamento de força. Fry e cols. observaram que a concentração dos hormônios do crescimento, testosterona total e livre e cortisol não são substancialmente afetados pelo protocolo de exercício de força de alta intensidade em indivíduos em estado de *overtraining*. Portanto, a avaliação de hormônios responsivos ao estresse do exercício não é um método adequado para diagnosticar o *overtraining* decorrente do treinamento resistido (Meeusen et al., 2012).

Desse modo, é possível distinguir respostas fisiológicas diferentes que ocorrem no *overtraining* devido ao aumento do volume de treinamento ou ao aumento da intensidade de treinamento em praticantes de exercícios de força. Com o aumento do volume do treinamento de força, muitas das respostas neuroendócrinas são similares àquelas observadas em atletas de *endurance* com *overreaching* ou *overtraining*, os quais, tipicamente, apresentam excesso de volume de treinamento (Figura 24.6). Contudo, quando a intensidade relativa do treinamento de força é aumentada, uma substancial diferença nas respostas neuroendócrinas é observada. Sendo assim, muitos dos marcadores neuroendócrinos clássicos para o estado de *overtraining* não são apropriados para identificar o *overtraining* decorrente do exercício de força de alta intensidade.

Em relação aos efeitos dessa síndrome na *performance* anaeróbia, observa-se que, quando são utilizadas cargas acima da capacidade máxima, a força muscular é um dos últimos aspectos a serem afetados. De maneira oposta, a velocidade da contração muscular e a potência são mais sensíveis ao aumento da carga, prejudicando a *performance* física em exercícios que exigem velocidade, como em corridas de curta distância e alta velocidade (*sprinting*) (Meeusen et al., 2012).

Exercício exaustivo e a deficiência relativa no esporte

O termo "deficiência energética relativa no esporte", do inglês *"relative energy deficiency in sport"* (RED-S), substituiu o antigo termo "tríade da mulher atleta", tendo em vista que homens também são afetados por essa condição. Adicionalmente, a palavra "tríade" subestima a complexidade da síndrome, visto que diversos aspectos fisiológicos, de saúde e relativos ao desempenho físico são afetados (Figura 24.7) (Mountjoy et al., 2014).

A RED-S impacta em prejuízos à função fisiológica referentes à taxa metabólica, função menstrual, saúde óssea, imunidade, síntese proteica, saúde cardiovascular, entre outros, em decorrência da deficiência de energia, que ocorre quando o consumo é inferior ao gasto energético. A diminuição na disponibilidade energética induz os sistemas corporais a reduzirem o gasto de energia, comprometendo uma série de funções biológicas, como a atividade hormonal (Mountjoy et al., 2014).

As principais causas da RED-S são: (i) distúrbios alimentares, (ii) programas de emagrecimento intensos e mal planejados e (iii) incapacidade de suprir o gasto energético pela dieta, em casos de exercício físico extremo. A prevalência de distúrbios alimentares, incluindo anorexia e bulimia nervosa, é de 20 e 13% entre atletas de elite adultas e adolescentes, respectivamente. Esses valores são inferiores em homens, sendo de 8% em atletas de elite adultos e de 3% em adolescentes. A prevalência desses distúrbios é variável de acordo com a modalidade esportiva, afetando, em especial, modalidades que visam a estética, como bailarinos, e atletas que necessitam alcançar uma categoria de peso para competição (Mountjoy et al., 2014).

Um dos primeiros sistemas afetados pela redução da disponibilidade energética é o endócrino. O sistema reprodutivo feminino é altamente sensível ao estresse fisiológico, e anormalidades reprodutivas, incluindo atraso da menarca, amenorreia primária e secundária e oligomenorreia, ocorrem entre 6 e 79% das mulheres engajadas em atividades atléticas. Apesar da incidência de desordens menstruais ser elevada em corredoras e bailarinas, também são suscetíveis mulheres atletas envolvidas com remo, ciclismo, voleibol, tênis de campo, esgrima, esqui, natação e ginástica. Cabe ressaltar que a disfunção menstrual é mais comumente observada em esportes em que a perda de gordura corporal é combinada com exercícios exaustivos, principalmente exercícios de *endurance*.

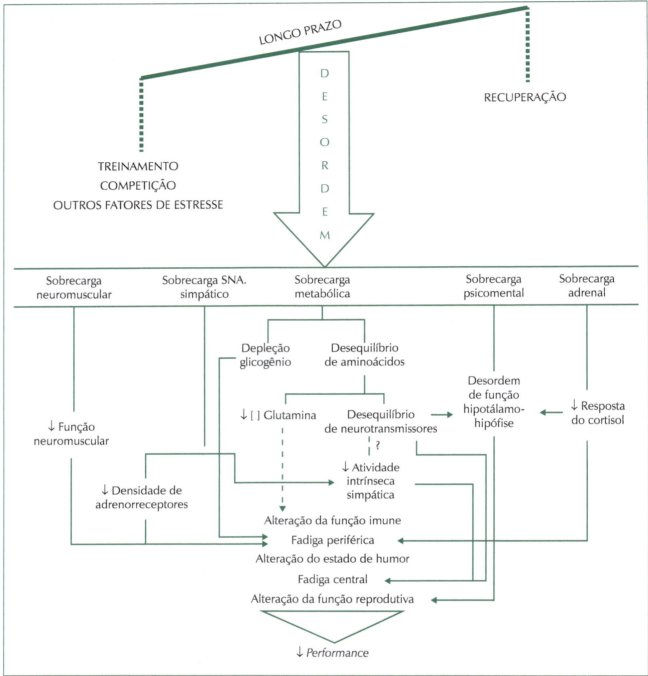

Figura 24.6. Esquema da gênese da síndrome de *overtraining* em esportes de *endurance* relacionados ao treinamento com elevado volume durante longo prazo.
Fonte: Acervo da autoria.

As anormalidades reprodutivas observadas em atletas do sexo feminino geralmente originam-se por meio da disfunção hipotalâmica, todavia os mecanismos específicos que desencadeiam a disfunção reprodutiva podem variar de acordo com o tipo de esporte. O perfil hormonal da mulher engajada em esportes que enfatizam a manutenção de um baixo peso corporal, como balé, corrida de longa distância e ginástica, é caracterizado pelo hipoestrogenismo decorrente da alteração do eixo hipotálamo-hipófise-ovário. Especificamente, a supressão da liberação pulsátil hipotalâmica do hormônio liberador de gonadotrofina (GnRH), a qual ocorre a cada 60 a 90 minutos, limita a secreção hipofisária do LH e, em menor extensão, do hormônio folículo estimulante (FSH), o qual, por sua vez, limita a estimulação ovariana e a síntese de estradiol. Essas alterações estão relacionadas à supressão leve ou intermitente dos ciclos menstruais nessas atletas. Além disso, concentrações de LH muito baixas provocam o atraso da menarca ou a ocorrência de amenorreia primária ou secundária.

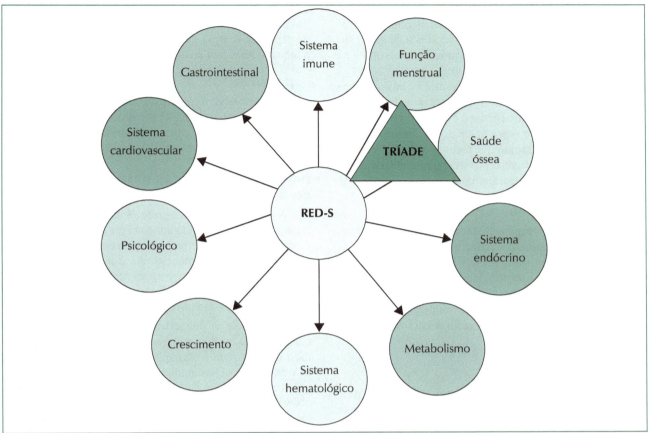

Figura 24.7. Aspectos biológicos afetados pelo antigo termo "tríade da mulher atleta" e pelo termo atual e mais abrangente "deficiência energética relativa no esporte".
Fonte: Adaptada de Mountjoy et al., 2014.

Hipóteses relacionadas à disfunção reprodutiva em atletas do sexo feminino relacionam a composição corporal e os efeitos do exercício exaustivo. Contudo, em mulheres que apresentam gasto energético superior à ingestão energética pela dieta, sugere-se que esse déficit energético seja o fator primário que afeta a pulsatilidade do GnRH. Cabe destacar que o exercício associado com a restrição calórica promove a supressão do LH, enquanto o exercício isoladamente não apresenta efeito sobre a pulsatilidade do LH.

A supressão da função reprodutiva em mulheres engajadas em esportes que enfatizem o baixo peso corporal pode estar relacionada a uma adaptação neuroendócrina ao déficit calórico. O hormônio leptina, secretado pelos adipócitos, parece ser um regulador da taxa metabólica e um significativo mediador da função reprodutiva. A concentração de leptina varia em resposta aos estoques de gordura e à disponibilidade de energia, sendo que o ritmo diurno da concentração de leptina é suprimido em resposta à baixa ingestão energética. Além disso, alterações no eixo hipotálamo-gonadal e em outros eixos endócrinos decorrentes do déficit energético estão associadas com baixas concentrações de leptina e podem resultar em amenorreia hipotalâmica. A administração de leptina recombinante exógena em mulheres com amenorreia hipotalâmica melhora tanto os valores de hormônios relacionados à tireoide e aos eixos reprodutivo e de crescimento como os marcadores de formação óssea, sugerindo que a leptina é necessária para a função normal reprodutiva e neuroendócrina. Além disso, receptores de leptina têm sido verificados em neurônios hipotalâmicos envolvidos na pulsatilidade do GnRH. Portanto, a leptina pode representar um fator crítico envolvido em sinalizar a baixa disponibilidade de energia para o eixo reprodutivo.

A disfunção reprodutiva resultante da supressão do GnRH observada em mulheres atletas também apresenta relevante influência sobre o esqueleto. A perda de densidade mineral óssea é diretamente relacionada à duração da amenorreia, e evidências experimentais indicam que essa perda é irreversível. Portanto, é fundamental restaurar a menstruação de atletas com amenorreia tão breve quanto possível para minimizar a perda e as complicações ósseas resultantes a partir da osteopenia e osteoporose.

Apesar de a diminuição da densidade mineral óssea ser primariamente atribuída ao hipoestrogenismo decorrente da disfunção menstrual, atualmente a redução da disponibilidade energética tem sido reconhecida como um fator independente para o declínio da saúde óssea e, nesse contexto, pode afetar também homens atletas. É válido ressaltar que a perda óssea pode ser irreversível, o que torna a RED-S ainda mais preocupante (Mountjoy et al., 2014).

Os atletas que sofrem de RED-S de forma crônica podem desenvolver deficiências nutricionais, como anemia ferropriva, fadiga crônica e aumento do risco de infecções e doenças, o que impacta negativamente na saúde e na *performance* desses atletas (Mountjoy et al., 2014). O tratamento indicado para essa síndrome é a diminuição da intensidade do exercício e a ingestão de uma dieta balanceada e diversificada, que corrija o quadro de baixa disponibilidade energética e supra as necessidades nutricionais do indivíduo. Cabe ressaltar que recentes estudos têm sido realizados para investigar o possível papel da reposição hormonal como forma de tratamento.

Processo de recuperação

O principal fator responsável pela síndrome de *overtraining* é a falta de períodos de recuperação suficientes após as sessões de treinamento exaustivas. Além disso, a diferenciação do processo de recuperação ideal, como proativo (prevenindo a ocorrência de *overtraining*) ou reativo (reabilitação da síndrome), é fundamental devido às consideráveis vantagens da prevenção sobre o mero tratamento dessa síndrome.

Diferentes tipos de recuperação

Nutrição e hidratação

Indivíduos que não ingerem quantidades adequadas de carboidratos, para igualar a demanda energética imposta pelo treinamento intenso e prolongado, podem apresentar sinais e sintomas de *overtraining*. Uma dieta pouco nutritiva, com balanço energético negativo e insuficiente ingestão de líquidos e, particularmente, pobre em carboidratos, diminui a capacidade de tolerância ao estresse fisiológico (treinamento). Estudos demonstram que o aumento dos estoques de glicogênio e fluidos corporais é fundamental para tolerar a frequência e a intensidade das sessões de treinamento. A ingestão de fluidos é necessária não apenas para a manutenção da *performance*; cada grama de glicogênios muscular é estocado juntamente com 3 g de água. Desse modo, a insuficiente ingestão de líquidos pode prejudicar a *performance* por meio do menor conteúdo de glicogênio estocado.

Repouso e sono

O fator mais frequentemente mencionado na promoção da recuperação é o repouso. Desse modo, o termo "repouso" para indivíduos em estado de *overtraining* significa nenhum exercício físico durante o dia, aliado ao tempo suficiente de sono.

Suporte emocional e relaxamento

Alguns estudos demonstraram que o treinamento mental pode auxiliar na prevenção do *overtraining*. Esse efeito tem sido explicado pelo aumento da capacidade de recuperação ou da tolerância ao estresse. Técnicas de relaxamento, uso de tanques de flutuação, massagens e saunas são utilizadas como intervenções de recuperação proativas.

Estratégias de recuperação têm sido utilizadas, envolvendo a redução de estressores não específicos do treinamento (p. ex., estressores ocupacional, educacional, financeiro e social) por meio da incorporação de períodos de repouso, terapia de relaxamento, fisioterapia e sono adequado na rotina do atleta.

Repouso ativo e alongamento

Repouso ativo significa treinamento de baixo volume e intensidade, que pode acelerar o processo de recuperação. O alongamento tem efeitos similares ao repouso ativo e à massagem, pois aumenta o fluxo sanguíneo para o músculo.

Implicações práticas para a prevenção do *overtraining*

A prevenção do *overtraining* é mais crítica do que seu tratamento, e pode ser adotada somente por meio do controle cuidadoso do estresse promovido pelo treinamento. Esse fato implica que procedimentos científicos que descrevam e monitorem os fatores estressores representem ferramentas fundamentais, pois fornecem a base para a separação entre a fadiga de treinamento e a fadiga residual associada ao *overtraining*.

A metodologia dos testes deve ser capaz de distinguir o aumento de rendimento e o estado de *overtraining*, e ao mesmo tempo possibilitar o planejamento futuro de períodos de treinamento. O treinamento diário deve ser monitorado quanto às flutuações nos níveis de estresse sobre uma base observacional. Os dados de cada atleta devem ser regularmente monitorados e avaliados com ajustes imediatos para o treinamento, reforçando o papel relevante dos treinadores, que devem estar conscientes das causas e das consequências relacionadas ao estado de *overtraining*.

A orientação nutricional exerce um papel relevante no desempenho esportivo de atletas e indivíduos fisicamente ativos, o que reforça a necessidade da conscientização destes quanto a suas necessidades nutricionais.

Três relevantes fatores destacam-se na prevenção do *overtraining*:

1. A estrutura do programa de treinamento, que deve permitir adequada recuperação e prevenção de lesões e fadiga excessiva decorrentes de níveis extremos de estresse de treinamento.
2. Programa de testes científicos que consistam em parâmetros capazes de detectar o estado de *overtraining*.
3. Testes que permitam distinguir a fadiga normal associada com o treinamento daquela associada com o *overtraining*.

Considerações finais

O estímulo necessário para a indução do *overtraining* não pode ser definido com exatidão devido a sua gênese multifatorial. Uma melhor compreensão dos mecanismos de indução do *overtraining* deve incluir uma avaliação individual meticulosa dos fatores estressores psíquicos e sociais, aliada a informações detalhadas sobre treinamento, competição e alimentação. Além disso, testes de estimulação hormonal podem representar uma ferramenta relevante de investigação da hipótese da desordem neuroendócrina em indivíduos com *overtraining*.

Questões propostas para estudo

1. Definir *overtraining*.
2. Citar alguns sintomas relacionados à síndrome de *overtraining*.
3. Qual a importância do hipotálamo na gênese do *overtraining*?
4. Explique a relação entre *overtraining* e incidência de infecções do trato respiratório superior (ITRS).
5. Explique a hipótese que considera o aminoácido triptofano um fator causal do *overtraining*.
6. De que modo os parâmetros psicológicos auxiliam no estudo da síndrome de *overtraining*?
7. Defina *overreaching*.
8. Caracterize a hipótese que relaciona o aminoácido glutamina e o *overtraining*.
9. Esquematize a gênese da síndrome de *overtraining* em atletas de *endurance*.
10. Há diferenças entre os exercícios de *endurance* e de força quanto ao estudo do *overtraining*? Explique sucintamente.

Bibliografia consultada

- Abbas AK, Lichtman AH, Pober JS. Cellular and molecular immunology. 3. ed. Philadelphia: W.B. Saunders, 1997. 494 p.

- Antonio J, Street C. Glutamine: a potentially useful supplement for athletes. Can J Appl Physiol, v. 24, p. 1-14, 1999.

- Blanchard MA, Jordan G, Desbrow B, Mackinnon LT, Jenkins DG. The influence of diet and exercise on muscle and plasma glutamine concentrations. Med Sci Sports Exerc, v. 33, p. 69-74, 2001.

- Brooks KA, Carter JG. Overtraining, exercise, and adrenal insufficiency. J Nov Physiother, v. 3, n. 125, 2013.

- Budgett R. Fatigue and underperformance in athletes: the overtraining syndrome. Br J Sports Med, v. 32, p. 107-110, 1998.

- Cadegiani FA, Kater CE (a). Hypothalamic-Pituitary-Adrenal (HPA) Axis Functioning in Overtraining Syndrome: Findings from Endocrine and Metabolic Responses on Overtraining Syndrome (EROS) – EROS-HPA Axis. Sports Medicine – Open, v. 3, n. 45, 2017.

- Cadegiani FA, Kater CE (b). Growth hormone (GH) and prolactin responses to a non-exercise stress test in athletes with overtraining syndrome: results from the Endocrine and metabolic Responses on Overtraining Syndrome (EROS) – EROS-STRESS. J Sci Med Sport, v. 17, 2017.

- Cadegiani FA, Kater CE (c). Hormonal aspects of overtraining syndrome: a systematic review. BMC Sports Science, Medicine and Rehabilitation, v. 9, n. 14, 2017.

- Calich VLG, Vaz CAC. Imunologia básica. São Paulo: Artes Médicas; 1988. 376 p.

- Carfagno DG, Hendrix JC. Overtraining syndrome in the athlete: current clinical practice. Current Sports Medicine Reports, v. 13, n. 1, p. 45-51, 2014.

- Caris AV, da Silva ET, dos Santos SM et al. Effects of carbohydrate and glutamine supplementation on oral mucosa immunity after strenuous exercise at high altitude: a double-blind randomized trial. Nutrients, v. 9, n. 692, 2017.

- Castell LM, Newsholme EA. Glutamine and the effects of exhaustive exercise upon the immune response. Can J Physiol Pharmacol, v. 76, p. 524-532, 1998.

- Castell LM, Newsholme EA. The effect of oral glutamine supplementation on athletes after prolonged, exhaustive exercise. Nutrition, v. 13, p. 738-742, 1997.

- Chang CK, Chein KMC, Chang JH et al. Branched-chain amino acids and arginine improve performance in two consecutive days of simulated handball games in male and female athletes: a randomized trial. Plos One, 2015.

- Chen IF, Wu HJ, Chen CY, et al. Branched-chain amino acids, arginine, citrulline alleviate central fatigue after 3 simulated matches in taekwondo athletes: a randomized controlled trial. Journal of the International Society of Sports Nutrition, v. 13, n. 28, 2016.

- Coqueiro AY, Godois AM, Raizel R, Tirapegui J. Creatina como antioxidante em estados metabólicos envolvendo estresse oxidativo. Revista Brasileira de Prescrição e Fisiologia do Exercício, v. 11, n. 64, p. 128-137, 2017.

- Coqueiro AY, Raizel R, Bonvini A et al. Effects of glutamine and alanine supplementation on central fatigue markers in rats submitted to resistance training. Nutrients, v. 10, n. 119, 2018.

- Cordeiro LMS, Guimarães JB, Wanner SP et al. Inhibition of tryptophan hydroxylase abolishes fatigue induced by central tryptophan in exercising rats. Scand J Med Sci Sports, v. 24, p. 80-88, 2014.

- Cunha GS, Ribeiro JL, Oliveira AR. Levels of beta-endorphin in response to exercise and overtraining. Arq Bras Endocrinol Metabol 52:589-98, 2008.

- Curi R. Glutamina: metabolismo e aplicações clínicas e no esporte. Rio de Janeiro: Sprint; 2000.

- Curi TCP, Melo MP, Azevedo RB, Zorn TMT, Curi R. Glutamine utilization by rat neutrophils: presence of phosphate-dependent glutaminase. Am J Physiol, v. 273, p. C1124-C1129, 1997.

- Fry AC, Kraemer WJ. Pituitary-adrenal-gonadal responses to high-intensity resistance exercise overtraining. J Appl Physiol, v. 85, p. 2352-2359, 1998.

- Fry AC, Kraemer WJ. Resistance exercise overtraining and overreaching. Neuroendocrine responses. Sports Med, v. 23, p. 106-129, 1997.

- Fry RW, Morton AR, Keast D. Overtraining in athletes: an update. Sports Med, v. 12, p. 32-65, 1991.

- Fullagar HHK, Skorski S, Duffield R. Sleep and athletic performance: the effects of sleep loss on exercise performance, and physiological and cognitive responses to exercise. Sports Med, v.45, 161-186, 2015.

- Gastmann U, Lehmann MJ. Overtraining and the BCAA hypothesis. Med Sci Sports Exerc, v. 30, p. 1173-1178, 1998.

- Gleeson M, McDonald WA, Pyne DB, Clancy RL, Cripps AW, Francis JL, Fricker PA. Immune status and respiratory illness for elite swimmers during a 12-week training cycle. Int J Sports Med, v. 21, p. 302-307, 2000.

- Gleeson M, Pyne DB, McDonald WA, Clancy RL, Cripps AW, Horn PL, Fricker PA. Pneumococcal antibody responses in elite swimmers. Clin Exp Immunol, v. 105, p. 238-244, 1996.

- Hackney AC, Koltun KJ. The immune system and overtraining in athletes: clinical implications. Acta Clin Croat, v.51, p. 633-641, 2012.

- Hohl R, Ferraresso RL, de Oliveira RB, Lucco R, Brenzikofer R, De Macedo DV. Development and characterization of an overtraining animal model. Med Sci Sports Exerc 41:1155-63, 2009.

- Keast D, Arstein D, Harper W, Fry RW, Morton AR. Depression of plasma glutamine concentration after exercise stress and its possible influence on the immune system. Med J Aust, v. 162, p. 15-18, 1995.

- Kenttä G, Hassmén P. Overtraining and recovery: a conceptual model. Sports Med, v. 26, p. 1-16, 1998.

- Kingsbury KJ, Kay L, Hjelm M. Contrasting plasma free amino acid patterns in elite athletes: association with fatigue and infection. Br J Sports Med, v. 32, p. 25-33, 1998.

- Koyama K, Kaya M, Tsujita J, Hori S. Effects of decrease plasma glutamine concentrations on peripheral lymphocyte proliferation in rats. Eur J Appl Physiol, v. 77, p. 25-31, 1998.

- Kreher JB, Schwarts JB. Overtraining syndrome: a practical guide. Sports Health, v. 4, n. 2, 2012.

- Kreher JB. Diagnosis and prevention of overtraining syndrome: an opinion on education strategies. Open Access Journal of Sports Medicine, v. 7, p. 115-122, 2016.

- Kuipers H. Training and overtraining: an introduction. Med Sci Sports Exerc, v. 30, p. 1137-1139, 1998.

- Lehmann M, Foster C, Dickhuth HH, Gastmann U. Autonomic imbalance hypothesis and overtraining syndrome. Med Sci Sports Exerc, v. 30, p. 1140-1145, 1998.

- Lewis NA, Collins D, Pedlar CR et al. Can clinicians and scientists explain and prevent unexplained underperformance syndrome in elite athletes: an interdisciplinary perspective and 2016 update. BMJ Open Sport Exerc Med, 2015.

- Lowery L, Forsythe CE. Protein and overtraining: potential applications for free-living athletes. J Int Soc Sports Nutr 3:42-50, 2006.

- Mackinnon LT, Hooper SL. Plasma glutamine and upper respiratory tract infection during intensified training in swimmers. Med Sci Sports Exerc, v. 28, p. 285-290, 1996.

- Mackinnon LT. Chronic exercise training effects on immune function. Med Sci Sports Exerc, v. 32, p. S369-S376, 2000.

- Mackinnon LT. Overtraining effects on immunity and performance in athletes. Immunology and Cell Biology, v.78, p. 502-509, 2000.

- Mckenzie DC. Markers of excessive exercise. Can J Appl Physiol, v. 24, p. 66-73, 1999.

- Meeusen R, Duclos M, Foster C, et al. Prevention, diagnosis, and treatment of the overtraining syndrome: joint consensus statement of the European College of Sport Science and the American College of Sports Medicine. Medicine & Science in Sports & Exercise, 2012.

- Meeusen R, Watson P, Hasegawa H et al. Central fatigue: the serotonin hypothesis and beyond. Sports Med, v. 36, n. 10, 2006.

- Meeusen R, Watson P, Hasegawa H, Roelands B, Piacentini MF. Brain neurotransmitters in fatigue and overtraining. Appl Physiol Nutr Metab 32:857-64, 2007.

- Melinda M, Manore MM, Kam LC, Loucks AN. The female athlete triad: components, nutrition issues, and health consequences, J Sports Sciences, 2007;25(S1):S61-S71.

- Mountjoy M, Sundgot-Borgen J, Burke L et al. The IOC consensus statement: beyond the Female Athlete Triad-Relative Energy Deficiency in Sport (RED-S). Br J Sports Med, v. 48, p. 491-497, 2014.

- Nimmo MA, Ekblom B. Fatigue and illness in athletes. J Sports Sciences, 2007;25(S1): S93-S102.

- Parry-Billings M, Budgett R, Koutedakis Y, Blomstrand E, Brooks S, Williams C et al. Plasma amino acid concentration in the overtraining syndrome: possible effects on the immune system. Med Sci Sport Exerc, v. 24, p. 1353-1358, 1992.

- Rogero MM, Borelli P, Fock RA, de Oliveira Pires IS, Tirapegui J. Glutamine in vitro supplementation partly reverses impaired macrophage function resulting from early weaning in mice. Nutrition 24:589-98, 2008.

- Rogero MM, Borelli P, Vinolo MA, Fock RA, de Oliveira Pires IS, Tirapegui J. Dietary glutamine supplementation affects macrophage function, hematopoiesis and nutritional status in early weaned mice. Clin Nutr 27:386-97, 2008.

- Rogero MM, Mendes RR, Tirapegui J. Neuroendocrine and nutritional aspects of overtraining. Arq Bras Endocrinol Metabol 49:359-68, 2005.

- Rogero MM, Tirapegui J, Pedrosa RG, Castro IA, Pires IS. Effect of alanyl-glutamine supplementation on plasma and tissue glutamine concentrations in rats submitted to exhaustive exercise. Nutrition 22:564-71, 2006.

- Rogero MM, Tirapegui J, Pedrosa RG, Pires ISO, Castro IA. Plasma and tissue glutamine response to acute and chronic supplementation with L-glutamine and L-alanyl-L-glutamine in rats. Nutr Res 24:261-270, 2004.

- Rogero MM, Tirapegui J, Pedrosa, RG, Castro IA, Pires ISO, Oliveira AAM et al. Efeito da suplementação com L-alanil-L-glutamina sobre a resposta de hipersensibilidade do tipo tardio em ratos submetidos ao treinamento intenso. Rev Bras Ciên Farm 38:487-497, 2002.

- Rogero MM, Tirapegui J, Vinolo MA, Borges MC, de Castro IA, Pires IS, Borelli P. Dietary glutamine supplementation increases the activity of peritoneal macrophages and hemopoiesis in early-weaned mice inoculated with Mycobacterium bovis bacillus Calmette-Guérin. J Nutr 138:1343-8, 2008.

- Rogero MM, Tirapegui J. Aspectos atuais sobre glutamina e exercício. Nutr Pauta 11(58):34-40, 2003.

- Rogero MM, Tirapegui J. Aspectos atuais sobre glutamina, atividade física e sistema imune. Rev Bras Ciên Farm 36:201-212, 2000.

- Rogero MM, Tirapegui J. Aspectos nutricionais sobre glutamina e exercício físico. Nutrire 25: 101-126, 2003.

- Rogero MM. Efeitos do exercício e da suplementação com L-glutamina e L-alanil-L-glutamina sobre as concentrações de glutamina no plasma, músculo e fígado em ratos. São Paulo: USP, 2002. 120 p. Dissertação (Mestrado) – Faculdade de Ciências Farmacêuticas da Universidade de São Paulo, 2002.

- Rohde T, MacLean DA, Hartkoop A, Pedersen BK. The immune system and serum glutamine during a triathlon. Eur J Appl Physiol, v. 74, p. 428-434, 1996.

- Roitt I, Brostoff J, Male D. Imunologia. São Paulo: Manole; 1999. 423 p.

- Roose J, de Vries WR, Schmikli SL, Backx FJ, van Doornen LJ. Evaluation and opportunities in overtraining approaches. Res Q Exerc Sports 80:756-64, 2009.

- Rowbottom DG, Keast D, Goodman C, Morton AR. The haematological, biochemical profile of athletes suffering from the overtraining syndrome. Eur J Appl Physiol, v. 70, p. 502-509, 1995.
- Rowbottom DG, Keast D, Morton AR. The emerging role of glutamine as an indicator of exercise stress and overtraining. Sports Med, v. 21, p. 80-97, 1996.
- Smith DJ, Norris SR. Changes in glutamine and glutamate concentrations for tracking training tolerance. Med Sci Sports Exerc, v. 32, p. 684-689, 2000.
- Smith LL. Cytokine hypothesis of overtraining: a physiological adaptation to excessive stress? Med Sci Sports Exerc, v. 32, p. 317-331, 2000.
- Snyder AC. Overtraining and glycogen depletion hypothesis. Med Sci Sports Exerc, v. 30, p. 1146-1150, 1998.
- Tanskanen M, Atalay M, Uusitalo A. Altered oxidative stress in overtrained athletes. Journal of Sports Sciences, v. 28, n. 3, p. 309-317, 2010.
- Tritto ACC, Amano MT, Cillo ME, et al. Effect of rapid weight loss and glutamine supplementation on immunosuppression of combat athletes: a double-blind, placebo-controlled study. Journal of Exercise Rehabilitation, v. 14, n. 1, p. 83-92, 2018.
- Urhausen A, Gabriel HHW, Kindermann W. Impaired pituitary hormonal response to exhaustive exercise in overtrained endurance athletes. Med Sci Sports Exerc, v. 30, p. 407-414, 1998.

Ações do Exercício Físico sobre a Secreção de Insulina e o Diabetes *Mellitus*

25

• Eduardo Rebelato Lopes de Oliveira • Angelo Rafael Carpinelli

Homeostase glicêmica

A manutenção da glicemia em níveis basais (70 a 99 mg/dL), a normoglicemia, é regulada por mecanismos de homeostase, sendo fundamental para a sobrevivência. Essa manutenção requer um balanço entre a oferta de glicose, que pode ocorrer através da dieta ou por seu fornecimento endógeno, e sua utilização pelos tecidos. Sabidamente, a exposição crônica dos tecidos a elevados níveis glicêmicos está associada à toxicidade de diversos tipos celulares. Em contrapartida, o baixo nível glicêmico, a hipoglicemia, afetaria o funcionamento de diversos sistemas do organismo, por exemplo, o sistema nervoso central (SNC) e o sistema sanguíneo. Isso porque os neurônios utilizam fundamentalmente, e as hemácias utilizam exclusivamente, a glicose plasmática como substrato energético.

Os mecanismos de regulação da glicemia são ativados pelo desbalanço entre efluxo e influxo de glicose no plasma e os fatores neuro-humorais são os principais responsáveis por esse controle. A concentração plasmática de glicose é o principal determinante da secreção dos hormônios considerados glicorregulatórios, incluindo insulina, glucagon e epinefrina. Ademais, outros hormônios, como o hormônio do crescimento (GH) e o cortisol, também participam no controle glicêmico em período de jejum mais prolongado.

O fornecimento de glicose para a circulação ocorre basicamente por três fontes:

1. Absorção intestinal, através da digestão de carboidratos da dieta.
2. Glicogenólise, isto é, a hidrólise de polímeros de glicose principalmente pelo fígado armazenados na forma de glicogênio.
3. Gliconeogênese, formação *de novo* de glicose por precursores não glicídicos, pelo fígado e, de modo menos expressivo, pelos rins.

Grandes elevações na glicemia ocorrem normalmente após as refeições, o período absortivo. Durante esse período, a concentração elevada de glicose desencadeia o processo de secreção de insulina (Figura 25.1A), pelas células beta (β) das ilhotas pancreáticas. A insulina secretada na circulação porta-hepática atua sobre o fígado e tecidos periféricos, resultando na redução da glicemia. Esse é o principal mecanismo hipoglicemiante ativado pela glicose, sendo a insulina o único hormônio responsável por essa ação.

A insulina atua sobre as células alvo através de um receptor localizado na membrana plasmática, o qual transmite o sinal insulínico para o citosol por meio de uma sequência de reações. Esse receptor de insulina é uma proteína formada pela disposição simétrica de duas subunidades denominadas α, localizadas extracelularmente, ligadas por pontes de dissulfetos a duas subunidades transmembrânicas denominadas β, cujos principais domínios estão localizados no interior celular. A ligação da insulina às subunidades α do receptor promove uma alteração conformacional das subunidades β, levando a sua autofosforilação em resíduos de tirosina, a qual desencadeia a atividade enzimática de tirosina quinase do receptor.

A ativação do receptor de insulina informa à célula que a insulina está presente no plasma, o que fisiologicamente ocorre porque a glicemia está elevada. Essa transmissão do sinal insulínico pelo receptor ocorre por meio da subsequente fosforilação de proteínas intracelulares conhecidas como substratos do receptor de insulina, as quais ancoram proteínas fundamentais na amplificação do sinal do hormônio e na transmissão da mensagem por fosforilação de outras proteínas.

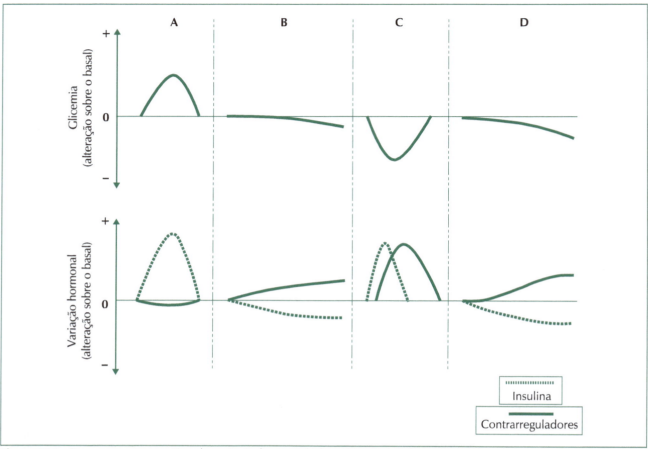

Figura 25.1. Esquema representativo da variação hormonal plasmática associada a alterações na glicemia. O painel superior representa a glicemia. No painel inferior, a linha cheia representa os hormônios contrarreguladores (glucagon + catecolaminas) e a linha tracejada representa a insulina. A. período absortivo; B. jejum noturno; C. hipoglicemia induzida por injeção de insulina; D. durante um exercício moderado.
Fonte: Desenvolvida pela autoria.

É por meio desse mecanismo que a insulina promove suas ações sobre as células alvo, ou seja, as células que expressam seu receptor. Desse modo, no período absortivo, o aumento na concentração plasmática de insulina, estimulada pela elevação da glicemia, suprime a produção endógena de glicose e estimula seu transporte para o interior celular e sua subsequente utilização pelas células.

O transporte de glicose para o interior celular ocorre através de proteínas transportadoras de glicose (GLUT – *glucose transporter*). Os GLUT (1 a 7) são classificados de acordo com sua capacidade de transportar a glicose e também por suas localizações na célula. O GLUT4 encontra-se armazenado em vesículas no citoplasma. Sob o estímulo insulínico, as vesículas contendo GLUT4 são translocadas e fundem-se com a membrana, culminando na inserção desses transportadores na membrana plasmática. O GLUT4 está presente em células musculares esqueléticas e adiposas, sendo sua inserção na membrana o primeiro passo pelo qual a insulina aumenta a captação de glicose do plasma. Entretanto, outros GLUT encontram-se constitutivamente localizados na membrana plasmática, não necessitando do estímulo insulínico, como o GLUT2, presente em células β pancreáticas e hepáticas.

Assim, no tecido hepático a ação da insulina aumenta a captação de glicose não por atuar sobre os GLUT, mas por induzir a atividade de enzimas glicolíticas, favorecendo a fosforilação e posterior armazenamento e metabolização da glicose. A insulina promove ainda o aumento da síntese de ácidos graxos a partir da glicose e estimula a captação de aminoácidos e a síntese de proteínas na célula hepática. Assim, além das ações anabólicas, a insulina apresenta ações anticatabólicas, por diminuir a via de degradação do glicogênio, a de síntese *de novo* da glicose, bem como a utilização de outros substratos como fonte de energia.

Por outro lado, em outras células periféricas, como músculo esquelético e tecido adiposo, o sinal deflagrado pela ligação da insulina a seu receptor promove a inserção do GLUT4 na membrana plasmática pela translocação das vesículas contendo o transportador. A insulina aumenta, desse modo, a captação de glicose e consequentemente seu metabolismo.

No tecido muscular, a insulina estimula a produção de glicogênio, a captação de aminoácidos e a síntese proteica, inibindo também a degradação proteica tecidual, bem como a utilização de demais substratos como fonte de energia.

No tecido adiposo, a insulina estimula a síntese de glicerol-fosfato e de ácidos graxos para formação e armazenamento de triacilglicerol. Ainda, bloqueia a liberação de ácidos graxos pelos adipócitos, por inibir a atividade da enzima lipase sensível a hormônio (LHS), responsável pela hidrólise dos acilgliceróis.

Considerando a importância da insulina no processo de regulação glicêmica e o papel do tecido muscular esquelético como grande responsável por essa resposta, a deficiência da ação insulínica ou a ausência de insulina pode resultar em uma falha no controle da glicose plasmática.

Durante o estado pós-absortivo ou em um jejum breve, como o jejum noturno, apesar de a concentração de glicose plasmática não se alterar, há uma alteração em sua produção endógena, a qual equivale à utilização de glicose pelo organismo. Nessas condições, a manutenção da glicemia ocorre primariamente pela produção hepática de glicose, por meio da glicogenólise seguida pela gliconeogênese, a qual se torna mais importante com a progressão do jejum. Em média, os estoques de glicogênio podem fornecer entre 3 e 8 horas do aporte glicêmico em adultos durante o jejum.

Em resposta à escassez de glicose, a secreção dos hormônios conhecidos como contrarregulatórios se altera, determinando um novo cenário metabólico (Figura 25.1B). O ajuste inicial, de grande importância, se dá pela redução na secreção da insulina, que deixa de inibir as vias de produção endógena de glicose. Além disso, sem o estímulo insulínico, a captação e o consumo de glicose por tecidos como o muscular esquelético e o adiposo encontram-se reduzidos, garantindo o aporte glicêmico para o sistema nervoso central, responsável por 60% da captação basal de glicose no jejum breve. O transporte de glicose nas células nervosas ocorre de maneira independente da ação da insulina, através dos transportadores de glicose do tipo 1 (GLUT1) e 3 (GLUT3), grandes responsáveis pela captação de glicose nesse tecido.

A prevenção e a correção da hipoglicemia envolvem a interação complexa entre a supressão da secreção da insulina e a ativação de um sistema hierárquico e redundante sobre o controle glicêmico. Os hormônios conhecidos como contrarregulatórios incluem o glucagon, a epinefrina, o hormônio do crescimento e o cortisol, que são liberados em resposta a quedas na glicemia e atuam no sentido de restaurá-la.

O glucagon exerce um importante papel nas alterações do metabolismo intermediário. Em resposta à queda na glicemia, o glucagon é secretado pelas células alfa (α) das ilhotas pancreáticas na circulação porta-hepática, agindo sobre o fígado. Pela ativação da glicogenólise e da gliconeogênese, o glucagon aumenta em minutos a produção hepática de glicose. Concomitantemente, a epinefrina é secretada pelas glândulas adrenais em resposta à queda glicêmica. A contrarregulação promovida pela epinefrina é ampla e, como o glucagon, se dá em minutos. Através principalmente dos receptores β-adrenérgicos, a epinefrina mobiliza precursores gliconeogênicos, limita a utilização de glicose nos tecidos insulinossensíveis, como o muscular esquelético, além de estimular a produção hepática de glicose por glicogenólise e gliconeogênese.

Além de sua ação direta na reversão da queda glicêmica, a epinefrina também contribui indiretamente, inibindo a secreção de insulina, através dos receptores α_2-adrenérgicos, bem como estimulando a secreção de glucagon, através dos receptores β-adrenérgicos. Os demais hormônios contrarregulatórios, hormônio do crescimento e cortisol, atuam na defesa contra reduções prolongadas na glicemia, o que ocorre várias horas após a elevação de suas concentrações plasmáticas. Esses hormônios também limitam a utilização da glicose e estimulam sua produção.

O experimento clássico de indução da hipoglicemia por injeção intravenosa de insulina elucida o papel dos hormônios contrarregulatórios na recuperação desse episódio (Figura 25.1C). A injeção intravenosa de insulina promove a queda na glicemia pela supressão imediata da produção hepática de glicose, associada ao aumento da utilização de glicose pelos tecidos sensíveis à insulina. O início da recuperação do estado hipoglicêmico é marcado pela redução da utilização de glicose e por um aumento em sua produção endógena, principalmente por glicogenólise, embora a gliconeogênese seja também aumentada. Apesar de a redução nos níveis plasmáticos de insulina (insulinemia) ser fundamental para o processo de contrarregulação da glicemia, o início desse processo ocorre com os níveis insulínicos ainda elevados, o que demonstra uma importante ação dos hormônios que compõem o mecanismo contrarregulatório, mesmo na presença de insulina.

A inibição da ação dos hormônios contrarregulatórios durante essa situação de hipoglicemia induzida mostrou que somente a eliminação do glucagon prejudica a correção da glicemia, sendo tal efeito adicionalmente agravado pelo bloqueio da ação das catecolaminas (epinefrina e norepinefrina).

Assim, o controle glicêmico é proporcionado, de um lado, pela insulina corrigindo a hiperglicemia, e, por outro lado, pela diminuição da insulinemia associada à secreção dos hormônios contrarregulatórios, principalmente glucagon e epinefrina, em ordem hierárquica, corrigindo a queda glicêmica.

Secreção de insulina

O pâncreas endócrino é formado por grupamentos celulares denominados ilhotas pancreáticas, as quais são compostas por quatro diferentes tipos de células, classificadas morfofuncionalmente em células alfa (α), beta (β), delta (δ) e PP. Essas células são, sobretudo, responsáveis pela secreção de hormônios peptídicos, respectivamente: glucagon, insulina, somatostatina e polipeptídio pancreático.

As ilhotas pancreáticas são constituídas em maior parte por células β, secretoras de insulina. A insulina é um hormônio polipeptídico, constituído por duas cadeias de aminoácidos, alfa e beta, interligadas por duas pontes dissulfeto em resíduos de cisteína. Sua síntese ocorre a partir da transcrição e tradução do gene da insulina, com a formação da pré-proinsulina no retículo endoplasmático. Posteriormente, ocorre a formação da pré-insulina e, durante seu transporte através do complexo de Golgi e armazenamento nos grânulos de secreção, forma-se a insulina, forma com maior potencial biológico.

Na célula β, a insulina está armazenada em grânulos que, através de exocitose deflagrada por estímulos, liberam seu conteúdo para o meio extracelular. Devido a sua característica hidrofílica e à ausência de transportadores de membrana, a insulina é armazenada em grânulos de membrana lipídica, sendo a exocitose do conteúdo desses grânulos o mecanismo pelo qual ocorre a transposição da membrana plasmática e consequente liberação da insulina.

O controle da extrusão dos grânulos de insulina é um processo complexo determinado pela resultante entre diversos estímulos provenientes da circulação que atuam sobre as ilhotas pancreáticas, fatores autócrinos/parácrinos e terminações nervosas simpáticas e parassimpáticas.

A secreção da insulina pelas células β das ilhotas pancreáticas tem como principal estímulo a concentração plasmática de glicose, sendo também modulada por diversos fatores, tais como outros nutrientes, neurotransmissores e hormônios. A elevação da concentração de glicose plasmática consequentemente aumenta o fluxo de glicose para o interior da célula β pancreática, através dos transportadores de glicose GLUT2, os quais possuem grande capacidade de trabalho, que não se satura com a variação da glicemia. No interior celular, a glicose é inicialmente fosforilada, formando glicose-6-fosfato, principalmente pela atividade da enzima glicoquinase, a qual também não se satura com as variações fisiológicas na concentração de glicose. A presença dessas proteínas permite que o fluxo de glicose para o interior da célula β pancreática e sua velocidade de metabolização acompanhe a variação da concentração de glicose no plasma.

A glicose-6-fosfato é consequentemente metabolizada, resultando na produção de adenosina trifosfato (ATP), aumentando a razão entre o ATP e adenosina difosfato (ADP). A estimulação da secreção de insulina está diretamente relacionada ao aumento dessa razão, que é induzido pela metabolização da glicose, inicialmente proposta por Malaisse e colaboradores (1979) como a hipótese da regulação da liberação de insulina pelo nutriente (*The Fuel Hypothesis*).

O aumento da concentração intracelular de ATP promove o fechamento de canais para K^+ localizados na membrana plasmática, os quais apresentam sítios de ligação para o ATP (K_{ATP}). Devido às diferenças nas concentrações iônicas entre os meios intra e extracelular, há uma movimentação espontânea dos íons determinada pelo potencial eletroquímico. Para o K^+, esse potencial direciona o íon para o exterior, enquanto para o Ca^{2+} seu potencial eletroquímico o direciona para o interior celular. Assim, com o fechamento dos K_{ATP} reduzindo o efluxo de K^+, há a retenção de cargas positivas dentro da célula, promovendo a despolarização da membrana plasmática. Essa despolarização abre canais para Ca^{2+} sensíveis à voltagem (CCSV), resultando no aumento da concentração intracelular desse íon e, consequentemente, na ativação da maquinaria secretória da célula β e exocitose da insulina.

Apesar de esse mecanismo clássico ser predominante para desencadear o processo de secreção de insulina, as células β apresentam ainda enzimas acopladas à membrana plasmática que auxiliam no processo secretório. Entre essas enzimas encontram-se isoformas da fosfolipase C (PLC), fosfolipase A_2, fosfolipase D e adenilato ciclase. Essas enzimas podem ser ativadas pela ligação de hormônios a seus receptores de membrana, sendo as proteínas Gs ou Gq a via de interação entre esses receptores e as enzimas efetoras. A atividade dessas enzimas resulta na formação de mensageiros intracelulares que contribuem para o processo de secreção hormonal.

A ativação da adenilato ciclase promove o aumento intracelular de adenosina monofosfato cíclico (AMPc), segundo mensageiro ativador da proteína quinase A (PKA). A PLC hidrolisa fosfolipídios de membrana, resultando na formação de diacilglicerol (DAG) e 1,4,5 inositol-trifosfato (IP3). O DAG promove a ativação da proteína quinase C (PKC), que é dependente de Ca^{2+}. O IP3, por sua vez, atua no retículo endoplasmático acarretando o efluxo de Ca^{2+} dessa organela, reforçando o aumento intracelular desse íon.

Adicionalmente, tanto a PKA como a PKC aumentam a responsividade dos CCSV, intensificando a entrada de Ca^{2+} a partir do meio extracelular. Além disso, ambas as quinases promovem a fosforilação e ativação de proteínas componentes do citoesqueleto que participam da exocitose dos grânulos de insulina.

A ativação por estímulos extracelulares dos receptores de membrana acoplados a proteínas G é, por exemplo, utilizada pelos hormônios colecistoquinina (CCK) e hormônio semelhante ao glucagon (GLP-1). Esses hormônios, também chamados incretinas, são secretados pelas células intestinais em resposta à ingestão de nutrientes. Na célula β pancreática, através de seus receptores, as incretinas promovem a potencialização da secreção de insulina pela glicose. Desse modo, a secreção e a ação das incretinas estão relacionadas com a maior resposta secretória de insulina observada diante de uma carga oral de glicose quando comparada a sua infusão intravenosa.

Apesar de a glicose ser o principal estímulo que desencadeia a secreção da insulina, aminoácidos e ácidos graxos também influenciam o processo. Os aminoácidos estimulam a secreção de insulina devido a seu metabolismo intracelular e formação de ATP. Ainda, a arginina pode diretamente causar a despolarização da célula β pancreática e desencadear o processo de exocitose da insulina.

O efeito dos ácidos graxos sobre a secreção de insulina pode variar de acordo com o tamanho da cadeia e o número de insaturações presentes, ou seja, o efeito pode variar de acordo com o tipo de lipídio. Entretanto, em sua maioria, eles apresentam ação aguda de potencialização da secreção de insulina estimulada pela glicose. Em contrapartida, após exposição por tempo prolongado, os ácidos graxos passam a ser tóxicos para a funcionalidade das ilhotas pancreáticas, efeito conhecido como lipotoxicidade, resultando no prejuízo da secreção de insulina.

Tabela 25.1. Reguladores da secreção de insulina.

Estimuladores	Inibidores
• Glicose	• Ácidos graxos (exposição crônica)
• Aminoácidos	• Somatostatina
• Ácidos graxos (exposição aguda)	• Agonistas α_2-adrenérgicos
• Hormônios gastrointestinais (CCK e GLP-1)	• Sistema nervoso simpático
• Glucagon	(norepinefrina/epinefrina)
• Agonistas β-adrenérgicos	
• Sistema nervoso parassimpático (acetilcolina)	

Fonte: Desenvolvida pela autoria.

Além da regulação exercida por substratos, o sistema nervoso autônomo desempenha importante papel na regulação da secreção de insulina. O sistema parassimpático, por meio da ativação de receptores acoplados à proteína Gq mediada pela liberação de acetilcolina, potencializa a secreção de insulina estimulada por glicose. De modo contrário, o sistema simpático, por meio da ativação dos receptores α_2-adrenérgicos, com consequente ativação da proteína Gi e diminuição do conteúdo intracelular de AMPc, inibe a secreção de insulina. Esse efeito é mediado tanto pela norepinefrina, liberada pelas terminações nervosas adrenérgicas, como pela ação da epinefrina circulante, devido a sua secreção pelas glândulas adrenais.

Em resumo, a secreção de insulina é um evento complexo, determinado pela interação de vários estímulos. Apesar de todos esses mecanismos participarem do controle da secreção de insulina, potencializando ou inibindo-a, a glicemia é, de longe, o principal elemento que regula a secreção de insulina pelas células β pancreáticas.

Exercício físico e secreção de insulina

Sabidamente, estímulos estressores promovem alterações no funcionamento do organismo para a manutenção da saúde e da vida. A resposta do organismo ao estresse envolve sistemas complexos que induzem alterações hormonais, autonômicas e comportamentais. Essas alterações resultam em diferentes respostas fisiológicas, tendo a participação do sistema nervoso central (SNC), que coordena a resposta neuroendócrina.

O aumento na secreção do cortisol durante o estresse é um exemplo, sendo mediado pela ativação do eixo hipotálamo-hipófise, no qual regiões hipotalâmicas ativadas por estresse secretam o hormônio liberador de corticotrofina (CRH). Através dos vasos porta hipotálamo-hipófise, o CRH atinge as células corticotróficas na adeno-hipófise, estimulando a secreção do hormônio adrenocorticotrófico (ACTH), o qual, pela circulação sistêmica, atinge o córtex adrenal, estimulando a liberação do cortisol.

O sistema nervoso simpático também desempenha importante papel na resposta ao estresse, sendo a ativação simpática durante o estresse referida como resposta de luta ou fuga. Empiricamente, durante esse fenômeno, há a inibição da secreção de insulina, favorecendo a utilização da glicose plasmática pelo SNC e pelo tecido muscular esquelético para a execução da resposta de luta ou fuga. O

exercício físico é uma situação de estresse para o organismo. Assim, seu efeito imediato sobre a secreção de insulina é inibitório, devido principalmente à ativação simpática que ocorre durante a atividade física (Figura 25.1D).

O exercício físico aumenta grandemente a utilização de glicose pelo tecido muscular para taxas muitas vezes maiores do que as observadas basalmente. Para a manutenção da normoglicemia, há o aumento na taxa de produção endógena da glicose, no sentido de acompanhar o aumento de sua utilização, evitando assim a ocorrência de queda na glicemia. Para evitar as ações hipoglicemiantes da insulina, como o aumento da captação da glicose pelos tecidos sensíveis à insulina e a inibição da produção endógena de glicose, a inibição da secreção de insulina durante o exercício é um fator importante para a homeostase glicêmica, permitindo a continuidade da atividade física.

A prática de diferentes tipos de exercícios, dinâmicos ou estáticos, promove um aumento na concentração das catecolaminas, glucagon e outros hormônios circulantes no plasma. Essa mudança no estado hormonal contribui para o suprimento de substrato no sangue, como glicose, liberada pelo fígado, e ácidos graxos, liberados pelo tecido adiposo.

O aumento na atividade simpática, além de proporcionar as alterações necessárias para o exercício, altera a secreção de alguns hormônios, dentre eles a insulina e o glucagon, que, como descrito no primeiro tópico deste capítulo, são fatores importantes no controle da glicemia e no fornecimento plasmático de substratos energéticos. Através da ativação dos receptores α_2-adrenérgicos nas células beta, e β-adrenérgicos nas células alfa pancreáticas, as catecolaminas inibem a secreção de insulina e aumentam a secreção de glucagon, respectivamente.

O aumento do glucagon, do cortisol e das catecolaminas ativa as vias de produção endógena de glicose no fígado (glicogenólise e gliconeogênese), as quais são favorecidas pela diminuição na secreção de insulina, que deixa de inibir esse processo (Figura 25.1D).

No tecido adiposo, a diminuição da insulinemia deixa de inibir a LHS, que é agora estimulada pelas catecolaminas e pelo cortisol, aumentando a concentração de ácidos graxos livres no plasma. No músculo, a via de degradação de glicogênio também está desinibida, permitindo sua ativação pela ação das catecolaminas. Porém, sobre o tecido muscular, o cortisol atua estimulando a proteólise e a consequente liberação de aminoácidos para a gliconeogênese hepática.

Assim, a inibição da secreção de insulina e aumento da secreção de glucagon e desses outros hormônios contribui para o ajuste do metabolismo intermediário durante o exercício.

Durante o exercício físico, a contração muscular, *per se*, resulta no aumento da captação de glicose pelo músculo, independentemente da ação da insulina. Na contração muscular, a degradação de substratos ativa uma via de sinalização intracelular comandada por uma proteína quinase sensível à adenosina monofosfato (AMP), produto avançado da degradação do ATP. Assim, o aumento na atividade metabólica das células musculares durante o exercício resulta no aumento dos níveis de AMP e na consequente ativação da proteína quinase ativada por AMP (AMPK). A AMPK promove a translocação das vesículas que contêm o GLUT4 do citoplasma para a membrana plasmática da célula. Esse processo culmina na fusão dessas vesículas à membrana e inserção das moléculas de GLUT4 na membrana, permitindo a captação de glicose plasmática pela célula.

Na contração muscular, a ativação da AMPK promove a captação de glicose por meio da inserção de GLUT4 na membrana plasmática, sendo esse processo independente da ação insulínica.

Considerando a inibição da secreção de insulina pelo exercício, o mecanismo de inserção de GLUT4 na membrana plasmática garante o aporte glicêmico para as células musculares, devido à regulação da captação de glicose pelo próprio estado energético da célula muscular em atividade.

Até agora foi discutido o efeito imediato do exercício sobre a regulação da secreção da insulina. Entretanto, outro aspecto seria o efeito do condicionamento físico causado pela prática regular de exercícios físicos sobre a secreção de insulina. Em outras palavras, as adaptações promovidas pelo exercício sobre a secreção de insulina.

Os efeitos positivos da prática regular de exercício físico para a saúde e o melhor funcionamento do organismo são bem estabelecidos. Além do condicionamento cardiovascular, a prática do exercício físico promove melhora na sensibilidade à insulina, principalmente no tecido muscular esquelético. Sabidamente, uma das adaptações ao exercício é o aumento da expressão de GLUT4 no músculo, aumentando sua capacidade de captação de glicose.

Esse efeito reflete em melhor controle glicêmico pela insulina, facilitando o estabelecimento da normoglicemia durante episódios hiperglicêmicos. Em praticantes de exercício físico, a normoglicemia é mantida com baixos níveis de insulina. Como consequência, o exercício diminui a necessidade de secreção de insulina para o controle da glicemia, o que resulta em menor taxa de trabalho das células β das ilhotas pancreáticas para sintetizar e secretar o hormônio.

Além da menor necessidade de insulina, também se observa que o treinamento reduz a capacidade de secreção de insulina pelas ilhotas pancreáticas em resposta à glicose. Ainda não é claro o mecanismo pelo qual as ilhotas pancre-áticas em indivíduos treinados secretam menos insulina em resposta a uma mesma carga de glicose. Empiricamente, a melhora no controle glicêmico e a menor necessidade da atividade da célula β pancreática causada pelo exercício promovem a adaptação dessa célula à nova situação. Possivelmente essa adaptação desabilita sua capacidade secretória máxima em resposta à glicose, pelo fato de essa resposta ser desnecessária em indivíduos treinados.

Entretanto, essa desabilitação pode ser revertida, como ocorre em ex-praticantes de exercício físico. Assim, o efeito do treinamento sobre a funcionalidade das células β das ilhotas pancreáticas não deve ser visto como negativo, mas sim poupatório, pois as atividades celulares são constantemente alteradas de acordo com as novas situações. Nesse sentido, um efeito diametralmente oposto ocorre, por exemplo, na obesidade. Nessa condição, há um aumento na demanda pela insulina devido à perda de sensibilidade dos tecidos periféricos à ação desse hormônio. Assim, as células β pancreáticas se ajustam funcionalmente, aumentando sua resposta de secreção hormonal diante de uma carga de glicose, e esse ajuste é essencial para a manutenção da normoglicemia nessas condições. Entretanto, caso esse aumento na funcionalidade das células β pancreáticas se esvaeça ou não ocorra, o quadro diabético é estabelecido, conforme descrito em detalhes a seguir.

Os efeitos positivos da prática regular de exercício físico tornam-se mais evidentes no envelhecimento. Com o envelhecimento, observa-se uma diminuição progressiva e gradual na sensibilidade à insulina, denominada resistência periférica à ação da insulina. Assim, com o aparecimento da resistência à insulina, a normoglicemia é mantida por uma concentração elevada de insulina. No entanto, a perda progressiva da sensibilidade à insulina é acompanhada pela diminuição da capacidade de secreção hormonal por cada célula beta das ilhotas pancreáticas. Desse modo, a hiperinsulinemia observada no envelhecimento não representa a melhora da capacidade de secreção por célula beta, mas sim maior requisição das células betas imposta pela resistência periférica à insulina.

Associado ao processo de envelhecimento, o ganho de peso corporal é claramente descrito como importante contribuinte para a resistência insulínica. Assim, a prática de exercício durante o envelhecimento é uma importante ferramenta para a manutenção da sensibilidade à insulina, principalmente se ela estiver acompanhada da redução do peso corporal.

Analisando a capacidade secretória de insulina em ilhotas pancreáticas, alguns estudos mostram que a diminuição da secreção de insulina observada com o envelhecimento é revertida pelo treinamento, bem como pela redução do peso corporal. Ao contrário do observado em jovens, nos quais a melhora na sensibilidade e a menor requisição de insulina resultam na preservação da ilhota pancreática pela desabilitação de sua capacidade secretória máxima, no envelhecimento o treinamento mantém elevada essa capacidade – possivelmente por prevenir a diminuição da capacidade secretória com a senescência.

Em suma, podemos observar que o efeito do exercício sobre a secreção de insulina pode ser abordado sob diferentes aspectos. O primeiro é a inibição da secreção de insulina durante uma atividade física. Por outro lado, as adaptações causadas pela prática do exercício, por meio da melhora na sensibilidade à insulina, contribuem para a preservação e menor requisição da atividade das células β pancreáticas.

Diabetes *mellitus*

Diabetes *mellitus* (DM) compreende um grupo de desordens clínica e geneticamente heterogêneas caracterizado por níveis elevados de glicose no sangue. O diagnóstico da doença é realizado principalmente pelo valor da concentração de glicose sanguínea. A Associação Americana de Diabetes (American Diabetes Association – ADA) especifica que, para pacientes que apresentem os sintomas do DM, a medida da glicemia acima de 200 mg de glicose a cada decilitro de sangue (mg/dL) é suficiente para caracterizar DM. Para pessoas sem os sintomas clássicos do DM a medida da concentração de glicose sanguínea superior a 126 mg/dL após 8 horas de jejum é um indicativo de DM. Ademais, a ADA classifica ainda outra categoria, definida como intolerante à glicose, a qual apresenta glicemia de jejum entre 110 e 125 mg/dL.

Apesar de obsoleto nos dias atuais, o DM pode ser diagnosticado por meio do teste oral de tolerância à glicose. O teste consiste em um desafio com glicose por meio da ingestão de 75 gramas de glicose. Após 2 horas, amostras sanguíneas são coletadas e a glicemia é dosada. Após esse período, glicemias acima de 200 mg/dL são indicativas de DM, porém glicemias acima de 140 mg/dL são consideradas intolerantes à glicose.

Desse modo, a tolerância à glicose é determinada pela capacidade de normalização da glicemia, após a indução de hiperglicemia por uma carga oral de glicose. A tolerância, portanto, se dá pela relação entre a quantidade de insulina secretada e a resposta tecidual a essa insulina. Assim, a diminuição dessa relação caracteriza um aumento na sensibilidade à insulina, sendo o oposto caracterizado como aumento na resistência à insulina.

Em 1979 o DM foi reconhecido como uma síndrome que apresenta a hiperglicemia e a intolerância à glicose como suas principais características. Posteriormente, nos países ocidentais, o diabetes foi dividido em duas formas principais, o tipo 1 (*Insulin-Dependent Diabetes Mellitus*; IDDM, ou diabetes dependente de insulina) e o tipo 2 (*Non--Insulin-Dependent Diabetes Mellitus*; NIDDM ou diabetes não dependente de insulina). Porém, em 1996 e em 1997, a ADA propôs o estabelecimento apenas da nomenclatura tipo 1 e tipo 2.

Essa distinção foi possível devido a diferenças clínicas, genéticas e ambientais na etiologia dos diferentes tipos de DM. Na classificação do DM há pelo menos mais duas categorias. A terceira categoria inclui outros tipos de diabetes, cujas causas podem ser atribuídas a fatores diversos, como doenças pancreáticas e anormalidades no receptor de insulina, bem como lesões pancreáticas por drogas ou agentes químicos. A quarta categoria de DM é a gestacional, sendo a condição de hiperglicemia observada durante a gravidez, causando grandes complicações para o feto e para a mãe, que pode ainda posteriormente evoluir para DM 2.

A concentração elevada de glicose sanguínea pode ser causada pela deficiência relativa ou total na secreção de insulina pelas células β pancreáticas e ou pela resistência periférica à insulina. Porém, em alguns casos pode ainda estar associada a um aumento na concentração plasmática de glucagon (hiperglucagonemia). A resistência periférica à insulina pode progressivamente alterar a funcionalidade das células β pancreáticas e, de forma crônica, causar um consequente prejuízo na secreção da insulina.

Diabetes do tipo 1

Esse tipo de diabetes compreende entre 5 e 10% dos casos de DM. Seu aparecimento é mais comum em crianças e adolescentes, sendo considerado também como diabetes juvenil. Nesses casos, o DM do tipo 1 (DM 1) é caracterizado pelo aparecimento repentino de sintomas graves, com a necessidade da reposição com insulina exógena para a manutenção da vida, pois esse tipo de DM é classicamente marcado pela deficiência absoluta de insulina.

Apesar de ser menos comum, o DM 1 pode também ocorrer na vida adulta. Porém, nesses casos, a taxa de destruição das células β é menor do que a observada no DM juvenil. Há ainda uma função residual das células β que pode persistir por muitos anos.

O diabetes *mellitus* do tipo 1 é caracterizado por um processo autoimune que resulta virtualmente na deficiência absoluta de insulina, devido à destruição das células β pancreáticas. Porém, apenas uma parte das pessoas com sinais de autoimunidade contra a célula β apresenta os sinais clínicos da doença. Apesar da importante determinação genética para a ocorrência do DM 1, o grau de coincidência da doença entre gêmeos idênticos é de 35 a 50%, bem abaixo da taxa que seria esperada se os fatores genéticos fossem os únicos determinantes. Assim, fatores ambientais podem contribuir para o início do processo de destruição das células β, bem como acelerar o processo destrutivo.

A administração exógena de insulina passa a ser um procedimento fundamental para manutenção da vida em diabéticos do tipo 1. Assim, há basicamente dois grandes problemas na manutenção da glicemia nesses indivíduos. Em pacientes sob tratamento insulínico inadequado, com doses excessivas ou horários impróprios, episódios hipoglicêmicos podem ocorrer. Por outro lado, doses ineficientes podem acarretar hiperglicemia prolongada. Um esquema apropriado de tratamento e o monitoramento constante da glicose sanguínea, associados a um comportamento alimentar adequado, favorecem o controle glicêmico.

Tratamentos com doses ineficientes de insulina, que podem ser acompanhados por um aumento nos hormônios contrarreguladores, diminuem a utilização periférica de glicose pelo músculo esquelético e pelo tecido adiposo, aumentando proteólise e lipólise. Os aminoácidos liberados são utilizados para a gliconeogênese hepática, aumentando a produção endógena de glicose em associação à glicogenólise. Os ácidos graxos liberados servem como substrato para a formação de corpos cetônicos no fígado, cetogênese.

Os corpos cetônicos são formados a partir de acetil-CoA e, sendo transportados no sangue, podem ser utilizados como substrato energético em outros tecidos, após reconversão em acetil-CoA. Entretanto, devido à liberação de prótons (H^+) pelos corpos cetônicos circulantes, seu excesso resulta na diminuição da capacidade de tamponamento sanguínea, estado denominado cetoacidose. Esse quadro de aumento da cetogênese é também chamado de descompensação metabólica, caracterizado por glicemias acima de 250 mg/dL e concentrações muito elevadas de corpos cetônicos, sendo uma importante causa de morbidade e mortalidade em pacientes diabéticos.

Adicionalmente, a maior susceptibilidade à hipoglicemia em muitos pacientes diabéticos do tipo 1 pode ser devida à deficiência na resposta secretória do glucagon, agravando assim os episódios de hipoglicemia induzidos pelo uso impróprio de insulina, ou mesmo durante o jejum.

Diabetes do tipo 2

O diabetes *mellitus* do tipo 2 (DM 2) é caracterizado por um defeito na ação e ou na secreção de insulina. Qualquer uma dessas características pode ser predominante no desenvolvimento do diabetes, porém, usualmente, ambas se encontram presentes quando a doença se manifesta clinicamente.

Na maioria dos diabéticos do tipo 2 não há um simples defeito metabólico capaz de explicar a ocorrência do DM 2, ou seja, uma causa específica para essa doença.

O caráter tardio de aparecimento do DM 2 ocorre possivelmente pela progressão de defeitos metabólicos em indivíduos ainda não diabéticos. O acompanhamento das alterações metabólicas em indivíduos não diabéticos, mas predispostos à doença, é necessário para o melhor entendimento da instalação e possível prevenção dessa patologia. Indivíduos não diabéticos com prejuízo na tolerância à glicose são, em geral, mais obesos do que indivíduos com tolerância normal à glicose.

Indivíduos não diabéticos, mas intolerantes à glicose, além da maior incidência de obesidade, apresentam menor resposta às ações da insulina e, consequentemente, maior insulinemia em resposta a uma carga de nutrientes orais. A secreção de insulina pode estar também prejudicada, contribuindo para que os níveis glicêmicos retardem sua normalização. Assim, com exceção da elevada produção endógena de glicose observada no jejum em diabéticos do tipo 2, os indivíduos não diabéticos, mas que apresentam intolerância à glicose, possuem as mesmas anormalidades metabólicas observadas no DM 2, embora em menor severidade e proporção.

Sob esses aspectos, a resistência insulínica e as disfunções na capacidade secretória da insulina são distúrbios que podem ser identificados em indivíduos pré-diabéticos. A progressão para o DM 2 é acompanhada pelo agravamento da intolerância à glicose, podendo a alimentação inadequada, a obesidade e o sedentarismo ser predisponentes por prejudicarem tanto a ação como a secreção da insulina.

Embora estudos longitudinais mostrem a importância da resistência insulínica e da disfunção secretória no desenvolvimento da intolerância à glicose, o mecanismo de interação entre esses fatores permanece desconhecido. Porém, há a hipótese de que a resistência à insulina precipite as demais anormalidades, com a hiperglicemia desencadeando a piora na resistência insulínica, bem como a disfunção das células β pancreáticas, com redução na secreção da insulina em longo prazo. Esse fenômeno é conhecido como toxicidade da glicose, ou glicotoxicidade, que tem demonstrado afetar a funcionalidade das células β após longos períodos de exposição. Considerando o aparecimento tardio do DM 2, normalmente durante o envelhecimento, há ainda a possibilidade de que a disfunção da secreção de insulina observada durante o envelhecimento possa contribuir para os efeitos da glicotoxicidade, acelerando, ou sendo um importante diferencial, para o estabelecimento do DM 2.

Adicionalmente, a toxicidade por lipídios (lipotoxicidade) pode também participar da patogênese do DM 2. O aumento sustentado dos lipídios no plasma acarretaria anormalidades progressivas na sensibilidade à insulina e na secreção de insulina, caracterizando o DM 2. Além desses fatores, o envolvimento de mediadores inflamatórios (citocinas) na ocorrência do DM 2 também tem sido observado e correlacionado com a ativação crônica do sistema imunológico inato, devido à concentração anormal de citocinas. Dessa maneira, a correlação da obesidade, ou seja, grande massa de tecido adiposo, com o DM 2, suscita a possibilidade de que as citocinas liberadas pelo tecido adiposo contribuam para a piora da resistência insulínica e a falha da secreção de insulina durante a fase tardia de desenvolvimento do DM 2.

Sob esses aspectos, parece não haver um único responsável pela ocorrência do diabetes *mellitus* do tipo 2. Além de todos os fatores anteriormente descritos, determinantes ambientais e genéticos podem favorecer as disfunções observadas na resistência insulínica e na capacidade secretória de insulina, contribuindo assim para a instalação dessa doença.

Exercício e diabetes *mellitus* do tipo 1

A prática regular de exercício físico é classicamente reconhecida pelos benefícios à saúde tanto em indivíduos normais como em indivíduos diabéticos. Além de promover o aumento na sensibilidade à insulina, o exercício melhora o quadro metabólico geral, reduzindo as concentrações circulantes de colesterol e triglicerídeos, diminuindo a concentração de lipoproteínas de baixa densidade (LDL) e aumentando as de alta densidade (HDL).

Apesar dos benefícios do exercício, seu efeito sobre o controle glicêmico em indivíduos diabéticos do tipo 1, embora positivo, é complexo, pois se trata da inserção de mais uma variável a ser considerada durante o tratamento. Atualmente, acredita-se na importância de uma interação cuidadosa entre alimentação, exercício e administração insulínica para otimização da homeostase glicêmica. Porém, o papel apropriado do exercício para o tratamento do DM 1 ainda é controverso, pois, em DM 1, a prática por 3 meses tanto de exercício aeróbio como resistido, apesar da redução na dose insulínica requerida, não melhorou o controle metabólico desses pacientes. Assim, surge a questão se o exercício físico deve fazer parte do tratamento do DM 1 ou se caberia aos profissionais competentes desenvolver estratégias para que indivíduos DM 1 possam praticar exercícios se assim o desejarem, seja sob a forma lúdica, social ou esportiva.

Embora haja diferentes propósitos nesses questionamentos, ambas as considerações findam sobre o mesmo objeto: a prática de exercício em diabéticos. A prática de exercício em DM 1 pode apresentar tanto benefícios como riscos significativos, o que demanda uma avaliação cuidadosa de cada paciente, considerando seus anseios, o tipo de exercício, os benefícios e os riscos envolvidos, criando-se assim um programa educacional.

Por outro lado, em indivíduos diabéticos do tipo 1, devido ao maior risco de desenvolvimento de complicações em longo prazo, como doenças cardiovasculares, retinopatia, neuropatia e nefropatia, os efeitos positivos do exercício regular sobre a saúde geral apresentam-se como um importante fator a estimular sua prática diária (Figura 25.2). Desse modo, o exercício pode ser uma estratégia interessante para impedir complicações em longo prazo.

Assim, atualmente se acredita que a prática de exercício em DM 1 não deve ser prescrita no intuito de melhorar o controle glicêmico, mas sim devido aos demais benefícios acarretados pelo exercício, no intuito de melhorar a saúde em geral.

A criação de programas educacionais que permitam a prática de exercícios por pacientes DM 1 é extremamente válida para a manutenção de um bom controle metabólico antes, durante e após o exercício, minimizando os riscos envolvidos. Possibilitar aos indivíduos diabéticos do tipo 1 se exercitar do mesmo modo que indivíduos não diabéticos é importante tanto para seu bem-estar físico quanto psicossocial. Para isso, o melhor entendimento das limitações do DM 1 em relação ao exercício, assim como os cuidados e precauções a serem tomados, é fundamental.

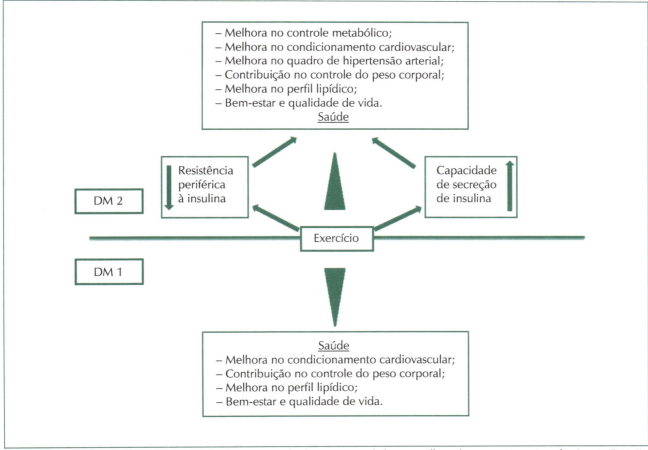

Figura 25.2. Principais implicações do exercício na saúde de pacientes diabetes *mellitus* do tipo 1 (DM 1) e do tipo 2 (DM 2). *Fonte:* Desenvolvida pela autora.

Em indivíduos não diabéticos, durante o exercício, a ativação adrenérgica das ilhotas pancreáticas pelo sistema nervoso autônomo simpático e pelas catecolaminas circulantes inibe a secreção de insulina. Essa diminuição sensibiliza o fígado às ações do glucagon e das catecolaminas, e o tecido adiposo às ações das catecolaminas, resultando no aumento da liberação de glicose e ácidos graxos. O aumento na oferta de glicose hepática ocorre no sentido de compensar o maior consumo de glicose pelo tecido muscular em atividade, aumentado pela translocação do GLUT4 no músculo em resposta ao exercício.

Assim, a supressão da secreção de insulina é um importante mecanismo para o ajuste metabólico durante o exercício. No DM 1 a concentração plasmática de insulina não responde ao exercício de maneira normal, visto ser a insulinemia determinada pela injeção de insulina exógena e não pelo pâncreas endócrino. Nesses indivíduos a concentração plasmática de insulina não diminui durante o exercício, podendo ainda aumentar, com possível influência da estimulação mecânica da área em que foi injetado o hormônio.

O aumento na concentração de insulina durante o exercício no diabético do tipo 1 favorece a captação e a oxidação de glicose pelos tecidos periféricos e a inibição da liberação hepática de glicose tanto pela glicogenólise como pela gliconeogênese. Assim, mesmo a ação dos hormônios contrarregulatórios não seria capaz de estimular a liberação hepática de glicose a ponto de compensar a utilização tecidual de glicose. O resultado do exercício prolongado associado à elevada concentração de insulina é a ocorrência de queda na glicemia.

A principal causa de aumento na insulinemia durante o exercício é o curto intervalo entre a injeção da insulina e o início da atividade. Entretanto, esse aumento pode estar também associado ao tipo de insulina injetada, sendo tal efeito mais evidente com insulina de ação mais rápida, e também aos diferentes locais de aplicação de insulina, os quais podem influenciar na taxa de liberação hormonal para a corrente sanguínea.

Desse modo, em diabéticos do tipo 1, o aumento na insulinemia durante o exercício pode ser evitado adiando o início da atividade para pelo menos 90 minutos após a administração de insulina e também evitando a injeção de insulina nas regiões que serão exercitadas. Para evitar a ocorrência de hipoglicemia, o ajuste na dose de insulina e o consumo de carboidratos durante o exercício ajudam a prevenir a queda glicêmica. O ajuste na dose de insulina que precede o exercício, evitando assim a queda na glicemia em pacientes DM 1 bem controlados, foi elegantemente demonstrado em um estudo publicado no ano de 2001 no jornal *Diabetes Care*. Nesse estudo, pacientes DM1 estavam sob tratamento insulínico basal com insulina ultralenta e de pré-refeição com insulina de ação mais rápida. A prática de exercício ocorreu 90 minutos após o início da refeição, variando-se a dose da insulina pré-refeição. Os autores reportaram que, quanto

maior a intensidade (25 a 75% $VO_{2máx}$) ou a duração (30 ou 60 minutos) do exercício, a redução proporcional na dose de insulina (25 a 75%) pré-refeição preveniu a queda na glicemia durante e imediatamente após a atividade. Os valores no ajuste das doses de insulina foram específicos para o grupo de indivíduos estudados. Assim, não há um guia geral para extrapolação, mas sim uma adaptação individualizada estabelecida pelo médico.

Em atividade de média a longa duração, a redução na dose de insulina que antecede o exercício pode ser necessária, e dependerá da intensidade e duração da atividade, da proximidade com o início do exercício e da resposta individual de cada paciente a esse ajuste. Em atividade vigorosa e prolongada, a ingestão de carboidratos e a elevação da glicemia previamente ao início do exercício pode retardar ou evitar a ocorrência de queda na glicemia.

Atividades de alta intensidade antecedendo exercícios aeróbios podem também prevenir a diminuição da glicemia no início da recuperação pós-exercício. A realização de um *sprint* de 10 segundos, 20 minutos antes de uma atividade de intensidade moderada (40% do VO_2 máximo) em ciclo ergômetro, diminuiu a queda glicêmica observada 45 minutos após o fim da atividade. Esse fenômeno foi correlacionado com o aumento na concentração de lactato, substrato gliconeogênico e aumento de norepinefrina, hormônio contrarregulatório.

Outro grande problema para indivíduos DM 1 é a ocorrência de hipoglicemia na fase tardia de recuperação após o exercício. A depleção energética muscular e hepática associada ao aumento da sensibilidade à insulina pelo exercício podem resultar em hipoglicemia durante o período de recuperação. A ocorrência de hipoglicemia pode ocorrer normalmente durante o período noturno, mais de 6 horas após a realização de atividades extenuantes. Isso se dá, provavelmente, devido à captação de glicose e síntese de glicogênio para reposição no tecido muscular exercitado, processo facilitado pelo aumento da sensibilidade à insulina. A reposição do glicogênio hepático também acontece, porém de maneira mais lenta do que no músculo. Nesses casos, o aumento na oferta de carboidratos na dieta e a redução da dose basal de insulina no período pós-exercício podem prevenir a hipoglicemia.

A ocorrência de hipoglicemia durante e após o exercício pode ser facilitada devido à frequente deficiência nos mecanismos de contrarregulação de pacientes DM 1. Longos períodos de terapia insulínica intensa estão normalmente relacionados à falha na secreção de glucagon. Outro possível mecanismo da incidência de hipoglicemia induzida pelo exercício é a resposta subnormal de liberação de epinefrina, hormônio do crescimento e cortisol em níveis glicêmicos mais baixos.

No DM 1, a liberação de epinefrina pela ativação autonômica simpática em resposta a hipoglicemia pode estar comprometida. Há muito foi sugerido que episódios recorrentes de hipoglicemia em pacientes sob terapia insulínica intensa podem incapacitar as respostas de recuperação glicêmica pelo sistema nervoso simpático. Possivelmente, episódios recorrentes de hipoglicemia resultam no aumento da expressão de GLUT1 na barreira hematoencefálica, no sentido de aumentar a oferta de glicose para o sistema nervoso central nas situações de baixa concentração de glicose plasmática. Por essa razão, o limiar para a detecção da hipoglicemia é alterado, sendo agora necessários níveis muito mais baixos de glicose para desencadear os sintomas de neuroglicopenia e a resposta autonômica. Além disso, a ativação autonômica simpática pode ser deprimida devido à neuropatia diabética. Em ambos os casos, a resposta de liberação de epinefrina diante de baixos níveis glicêmicos encontra-se abaixo do normal ou é inexistente.

Apesar de agudamente menos perigoso, outro possível problema em diabéticos é a ocorrência de hiperglicemia após exercícios anaeróbios de alta intensidade e curta duração. Exercícios acima de 80% do consumo de oxigênio máximo estão normalmente associados ao aumento da concentração de glicose plasmática, desencadeado pela liberação hepática de glicose devida à ativação simpática. O pico glicêmico ocorre aproximadamente 15 minutos após o fim da atividade. Em indivíduos não diabéticos, devido à diminuição das catecolaminas e consequente desinibição da secreção de insulina, a glicemia retorna para níveis basais após 1 hora. Porém, em diabéticos do tipo 1, os níveis glicêmicos não se restauram, havendo a necessidade da administração insulínica ou da continuidade da atividade em intensidade mais baixa para auxiliar o consumo de glicose pelo tecido muscular, e restaurar os níveis glicêmicos basais.

Apesar de todos os riscos, a prática de exercício em pacientes DM 1 deve ser incentivada, considerando as limitações e cuidados individuais. Entretanto, em pacientes com um controle metabólico pobre o exercício pode ser muito mais danoso do que benéfico. Em diabéticos descompensados a realização do exercício pode agravar a descompensação, pois o organismo responde tanto à deficiência insulínica severa como ao jejum, estimulando o aumento da produção hepática de glicose e dos corpos cetônicos. Estes prejudicam a utilização de glicose pelo tecido periférico, impedindo a atividade física e piorando o quadro hiperglicêmico.

A previsão dos eventos na vida dos indivíduos DM 1 é de grande ajuda para a redução dos riscos e maior chance de sucesso em suas atividades. As alterações no tratamento do diabetes *mellitus* do tipo 1 voltadas para a prática do exercício devem impreterivelmente ser realizadas por um corpo profissional constituído por médicos, nutricionistas e educadores físicos, profissionais responsáveis pela elaboração de estratégias e um plano de atividades para que o indivíduo DM 1 possa realizar o exercício e usufruir de seus benefícios com baixos riscos. O esclarecimento do paciente também é fundamental, pois seu entendimento viabiliza o estabelecimento e a execução do plano de atividades.

Exercício e diabetes *mellitus* do tipo 2

Como descrito anteriormente, apesar de não haver uma causa específica capaz de explicar a ocorrência do diabetes *mellitus* do tipo 2 (DM 2), essa patologia está associada a disfunções metabólicas, com grande interação entre envelhecimento, obesidade, resistência à insulina e disfunção da secreção de insulina. Nesse distúrbio metabólico, denominado DM 2, a prática do exercício físico é uma importante ferramenta como meio de prevenção e tratamento da doença (Figura 25.2).

O exercício físico induz um rápido aumento na taxa de utilização da glicose pelo tecido muscular em atividade, por aumentar a translocação e a inserção do GLUT4 à membrana plasmática. Estudos recentes mostram que, mesmo em indivíduos sedentários, uma única sessão de exercício é capaz de aumentar a sensibilidade à insulina, a qual perdura por poucos dias subsequentes.

De modo mais duradouro, as adaptações do treinamento físico também estão relacionadas a menor concentração plasmática de insulina, tanto no período absortivo como no pós-absortivo, indicando o aumento da sensibilidade à insulina. Esse efeito do treinamento deve-se provavelmente ao aumento na expressão do transportador de glicose pelo exercício.

A resistência à ação da insulina apresenta-se como importante característica na instalação e progressão do DM 2, sendo principalmente associada à obesidade, mas também ao envelhecimento. A prática de exercício em indivíduos com intolerância à glicose ou DM 2 deve ser parte do seu tratamento, sendo o exercício voltado ao propósito da melhora no estado metabólico.

Apesar do aumento na utilização de glicose promovido durante e após a atividade, a prática regular de exercício físico promove adaptações mais pronunciadas e duradouras. Em indivíduos não diabéticos, o treinamento aumenta a sensibilidade à insulina, a qual permanece por tempo mais prolongado, sendo observada por até 7 dias de destreinamento. O aumento na responsividade à insulina pelo exercício ocorre principalmente no tecido muscular esquelético e correlaciona-se de maneira estreita à melhora na capacidade aeróbia máxima. Esse fenômeno foi evidenciado por diversos estudos que observaram que com a prática de exercício a manutenção da normoglicemia ocorre à custa de uma concentração menor de insulina circulante, bem como há menor necessidade de insulina para a normalização do estado hiperglicêmico induzido por uma carga de glicose.

Em indivíduos DM 2, os efeitos positivos do exercício sobre o aumento na sensibilidade à insulina podem ser observados já nos primeiros dias de atividade, mesmo na ausência das demais adaptações ao treinamento e de alterações na insulinemia basal. Assim, no DM 2, a tolerância à glicose pode ser melhorada pela frequência na prática do exercício. Dessa forma, um estilo de vida ativo, com atividade física frequente, já contribuiria para a melhora da tolerância à glicose no DM 2.

Um estudo recente reportou que indivíduos DM 2 engajados em um programa de 3 meses de treinamento em ciclo ergômetro aumentaram a capacidade de secreção de insulina diante do estímulo por uma carga de glicose, mesmo sem alterações significativas na sensibilidade à insulina e na concentração de hemoglobina glicada.

A ocorrência da intolerância à glicose ou do DM 2 apresenta-se maior com o envelhecimento. Durante esse processo, há o aumento da resistência à insulina e a diminuição da capacidade de secreção de insulina pelas células β pancreáticas. No envelhecimento, como descrito anteriormente, o exercício melhora a sensibilidade à insulina associada ao aumento da capacidade de secreção de insulina. Com efeito, um programa de treinamento aeróbio de 7 sessões de 1 hora, com intensidade entre 60 e 70% da frequência cardíaca de reserva, foi aplicado a 12 indivíduos idosos ($\geq$ 60 anos). Como conclusão, os autores reportaram que um curto período de exercício melhorou em 59% a sensibilidade à insulina e em 12% a resposta aguda de secreção de insulina pela glicose.

Outro estudo mostra a eficácia do treinamento resistido na melhora do quadro diabético de pacientes senescentes e com DM 2. Nesses indivíduos com DM 2, com controle metabólico pobre e média de idade de 66 anos, a prática de 45 minutos de um treinamento resistido, 3 vezes por semana e por um período de 3 meses, resultou na melhora do controle metabólico. Como sugerido pelos autores, a melhora no quadro metabólico poderia ser associada à correlação inversa entre a queda na hemoglobina glicada e o aumento na massa muscular, ou ainda pela redução na massa adiposa depositada no tronco, observada nesses indivíduos. Além disso, foi reportada uma redução de 72% na medicação prescrita para a melhora do quadro diabético e uma redução na pressão arterial sistólica desses pacientes. Esse estudo sugere o treinamento resistido como um tratamento acessório para o DM 2.

A obesidade e o aumento de peso corporal, que normalmente acompanham o envelhecimento, também acarretam prejuízos na tolerância à glicose. É amplamente reconhecido que a perda de peso corporal, associada ao envelhecimento, melhora a sensibilidade à insulina e a capacidade de secreção desse hormônio.

Considerando o quadro metabólico de pacientes DM 2, a prática regular de atividade física é parte fundamental no tratamento e prevenção dessa patologia. Entretanto, devido às possíveis alterações funcionais decorrentes do DM 2, a prática de exercício nesses indivíduos requer alguns cuidados.

Pacientes sob a administração de insulina exógena ou hipoglicemiante oral perdem o controle da liberação de insulina pancreática. Desse modo, episódios de hipoglicemia podem ocorrer durante o exercício e até persistir no período pós-exercício, como ocorre em pacientes com DM 1. Assim, com as alterações promovidas pelo exercício sobre a glicemia, ajustes nas dosagens e horas de utilização da terapêutica medicamentosa podem se fazer necessários.

Naturalmente, o DM 2 pode estar associado à hipertensão, nefropatias e neuropatias. Dessa forma, os cuidados para a aplicação de exercícios em indivíduos diabéticos são maiores do que em indivíduos não diabéticos, devido às patologias associadas.

O exercício físico associado ao controle nutricional em indivíduos com intolerância à glicose ou em pacientes diabéticos do tipo 2 resulta na melhora da sensibilidade à insulina e no melhor funcionamento das células beta pancreáticas. Além disso, promove os mesmos benefícios gerais que em indivíduos não diabéticos, como condicionamento cardiovascular e aumento da capacidade física. Os benefícios psicológicos e a sensação de bem-estar também melhoram a qualidade de vida.

Questões propostas para estudo

1. Qual a importância da manutenção da normoglicemia e qual o principal mecanismo responsável por essa manutenção?

2. Como ocorre o transporte de glicose para o interior da célula e qual a importância das diferenças nas características entre as proteínas responsáveis por esse processo?

3. Como se encontra o cenário hormonal na hiperglicemia e na hipoglicemia?

4. Por qual mecanismo o principal estimulador da secreção de insulina estimula sua liberação?

5. Descreva o mecanismo de inibição da secreção de insulina durante a realização do exercício e explique os princípios fisiológicos de sua ocorrência.

6. Explique por que o efeito das adaptações ao treinamento sobre a secreção de insulina é diferente na senescência.

7. Qual a principal característica do diabetes *mellitus* e como ela ocorre no diabetes do tipo 1 e no do tipo 2?

8. A prática regular de atividade física deve fazer parte do tratamento do diabetes *mellitus* do tipo 1? Justifique sua resposta.

9. As alterações que se fizerem necessárias para o estabelecimento de uma nova rotina que permita ao paciente diabético a prática de atividade física com segurança devem ser estabelecidas impreterivelmente por quem?

10. A prática regular de atividade física deve fazer parte do tratamento do diabetes *mellitus* do tipo 2? Justifique sua resposta.

Bibliografia consultada

- Ashcroft FM, Harrison DE, Ashcroft SJ. Glucose induces closure of single potassium channels in isolated rat pancreatic beta-cells. Nature, 312:446-448, 1984.

- Bloem CJ and Chang AM. Short-term exercise improves β-cell function and insulin resistance in older people with impaired glucose tolerance. J Clin Endocrinol Metab, 93:387-392, 2008.

- Bussau VA, Ferreira LD, Jones TW, Fournier PA. A 10-s sprint performed prior to moderate-intensity exercise prevents early post-exercise fall in glycaemia in individuals with type 1 diabetes. Diabetologia, 50:1815-1818, 2007.

- Carpinelli AR and Malaisse WJ. Regulation of 86Rb$^+$ outflow from pancreatic islets III. Possible significance of ATP. J Endocrinol Invest, 3:365-370, 1979.

- Carpinelli AR. Pâncreas endócrino. In: Fisiologia básica. Curi R, Procópio J (eds.). 1. ed. Rio de Janeiro: Guanabara Koogan, capítulo 53, 2009, p.765-777.

- Castaneda C, Layne JE, Munoz-Orians L, Gordon PL, Walsmith J, Foldvari M, Roubenoff R, Tucker KL, Nelson ME. A randomized controlled trial of resistance exercise training to improve glycemic control in older adults with type 2 diabetes. Diabetes Care, 25:2335-2341, 2002.

- Cryer PE, Polonsky KS. Glucose homeostasis and hypoglycemia. In: Willians textbook of endocrinology. Wilson JD, Foster DW, Kronenberg HM, Larsen PR (eds). 9. ed. Philadelphia: W.B. Saunders, capítulo 20, 1998, P. 939-971.

- Dela F, Linstow ME, Mikines KJ, Galbo H. Physical training may enhance β-cell function in type 2 diabetes. Am J Physiol Endocrinol Metab, 287:1024-1031, 2004.

- Ekoé J-M. Overview of diabetes *mellitus* and exercise. Medicine and Science in Sport and Exercise, 21:353-355, 1989.

- Eriksson JG. Exercise and the treatment of type 2 diabetes *mellitus*. Sports Medicine, 27:381-391, 1999.

- Fuchsjager-Mayrl G, Pleiner J, Wiesinger GF, Sieder AE, Quittan M, Nuhr MJ, et al. Exercise training improves vascular endothelial function in patients with type 1 diabetes. Diabetes Care. 25:1795-1801, 2002.

- Harris MI. Definition and classification of diabetes *mellitus* and the criteria for diagnosis. In: Diabetes *mellitus*: a fundamental and clinical text. LeRoith D, Taylor SI, Olefsky JM (eds.). 3. ed. Philadelphia: Lippincott Williams & Wilkins, capítulo 30, 457-467, 2004.

- Hoelzer DR, Dalsky GP, Clutter WE, Shah SD, Holloszy JO, Cryer PE. Glucoregulation during exercise: hipoglicemia is prevented by redundant glucoregulatory systems, sympathochromaffin activation, and changes in islets hormone secretion. J Clin Invest. 77:212-221, 1986.

- Hypoglycemia: relevance to hypoglycemia-associated autonomic failure. Diabetes 51:1485-1492, 2002.

- Ivy JL. Role of exercise training in the prevention and treatment of insulin resistance and non-insulin-dependent diabetes *mellitus*. Sports Medicine, 24:321-336, 1997.

- Khan SE, Larson VG, Schwartz RS, Beard JC, Cain KC, Fellingham GW, Stratton JR, Cerqueira MD, Abrass IB. Exercise training delineates the importance of β-cell dysfunction to the glucose intolerance of human aging. J Clin Endocrinol Metab, 74:1336-1342, 1992.

- Laaksonen DE, Atalay M, Niskanen LK, Mustonen J, Sen CK, Lakka TA, Uusitupa MI. Aerobic exercise and the lipid profile in type 1 diabetic men: a randomized controlled trial. Med Sci Sports Exerc. 32:1541-1548, 2000.

- Lumb AN and Gallen IW. Diabetes management for intense exercise. Curr Opin Endocrinol Diabetes, 16:150-155, 2009.

- Machado UF, Nogueira CR, Carpinelli AR. Obesity is the major cause of alterations in insulin secretion and calcium fluxes by isolated islets from aged rats. Physiol Behav, 52:717-721, 1992.

- Malaisse WJ, Sener A, Herchuelz A, Hutton JC. Insulin release: the fuel hypotesis. Metabolism. 28:373-386, 1979.

- Prentki M, Tornheim K, Corkey BE. Signal transduction mechanisms in nutrient-induced insulin secretion. Diabetologia, 2:S32-41, 1997.

- Rabasa-Lhoret R, Bourque J, Ducros F, Chiasson J-L. Guidelines for premeal insulin dose reduction for postprandial exercise of different intensities and durations in type 1 diabetic subjects treated intensively with a basal-bolus insulin regimen (ultralente-lispro). Diabetes Care, 24:625-630, 2001.

- Ramalho AC, Lima ML, Nunes F, Cambuí Z, Barbosa C, Andrade B, Viana A, Martins M, Abrantes V, Aragão C, Temístocles M. The effect of resistance versus aerobic training on metabolic control in patients with type-1 diabetes *mellitus*. Diabetes Research and Clinical Practice, 72:271-276, 2006.

- Reaven EP, Reaven GM. Structure and function changes in the endocrine pancreas of aging rats with reference to the modulating effects of exercise and caloric restriction. J Clin Invest, 68:75-84, 1981.

- Reaven EP, Gold G, Reaven GM. Effect of age on glucose-stimulated insulin release by the β-cell of the rat. J Clin Invest, 64:591-599, 1979.

- Richter EA, Galbo H. Diabetes, insulin and execise. Sports Medicine, 3:275-288, 1986.

- Rogers MA. Acute effects of exercise on glucose tolerance in non-insulin-dependent diabetes. Medicine and Science in Sport and Exercise, 21:362-368, 1989.

- Sandoval DA, Davis SN. Hypoglycemic associated autonomic dysfunction. In: Primer on the autonomic nervous system. Robertson D (ed.). 3. ed. San Diego: Elsevier, capítulo 107, 397-400, 2004.

- Steppel JH, Horton ES. Exercise for the patient with type 1 diabetes *mellitus*. In: Diabetes *mellitus*: a fundamental and clinical text. LeRoith D, Taylor SI, Olefsky JM (eds.). 2. ed. Philadelphia: Lippincott Williams & Wilkins, capítulo 43, 671-681, 2004.

- Steppel JH, Horton ES. Exercise in patients with type 2 diabetes *mellitus*. In: Diabetes *mellitus*: a fundamental and clinical text. LeRoith D, Taylor SI, Olefsky JM (eds). 3. ed. Philadelphia: Lippincott Williams & Wilkins, capítulo 75, 1099-1105, 2004.

- Villela FG, Curi R, Carpinelli AR. Metabolic mechanisms involved in the impaired insulin secretion in pancreatic islets isolated from exercise and fasted rats. Physiol Behav, 52:723-726, 1992.

- Wallberg-Henriksson H. Acute exercise: fuel homeostasis and glucose transport in insulin-dependent diabetes *mellitus*. Medicine and Science in Sport and Exercise, 21:356-361, 1989.

- Ximenes HMA, Procópio J, Carvalho CRO, Curi R, Carpinelli AR. Pleiotropic effects of fatty acids on pancreatic beta-cells. J Cell Physiol, 194:1-12, 2003.

- Zawalich W, Maturo S, Felig P. Influence of physical training on insulin release and glucose utilization by islets cells and liver glucokinase activity in the rat. Am J Physiol Endocrinol Metab, 243:464-469, 1982.

Sistema Cardiovascular na Atividade Física

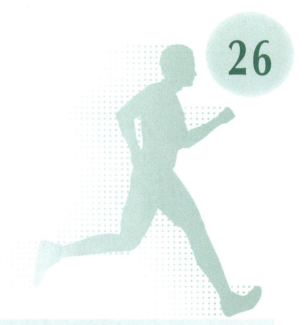

• Sandra Lia do Amaral • Lisete Compagno Michelini

Resumo

Este capítulo identifica os principais componentes do sistema cardiovascular e suas funções básicas, que têm por finalidade manter a perfusão tecidual adequada, levando os nutrientes básicos e removendo os produtos finais do metabolismo, possibilitando, assim, as condições ideais para a vida de cada uma das células do organismo. Para que sua função se realize adequadamente no compartimento de trocas (capilares), o sistema cardiovascular é composto por uma eficiente bomba, o coração, e por sistemas de condução apropriados, representados pelos vasos arteriais e venosos. Para que o sangue flua pelo sistema circulatório, é necessária uma força motriz, a pressão intravascular. É interessante notar que a pressão não é a mesma ao longo do sistema, e o conhecimento do perfil da pressão é importante para entender as funções básicas de seus diferentes segmentos e o funcionamento integrado do sistema circulatório, bem como os principais mecanismos de controle no repouso ou em situações de maior demanda metabólica, por exemplo, o exercício físico.

Durante o exercício dinâmico (aumento da atividade muscular), aumenta o consumo de oxigênio (VO_2), determinando maior aporte sanguíneo para a musculatura em atividade. Essa resposta compensatória é desencadeada por uma série de mecanismos locais, neurais e hormonais, que condicionam ajustes rápidos da capacitância venosa, do débito cardíaco, das resistências regionais e da pressão arterial, resultando em uma eficiente redistribuição de sangue: aumento para os músculos em atividade, áreas vitais (cérebro, coração) e circulação cutânea (no caso de exercício prolongado e/ou realizado em ambiente quente), mas redução para territórios em que o aporte sanguíneo é superior ao metabolismo basal. Além dos ajustes hemodinâmicos observados na transição repouso-exercício, este capítulo aborda ainda uma descrição comparativa dos ajustes cardiovasculares aos exercícios isotônico e isométrico, bem como identifica ajustes funcionais e estruturais do sistema cardiovascular ao treinamento físico aeróbio.

Anatomia funcional do sistema cardiovascular

A finalidade básica do sistema cardiovascular é manter a perfusão tecidual provendo, a cada uma das células que constituem o organismo, os nutrientes básicos e removendo os produtos do metabolismo, de modo a manter condições ideais para a vida celular. O sistema cardiovascular é resultante de inúmeras adaptações morfológicas e funcionais ocorridas, desencadeadas pelo grau crescente de complexidade e de especializações que foram se acumulando durante a evolução da espécie. Para manter adequada a perfusão dos diferentes tecidos e órgãos em um circuito fechado, o sistema cardiovascular conta com uma eficiente bomba (coração), com um sistema de condução apropriado (vasos arteriais e venosos), com um extenso compartimento de trocas (capilares) e com o fluido que os preenche totalmente (sangue). Trata-se na realidade de *duas circulações em série*: a *pulmonar* e a *sistêmica* (Figura 26.1A). O ventrículo direito impulsiona o sangue venoso pela artéria pulmonar em direção aos pulmões, onde ocorre a captação de oxigênio/depuração do gás carbônico. O sangue arterial retorna ao coração pelas veias pulmonares, sendo bombeado pelo ventrículo esquerdo para a aorta, que o distribui para as diferentes circulações (cerebral, coronária, mesentérica, hepática, celíaca, renal, muscular esquelética, cutânea, entre outras), levando oxigênio e outros nutrientes necessários para as trocas e a renovação do meio interno. O sangue venoso, transportando gás carbônico e produtos do metabolismo celular, é conduzido pelas veias de volta ao coração direito, reiniciando todo o ciclo.

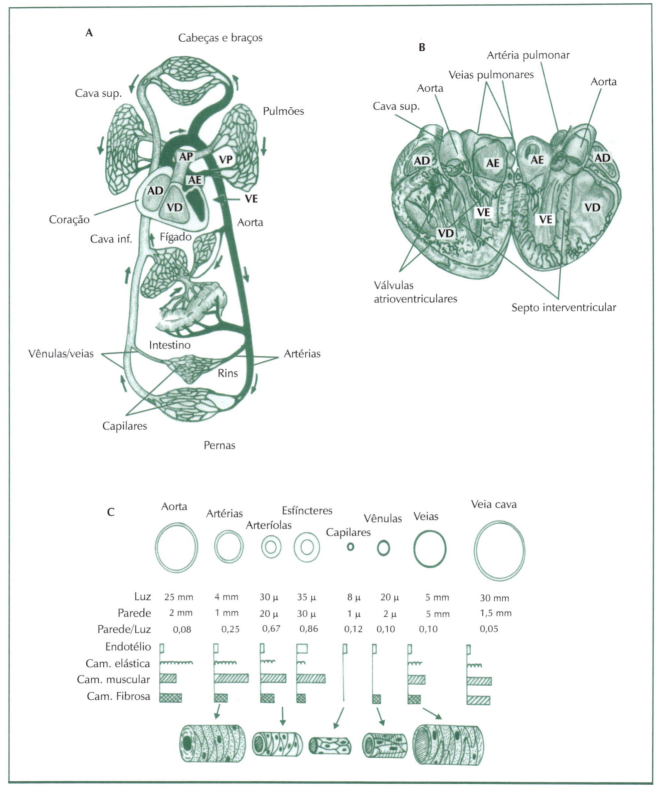

Figura 26.1. Anatomia funcional do sistema cardiovascular. A. Diagrama das circulações pulmonar e sistêmica, mostrando as "duas bombas", os ventrículos direito (VD) e esquerdo (VE) em um órgão único (coração), o sistema de condução arterial, os vasos de capacitância e os leitos de troca (capilares, nos diferentes territórios). Em cinza escuro está representado o sangue arterial e, em cinza claro, o venoso. B. Esquema mostrando detalhes anatômicos do coração e câmaras cardíacas. C. Ilustração esquemática dos vários segmentos vasculares mostrando a relação entre a espessura da parede/luz vascular e a composição relativa da parede vascular (tecido muscular, elástico, fibroso e endotélio).
Fonte: Adaptado de Withers PC. Comparative animal Physiology. Saunders College Publishing, 1992.

Uma adaptação evolutiva importante foi o desenvolvimento das "duas bombas", os *ventrículos direito* e *esquerdo*, com morfologias diferentes (Figura 26.1B), mas localizados em um órgão único, o *coração*, de modo a garantir, a cada batimento cardíaco, a simultaneidade (os dois ventrículos são despolarizados e contraem-se ao mesmo tempo, de acordo com a frequência cardíaca, FC) e a ejeção de igual volume de sangue (volume sistólico, VS) para ambas as circulações. Assim, o volume de sangue ejetado na unidade de tempo (volume-minuto cardíaco ou débito cardíaco, determinado por VS×FC) se equivale nas circulações pulmonar e sistêmica, garantindo a homeostase circulatória. Outra adaptação evolutiva igualmente importante foi o desenvolvimento de diferentes tipos de vasos no sistema de condução (Figura 26.1C), possibilitando funções diferenciadas:

1. Os vasos arteriais, englobando a aorta, artérias maiores e menores, arteríolas e esfíncteres pré-capilares prestam-se ao direcionamento do sangue aos capilares. Além dessa função, os dois últimos compartimentos, por serem constituídos por espessa camada muscular lisa e como tal apresentarem elevada razão parede/luz, também oferecem grande resistência ao escoamento do sangue para o restante do sistema circulatório, representando o principal sítio de resistência periférica (*vasos de resistência*).

2. As vênulas e as veias maiores ou menores, de paredes proporcionalmente menos espessas e mais complacentes que as anteriores (reduzida razão parede/luz, Figura 26.1C), prestam-se principalmente ao armazenamento do sangue, e são designadas como *vasos de capacitância*.

3. Os *capilares*, constituídos exclusivamente pelo endotélio vascular, de modo a permitir, pelas fenestras, as trocas de nutrientes e de produtos do metabolismo celular (glicose, oxigênio, íons, gás carbônico, produtos nitrogenados etc.) entre o sangue e o líquido intersticial, propiciam a constância do meio interno.

Por sua vez, o *sangue*, que é um líquido incompressível constituído de plasma (soro + proteínas) e elementos figurados (hemácias contendo grande quantidade de hemoglobina, o pigmento essencial para o transporte de grandes quantidades de gases respiratórios), representa outra adaptação evolutiva, não menos importante que as anteriores. Isso porque é o principal responsável pela renovação e constância do meio interno, tornando-o compatível com a vida celular.

Para que o sangue flua e realize sua função, é necessária uma força motriz, representada pela diferença de pressão entre pontos distintos do sistema circulatório. *Pressão*, definida por força/unidade de área, é uma unidade física que depende da densidade do sangue, da altura da coluna líquida e da aceleração gravitacional, cuja dimensão é dinas/cm. Na prática, no entanto, a pressão é usualmente medida em mmHg (1 mmHg = 1.333 dinas/cm^2), utilizando-se a pressão atmosférica como o valor referencial "0" do sistema. Portanto, em termos *físicos*, considerando o sistema circulatório como o continente e o sangue como o conteúdo, a pressão pode ser entendida como a força exercida pelo volume sanguíneo existente em determinado compartimento vascular (Figura 26.2). Além dos fatores físicos, existem os chamados *fatores funcionais* que podem alterar a distribuição (e, portanto, o volume) do sangue pelos diferentes compartimentos do sistema circulatório e, desse modo, alterar a pressão intravascular. São eles o *fluxo* ou *débito cardíaco* (DC = VS×FC), que corresponde ao volume de sangue bombeado na unidade de tempo, e a resistência oferecida pelo leito vascular (*resistência periférica*, ou RP, que depende da viscosidade do sangue e das características físicas dos vasos, como o comprimento e a razão parede/luz). Como ilustrado na Figura 26.2, variações instantâneas da *pressão arterial* (PA, que é a pressão existente na aorta e nas artérias da circulação sistêmica) são diretamente proporcionais às variações instantâneas de DC e/ou RPT. A Figura 26.2 mostra ainda que nem só o coração (DC) e os vasos de resistência (RPT) contribuem para a gênese da PA, mas também os vasos de capacitância têm participação importante. Isso porque variações instantâneas da capacitância venosa (CV), alterando o volume de sangue que está sendo armazenado nas veias/vênulas, determinam alterações opostas na quantidade de sangue que retorna ao coração (retorno venoso, RV), alterando diretamente o enchimento ventricular, o VS, o DC e, portanto, a PA.

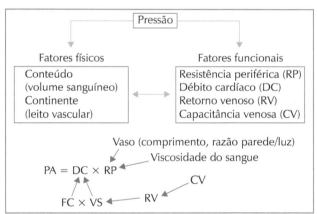

Figura 26.2. Esquema ilustrando os fatores físicos e funcionais (e a inter-relação entre eles) na gênese da pressão no sistema cardiovascular.
Fonte: Desenvolvida pela autoria.

A Figura 26.3 mostra que a pressão não é a mesma por todo o sistema circulatório: ela é elevada e pulsátil na aorta (~120/80 mmHg), praticamente não se alterando ao longo das principais ramificações do sistema arterial. Torna-se, no entanto, contínua e sofre queda abrupta ao nível de arteríolas e esfíncteres pré-capilares (que apresentam alta resistência ao fluxo), chegando a valores de ~35 mmHg na transição arteríolas/capilares. A pressão continua a cair ao longo dos capilares, mas em menor proporção (pressão ~15 mmHg na transição capilares/vênulas), alterando-se pouco ao longo de toda a circulação venosa (pressão ~0 mmHg no átrio direito). Por outro lado, a distribuição de volume do sangue apresenta um padrão distinto: todo o sistema arterial + capilares contêm apenas 25% do volume sanguíneo total, cabendo ao território venoso a maior proporção (~75%).

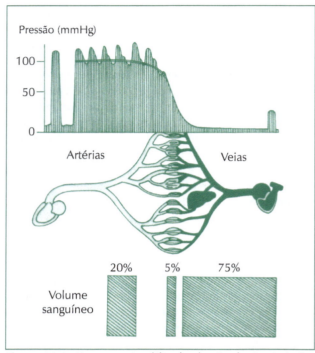

Figura 26.3. Esquema simplificado da circulação sistêmica mostrando, acima, os valores de pressão, e, abaixo, a distribuição percentual do volume sanguíneo nos diferentes segmentos vasculares.
Fonte: Adaptada de Rushmer, 1970.

O esquema simplificado da circulação sistêmica, o perfil da pressão e a distribuição de volume ao longo da circulação sistêmica, representados na Figura 26.3, são importantes para entender as funções básicas de cada um dos constituintes e o funcionamento integrado do sistema circulatório no repouso e no exercício, bem como seus principais mecanismos de controle. O *coração* é a *bomba propulsora*, responsável por gerar a energia cinética, essencial para a movimentação do sangue; os *grandes vasos da circulação sistêmica* (aorta e artérias de maior e menor calibre, que se situam antes das arteríolas) têm pressão elevada e funcionam como um *reservatório de pressão*, garantindo a perfusão tecidual durante a fase diastólica (enchimento cardíaco) e mesmo durante arritmias esporádicas do coração, que podem resultar em redução acentuada da pressão (lembrar que, embora 35 mmHg sejam suficientes para a perfusão adequada de todos os capilares, os níveis da pressão mantidos no leito arterial são bastante superiores); as *arteríolas* e os *esfíncteres pré-capilares*, pelo fato de apresentarem alta resistência ao fluxo e permitirem alterações rápidas de calibre, são os principais responsáveis pela *distribuição regional de fluxo* e *aporte sanguíneo adequado* a cada um dos territórios; as *vênulas e veias*, que funcionam como um *reservatório de volume*, fornecendo volume extra de sangue necessário em situações emergenciais como o exercício físico e mesmo garantindo as funções vitais durante perdas excessivas de volume, por exemplo, uma hemorragia (observar que na situação de repouso apenas 5% do volume sanguíneo total é suficiente para manter as trocas capilares em níveis adequados); e os *capilares*, que, sendo constituídos apenas pelo endotélio vascular + membrana basal, são estruturas altamente permeáveis e garantem a eficiência das *trocas entre o sangue e o líquido intersticial*, propiciando condições ideais à vida de cada uma das células constituintes do organismo.

Como se comporta o sistema cardiovascular no exercício dinâmico (ou isotônico)?

Com o aumento da atividade muscular no exercício dinâmico, aumenta proporcionalmente o consumo de O_2 (VO_2, um índice de capacidade aeróbia), que é determinado pela diferença arteriovenosa de O_2 (refletindo a extração de O_2 pelos capilares perfundidos, que pode chegar a aumentar em até três vezes durante o exercício) e pelo DC (representando o fluxo sanguíneo na unidade de tempo). O aumento do VO_2 condiciona maior aporte sanguíneo para a musculatura em atividade a fim de compensar as demandas do metabolismo aeróbio. Assim, o VO_2 tem sido considerado um dos melhores marcadores das respostas fisiológicas ao exercício, e o VO_2 máx indica o ponto em que a distribuição de sangue e sua extração pela musculatura atingem seu ponto máximo.

Do repouso para o exercício, o aumento do VO_2 determina não só um maior aporte sanguíneo para o território em atividade, mas também um ajuste rápido na distribuição do sangue, afetando o sistema cardiovascular por inteiro. Há variações instantâneas da FC (aumento, ver Figura 26.4A) e da CV (redução, com deslocamento do sangue da periferia para a região torácica, aumentando o VS), mediadas neuralmente, que propiciam aumento instantâneo do DC. No exercício dinâmico, é importante ressaltar que o aumento da atividade muscular esquelética (bomba muscular), produzindo contrações e relaxamentos sucessivos aplicados sobre as vênulas/veias, determina contração para a seguir permitir ampla abertura, produzindo queda da pressão venosa, aumento do gradiente de pressão e aumento do fluxo sanguíneo (a chamada hipótese da "bomba muscular"). Além disso, a venoconstrição (reduzindo a CV) é de fundamental importância para a eficiência da resposta cardiovascular ao exercício, pois determina o deslocamento do "volume de reserva" para a região em atividade. Trabalhos recentes têm resgatado a grande importância de alterações na CV e da atividade da bomba muscular para o aporte sanguíneo adequado para a musculatura esquelética, observado principalmente no início do exercício. Essas respostas venulares ao exercício facilitam a impulsão do sangue e seu retorno ao coração, contribuindo significativamente para o aumento do VS e DC.

Portanto, do repouso para o exercício, o DC (determinado por aumentos do VS e da FC) aumenta rapidamente e continua aumentando até atingir um platô, em que a quantidade de fluxo compensa as necessidades metabólicas momentâneas. Acima de 50% do VO_2 máx, o VS atinge seu platô e a FC passa a ser a principal responsável pelo aumento adicional do DC. Em adultos sedentários, o aumento do DC pode atingir 4 a 5 vezes os valores de repouso (~5 L/min), chegando a valores máximos de 22 a 25 L/min.

Ao mesmo tempo que os ajustes de DC se processam, o aumento do metabolismo local na musculatura esquelética induz o acúmulo de fatores vasodilatadores no interstício. Estes atuam na parede vascular de arteríolas e esfíncteres pré-capilares, inibindo/reduzindo a atividade simpática e o tono vasoconstritor para esse território. Além disso, causam também vasodilatação e aumento da capacidade vascular, com grande acréscimo do aporte sanguíneo a esse território (observe na Figura 26.4A, painel à esquerda, o aumento rápido e marcante de fluxo ao trem posterior assim que o rato inicia a corrida na esteira ergométrica). Como também observado na Figura 26.4A, o aporte sanguíneo à musculatura em exercício é proporcional à intensidade do exercício. O fluxo para a musculatura esquelética, usualmente de 4 a 7 mL de sangue/min/100 g em repouso, pode chegar a 50 a 75 mL/min/100 g de tecido durante exercício máximo, representando um aumento de 10 a 12 vezes.

Durante exercício prolongado e de maior intensidade (que produz aumento na temperatura corporal), o fluxo sanguíneo cutâneo também aumenta, para que o calor gerado se dissipe pela superfície corporal. Para que a redistribuição do DC no exercício intenso seja eficientemente realizada, alguns tecidos sofrem reduções temporárias em seu aporte sanguíneo, as quais também são proporcionais à intensidade do exercício. Os territórios que toleram diminuição temporária de fluxo são aqueles cujo aporte sanguíneo é bastante superior a suas necessidades metabólicas, como o renal e o esplâncnico. Como observado na Figura 26.4A, painel à direita, o fluxo renal é pouco reduzido durante exercício leve, mas apresenta redução acentuada durante exercício moderado. A circulação renal, cujo aporte sanguíneo representa 20 a 23% do DC no repouso, pode, durante exercício extremo, chegar a receber somente 1% do DC (Figura 26.4B). Por outro lado, a musculatura esquelética, que recebe cerca de 14 a 20% do DC no repouso, pode chegar a receber 84% durante exercício máximo. Na Figura 26.4B, está ilustrada para os diferentes territórios, em valores percentuais e absolutos, a distribuição média do DC no repouso e no exercício, ressaltando a importante contribuição dos territórios renal e esplâncnico (fígado) para a hiperemia funcional da musculatura esquelética. Ilustra ainda que, em regiões "nobres" (em que o fluxo sanguíneo não pode ser comprometido, como o miocárdio e o cérebro), não há redução do aporte sanguíneo durante o exercício. Pelo contrário, são em valores absolutos até aumentados (coração de 0,2 para 1 L/min; cérebro de 0,7 para 0,9 L/min), embora os valores percentuais (calculados a partir de DC = 25 L/min) não o indiquem tão claramente. As alterações nas respostas vasomotoras periféricas – vasodilatação com redução das resistências regionais nas circulações muscular esquelética, coronária, cerebral e cutânea, mas vasoconstrição com aumento das resistências renal e esplâncnica – explicam a pouca alteração da RP total e a pequena elevação da PA durante o exercício dinâmico (Figura 26.4A), embora o DC se encontre acentuadamente elevado (Figura 26.4B).

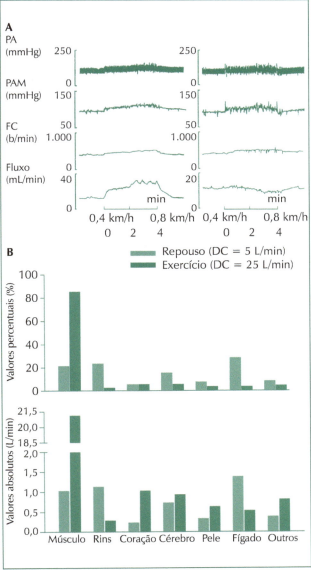

Figura 26.4. A. Registros contínuos da PA (pulsátil e média), FC e fluxos regionais (trem posterior à esquerda; renal à direita) em ratos normotensos durante repouso, exercício dinâmico em esteira (barras inferiores) e recuperação. B. Distribuição do DC (valores percentuais e absolutos) aos diferentes territórios no repouso e no exercício máximo.
Fonte: Adaptada de Amaral et al., 1997.

E como se comporta o sistema cardiovascular no exercício estático (ou isométrico)? Quais são as principais diferenças entre exercício isométrico e isotônico?

Torna-se complicado fazer uma análise quantitativa precisa entre exercício isométrico e isotônico, pois, embora os ajustes cardiovasculares se façam de maneira equivalente, existem importantes diferenças. Enquanto no exercício dinâmico (ou isotônico) a ênfase é no movimento sem ou com um mínimo desenvolvimento de força, no exercício estático (ou isométrico) a ênfase está na força, sem ou com mínimo movimento. No exercício isométrico, devido ao pequeno encurtamento muscular, o gasto energético e o trabalho desenvolvido são menores se comparados aos do exercício dinâmico. Além disso, durante uma contração estática (ou isométrica), há aumento na pressão intramuscular, que comprime os vasos sanguíneos que irrigam a musculatura ativa, determinando impedimento progressivo do aporte sanguíneo para a musculatura esquelética. Como consequência, pode-se observar um desbalanço entre a demanda e o suprimento de oxigênio, fazendo com que o VO_2 seja menor no exercício isométrico, quando comparado ao exercício isotônico.

As principais diferenças entre exercício dinâmico e estático estão ilustradas na Figura 26.5. Diante de um menor acréscimo do VO_2, a FC aumenta proporcionalmente menos no exercício estático, constituindo-se, no entanto, no principal determinante do aumento de DC (aqui indicado pelo índice cardíaco), uma vez que o VS praticamente não se altera. O aumento do DC é, no entanto, bastante inferior ao observado no exercício dinâmico, em que tanto a FC como o VS aumentam muito mais (cerca de três a duas vezes, respectivamente). Deve-se ressaltar que no exercício estático (ausência de contrações e relaxamentos sucessivos), diferentemente do dinâmico, não há a importante contribuição do retorno venoso para aumentar o VS e, consequentemente, o DC. Por outro lado, a resistência vascular sistêmica (RP), significativamente reduzida durante o exercício dinâmico, não é alterada durante o exercício estático, em que o aumento acentuado da tensão da musculatura esquelética se contrapõe à vasodilatação local. Isso impede a queda da resistência regional e a diminuição da PAD durante o exercício (observe na Figura 26.5 a ausência de queda da RP, uma resposta frequentemente observada no exercício estático). Assim, há, no exercício de força, aumento significativo da PA, resultando em maior esforço para o coração.

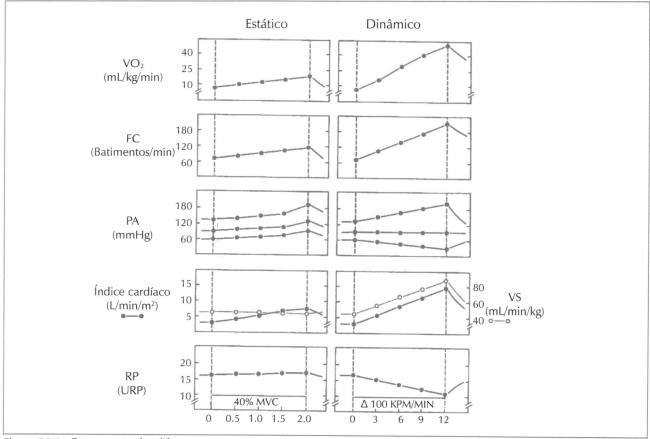

Figura 26.5. Comparação dos diferentes parâmetros cardiovasculares durante exercício estático (isométrico) e dinâmico (isotônico).

VO_2: consumo de oxigênio; FC: frequência cardíaca; PA: pressão arterial; VS: volume sistólico; RP: resistência vascular periférica.

Fonte: Adaptada de Mitchell et al., 1994.

Uma diferença hemodinâmica marcante que se pode observar entre exercício isotônico e isométrico é o comportamento diferencial da PA (Figura 26.5). Enquanto o exercício isotônico é caracterizado por aumento na PA sistólica (PAS), acompanhado por queda acentuada na PA diastólica (PAD), sem alteração significativa da PA média (PAM), o exercício isométrico caracteriza-se por aumentos da PAS, PAD e PAM. É também importante notar que as alterações da PA durante o exercício não são lineares à carga de trabalho, mas sim diretamente proporcionais à quantidade de massa muscular envolvida. A resultante hemodinâmica de uma vasodilatação abrangendo grande massa muscular é diferente daquela observada em um exercício restrito à pequena massa muscular. Portanto, para um mesmo aumento de DC durante um exercício dinâmico, a PA será maior no exercício realizado, por exemplo, com os braços, quando comparado ao exercício realizado com as pernas, porque nas pernas há a possibilidade de ocorrer vasodilatação mais extensa, com maior queda da RP e da PA do que a determinada pelos braços.

Por outro lado, durante o exercício isométrico ocorre elevação na PAD, uma vez que a vasodilatação e o fluxo sanguíneo para a musculatura em atividade encontram-se bastante limitados pela contração estática e desenvolvimento de força, fazendo-se necessário um aumento mais dramático da PAS para que seja mantido um nível adequado de perfusão. Como a PAS aumenta e a PAD não diminui (em algumas vezes aumenta também), há um aumento pronunciado da PAM. Nesse caso, durante o exercício isométrico haverá maior aumento de PA quando o exercício for realizado com as pernas, em comparação aos braços.

Controle do sistema cardiovascular no repouso e no exercício

A importância de um eficiente sistema de controle dos parâmetros cardiovasculares pode ser compreendida pela constatação de que a perfusão tecidual deve ser mantida constante em qualquer situação, seja ela repouso ou exercício, vigília ou sono, jejum ou pós-prandial etc., e a constância da perfusão tecidual está na dependência da manutenção da PA dentro de limites bastante estreitos.

Muitos são os mecanismos envolvidos na manutenção da perfusão tecidual, da PA e da volemia. Apresentam ampla abrangência, envolvendo desde *mecanismos locais*, que agem na intimidade dos tecidos determinando vasoconstrição ou vasodilatação das arteríolas que os nutrem; *mecanismos neurais*, que desencadeiam ajustes compensatórios bastante rápidos (segundos) dos efetores cardiovasculares (coração, vasos de resistência e de capacitância); e *mecanismos hormonais*, também ativados durante variações dos parâmetros cardiovasculares, e que contribuem para a manutenção, por minutos a horas, dos ajustes compensatórios do coração e dos vasos; até *mecanismos de regulação de volume dos líquidos corporais*, de ação mais prolongada (desde horas a meses/anos), que abrangem o balanço entre a ingestão e a excreção de água e sais, de maneira a alterar o volume sanguíneo, a proporção entre conteúdo e continente e, portanto, a PA. Como durante o

exercício físico os mecanismos mais diretamente afetados para regular os parâmetros cardiovasculares são os locais e os neuro-hormonais, estes são detalhados a seguir.

- **Regulação local:** engloba todos os mecanismos gerados na intimidade dos tecidos e que agem diretamente sobre arteríolas/esfíncteres pré-capilares, responsáveis pelo controle do fluxo sanguíneo aos diferentes territórios. Vários são os fatores que podem determinar alterações vasomotoras locais:

- *Fatores miogênicos:* são aqueles gerados na musculatura lisa vascular propriamente dita, determinando ajustes instantâneos do estado contrátil do vaso (ou tono vascular) diante de alterações da pressão de perfusão: causam vasoconstrição sempre que a pressão de perfusão aumentar, ou vasodilatação, quando houver queda da pressão de perfusão vascular. Esses ajustes de resistência vascular pré-capilar durante variações instantâneas da pressão de perfusão são os responsáveis pela constância do fluxo sanguíneo aos tecidos em uma ampla faixa de variação ao redor da pressão basal. Tal mecanismo, que ficou conhecido como "autorregulação do fluxo", é bastante desenvolvido em territórios como o renal, o esplâncnico, o cerebral e o muscular esquelético.

- *Fatores metabólicos ou químicos:* nesta classe de fatores (Figura 26.6) encaixam-se aqueles desencadeados no interstício pelo aumento de atividade ou do metabolismo tecidual, como a *queda da tensão de oxigênio* (PO$_2$ ou pressão parcial de O$_2$), a *elevação da tensão tissular de gás carbônico* (PCO$_2$), o *aumento na quantidade de íons H$^+$*, com consequente queda do pH, a *elevação da concentração extracelular de potássio* (K$^+$) determinada por despolarizações sucessivas da membrana celular, *aumentos da concentração tissular de adenosina e nucleotídeos de adenina*, gerados pelo maior consumo energético e degradação aumentada de ATP e, finalmente, o *aumento da osmolaridade local*, pelo acúmulo das substâncias enumeradas acima no interstício. Esses fatores, que determinam intensa vasodilatação, com queda acentuada da resistência vascular local e grande aumento do fluxo sanguíneo, são os principais responsáveis pelo grande aporte sanguíneo à musculatura esquelética durante o exercício (hiperemia funcional).

- *Fatores de ação parácrina/autócrina:* englobam substâncias sintetizadas e liberadas localmente diante de estímulos específicos e que têm importante efeito vasoativo. São elas: a *bradicinina*, formada pela ação enzimática da calicreína (bastante concentrada em glândulas exócrinas) sobre o cininogênio (presente no plasma e no líquido intersticial); a *histamina*, liberada pelos mastócitos durante injúria e/ou inflamação do tecido; a *serotonina*, liberada durante agregação plaquetária e diferentes *prostaglandinas* (prostaciclina, tromboxano A$_2$), derivadas do ácido araquidônico, via ciclo-oxigenase. Bradicinina, histamina e prostaciclina induzem potente vasodilatação, determinando aumento do fluxo, enquanto a serotonina e o tromboxano A$_2$ causam intensa vasoconstrição, com redução acentuada do aporte sanguíneo local. Trabalhos recentes têm sugerido que a bradicinina é um regulador endógeno do fluxo nas coronárias, sendo importante durante situações de isquemia tecidual e durante o exercício.

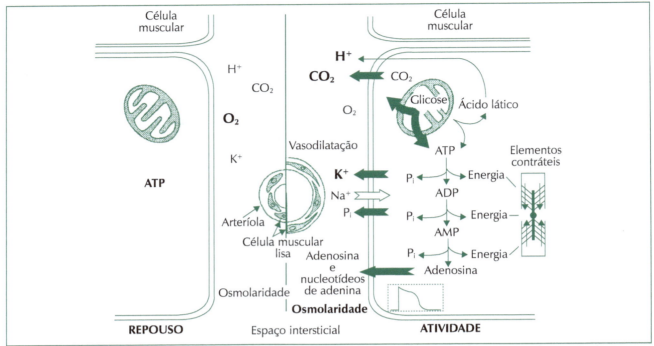

Figura 26.6. Principais alterações na composição do fluido intersticial quando a musculatura passa do estado de repouso (com vasoconstrição em presença de baixa concentração de CO_2 e de produtos do metabolismo e pequeno consumo de O_2) para atividade muscular (com vasodilatação concomitante à redução da disponibilidade de O_2, aumento de produtos do metabolismo, do K^+ extracelular e da osmolaridade).
Fonte: Adaptada de Shepherd e Vanhoutte, 1980.

- *Fatores físicos:* o principal representante desta classe de fatores é a *temperatura*, que tem importante efeito vasomotor, determinando vasodilatação quando do aumento da temperatura local ou vasoconstrição em situação inversa. Tem sido considerado um importante fator de regulação local de fluxo no território cutâneo, sendo de grande importância durante exercícios prolongados, realizados em ambiente quente.

- **Regulação neuro-hormonal:** compreende vários mecanismos, com efeitos em curto e médio prazos sobre o funcionamento dos efetores cardiovasculares e, portanto, sobre a pressão arterial (PA). A regulação neuro-hormonal é desencadeada por diferentes tipos de informações provenientes de múltiplos receptores periféricos. Como ilustrado na Figura 26.2, o nível da PA depende da relação instantânea entre conteúdo/continente nesse segmento arterial. Este, por sua vez, é determinado pela atividade cardíaca (DC = VS × FC) e distensibilidade (capacitância) arterial, responsáveis pela quantidade de sangue que é bombeada para a aorta na unidade de tempo e pela RPT oferecida pelos diferentes territórios vasculares, responsável pela quantidade de sangue que deixa o leito arterial na mesma unidade de tempo. A PA depende também do RV (inversamente correlacionado à CV), que, possibilitando o enchimento cardíaco, garante o DC. Pela fórmula apresentada na Figura 26.2, depreende-se que a PA é aumentada sempre que o DC, a RPT e/ou o RV aumentarem, reduzindo-se em situação oposta.

Por sua vez, o mecanismo básico da regulação neuro-hormonal baseia-se em acionar prontamente respostas compensatórias do coração (FC e VS), vasos de resistência (RP) e capacitância (CV) sempre que a PA se alterar para mais (as respostas se fazem no sentido de reduzi-la) ou para menos (as respostas reflexas determinam elevação, com retorno da PA aos níveis basais). Como ilustrado na Figura 26.7, a regulação neuro-hormonal funciona como um "arco-reflexo" comandado pelo sistema nervoso central.

Estímulos periféricos, como alterações da PA, do enchimento cardíaco (variações do volume de sangue que retorna ao coração), da PO_2, PCO_2 e do pH no sangue arterial, são detectados por *receptores especiais*, localizados em vários segmentos do leito arterial (mecanorreceptores arteriais, mecanorreceptores cardíacos, quimiorreceptores arteriais e cardíacos, entre outros), que codificam essas informações em frequência de disparo de potenciais de ação e as enviam via fibras nervosas (nervo depressor aórtico e nervo sinusal) aferentes aos centros de integração primária (áreas bulbares, NTS, núcleo do trato solitário), que por sua vez são modulados por áreas suprabulbares. Nos centros de integração, estas informações são processadas, elaborando-se respostas reflexas adequadas a cada uma das situações específicas, as quais são retransmitidas ao sistema cardiovascular, via sistema nervoso autônomo (alterações da atividade do vago e do simpático, que inervam o coração, e da atividade do simpático, que inerva densamente os vasos de resistência e de capacitância).

A elevação do tônus vagal causa redução da FC, ao passo que a elevação do tônus simpático determina aumento da FC, aumento da contratilidade cardíaca e do RV, facilitando o VS e o aumento da RP. A estimulação dos receptores periféricos durante uma elevação da PA, por exemplo, resulta em aumento do tônus vagal e inibição simultânea do tônus simpático, determinando reflexamente reduções do DC (↓FC, ↓VS e ↓RV por CV) e da RP, trazendo a PA de volta a seus valores controles. Respostas reflexas opostas (↓ do tônus vagal e do tônus simpático) são determinadas durante quedas instantâneas da PA. As alterações compensatórias de FC, VS, CV, RV e RP se fazem de modo a sempre contrabalançar o(s) estímulo(s) inicial(is), corrigindo rapidamente as alterações da PA, da volemia, dos gases sanguíneos e garantindo adequada perfusão tecidual.

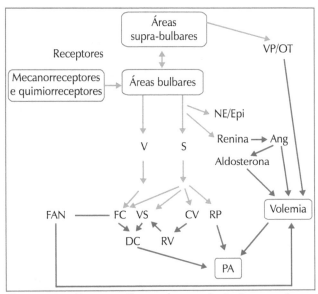

Figura 26.7. Esquema ilustrando os principais mecanismos neuro-hormonais responsáveis pela regulação reflexa da PA e volemia.

NE: norepinefrina; Epi: epinefrina; Ang: angiotensina II; aldost: aldosterona; FAN: fator atrial natiurético; V: vago; S: simpático; FC: frequência cardíaca; VS: volume sistólico; DC: débito cardíaco; CV: capacitância venosa; RV: retorno venoso; RP: resistência periférica; OT: ocitocina; VP: vasopressina.

Fonte: Adaptada de Michelini, 2012.

Além dessas respostas neurais, a Figura 26.7 também indica que as variações da PA, volemia e mesmo dos gases sanguíneos desencadeiam alterações dos níveis plasmáticos de vários hormônios como as *catecolaminas adrenais* (norepinefrina e epinefrina, NE e Epi, secretadas pela medula adrenal diante da estimulação simpática), a *vasopressina* ou *hormônio antidiurético* e a ocitocina (VP e OT secretadas pela neuro-hipófise), a *angiotensina II* (angiotensina II, sintetizada a partir da liberação de renina pelas células justaglomerulares renais diante da estimulação simpática ou queda da PA na arteríola aferente, e que age sobre o angiotensinogênio plasmático para formar a angiotensina I, que por sua vez é convertida em angiotensina II pela enzima de conversão de angiotensina – ECA, de localização vascular), a *aldosterona* (secretada pelo córtex adrenal diante da estimulação pela angiotensina II) e o *fator atrial natriurético* (FAN, liberado pelos átrios diante de variações de sua distensão/enchimento). Esses hormônios agem no sentido de potencializar a vasoconstrição (NE, angiotensina II, vasopressina) ou vasodilatação periféricas (Epi, FAN), de facilitar a retenção (Ang II, VP, aldosterona) ou a excreção (OT, FAN) de sais e água, determinando alterações da RP, da volemia e, em consequência, da PA. Os fatores hormonais podem, portanto, ser considerados coadjuvantes do controle cardiovascular, intensificando e prolongando por minutos a horas os ajustes cardiovasculares iniciados neuralmente.

As alterações cardiovasculares durante o exercício dinâmico são coordenadas por dois tipos básicos de comandos: o *controle reflexo da circulação*, integrado primariamente em nível bulbar, determinando os ajustes reflexos da circulação (Figura 26.7) e o *comando central*, de integração suprabulbar (cortical e hipotalâmica), que determina o padrão de atividade motora para a musculatura esquelética, além de modular o controle reflexo da circulação. O controle cardiovascular durante exercício utiliza-se das mesmas vias que controlam a PA no repouso, ou seja, é desencadeado por informações provenientes da periferia, via mecano e quimiorreceptores arteriais e cardíacos (detectam alterações de PA, RV, volemia, enchimento das câmaras cardíacas, PO_2, PCO_2, pH). Além destes, outros receptores têm participação importante na sinalização das alterações desencadeadas pelo exercício. São eles os fusos neuromusculares, os órgãos tendinosos de Golgi e os receptores metabotrópicos, localizados na própria musculatura esquelética, que detectam alterações de movimentos e condições metabólicas locais, e os receptores de temperatura centrais, que sinalizam as alterações térmicas resultantes do metabolismo tecidual aumentado. Durante exercícios mais prolongados, realizados em ambientes quentes, as respostas hormonais que visam à manutenção da volemia tornam-se proporcionalmente mais importantes na homeostase circulatória durante o exercício. Todas essas informações são integradas no nível bulbar, sob controle suprabulbar contínuo, de modo a determinar ajustes apropriados de DC, CV e RV e de resistências regionais.

Ao se iniciar o exercício sob o comando central, os centros bulbares são imediatamente ativados (informações da periferia, continuamente moduladas pelas áreas suprabulbares), determinando a retirada do vago para o coração e o aumento da atividade simpática para o coração e para os vasos de resistência e de capacitância. Os primeiros ajustes se fazem no sentido de aumentar significativamente a frequência e a contratilidade cardíacas e reduzir a CV, aumentando o VS e o DC para fornecer quantidade adequada de sangue para os tecidos que iniciam sua atividade. Há, simultaneamente ou mesmo segundos antes de o exercício iniciar, a ativação de fibras simpáticas colinérgicas para a musculatura esquelética em exercício (comando central), induzindo pequena vasodilatação local antecipatória. Conforme o exercício se mantém e/ou vai-se tornando mais intenso, há um acúmulo local de fatores metabólicos que determinam/potencializam a vasodilatação, seja por seu efeito direto, seja pela inibição local do simpático adrenérgico, reduzindo drasticamente a resistência regional e permitindo ao tecido muscular receber um grande aporte sanguíneo. Quase ao mesmo tempo, na dependência da intensidade do exercício, há vasoconstrição adrenérgica nos territórios inativos, possibilitando a redistribuição do fluxo sanguíneo aos tecidos em atividade, o que contribui para manter sua perfusão em níveis adequados ao exercício efetuado. Deve-se ter presente que vários hormônios circulantes (NE, Epi, Ang II, VP etc.) são coadjuvantes na manutenção dos ajustes cardiovasculares ao exercício, principalmente quando se tratar de exercícios mais prolongados.

Ajustes funcionais e estruturais do sistema cardiovascular induzidos pelo treinamento físico

O exercício físico repetitivo (ou treinamento físico, TF) propicia o desenvolvimento de ajustes funcionais e estruturais no coração e na circulação periférica, os quais contribuem para melhorar a capacidade física dos indivíduos, facilitando o fornecimento e a captação de oxigênio pelo músculo exercitado. Assim como o VO_2 é um excelente marcador das respostas fisiológicas ao exercício, também o VO_2 máx é um dos melhores meios de avaliar e quantificar o condicionamento físico após TF. O VO_2 máx após treinamento aumenta entre 15 e 25%, dependendo de seus valores iniciais, ou seja, quanto menor o valor antes do TF, maior é o incremento verificado e vice-versa. Como ilustrado na Tabela 26.1, que compara a atividade cardíaca de atletas (ciclistas) e não atletas, o VO_2 máx é 27% maior nos indivíduos treinados. Os aumentos observados no VO_2 máx resultam da elevação do DC, da melhor distribuição de fluxo para os músculos ativos durante o exercício e da extração de oxigênio mais eficiente pela musculatura em atividade, os quais permitem uma utilização mais efetiva do oxigênio pelo músculo, resultando em melhor capacidade de trabalho físico.

Dentre as principais alterações que ocorrem após TF, citam-se, além de maior eficiência na extração de oxigênio, a bradicardia de repouso, a menor resposta taquicárdica ao exercício submáximo, o VS aumentado no repouso e exercício (Tabela 26.1). Além disso, o TF determina alterações das resistências regionais, aumento da condutância paralela de circulação muscular esquelética e cardíaca (neoformação de vasos ou angiogênese), com ou sem redução da PA basal. A queda da PA basal é observada essencialmente em indivíduos hipertensos, enquanto nos normotensos, via de regra, não se observam alterações significantes dos níveis preexistentes de PA.

• **Ajustes na FC:** como indicado na Figura 26.8, um dos ajustes cardiovasculares mais frequentemente observados após TF é a alteração da FC, caracterizada por bradicardia de repouso e diminuição da resposta taquicárdica durante o exercício submáximo. Estudos utilizando bloqueios farmacológicos do simpático/parassimpático, denervação cardíaca, preparações isoladas de tecido cardíaco e análise espectral da FC para esclarecer os mecanismos responsáveis pela redução da FC após TF têm mostrado que este reduz a bradicardia de repouso por alterar o controle autonômico do coração, reduzindo o tônus vagal e/ou o balanço simpatovagal ao coração, ou ainda por alterar a automaticidade intrínseca das células de marca-passo cardíaco, determinando redução da FC intrínseca; os mecanismos responsáveis por essas alterações não estão ainda esclarecidos. Com relação à menor taquicardia do treinado ao exercício submáximo, vários estudos têm indicado atividade simpática reduzida, menor conteúdo de catecolaminas circulantes e maior influência vagal após TF. Em trabalho recente, demonstramos que a menor resposta taquicárdica do treinado encontrava-se associada à estimulação de sinapses ocitocinérgicas e à liberação de ocitocina no bulbo dorsal, que foi específica para esses indivíduos (durante exercício dinâmico em sedentários não há liberação de ocitocina), favorecendo a potencialização do tônus vagal ao coração e a redução da taquicardia do exercício.

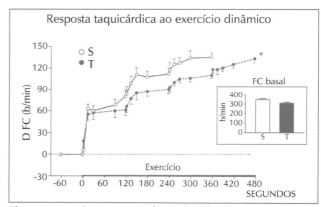

Figura 26.8. Comparação da FC basal e da resposta taquicárdica ao exercício dinâmico em ratos normotensos sedentários (S) e treinados (T).
Fonte: Adaptada de Michelini LC, 2001, com permissão.

• **Ajustes do VS:** a Tabela 26.1 compara o VS de repouso e seu comportamento ao exercício em ciclistas e indivíduos sedentários, mostrando que o TF é eficaz em aumentar os valores de VS no repouso, bem como no exercício submáximo e máximo. Entre os fatores considerados para explicar o maior VS após TF, citam-se:

  • Enchimento diastólico mais rápido e eficiente, devido ao aumento no RV pela "bomba muscular" esquelética e ao prolongamento do tempo de diástole, decorrente da redução de FC.
  • Maior volume diastólico fina.
  • Maior complacência e aumento do volume ventricular; expansão do volume plasmático.

- Efeito inotrópico positivo, determinando aumento da contratilidade cardíaca, também tem sido sugerido como um fator a explicar o maior VS após TF, no entanto há controvérsias, uma vez que alguns estudos têm falhado em demonstrar essa alteração.
- **Ajustes do DC:** apesar de vários autores não detectarem alterações significativas de DC em repouso após TF (como mostrado na Tabela 26.1, o aumento do VS é compensado pela menor FC), alguns estudos mostraram que o TF determina aumentos de 10 a 12% do DC no exercício submáximo, bem como no pico de exercício. Nesse caso, a elevação de DC tem sido atribuída a aumento do VS, uma vez que a taquicardia ao exercício submáximo se encontrava reduzida, ou mesmo não alterada após TF.

Tabela 26.1. Valores de frequência cardíaca (FC), volume sistólico (VS) e débito cardíaco (DC) durante o repouso, exercício submáximo (25 watts) e no pico do exercício de ciclistas (n = 7) e não atletas (n = 36).

	Ciclistas	Sedentários
Repouso		
FC (bpm)	67*	90
VS (mL)	73*	60
DC (L/min)	4,88	5,29
Exercício submáximo		
FC (bpm)	95*	112
VS (mL)	84*	73
DC (L/min)	7,91	8,07
Exercício máximo		
FC (bpm)	184*	198
VS (mL)	95*	84
DC (L/min)	17,43	16,36
VO_2 (máx mL/kg/min)	60*	47

*Alteração significativa em relação aos sedentários.
Fonte: Adaptada de Rowland et al., 2000.

- **Ajustes na RP e na PA:** a grande maioria dos trabalhos tem indicado que o TF em indivíduos normotensos não altera a RP total, assim como não modifica a PA de repouso. Isso não implica, no entanto, que possam existir alterações regionais de resistência, especialmente durante o exercício. Em presença de DC aumentado, se não houvesse queda na resistência vascular, a PA apresentaria aumento exagerado, com aumento excessivo da pós-carga e prejuízo do VS. No exercício máximo de indivíduos treinados, apesar da intensa vasodilatação determinando queda da PAD, a PAM não se altera devido à elevação simultânea da PAS. Alguns trabalhos, no entanto, mostraram pequena queda da PAM no repouso, no exercício submáximo e ao final do exercício, durante a fase de recuperação. Nessa situação, a queda seria causada pela presença da vasodilatação da musculatura esquelética (hiperemia reativa, com redução na PAD), que sem a elevação concomitante da PAS determinaria a redução proporcional da PAM. Parece que, durante exercício submáximo, existe uma estreita correlação entre ativação simpática, RP e PA, de maneira que após TF haveria menor descarga simpática para o coração e vasos e menor concentração de NE plasmática, determinando quedas da RP e PA. Outros fatores que podem contribuir para redução da PA e RP durante o exercício após TF são os níveis reduzidos de vasopressina e angiotensina circulantes, potentes hormônios vasoconstritores.

Em indivíduos hipertensos, no entanto, a grande maioria de trabalhos tem demonstrado que o TF é eficaz em reduzir significativamente os níveis basais de PA. Demonstramos que o TF é eficiente em reduzir a PA de ratos hipertensos espontâneos (um modelo bastante aceito da hipertensão essencial no homem), sem alteração nos controles normotensos. Demonstramos adicionalmente que a redução da PA se encontrava significativamente correlacionada com a redução da resistência do trem posterior (território muscular esquelético por excelência) dos hipertensos (Figura 26.9). Essa resposta, no entanto, é dependente do gênero, ou seja, tem sido observada em animais do sexo masculino.

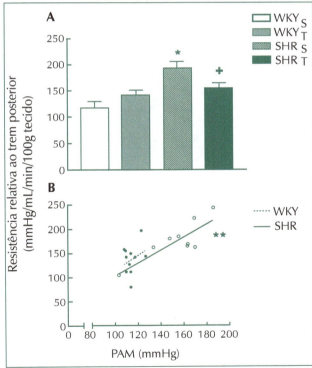

Figura 26.9. A. Comparação dos valores basais de resistência relativa do trem posterior (HLRrel) em ratos normotensos (WKY) e hipertensos espontâneos (SHR), sedentários (S) e treinados (T). B. Correlação entre a resistência relativa do trem posterior e valores basais de PAM observados nos grupos normotenso e hipertenso espontâneo.
Fonte: Adaptada de Amaral et al., 2000.

- **Ajustes estruturais na musculatura esquelética:** uma das principais características do TF em normotensos e hipertensos é a neoformação de capilares, determinando aumento da densidade capilar (número de capilares/mm² e/ou da razão capilares/fibra muscular) na musculatura esquelética e cardíaca. Essa resposta adaptativa (Figura 26.10), também chamada de angiogênese capilar, reflete uma adaptação vital ao exercício repetitivo, contribuindo para melhorar a capacidade aeróbia da musculatura esquelética (transporte, condutância e extração de oxigênio). Estudos recentes têm demonstrado que a musculatura esquelética pode ajustar-se rapidamente ao TF, promovendo angiogênese mesmo antes de aumentar a capacidade oxidativa, ou seja, em apenas 3 dias essa resposta já é aparente. Dentre os fatores que explicam o aumento do número de capilares após TF, citam-se a angiotensina II, a adenosina, a hipóxia e a tensão de cisalhamento produzidas localmente durante exercício, além de fatores de crescimento como o fator de crescimento derivado do endotélio (VEGF).

aumento da condutância paralela da circulação muscular esquelética. O aumento da densidade venular estava correlacionado com a redução de PA observada nesses animais e com o maior aporte sanguíneo durante exercício máximo. Trata-se de um ajuste importante do TF, dada a grande contribuição do leito venular na determinação do RV, do VS e do DC durante exercício. O aumento do leito venoso potencializaria essas respostas nos indivíduos treinados, tornando mais eficiente a redistribuição de fluxo durante o exercício.

Uma observação original de nossos trabalhos, de grande importância clínica, foi a de que o TF determinou a *normalização da elevada razão parede/luz de arteríolas de hipertensos* (Figura 26.11). Está bem estabelecido que a hipertensão crônica é caracterizada pela hipertrofia da parede arteriolar e pela consequente redução de sua luz, o que causa maior resistência ao fluxo, aumento da RP e da PA. Sabe-se também que nenhum dos tratamentos anti-hipertensivos usuais mostrou-se eficaz em normalizar completamente a elevada razão parede/luz de arteríolas, o que ressalta ainda mais a importância de nossos achados. É certo que nossas observações se referem apenas às arteríolas de dois músculos exercitados de ratos hipertensos espontâneos: o músculo grácil do trem posterior e o espinotrapézio do trem anterior, mas essas observações são potencialmente importantes considerando seu valor prognóstico e terapêutico.

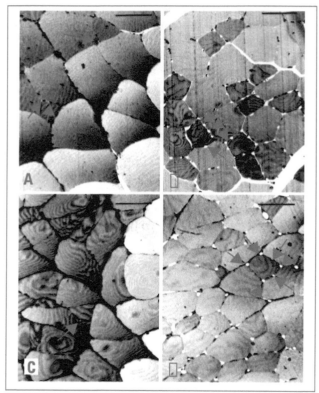

Figura 26.10. Secções transversas do músculo grácil de ratos normotensos (A, B) e hipertensos espontâneos (C, D) submetidos a treinamento físico (B, D) ou mantidos sedentários (A, C). Observe a maior densidade de capilares (setas) nos grupos treinados. Barra = 20 mm.

Fonte: Adaptada de Amaral et al., 2000.

Em outro trabalho demonstramos também que o TF induz significante *aumento da densidade venular* (maior número de vênulas não musculares/mm²), mas apenas nos hipertensos, o que contribuiria significativamente para o

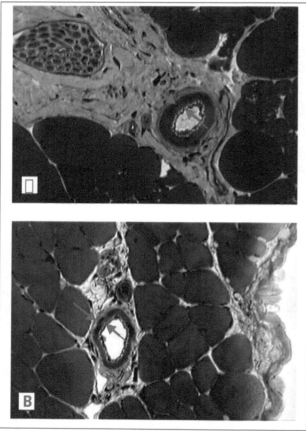

Figura 26.11. Efeito do treinamento físico sobre a estrutura de arteríolas do espinotrapézio (DI < 50 mm) de ratos hipertensos espontâneos. A. Sedentário; B. treinado.
As setas indicam a espessura da parede vascular.

Fonte: Adaptada de Melo et al, 2003.

CAPÍTULO 26 | SISTEMA CARDIOVASCULAR NA ATIVIDADE FÍSICA

Tabela 26.2. Resultados de uma metanálise realizada em corredores de longa distância e seus respectivos controles.

	Controle	Corredores	p
Idade (anos)	24,2 ± 1,06	26,9 ± 1,61	NS
Frequência cardíaca (FC)	65,7 ± 2,56	51,6 ± 0,8	< 0,001
DIVE (mm)	48,3 ± 0,42	53,2 ± 0,66	< 0,001
ESI (mm)	9,3 ± 0,36	10,8 ± 0,27	< 0,01
EPP (mm)	8,9 ± 0,30	10,5 ± 0,29	< 0,001
MVE (mm)	149 ± 6,2	216 ± 7,3	< 0,001
VO$_2$ pico (mL/kg/min)	47,8 ± 2,8	66,6 ± 4,2	< 0,05

DIVE: diâmetro interno do ventrículo esquerdo; ESI: espessura do septo interventricular; EPP: espessura da parede posterior do coração; MVE: massa do ventrículo esquerdo; VO$_2$: consumo de oxigênio.
Fonte: Adaptada de Fagard, 1996.

Descreveu-se também, após TF, *facilitação da resposta vasodilatadora de arteríolas* (intensidade e tempo de ocorrência) da musculatura esquelética a diferentes fatores endógenos liberados durante o exercício dinâmico. Alguns autores têm ainda demonstrado *aumento da complacência arterial* após TF, contribuindo para que o aumento no pulso de PA (geralmente presente após TF) não aumente os níveis de pressão.

Ajustes *estruturais no miocárdio*: em relação ao coração, vários ajustes subsequentes ao TF têm sido descritos. Há grande aumento da densidade capilar no miocárdio de normotensos e hipertensos treinados. Além disso, as características estruturais do coração (dados ecocardiográficos na Tabela 26.2) de um grupo de corredores de longa distância diferem marcadamente das de controles sedentários. Indicam que corredores de longa distância têm massa ventricular esquerda maior que os não atletas devido a aumentos da espessura do septo interno e da parede posterior, com aumento no diâmetro interno do ventrículo esquerdo. Esses achados são compatíveis com a chamada "hipertrofia excêntrica", característica frequentemente descrita em atletas após treinamento aeróbio. No entanto, trabalhos recentes têm ressaltado que a hipertrofia cardíaca não é uma resposta sempre presente, dependendo do tipo e da intensidade do treinamento efetuado. Outros estudos têm demonstrado que, apesar de não alterar o calibre vascular no repouso, o TF contribui para melhorar a circulação coronária em humanos porque melhora a capacidade de vasodilatação de arteríolas a substâncias vasodilatadoras.

Questões propostas para estudo

1. Quais são os principais componentes do sistema circulatório?
2. Descreva as principais funções do coração e dos diferentes tipos de vasos do sistema circulatório.
3. Defina fatores físicos e funcionais e explique como eles podem influenciar a gênese da pressão arterial.
4. Como varia a pressão arterial ao longo do sistema circulatório?
5. Qual é a relação entre FC, VS, CV, DC, RP e PA? Como esses fatores são regulados durante o repouso?
6. Quais as principais alterações observadas na transição repouso-exercício?
7. Compare os ajustes cardiovasculares durante exercício isotônico e isométrico.
8. Qual a principal diferença observada no comportamento hemodinâmico entre um exercício isotônico e outro isométrico?
9. Qual a principal alteração hemodinâmica observada nos indivíduos normotensos após treinamento? E nos indivíduos hipertensos?
10. Quais os principais ajustes estruturais induzidos pelo treinamento físico? Descreva os possíveis fatores responsáveis por essas alterações.

Bibliografia consultada

- Amaral SL, Michelini LC. Effect of gender on training-induced vascular remodeling in SHR. Braz J Med Biol Res. 2011 Sep;44(9):814-26. Review.

- Amaral SL, Michelini LC. Validation of transit-time flowmetry for chronic measurements of regional blood flow in resting and exercising rats. Braz J Med Biol Res 1997; 30:897-908.

- Amaral SL, Papanek, PE, Greene AS. Angiotensin II and VEGF are involved in angiogenesis induced by short-term exercise training. Am J Physiol Heart Circ Physiol 2001a; 281:H1163-H1169.

- Amaral SL, Sanchez LS, Chang AJBA, Rossoni LV, Michelini LC. Time course of training-induced microcirculatory changes and of VEGF expression in skeletal muscles of spontaneously hypertensive female rats. Braz J Med Biol Res 2008; 41:424-431.

- Amaral SL, Silveira NP, Zorn TMT, Michelini LC. Exercise training causes skeletal muscle venular growth and alters hemodynamic responses in spontaneously hypertensive rats. J Hypertens 2001b; 19(5):931-940.

- Amaral SL, Zorn TMT, Michelini LC. Exercise normalizes wall-to-lumen ratio of the gracilis muscle arterioles and reduces pressure in spontaneously hypertensive rats. J Hypertens 2000; 18:1563-1572.

- Arakawa K. Antihypertensive mechanisms of exercise. J Hypertens 1993; 11:223-229.

- Blomqvist G, Saltin B. Cardiovascular adaptations to physical training. Ann Rev Physiol 1983; 45:169-189.

- Boutcher SH, Stocker D. Cardiovascular responses to light isometric and aerobic exercise in 21- and 59 years-old male. Eur J Appl Physiol 1999; 80:220-226.

- Buckwalter JB, Clifford PS. Autonomic control of skeletal muscle blood flow at the onset of exercise. Am J Physiol Heart Circ Physiol 1999; 277:H1872-H1877.

- Buckwalter JB, Ruble SB, Mueller PJ, Clifford PS. Skeletal muscle vasodilation at the onset of exercise. J Appl Physiol 1998; 85(4):1649-1654.

- Burgi K, Cavalleri MT, Alves AS, Britto LR, Antunes VR, Michelini LC. Tyrosine hydroxylase immunoreactivity as indicator of sympathetic activity: simultaneous evaluation in different tissues of hypertensive rats. Am J Physiol Regul Integr Comp Physiol. 2011 Feb;300(2):R264-71.

- Clausen JP. Effect of physical training on cardiovascular adjustments to exercise in man. Physiol Rev 1977; 57:779-815.

- Coimbra R, Sanchez LS, Potenza JM, Rossoni LV, Amaral SL, Michelini LC. Is gender crucial for cardiovascular adjustments induced by training in female spontaneously hypertensive rats? Hypertension 2008; 52:514-521.

- Crawford MH. Physiologic consequences of systematic training. Cardiol Clin 1992; 10:209-218.

- Fagard RH. Athlete's heart: a meta-analysis of the echocardiographic experience. Int J Sports Med 1996; 17(suppl. 3):S140.

- Friedman DB, Peel C, Mitchell JH. Cardiovascular responses to voluntary and nonvoluntary static exercise in humans. J Appl Physiol 1992; 73(5):1982-1985.

- Haskell WL, Sims CS, Myll J, Bortz WM, Goar FGSt, Alderman EL. Coronary artery size and dilating capacity in ultra-distance runners. Circulation 1993; 87:1076-1082.

- Iellamo F, Legramante JM, Raimondi G, Castrucci F, Damiani C, Foti C et al. Effects of isokinetic, isotonic and isometric submaximal exercise on heart rate and blood pressure. Eur J Appl Physiol 1997; 75:89-96.

- Keul J, Konig D, Huonker M, Halle M, Wohlfahrt B, Berg A. Adaptation to training and performance in elite athlete. Res Quartely Exerc & Sport 1996; 67(suppl.):S29-S36.

- Klausen K, Secher NH, Clausen JP, Hartling O, Trap-Jensen J. Central and regional circulatory adaptations to one-leg training. J Appl Physiol 1982; 52:976-983.

- Krip B, Gledhill N, Jamnik V, Warburton D. Effect of alterations in blood volume on cardiac function during maximal exercise. Med Sci Sports Exerc 1997; 29(11):1469-1476.

- Lash JM. Training induced alterations in contractile function and excitation-contraction coupling in vascular smooth muscle. Med Sci Sports Exerc 1998; 30(1):60-66.

- Laterza MC1, de Matos LD, Trombetta IC, Braga AM, Roveda F, Alves MJ, Krieger EM, Negrão CE, Rondon UM. Exercise training restores baroreflex sensitivity in never-treated hypertensive patients. Hypertension. 2007 Jun;49(6):1298-306.

- Longhurst JC, Mitchell JH. Does endurance training benefit the cardiovascular system? J Cardiovasc Med 1983; 227-234.

- Longhurst JC, Stebbins CL. The power athlete. Cardiol Clinics 1997; 15(3):413-429.

- Mc Allister RM. Adaptations in control of blood flow with training: splanchnic and renal blood flows. Med Sci Sports Exerc 1998; 30(3):375-381.

- McArdle WD, Katch FI, Katch VL. Fisiologia do exercício: energia, nutrição e desempenho humano. 6ª ed. Rio de Janeiro: Guanabara Koogan; 2008. 1172 p.

- Melo RM, Martinho E, Michelini LC. Training-induced, pressure-lowering effect in SHR: wide effects os circulatory profile of exercised and non exercised muscles. Hypertension 2003; 42(2):851-857.

- Michelini LC, Franchini KG. Regulação a longo prazo da pressão arterial. In: Aires MM, ed. Fisiologia. 4. ed.Rio de Janeiro: Guanabara Koogan; 2012. p. 587-597.

- Michelini LC, O'Leary DS, Raven PB, Nóbrega AC. Neural control of circulation and exercise: a translational approach disclosing interactions between central command, arterial baroreflex, and muscle metaboreflex. Am J Physiol Heart Circ Physiol. 2015 Aug 1;309(3):H381-92. Review.

- Michelini LC, Rossoni LV. Vasomotricidade e regulação local de fluxo. In: Aires MM, ed. Fisiologia. 4. ed. Rio de Janeiro: Guanabara Koogan; 2012. p. 491-506.

- Michelini LC. Oxytocin into the NTS: a new modulator of cardiovascular control during exercise. Annals New York Acad Sci 2001; 940:206-220.

- Michelini LC. Regulação da pressão arterial: mecanismos neuro-hormonais. In: Aires MM, ed. Fisiologia. 4. ed. Rio de Janeiro: Guanabara Koogan; 2012. p. 565-585.

- Mier CM, Turner MJ, Ehsani AA, Spina RJ. Cardiovascular adaptations to 10 days of cycle exercise. J Appl Physiol 1997; 83(6):1900-1906.

- Mitchell JH, Raven PB. Cardiovascular adaptation to physical activity. In: Bouchard C, Shephard RJ, Stephens, eds.: Physical activity, fitness and health: international proceedings and consensus statement. Champaing, IL: Human Kinetics; 1994. p. 286-301.

- Mitchell JH. Neural control of circulation during exercise. Med Sci Sports Exerc 1990; 22:141-154.

- Negrão CE, Moreira ED, Santos MCLM, Farah VMA, Krieger EM. Vagal function impairment after exercise training. J Appl Physiol 1992; 72:1749-1753.

- Netter FH. The Ciba Collection of Medical Illustrations: Heart. v. 5, 2nd ed.; 1971.

- Nobrega AC, O'Leary D, Silva BM, Marongiu E, Piepoli MF, Crisafulli A. Neural regulation of cardiovascular response to exercise: role of central command and peripheral afferents. Biomed Res Int. 2014; 2014:478965.

- Perrault H, Turcotte. Exercise induced cardiac hypertrophy. Fact or fallacy? Sports Med 1994; 17:288-308.

- Rowell LB. Ideas about control of skeletal and cardiac muscle blood flow (1876-2003): cycles of revision and new vision. J Appl Physiol 2004; 97:384-392.
- Rowland T, Wehnert M, Miller K. Cardiac responses to exercise in competitive child cyclists. Med Sci Sports Exerc 2000; 32(4):747-752.
- Rushmer RF. Cardiovascular dynamics. 3rd ed., 1970. 559 p.
- Scher AM, Feigl EO. The heart: introduction and physical principles. In: Patton HD et al., eds. Textbook of physiology. Vol. 2, 21st ed. Harcourt Brace Jovanovich, 1989. p. 771-781.
- Shapiro LM, Smith RG. Effect of training on left ventricular structure and function. Br Heart J 1983; 50:534-539.
- Shepherd JT, Vanhoutte PM. The human cardiovascular system: facts and concepts. New York: Raven Press; 1980.
- Shoemaker JK, Green HJ, Ball-Burnett M, Grant S. Relationships between fluid and electrolyte hormones and plasma volume during exercise with training and detraining. Med Sci Sports Exerc 1998; 30:497-505.
- Shoemaker JK, Hughson RL. Adaptation of blood flow during the rest to work transition in humans. Med Sci Sports Exerc 1999; 31 (7):1019-1026.
- Sladek CD, Michelini LC, Stachenfeld NS, Stern JE, Urban JH. Endocrine-autonomic linkages. Compr Physiol. 2015 Jul 1;5(3):1281-323. Review.
- Tomas GD, Segal SS. Neural control of muscle blood flow during exercise. J Appl Physiol 2004; 97:731-738.
- Wilmore JH, Stanforth PR, Gagnon J, Rice T, Mandel S, Leon AS et al. Heart rate and blood pressure changes with endurance training: the heritage family study. Med Sci Sports Exerc 2001; 33:107-116.
- Withers PC. Comparative animal physiology. Saunders College Publishing, 1992.

Gasto Energético na Atividade Física

- Camila Maria de Melo • Sandra Maria Lima Ribeiro • Fernanda Baeza Scagliusi
- Regina Urasaki

Introdução

O metabolismo energético é a chave central da vida humana. A medida do gasto energético é geralmente feita por meio de cálculos baseados nas trocas gasosas e na excreção de nitrogênio. Apesar de esses cálculos terem sido desenvolvidos há mais de um século, ainda há discussões sobre sua validade (Kinney et al., 1992).

A taxa metabólica basal (TMB) é mensurada desde o século XIX, por meio da medida direta do calor produzido (calorimetria direta) ou indiretamente, por meio do cálculo do consumo de oxigênio e produção de gás carbônico (calorimetria indireta) (Wahrlich et al., 2001). O período entre 1890 e 1925 representou uma fase de grande interesse na calorimetria humana, sendo muito produtiva. No início dos anos 1900, o conceito de calorimetria indireta foi criado em laboratórios alemães e se dissipou para toda a Europa e os Estados Unidos (Kinney et al., 1992). Em 1919, Harris & Benedict foram os primeiros a desenvolverem equações para predição do gasto energético (Wahrlich et al., 2001).

Os famosos estudos de DuBois sobre a TBM em 1924 ajudaram a estabelecer a TMB como um fator importante na avaliação da disfunção da tireoide. Porém, essa utilização da TMB desapareceu quando passaram a ser realizadas medidas químicas do metabolismo do iodo nas doenças da tireoide. Assim, foram interrompidos os apoios financeiros aos laboratórios que avaliavam a TBM; entre 1950 e 1975 era praticamente impossível encontrar qualquer forma de avaliação de calorimetria na maioria dos hospitais (Wahrlich et al., 2001; Henry, 2005).

Em 1970 ressurgiu o interesse clínico pela calorimetria indireta, devido ao crescimento da medicina esportiva, aos novos interesses em obesidade e ao rápido crescimento na medicina intensiva e suporte nutricional para pacientes hospitalizados. Com o advento das inovações tecnológicas, a calorimetria indireta tornou-se um método eficiente, reprodutível e considerado "padrão ouro" nas avaliações de gasto energético. Entretanto, sabe-se que esse método não é capaz de reproduzir a complexidade de atividades de um ser humano em livre movimentação, e seu custo ainda é um fator limitante para a realização de estudos populacionais. Diante disso, têm sido desenvolvidos outros métodos de maior praticidade, de menor custo ou mesmo com maior capacidade de reproduzir situações do dia a dia.

Componentes do gasto energético

O total de energia necessário para os seres vivos, ou o gasto energético diário (GED), compreende o gasto energético basal (GEB) ou a taxa metabólica basal (TMB), necessário para a realização das funções vitais do organismo; o gasto da atividade física (GEAF), que engloba as atividades físicas do cotidiano e o exercício físico; e o efeito térmico dos alimentos (ETA), relacionado à digestão, absorção e metabolismo dos alimentos. Em indivíduos saudáveis o GEB corresponde aproximadamente a 60 a 70% do gasto diário, o ETA entre 5 e 15% e o GEAF de 15 a 30%, sendo este último o componente que mais varia entre os indivíduos (Erik, 2006; Pedrosa, 2007; Diener, 1997; Nahas, 2003; Melo, 2008).

A atividade física é caracterizada como qualquer movimento corporal produzido pela musculatura esquelética, que resulta em um gasto energético acima dos níveis de repouso (Caspersen, 1985). Essa definição considera quatro contextos principais: as atividades ocupacionais, as atividades domésticas, o transporte e as atividades de lazer (Nahas, 2003). Já o exercício físico pode ser definido como uma modalidade de atividade física planejada, estruturada, repetitiva, que objetiva o desenvolvimento da aptidão física, de habilidades motoras ou a reabilitação orgânico-funcional. Os exercícios físicos incluem, geralmente, atividades de níveis moderados a intensos, tanto de natureza dinâmica como estática (exercícios isométricos) (Nahas, 2003).

Métodos e estimativas do gasto energético

Apesar da evolução dos estudos relacionados às medidas do gasto energético, ainda não existe um único método, com validade, fidedignidade e facilidade de uso, que possa ser empregado de maneira ampla em estudos populacionais. Tal dificuldade pode ser atribuída a diversos fatores, como a complexidade de dimensões da atividade física e exercício físico; o fato de os instrumentos terem sido construídos e validados em determinadas populações com características específicas; a não existência de um instrumento que seja considerado padrão para a validação e consequente construção de outros instrumentos (Wood, 2000).

Devido à complexidade e subjetividade que a atividade física e o exercício físico apresentam, os métodos utilizados na literatura medem diferentes aspectos do gasto energético. A seguir serão discutidos alguns desses métodos.

Calorimetria direta

Por volta de 1780, o metabolismo passou a ser mais bem entendido, após os experimentos de Antonie Laurent Lavoisier, que denominou "oxigênio" um gás que se combinava com substâncias, produzindo assim calor. Esse mesmo pesquisador, juntamente com outro estudioso, Laplace, desenvolveu o primeiro calorímetro direto para animais. Os princípios da calorimetria, desenvolvidos por esses estudiosos há mais de 200 anos, ainda são válidos nos dias de hoje (Henry, 2005). Em 1894, Rubner desenvolveu o primeiro calorímetro com êxito para experimentos em cães, e, entre o período de 1892 e 1899, nos Estados Unidos, Atwater & Rosa desenvolveram o primeiro calorímetro direto para humanos, grande o suficiente para conter uma cama, cadeiras e um cicloergômetro, medindo assim o calor produzido no repouso, no trabalho e em atividade física. Já em 1905, Atwater & Benedict aperfeiçoaram essa técnica para que fosse feita a medida simultânea do consumo de oxigênio (Wahrlich et al., 2001).

A calorimetria direta requer uma câmara altamente sofisticada, que permite a medida do calor sensível liberado pelo organismo, além do vapor de água liberado pela respiração e pela pele (Lee, 1995). Para a avaliação do GED, o avaliado deve permanecer na câmara por um período igual ou superior a 24 horas (Suen et al., 1998).

Esse método apresenta grande precisão e um ambiente ótimo para estudos controlados. Entretanto, apresenta como desvantagens um custo muito elevado, dificuldade de combinação com outras medidas mais invasivas, maior tempo gasto por pesquisadores e sujeitos participantes do estudo, além de a coleta ser feita em um ambiente artificial que não representa as atividades realizadas na vida diária.

Calorimetria indireta

A calorimetria indireta avalia o gasto energético (GE) por meio da análise do oxigênio consumido (VO_2), do gás carbônico produzido (VCO_2), e ainda do quociente respiratório ($QR = VO_2/VCO_2$), apontando assim a quantidade de energia necessária para a realização dos processos metabólicos e o tipo de substrato utilizado para a produção de energia. A análise do quociente respiratório é utilizada para avaliação da oxidação do substrato utilizado. Essa análise é estimada em um padrão típico de ingestão de uma dieta mista (Weir, 1949). Se o nitrogênio urinário for também avaliado durante o período de medida, a calorimetria indireta pode ser utilizada para calcular as taxas de oxidação de aminoácidos, uma vez que o nitrogênio urinário determina a oxidação de proteínas. Quando o oxigênio consumido e o dióxido de carbono produzido pela oxidação das proteínas são subtraídos das quantidades totais de oxigênio consumido e do dióxido de carbono produzido, o quociente respiratório não proteico (QRNP) pode ser calculado e usado para determinar as quantidades relativas de carboidratos e gorduras oxidadas em determinado período de tempo (Ferrannini, 1988; Jequier, 1987). O QNRP para a glicose é igual a 1, e, para ácidos graxos, aproximadamente 0,70; portanto, há necessidade de mais oxigênio para metabolizar os ácidos graxos (ou seja, para que essas moléculas sejam oxidadas até CO_2 e H_2O) do que para metabolizar os carboidratos.

A calorimetria indireta é considerada uma técnica de custo razoável, não invasiva e com grande reprodutibilidade (Diener, 1997). Pode ser desenvolvida de duas maneiras diferentes: por circuito fechado e por circuito aberto. Na primeira, o indivíduo é conectado a uma máscara através da qual ele respira o ar com composição conhecida proveniente de um cilindro, e volta a respirar somente o ar do espirômetro. O consumo de oxigênio pode ser determinado a partir da quantidade removida do sistema. Essa técnica não permite ao avaliado muita mobilidade, e por isso é utilizada prioritariamente para situações de repouso (Lee, 1995). Outra possibilidade para essa análise é a utilização da chamada câmara respiratória ou calorímetro de sala. Nela, o indivíduo permanece por um período de aproximadamente 24 horas, similarmente à calorimetria direta, podendo realizar quase todas as suas atividades diárias. É medida a troca gasosa sem a medida da produção de calor (Toth et al., 1996; Jequier et al., 1983). O grande inconveniente dessa alternativa é o alto custo do equipamento.

Na calorimetria indireta de circuito aberto, o avaliado respira por uma válvula de duas vias, por uma das quais é inspirado o ar ambiente, e por outra o ar expirado é coletado e analisado. Essa análise pode ser feita em tempo real (por meio de instrumentação computadorizada) ou pode ser armazenada para análise posterior (espirometria portátil ou técnica de bolsa); a análise é feita em intervalos de tempo determinados e posteriormente os valores são extrapolados para as 24 horas do dia, a partir de relações e fórmulas específicas (Ainslie, 2003).

A determinação do GEB por calorimetria indireta necessita que a medida seja feita no momento em que o indivíduo desperta de uma noite de sono. Pela dificuldade de medir o indivíduo nessa situação, grande parte dos estudos na literatura utiliza a medida do gasto energético de repouso (GER), que é feita geralmente pela manhã, com o indivíduo deitado e acordado (Wahrlich et al., 2001). A Figura 27.1 apresenta um indivíduo sendo avaliado na situação de repouso, em nossos laboratórios, a partir do equipamento VO2000 (Imbrasport®), e a Figura 27.2 apresenta os diferentes tamanhos de máscaras e pneumotacógrafos para a coleta de dados.

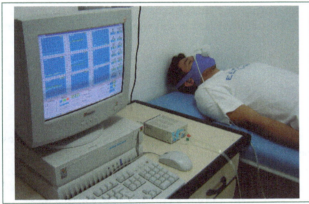

Figura 27.1. Coleta de dados de trocas gasosas no repouso. Imagem de nossos laboratórios.
Fonte: Arquivo da autoria.

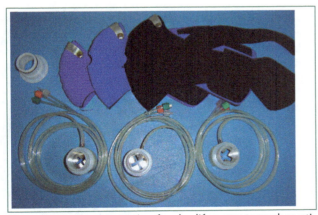

Figura 27.2. Pneumotacógrafos de diferentes tamanhos utilizados para a análise de trocas gasosas no repouso.
Fonte: Arquivo da autoria.

Os procedimentos para análise do gasto energético de repouso podem ser resumidos do seguinte modo:

- O indivíduo chega ao local de preferência pela manhã, após uma noite de repouso, sem ter feito nenhum tipo de esforço e sem ter ingerido nenhum tipo de alimento.
- É solicitado que ele deite em uma maca, onde são fornecidas as orientações e condutas que devem ser seguidas durante o teste.
- A seguir, é colocada a máscara de análise em seu rosto, que será conectada ao equipamento. As máscaras e o pneumotacógrafo têm diferentes tamanhos, que devem ser escolhidos de acordo com o tamanho do rosto e o tipo de teste.
- Serão testadas todas as cânulas e conexões entre o indivíduo e o analisador.
- Os primeiros 15 minutos de análise são desprezados para o cálculo final, pois consistem em um período em que o indivíduo está se adaptando à máscara e estabilizando seus movimentos respiratórios.
- Após o período de adaptação, os 15 a 30 minutos seguintes são utilizados para a análise.

Os valores de VO_2, VCO_2 e QR são utilizados no cálculo do gasto energético. Para esse cálculo, as fórmulas mais utilizadas são:

→ GER (kcal/min) = $4,686 + 1,096 \times (QR - 0,707) \times VO_2$ (L/min) (Jequier, 1983);

ou

→ GER (kcal/min) = $[(3,044 \times QR + 1,104) \times CO_2]$ (L/min) (Weir, 1949).

O cálculo é feito a partir da média do tempo de análise escolhido (15 ou 30 minutos).

Por sua praticidade, a calorimetria indireta de circuito aberto é o método calorimétrico mais utilizado, tanto em pesquisas como na prática clínica. Entretanto, é difícil, com base nessa análise, determinar o GE de todas as atividades realizadas durante o dia (Yamamura, 2003; Scagliusi, 2005). Uma possibilidade para o detalhamento dessas atividades pode ser a aplicação paralela de questionários que descrevam as atividades diárias.

Similaridades entre os testes de calorimetria indireta e os testes ergoespirométricos (testes de esforço)

Equipamentos idênticos, ou similares, aos utilizados na calorimetria indireta geralmente são utilizados, em estudos de atividade física, para determinar a potência aeróbia (American, 1995; Glaner, 2007; Elhendy, 2003; Guimarães, 2003; Wasserman, 1984; Yasbek, 2001). Esses testes são utilizados na prescrição de exercício físico e na interpretação do tipo de substrato utilizado de acordo com a intensidade do exercício físico (Glaner, 2007; Severi et al., 2001; Skinner e Mclellan, 1980).

A estimativa do substrato utilizado de acordo com a intensidade da atividade física é feita pela utilização do QR

(VCO_2/VO_2). Entretanto, na estimativa da oxidação de substratos durante períodos de exercício, devem ser tomados alguns cuidados, uma vez que o QR pode ser influenciado pela cinética dos íons de bicarbonato, que normalmente é alterada durante os exercícios. Em períodos de depleção e de repleção de íons de bicarbonato, o QR determinado a partir das medidas de troca gasosa respiratória na boca não representará, de maneira acurada, o verdadeiro QR celular. Durante os exercícios de alta intensidade, os valores de dióxido de carbono respiratório são frequentemente mais altos do que a produção de CO_2 celular, elevando-se assim a medida do QR acima do valor real. Por exemplo, durante a medida do consumo de oxigênio máximo, o QR deve estar bem acima de 1, porque as quantidades adicionais de dióxido de carbono exalado vão além daquelas produzidas na respiração celular (Melby, 2003).

Ainda, no período de tempo que segue exercícios de alta intensidade, a medida do QR pode estar muito mais baixa do que a verdadeira, pela reposição das concentrações de íons de bicarbonato no organismo. Por exemplo: durante a primeira hora após uma série intensa de levantamento de pesos, o QR irá frequentemente cair a valores bem baixos, na ordem de 0,60. Embora esse valor esteja fora da faixa usual, não há erro de medida. O VCO_2 está reduzido, enquanto parte do CO_2, metabolicamente produzido, que seria normalmente exalado, é utilizada para reequilibrar o *pool* de bicarbonato. Estimativas de utilização de combustível serão imprecisas se forem realizadas durante o curto período no qual as medidas não refletem o verdadeiro QR celular. Entretanto, se essa fase de calorimetria indireta englobar esses períodos transitórios de depleção e repleção de íons de bicarbonato, a média do QR durante o período total de exercício pode ser usada para estimar o substrato utilizado (Melby, 2003).

Equações preditivas do GEB ou TMB

Em 1919, Harris & Benedict publicaram um estudo intitulado "A biometric study of human basal metabolism", desenvolvido com 136 homens e 103 mulheres no Carnegie Laboratory em Boston. Desses dados de calorimetria e por meio de métodos estatísticos bem delineados foram deduzidos os primeiros dados de TBM (Harris e Benedict, 1919). Muitos estudos mostram que essas fórmulas superestimam a TMB em 10 a 15%, porém pela praticidade se tornaram muito populares e ainda são usadas por muitos profissionais e pesquisadores da área (Henry, 2005). O Quadro 27.1 apresenta as equações desenvolvidas a partir desse estudo.

Quadro 27.1. Fórmula para estimativa da TBM proposta por Harris & Benedict.

Sexo	Fórmula
Feminino	655 + 9,6 × (peso corporal) + 1,9 × (estatura*) − 4,7 × (idade)
Masculino	66 + 13,8 × (peso corporal) + 5,0 × (estatura*) − 6,8 × (idade)

*Estatura em centímetros.
Fonte: Adaptado de Wahrlich e Anjos, 2001.

Em 1950, foi realizada uma compilação de todos os dados de TBM disponíveis até o momento, em 8.600 sujeitos avaliados. O estudo separou os dados por regiões, no intuito de observar a influência do clima e da etnia nas medidas de TBM. E foi essa base de dados que serviu de referência para o desenvolvimento das fórmulas propostas por Schoefield et al. (1985) e posteriormente pela FAO/OMS em 1985 (Henry, 2005; FAO/WHO, 1985).

Durante a década de 1980, retomaram-se os estudos de GE. No ano de 1980 John Cunningham publicou no periódico *European Journal of Clinical Nutrition* um estudo de análise de regressão múltipla de diversos fatores que influenciam a TBM, como sexo, idade, massa corporal, estatura e a massa corporal magra estimada (Cunninghan, 1980). Foram estudados 223 sujeitos, a mesma base dados dos estudos de Harris & Benedict (Henry, 2005), e o único preditor da TBM encontrado foi a massa corporal magra. Com base nesses dados foi proposta a seguinte equação para predição da TBM (Cunninghan, 1980):

$$TMB = 500 + 22 \times \text{massa corporal magra (kg)}$$

Em 1981 a Organização Mundial da Saúde solicitou aos pesquisadores Durnin & Passmore (1967) que desenvolvesse valores de referência para TBM e dados antropométricos. Esses dados foram reavaliados anos depois por Schofield (1985). A partir de 1985 a Organização Mundial da Saúde passou a recomendar o uso de fórmulas preditivas para estimativa do GE e publicou novas equações para predição do GEB, além de estabelecer múltiplos para predição do GED (Wahrlich et al., 2001; Henry, 2005; FAO/WHO, 1985). Essas equações foram desenvolvidas com sujeitos europeus e norte-americanos, sendo 47% da amostra composta por italianos. Pelo fato de esta não ser uma amostra representativa da população, recebeu diversas críticas, pois superestima a TBM. Os Quadros 27.2 e 27.3 descrevem as fórmulas.

Quadro 27.2. Fórmula para estimativa da TBM proposta pela FAO/OMS.

Idade (anos)	Feminino	Masculino
0 a 3	61,0 × (peso corporal) + 51	60,9 × (peso corporal) + 51
3 a 9	22,5 × (peso corporal) + 499	22,7 × (peso corporal) + 495
10 a 17	12,2 × (peso corporal) + 746	17,5 × (peso corporal) + 651
18 a 29	14,7 × (peso corporal) + 496	15,3 × (peso corporal) + 679
30 a 60	8,7 × (peso corporal) + 829	11,6 × (peso corporal) + 879
> 60	10,5 × (peso corporal) + 596	13,5 × (peso corporal) + 487

Fonte: FAO/WHO, 1985.

CAPÍTULO 27 | GASTO ENERGÉTICO NA ATIVIDADE FÍSICA

Quadro 27.3. Fórmula para estimativa da TBM com estatura proposta pela FAO/OMS.

Idade (anos)	Feminino	Masculino
10 a 18	7,4 × peso corporal + 482 × estatura + 217	16,6 × peso corporal + 77 × estatura + 572
18 a 30	13,3 × peso corporal + 334 × estatura + 35	15,4 × peso corporal + 27 × estatura + 717
30 a 60	8,7 × peso corporal − 25 × estatura + 865	11,3 × peso corporal + 16 × estatura + 901
> 60	9,2 × peso corporal + 637 × estatura − 302	8,8 × peso corporal + 1.128 × estatura − 1.071

Fonte: FAO/WHO, 1985.

Desde as primeiras recomendações das fórmulas da FAO/OMS (1985) os estudos vêm demonstrando que essas predições superestimam a TMB. Alguns autores atribuem a superestimativa ao fato de que essas fórmulas foram desenvolvidas com indivíduos de regiões diferentes, ou seja, as fórmulas geralmente são desenvolvidas nos Estados Unidos ou na Europa, não sendo tão fidedignas no Brasil e em outros países da América do sul (Wahrlich et al., 2001). O Quadro 27.4 apresenta a porcentagem de superestimativa das fórmulas propostas pela FAO/OMS (1985).

Quadro 27.4. Porcentagem de superestimativa das fórmulas da FAO/OMS (1985) em diferentes faixas etárias.

Faixa etária	Média (%)	Número de sujeitos
Homens (todas as etnias)		
3 a 10	+ 1,9	196
10 a 18	+ 7,1	409
18 a 30	+ 10,3	1.174
30 a 60	+ 11,2	274
3 a 60	+ 9,0	2.053
Mulheres (todas as etnias)		
3 a 10	+ 1,5	88
10 a 18	+ 7,6	233
18 a 30	+ 3,8	350
30 a 60	+ 9,7	98
3 a 60	+ 5,4	759
Todos*	+ 8,0	2.822

*Todas as etnias, idades e ambos os sexos.
Fonte: Adaptado de Henry, 2005.

Questionando se as fórmulas propostas até o momento poderiam ser aplicadas a indivíduos de diferentes regiões, Henry & Rees (1991) desenvolveram equações específicas para indivíduos que vivem próximos aos trópicos. Esses autores observaram que indivíduos que vivem nessas regiões apresentam TBM significativamente menor que os valores preditos pelas fórmulas de Schoefield (1985) e FAO/OMS (1985). A partir desse mesmo banco de dados, os autores desenvolveram fórmulas específicas (Quadro 27.5) (Henry, 1991). Apesar de as equações parecerem superestimar menos o GE, ainda não são consideradas ideais (Henry, 2005).

O Informe técnico da OMS tomou por base os estudos de Durnin e Passmore (1967). Esses autores estabeleceram a relação entre o nível de atividade física e o equivalente em consumo de oxigênio ou unidades metabólicas (MET). O Quadro 27.6 apresenta essas relações.

Apesar da intensa discussão sobre qual é a melhor fórmula para estimar o GE, ainda não existe um consenso. Sendo assim, deve-se sempre considerar o perfil do indivíduo ou população a ser avaliada. Warlich e Anjos (2001) compararam a medida do GER por calorimetria indireta com fórmulas de predição em mulheres entre 20 e 40 anos. Nesse estudo, encontraram que todas as fórmulas utilizadas superestimam o GEB nas seguintes proporções:

- Henry e Rees (1991) – 7,4%.
- Schofield (1985) – 12,9%.
- FAO/OMS (1985) – 13,5%.
- Harris e Benedict (1919) – 17,1%.

Weijs et al. (2008) estudaram indivíduos internados e não internados e compararam a medida de calorimetria indireta com 8 fórmulas preditivas. Seus resultados mostram que as fórmulas propostas pela FAO/OMS (1985), que utiliza peso e estatura, apresentaram menor erro para essa população.

Quadro 27.5. Fórmula para estimativa da TBM para pessoas que vivem nos trópicos proposta por Henry & Rees.

Idade (anos)	Feminino	Masculino
3 a 10	0,071 × PC + 0,677 × E + 1,553	0,082 × PC + 0,545 × E + 1,736
10 a 18	0,035 × PC + 1,948 × E + 0,873	0,068 × PC + 0,574 × E + 2,157
18 a 30	0,057 × PC + 1,184 × E + 0,411	0,063 × PC − 0,042 × E + 2,953
30 a 60	0,034 × PC + 0,006 × E + 3,530	0,048 × PC − 0,011 × E + 3,670

PC: peso corporal (kg); E: estatura (m).
Fonte: Adaptado de Henry & Rees, 1991.

Quadro 27.6. Classificação de 5 níveis de atividade física com base na intensidade do exercício.

Nível	Dispêndio de energia			
	Homens			
	Kcal/min	L/min	mL/kg/min	MET
Ligeiro	2,0 a 4,9	0,40 a 0,99	6,1 a 15,2	1,6 a 3,9
Moderado	5,0 a 7,4	1,00 a 1,49	15,3 a 22,9	4,0 a 5,9
Intenso	7,5 a 9,9	1,50 a 1,99	23,0 a 30,6	6,0 a 7,9
Muito Intenso	10,0 a 12,4	2,00 a 2,49	30,7 a 38,3	8,9 a 9,9
Extremamente intenso	Acima de 12,5	Acima de 2,50	Acima de 38,4	Acima de 10,0
	Mulheres			
	Kcal/min	L/min	mL/kg/min	MET
Ligeiro	1,5 a 3,4	0,30 a 0,69	5,4 a 12,5	1,2 a 2,7
Moderado	3,5 a 5,4	0,70 a 1,09	12,6 a 19,8	2,8 a 4,3
Intenso	5,5 a 7,4	1,10 a 1,49	19,9 a 27,1	4,4 a 5,9
Muito Intenso	7,5 a 9,4	1,50 a 1,89	27,2 a 34,4	6,0 a 7,5
Extremamente intenso	Acima de 9,5	Acima de 1,90	Acima de 34,5	Acima de 7,6

L/min com base em 5 kcal por litro de oxigênio; mL/kg com base em um homem de 65 kg e uma mulher de 55 kg; 1 MET corresponde à captação média de oxigênio em repouso.
Fonte: Durnin e Passmore, 1967.

Em um estudo com 110 crianças obesas (IMC > 28 kg/m²), Tverskaya et al. (1988) compararam a medida da calorimetria indireta com fórmulas preditivas e encontraram que a fórmulas de Schofield (1985), FAO/OMS (1985) e Harris e Benedict (1919) apenas para homens superestimaram o GEB; as fórmulas de Cunningham (1980) e Harris e Benedict para mulheres subestimaram o GEB. Esses autores consideraram a fórmula da FAO/OMS a mais precisa para homens e mulheres entre 11 e 18 anos.

Dobratz et al. (2007), ao estudar 40 mulheres obesas, consideraram a fórmula de Harris e Benedict e FAO/OMS as menos precisas quando se avalia o indivíduo individual-

mente, e as mais precisas quando se avalia a média de um grupo de indivíduos.

Estimativa do GED a partir das estimativas do GEB ou TMB

A partir das predições do GEB ou da TMB, é possível chegar ao GE diário. Para isso, de acordo com o relatório técnico da OMS, há necessidade de incluir o gasto relativo às atividades físicas realizadas. Assim, as atividades devem ser consideradas como múltiplo do metabolismo basal. Os Quadros 27.7 e 27.8 apresentam a sugestão de utilização desses fatores, guardando as seguintes diferenças ente si.

Quadro 27.7. Fator de multiplicação pelo gasto calórico basal, considerando uma média das atividades desenvolvidas durante todo o dia.

Nível de atividade	Fator de atividade (× gasto energético basal)	
	Homens	Mulheres
Muito leve	1,3	1,3
Leve	1,6	1,5
Moderado	1,7	1,6
Pesado	2,1	1,9
Muito pesado	2,4	2,2

Fonte: FAO/WHO, 1985.

CAPÍTULO 27 | GASTO ENERGÉTICO NA ATIVIDADE FÍSICA

Quadro 27.8. Gasto calórico aproximado para várias atividades em relação às necessidades basais para homens e mulheres.

Categoria de atividades	Valor representativo para o fator atividade a ser multiplicado pelo tempo gasto na atividade
Repouso	× 1,0
Muito leve	× 1,5
Leve	× 2,5
Moderado	× 5,0
Pesado	× 7,0

Para utilização desses fatores, é necessário que se faça uma divisão das atividades realizadas durante o dia e se classifique cada uma próxima ao fator atividade.

Fonte: A partir de Durnin & Passmore, 1967 e FAO/WHO, 1985.

Para utilização desses fatores, o Manual de Necessidades Energéticas do IBGE (Barros e Nahas, 2003) descreve como métodos simplificado os descritos a seguir.

a) **Método simplificado:** os fatores atividade descritos no Quadro 27.7 referem-se à multiplicação pelo gasto energético basal predito pela estimativa. Por exemplo, para um homem de 40 anos, com peso corporal de 80 kg, a estimativa da TMB será feita da seguinte maneira:

$$TMB = 11,6 \times 80 + 879 = 1.807 \text{ kcal}$$

Considerando que esse indivíduo, após o relato das atividades realizadas, pratica exercício físico de modo intenso por 2 horas/dia, considerou-se seu nível de atividade como "pesado". Assim, multiplicou-se o valor obtido de TMB pelo fator atividade para homens, nível pesado = 2,1.

$$GED = 1.807 \times 2,1 = 3.794,7 \text{ kcal/dia}$$

b) **Método intermediário:** o Quadro 27.9 apresenta uma opção para aplicação de fator atividade de maneira mais detalhada, tomando como exemplo o mesmo indivíduo do item "a". A aplicação desse fator deve considerar um relato das atividades realizadas durante o dia, e o tempo despendido em cada uma delas. O GED deve ser a somatória de todas as estimativas intermediárias, considerando o valor do GED por hora.

Embora as equações de predição sejam métodos rápidos e fáceis e de baixo custo na estimativa do GE, por outro lado, a necessidade de estimar as atividades físicas realizadas acaba adicionando um erro considerável para essas estimativas em todos os segmentos da população (Dobratz, 2007). Assim, uma alternativa pode ser a utilização, por parte do nutricionista, de métodos mais elaborados para identificação do nível de atividade física, por exemplo, os questionários de atividade física ou o uso de sensores de movimento. A seguir discorreremos um pouco sobre esses métodos.

Métodos para identificação do nível de atividade física

Questionários de atividade física

O uso de questionários tem sido o método mais utilizado para avaliar o GEAF em estudos populacionais ou epidemiológicos. Dependendo do tipo de questionário adotado, pode-se obter dos indivíduos informações relativas ao tipo, tempo, duração, intensidade e frequência da atividade física. Eles podem ser caracterizados com base nos seguintes componentes: modo de administração; tempo de duração do relato; e características específicas da atividade física avaliada. Alguns questionários podem apresentar poucas questões, com apenas duas, enquanto outros podem conter até 100 perguntas, enquadrando-se dentro das seguintes categorias: diários, recordatórios e históricos quantitativos (Barros e Nahas, 2003).

Quadro 27.9. Exemplo de estimativa de gasto energético a partir do método intermediário.

Atividade	Tempo despendido (h)	Fator atividade (Quadro 8)	GEB/h (GEB/24)	Total
Dormindo	8	1,0	75,3	602,4
Trabalho sentado em ritmo estressante de trabalho	8	2,5	75,3	1.506,0
Tempo de locomoção a pé, entre a casa e o local de trabalho	1	2,5	75,3	188,2
Treinamento esportivo (corrida) em ritmo intenso	2	7,0	75,3	1.054,2
Tempo de lazer, assistindo televisão ou simplesmente sentado	5	1,5	75,3	564,7
Total	24	—	—	3.915,5

Fonte: Desenvolvido pela autoria.

Os diários são tipicamente autoadministrados e exigem que os indivíduos registrem suas atividades por um curto período de tempo. Já os recordatórios de atividades físicas avaliam, retrospectivamente, por meio de entrevistas pessoais ou por telefone, as informações sobre atividades físicas durante os últimos 1 a 7 dias. O relato do tempo e da intensidade gastos no desenvolvimento dessas atividades específicas é convertido em kcal com base em dados, previamente publicados, de valores de intensidade (Schulz et al., 1989; Bouchard et al., 1983). Esses instrumentos são úteis para classificar indivíduos ou fornecer uma descrição geral dos padrões de atividade física.

Os levantamentos de históricos quantitativos são semelhantes aos métodos recordatórios, mas envolvem informações por períodos mais longos, com os indivíduos relatando, de maneira típica, padrões de atividade física específicos, durante 1 ano. As contagens são geralmente traduzidas em valores de gasto energético, escores ou categorias (Baecke et al., 1982). Esse método pode classificar grupos de acordo com o nível de atividade. Como os recordatórios de atividade física e os históricos são avaliações retrospectivas, não sofrem influências das alterações de padrões de atividade induzidas por equipamentos; entretanto, as avaliações podem estar sujeitas a imprecisões, devido ao tempo decorrido entre o real desenvolvimento da atividade e a recordação dela.

As maiores limitações do uso de questionários e recordatórios de atividade física incluem a natureza subjetiva do instrumento e sua dependência em relação à recordação e descrição precisa da atividade física. Esses métodos podem não apresentar o padrão real, pois a rotina de um indivíduo pode sofrer alterações de uma semana para outra, assim como alterações nos hábitos de atividade física relacionada com o preenchimento do diário. Muitos desses questionários são limitados a níveis específicos quanto às características de determinada população, com utilidade limitada fora de seu uso nos grupos populacionais específicos para os quais foram originalmente desenvolvidos.

Na aplicação de fórmulas preditivas para o gasto energético basal, um ponto fraco nesse tipo de análise é a aplicação do fator atividade, pois a falta de precisão na estimativa do nível de atividade física do indivíduo aumenta o erro da estimativa do GED. Torna-se difícil, então, a escolha de um nível correto de atividade física sem que haja um relato detalhado do avaliado. Nesse contexto, o uso dos questionários de atividade física torna a predição do gasto energético diário mais precisa.

O Quadro 27.10 apresenta alguns exemplos de questionários de avaliação de atividade física, suas formas de aplicação e suas principais características.

Monitoramento da FC

A frequência cardíaca (FC) está relacionada ao consumo de oxigênio e, em certas circunstâncias, pode ser útil na estimativa do gasto energético. A relação entre a FC e o consumo de oxigênio varia substancialmente entre indivíduos, e o modo mais preciso de utilizar a monitoração da FC para estimar o gasto energético envolve a calibração dessa relação em cada indivíduo, antes de o estudo ser iniciado. A calibração, geralmente é realizada por meio de calorimetria indireta, utilizando de equações de regressão desenvolvidas, baseadas em suas próprias curvas de FC-VO$_2$ (Christensen, 1983; Livingstone, 1997; Spurr, 1988).

A principal limitação da técnica de monitoração da FC é que a relação entre a frequência cardíaca e consumo de oxigênio é muito mais fraco em atividades físicas de baixa intensidade em relação às de intensidade moderada a intensa. Adicionalmente, as variáveis como o nível de condicionamento, condições ambientais, ingestão de alimentos, estado emocional, posição corporal, envolvimento muscular regional, exercício estático *versus* dinâmico e exercício contínuo *versus* intermitente pode causar alterações na frequência cardíaca independentemente do consumo de oxigênio (Christensen, 1983; Livingstone, 1997).

Quadro 27.10. Exemplos de questionário de atividade física, formas de aplicação e características.

Questionário	Tempo recordado	Forma de aplicação	Características
Bouchard et al., 1983.	3 dias	Autopreenchimento na presença de um avaliador.	Diversas categorias de atividade de vida diária previamente estabelecidas.
Baecke et al., 1982.	1 ano	Autopreenchimento na presença de um avaliador.	Questões previamente estabelecidas sobre atividades físicas ocupacionais, exercício físico durante o tempo livre e atividades físicas durante o tempo livre e locomoção.
Matsudo et al., 1982 – IPAC.	7 dias	Autopreenchimento na presença de um avaliador, aplicação por telefone por um entrevistador.	Questões previamente estabelecidas sobre atividades físicas ocupacionais, exercício físico durante o tempo livre e atividades físicas durante o tempo livre e locomoção.
Johansson e Westerterp, 2008.	2 questões descritivas	Autopreenchimento.	Descrever a atividade física no trabalho e no tempo livre.

Fonte: Desenvolvido pela autoria.

Alguns estudos compararam as estimativas do gasto energético por frequência cardíaca com a estimativa do gasto energético utilizando água duplamente marcada. Nesses estudos foram realizadas diferentes equações de regressão para FC-VO$_2$ e verificaram que nenhuma se desviava significativamente da água duplamente marcada, na estimativa do gasto energético na atividade física (Spurr, 1988; Livingstone et al., 1992).

Sensores de movimento

Atualmente podemos observar na literatura a utilização de sensores de movimento na avaliação do gasto energético e do nível de atividade física. Estudos prévios mostraram uma relação significativa entre os movimentos dos segmentos corporais e o consumo de oxigênio. Essa relação pode ser utilizada para estimar o gasto energético em indivíduos com livre movimentação. Os sensores de movimento mais utilizados e que possuem validação científica são os pedômetros e acelerômetros uniaxiais e triaxiais (Tudor-Locke et al., 2002; Crouter, 2006). Os pedômetros medem oscilações verticais e registram a contagem total de movimentos (número de passadas). O pedômetro utiliza uma fita ligada a um pêndulo, que se desloca quando o pé bate no chão, registrando as acelerações verticais (Bassett, 2000; Freedson e Miller, 2000; Tudor-Locke e Myers, 2001). Esses aparelhos são úteis na estimativa de atividades ocupacionais de baixa a moderada intensidades, embora não sejam capazes de discriminar entre trabalhos moderados e pesados. Além disso, eles são incapazes de detectar o trabalho estático, como movimentar a parte superior do tronco, na elevação e, tipicamente, medem apenas o movimento em uma única direção (Bassett et al., 2000; Levine et al., 2001).

Os acelerômetros fornecem medidas objetivas para estimar a quantidade de energia gasta por indivíduos com livre movimentação e podem ser classificados em uniaxiais e triaxiais. Os uniaxiais apresentam um mecanismo de amostragem de tempo que permite medidas cronológicas de frequência, intensidade e duração do movimento. Já os triaxiais produzem resultados baseados na aceleração devido ao corpo em movimento, à aceleração gravitacional, às vibrações externas e às acelerações causadas pelo movimento excessivo do sensor (Crouter et al., 2006; Hendelman et al., 2000).

Embora os acelerômetros uniaxiais detectem alterações de velocidade, não são capazes de detectar alterações dos graus de inclinação, não conseguem detectar movimentos distais em relação ao dispositivo (pedalar, remar, esquiar), não detectam o gasto energético em movimentos estáticos, além de não detectar as diferenças entre repouso, sono e atividades sedentárias (Crouter et al., 2006; Bassett et al., 2000; Basset, 2000).

Os acelerômetros triaxiais são insensíveis aos movimentos que implicam alterações de resistência (levantamentos de peso, ciclismo) e inclinação (montanhas, escadas). Um único equipamento é também limitado para detectar movimentos corporais locais: se usado na perna, ele não perceberá os movimentos dos braços. Entretanto, a utilização de acelerômetros múltiplos aumenta a validade de predição do gasto energético (Ainslie et al., 2003).

A maioria dos sensores de movimento é limitada pela inabilidade de caracterizar, com precisão, a variedade de movimentos que ocorrem em um ambiente de livre movimentação. No entanto, apesar das limitações dos sensores de movimento em estimar o gasto energético, eles podem representar um meio de avaliar intervenções que objetivem o aumento da atividade física, ou, ainda, representar um método de baixo custo e de maior aplicabilidade em estudos populacionais.

Identificação do GE a partir da utilização da água duplamente marcada

Atualmente, o método considerado padrão ouro para determinação do GE é a água duplamente marcada (ADM). Essa técnica, inicialmente aplicada somente em pequenos animais, permite medir o GE de indivíduos fora de confinamento, sem necessidade de nenhuma modificação no cotidiano e sem necessidade de fixação de dispositivos ao corpo (Lifton et al., 1949; Speakman, 1998). Em humanos, a precisão desse método em calcular a produção de CO_2 varia entre 93 e 97%, dependendo das condições do experimento e do estado fisiológico dos sujeitos Erik D et al. (2006). A acurácia do método é de 97 a 99% em relação à calorimetria indireta (Nagy, 1990).

O advento desse método data de 1949, quando Lifton et al. (1949) administraram água marcada com oxigênio marcado a animais, e demonstraram que o átomo do oxigênio da molécula de gás carbônico expirado era proveniente da água corporal. Atualmente, sabe-se que isso é o resultado do equilíbrio isotópico entre os átomos de oxigênio da água e do gás carbônico. Em 1955, Lifson et al. (1955) afirmaram que a produção total de gás carbônico poderia ser mensurada pelas diferentes eliminações da água marcada com as formas isotópicas de hidrogênio e oxigênio, denominadas ^{18}O e ^{2}H (deutério). O deutério é eliminado como água, enquanto o ^{18}O é eliminado como água e gás carbônico. Assim, a diferença entre tais taxas de eliminação, corrigidas pelo conjunto (*pool*) de água corporal, corresponderia à produção de gás carbônico, que, por equações de calorimetria indireta, é convertida ao gasto energético total (Toth e Poehlman, 1996; Ainslie et al., 2003; Scagliusi e Junior, 2005; Lifton et al., 1949).

Essa relação está representada na equação a seguir:

$$rCO_2 = N/2 * (Ko - Kh)$$

Na qual:

rCO$_2$: taxa do fluxo de CO_2.

N: conjunto (*pool*) de água corporal.

Ko: taxa de eliminação do ^{18}O.

Kh: taxa de eliminação do deutério.

Aplicações e limitações

Considerando a praticidade e a acurácia desse método, ele tem sido aplicado em diversas situações. Estudos com água duplamente marcada têm esclarecido muitas questões sobre a etiologia da obesidade, gasto energético de atividades físicas específicas, regulação do peso corporal, diferenças étnicas etc.

PARTE III | ASPECTOS FISIOLÓGICOS E BIOQUÍMICOS DA ATIVIDADE FÍSICA

A água duplamente marcada pode medir o GE total dos indivíduos por períodos entre 1 e 2 semanas. Esse método é capaz de medir o GED, porém não mede o nível de atividade física dos indivíduos. Sendo assim, da mesma maneira que para a calorimetria indireta, a aplicação de diários de atividade física complementa e esclarece as informações obtidas, para esse método também é necessária a aplicação de outros métodos caso o objetivo seja avaliar o nível de atividade ou o gasto energético de diferentes componentes (Levine, 2005).

A grande limitação para o método reside em seus custos, tanto relativos ao equipamento necessário (espectrômetro de massa) como aos isótopos. Por outro lado, cabe destacar que esse método tem fornecido resultados com precisão e objetividade na investigação das questões relativas ao GE e obesidade (Schoeller, 2001).

A utilização da água duplamente marcada na obtenção das fórmulas preditivas

O comitê de especialistas responsáveis pelas atuais *Dietary Reference Intakes* (US National, 2002) procurando aprimorar as predições de GE, tem proposto novos modelos de equações, a partir da metodologia da água duplamente marcada (ADM). A base de dados para esses estudos foi composta pelo banco de dados de mais de 20 pesquisadores americanos identificados na literatura. Esse banco de dados inclui dados de homens, mulheres, crianças e adultos de diversas etnias, a partir da população americana e canadense. Além disso, também há dados de indivíduos classificados como obesos e eutróficos segundo o índice de massa corpórea. A amostra totalizou 407 adultos e 525 crianças, sendo 360 adultos obesos e 319 crianças obesas. O Quadro 27.11 apresenta as equações preditivas para diferentes faixas etárias.

Quadro 27.11. Fórmulas propostas para estimativa de gasto energético (EER) pelas DRI, de acordo com o sexo e a faixa etária, para pessoas com índice de massa corporal dentro da faixa de normalidade.

Faixa de idade	Masculino	Feminino	Acréscimos necessários
0 a 3 meses (*)	$[89 \times$ peso (kg) $- 100]$		+175 kcal (1)
4 a 6 meses (*)	$[89 \times$ peso (kg) $- 100]$		+56 kcal (1)
7 a 12 meses (*)	$[89 \times$ peso (kg) $- 100]$		+22 kcal (1)
13 a 36 meses (*)	$[89 \times$ peso (kg) $- 100]$		+20 kcal (1)
3 a 8 anos	$88,5 - [61,9 \times$ idade (anos)] $+$ AF $\times [26,7 \times$ peso (kg) $+ 903 \times$ estatura (m)]	$135,3 - [30,8 \times$ idade (anos)] $+$ AF $\times [10,0 \times$ peso (kg) $+ 934 \times$ estatura (m)]	+20 kcal (1)
9 a 18 anos	$88,5 - [61,9 \times$ idade (anos)] $+$ AF $\times [26,7 \times$ peso (kg) $+ 903 \times$ estatura (m)]	$135,3 - [30,8 \times$ idade (anos)] $+$ AF $\times [10,0 \times$ peso (kg) $+ 934 \times$ estatura (m)]	+25 kcal (1)
Adultos (acima de 19 anos)	$662 - [9,53 \times$ idade (anos)] $+$ AF $\times [15,91 \times$ peso (kg) $+ 539,6 \times$ estatura (m)]	$354 - [6,91 \times$ idade (anos)] $+$ AF $\times [9,36 \times$ peso (kg) $+ 726 \times$ estatura (m)]	
Gestação			
Gestante 14 a 18 anos	$EER_{adolescente}$ + GE da gestação + GE da deposição de energia		
1º trimestre			+ 0 + 0
2º trimestre	$EER_{adolescente}$		+160 kcal (8 kcal/ semana/20 semanas) + 180 kcal
3º trimestre			+272 kcal (8 kcal/ semana/20 semanas) + 180 kcal
Gestante 19 a 50 anos	EER_{adulto} + GE da gestação + GE da deposição de energia		
1º trimestre			+0+0
2º trimestre	EER_{adulto}		+160 kcal (8 kcal/ semana/20 semanas) + 180 kcal
3º trimestre			+272 kcal (8kcal/ semana/20 semanas) + 180 kcal
Lactação	$EER_{adolescente, pré-gestação}$ + energia para o leite – perda de peso		

(continua)

(continuação)

Quadro 27.11. Fórmulas propostas para estimativa de gasto energético (EER) pelas DRI, de acordo com o sexo e a faixa etária, para pessoas com índice de massa corporal dentro da faixa de normalidade.

Faixa de idade	Masculino	Feminino	Acréscimos necessários
Lactante 14 a 18 anos	$EER_{adolescente,\ pré-gestação}$		
Primeiros 6 meses			+500 − 170
Segundos 6 meses			+400 − 0
Lactante 18 a 50 anos	$EER_{adulto,\ pré-gestação}$		
Primeiros 6 meses			+500 − 170
Segundos 6 meses			+400 − 0

(*) Até os 3 anos de idade, os estudos não apontaram diferenças significativas no EER entre meninos e meninas. (1) Acréscimo para o crescimento.
Fonte: Desenvolvido pela autoria.

Quadro 27.12. Adicional de atividade física, de acordo com o sexo e a faixa etária.

Idade	Categoria	Intervalo considerado	Valor atribuído para esse intervalo	
			Masculino	Feminino
3 a 8 anos	Sedentário	≥ 1,0 e < 1,4	1,00	1,00
	Pouco ativo	≥ 1,4 e < 1,6	1,13	1,16
	Ativo	≥ 1,6 e < 1,9	1,26	1,31
	Muito ativo	≥ 1,9 e < 2,5	1,42	1,56
9 a 18 anos	Sedentário	≥ 1,0 e < 1,4	1,00	1,00
	Pouco ativo	≥ 1,4 e < 1,6	1,13	1,16
	Ativo	≥ 1,6 e < 1,9	1,26	1,31
	Muito ativo	≥ 1,9 e < 2,5	1,42	1,56
Adultos (acima de 19 anos)	Sedentário	≥ 1,0 e < 1,4	1,00	1,00
	Pouco ativo	≥ 1,4 e < 1,6	1,11	1,12
	Ativo	≥ 1,6 e < 1,9	1,25	1,27
	Muito ativo	≥ 1,9 e < 2,5	1,48	1,45

Fonte: Desenvolvido pela autoria.

O nível de atividade física para essas fórmulas preditivas é estabelecido pelos coeficientes de atividade física (CAF) descritos no Quadro 27.12. O coeficiente de atividade física é utilizado para analisar dados em grande escala obtidos em estudos epidemiológicos.

Entre as fórmulas propostas pelas DRI, foram observadas diferenças em subgrupos com peso corporal acima da normalidade. Assim, essas fórmulas diferenciadas encontram-se no Quadro 27.13, e os coeficiente de gasto energético encontram-se no Quadro 27.14.

Ainda são poucos os estudos que avaliam a acurácia das fórmulas de estimativa do GED propostas pela DRI (US National, 2002), porém os resultados indicam que esse tipo de predição é o mais próximo do gasto energético real. Alfonzo-Gonzáles et al. (2004) avaliaram em um grupo de indivíduos sedentários (45 sujeitos) e um grupo de indivíduos fisicamente ativos (69 sujeitos), o GER e o GED por meio do método de calorimetria indireta (calorímetro de sala), além de estimarem esses valores pela fórmula das DRI e FAO/

OMS. Esses autores concluíram que o GED estimado pela fórmula proposta pela FAO/OMS superestima o gasto real, principalmente em indivíduos sedentários, e que as fórmulas propostas pelas DRI são mais adequadas para estimar o GED em indivíduos sedentários e fisicamente ativos. Tooze et al. (2007) também encontraram uma boa correlação (r = 0,93) entre a medida do GED por água duplamente marcada e predito pelas fórmulas da DRI, em 450 homens e mulheres adultos avaliados. Um estudo mais recente mostrou que essas equações subestimaram o GE em aproximadamente 36 kcal/dia para homens e 100 kcal/dia para mulheres coreanos, porém encontrou forte correlação entre o GE medido por ADM e predito (Kim et al., 2017). Resultados similares foram encontrados por Bandini et al., (2013) em meninas entre 8 e 12 anos de idade. Ndahimada et al. (2017) ao avaliarem a acurácia das equações das DRI em mulheres entre 19 e 24 atletas e sedentárias, concluíram que as equações predizem com acurácia o GE em indivíduos sedentários. Todavia, deve-se ter mais cuidado ao aplicar essas equações em indivíduos com elevado nível de atividade física.

PARTE III | ASPECTOS FISIOLÓGICOS E BIOQUÍMICOS DA ATIVIDADE FÍSICA

Quadro 27.13. Considerações especiais: fórmulas propostas para estimativa de gasto energético (EER) pelas DRI, para adultos com sobrepeso e obesidade, IMC ≥ 25 kg/m²(*).

Faixa de idade	Masculino	Feminino
Adultos (acima de 19 anos)	1.086 – [10,1 × idade (anos)] + AF × [13,7 × peso (kg) + 416 × estatura (m)]	448 – [7,95 × idade (anos)] + AF × [11,4 × peso (kg) + 619 × estatura (m)]

(*) Para pessoas que têm intenção de perder peso, tem sido sugerida uma restrição energética de 10%.
Fonte: Desenvolvido pela autoria.

Quadro 27.14. Considerações especiais: adicional de atividade física, para adultos obesos e com sobrepeso, IMC ≥ 25 kg/m².

Adultos (acima de 19 anos)				
	Sedentário	≥ 1,0 e < 1,4	1,00	1,00
	Pouco ativo	≥ 1,4 e < 1,6	1,12	1,16
	Ativo	≥ 1,6 e < 1,9	1,29	1,27
	Muito ativo	≥ 1,9 e < 2,5	1,59	1,44

Fonte: Desenvolvido pela autoria.

Conclui-se, portanto, que a maioria das fórmulas de predição pode superestimar ou subestimar o gasto energético, tanto o GER como o GED, e as fórmulas mais recentes, como as propostas pela DRI baseadas em medidas do GE por métodos mais sofisticados como a água duplamente marcada, apresentam resultados mais fidedignos.

Comentários sobre os métodos de avaliação do GEAF

Na literatura são encontrados diferentes métodos para avaliar o gasto energético. A escolha de um desses métodos é um aspecto muito importante, e devem ser considerados vários aspectos, por exemplo, a facilidade na administração do teste e a aceitação pelos avaliados. Deve-se observar, também, se o instrumento é de fácil registro e interpretação, se é capaz de gerar escores que possam ser comparáveis a critérios ou normas já existentes. Instrumentos devem exigir pouco tempo e, além disso, na medida do possível, representar uma experiência agradável para os sujeitos submetidos a eles. O custo operacional do método e a disponibilidade da equipe técnica é um fator primordial. Outra característica fundamental é a eficiência do instrumento. A eficiência é uma medida determinada pela razão entre a precisão das medidas obtidas e o custo de aplicação do instrumento. Portanto, a decisão de utilizar um teste ou outro método depende, em grande parte dos objetivos a serem atingidos, do tipo de indivíduo a ser testado, da disponibilidade do equipamento e recursos humanos. O Quadro 27.15 faz um resumo sobre os diferentes métodos, suas vantagens e limitações.

Quadro 27.15. Métodos de avaliação do gasto energético, com suas vantagens e limitações.

Método	Vantagens	Limitações
Calorimetria direta	Medida direta e precisa do gasto energético (GE).	Não mede o GE em condição de livre movimentação; somente um indivíduo pode ser avaliado durante um período; alto custo.
Calorimetria indireta	Medida precisa do GE e do substrato em situações de exercício (intensidade leve e moderada) e repouso.	Não mede o GE em condição de livre movimentação; dificuldade de medir com acurácia o tipo de substrato em exercícios intensos; somente um indivíduo pode ser avaliado durante um período; alto custo.
Água duplamente marcada	Medida do GE em condição de livre movimentação por um período de tempo. Não interfere nas atividades cotidianas dos indivíduos.	Requer equipamentos sofisticados para análise; dificuldade de determinar períodos específicos de atividade física; alto custo.
Monitoração da frequência cardíaca	Fornece informações precisas relacionadas à quantidade de tempo despendida em atividades de alta intensidade.	Não discrimina os tipos de atividade física; pode gerar erros na estimativa de GE relacionada a atividades leves e moderadas.
Questionários e recordatórios	Baixo custo, de fácil aplicação, pode gerar escores e aplicável em estudos populacionais.	Limitado número de estudos validados por método "padrão ouro"; limitado número de estudos em diversos tipos de etnia, sexo, idade e gênero.
Sensores de movimento	Excelente método a ser aplicado em situações de intervenção; pode ser utilizado em grandes grupos; pode gerar escores; baixo custo.	Limitada precisão na medida dos vários tipos de atividade física.

Fonte: Desenvolvido pela autoria.

Conclusão

A variedade de métodos existentes na literatura para avaliar o gasto energético fornece ao pesquisador condições de optar por um método mais adequado segundo seus objetivos e possibilidades. Porém, não há nenhum método, até o momento, que possibilite uma avaliação precisa de padrões de atividade física e de gasto energético com livre movimentação que possa ser realizado em estudos populacionais com o objetivo de gerar escores para diferentes etnias, idades e gênero. Talvez, por enquanto, a combinação de vários métodos, quando possível, possa fornecer dados mais precisos de avaliação da atividade física.

Bibliografia consultada

- Ainslie PN, Reilly T, Westerterp. Estimating human energy expenditure: a review of techniques with particular reference to doubly labelled water. Sports Med. 2003; 33(9):683-698.
- Alfonzo-González G, Doucet E, Alméras N, Bouchard C, Tremblay A. Estimation of daily energy needs with the FAO/WHO/UNU 1985 procedures in adults: comparison to whole--body indirect calorimetry measurements. European Journal of Clinical Nutrition (2004) 58;1125-]-1131.
- American College of Sports Medicine ACSM guidelines to exercise testing and prescription, 1995; 5. ed. Williams and Wilkins, Baltimore.
- Baecke JA, Burema J, Frijters. A short questionnaire for the measurement of habitual physical activity in epidemiological studies. American Journal of Clinical Nutrition, 1982; 36:936-942.
- Bandini LG, Lividini K, Phillips SM, Must A. Accuracy of Dietary Reference Intakes for determining energy requirements in girls. Am J Clin Nutr. 2013; 98(3):700-704.
- Barros MVG, Nahas MV. Medidas de AF: teoria e aplicação em diversos grupos populacionais. Londrina: Midiograf; 2003.
- Basset DR Jr. Validity and reliability issues in objective monitoring of physical activity. Res Q Exerc Sport, 2000; 71(2):S30-36.
- Bassett DR Jr, Ainsworth BE, Swartz AM, Strath SJ, O'Brien WL, King GA. Validity of four motion sensors in measuring moderate intensity physical activity. Med Sci Sports Exerc, 2000; 32:S471-S480.
- Bouchard C, Tremblay A, LeBlanc C, Lortie G, Savard R, Theriault G. A method to asses energy expenditure in children and adults. The American Journal of Clinical Nutrition, 1983; 37:461-467.
- Caspersen CJ, Powell KE, Cristenson GM. Physical activity, exercise, and physical fitness: definitions and distinctions for health-relates research. Public Health Reports, Rockville, 1985; 100(2):172-9.
- Christensen CC, Frey HM, Foenstelie E, Eng E, Aadland E, Refsum HE. A critical evaluation of energy expenditure estimates based n individual O_2 consumption, heart rate curves, and average daily heart rates. The American Journal of Clinical Nutrition, 1983; 37:469-472.
- Crouter SE, Clowers KG, Basset DR Jr. A novel method for using accelerometer data to predict energy expenditure. J Appl Physiol, 2006; 100:1324-1331.
- Cunninghan JJ. A reanalysis of the factors influencing basal metabolic rate in normal adults. Am. J. Clin. Nutr, 1980; 33:2372-2374.
- Diener JRC. Calorimetria indireta. Rev Ass Med Brasil 1997; 43(3):245-53.
- Dobratz RJ, Sibley SD, Beckman TR, Valentine BJ, Kellogg TA, Ikramuddin S, Earthman CP. Predicting energy expenditure in extremely obese women. J Parenter Enteral Nutr, 2007; 31:217-227.
- Dumin, JVGA, Passmore, R. Energy, work and leisure. London: Heinemann; 1967.
- Elhendy A, Mahoney DW, Khandheria BK et al. Prognostic significance of impairment of heart rate response to exercise: impact of left ventricular function and myocardial ischemia. J Am Coll Cardiol 2003; 42:823-30.
- Erik D, Salazar G, Saavedra C, Tirapegui J. Cap 23: Gasto energético e atividade física. In: Tirapegui J (org.). Nutrição, metabolismo e suplementação na atividade física. São Paulo: Atheneu; 2006.
- FAO (Food and Agriculture Organization)/WHO (World Healft Organization)/UNU (United Nations University). Energy and protein requirements. WHO Techinical Report Series 724, Geneva: WHO, 1985.
- Ferrannini E. The theoretical bases of indirect calorimetry: a review. Metabolism, 1988; 37:287-301.
- Freedson os, Miller K. Objective monitoring of physical activity using motion sensors and heart rate. Res Q exerc Sport, 2000; 71(2):21-29.
- Glaner MF. Concordância de questionários de atividade física com a aptidão cardiorrespiratória. Rev. Bras. Cineantropom. Desempenho Hum. 2007; 9(1):61-66.
- Guimarães JI, Stein R, Vilasboas F et al. Normalização de técnicas e equipamentos para a realização de exame em ergometria e ergoespirometria. Arquivos Brasileiros de Cardiologia 2003; 80:458-64.
- Harris J, Benedict FG. A biometric study of basal metabolism in man. Carnegie Institute of Washington, Boston, 1919.
- Hendelman D, Miller KM, Baggett C, Debold E, Feedson P. Validity of accelerometry for the assessment of moderate intensity physical activity in the field. Med Sci Sports Exerc, 2000; 32:S442-S449.
- Henry CJK, Rees DG. New predictive equations for the estimation of basal metabolic rate in tropical peoples. Eur J Clin Nutr, 1991; 45,177-185.
- Henry CJK. Basal metabolic rate studies in humans: measurement and development of new equations. Public Health Nutrition, 2005; 8(7A):1133-1152.
- Jequier E, Acheson KJ, Schutz Y. Assessment of energy expenditure and fuel utilization in man. Annual Review of Nutrition, 1987; 7:187-208.
- Jequier E, Schutz, Y. Long-term measurements of energy expenditure in humans using a respiratory chamber. Am J Clin Nutr. 1983; 38(6):989-998.
- Johansson G, Westerterp KR. Assessment of the physical activity level with two questions: validation with doubly labeled water. International Journal of Obesity 2008; 32:1031-1033.
- Kim EK, Kim JH, Kim MH, Ndahimana D, Yean SE, Yoon JS, Kim JH, Park J, Ishikawa-Takata J. Validation of dietary reference intake equations for estimating energy requirements in Korean adults by using the doubly labeled water method. Nutr Res Pract. 2017; 11(4):300-306.
- Kinney JM, Tucker HN. Energy metabolism: tissue determinants and cellular corollaries. Raven Press, New York, 1992.

- Lee RD, Nieman DC. Nutritional assessment. 2. ed. St Louis: Mosby; 1995.

- Levine J A. Measurement of energy expenditure. Public Health Nutr 2005; 8(7A):1123-32.

- Levine JA, Baukol PA, e Westerterp KR. Validation of the Tracmor triaxial accelerometer system for walking. Med Sci Sports Exerc, 2001; 33:1593-1597.

- Lifson N, Gordon GB, Mcclintock R. Measurement of total carbon dioxide production by means of D218O. J Appl Physiol. 1955; 7(6):704-10.

- Lifton N, Gordon GB, Visscher MB, Nier AO. The fate of utilized molecular oxygen and the source of the oxygen of respiratory carbon dioxide, studied with the aid of heavy oxygen. J Biol Chem 1949; 180:803-11.

- Livingstone MB, Coward WA, Prentice AM, Davies PSW, Strain JJ, McKenna PG, et al. Daily energy expenditure in free-living children: comparison of heart-rate monitoring with the doubly labeled water method. The American Journal of Clinical Nutrition, 1992; 56:343-352.

- Livingstone MB. Heart-rate monitoring: the answer for assessing energy expenditure and physical activity in population studies? Br J Nutr, 1997; 78:869-871.

- Matsudo S, Araújo T, Matsudo V, Andrade D, Andrade E, Oliveira LC, Braggion G. Questionário Internacional de Atividade Física (IPAQ): estudo de validade e reprodutibilidade no Brasil. Rev Br Ativ Fís Saúde 2001; 6(2):5-18.

- Melby CL, Ho RC, Hill JO. Avaliação do gasto energético. In: Bouchard C. Atividade física e obesidade. Manole; 2003. p. 117-149.

- Melo CM, Tirapegui JO, Ribeiro SML. Gasto energético corporal: conceitos, formas de avaliação e sua relação com a obesidade. Arq Bras Endocrinol Metab 2008; 52(3):452-464.

- Nagy KA. Introduction. In: Prentice AM, editor. The doubly labelled water method for measuring energy expenditure: technical recomendations for use in humans. Vienna: International Dietary Energy Consultancy Group; 1990. p. 1-16.

- Nahas, MV. Introdução: por que medir atividades físicas habituais? In: Barros MVB, Nahas MV (org.). Medidas da atividade física. Londrina-Paraná; 2003. p. 9-15.

- Ndahimana D, Lee SH, Kim YJ, Son HR, Ishikawa-Takata K, Park J, Kim EK. Accuracy of dietary reference intake predictive equation for estimated energy requirements in female tennis athletes and non-athlete college students: comparison with the doubly labeled water method. Nutr Res Pract. 2017; 11(1):51-56.

- Pedrosa RG, Junior JD, Junior JAA, Tirapegui J. Gasto energético: componentes, fatores determinantes e mensuração. In: Angelis RC, Tirapegui J. (org.). Fisiologia da nutrição humana: aspectos básicos, aplicados e funcionais. São Paulo: Atheneu; 2007.

- Scagliusi FB, Junior AHL. Estudo do gasto energético por meio da água duplamente marcada: fundamentos, utilização e aplicações. Rev Nutr. 2005; 18(4):541-551.

- Schoeller DA. The importance of clinical research: the role of thermogenesis in human obesity. Am J Clin Nutr 2001; 73(3):511-6.

- Schofield WN, Schofield E, James WPT. Predicting basal metabolic rate: new standards and review of previous work. Hum Nutr Clin Nutr, 1985; 39C (Suppl. 1),5-41.

- Schulz S, Westerterp KR e Bruck K. Comparison of energy expenditure by the doubly labeled water technique with energy intake, heart rate, and activity recording in man. American Journal of Clinical Nutrition, 1989; 49:1146-1154.

- Severi S, Malavolti M, Battistini N, Bedogni G. Some applications of indirect calorimetry to sports medicine. Acta Diabetol 2001; 38(1):23-26.

- Skinner JS, McLellan TH. The transition from aerobic to anaerobic metabolism. Research Quarterly for Exercise and Sport, 1980; 51(1):234-248.

- Speakman JR. The history and theory of the doubly labeled water technique. Am J Clin Nutr 1998; 68(suppl):932S-938S.

- Spurr GB, Prentice AM, Murgatroyd PR, Goldberg GR, Reina JC, Christman NT. Energy expenditure from minute-by-minute heart-rate recording: comparison with indirect calorimetry. The American Journal of Clinical Nutrition, 1988; 48:522-559.

- Suen V, Silva GA, Marchini JS. Determinação do metabolismo energético no homem. Medicina Ribeirão Preto, 1998; 31:13-21.

- Tooze JA, Schoeller DA, Subar AF, Kipnis V, Schatzkin A, Troiano RP. Total daily energy expenditure among middle--aged men and women: the OPEN Study. Am J Clin Nutr 2007;86:382-7.

- Toth MJ, Poehlman ET. Effects of exercise on daily energy expenditure. Nutr Rev. 1996; 54(4-II):S140-S148.

- Tudor-Locke C, Williams JE, Reis JP, Pluto D. Utility of pedometers for assessing physical activity. Sports Med, 2002; 32(12):795-808.

- Tudor-Locke CE, Myers AM. Methodological considerations for researchers and practitioners using pedometers to measure physical (ambulatory) activity. Res Q Exerc Sport, 2001; 72(1):1-12.

- Tverskaya R, Rising R, Brown D, Lifshitz F. Comparison of several equations and derivation of a new equation for calculating basal metabolic rate in obese children. Journal of the American College of Nutrition, 1998; 17(4):333-336.

- US National Academy of Sciences (USA). Dietary reference intakes for energy, carbohydrate, fiber, fat, fatty acids, cholesterol, protein, and amino acids. The National Academy Press, Washington, D.C.; 2002.

- Wahrlich A, Anjos LA. Validação de equações de predição da taxa metabólica basal em mulheres residentes em Porto Alegre, RS, Brasil. Rev Saúde Pública 2001; 35(1):39-45

- Wahrlich V, Anjos LA. Aspectos históricos e metodológicos da medição e estimativa da taxa metabólica basal: uma revisão da literatura. Cad. Saúde Pública 2001; 17(4):801-817.

- Wasserman K. The anaerobic threshold and respiratory gas excharge during exercise. J Appl Respir Dis 1984; 12:S35-S40.

- Weijs PJM, Kruizenga HM, van Dijk AE, van der Meij BS, Langius JAE, Knol DL, van Schijndel RJMS, van der Schueren. Validation of predictive equations for resting energy expenditure in adult outpatients and inpatients. Clinical Nutrition. 2008; 27:150-157.

- Weir JB. New methods for calculating metabolic rate with special reference to protein. Journal of Physiology London, 1949; 109:1-9.

- Wood TM. Issues and future directions in assessing physical activity: an introduction to the conference proceedings. Research Quarterly for Exercise and Sport, 2000; 71(2):2-7.

- Yamamura C, Tanaka S, Futami J, Oka J, Ishikawa-Takata K, Kashiwazaki H. Activity diary method for predicting energy expenditure as evaluated by a whole-body indirect human calorimeter. J Nutr Sci Vitaminol. 2003; 49(4):262-269.

- Yasbek Jr P, Tuda CR, Sabbag LMS, Zarzana AL, Battistella LR. Eroespirometria: tipos de equipamentos, aspectos metodológicos e variáveis úteis. Rev Soc Cardiol Estado de São Paulo 2001; 11(3):682-94.

Parte IV

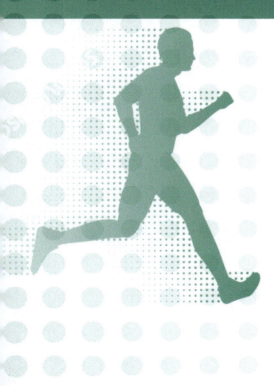

Considerações sobre Temas Atuais no Esporte

Nutrição no Futebol: Aspectos Nutricionais e Fisiológicos

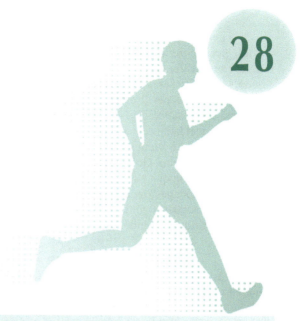

- Lucas Carminatti Pantaleão • Francisco Leonardo Torres-Leal • Amanda Ferraz Braz
- Julio Tirapegui

Introdução

Na prática esportiva em nível competitivo, toda estratégia para aumento da *performance* torna-se ferramenta obrigatória entre profissionais que buscam melhor desempenho em suas modalidades. Nesse contexto, a ciência da nutrição vem conquistando grande destaque entre atletas que aplicam os conhecimentos referentes aos efeitos da manipulação de suas dietas com o intuito de superar seus limites físicos.

Na modalidade futebol, os benefícios da alimentação adequada já são amplamente conhecidos. Tanto essa afirmação é verdadeira que, em consenso da Fifa publicado em 2007, especialistas já declaravam que "jogadores de futebol podem manter a saúde e alcançar os objetivos relacionados ao desempenho esportivo através da adoção de hábitos alimentares saudáveis". Todavia, estudos avaliando tanto a percepção dos atletas em relação a sua dieta como seu domínio sobre a ciência da nutrição esportiva denotam sua surpreendente falta de conhecimento e a necessidade de acompanhamento e avaliação constantes por parte dos profissionais responsáveis pela alimentação e pela educação nutricional dos atletas. Tal fato, associado ao extenuante calendário de competições entre atletas profissionais, torna imprescindível que os responsáveis da equipe técnica estejam a par das diretrizes nutricionais recentes, além de serem capazes de compreender os mecanismos envolvidos na regulação de vários fenômenos relacionados à manutenção da homeostase e às alterações na composição corporal e no desempenho dos indivíduos.

Com o presente capítulo, buscamos sumarizar os conhecimentos atuais relacionados à nutrição na modalidade futebol, descrevendo os mecanismos que permeiam esse tema. Antes, porém, discutiremos a importância das características morfológicas e metabólicas de atletas dessa modalidade para o desempenho esportivo e como determinantes de suas necessidades nutricionais.

Morfologia

Muitos fatores, tais como a habilidade e a alta capacidade para a produção de energia, podem contribuir para o bom desempenho esportivo. No entanto, alguns autores destacam a morfologia do atleta como aspecto principal para o sucesso em grande parte das modalidades esportivas existentes, de modo a ser determinante para a prática destas em nível competitivo.

Nesse contexto, o futebol diferencia-se da maioria dos esportes, apresentando atletas bem-sucedidos dentro de um amplo espectro de estatura e massa. Ao compararmos diversos corredores profissionais de provas curtas ou nadadores de provas longas com futebolistas, podemos entender claramente o que isso quer dizer: tanto um corredor de explosão como um nadador fundista apresentam morfologia bem semelhante ao restante de seus adversários, com pouca variação intragrupo. No caso dos atletas profissionais de futebol, a variação é consideravelmente grande, sendo similar às variações existentes entre as populações das quais eles fazem parte (Tabela 28.1).

Dessa maneira, a estrutura morfológica de um jogador de futebol pode ser interpretada como fator não essencial para o alcance do sucesso.

No entanto, a composição corporal do atleta não deve ser encarada como assunto de menor relevância entre a equipe técnica, uma vez que variações físicas poderão influenciar a mobilidade do atleta. Cabe ainda ressaltar que as variações morfológicas entre jogadores de uma mesma equipe têm relação com as diferenças entre as posições e as funções no campo, sendo que a escolha de um indivíduo para determinada função requer perfil genético favorável e treinamento específico. Estudos nacionais e internacionais demonstram essa heterogeneidade, destacando padrões como a altura e o peso de goleiros e zagueiros, comumente superiores aos do restante dos atletas. Goleiros ainda tendem a apresentar maior adiposidade que os demais atletas, provavelmente devido a seu menor gasto energético, enquanto os zagueiros representam os atletas com os maiores valores de massa magra, refletindo o grande volume de sua musculatura esquelética.

Tabela 28.1. Comparação dos coeficientes de variação de estatura e massa entre atletas profissionais de futebol, corredores de provas de explosão (*sprinters*) e da população geral de homens jovens.

Grupo	CV estatura	CV massa
Jogadores de futebol	4%	10%
Corredores de explosão	2%	9%
População de homens jovens	4%	13%

Fonte: Adaptada de O'Connor, 2007.

Essas diferenças parecem refletir as demandas específicas de cada posição. O zagueiro, por exemplo, precisa ser forte e com estatura elevada para saltos mais altos em caso de jogo aéreo e de "divididas". Atacantes e meio-campistas tendem a ser mais leves, sendo a eles possível explorar velocidade e agilidade no intuito de atravessar a linha defensiva do time adversário.

Demandas energéticas e de macronutrientes

Segundo estudos recentes, atletas da modalidade futebol apresentam frequência cardíaca média e pico de 85 e 98% do limite máximo, respectivamente, valores que podem ser "convertidos" em captação de oxigênio utilizando-se a relação entre a frequência cardíaca e o consumo de oxigênio aferidos durante corrida em esteira. No entanto, é provável que os valores de frequência cardíaca obtidos durante um jogo possam superestimar o consumo de oxigênio, já que uma série de fatores tais como desidratação, hipertermia e estresse mental pode elevar a frequência sem afetar o consumo de oxigênio. Levando em conta essas condições desfavoráveis, a mensuração da frequência cardíaca durante um jogo parece sugerir que o consumo de oxigênio médio seja de aproximadamente 70% $VO_{2máx}$.

Independentemente do consumo médio de oxigênio, é importante ressaltar que existem grandes diferenças individuais nas exigências físicas dos jogadores de futebol relacionadas – novamente – com a posição de cada atleta na equipe. Coutts e cols. (2015) estudaram a movimentação em campo de jogadores profissionais de alto nível usando um sistema de *Global Positioning System* (GPS), e constataram que meio-campistas percorrem maior distância total e em alta velocidade quando comparados aos demais jogadores. Similarmente, Mohr e cols. (2003) observaram que os jogadores de meio-campo percorrem maiores distâncias e realizam mais cabeceios e desarmes quando comparados a zagueiros e atacantes. Segundo os autores, zagueiros percorrem menor distância total durante a partida, além de realizarem poucas corridas de alta intensidade quando comparados com jogadores em outras posições, o que provavelmente está ligado a suas funções táticas.

As diferenças individuais não são apenas oriundas da posição e função de cada atleta em uma equipe. O estudo de Mohr e cols. (2003) também contribuiu para determinar que, em uma mesma posição em campo, há variação significativa na demanda física, dependendo da função tática e da capacidade física dos atletas. Os autores demonstraram que, em uma mesma partida, um jogador de meio-campo percorreu a distância total de 12,3 km, com 3,5 km percorridos com corridas de alta intensidade; já o meio-campista do outro time percorreu a distância total de 10,8 km, sendo que 2 km foram percorridos na forma de corridas de alta intensidade. Por essa razão, as diferenças individuais no estilo de jogo, a condição física, o grau de treinamento e o desempenho físico devem ser tidos como importantes durante a avaliação do gasto energético e o planejamento do plano alimentar individual de cada atleta.

Nesse sentido, estudos estimam que o consumo energético médio entre atletas de futebol durante uma partida de futebol seja de 1.106 kcal, sendo que o consumo diário flutua entre 3.439 e 3.822 kcal ao dia, de acordo com sua função em campo, composição corporal e grau de treinamento. A adequação do aporte energético e do consumo de macronutrientes se faz necessária para o controle da queda de rendimento e para a redução no risco de lesões decorrentes do desbalanço energético.

Carboidratos

Segundo o *position statement* do American College of Sports Medicine (ACSM), recomenda-se que se reserve especial atenção ao consumo de carboidratos entre atletas de modalidades mistas, tais como o futebol, dado que o glicogênio muscular representa a principal fonte de energia para esse tipo de atividade física e sua conservação é de fundamental importância para a manutenção do desempenho e para a prevenção da fadiga central relacionada ao balanço energético negativo.

Nesse contexto, as avaliações do consumo e a prescrição de alimentos ricos em carboidratos tornam-se importantes metas na orientação nutricional direcionada a esse público. No entanto, mais uma vez ressaltamos que a prescrição nutricional deve ser individualizada, e que jogadores de futebol devem ajustar o consumo de carboidratos segundo seu nível de treinamento, a posição no campo e o papel na equipe, dado que atletas com agenda de treino leve, em período não competitivo e menor mobilidade em campo, necessitam de quantidade reduzida de carboidratos, enquanto aqueles atuando em posições de maior movimentação, com várias sequências de aceleração, e em recuperação de jogos e rotinas extenuantes necessitam de maiores quantidades para reposição de suas reservas. As recomendações de carboidratos segundo a mobilidade do atleta em campo e a intensidade do treinamento estão descritas na Tabela 28.2.

Tabela 28.2. Recomendações de consumo diário de carboidratos segundo intensidade de treinamento e mobilidade do atleta.

Alta mobilidade, alta intensidade de treino (duas vezes ao dia) ou consumo aumentado anterior a partidas.	7 a 12 g/kg/dia
Menor mobilidade, programa de treinamento moderado ou restrição energética.	5 a 7 g/kg/dia

Fonte: Adaptado de Burke et al., 2006.

Assim, demonstramos o consenso da comunidade científica quanto à necessidade de atender às demandas energéticas e de carboidratos para manutenção das reservas de glicogênio muscular, evitando fadiga precoce e lesões inerentes ao exercício. No entanto, ainda restam dois importantes pontos a serem debatidos antes de abordarmos outros temas. A qualidade desse carboidrato pode interferir no desempenho do atleta? Quando e como esse carboidrato deve ser consumido?

No período anterior e durante o exercício físico, o consumo de carboidratos é responsável pela maximização das concentrações de glicogênio muscular e pela manutenção da glicemia em atletas. Por essa razão, o uso de bebidas energéticas e de alimentos fontes de carboidratos com alto índice glicêmico durante esse período é considerada estratégia ergogênica, uma vez que contribui para a manutenção do desempenho esportivo por meio do fornecimento de glicose para a musculatura esquelética. A escolha por carboidratos com alto índice glicêmico (dextrose, maltodextrina, *waxy maize*) e de alimentos com carga glicêmica elevada ocorre por conta do rápido metabolismo desses di, oligo e polissacarídeos e consequente rápida absorção de glicose na luz intestinal, em oposição a alimentos com carga glicêmica baixa, que fornecem menores quantidades de glicose para absorção ao longo do tempo, e que frequentemente apresentam consideráveis volumes de fibras insolúveis, as quais produzem efeito hiperosmolar na luz intestinal e possível desconforto durante o exercício. Contudo, o consumo desses alimentos ricos em fibras ou de carboidratos isolados simples com índice glicêmico mais baixo (isomaltulose/palatinose) pode ser preferível quando do consumo da última refeição algumas horas antes do exercício.

Nesse sentido, acredita-se que o consumo de cerca de 1 g/kg/hora anterior ao exercício será suficiente para a manutenção da glicemia, sendo que o tipo de carboidrato escolhido respeitará o momento da última refeição anterior ao treinamento. Caso um atleta de cerca de 70 kg esteja em jejum por longo período e tenha uma refeição entre 45 minutos e 1 hora antes do exercício, ele deverá tomar o cuidado de selecionar alimentos pobres em fibras e em lipídios e ricos em carboidratos com índice glicêmico moderado a alto, fornecendo cerca de 70 g desses nutrientes. Caso essa refeição ocorra 2 horas antes, ele deve consumir cerca de 140 g de carboidratos provenientes de fontes de moderada carga glicêmica.

No caso de suplementos de palatinose, doses únicas ainda podem ser utilizadas no aquecimento e no intervalo para a manutenção da glicemia durante uma partida, como demonstrado por Stevenson e cols. (2017). Os autores desse estudo utilizaram 4,5 mL/kg e 6 mL/kg de uma solução de 8% palatinose em água durante o aquecimento e o intervalo de uma partida simulada para provar que a suplementação com esse carboidrato é tão ou mais eficaz que a suplementação com a mesma quantidade de maltodextrina para manutenção da glicemia e para redução da fadiga.

Finalmente, além de sua essencial função na manutenção da glicemia durante treinamento ou partidas, entende-se que alimentos ricos em carboidratos com índice glicêmico entre moderado e alto também sejam preferíveis em condições de recuperação. Uma vez que o aporte de glicose é aumentado, as células beta das ilhotas pancreáticas são estimuladas a sintetizar e secretar insulina, hormônio reconhecido por receptores de membrana das células musculares, provocando uma série de eventos sinalizatórios intracelulares que culminam no aumento da atividade da enzima glicogênio sintase, fato relacionado à síntese de glicogênio, importante fonte de energia para exercícios intermitentes como o futebol. Recomenda-se, assim, que, após uma sessão de treinamento, o atleta consuma entre 1 e 1,5 g/kg/h de carboidratos nas primeiras 4 horas, distribuídos em pequenas refeições a cada 15 a 30 minutos. Essa orientação, bem como o consumo imediato, torna-se indispensável no caso de múltiplas sessões de exercício com intervalo inferior a 8 horas. Estudos atuais demonstram que indivíduos com dietas adequadas podem retomar as concentrações basais de glicogênio cerca de 24 horas após os jogos.

Proteínas

Como anteriormente citado, a força e a potência dividem importância com a capacidade aeróbia na prática do futebol. A força de um indivíduo está positivamente associada ao volume de sua musculatura esquelética, de modo que a manutenção desse tecido é essencial e, em muitos casos, sua maximização desejada. Uma vez que os aminoácidos provenientes das proteínas da dieta são o principal substrato para a construção e a manutenção das proteínas contráteis e das proteínas que compõem o citoesqueleto celular em miócitos, tais nutrientes são muito populares entre atletas profissionais e amadores que, na busca do aprimoramento físico, frequentemente os consomem em quantidades próximas ou superiores ao limite máximo recomendado. Praticantes da modalidade futebol não fogem à regra e ajudam a compor o grupo de indivíduos que atribui às dietas ricas em proteínas efeitos ergogênicos muitas vezes não atestados. Em revisão de literatura, Burke e colaboradores (2006) listaram os principais trabalhos que avaliavam o consumo proteico de jogadores profissionais e amadores de diferentes países, demonstrando que grande número de atletas tinha o consumo desse macronutriente acima das recomendações propostas para exercícios de força e *endurance*.

Todavia, é importante ressaltar que os exercícios anaeróbios envolvidos na prática desse esporte são compostos por movimentos com importante componente excêntrico, tais como aceleração e desaceleração, mudanças de direção, saltos, chutes, interceptações etc. Tais movimentos, quando realizados de maneira intensa, induzem microtraumas nas fibras musculares, com posterior degradação das proteínas contráteis que as compõem, resultando em danos musculares que provocam inflamação local e estresse oxidativo, provocando danos secundários no tecido não lesionado e afetando o desempenho do atleta por 24 a 72 horas. Por essa razão, ensaios clínicos envolvendo a suplementação de proteínas durante jogos e etapas do treinamento com grande demanda física demonstram que o aumento do consumo proteico em atletas de futebol é essencial para a manutenção do desempenho e da força muscular, bem como para o combate ao estresse oxidativo por meio do aumento da razão síntese:degradação proteica nas células musculares.

Assim, uma vez que o futebol é uma atividade que combina aspectos de exercícios aeróbios e anaeróbios com componentes excêntricos, atletas dessa modalidade requerem quantidades de proteínas que atendam tanto às necessidades de atletas de *endurance* como às necessidades daqueles cujo treinamento é composto por exercícios essencialmente de força, valores estes situados na faixa entre 1,5 e 2 g/kg/dia. Estudos recentes recomendam que esse consumo seja ligeiramente superior após partidas quando comparado ao consumo pós-treino, e que esses nutrientes sejam oferecidos na forma de alimentos fonte ou complemento, atendendo às necessidades de aminoácidos essenciais para o processo anabólico e como combustível secundário para atividades extenuantes.

Quanto à periodização do consumo, estudos avaliando a administração de suplementos proteicos demonstram que a oferta de proteínas no período posterior ao exercício é essencial para a recuperação e a redução dos danos no tecido muscular esquelético. Poulios e cols., em 2018, demonstraram que o consumo de 25 g de proteínas imediatamente após uma partida de futebol, seguido por uma segunda e terceira doses de 30 e 25 g de proteínas, 3 e 6 horas mais tarde, favoreceu a recuperação e o desempenho de atletas profissionais devido à provável redução da fadiga neuromuscular, à redução da resposta inflamatória e à acelerada regeneração da musculatura esquelética.

> O consumo concomitante de carboidratos e de proteínas antes ou imediatamente após uma sessão de exercícios resulta em reduzido catabolismo proteico, pelo aumento da disponibilidade e do transporte de aminoácidos para o músculo. Quando o atleta é submetido a exercícios físicos prolongados e tem suas reservas de glicogênio depletadas, a coingestão de proteínas e de carboidratos promove redução da degradação de proteínas musculares e possível aumento na ressíntese de glicogênio muscular.

Lipídios

Os lipídios representam importante combustível para atletas praticantes de exercícios físicos intensos e prolongados, atuando como substrato para a produção de energia, principalmente em exercícios aeróbios. Durante uma partida de futebol, a concentração sanguínea e a utilização de ácidos graxos no metabolismo energético tendem a aumentar progressivamente, como mecanismo compensatório da depleção das reservas de glicogênio. Tais ácidos graxos são mobilizados principalmente das reservas de gordura corporal, através do estímulo por hormônios lipolíticos.

Apesar dessa importante função dos ácidos graxos em exercícios de longa duração, o consumo de dietas hiperlipídicas por jogadores de futebol não é recomendado, uma vez que essa prática estaria relacionada ao aumento da ingestão energética, com possíveis alterações na composição corporal, e com a redução no consumo de carboidratos, principal nutriente para o atleta.

Em contrapartida, a redução no consumo de lipídios a valores abaixo dos limites inferiores recomendados também não deve ser encorajada, dado que os lipídios da dieta são importantes para a absorção de vitaminas lipossolúveis. Além disso, alguns ácidos graxos essenciais podem apresentar propriedades benéficas ao atleta de futebol, caso dos ácidos graxos da série ômega 3, ácidos eicosapentaenoico (EPA) e docosaexaenoico (DHA), cuja suplementação na forma de óleo de peixe em doses entre 1,8 e 3 g ao dia pode contribuir para a redução da inflamação local, do estresse oxidativo e da dor muscular tardia após partidas de futebol, especialmente durante períodos nos quais o atleta participa de grande número de eventos esportivos.

Micronutrientes
Vitaminas e minerais

No treinamento físico e em eventos relacionados à modalidade futebol, as necessidades de micronutrientes encontram-se aumentadas, sendo que a adequação do consumo pode ser alcançada por meio de manipulação da dieta, sem a necessidade de suplementação. Esses nutrientes exercem importante função em diversos processos fisiológicos e metabólicos: produção de energia, contração muscular, manutenção óssea, proteção contra o estresse oxidativo e síntese de hemoglobina com concomitante manutenção da concentração de eritrócitos, além de serem essenciais para o bom funcionamento do sistema imune. Em caso de deficiência desses nutrientes, o atleta pode experenciar problemas de saúde e/ou redução do desempenho esportivo, comprometendo sua capacidade competitiva e influenciando negativamente sua equipe.

Neste tópico, abordaremos a importância de alguns desses micronutrientes, com ênfase na prática do futebol. Antes, cabe ressaltar que pesquisas avaliando a dieta de jogadores de futebol demonstram adequação no consumo desses nutrientes, exceto em jogadores que reduzem o consumo energético (principalmente aqueles que o fazem por períodos prolongados) e naqueles com padrões de dieta que restringem o consumo de determinados alimentos (p. ex., vegetarianos). Para esses, a orientação deve ser mais cuidadosa, e, em casos especiais, o uso de suplementos nutricionais pode ser necessário.

Ferro

A produção de energia através da cadeia de transporte de elétrons requer oxigênio para a síntese de ATP. As moléculas de O_2 são carregadas da circulação pulmonar até o músculo através das células vermelhas do sangue (eritrócitos), ricas em proteínas globulares conhecidas como hemoglobina, que contêm um complexo heme com uma molécula de ferro ferroso em seu centro. O ferro tem alto potencial redox e se liga ao oxigênio, permitindo seu transporte e disponibilizando-o para o músculo esquelético.

Uma vez que parte do treinamento para o futebol é composta por exercícios aeróbios, a adequação no consumo de ferro, bem como das vitaminas do complexo B, é de grande importância para seu praticante. Produtos cárneos compõem a principal fonte de ferro; por essa razão, atletas vegetarianos devem receber maior atenção e orientação, com enfoque na avaliação do estado nutricional relativo a esse nutriente. Para atletas deficientes em ferro que não apresentam anemia, a suplementação pode ser benéfica. Estudos recentes demonstram que o consumo diário de 100 mg de sulfato ferroso por 4 a 6 semanas pode promover melhora da *performance* com reduzida fadiga muscular.

Vitamina C

Além de sua função antioxidante, a vitamina C também pode atuar na manutenção da resposta imune após o exercício. Atletas que apresentam rotina composta por exercícios extenuantes podem ser beneficiados pela adequação do consumo desse nutriente. Estudos avaliando a suplementação com ácido ascórbico demonstram sua importância na manutenção da contagem de linfócitos e na prevenção de infecções no trato respiratório superior após a prática esportiva. Assim, acredita-se que a vitamina C seja importante na prevenção de doenças infecciosas que possam atrapalhar o treinamento e o desempenho durante jogos. No entanto, mais estudos são necessários devido a resultados contraditórios encontrados na literatura.

Necessidade de água e eletrólitos no futebol

A intensidade do desempenho físico está fortemente associada ao estado de hidratação, como destacado em estudos que apontam que perdas hídricas de apenas 2% da massa corporal podem reduzir a capacidade aeróbia em até 20%. Existem, todavia, limitadas informações relativas aos efeitos do déficit hídrico sobre o desempenho no futebol, principalmente avaliando jogadores profissionais, mas acredita-se que haja pequena probabilidade de que quaisquer efeitos negativos da desidratação sobre o desempenho físico de jogadores de futebol sejam diferentes de outros esportes com características físicas intermitentes ou de predominância aeróbia. Além disso, certamente não há nenhuma razão para supor que essa modalidade apresente respostas diferentes. Cabe, no entanto, ressaltar que tais perdas podem ser acentuadas pelas condições ambientais, tais como calor, alta umidade, pouca ventilação, restrição de líquidos e pelas características do exercício, caso daqueles realizados em alta intensidade e que exigem grande demanda metabólica.

Um ponto preocupante é o fato de que estudos demonstram baixa preocupação com as necessidades de reposição de água e eletrólitos durante sessões de treinamento e partidas entre atletas de futebol. Tal fato é particularmente inquietante, uma vez que, durante as partidas, grandes perdas hídricas são observadas mesmo em ambientes frios e úmidos. Por essa razão, recomenda-se que jogadores de futebol consumam a quantidade de líquidos equivalente à redução de seu peso, na tentativa de evitar perdas de massa corporal superiores a 2%. Nesse sentido, recomenda-se que o atleta se mantenha hidratado durante todo o decorrer de uma partida, focando especialmente no intervalo entre o primeiro e o segundo tempos (Quadro 28.2). Atletas participantes de competições em altas temperaturas não só devem estar atentos ao momento correto do consumo de líquidos como devem seguir um programa de aclimatação ao calor que promova melhora na retenção de líquidos.

Quanto à excreção de eletrólitos, evidências disponíveis indicam variações substanciais na perda de sódio durante o treino e as partidas de futebol, de modo que a maioria dos jogadores apresenta perdas entre 3 e 4 g durante uma sessão de treinamento ou jogo. A elevada perda de minerais é um fator etiológico de cãibras musculares e de doenças provocadas pelo calor, sendo que altas perdas de sódio parecem aumentar a suscetibilidade a cãibras, tal como reportado por Bergeron (1996, 2003), que publicou estudos de caso sugerindo que a não reposição de sais minerais predispõe a contrações musculares involuntárias em jogadores de tênis, as quais podem ser evitadas pelo consumo adequado de líquidos ricos em sais minerais. Partindo desse pressuposto, bebidas isoeletrolíticas parecem contribuir para a manutenção das concentrações séricas de sódio durante períodos de elevadas perdas pelo suor em diversas modalidades, tais como o futebol.

Quadro 28.1. Avaliação do estado hídrico e eletrolítico de jogadores de futebol.

- Realizar avaliações personalizadas para cada jogador.
- Mensurar mudanças na massa corporal durante os treinamentos.
- Informar os jogadores de suas prováveis perdas pelo suor durante os treinamentos e jogos.
- Sempre que possível, acompanhar cada jogador individualmente (em diferentes condições ambientais) nos treinos e no jogo para avaliar perdas de água e eletrólitos.

Quadro 28.2. Consumo de água e eletrólitos durante o treinamento e o jogo.

- Para garantir hidratação adequada, deve-se consumir cerca de 500 mL ou o equivalente de 6 a 8 mL/kg de massa corporal (p. ex., água, bebidas esportivas ou outras bebidas não alcoólicas) 2 horas antes da partida. A água de que o organismo necessita é armazenada e o excesso é excretado pela urina durante o período de 2 horas.
- Quando conveniente, deve-se assegurar que cada jogador tenha consumido bebidas durante os treinos e jogos, atendendo a suas necessidades.
- Escolher bebidas com composição que apresente efeitos mínimos sobre a taxa de esvaziamento gástrico.
- Durante os treinamentos e os jogos, o atleta deve consumir bebidas que apresentem concentrações significativas de sódio (3 a 4 g).

Alimentação durante viagens

A maioria dos jogadores de futebol tem em sua agenda grande número de viagens que são, por muitas vezes, curtas, mas que podem envolver longos períodos quando da ocorrência de torneios ou durante a pré-temporada. A alta frequência de viagens de longas distâncias pode, todavia, apresentar uma série de constantes desafios para os atletas, tais como:

- Mudanças na rotina de treinamento e no estilo de vida.
- Mudanças climáticas e ambientais que provocam alteração nas necessidades nutricionais.
- Necessidade de adaptação ao fuso horário (*jet lag*).
- Ocorrência de estado de fadiga após longo tempo de viagem.
- Alterações na disponibilidade de alimentos, incluindo a ausência de alimentos da preferência dos jogadores.
- Dependência da cozinha de hotéis e restaurantes.
- Exposição a novos alimentos de outras culturas.
- Riscos de doenças gastrointestinais devido à exposição a alimentos e água contaminados.
- Entusiasmo e distração pelo novo ambiente.

O repouso forçado durante uma viagem também reduz as necessidades de energia, podendo essa condição favorecer o aumento no consumo calórico durante o percurso e possível efeito indesejado na composição corporal.

Outro aspecto a ser destacado são as viagens com mudanças de fuso horário. Estudos recentes demonstram profundas alterações na atividade das vias metabólicas de indivíduos experienciando *jet lag* por mecanismos ainda não completamente esclarecidos, mas que parecem envolver a modulação da função no núcleo supraquiasmático no sistema nervoso central, a consequente disfunção da secreção de melatonina pela glândula pineal e alterações nas populações dos diferentes filos de bactérias que colonizam a luz intestinal, favorecendo a proliferação de micro-organismos que secretam compostos pró-inflamatórios que contribuirão para o desbalanço metabólico. Assim, até mesmo antes de viagens que envolvam a alteração de fuso horário, o atleta deve adotar padrões alimentares saudáveis, consumindo alimentos que favoreçam a manutenção da microbiota intestinal (alimentos vegetais ricos em fibras alimentares e prebióticos) e cuja periodização se adéque ao destino. Tais medidas contribuirão para a adaptação do relógio biológico dos jogadores e reduzirão o impacto das alterações indesejadas provocadas pelo *jet lag*.

Finalmente, o atleta deve estar atento à perda de fluidos observada durante viagens aéreas, e preparar um plano de consumo de líquidos que ajude a manter a hidratação.

Cautelas quanto ao consumo de alimentos e bebidas

O consumo de água durante o deslocamento e no local de destino também pode ser uma fonte de risco.

Em caso de risco de contaminação, é necessário manter as garrafas de água e outras bebidas fechadas e ter cautela ao adicionar gelo às bebidas, uma vez que este pode ser proveniente de água de torneira. Em ambientes de alto risco, é necessário manter os alimentos bem conservados e procurar locais de confiança (hotéis ou restaurantes). Deve-se evitar o consumo de alimentos no comércio ambulante e nos mercados locais, por mais instigadora que seja a experiência cultural. Os profissionais responsáveis pela distribuição das refeições devem acondicionar bem os alimentos previamente cozidos e evitar saladas cruas que tenham contato com a água ou o solo local.

Dicas para as refeições

Deve haver um planejamento na escolha dos alimentos com base no que é normalmente consumido pelos jogadores ou que atenda às novas necessidades nutricionais. O bom planejamento inclui medidas como a escolha de métodos de cozimento com baixo teor de lipídios saturados e sem a adição de açúcares simples. Deve-se, também, evitar a permanência dos jogadores no local após o término das refeições, prevenindo o consumo não planejado, desnecessário e excessivo.

Ações adicionais

Investigar padrões alimentares e a disponibilidade dos alimentos necessários no local de destino antes da viagem é uma prática recomendada, pois contribui para o adequado planejamento e escolha de alimentos a serem transportados, os quais podem substituir opções não saudáveis ou incomuns na dieta dos atletas.

Outra importante ação é estabelecer contato prévio com o local de concentração da equipe e informar os responsáveis pela alimentação local sobre necessidades especiais, tais como o horário das refeições, cardápios e restrições alimentares.

Suplementação

Suplementação no futebol

O intenso *marketing* promovido pela indústria esportiva direcionado aos atletas e aos profissionais envolvidos em seu planejamento nutricional gerou a crença generalizada de que o consumo de suplementos alimentares é essencial para a prática esportiva. No caso do futebol, a administração de suplementos tornou-se procedimento padrão, sendo promovido pela equipe de médicos, fisiologistas, treinadores e até mesmo pelos pais dos jovens atletas. Por essa razão, acreditamos ser importante discutir o consumo de suplementos por atletas dessa modalidade, levando em conta evidências científicas e questões éticas.

É necessário suplementar no futebol?

A rotina de treinamento, aliada à extenuante agenda de jogos, pode aumentar significativamente as necessidades de macro e micronutrientes de atletas profissionais de futebol. No entanto, essas necessidades podem ser supridas pela adequação da dieta e pela educação nutricional, principais estratégias nutricionais para manutenção ou melhora no desempenho físico no futebol. Treinadores, nutricionistas, médicos, pais e pessoas que estejam envolvidas na formação e educação dos jogadores de futebol devem, assim, dedicar especial atenção ao desenvolvimento de hábitos alimentares desses atletas, em vez de promover o uso de suplementos dietéticos para compensar deficiências alimentares.

É importante destacar que o chamado "efeito ergogênico" desses suplementos é geralmente pequeno e provavelmente relevante apenas para jogadores de alta *performance*, para os quais pequenas diferenças no desempenho físico podem ser determinantes para a derrota ou para a vitória. Para contrabalancear as fortes pressões de *marketing* geradas pela indústria de suplementos, é importante que os jogadores sejam bem informados quanto aos possíveis efeitos desses produtos, quanto à variabilidade das respostas a seu consumo, e quanto à necessidade de teste durante o treinamento antes de serem prescritos para competições, prevenindo-se assim efeitos colaterais inesperados. A partir dessas constatações, deve-se observar individualmente cada atleta e verificar se o pequeno benefício obtido a partir da ingestão suplementar compensa os eventuais riscos associados.

Creatina

A suplementação de creatina, composto produzido a partir dos aminoácidos glicina, arginina e metionina, é considerada um dos poucos recursos ergogênicos nutricionais eficazes para atletas de futebol, dada sua capacidade de aumentar o desempenho em sessões de treinamento e partidas. Vários mecanismos têm sido propostos para explicar esse efeito. O modelo mais aceito atualmente envolve o aumento das concentrações de creatina no músculo esquelético após seu consumo agudo ou crônico, e a consequente maior disponibilidade desse nutriente para síntese e posterior metabolismo intracelular de creatina fosfato (CP) durante exercícios de alta intensidade, possibilitando a manutenção da disponibilidade de energia para o músculo em contração.

O treinamento físico aeróbio provoca aumento da demanda energética para a manutenção da atividade muscular, que pode ser suprido por meio do metabolismo de macronutrientes. No caso do treinamento intervalado de alta intensidade, característico do treinamento de futebol, há rápida depleção de moléculas de ATP, as quais precisam ser rapidamente ressintetizadas para contínuo fornecimento de energia, possibilitando ao indivíduo manter o exercício em alta intensidade. Em condições de alta demanda, ocorre modulação das vias metabólicas com consequente aumento da atividade da enzima creatina quinase, responsável pela hidrólise de moléculas de CP armazenadas nos miócitos, em uma reação que tem como substratos AMP e Pi, levando à rápida síntese de ATP. A maior disponibilidade de CP, resultante da suplementação de creatina, parece, assim, contribuir para a manutenção do exercício anaeróbio em atletas de futebol.

Tal fato pode ser ilustrado por estudos que demonstraram aumento significativo da força e da potência de jogadores de futebol durante a realização de corridas de curta duração, bem como o aumento de seu rendimento em exercícios realizados em séries múltiplas de esforço máximo. O estudo de Mujika e cols. (2000), por exemplo, demonstrou que a suplementação aguda de 20 g de creatina distribuídos em doses de 5 g ao dia por 6 dias promove melhora no desempenho físico nas mais variadas atividades realizadas por um jogador de futebol.

Pesquisas recentes ainda demonstram que a suplementação prolongada com baixas doses (2 a 3 g/dia) desse composto contribui para a hipertrofia muscular em decorrência do aumento da síntese proteica e diminuição da proteólise nesse tecido. Todavia, o mecanismo relacionado à modulação do metabolismo proteico pela suplementação de creatina ainda não está totalmente esclarecido. Alguns autores propõem que hiperosmolaridade e consequente aumento do volume celular gerados pelo aumento de creatina muscular pode ser o fator determinante para aumento da síntese e redução da degradação de proteínas, enquanto outros estressam o fato de que o aumento da capacidade anaeróbia promoverá maiores ganhos de massa magra durante o treinamento de força. Independentemente do mecanismo ou mecanismos responsáveis, o aumento de massa magra é, em muitos casos, desejado por atletas de futebol, e a suplementação de creatina pode ser utilizada como estratégia para a maximização da hipertrofia da musculatura esquelética.

Cafeína

A cafeína faz parte de um grupo de compostos lipossolúveis denominados metilxantinas, encontrados naturalmente em grãos de café, folhas de chá, grãos de cacau e nozes de cola, incluídos frequentemente na composição de bebidas efervescentes e em remédios comercializados sem prescrição médica.

Os benefícios da cafeína vêm sendo investigados por vários pesquisadores há algum tempo, e, embora os mecanismos de ação celular ainda não sejam totalmente conhecidos, seus efeitos fisiológicos comprovam sua ação de melhoria no desempenho físico de jogadores de futebol. A maioria dos estudos relata que a suplementação aguda de cafeína (entre 3 e 8 mg/kg) aumenta a capacidade para metabolização de ácidos graxos livres, além de contribuir para a manutenção do glicogênio muscular, prolongando o tempo de chegada à exaustão. Essa suposta capacidade da cafeína de aumentar a oxidação de ácidos graxos livres deve-se a sua ação estimulante no sistema nervoso central (SNC), com ativação do sistema nervoso simpático, o qual potencializa a liberação de catecolaminas e modula o metabolismo. Alguns estudos ainda procuram compreender se os efeitos observados estão também relacionados à capacidade da cafeína em reduzir a percepção subjetiva do esforço e/ou a propagação dos sistemas neurais entre o cérebro e o sistema muscular, diminuindo a fadiga periférica.

Apesar de seus efeitos benéficos, é preciso tomar alguns cuidados em relação à dosagem de cafeína utilizada. O consumo crônico e ininterrupto pode causar habituação e adaptação a seus efeitos, impedindo, assim, a influência de sua propriedade estimulante na melhora do desempenho físico durante treinamentos e jogos. A habituação é atingida a partir da ingestão diária superior a 100 mg, ou seja, o correspondente a aproximadamente 2 e ½ xícaras de café, quantidade essa que pode neutralizar os efeitos estimulantes e as respostas metabólicas que o consumo da cafeína possa favorecer.

Suplementos para a saúde

Os suplementos nutricionais acima citados são empregados para o aprimoramento do rendimento esportivo e, consequentemente, para a obtenção de resultados mais satisfatórios nas competições. No entanto, para o atleta profissional, é de fundamental importância a manutenção da saúde, visando ao prolongamento de sua carreira e à prevenção de lesões ou de outros problemas de saúde decorrentes da prática esportiva. Nesse sentido, alguns suplementos alimentares podem representar importantes ferramentas na prevenção e tratamento de lesões, na manutenção da saúde e na prevenção da fadiga.

Glucosamina

A glucosamina é um monossacarídeo componente de exoesqueletos de crustáceos, ossos de animais e paredes celulares de fungos e alguns vegetais. Sendo comercializada em combinação com outras substâncias, como sulfato de condroitina, atribui-se a essa substância a habilidade de atuar na saúde das articulações. Além disso, uma vez que lesões nos tornozelos e joelhos são mais frequentes em atletas de futebol que em qualquer outro esporte, especula-se sobre o possível efeito da suplementação com esse monossacarídeo na prevenção de lesões nessas e em outras articulações. No entanto, a prescrição desse nutriente como suplemento ainda é controversa e necessita de estudos mais aprofundados antes de ser aplicada a atletas.

No momento, evidências indicam que o consumo regular de glucosamina e sulfato de condroitina pode retardar o progresso de osteoartrite (ao menos em indivíduos idosos), além de atuar na analgesia de indivíduos com dor crônica no joelho.

Antioxidantes

O exercício físico, particularmente o aeróbio, potencializa o consumo de oxigênio para aumento na produção de energia. Concomitantemente, a geração de espécies reativas de oxigênio (ERO) também está aumentada, e a instabilidade dessas moléculas provoca a geração de novos radicais livres. Tanto as ERO quanto outros radicais podem causar alterações nas membranas celulares e mutações no genoma, favorecendo o dano celular, a apoptose e o envelhecimento precoce.

Diversos nutrientes e compostos bioativos têm função antioxidante, auxiliando no combate ao estresse oxidativo; dentre eles, destacam-se as vitaminas C, o betacaroteno e o selênio. Na expectativa de evitar e atenuar os efeitos deletérios do estresse oxidativo, diversos atletas fazem uso de suplementos compostos pelos nutrientes destacados. No entanto, o próprio treinamento físico aumenta a resposta antioxidante, enquanto a alimentação programada adequadamente atende às necessidades de antioxidantes dietéticos para esse público, de modo que a suplementação parece não ser necessária e, possivelmente, não responde da maneira desejada.

Considerações finais

Com base no exposto, conclui-se que no futebol, como em qualquer outro esporte praticado em nível competitivo, a nutrição tem fundamental importância para o sucesso profissional do atleta. A característica mista do treinamento torna o delineamento das recomendações nutricionais difícil de ser traçado, proporcionando um desafio aos profissionais envolvidos. De modo geral, pesquisas avaliando as reais necessidades dos futebolistas ou propondo novas estratégias nutricionais para aumento de rendimento são ainda escassas e inconclusivas, gerando a demanda por mais estudos na área.

Questões propostas para estudo

1. Qual a principal reserva de energia para o jogador de futebol e por que ela tem tanta importância?
2. Quais os fatores que devem ser levados em consideração para a prescrição adequada de carboidratos direcionada a um jogador de futebol?
3. Por que é difícil calcular a necessidade de macronutrientes de atletas profissionais de futebol?
4. Quais fatores podem interferir nas perdas hídricas durante o treinamento ou partida?
5. Por que se recomenda o consumo de bebidas isoeletrolíticas durante o treinamento e os jogos?
6. Cite medidas para a manutenção do estado hídrico e eletrolítico de jogadores de futebol.
7. Comente sobre a morfologia dos jogadores de futebol. Em que ela se diferencia dos jogadores de outras modalidades?
8. Quais medidas devem ser tomadas para garantir a boa alimentação de atletas durante as viagens?
9. Por que se acredita que a suplementação com creatina pode apresentar algum efeito ergogênico para o jogador de futebol?
10. Disserte sobre alguns micronutrientes cuja adequação é importante para atletas de futebol.

Bibliografia consultada

- Ali A, Farrally M. Recording soccer players' heart rates during matches. J Sports Sci 1991; 9:183-189.

- Altimari LR et al. Cafeína e performance em exercícios anaeróbios. Rev Bras Cienc Farm 2006; 42:7-17.

- Altimari LR et al. Efeito de oito semanas de suplementação com creatina monoidratada sobre o trabalho total relativo em esforços intermitentes máximos no cicloergômetro de homens treinados. Rev Bras Cienc Farm 2006; 42:237-238.

- American College of Sports Medicine, American Dietetic Association, Dietitians of Canada. Nutrition and athletic performance. Position Statement. Med Sci Sports Exerc Special Communications 2009; p. 709-731.

- Anthony JC, Anthony TC, Layman DK. Leucine supplementation enhances skeletal muscle recovery in rats following exercise. J Nutr, 1999; 129:1102-1106.

- Åstrand P, Rodahl K. Textbook of work physiology: physiological bases of exercise. 3. ed. New York: McGraw-Hill; 1986.

- Balsom PD et al. Creatine in humans with special reference to creatine supplementation. Sports Med 1994; 18:268-280.

- Bangsbo J, Mohr M, Krustrup P. Physical and metabolic demands of training and match-play in the elite footballer. J Sports Sci 2006; 24:665-674.

- Bangsbo J et al. Activity profile of competition soccer. Can J Sport Sci 1991; 16:110-116.

- Bangsbo J. The physiology of soccer – with special reference to intense intermittent exercise. Acta Physiol Scand Suppl 1994; 619:1-155.

- Bergeron MF. Heat cramps during tennis: a case report. International Journal of Sport Nutrition 1996; 6:62-68.

- Bergeron MF. Heat cramps: fluid and electrolyte challenges during tennis in the heat. J Sci Med Sport 2003; 6:19-27.

- Bolster DR, Jefferson LS, Kimball SR. Regulation of protein synthesis associated with skeletal muscle hypertrophy by insulin, amino acid-and exercise-induced signalling. Proc Nutr Soc 2004; 63:351-356.

- Bolster DR, Pikosky MA, Gaine PC, Martin W, Wolfe RR, Tipton KD. Dietary protein intake impacts human skeletal muscle protein fractional synthetic rates following endurance exercise. Am J Physiol Endocrinol Metab 2005; 289:678-683.

- Borsheim E, Aarsland A, Wolfe RR. Effect of an amino acid, protein, and carbohydrate mixture on net muscle protein balance after resistance exercise. International Journal of Sport Nutr Exerc Metab 2004; 14:255-271.

- Braga LC, Alves MP. A cafeína como recurso ergogênico nos exercícios de endurance. Rev Bras Ciênc Mov 2000; 8:33-37.

- Braham R, Dawson B, Goodman C. The effect of glucosamine supplementation on people experiencing regular knee pain. Br J Sports Med 2003; 37:45-49.

- Brockbank EM. Miner's cramp. Br Med J 1929; 1:65-66.

- Brownlie T, Utermoblen V, Hinton PS, Haas JD. Tissue iron deficiency without anemia impairs adaptation in endurance capacity after aerobic training in previously untrained women. Am J Clin Nutr 2004; 79:437-443.

- Burke LM et al. Energy and carbohydrate for training and recovery. J Sports Sci 2006; 24:675-685.

- Burke LM, Kiens B, Ivy JL. Carbohydrates and fat for training and recovery. J Sports Sci 2004; 22(1):15-30.

- Burke LM. Applied sports nutrition. Champaign, IL: Human Kinetics, 2006.

- Chua B et al. Effect of leucine and metabolites of branched chain amino acids on protein turnover in heart. J Biol Chem 1979; 254:8358-8362.

- Claessens AL, Hlatky S, Lefevre J, Holdhaus H. The role of anthropometric characteristics in modern pentathlon performance in female athletes. J Sports Sci 1994; 12:391-401.

- Coutts AJ, Kempton T, Sullivan C, Bilsborough J, Cordy J, Rampinini E. Metabolic power and energetic costs of professional Australian football match-play. J Sci Med Sport 2015 18(2):219-24.

- Coyle EF. Fluid and fuel intake during exercise. J Sports Sci 2004; 22:39-55.

- Cribb PJ et al. Effects of whey isolate, creatine, and resistance training on muscle hypertrophy. Med Sci Sports Exerc 2007; 39:298-307.

- Dangott B et al. Dietary creatine monohydrate supplementation increases satellite cell mitotic activity during compensatory hypertrophy. Int J Sports Med 2000; 21:13-16.

- Davies PD et al. Fluid loss and replacement in English premier league football players. In: Reilly T, Bangsbo J, Hughes MA, editors. Science and football III. London: E. & F.N. Spon; 1996. p. 54-59.

- Davis JM. Central nervous system effects of caffeine and adenosine on fatigue. Am J Physiol Regul Integr Comp Physiol 2003; 284:R399-404.

- do Prado WL, Botero JP, Guerra RLF, Rodrigues CL, Cuvello LC, Dâmaso AR. Perfil antropométrico e ingestão de macronutrientes em atletas profissionais brasileiros de futebol, de acordo com suas posições. Rev Bras Med Esporte 2006; 12:61-5.

- Dreyer HC, Drummond MJ, Pennings B, Fujita S, Glynn EL et al. Leucine-enriched essential amino acid and carbohydrate ingestion following resistance exercise enhances mTOR signaling and protein synthesis in human muscle. Am J Physiol Endocrinol Metab 2008; 294:E392-400.
- Ekblom B. Applied physiology of soccer. Sports Med 1983; 3:50-60.
- Engelhardt M et al. Creatine supplementation in endurance sports. Med Sci Sports Exerc 1998; 30:1123-1129.
- Esposito F et al. Validity of heart rate as an indicator of aerobic demand during soccer activities in amateur soccer players. Eur J Appl Physiol 2004; 93:167-172.
- Fogelholm M. Vitamins, minerals and supplementation in soccer. J Sports Sci 1994; 12:S23-S27.
- Foss ML, Keteyan SK. Bases fisiológicas do exercício e do esporte. Rio de Janeiro: Guanabara Koogan; 2000.
- Gallagher PM et al. Beta-hydroxy-beta-methylbutyrate ingestion, Part I: effects on strength and fat free mass. Med Sci Sports Exerc 2000; 32:2109-2115.
- Gopinathan PM, Pichan G, Sharma VM. Role of dehydration in heat stress-induced variations in mental performance. Arch Environ Health 1988; 43:15-17.
- Gorsline RT, Kaeding CC. The use of NSAIDs and nutritional supplements in athletes with osteoarthritis: prevalence, benefits, and consequences. Clinic Sports Med 2005; 24:71-82.
- Guerra I, Barros Neto T, Tirapegui J. Necessidades dietéticas de jogadores de futebol: uma revisão. Nutrire 2004; 28:79-90.
- Hawley JA et al. Promoting training adaptations through nutritional interventions. J Sports Sci 2006; 24:709-721.
- Hoff J, Helgerud J. Endurance and strength training for soccer players: physiological considerations. Sports Med 2004; 34:165-180.
- Horswill CA. Effects of bicarbonate, citrate, and phosphate loading on performance. Int J Sport Nutr 1995; 5:S111-119.
- Jacobs I, Westlin N, Karlsson J, Rasmusson J, Houghton B. Muscle glycogen and diet in elite soccer players. Eur J Appl Physiol 1982; 48:297-302.
- Kalmar JM, Cafarelli E. Effects of caffeine on neuromuscular function. J Appl Physiol 1999; 87:801-808.
- Karlsson HK, Nilsson PA, Nilsson J, Chibalin AV, Zierath JR, Blomstrand E. Branched-chain amino acids increase p70S6k phosphorylation in human skeletal muscle after resistance exercise. Am J Physiol Endocrinol Metab 2004; 287:E1-E7.
- Kreider RB. Effects of creatine supplementation on performance and training adaptations. Mol Cell Biochem 2003; 244:89-94.
- Krustrup P et al. Physical demands during an elite female soccer game: importance of training status. Med Sci Sports Exerc 2005; 37:1242-1248.
- Krustrup P, Bangsbo J. Physiological demands of top-class soccer refereeing in relation to physical capacity: effect of intense intermittent exercise training. J Sports Sci 2001; 19:881-891.
- Krustrup P, Mohr M, Steensburg A, Bencke A, Kjær M, Bangsbo J. Muscle and blood metabolites during a soccer game: Implications for sprint performance. Med Sci Sports Exercise 2006; 38:1-10.
- Leiper JB, Prentice AS, Wrightson C, Maughan RJ. Gastric emptying of a carbohydrate-electrolyte drink during a soccer match. Med Sci Sports Exerc 2001; 33:1932-1938.
- Lemon PW. Protein requirement of soccer. J Sports Sci 1994; 12:S17-22.
- Lukaski HC. Vitamin and mineral status: effects on physical performance. Nutrition 2004; 20:632-644.
- Matson LG, Tran ZV. Effects of sodium bicarbonate ingestion on anaerobic performance: a meta-analytic review. Int J Sport Nutr 1993; 3:2-28.
- Maughan RJ, Leiper JB. Fluid replacement requirements in soccer. J Sports Sci 1994; 12:S29-34.
- Maughan RJ. Nutrition and football: The FIFA/FMARC Consensus on sports nutrition. New York: Routledge, 2007.
- McGregor SJ, Nicholas CW, Lakomy HKA et al. The influence of intermittent high-intensity shuttle running and fluid ingestion on the performance of a soccer skill. J Sports Sci 1999; 17:895-903.
- Mohr M et al. Match performance of high-standard soccer players with special reference to development of fatigue. J Sports Sci 2003; 21:519-528.
- Montain SJ, Cheuvront SN, Sawka MN. Exercise-associated hyponatremia: quantitative analyses for understanding etiology and prevention. Br J Sports Med 2006; 40:98-106.
- Montain SJ, Maughan RJ, Sawka MN. Fluid replacement strategies for exercise in hot weather. Athletic Therapy Today 1996; 1:34-37.
- Mujika I et al. Creatine supplementation and sprint performance in soccer players. Med Sci Sports Exerc 2000; 32:518-525.
- Mustafa KY, Mahmoud ED. Evaporative water loss in African soccer players. J Sports Med Phys Fitness 1979; 19:181-183.
- Netreba I et al. Creatine as a metabolic controller of skeletal muscles structure and function in strength exercises in humans. Ross Fiziol Zh Im I M Sechenova 2006; 92:113-122.
- Nissen S et al. Effect of leucine metabolite beta-hydroxy-beta-methylbutyrate on muscle metabolism during resistance-exercise training. J Appl Physiol 1996; 81:2095-2104.
- Nissen SL, Sharp RL. Effect of dietary supplements on lean mass and strength gains with resistance exercise: a meta-analysis. J Appl Physiol 2003; 94:651-659.
- Noakes TD, St. Clair Gibson A, Lambert EV. From catastrophe to complexity: a novel model of integrative central neural regulation of effort and fatigue during exercise in humans: summary and conclusions. Br J Sports Med 2005; 39:120-140.
- O'Connor H, Olds T, Maughan RJ. Physique & performance for track & field events, 2007.
- Persky AM, Brazeau GA. Clinical pharmacology of the dietary supplement creatine monohydrate. Pharmacol Rev 2001; 53:161-176.
- Poulios A, Fatouros IG, Mohr M, Draganidis DK, Deli C, Papanikolaou K, et al. Post-game high protein intake may improve recovery of football-specific performance during a congested game fixture: results from the PRO-FOOTBALL Study. Nutrients 2018 10(4).
- Preen D et al. Effect of creatine loading on long-term sprint exercise performance and metabolism. Med Sci Sports Exerc 2001; 33:814-821.
- Rachima-Maoz C et al. The effect of caffeine on ambulatory blood pressure in hypertensive patients. Am J Hypertens 1998; 11:1426-1432.

- Ranchordas MK, Dawson JT, Russell M. Practical nutritional recovery strategies for elite soccer players when limited time separates repeated matches. J Int Soc Sports Nutr 2017 Sep 14:35.
- Reginster JY, Deroisy R, Rovati LC, Lee RL, Lejeune E, Bruyere O. Longterm effects of glucosamine sulphate on osteoarthritis progression: a randomised, placebo controlled clinical trial. Lancet 2001; 357:251-256.
- Reilly T. An ergonomics model of the soccer training process. J Sports Sci 2005; 23:561-572.
- Reylly T, Bangsbo J, Franks A. Anthropometric and physiological predispositions for elite soccer. J Sports Sci 2000; 18:669-683.
- Rico-Sanz J. Body composition and nutrition assessment in soccer. Int J Sport Nutr 1998; 8:113-123.
- Rockwell JA et al. Creatine supplementation affects muscle creatine during energy restriction. Med Sci Sports Exerc 2001; 33:61-68.
- Rooney K et al. Creatine supplementation alters insulin secretion and glucose homeostasis in vivo. Metabolism 2002; 51:518-522.
- Roseman S. Reflections on glycobiology. J Biol Chem 2001; 276:41527-41542.
- Saltin B, Costill DL. Fluid and electrolyte balance during prolonged exercise. New York: Macmillan, 1988.
- Saltin B. Metabolic fundamentals in exercise. Med Sci Sports Exerc 1973; 5:137-146.
- Sawka MN, Pandolf KB. Effect of body water loss on physiological functioning and exercise performance. In: Gisolfi CV, Lamb DR, editors. Fluid homeostasis during exercise. Carmel (IN): Cooper 1990; p. 1-38.
- Sinclair CJ, Geiger JD. Caffeine use in sports: a pharmacological review. J Sports Med Phys Fitness 2000; 40:71-79.
- Sousa MV, Tirapegui J. Os atletas atingem as necessidades nutricionais de carboidratos em suas dietas? Nutrire 2005; 29:121-140.
- Spriet LL. Caffeine and performance. Int J Sport Nutr 1995; 5:S84-99.
- Steensberg A, van Hall G, Keller C, Osada T, Schjerling P et al. Muscle glycogen content and glucose uptake during exercise in humans: Influence of prior exercise and dietary manipulation, J Physiol 2002; 541:273-281.
- Stofan JR, Zachwieja JJ, Horswill, CA, Lacambra M, Murray R, Eichner ER. Sweat and sodium losses in NCAA Division 1 football players with a history of whole-body muscle cramping. Medicine and Science in Sports and Exercise 2003; 35:S48.
- Tarnopolsky MA, Zawada C, Richmond LB, Carter S, Shearer J, Graham T et al. Gender differences in carbohydrate loading are related to energy intake. J Appl Physiol 2001; 91:225-230.
- Tirapegui J, Ribeiro SML. Avaliação do estado nutricional: teoria e prática. São Paulo: Guanabara Koogan 2009; p. 348.
- Trakman GL, Forsyth A, Middleton K, Hoye R, Jenner S, Keenan S, Belski R. Australian football athletes lack awareness of current sport nutrition guidelines. Int J Sport Nutr Exerc Metab 2018; 3:1-30.
- Tripton KD, Elliott TA, Ferrando AA, Aarsland AA, Wolfe RR. Stimulation of muscle anabolism by resistance exercise and ingestion of leucine plus protein. Appl Physiol Nutr Metab 2009; 34:151-61.
- Zehnder M, Rico-Sanz J, Kühne G, Boutellier U. Resynthesis of muscle glycogen after soccer specific performance examined by 13C-magnetic resonance spectroscopy in elite players. Eur J Appl Physiol 2001; 84:443-447. Q Exerc Sport, 2000; 71: S30-36.

Avaliação Nutricional de Pessoas com Deficiência Motora

- Sandra Maria Lima Ribeiro • Regina Célia da Silva
- Carlos Bandeira de Mello Monteiro • Julio Tirapegui

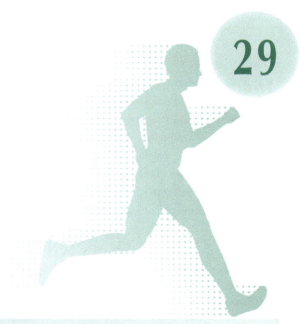

Conceitos iniciais

O termo "deficiência" remete a "incapacidade", e implica uma série de aspectos que necessitam de padronização. A Organização Mundial da Saúde propôs em 2001 (com publicação para o português em 2003) a "Classificação Internacional de Funcionalidade, Incapacidade e Saúde (CIF)" (OMS, 2003), de modo a propiciar uma linguagem padrão para a descrição dos estados relacionados à saúde. Nesse sentido, pretendeu-se melhorar a comunicação entre profissionais de saúde, pesquisadores, políticos e o público em geral (OMS, 2003, Battistella e Brito, 2002; Buchalla 2003). Nesse sistema de classificação utiliza-se uma proposta integrativa entre os modelos médico e social. No modelo médico, considera-se a incapacidade um problema da pessoa, causado diretamente pela doença, trauma ou outro problema de saúde, que requer assistência médica sob a forma de tratamento individual por profissionais. Já o modelo social considera a questão como a integração plena do indivíduo na sociedade. Para integrar várias perspectivas de funcionalidade, a OMS optou por uma abordagem biopsicossocial, na qual tenta chegar a uma síntese que ofereça uma visão coerente das diferentes perspectivas de saúde: biológica, individual e social (OMS, 2003; Farias, 2009).

A CIF (Cieza et al., 2009; Grill e Stucki, 2009) é a classificação da saúde e dos domínios relacionados à saúde, que ajuda a descrever alterações ou mudanças na função e estrutura corporal, o que uma pessoa com uma condição de saúde pode fazer em um ambiente padrão (seu nível de capacidade em uma atividade), assim como o que ela realmente faz em seu ambiente real (seu nível de desempenho em uma participação). Assim, podem-se considerar como deficiência os problemas na função ou estrutura do corpo, tais como perdas ou desvios significantes, que causam limitação em atividades e restrição na participação social (Resnik e Plow, 2009; Strobl et al., 2009). A Figura 29.1 apresenta as perspectivas do corpo, individuais e sociais, por meio dos componentes do estado de saúde de um indivíduo: função e estrutura corporal (deficiência), limitação de atividade e restrição na participação (dificuldades desencadeadas pela deficiência) e influência dos fatores ambientais e pessoais. O Quadro 29.1 apresenta definições de algumas palavras no contexto da saúde que se tornam fundamentais para a discussão da deficiência.

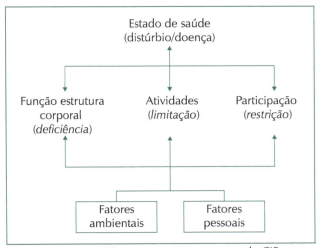

Figura 29.1. Interação entre os componentes da CIF.
Fonte: OMS, 2003.

PARTE IV | CONSIDERAÇÕES SOBRE TEMAS ATUAIS NO ESPORTE

Quadro 29.1. Definições no contexto da saúde apresentadas pela CIF.

- **Funções do corpo:** são funções fisiológicas dos sistemas corporais (incluindo funções psicológicas).
- **Estruturas do corpo:** são partes anatômicas do corpo, tais como órgãos, membros e seus componentes.
- **Deficiências:** são problemas na função ou estrutura do corpo, tais como uma perda ou desvio significantes.
- **Atividade:** é a execução de uma tarefa ou ação por um indivíduo.
- **Participação:** é o envolvimento em uma situação de vida.
- **Limitações na atividade:** são dificuldades que um indivíduo pode ter para executar atividades.
- **Restrições à participação:** são problemas que um indivíduo pode ter no envolvimento em situações de vida.
- **Fatores ambientais:** são compostos pelo ambiente físico, social e de atitudes em que as pessoas vivem e conduzem suas vidas.

Fonte: OMS, 2003.

É importante a identificação do grau de comprometimento e das dificuldades que afetam as funções e estruturas corporais (Strobl et al., 2009; Teixeira-Salmela et al., 2009). Após a identificação da função ou estrutura do corpo que apresenta determinada deficiência, pode-se quantificar se a deficiência é ligeira, moderada, grave ou completa (Quadro 29.2).

Quadro 29.2. Qualificador comum com escala negativa utilizado para indicar a extensão ou magnitude de uma deficiência.

0	NENHUMA deficiência (nenhuma, ausente, escassa)	0 a 4%
1	Deficiência LIGEIRA (leve, pequena)	5 a 24%
2	Deficiência MODERADA (média, regular)	25 a 49%
3	Deficiência GRAVE (grande, extrema)	50 a 95%
4	Deficiência COMPLETA (total)	96 a 100%

% Estão disponíveis amplas classes de percentagens para aqueles casos em que se usam instrumentos de medida calibrados ou outras normas para quantificar a deficiência.
Fonte: OMS, 2003.

Abordagem fisiológica das deficiências

Com o comprometimento da medula espinhal ou de suas ramificações nervosas, podem ocorrer alterações de funções motoras, sensitivas e metabólicas. Considerando ainda a abordagem ampla desse termo, podem-se incluir também as alterações psicológicas (Lianza, 2001). As lesões, por sua vez, podem ser divididas em traumáticas e não traumáticas (Quadro 29.3). Com a lesão da medula, podem ocorrer: paralisia, que é a alteração ou ausência do movimento abaixo da região acometida; e perda sensorial, caracterizada por alteração ou perda de sensação abaixo do nível neurológico da lesão. A lesão é considerada completa quando há comprometimento de todas as estruturas abaixo dela, com ausência da função motora e sensitiva. A lesão incompleta ocorre quando as funções encontram-se preservadas (Lianza, 2001). As lesões que atingem as regiões superiores da coluna [da cervical 1(C1) à torácica 1(T1)] resultam em tetraplegia, enquanto as que ocorrem em níveis mais baixos [da T2 à lombar 1(L1)] resultam em paraplegia, com envolvimento da pelve e membros inferiores. As lesões abaixo da segunda vértebra lombar referem-se à cauda equina e têm probabilidade de regeneração, por afetarem apenas os nervos periféricos. Para diagnosticar a lesão medular, a American Spinal Injury Association (ASIA) estabeleceu o padrão internacional de classificação neurológica e funcional na lesão medular (Quadro 29.4).

Quadro 29.3. Origem dos diferentes tipos de lesões medulares.

Traumáticas	Não traumáticas
• Acidentes de trânsito. • Quedas ou esmagamento da coluna vertebral. • Acidentes em mergulhos. • Ferimentos com armas de fogo ou arma branca.	• Malformações congênitas, tais como mielomeningocele. • Doenças degenerativas, como esclerose múltipla, tumores e outras. • Processos infecciosos, como abscessos, mielites (poliomielite), tuberculose. • Complicações vasculares, como trombose, aneurisma, embolia. • Escolioses, deformidades congênitas, osteorreumatismos. • Outros.

Fonte: Adaptado de Lianza, 2001.

Quadro 29.4. Tipos de lesão medular, conforme descrito pela ASIA.

Tipo de lesão	Comprometimento
A = completa	• Ausência de funções motoras e sensitivas, incluindo os sacrais S4-S5.
B = incompleta	• Função sensitiva preservada, mas nenhuma função motora abaixo do nível neurológico incluindo o segmento sacral S4-S5.
C = incompleta	• Função motora preservada abaixo do nível neurológico; mais da metade dos músculos-chave tem categoria menor que 3*.
D = incompleta	• Função motora preservada abaixo do nível neurológico; metade dos músculos-chave tem categoria maior ou igual a 3.
E = normal	• Função sensitiva e motora normal.

*Categoria 3: moderada assistência — indivíduos que necessitam mais do que 50 a 70% do esforço necessário para exercer uma atividade.
Fonte: Adaptado de Lianza, 2001.

408

As manifestações metabólicas decorrentes das lesões traumáticas e não traumáticas, e suas consequências sobre o estado nutricional, dependem do grau de abrangência da lesão, que é determinado pelo último segmento sensitivo e/ou motor preservado.

Em relação às lesões atraumáticas, cabem algumas considerações quanto à poliomielite, que é uma lesão viral. Após a ingestão de alimentos ou água contaminados, o vírus passa para a corrente sanguínea, invadindo o sistema nervoso central (SNC), espalhando-se através das fibras nervosas. O vírus tem a capacidade de destruir os neurônios motores, responsáveis pelo movimento muscular. Essas células possuem capacidade de regeneração, por isso a consequência é a paralisia. Na maioria das vezes, a paralisia por pólio é irreversível, e os músculos das pernas são mais afetados que os braços. Como consequência da infecção, pode ocorrer paralisia total de grandes grupos musculares, ou ainda a diminuição do tônus muscular em algumas partes do corpo. Geralmente ocorrem deformidades por ação dos músculos cujos antagonistas foram paralisados (Robergs e Roberts, 1996; Farbu et al., 2001; WHO, 1997).

É importante lembrar que os indivíduos acometidos por sequelas de pólio enfrentam dificuldade em vários aspectos da vida cotidiana, que incluem a locomoção, a integração social e, também, a saúde como um todo. Cerca de 50 a 85% dos indivíduos acometidos por pólio, após um período em torno de 30 a 40 anos, experimentam novos sintomas de fraqueza muscular, fadiga, dores e atrofias musculares. Esses sintomas são critérios para diagnóstico da denominada síndrome pós-pólio, que acarreta novas consequências às condições de saúde (Thoren-Jonsson, 2001). Atualmente, estima-se que entre 10 e 20 milhões de pessoas por todo o mundo convivam com sequelas da poliomielite (WHO, 1997).

Outra causa de deficiência motora não traumática, com prevalência relativamente elevada, é a mielomeningocele. Esta é uma doença inserida no contexto das malformações congênitas do SNC, e é considerada a segunda causa de deficiência motora infantil (Shepherd, 1991). Na América do Sul, o Estudo Colaborativo Latino-Americano de Malformações Congênitas (ECLAMC), no período entre 1990 e 2000, identificou uma prevalência de 4,73:1.000 nascimentos. A prevalência foi maior nos recém-nascidos com baixo peso (< 2.500 g) e menor entre os filhos de mulheres com mais de 3 gestações (Aguiar et al., 2003). Considera-se a mielomeningocele a forma mais grave e mais comum de espinha bífida. Nessa malformação, o tubo neural embrionário não se fecha completamente, o que normalmente ocorreria durante a terceira e quarta semanas da gestação, deixando uma abertura na coluna vertebral, com um saco dorsal contendo líquido e tecido nervoso em seu interior. Essa abertura pode ocorrer em qualquer região da medula, mas 75% das ocorrências são de localização lombo-sacral (Aguiar et al., 2003; Feeley et al., 2003; Winnick, 2004). A mielomeningocele afeta os sistemas nervoso, musculoesquelético e geniturinário. A gravidade e o grau de incapacitação dependem principalmente do local da lesão (Littlewood et al., 2003). A criança pode apresentar incapacidades crônicas graves, como paralisia ou deformidades dos membros inferiores e da coluna vertebral, distúrbios da sensibilidade cutânea, descontrole urinário e fecal, disfunção sexual, hidrocefalia, dificuldade de aprendizagem e risco de desajustes psicossociais (Pádua et al., 2002; Grillo e Silva, 2003).

Independentemente da origem da deficiência, os indivíduos que a adquiriram passaram de uma condição de independência (anterior à ocorrência da lesão) para total ou parcial dependência física, social e psicológica (após a ocorrência da lesão). A imobilização de um ou mais membros afetados conduz a mudanças no metabolismo e na composição corporal, aumentando o risco de desenvolvimento de doenças cardiovasculares, de hipertensão arterial, de diversos tipos de câncer, de resistência à insulina, além de dislipidemias (Cardus e Mctaggart, 1985; Cardus e Mctaggart, 1984; Claus-Walker e Halstead, 1982). Estas últimas podem ser devidas às baixas concentrações de lipoproteína de alta densidade (HDL), características nesses indivíduos, por conta de interrupções no ramo simpático do SNC (Bauman, 1994; Karlson, 1999).

Outro ponto que ainda necessita ser investigado é se a perda funcional consequente à lesão medular é um fator que pode acelerar o envelhecimento. Tem sido observado que, aproximadamente 30 anos depois de instalada a lesão, os indivíduos apresentam problemas de saúde similares aos dos idosos, independentemente da idade cronológica (Bulbulian et al., 2987; Kocina, 1997; Wells e Hooker, 1990; Westgren e Levi, 1999).

Avaliação nutricional em deficiências motoras

Os diferentes tipos de deficiências ou incapacidades resultam em alterações no estado nutricional. Essas alterações podem ocorrer pela dificuldade em adquirir, ingerir ou deglutir alimentos (por alterações motoras), ou ainda por modificações importantes em processos fisiológicos ou metabólicos. A avaliação nutricional constitui uma importante ferramenta de controle de todas as modificações físicas e metabólicas decorrentes da paraplegia, pois permite identificar riscos. A coleta de dados é o primeiro passo no processo do diagnóstico e pode ser realizada a partir de um ou mais dos diferentes aspectos: antropometria, dados bioquímicos, exames clínicos e análise dietética (Gibson, 1990; Lee e Nieman, 1995; Mitchell, 1997).

A avaliação do consumo alimentar é o ponto inicial da avaliação nutricional, e pode ser realizada por meio de aspectos qualitativos e semiquantitativos. A comparação entre dados quantitativos, recomendações alimentares estabelecidas e predições (ou cálculos) de gasto energético é fundamental para a discussão dos desvios nutricionais que possam ser induzidos pela dieta. Todo tipo de intervenção alimentar deve partir dos hábitos cotidianos e de alimentação do avaliado, pois de nada adiantaria a prescrição de dietas fora de seus costumes e possibilidades financeiras (Burke e Deakin, 1996).

As necessidades energéticas da pessoa com lesão medular devem levar em consideração a limitação física e o gasto energético da atividade física realizada. Os aspectos psicológicos, muitas vezes relacionados à aquisição da deficiência, são fatores intervenientes em qualquer processo de mudança de comportamento alimentar e devem ser considerados na interpretação das informações alimentares.

No que diz respeito à predição de necessidades energéticas, existe uma série de fórmulas desenvolvidas para pessoas sem deficiência (Harris e Benedict, 1919; OMS, 1985), que incluem como variáveis a idade, a altura e a massa corporal total. Porém, dadas as diferenças na composição corporal na deficiência motora, a utilização dessas fórmulas deve ser analisada com cautela. Considerando o tecido muscular como determinante da atividade metabólica dos indivíduos, a utilização de fórmulas que considerem apenas a massa magra pode ser uma boa opção. Um exemplo pode ser dado a partir da proposta de Cunninghan (1991):

Gasto energético basal 21,6 (massa magra, em kg) + 370

Um estudo desenvolvido por nosso grupo (Ribeiro et al., 2005) comparou a ingestão alimentar com a predição de gasto energético em atletas deficientes de duas origens: lesão medular traumática e não traumática (por sequela de poliomielite). Os resultados demonstraram que esses indivíduos têm uma ingestão energética, em relação ao peso corporal, muito abaixo dos valores preditos. Nesse estudo, a predição do gasto energético levou em consideração a massa magra, e para isso foram adotadas as fórmulas propostas por Cunninghan. O Quadro 29.5 apresenta esses resultados.

Vários estudos encontraram a ingestão energética diminuída em deficientes físicos. Spungen et al. (1993) compararam métodos tradicionais de predição do gasto energético com a tomada a partir de calorimetria indireta, em indivíduos paraplégicos; observou-se uma diminuição significativa nas taxas metabólicas de repouso. Essa diminuição era maior quanto mais alta fosse a lesão. Os autores demonstraram que, assim como ocorre com não deficientes, quanto maior a quantidade de gordura, menor a taxa metabólica basal.

Ainda, Cox (1985) avaliou o gasto energético de repouso em pacientes com lesão medular em diferentes etapas do aparecimento da lesão. Longitudinalmente, o autor observou que, seguido à lesão, ocorreu um aumento significativo da taxa metabólica de repouso, sendo que esse aumento sofreu um processo inverso com o passar do tempo. Os indivíduos passaram a ter um consumo de oxigênio diminuído em relação às predições convencionais. Essa diminuição foi diretamente relacionada à quantidade de músculos imobilizados. A existência de úlceras de pressão tornava os indivíduos hipermetabólicos, o que modificava também o gasto energético.

É importante também tentar compreender se existe alguma modificação no gasto energético quando o indivíduo é amputado. O uso de auxílios de marcha, como muletas, pode implicar um trabalho aumentado. Gomes (2004), em um estudo com atletas de futebol para amputados, discutiu o grande gasto energético que implica a locomoção com muletas.

Outro ponto importante a destacar na análise dietética desses indivíduos é a baixa ingestão de cálcio (Chantraine, 1978). Considerando a inter-relação existente entre a contração muscular e o metabolismo de cálcio, o membro imobilizado é comumente acometido por osteoporose. Os Quadros 29.6 e 29.7 apresentam resultados da análise da densidade mineral óssea por DEXA em indivíduos com lesões traumáticas e não traumáticas. Observa-se diminuição na densidade mineral óssea na região mais afetada, o que não é diagnosticado na análise de corpo inteiro.

Quadro 29.5. Ingestão energética, de alguns nutrientes e predição do gasto energético de atletas com deficiência motora.

Parâmetro		Lesões medulares traumáticas (n = 28)	Lesões atraumáticas (poliomielite) (n = 32)
Predição de gasto energético (média ± DP)	Kcal/ dia	2 673 ± 172	2 565 ± 247
	Kcal/kg de peso corporal	41,1 ± 3,8	43,1 ± 5,9
Ingestão energética diária (média ± DP)	Kcal/dia	2 104 ± 782 (a)	1 710 ± 563 (a)
	Kcal/kg de peso corporal	24,8 ± 20,7 (a)	25,5 ± 13,3 (a)
Carboidratos	(%)	49,8	49,5
Proteínas	(%)	20,3	20,2
Lipídeos	(%)	36,8	29,2
Cálcio	(mg)	701,4 ± 391,8	654,8 ± 474,1

(a) = diferença significativa (p < 0,05) em relação às predições.
Fonte: Adaptado de Ribeiro, 2005.

CAPÍTULO 29 | AVALIAÇÃO NUTRICIONAL DE PESSOAS COM DEFICIÊNCIA MOTORA

Quadro 29.6. Distribuição percentual de atletas portadores de deficiência motora, de acordo com o *score*-z relativo à densidade mineral óssea de corpo todo.

Valores do *score*-z*	Lesões não traumáticas (poliomielite)		Lesões traumáticas		Total	
	n.	%	n.	%	n.	%
< (−2,0)	0	0,0	1	4,8	1	2,0
(−2,0) ⊣ (−1,0)	0	0,0	5	23,8	5	10,2
(−1,0) ⊣ (+1,0)	0	0,0	10	47,6	10	20,4
> (+1,0)	28	100,0	5	23,8	33	67,4
Total	28	100,0	21	100,0	49	100,0

*Unidades de desvio padrão a partir da média de uma população saudável e não deficiente. São adotados como valores abaixo do normal aqueles cujo *score*-z se encontra < (−2).
Fonte: Adaptado de Ribeiro, 1998.

Quadro 29.7. Distribuição percentual de atletas portadores de deficiência motora, de acordo com o *score*-z relativo à densidade mineral óssea na região das pernas.

Valores do *score*-z	Lesões atraumáticas (poliomielite)		Lesões traumáticas		Total	
	n.	%	n.	%	n.	%
< (−2,0)	18	64,3	18	85,6	36	73,5
(−2,0) ⊣ (−1,0)	8	28,6	1	4,8	9	18,4
(−1,0) ⊣ (+1,0)	0	0,0	1	4,8	1	2,0
> (+1,0)	2	7,1	1	4,8	3	6,1
Total	28	100,0	21	100,0	49	100,0

Fonte: Adaptado de Ribeiro, 1998.

Em relação à avaliação antropométrica, na pesagem desses indivíduos existe a limitação de que muitos deles não podem se manter na posição ereta na plataforma da balança.

Atualmente os principais centros de atendimento tanto no ambiente hospitalar como no esportivo possuem balanças com plataforma ampla, que possibilita a pesagem dos que não têm possibilidade de deambulação. Na ausência dessa possibilidade, podem-se acomodar os indivíduos sentados, com as pernas cruzadas sobre a plataforma da balança. Para

tanto, é necessária a escolha de balanças com plataforma ampla (Ribeiro et al., 1998). O peso pode ainda ser obtido por diferença, isto é, o indivíduo é segurado por outro pesado previamente, sendo calculada a diferença. Entretanto, no caso da pesagem por diferença, existem problemas quando se trata de indivíduos com sobrepeso ou obesos, pois as escalas da maioria das balanças disponíveis não atingem o valor necessário. Existe ainda a possibilidade de utilização das estimativas de peso, que variam de acordo com sexo e idade (Quadro 29.8).

Quadro 29.8. Fórmulas propostas para estimativa do peso corporal.

Idade/sexo	Raça branca	Raça negra
Feminino		
6 a 18	(CJ × 0,77) + (CB × 2,47) − 50,16	(CJ × 0,71) + (CB × 2,59) − 50,43
19 a 59	(CJ × 1,01) + (CB × 2,81) − 66,04	(CJ × 1,24) + (CB × 2,97) − 82,48
60 a 80	(CJ × 1,09) + (CB × 2,68) − 65,51	(CJ × 1,50) + (CB × 2,58) − 84,22
Masculino		
6 a 18	(CJ × 0,68) + (CB × 2,64) − 50,08	(CJ × 0,59) + (CB × 2,73) − 48,32
19 a 59	(CJ × 1,19) + (CB × 3,21) − 86,82	(CJ × 1,09) + (CB × 3,14) − 83,72
60 a 80	(CJ × 1,10) + (CB × 3,07) − 75,81	(CJ × 0,44) + (CB × 2,86) − 39,21

CJ: comprimento do joelho, medida na perna esquerda; CB: circunferência do braço, medida no ponto médio entre os ossos acrômio e olecrano.
Fonte: Adaptado de Chumlea, 1944.

No que diz respeito ao peso corporal em indivíduos amputados, Brunnstons (1983) propôs o ajuste de peso, proporcional à região amputada. O autor propõe a aplicação da seguinte fórmula:

$$\text{Peso ajustado} = \frac{\text{peso atual} \times 100}{100 - \%\ \text{amputação}}$$

onde o percentual relativo ao membro amputado encontra-se no Quadro 29.9.

Quadro 29.9. Contribuição percentual dos diferentes segmentos corporais, para ajuste do peso corporal em amputados.

Parte do corpo	Contribuição do peso corporal (%)
Braço inteiro	6,5
Parte superior do braço	3,5
Antebraço	2,3
Mão	0,8
Perna inteira	18,5
Reg. Superior da perna	11,6
Região inferior da perna	5,3
Pé	1,8

Fonte: Adaptado de Brunnstons, 1983.

A impossibilidade de manutenção na posição ereta pode comprometer a tomada da medida da estatura. Como alternativa, pode-se obter a medida do comprimento do indivíduo (Gordon et al., 1988; Ribeiro e Tirapegui, 1999). Também, Jarzem e Gledhill (1993) estipularam que o comprimento dos braços do indivíduo em posição de cruz (envergadura) corresponde a sua estatura. Esse tipo de estimativa pode constituir-se em uma ferramenta mais apropriada no caso da paraplegia, desde que não haja comprometimento dos membros superiores. Chumlea et al. (1994) desenvolveram fórmulas para a estimativa da estatura levando em consideração a altura do joelho (Quadro 29.10). A técnica para tomada da altura do joelho encontra-se na Figura 29.2.

Além de dados de peso e estatura, um fator que merece ser considerado é o estado nutricional relativo à massa muscular e de gordura desses indivíduos. Como citado por Kocina (1997), a composição corporal em lesões medulares permite melhor monitorização dos indivíduos, melhor identificação de risco de obesidade ou desnutrição e melhor avaliação das intervenções nutricionais. As lesões da medula espinhal alteram a composição corporal devido à perda do controle voluntário de um dos segmentos de maior massa corporal do corpo: os braços ou as pernas. Como resultado dessa condição, o tecido adiposo aumenta em proporção à massa magra (Bosch e Wells, 1991).

Vários estudos relacionam um percentual elevado de gordura corporal com a altura da lesão. George et al. (1988) compararam, por meio da técnica de pesagem hidrostática, indivíduos com lesões medulares e indivíduos não lesados. O resultado em porcentagem de gordura corporal ficou em torno de 24,5% para lesados medulares contra 17% para indivíduos sem deficiência. Rassman-Nuhlicek et al. (1988) compararam a gordura corporal com o nível de lesão do seguinte modo: T10 a T2: 30,1%; T1 a C6: 35,7%; acima de C6: 35,3%.

Na avaliação da composição corporal em pessoas com paraplegia, o DEXA (dual-energy X-ray absorptiometry, ou raios X de dupla energia) é considerado uma alternativa bastante viável, pois requer uma cooperação mínima do indivíduo avaliado e consegue determinar com eficiência o total de gordura, de massa magra e de conteúdo mineral ósseo. Além disso, praticamente não há interferência quanto ao grau de hidratação do indivíduo, e a exposição à radiação é mínima (Lukaski, 1993; Oubenoff et al., 1993). O Quadro 29.11 apresenta a análise de indivíduos com deficiência motora por DEXA de corpo inteiro, no que diz respeito à gordura e massa magra corporais. Ainda, o Quadro 29.12 compara os valores da composição corporal com um estudo realizado em população de referência sem deficiência. Observa-se o desvio para valores inferiores, no que diz respeito à massa magra, e o desvio para valores superiores, no que diz respeito à massa adiposa.

Quadro 29.10. Fórmulas propostas para estimativa da estatura de indivíduos.

Idade/sexo	Raça branca	Raça negra
Feminino		
6 a 18	43,21 + (2,14 × CJ)	46,59 + (2,02 × CJ)
19 a 60	70,25 + (1,87 × CJ) − (0,06 × idade)	68,10 + (1,86 × CJ) − (0,06 × idade)
> 60	75,00 + (1,91 × CJ) − (0,17 × idade)	58,72 + (1,96 × CJ)
Masculino		
6 a 18	40,54 + (2,22 × CJ)	39,60 + (2,18 × CJ)
19 a 60	71,85 + (1,88 × CJ)	73,42 + (1,79 × CJ)
> 60	59,01 + (2,08 × CJ)	95,79 + (1,37 × CJ)

CJ: comprimento da perna, que deve ser medido com esta em um ângulo de 90°, medido do joelho até o pé esquerdo.
Fonte: Chumlea, 1994.

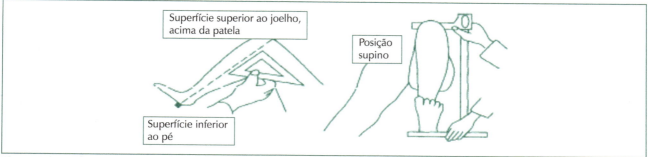

Figura 29.2. Técnica para tomada da altura do joelho.
Fonte: Adaptada de Gibson, 1990.

A predição da composição corporal por equações com base em circunferências e dobras cutâneas é o método mais amplamente utilizado para determinação da composição corporal pelo fato de ser barato, de as medidas serem tomadas com facilidade e rapidez e, quando feitas de maneira correta, correlacionarem-se significativamente com outros métodos considerados padrão ouro (Brodie, 1998; Jackson e Pollock, 1985). Porém, o uso dessas equações preditivas em pessoas com paraplegia desperta algumas dúvidas: essas equações foram desenvolvidas tomando por base pessoas sem deficiência, portanto com uma distribuição diferenciada entre gordura e massa magra. Vários autores apontam uma grande divergência e dificuldade em sugerir uma metodologia como sendo o padrão ouro para validação das fórmulas preditivas em pessoas com deficiência (George et al., 1988; Finsen, 1992). Bulbulian et al. (1987) e Lussier et al. (1983) observaram, a partir da utilização de dobras cutâneas em lesão medular, que todas as equações testadas subestimaram a gordura corporal quando comparadas com o padrão ouro da hidrodensitometria.

Com base em vários aspectos já considerados neste texto, podem-se destacar alguns pontos:

- As necessidades energéticas de pessoas com deficiência motora são, com grande probabilidade, inferiores aos valores preditos pelas fórmulas convencionais, mesmo quando estas levam em consideração somente o peso da massa magra. Por isso, deve ser redobrado o cuidado para não levar os indivíduos a sobrepeso ou outros desvios nutricionais.

- Os valores de massa muscular são inferiores à população de referência, mesmo levando em consideração medidas realizadas nos membros superiores (membro não atingido pela lesão). Uma atenção maior na relação entre energia e proteína pode significar melhora nesse quadro.

Ainda no que diz respeito à avaliação antropométrica nas deficiências motoras, é importante que se leve em conta o caso de crianças. A literatura atual carece de informações sobre padrões de crescimento em crianças com diferentes tipos de deficiências motoras. Um exemplo disso é a mielomeningocele. Coelho et al. (2009) tentaram identificar, em um grupo de crianças com mielomeningocele, como se manifestava o padrão de crescimento destas em um período de 3 anos. Foi possível observar a presença de desvios nutricionais nesse grupo (baixa estatura, sobrepeso e obesidade), e a manutenção desses desvios durante um período de 3 anos (Quadros 29.13 e 29.14).

Quadro 29.11. Composição corporal por dexa em pessoas com lesão medular e com sequelas de poliomielite.

Grupos[a]	% de gordura corporal	Massa corporal de gordura (kg)	Massa corporal livre de gordura (kg)
LM (n = 23)	20,55 ± 12,64	14,54 ± 10,65	47,57±7,55
P (n = 29)	25,17 ± 14,98	16,18± 12,85	40,75±7,59

a = LM: lesados medulares; P: sequelas de poliomielite.
Fonte: Ribeiro, 2005.

Quadro 29.12. Distribuição entre tecido adiposo e tecido muscular comparando diferentes tipos de deficiência: lesões traumáticas e lesões atraumáticas (incluindo amputações).

Parâmetros	Lesões traumáticas	Lesões atraumáticas
Massa magra (média ± DP)	47,57 ± 7,55	40,75 ± 7,59
Percentis (valor do P50)	< P5 (60,4 kg)	< P5 (60,4 kg)
% de gordura corporal (média ± DP)	20,55 ± 12,64	25,17 ± 14,98
Percentil (valor do P50)	P75-P90 (15,8%)	P75 a P90 (15,8%)

Fonte: Adaptado de Ribeiro, 2005.

PARTE IV | CONSIDERAÇÕES SOBRE TEMAS ATUAIS NO ESPORTE

Quadro 29.13. Avaliação do crescimento de crianças portadoras de mielomeningocele a partir do índice estatura/idade em um período de 3 anos.

Classificação*	2003		2004		2005	
	Número	Porcentagem	Número	Porcentagem	Número	Porcentagem
Meninos						
Baixa estatura para a idade	6	(46,1)	6	(46,1)	5	(35,7)
Estatura adequada para a idade	7	(53,8)	7	(53,8)	8	(61,5)
Total	13	(100)	13	(100)	13	(110)
Meninas						
Baixa estatura para a idade	4	(36,4)	4	(36,4)	4	36,4)
Estatura adequada para a idade	7	(63,4)	7	(63,4)	7	(63,4)
Total	11	(100)	11	(100)	11	100

*De acordo com o estabelecido pelo SISVAN – Sistema de Vigilância Alimentar e Nutricional, 2008.
Fonte: Coelho, 2009.

Quadro 29.14. Avaliação da adequação de peso por crianças portadoras de mielomeningocele, tendo como indicador o Índice de Massa Muscular (IMC), em um período de 3 anos.

Classificação*	2003		2004		2005	
	Número	Porcentagem	Número	Porcentagem	Número	Porcentagem
Meninos						
Baixo peso	0	(0)	0	(0)	0	(0)
Eutrofia	5	(41,7)	7	(58,3)	7	(58,3)
Risco de sobrepeso	4	(33,3)	3	(25,0)	2	(16,7)
Sobrepeso	3	(25,0)	2	(16,7)	3	(25,0)
Total	12	(100)	12	(100)	12	(100)
Meninas						
Baixo peso	0	(0)	2	(18,2)	1	(9,1)
Eutrofia	6	(54,5)	3	(27,3)	4	(36,4)
Risco de sobrepeso	1	(9,1)	4	(36,4)	3	(27,3)
Sobrepeso	4	(36,4)	2	(18,2)	3	(27,3)
Total	11	(100)	11	(100)	11	(100)

*De acordo com o estabelecido pelo SISVAN – Sistema de Vigilância Alimentar e Nutricional, 2008.
Fonte: Coelho, 2009.

Outro ponto digno de nota nas deficiências motoras diz respeito aos valores de lipídios plasmáticos. Razões decorrentes da própria lesão medular, possivelmente por alterações na inervação simpática, levam esses indivíduos a apresentar valores diminuídos de HDL (Zlotolov, 1992). Silva et al. (2004) investigaram se a prática de atividade física era capaz de modificar esse importante aspecto relacionado ao desenvolvimento de doenças crônicas, comparando deficientes atletas com sedentários. O Quadro 29.15 demonstra que as alterações no HDL não são modificadas, independentemente do estilo de vida. Portanto, estudos com intervenção dietética, aliada ou não à atividade física, são de importância fundamental.

Em relação à utilização de dados bioquímicos para avaliação do estado nutricional, é sabido que estes fornecem resultados mais objetivos e quantitativos e detectam deficiências nutricionais em estágios iniciais, o que a avaliação antropométrica só seria capaz de detectar tardiamente. Algumas alterações metabólicas decorrentes das deficiências podem levar à necessidade da análise de parâmetros relativos ao metabolismo de cálcio (excreção urinária de cálcio, vitamina D e cálcio plasmático), parâmetros que relacionem proteínas corporais (ureia e creatinina plasmáticas e urinárias, albumina plasmática), parâmetros de metabolismo de carboidratos (glicemia de jejum e/ou testes de tolerância à glicose) e dados relacionados a dislipidemias (colesterol total e frações, triacilgliceróis). Devido à constante presença de úlceras de pressão, a determinação do estado nutricional em ferro e zinco também é de grande importância.

Quadro 29.15. Descrição de alguns parâmetros bioquímicos indicadores de doenças crônicas em pessoas com lesão medular, sedentárias e exercitadas.

Parâmetro (mg.dL⁻¹)	Exercitados	Sedentários	Diferença (valor de p)
	Média ± DP	Média ± DP	
HDL-colesterol	39,5 ± 7,5	38,2 ± 7,7	0,65
LDL-colesterol	100,7 ± 23,9	118,3 ± 25,1	0,07
Triacilgliceróis	79,7 ± 37,1	102,6 ± 73,5	0,28
Colesterol total	156,8 ± 27,9	177,7 ± 26,0	0,05
Glicemia de jejum	84,8 ± 6,9	94,3 ± 16,1	0,04*

*$p < 0,05$ estatisticamente significante.

Fonte: Silva et al., 2004.

Considerações finais

Sem dúvida, o contexto que aborda nutrição e deficiência física é muito amplo. Existem ainda muitos pontos a serem esclarecidos, muitos desafios a serem experimentados. Por isso, é importante que, cada dia mais, tanto os nutricionistas como os demais profissionais envolvidos na área de atividade física e esporte abordem esses aspectos em suas pesquisas.

Bibliografia consultada

- Aguiar MJB, Campos AS, Aguiar RALP, Lana AMA, Magalhães RL, Babeto LT. Defeitos de fechamento do tubo neural e fatores associados em recém-nascidos vivos e natimortos. J Pediatr. 2003; 79:129-34.
- Battistella LR, Brito CMM. Classificação Internacional de Funcionalidade (CIF) International Classification of Functioning Disability and Health (ICF). Acta Fis 2002; 9:98-101.
- Bauman WA. Disorders of carbohydrate and lipid metabolism in veterans with paraplegia and quadriplegia: a model of premature aging. Metabolism1994; 43:749-56.
- Bosch PR, Wells CL. Effect of immersion on residual volume of able-bodied and spinal cord injured males. Med. Sci. Sports Exerc. 1991; 23:384-388.
- Brodie DA. Techniques of measurement of body composition. Part I. Sports Medicine 1988; 5:11-40.
- Brunnstons S. Clinical kinesiology. 4. ed. Philadelphia: Davis; 1983.
- Buchalla CM. A Classificação Internacional de Funcionalidade, Incapacidade e Saúde. Acta Fis 2003; 10:29-31.
- Bulbulian R, Johnson RE, Gruber JJ, Darabos B. Body composition in paraplegic male athletes. Med. Sci. Sports Exerc. 1987; 19:195-201.
- Burke L, Deakin V (eds.). Clinical sports nutrition. Sydney: McGraw-Hill Book Company; 1996. 465p.
- Cardus D, Mctaggart WG. Body composition in spinal cord injury. Arch. Phys. Med. Reabil. 1985; 66:257-9.
- Cardus D, Mctaggart WG. Total body water and its distribution in men with spinal cord injury. Arch. Phys. Med. Reabil. 1984; 65:509-12.
- Chantraine A. Actual concept of osteoporosis in paraplegia. Paraplegia 1978; 16:51-8.
- Chumlea WC, Guo SS, Steinbaugh ML. Prediction of stature from knee height for black and white adults and children with application to mobility-impaired or handicapped persons. J. Am. Diet. Assoc. 1994; 94: 1385-88.
- Cieza A, Hilfiker R, Chatterji S, Kostanjsek N, Ustun BT, Stucki G. The International Classification of Functioning, Disability, and Health could be used to measure functioning. J Clin Epidemiol. 2009; 62:899-911.
- Claus-Walker J, Halstead LS. Metabolic and endocrine changes in spinal cord injury: IV. Component neurologic dysfunctions. Arch. Phys. Med. Rehabil. 1982; 63:632-8.
- Coelho CM, Egashira EM, Silva RC, Ribeiro SML. Evolução do estado nutricional de crianças com mielomeningocele em período de três anos. O Mundo da Saúde: 2009; 33:347-351.
- Cox AS. Energy expenditure after spinal cord injury: an evaluation of stable rehabilitating patients. J. Trauma 1985; 25:419-23.
- Cunninghan JJ. Body composition as a determinant of energy expenditure: a synthetic review and a proposed general prediction equation. Am. J. Clin. Nutr. 1991; 54:963.
- Farbu E, Recand T, Aarli JA et al. Polio survivors: web educated and hard working. J. Neurol. 2001; 248:500-505.
- Farias N, Buchalla CM. A Classificação Internacional de Funcionalidade, Incapacidade e Saúde da Organização Mundial da Saúde: conceitos, usos e perspectivas. Rev Bras Epidemiol 2009; 8:187-93.
- Feeley BT, IP TC, Otsuka NY. Skeletal maturity in myelomeningocele. J Pediatr Orthop. 2003; 23:718-21.
- Finsen V, Indreda B, Fougner KJ. Bone mineral and hormone status in paraplegics. Paraplegia. 1992; 30:343-7.
- George CM, Wells CL, Dugan NL. Validity of hydrodensitometry for determination of body composition in spinal injured subjects. Hum. Biol. 1988; 60:771-80.
- Gibson R. Principles of nutritional assessment. Oxford: Oxford University Press, 1990. 691p.
- Gomes AIS. Perfil dietético e antropométrico da seleção brasileira de futebol de amputados no período preparatório para o campeonato mundial de 2002. Dissertação para obtenção do título de mestre em Nutrição. Universidade Federal do Rio de Janeiro, 2004.
- GordonCC, Chumlea WC, Roche AF. Stature, recumbent lenght, and weight. In: Lohman TG, Roche AF, Martorell R (eds). Anthropometric standardization reference manual. Champaign, Ill. Human Kinetics Books; 1988.
- Grill E, Stucki G. Scales could be developed based on simple clinical ratings of international classification of functioning,

- disability and health core set categories. J Clin Epidemiol J Clin Epidemiol. 2009; 62:891-8.
- Grillo E, Silva RJM. Defeitos do tubo neural e hidrocefalia congênita: por que conhecer sua prevalência? J Pediatr [Internet]. 2003 [acessado 22 Ago 2004];79(2):105-6. Disponível em: http://www.scielo.br/scielo.php?script=sci_arttext&pid=S0021-75572003000200003.
- Harris JA, Benedict FG. A biometric study of basal metabolism in man. Washington, DC. Carnegie Instituition of Washington; 1919.
- Jackson AS, Pollock ML. Practical assessment of body composition. Physician and Sporsmedicine 1985; 13:76-90.
- Jarzem PF, Gledhill RB. Predicting height from arm measurements. Journal of Pediatric Orthopaedics. 1993; 13:761-65.
- Karlson AK. Insulin resistance and sympathetic function in high spinal cord injury. Spinal Cord. 1999; 37:494-500.
- Kocina P. Body composition of spinal cord injured adults. Sports Med. 1997;23:48-60.
- Lee RD; Nieman DC. Nutritional assessment. 2. ed. St. Louis: Mosby; 1995. 689p.
- Lianza S. Lesão medular IN: Lianza S. Medicina de reabilitação. 2. ed. São Paulo; 2001. p. 299-321.
- Littlewood RA, Trocki O, Shepherd RW, Shepherd K, Davies PSW. Resting energy expenditure and body composition in children with myelomeningocele. Pediatr Rehabil. 2003; 6:31-7.
- Lukaski HC. Soft tissues composition and bone mineral status: evaluation by dual-energy X-absorptiometry. J. Nutr. 1993; 123:438-43.
- Lussier L, Knight J, Bell G. Body composition comparison in two elite female wheelchair athletes. Paraplegia 1983; 21:16-22.
- Mitchell MK. Nutrition assessment. In: Nutrition across the life span. Philadelphia. W. B. Saunders Company; 1987. p. 28-47.
- OMS – Organização Mundial da Saúde. Necessidades de energia e proteínas. Série de Relatos Técnicos 724, 1985.
- OMS – Organização Mundial da Saúde. Classificação Internacional de Funcionalidade, incapacidade e saúde (CIF). Edusp; 2003.
- Pádua L, Rendeli C, Rabini A, GirardI E, Tonali P, Salvaggio E. Health-related quality of life and disability in young patients with spina bifida. Arch Phys Med Rehabil. 2002; 83:1384-8.
- Rassman-Nuhliceck DN, Spurr GB. Body composition of patients with spinal cord injury. Euro J. Clin. Nutr. 1988; 42:765-73.
- Resnik L, Plow MA. Measuring participation as defined by the International Classification of Functioning, Disability and Health: an evaluation of existing measures. Arch Phys Med Rehabil. 2009; 90:856-66.
- Ribeiro SML, Silva RC, Castro IA, Tirapegui J. Nutritional assessment of handicapped individuals practicing physical activity. Nut Res 2005; 25:239-249.
- Ribeiro SML, Silva RC, Moretti K. Avaliação nutricional de atletas de basquetebol portadores de deficiência física: a controvérsia da antropometria. Rev. Farm. Bioquim Univ. São Paulo 1998; 34:19-21.
- Ribeiro SML, Tirapegui J. Avaliação nutricional: conceitos gerais e sua aplicabilidade em lesados medulares. Cadernos de Nutrição 1999; 17:39-52.
- Robergs RA, Roberts SO. Exercise physiology: exercise, performance and clinical applications. St. Louis: Mosby; 1996. 840p.
- Shepherd RB. Fisioterapia em pediatria. 3. ed. São Paulo: Santos Livraria e Editora; 1998. 421p.
- Silva RC, Ribeiro SML, Tirapegui JO. Estudo controlado da influência da atividade física em fatores de risco para doenças crônicas em indivíduos lesados medulares paraplégicos do sexo masculino. Rev Paul Ed Fis 2004; 18:169-177.
- Spungen AM, Bauman WA, Wang, J. The relation between total body potassium and resting energy expenditure in individuals with paraplegia. Arch. Phys. Med. Rehabil. 1993; 74:965-8.
- Strobl R, Stucki G, Grill E, Muller M, Mansmann U. Graphical models illustrated complex associations between variables describing human functioning. Journal of Clinical Epidemiology, J Clin Epidemiol. 2009; 62:922-3.
- Teixeira-Salmela LF, Neto MG, Magalhães LC, Lima RC, Faria CDCM. Content comparisons of stroke-specific quality of life based upon the international classification of functioning, disability, and health. Qual Life Res. 2009; 18:765-73.
- Thoren-Jonsson AL, Hedberg M, Grimby G. Distress in everyday life in people with poliomyelitis sequelae. J. Reabil. Med. 2001; 33:119-127.
- Wells CL, Hooker SP. The spinal injured athlete. Adap. Phys. Quart. 1990; 7: 265-285.
- Westgren N, Levi N. Quality of life and traumatic spinal cord injury. Arch Phys Med Rehabil. 1998; 79:1433-1439.
- WHO. Polio: the beginning of the end. WHO edition: Geneva; 1997. 100p.
- Winnick JP. Educação física e esportes adaptados. 3. ed. São Paulo: Manole; 2004. 205 p.
- Zlotolov SP, Levy E, Bauman WA. The serum lipoprotein profile in veterans with paraplegia: the relationship to nutritional factors and BMI. Paraplegia Soc. 1992; 15:158-62.

Dieta Vegetariana e Atividade Física

• Andrea Bonvini • Raquel Raizel • Audrey Yule Coqueiro • Julio Tirapegui

Introdução

Atualmente, a adoção de um padrão alimentar vegetariano tem sido foco de discussão e interesse no âmbito da saúde pública, uma vez que evidências indicam potenciais benefícios dessa dieta na prevenção doenças cardiovasculares, câncer, obesidade e diabetes, entre outras. Entretanto, a dieta vegetariana exige cauteloso planejamento para adequar-se às diferentes fases do ciclo de vida, principalmente na infância, gestação e lactação, assim como deve suprir as demandas nutricionais de indivíduos fisicamente ativos, como atletas e esportistas.

Adicionalmente, deve-se considerar o tipo de dieta vegetariana adotada e a motivação do indivíduo ao adotar esse tipo de alimentação, que pode estar relacionada à saúde e ao bem-estar, ao meio ambiente, a questões religiosas e espirituais ou éticas e aos direitos dos animais (Sabate, 2001).

Embora uma dieta vegetariana possa ser nutricionalmente adequada, evidências científicas relacionando o vegetarianismo e o desempenho atlético em longo prazo ainda são escassas. Dependendo da extensão das limitações dietéticas, as preocupações com o atleta vegetariano incluem a suficiência energética, proteica e lipídica e a adequação de nutrientes como ferro, zinco, vitamina B12, cálcio, ácidos graxos ômega 3, entre outros (Thomas et al., 2016, Rogerson, 2017).

Considerando a popularização e maior visibilidade do vegetarianismo, neste capítulo abordaremos os principais aspectos relacionados às dietas vegetarianas e sua aplicação no contexto esportivo.

Conceitos e definições da dieta vegetariana

O padrão alimentar vegetariano é fundamentado na exclusão de qualquer tipo de carne da dieta (bovina, suína, de aves e pescados) e pode ou não ser acompanhado da exclusão de outros produtos de origem animal. A Tabela 30.1 apresenta as terminologias e definições dos tipos de dietas vegetarianas (Key et al., 2006).

Esse tipo de dieta baseia-se, principalmente, no consumo de cereais, legumes, sementes, frutas, hortaliças e cogumelos, que contribuem para o fornecimento de carboidratos, ácidos graxos do tipo ômega 6, fibras, carotenoides, ácido fólico, vitamina C e E, magnésio e fitoquímicos. Entretanto, a dieta vegetariana pode carecer de outros nutrientes, entre os quais se destacam as vitaminas, especialmente a B12 e a D, os minerais, particularmente o ferro, o cálcio e o zinco, o ômega 3 e as proteínas (Kaushik et al., 2015).

Nesse sentido, o planejamento adequado da dieta vegetariana é fundamental para suprir as demandas nutricionais nos diferentes estágios e ciclos da vida e é respaldado por grupos de referência mundial no âmbito da nutrição, como a Associação Dietética Americana (American Dietetic Association) (Key et al., 2006).

A dieta vegetariana não deve ser confundida com a macrobiótica, um tipo de alimentação específica baseado no consumo de cereais integrais, com um sistema filosófico de vida bastante peculiar e característico. Portanto, a alimentação pode ou não ser vegetariana. O termo "semivegetariano" também pode ser encontrado na literatura científica para designar o indivíduo que come carne (geralmente branca) até três vezes por semana, contudo não é considerado vegetariano (Key et al., 2006).

Tabela 30.1. Tipos de dietas vegetarianas.

Tipo de dieta	Descrição
Ovolactovegetariana	• Exclusão do consumo de carnes (bovina, suína, de aves e pescados). Inclusão do consumo de ovos e laticínios.
Lactovegetariana	• Exclusão do consumo de carnes (bovina, suína, de aves e pescados) e ovos. Inclusão do consumo de laticínios.
Ovovegetariana	• Exclusão do consumo de carnes (bovina, suína, de aves e pescados) e laticínios. Inclusão do consumo de ovos.
Vegetariana estrita e/ou vegana	• Exclusão do consumo de carnes (bovina, suína, de aves e pescados), laticínios, ovos e outros produtos que contenham derivados de origem animal (mel, corantes, gelatina, glicerina etc.).

Fonte: Adaptada de Rogerson, 2017.

Guia alimentar vegetariano

O primeiro guia alimentar direcionado aos indivíduos vegetarianos foi criado em 1995 pela Universidade de Loma Linda com base em uma adaptação dos guias alimentares desenvolvidos para os indivíduos não vegetarianos, como a Pirâmide do Guia Alimentar do Departamento de Agricultura dos Estados Unidos. Posteriormente, foi elaborado um quadro conceitual para o desenvolvimento de um guia alimentar novo e único para os vegetarianos, fomentado por especialistas internacionais em nutrição vegetariana, com o objetivo de atender às recomendações nutricionais, ser aplicável aos diversos tipos de dietas vegetarianas e auxiliar os indivíduos na transição para a dieta vegetariana (Haddad et al., 1999). Com base nesse quadro, Venti e Johnston (2002) desenvolveram um novo guia alimentar vegetariano que abrangesse, inclusive, os lactovegetarianos, ovovegetarianos e veganos. A Figura 30.1 ilustra a pirâmide alimentar vegetariana oriunda do estudo supracitado.

Os principais grupos alimentares são distribuídos em sessões e organizados de acordo com sua contribuição quantitativa em relação à dieta, em que os 5 principais grupos de alimentos à base de plantas, como cereais e grãos integrais, legumes, hortaliças, frutas *in natura* e secas, compõem a parte inferior da pirâmide, devendo ser consumidos em maior quantidade. Formando a parte superior da pirâmide estão os alimentos que devem ser consumidos em menor quantidade, como óleos vegetais, laticínios, ovos, nozes e sementes. Adicionalmente, a pirâmide contém uma declaração sobre a necessidade de suplementação com vitaminas B12 e D e de cálcio para indivíduos com padrão alimentar vegano (Messina et al., 2003).

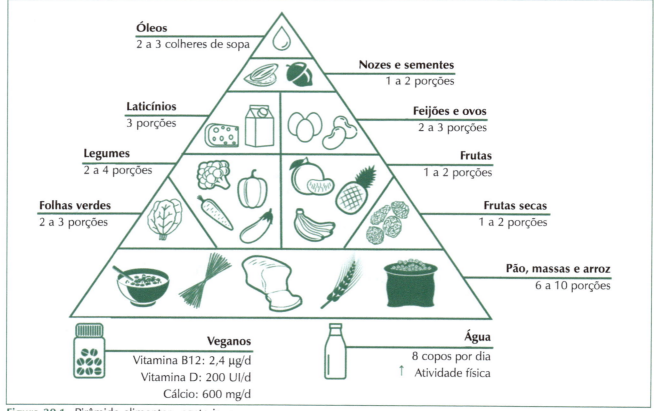

Figura 30.1. Pirâmide alimentar vegetariana.
Fonte: Adaptada de Venti e Johnston, 2002.

Considerando que a dieta não é o único fator que influencia o estilo de vida saudável, outros determinantes, como a prática de atividade física, a exposição moderada à luz solar e o consumo de água, também são associados e representados no guia alimentar vegetariano (Haddad et al., 1999). Vale ressaltar que, apesar de o consumo de álcool ser um importante fator que influencia o estilo de vida saudável, este não foi incluído no guia alimentar vegetariano com base em três principais premissas: (i) evidências indicam que os benefícios para a saúde obtidos por meio da dieta vegetariana são de populações que não consomem álcool, (ii) não há evidências que indiquem a exclusão do álcool como um fator adicional para a prevenção de doenças crônicas não transmissíveis (DCNT) na população vegetariana de baixo risco; e (iii) a inclusão de álcool no guia alimentar vegetariano pode comprometer a aceitação deste pela população alvo (Haddad et al., 1999).

Ademais, o guia alimentar vegetariano enfatiza o consumo de alimentos não refinados ou minimamente processados, uma vez que estes contêm maior quantidade de vitaminas, minerais e fibras alimentares, além de compostos bioativos não encontrados em alimentos homólogos, refinados ou processados. Em contrapartida, alguns produtos enriquecidos e fortificados, principalmente com vitamina B12 e cálcio, podem contribuir substancialmente para alcançar as recomendações nutricionais em indivíduos vegetarianos e veganos (Haddad et al., 1999).

Recomendações nutricionais para vegetarianos e veganos
Proteína

As Recomendações Nutricionais Propostas (*Recommended Dietary Allowance* – RDA) são baseadas em dietas que contenham proteína de alta digestibilidade e qualidade, como ovos, carnes e leite, sendo 0,8 g de proteína/kg/dia ou 63 e 50 g para homens e mulheres adultos, respectivamente. Entretanto, considerando que as fontes de proteína para indivíduos vegetarianos são obtidas, principalmente, por meio de grãos integrais, leguminosas, nozes e sementes e laticínios e ovos, o índice de digestibilidade proteico é de apenas 90% em relação às proteínas de alta digestibilidade. Em dietas veganas, em que não há o consumo de laticínios e ovos, esse índice se reduz para 76% (Venti e Johnston, 2002).

Assim, estudos mostram que a recomendação de proteína para indivíduos vegetarianos deve ter um acréscimo de 20%, alcançando 1 g de proteína/kg/dia ou 75 e 60 g para homens e mulheres adultos, respectivamente (Venti e Johnston, 2002). Para indivíduos veganos, especialmente para crianças que aderem a esse padrão alimentar, o acréscimo de proteínas deve ser aumentado em 30 a 35% para crianças de até 2 anos, 20 a 30% para crianças de 2 a 6 anos e 15 a 20% para crianças de 6 anos ou mais (American Dietetic Association; Dietitians of Canada, 2003, Craig et al., 2009). Esse aumento pode ser facilmente alcançado, mesmo em idosos, mulheres grávidas/amamentando e crianças, pelo consumo de uma grande variedade de alimentos vegetais (Moffatt et al., 2011).

Vitamina B12

De acordo com a RDA, indivíduos adultos devem consumir 2,4 µg/dia de vitamina B12, sendo essa quantidade facilmente alcançada em dietas onívoras, uma vez que tal vitamina é naturalmente encontrada em alimentos de origem animal, destacando-se o atum (2,5 g por porção), a carne bovina (2 g por porção) e, em menor quantidade, os produtos lácteos (0,3 g por porção) (Venti e Johnston, 2002).

Nesse contexto, indivíduos lactovegetarianos e veganos apresentam baixa ingestão (1,68 e 0,16 g/dia, respectivamente) e prevalente deficiência sérica dessa vitamina (78 e 26%, respectivamente). Adicionalmente, a hiper-homocisteinemia é detectada em 53% dos veganos e em 29% dos lactovegetarianos, contrastando com apenas 5% dos onívoros (Venti e Johnston, 2002). Com base nesses dados, recomenda-se a adição de produtos fortificados com vitamina B12, como aqueles à base de soja e cereais matinais na dieta, assim como a suplementação dessa vitamina sintética (Venti e Johnston, 2002).

Vale ressaltar que as dietas vegetarianas são, normalmente, ricas em ácido fólico, o que pode mascarar os sintomas hematológicos da deficiência de vitamina B12. Em alguns casos, a deficiência pode não ser detectada até o aparecimento de sintomas neurológicos. Nesses casos, o *status* de B12 deve ser avaliado a partir das concentrações de homocisteína sérica, ácido metilmalônico e holotranscobalamina II (American Dietetic Association; Dietitians of Canada, 2003, Craig et al., 2009).

Vitamina D

A Ingestão Adequada (*Adequate Intake* – AI) para vitamina D é de 200 UI para indivíduos entre 19 e 50 anos e de 400 UI para indivíduos entre 51 e 70 anos, sendo essa quantidade suficiente para a manutenção das concentrações séricas de 25-hidroxivitamina D (30 nmol/L). Contudo, indivíduos lactovegetarianos e veganos apresentam ingestão de vitamina D abaixo do recomendado (3,6 e 28 UI/dia, respectivamente), assim como concentrações séricas reduzidas de 25-hidroxivitamina D (28 e 25 mmol/L, respectivamente) (Venti e Johnston, 2002).

Assim como a vitamina B12, as principais fontes alimentares de vitamina D são de origem animal, como gema de ovo e peixes (gordura e óleo), configurando um desafio para indivíduos lactovegetarianos e veganos atingirem as recomendações de ingestão (Venti e Johnston, 2002). Além disso, a vitamina D2 (ergocalciferol) utilizada para indivíduos veganos apresenta menor biodisponibilidade em relação à vitamina D3 (colecalciferol), também presente em alimentos de origem animal, aumentando a dificuldade para esses indivíduos suprirem as necessidades de vitamina D (American Dietetic Association; Dietitians of Canada, 2003, Craig et al., 2009).

Em suma, concomitantemente com a suplementação, a adição de alimentos fortificados e a exposição à luz solar moderada e regular são importantes aliados para assegurar a ingestão e a concentração sérica adequadas de vitamina D (Venti e Johnston, 2002).

Cálcio

Contrariamente às vitaminas B12 e D, a ingestão de cálcio é similar em indivíduos lactovegetarianos e onívoros, embora a absorção desse mineral seja reduzida de 20 a 30% quando há menor consumo ou ausência do consumo de carne na dieta (< 50 g/dia). Em indivíduos veganos, apesar de a ingestão de cálcio ser significativamente menor, a taxa de absorção é elevada (40%), assim como ocorre o aumento sérico do hormônio paratireoidiano, devido ao balanço negativo de cálcio (Venti e Johnston, 2002).

Legumes e hortaliças com baixas concentrações de oxalatos, como brócolis, repolho, nabo e couve, fornecem o cálcio com maior biodisponibilidade (49 a 61%) em comparação ao tofu, aos sucos enriquecidos com cálcio e ao leite de vaca (31 a 32%) e ao leite de soja fortificado, as sementes de gergelim, as amêndoas e os feijões vermelhos e brancos (21 a 24%). Em contrapartida, dietas contendo altas concentrações de aminoácidos sulfurados, presentes em ovos, carnes, laticínios e grãos, e de sódio podem contribuir para a perda óssea de cálcio (American Dietetic Association; Dietitians of Canada, 2003, Craig et al., 2009).

Em relação à recomendação de cálcio de acordo com a AI (1.000 e 1.200 mg para adultos entre 19 e 50 anos e 51 e 70 anos, respectivamente), indivíduos vegetarianos devem consumir 20% a mais desse mineral, totalizando 1.200 a 1.500 mg de cálcio/dia, considerando uma taxa de absorção de 30% das fontes alimentares (Venti e Johnston, 2002).

Zinco

O teor de zinco contido em dietas vegetarianas está, normalmente, abaixo da ingestão recomendada (8 mg/dia para mulheres adultas e 11 mg/dia para homens adultos) (Craig et al., 2009), uma vez que a biodisponibilidade do zinco é reduzida em dietas sem carnes (20%) e com altas concentrações de fitato oriundo de grãos e legumes (50%), refletindo nas concentrações plasmáticas e teciduais desse mineral, que é significativamente menor em vegetarianos quando comparados aos onívoros. Vale ressaltar que o emprego de algumas técnicas na preparação de alimentos, como a germinação e a fermentação de feijões e grãos, pode reduzir a ligação do zinco ao fitato e aumentar a biodisponibilidade desse mineral (American Dietetic Association; Dietitians of Canada, 2003, Craig et al., 2009).

Uma vez que as RDA para zinco consideram uma taxa de absorção de aproximadamente 45%, mulheres e homens vegetarianos devem consumir, no mínimo, 10 e 14 mg de zinco/dia, respectivamente (Venti e Johnston, 2002).

Ferro

Em relação ao ferro, a absorção da forma não heme, presente em alimentos de origem vegetal, é reduzida em até 70% quando as carnes são retiradas da dieta. Adicionalmente, alguns alimentos, nutrientes e compostos presentes em alimentos, como fitato, cálcio, café, cacau e fibras, também podem diminuir a absorção de ferro, enquanto a vitamina C e outros ácidos orgânicos presentes em frutas e vegetais podem aumentar a absorção desse mineral, além de reduzir os efeitos inibidores do fitato (American Dietetic Association; Dietitians of Canada, 2003, Craig et al., 2009).

Em relação aos biomarcadores do *status* de ferro (ferritina sérica e saturação de transferrina), estes estão frequentemente reduzidos em vegetarianos. Por outro lado, considerando que a porcentagem de absorção do ferro é inversamente proporcional às concentrações séricas de ferritina e que a taxa de absorção é aumentada em 300 a 400% quando o *status* de ferro é baixo, a prevalência da deficiência de ferro não é necessariamente alta em indivíduos vegetarianos em comparação aos onívoros (Venti e Johnston, 2002).

Os valores da RDA de ferro para indivíduos vegetarianos foram ajustados pelo Conselho de Alimentação e Nutrição dos Estados Unidos, e correspondem a 14 mg/dia para homens e 33 mg/dia para mulheres pré-menopausa, 1,8 vez maior do que os valores recomendados para homens (8 mg/dia) e mulheres (18 mg/dia) onívoros (Venti e Johnston, 2002).

Recomendações nutricionais: considerações para atletas

Os atletas podem optar por uma dieta vegetariana por várias razões, desde crenças étnicas, religiosas e filosóficas e até de saúde, aversões alimentares e restrições financeiras ou para esconder desordens alimentares. Tal como acontece com qualquer restrição dietética autoinduzida, seria prudente investigar se o atleta vegetariano também apresenta transtorno alimentar. As dietas vegetarianas podem ser saudáveis, contendo quantidades elevadas de frutas, vegetais, grãos integrais, nozes, produtos de soja, fibras, fitoquímicos e antioxidantes, e são capazes de proporcionar uma alimentação adequada à população atlética (Thomas et al., 2016; Moffatt et al., 2011).

Energia e macronutrientes

Nos períodos de treinamento físico exaustivo, é de suma importância que os atletas atendam a suas necessidades de macronutrientes, particularmente carboidratos e proteínas, para restaurar as reservas de glicogênio, manter o peso corporal e reparar, bem como reconstruir, o tecido muscular (Thomas et al., 2016). O consumo de proteínas por meio da dieta é recomendado e encorajado de maneira prioritária à suplementação alimentar. Embora as proteínas de fonte vegetal não sejam tão biodisponíveis, é possível que o atleta vegetariano atenda a suas necessidades de proteína por meio de refeições bem planejadas, mantendo a proteína dietética próxima de 15% do valor energético total da dieta (Rogerson, 2017).

As recomendações de proteína para atletas que praticam esportes de resistência (aeróbios) correspondem a 1,2 a 1,4 g/kg de peso/dia, enquanto em atletas que praticam esportes de força essa recomendação é aumentada para 1,6 a 1,7 g/kg de peso/dia (American Dietetic Association; Dietitians of Canada, 2003, Craig et al., 2009). Os atletas vegetarianos são aconselhados a aumentar sua ingestão de proteínas em

10% com base na digestibilidade reduzida das proteínas vegetais, correspondendo a 1,3 e 1,8 g/kg de peso corporal/dia para esportes de resistência e de força, respectivamente (Agnoli et al., 2017; Rodriguez et al., 2009).

Evidências mostram que as reservas de glicogênio são aumentadas pelo consumo de carboidratos de origem vegetal. Adicionalmente, o consumo desses alimentos também pode aumentar o fornecimento de fibras alimentares e, consequentemente, de fatores antinutricionais, como fitato e oxalatos, reduzindo a biodisponibilidade de micronutrientes essenciais, especialmente zinco e ferro. Nesse sentido, ressalta-se a importância do monitoramento da ingestão excessiva de fibras da dieta, bem como do *status* orgânico de minerais (Rogerson, 2017; Moffatt et al., 2011).

Dietas vegetarianas ricas em fibras alimentares e com baixa quantidade de lipídios também têm sido associadas com concentrações reduzidas de estrogênio sanguíneo e aumento da irregularidade do ciclo menstrual. Paralelamente, o exercício físico exaustivo também está relacionado aos ciclos menstruais irregulares, em que 50 a 65% das atletas de competição podem desenvolver oligomenorreia, com redução dos hormônios estradiol e progesterona, apresentando um perfil hormonal similar à pós-menopausa. A redução da concentração de estrogênio endógeno está associada à densidade óssea inadequada, aumentando o risco de lesões e de desenvolvimento da osteoporose. É provável que essa condição seja exacerbada por uma dieta hipocalórica mal planejada (Rogerson, 2017).

Minerais

Em relação ao ferro, a menor biodisponibilidade da forma não heme ingerida em dietas vegetarianas e veganas pode aumentar o risco de anemia em atletas de resistência, que já configuram um grupo de risco para deficiência desse mineral, resultante da perda de ferro induzida pelo exercício. Adicionalmente, a baixa ingestão de ferro, o aumento da hemólise, a diminuição da absorção e o aumento da perda desse mineral no suor, nas fezes e na urina são fatores relacionados à redução das reservas corporais de ferro em alguns atletas, especialmente em mulheres (American Dietetic Association; Dietitians of Canada, 2003, Craig et al., 2009).

O baixo *status* de ferro em atletas vegetarianos pode afetar o desempenho, a função muscular e a capacidade de trabalho. Após uma avaliação nutricional completa, o nutricionista pode sugerir um exame de sangue para determinar o *status* orgânico desse mineral. Os atletas vegetarianos podem precisar consumir uma quantidade elevada de ferro para atender a RDA, em comparação com atletas não vegetarianos. Nesses casos, a suplementação pode ser benéfica. Os atletas sob maior risco de deficiência de ferro, como corredores a distância, atletas vegetarianos ou doadores regulares de sangue, devem ser monitorados regularmente e obter uma ingestão desse nutriente maior do que a RDA (isto é, 918 mg para mulheres e 98 mg para homens) (Thomas et al., 2016).

Atletas vegetarianos devem ingerir alimentos com grandes quantidades de ferro e zinco, incluir fontes de vitamina C nas refeições e, se necessário, recorrer à suplementação destes e de outros micronutrientes quando a dieta não suprir as demandas nutricionais, ressaltando que os suplementos não devem ultrapassar 100% das recomendações, para evitar interações prejudiciais com a absorção e função de outros nutrientes (American Dietetic Association; Dietitians of Canada, 2003, Craig et al., 2009).

Alguns outros micronutrientes que são tipicamente reduzidos nas dietas dos atletas vegetarianos e veganos incluem zinco e magnésio, devido ao teor limitado de zinco em alimentos vegetais. As funções do zinco se estendem do metabolismo energético ao crescimento, ao reparo do tecido muscular e à função imune. Essas dietas também são ricas em fibras, diminuindo ainda mais a absorção de zinco (Rogerson, 2017). Concentrações plasmáticas não refletem com acurácia a deficiência desse mineral; portanto, avaliações dietéticas e certos sintomas físicos como perda de apetite, fadiga e desempenho reduzido podem ser melhores índices para identificar deficiências leves de zinco em atletas. A suplementação com esse nutriente pode ser vantajosa em atletas devido ao aumento da excreção urinária decorrente do treinamento intenso. No entanto, é importante notar que o uso de suplementos de zinco pode interferir na absorção de ferro e cobre (Moffatt et al., 2011). Portanto, recomenda-se aos atletas que aumentem o consumo de fontes alimentares de zinco ou façam uso de um suplemento multivitamínico/mineral que não exceda a RDA para esse mineral (Thomas et al., 2016; Agnoli et al., 2017).

O magnésio desempenha uma multiplicidade de funções no metabolismo energético e na regulação da estabilidade da membrana celular, funções cardiovasculares, neuromusculares, imunológicas e hormonais (Moffatt et al., 2011). Baixas ingestões de magnésio são prevalentes nos atletas que restringem o consumo de energia, destacando-se os esportes de resistência e relacionados à estética corporal (como esportes de combate, ginástica, patinação, dança etc.). A deficiência de magnésio pode promover cãibras musculares e levar à queda do desempenho físico. Entretanto, a avaliação do estado de hidratação e do equilíbrio de eletrólitos deve ser realizada antes de se considerar o magnésio um fator potencial associado às cãibras (Thomas et al., 2017).

A ingestão adequada de cálcio é amplamente recomendada, visto seu papel fundamental na coagulação sanguínea, transmissão nervosa, estimulação muscular, no metabolismo da vitamina D e na manutenção da estrutura óssea. De fato, a importância do cálcio para o atleta reflete seu papel na manutenção da saúde esquelética durante treinamentos de força e aumento das perdas de cálcio durante a transpiração intensa. As necessidades de cálcio também podem ser aumentadas durante as fases de restrição calórica, amenorreia e em alguns casos da tríade da mulher atleta (Ross et al., 2011). No entanto, também é proposto que a RDA para cálcio (1.000 mg/dia) seja suficiente para atender às necessidades das populações atléticas na maioria dos contextos (Rogerson, 2017).

Vitaminas

A vitamina D tem sido associada à promoção da força muscular, além de proteger contra lesões por meio da participação no metabolismo do cálcio e na função do músculo esquelético (Larson-Meyer et al., 2010). A melhora do *status* de vitamina D está relacionada à melhora do desempenho atlético nos casos em que há deficiência, portanto estudiosos sugerem que os atletas devem atingir níveis plasmáticos de vitamina D entre 30 e 40 ng/ml. É sugerida ainda a ingestão diária de doses de 50 a 100 µg de vitaminas K1 e K2 para aumentar a recuperação após o exercício, permitindo maior frequência de treinos (Rogerson, 2017; Moran et al., 2013).

Atletas, em especial do sexo feminino, também estão em risco de ingerir baixas quantidades de ácido fólico e vitamina B6, além de outras vitaminas do complexo B (Rogerson, 2017). Uma preocupação com as dietas vegetarianas, especificamente vista em mulheres atletas, é evitar a carne para auxiliar na diminuição da ingestão calórica. Se um atleta torna-se vegetariano, é importante monitorar a ingestão de energia, o peso e a composição corporal, pois a adoção de dietas extremas tem sido um sinal de distúrbios alimentares, que é um aspecto da tríade da mulher atleta (Moffatt et al., 2011; Rodriguez et al., 2009).

Embora existam algumas precauções em relação ao *status* de micronutrientes em atletas vegetarianos e veganos, por outro lado, esse padrão alimentar pode conferir benefícios em outro quesito de constante interesse na nutrição esportiva. Evidências mostram que o exercício extenuante leva ao estresse oxidativo. Nesse contexto, as enzimas antioxidantes desempenham a primeira linha de defesa na manutenção desses processos, e os nutrientes antioxidantes, como as vitaminas A, C e E, desempenham a segunda linha de defesa. Assim, indivíduos que se exercitam regularmente devem assegurar a ingestão de antioxidantes, e, considerando que os indivíduos vegetarianos e veganos consomem maior quantidade de frutas, legumes e sementes, estes podem apresentar melhor função antioxidante (Fuhrman e Ferreri, 2010; Pilis et al., 2014).

Suplementos

Um importante recurso ergogênico evidenciado para atletas de alto desempenho refere-se à suplementação com creatina. Dietas onívoras fornecem, aproximadamente, 1 g de creatina/dia, e, adicionalmente, 1 g é sintetizado endogenamente no fígado, nos rins e no pâncreas, utilizando os aminoácidos arginina, glicina e metionina como precursores. Considerando que indivíduos vegetarianos em geral apresentam baixas reservas musculares de creatina, conclui-se que a ingestão insuficiente desse componente por meio da dieta não é compensada pelo aumento da produção de creatina endógena. Sendo assim, atletas vegetarianos e veganos podem se beneficiar com a suplementação. Os efeitos da creatina sobre o aumento do desempenho em exercícios de alta intensidade e curta duração, sobre a hipertrofia muscular e sobre a força máxima estão bem elucidados (Buford et al., 2007).

Estudos mostram que o consumo de 20 a 25 g de creatina/dia durante 5 a 6 dias consecutivos aumenta significativamente a concentração de creatina muscular, especialmente em indivíduos com baixas quantidades desse componente. Para os atletas veganos que decidem suplementar, as formas em pó da creatina sintética são preferíveis em relação aos produtos encapsulados (que podem conter a gelatina bovina), e a coingestão de creatina com alimentos integrais e/ou uma mistura de proteínas e carboidratos pode ser uma estratégia interessante a fim de alcançar a saturação muscular de creatina (Cooper et al., 2012).

Em relação à suplementação com vitaminas e minerais, os atletas optam rapidamente por essa estratégia antes de atingir suas necessidades de micronutrientes por meio da dieta. Entretanto, deve-se enfatizar que:

- A suplementação na ausência de deficiências não aumenta o desempenho físico.
- Certas vitaminas e minerais podem ter efeitos contraproducentes.
- Suplementos dietéticos podem ser contaminados ou mal rotulados, aumentando o risco de efeitos adversos e de um teste de *doping* positivo.

Padrão alimentar vegetariano no esporte

A prática de exercícios físicos regulares é considerada um importante componente para o estilo de vida saudável. Todavia, estudos têm demonstrado a associação do exercício físico exaustivo com o desenvolvimento de estresse oxidativo, e, nesse contexto, atletas podem obter diversos benefícios ao adotar a dieta vegetariana, uma vez que esta, quando bem planejada, é rica em carboidratos, fibras, frutas, vegetais e, sobretudo, antioxidantes. Indivíduos vegetarianos apresentam maior ingestão de vitamina C, E e betacaroteno em relação aos indivíduos onívoros, sugerindo que o *status* antioxidante dessa população é potencialmente maior (Fuhrman e Ferreri, 2010; Pilis et al., 2014).

A capacidade antioxidante pode também refletir na imunocompetência, considerando que atletas de alto desempenho frequentemente apresentam comprometimento da função imune e maior acometimento de infecções do trato respiratório superior. Acredita-se que esses sintomas são consequências do estresse causado pelo treinamento diário intenso em longo prazo. Entretanto, mesmo em curto prazo, o treino intenso pode diminuir a função imune. Dentre os parâmetros imunológicos mais afetados, destaca-se a diminuição do número de células *natural killer* e da atividade e função de neutrófilos, resultando em maior suscetibilidade a infecções, levando à interrupção do treinamento e, assim, comprometendo o desempenho do atleta (Fuhrman e Ferreri, 2010).

O consumo excessivo de lipídios na dieta, assim como a escolha de alimentos que não suprem as demandas nutricionais, pode exacerbar a imunossupressão induzida pelo exercício. Adicionalmente, a dieta ocidental apresenta altas concentrações de ácidos graxos poli-insaturados do tipo ômega 6, que contribui para a instauração da inflamação crônica. Nesse sentido, o consumo alimentar de ácidos graxos poli-insaturados do tipo ômega 3, presente em sementes de girassol, de abóbora, na chia e na linhaça, é uma alternativa mais saudável em relação às gorduras animais, uma vez que apresentam quantidade satisfatória de proteína, lipídios saudáveis e outros compostos como lignanas e esteróis, que podem contribuir para aumentar a imunocompetência. Ademais, a ingestão adequada de micronutrientes, como folato, carotenoides, vitaminas B6, B12, C e E e zinco, tem sido sugerida como uma importante estratégia para atenuar o comprometimento da função imune em atletas (Fuhrman e Ferreri, 2010).

Em contrapartida, algumas dietas veganas permitem apenas o consumo de alimentos crus. Estudos sugerem que essas dietas podem levar a uma redução na absorção de macronutrientes e a uma perda de peso quando consumidas *ad libitum*. As dietas vegetarianas e veganas também promovem um consumo muito elevado de alimentos com baixa densidade energética e elevado teor de fibras alimentares, favorecendo a saciedade precoce (Rogerson, 2017). Embora esses fatores possam ser úteis para atletas que desejam reduzir o peso corporal, tais características podem representar um problema para o atleta que precisa obter uma dieta com alto teor energético. Nessas condições, o aumento da frequência de ingestão e do consumo de alimentos densos em energia (como nozes, sementes e óleos) pode ser útil para garantir que os objetivos calóricos sejam atendidos.

As consequências da insuficiência energética são relevantes para atletas. A defesa imunológica pode tornar-se comprometida, predispondo o atleta ao desenvolvimento de doenças e à queda no rendimento do treinamento para competições. A redução do peso corporal pode resultar em perda de massa muscular, força reduzida, menor capacidade de trabalho e comprometimento da adaptação ao treinamento. Manter um equilíbrio energético é, portanto, fundamental para todos os atletas, mas essa questão provavelmente é agravada ainda mais quando a dieta habitual promove saciedade precoce, culminando em redução do apetite (Rogerson, 2017).

Finalmente, apesar das discrepâncias alimentares, estudos observacionais realizados com atletas e praticantes de exercícios recreativos, vegetarianos e onívoros, demonstraram não haver diferença no desempenho ou na aptidão física associada à quantidade de proteína animal consumida. Estudos intervencionais de curto prazo em que os indivíduos consumiram dietas vegetarianas ou não vegetarianas em períodos de teste – variando de 2 a 6 semanas – também não detectaram diferença nos parâmetros de desempenho com base na presença ou na ausência de alimentos de origem animal. De acordo com esses achados, revisões da literatura científica concluíram que uma dieta vegetariana bem planejada e variada pode atender às necessidades nutricionais dos atletas, mantendo a saúde e o desempenho físico (Barr, 2004).

Considerações finais

O interesse e a apreciação das dietas vegetarianas estão crescendo em todo o mundo. As evidências apresentadas neste capítulo deixam claro que o padrão alimentar vegetariano e vegano pode ser seguramente adotado por atletas de alto desempenho, desde que a dieta seja bem planejada, fornecendo a ingestão adequada de nutrientes para maximizar a *performance*, a resistência e a recuperação muscular, bem como minimizar a suscetibilidade a infecções. Para alcançar esses objetivos, além da adequação dos macronutrientes, especialmente da proteína, deve-se considerar a adequação dos micronutrientes. Nesse sentido, o consumo de feijões, sementes, nozes, grão integrais e vegetais deve ser aumentado, devendo estar associado à avaliação da necessidade de suplementação, principalmente em relação às vitaminas B12 e D, ao cálcio, ao ferro e ao zinco.

Questões propostas para estudo

1. Quais são os tipos de dietas vegetarianas?
2. Como é dividida a pirâmide alimentar vegetariana?
3. Quais nutrientes podem faltar na dieta vegetariana?
4. Quais nutrientes estão em maior quantidade na dieta vegetariana?
5. Qual a recomendação de ingestão proteica para atletas vegetarianos engajados em exercícios de *endurance* e de força?
6. Qual a recomendação de vitamina B12 para atletas vegetarianos?
7. Por que a suplementação com creatina poderia ser interessante para atletas vegetarianos?
8. Como a dieta vegetariana poderia atenuar o risco de desenvolvimento do estresse oxidativo?
9. Quais as principais estratégias nutricionais para aumentar a densidade energética de dietas vegetarianas?

Bibliografia consultada

- Agnoli C, Baroni L, Bertini I, Ciappellano S, Fabbri A, Papa M, Pellegrini N, Sbarbati R, Scarino ML, Siani V, Sieri S. Position paper on vegetarian diets from the working group of the Italian Society of Human Nutrition. Nutr Metab Cardiovasc Dis. 2017; 27:1037-1052. doi:10.1016/j.numecd.2017.10.020. Epub 2017 Oct 31.
- American Dietetic Association; Dietitians of Canada. Position of the American Dietetic Association and Dietitians of Canada: Vegetarian diets. J Am Diet Assoc. 2003; 103:748-65.
- Buford TW, Kreider RB, Stout JR, Greenwood M, Campbell B, Spano M, et al. International Society of Sports Nutrition position stand: creatine supplementation and exercise. J Int Soc Sports Nutr. 2007; 4:1.

- Cooper R, Naclerio F, Allgrove J, Jimenez A. Creatine supplementation with specific view to exercise/sports performance: an update. J Int Soc Sports Nutr. 2012; 9(1):1.

- Craig WJ, Mangels AR; American Dietetic Association. Position of the American Dietetic Association: vegetarian diets. J Am Diet Assoc. 2009; 109:1266-82.

- Fuhrman J, Ferreri DM. Fueling the vegetarian (vegan) athlete. Curr Sports Med Rep. 2010; 9: 233-41.

- Kaushik NK, Aggarwal A, Singh M, Deswal S, Kaushik P. vegetarian diets: health benefits and associated risks. IAIM, 2015; 2:206-210.

- Key TJ, Appleby PN, Rosell MS. Health effects of vegetarian and vegan diets. Proc Nutr Soc. 2006; 65:35-41.

- Larson-Meyer DE, Willis KS. Vitamin D and athletes. Curr Sports Med Rep. 2010; 9:220-6.

- Messina V, Melina V, Mangels AR. A new food guide for North American vegetarians. J Am Diet Assoc. 2003; 103:771-5.

- Moffatt RJ, Tomatis VB, Harris DA, Deetz AM. Estimation of food and nutrient intakes of athletes. In: Driskell JD, Wolinsky I (eds.). Nutritional assessment. Boca Raton: CRC Press, 2011. p. 4-66.

- Moran DS, McClung JP, Kohen T, Lieberman HR. Vitamin D and physical performance. Sports Med. 2013; 43:601-11.

- Pilis W, Stec K, Zych M, Pilis A. Health benefits and risk associated with adopting a vegetarian diet. Rocz Panstw Zakl Hig. 2014; 65:9-14.

- Rodriguez NR, DiMarco NM, Langley S. Position of the American Dietetic Association, Dietitians of Canada, and the American College of Sports Medicine: nutrition and athletic performance. J Am Diet Assoc 2009; 109:509-27.

- Rogerson D (2017) Vegan diets: practical advice for athletes and exercisers. Journal of the International Society of Sports Nutrition 14:36.

- Ross AC, Taylor CL, Yaktine AL, Del Valle HB. Dietary reference intakes for calcium and vitamin D: National Academies Press; 2011.

- Sabaté J, editor. Vegetarian nutrition. Boca Raton: CRC Press; c2001.

- Thomas DT, Erdman KA, Burke LM (2016). American College of SportsMedicine Joint Position Statement. Nutrition and Athletic Performance. Med Sci Sports Exerc 48:543-568.

- Venti CA, Johnston CS. Modified food guide pyramid for lactovegetarians and vegans. J Nutr. 2002; 132:1050-4.

31

Alimentos Funcionais na Atividade Física

• Raquel Raizel • Luciana Rossi • Julio Tirapegui

Introdução

A busca por alimentos que, além de assegurarem o bem-estar e a saúde, reduzam o risco de doenças crônicas tem sido frequente, e os chamados alimentos funcionais têm recebido grande destaque. A indústria de alimentos funcionais apresenta um rápido crescimento e desenvolvimento, que podem ser atribuídos a inúmeros fatores, como: inovações em ciência e tecnologia de alimentos; interesse do consumidor na capacidade de nutrição do alimento para prevenir doenças crônicas e melhorar a saúde, além do enfoque tradicional na prevenção de doenças relacionadas à deficiência de nutrientes; evolução de órgãos regulatórios permitindo alegações de saúde e maior comercialização de alimentos funcionais; presença de alegações de saúde especificamente relacionadas a nutrientes ou problemas de saúde do interesse particular de adultos e idosos (Vella et al., 2014; Arvanitoyannis & Van Houwelingen-Koukaliaroglou, 2005).

As diretrizes estabelecidas pela Sociedade Europeia de Nutrição Clínica e Metabolismo (Espen) definem alimentos funcionais como "alimentos fortificados com ingredientes adicionais ou com nutrientes ou componentes destinados a produzir efeitos benéficos à saúde" (Cederholm et al., 2017). Para o Departamento de Agricultura dos Estados Unidos, alimentos funcionais são "alimentos naturais ou processados que contêm compostos biologicamente ativos conhecidos ou desconhecidos, que, em quantidades não tóxicas eficazes definidas, proporcionam um benefício de saúde clinicamente comprovado para a prevenção, manejo ou tratamento de doenças crônicas" (Martirosyan & Singh, 2015). Já a resolução da Agência Nacional de Vigilância Sanitária – Anvisa (RDC n. 18/99) determina que propriedade funcional é aquela relativa ao papel metabólico ou fisiológico que um nutriente (p. ex., fibras) ou não nutriente (p. ex., licopeno) tem no crescimento, desenvolvimento, manutenção e outras funções normais do organismo (www.anvisa.gov.br).

De acordo com todas essas definições, alimentos integrais não modificados (p. ex., frutas e vegetais) representam a forma mais simples de um alimento funcional. Alimentos como brócolis, cenoura ou tomate seriam considerados funcionais porque são ricos em componentes fisiologicamente ativos, como sulforafano, betacaroteno e licopeno, respectivamente (Hasler et al., 2009). Os alimentos modificados, incluindo aqueles que foram enriquecidos com nutrientes ou realçados com fitoquímicos ou botânicos, também se enquadram nessa categoria. Segundo o posicionamento da Academia de Nutrição e Dietética, todo alimento é essencialmente funcional em algum nível, pois fornece energia e nutrientes necessários para sustentar a vida. No entanto, há evidências crescentes de que alguns componentes alimentares, não considerados nutrientes no sentido tradicional, podem fornecer benefícios positivos à saúde (Crowe et al., 2013), além de contribuírem com o desempenho físico (Deldicque & Francaux, 2008). Neste capítulo serão abordados os alimentos e componentes alimentares com benefícios comprovados quanto à saúde humana e ao desempenho físico.

Categorias de alimentos comercializados como funcionais

Conforme o posicionamento da Academia de Nutrição e Dietética (Crowe et al., 2013), os alimentos funcionais dividem-se em três categorias gerais:

• **Alimentos convencionais,** contendo compostos bioativos naturais. A maioria dos vegetais, frutas, grãos, laticínios, peixes e carnes contém componentes bioativos – compostos que fornecem benefícios além da nutrição básica. Exemplos seriam as vitaminas antioxidantes do suco de laranja, isoflavonas em alimentos à base de soja, prebióticos e probióticos no iogurte.

- **Alimentos modificados** que contenham compostos alimentares bioativos por meio de enriquecimento ou fortificação, como ácidos graxos n-3 em margarinas e ovos.
- **Ingredientes alimentares sintetizados, como carboidratos indigeríveis,** que fornecem benefícios prebióticos, como oligossacarídeos ou amido resistente.

Alimentos com alegações de propriedades funcionais e ou de saúde

De acordo com a Anvisa, além da segurança do alimento, as diretrizes básicas para comprovação de propriedades funcionais ou de saúde visam que as alegações sejam comprovadas cientificamente e não induzam o consumidor ao engano. Tais alegações devem estar baseadas em ensaios clínicos conduzidos com metodologia adequada ou em estudos epidemiológicos. Os ingredientes fontes dos nutrientes ou não nutrientes relacionados à alegação de propriedade funcional ou de saúde devem ser comprovadamente seguros para consumo humano. As diretrizes preveem, ainda, que as alegações podem descrever o papel fisiológico do nutriente ou não nutriente no crescimento, no desenvolvimento e nas funções normais do organismo, além de fazer referência à manutenção geral da saúde e à redução do risco de doenças.

Os alimentos de competência da Anvisa que veiculem essas alegações devem ser enquadrados e registrados na categoria de alimentos com alegações de propriedades funcionais ou de saúde (Resolução n. 19, de 30 de abril de 1999) ou na categoria de substâncias bioativas e probióticos isolados (Resolução n. 2, de 7 de janeiro de 2002). Entre os nutrientes encontrados em alimentos funcionais estão os ingredientes fontes de fibras alimentares (inulina, fruto-oligossacarídeos, polidextrose, beta-glucana, dextrina resistente, beta-glucana, lactulose, entre outros), que auxiliam no funcionamento do intestino e no equilíbrio da flora intestinal, bem como na redução da absorção de gorduras, conforme descrito na Tabela 31.1. Vale destacar que alguns ingredientes podem ter limite máximo de consumo, e, nesses casos, a quantidade do ingrediente por porção é limitada.

Em relação às propriedades funcionais do nutriente ou não nutriente, estas devem ter sido cientificamente comprovadas na aprovação da alegação. No entanto, em relação à composição do alimento como um todo, pode haver casos em que haja grande quantidade de açúcar, sódio ou gordura em sua composição. Nesse sentido, a Gerência Geral de Alimentos, considerando a Estratégia Global em Alimentação Saudável da Organização Mundial de Saúde e a Política Nacional de Alimentação e Nutrição do Ministério da Saúde, tem avaliado a definição de um perfil nutricional para os alimentos que queiram utilizar alegações de propriedade funcional.

Os demais nutrientes e não nutrientes com as alegações padronizadas pela Anvisa e os respectivos requisitos específicos estão listados na Tabela 31.2. Dentre eles destacam-se: fitoesteróis, probióticos (micro-organismos que contribuem para o equilíbrio da flora intestinal), ácidos graxos ômega 3, além de quitosana, *psyllium* e produtos com proteína de soja.

Em geral, os alimentos funcionais podem auxiliar em diversas situações, como na manutenção de concentrações saudáveis de triglicerídeos e redução da absorção do colesterol, na proteção celular contra os radicais livres, no equilíbrio da flora intestinal e no bom funcionamento do intestino, entre outros (Coqueiro et al., 2018a; 2018b; 2017; Raizel et al., 2011). Contudo, a Anvisa recomenda que o consumo seja associado a uma alimentação equilibrada e a hábitos de vida saudáveis.

Alimentos funcionais no esporte

A nutrição adequada é essencial para o bom desempenho no exercício, particularmente para a melhoria do condicionamento e para a recuperação, evitando lesões após o exercício. Embora os atletas precisem consumir uma dieta bem balanceada, existem vários fatores nutricionais que são difíceis de obter em uma dieta normal, uma vez que os atletas precisam de mais nutrientes do que as doses diárias recomendadas para a população sedentária. Assim, suplementos nutricionais contendo carboidratos, proteínas, vitaminas e minerais têm sido amplamente utilizados em vários esportes, em parte porque esses suplementos são facilmente ingeridos antes, durante e após o exercício. Vários componentes alimentares também têm mostrado efeitos fisiológicos benéficos, sendo considerados úteis (quando ingeridos em altas doses ou continuamente) para melhorar o desempenho atlético ou para evitar distúrbios da homeostase causados pelo exercício extenuante (Aoi et al., 2006).

O campo para o desenvolvimento de alimentos funcionais para esportistas é amplo e ilimitado. A princípio, todos os tipos de suplementos poderiam ser adicionados aos alimentos, tornando-os funcionais. Creatina, compostos antioxidantes, fitoquímicos, ribose, dextrinas, aminoácidos de cadeia ramificada, cafeína, taurina, carnitina, vitaminas, minerais e outros nutrientes têm sido utilizados como ingredientes funcionais na elaboração de novos alimentos para esportistas. Entretanto, de acordo com a modalidade esportiva, diferentes vias metabólicas serão solicitadas para a sustentação do exercício, o que tornaria a seleção do ingrediente funcional extremamente específica.

Atualmente, é raro encontrarmos um esportista que não faça uso de algum desses alimentos funcionais. Dentre eles, os repositores hidroeletrolíticos ou isotônicos parecem ser o exemplo de maior sucesso, talvez justamente por proporcionarem ao consumidor a alegação a que se propõem. Em geral, as bebidas isotônicas repõem parte do sódio, cloro e potássio perdidos na transpiração, e o equilíbrio entre os açúcares e os sais contribui para a manutenção do volume plasmático e para a glicemia durante a prática esportiva, sem elevar a pressão intragástrica. Além das bebidas esportivas, uma grande variedade de bebidas, conhecidas por energéticos, ganhou o mercado mundial devido a seu forte apelo publicitário. Em termos nutricionais, a composição desses produtos pouco difere de um suco de frutas ou de um refrigerante, e seu efeito ergogênico seria creditado a substâncias como cafeína e taurina, adicionadas à fórmula. Maiores informações sobre as bebidas esportivas e energéticas são encontradas no capítulo: "Bebidas esportivas e energéticas: considerações na atividade física".

CAPÍTULO 31 | ALIMENTOS FUNCIONAIS NA ATIVIDADE FÍSICA

Tabela 31.1. Alegação e requisitos específicos para produtos contendo fibras alimentares.

Alegação padronizada	Requisitos específicos
Fibras alimentares, dextrina resistente e polidextrose	
• As fibras alimentares auxiliam no funcionamento do intestino. Seu consumo deve estar associado a uma alimentação equilibrada e a hábitos de vida saudáveis.	• A porção do produto pronto para consumo deve fornecer, no mínimo, 2,5 g, sem considerar a contribuição dos ingredientes utilizados em sua preparação. • Nas formas de cápsulas, tabletes, comprimidos e similares, os requisitos acima devem ser atendidos na recomendação diária do produto pronto para o consumo, conforme indicação do fabricante. • O uso de fibras alimentares e dextrina resistente não deve ultrapassar 30 g na recomendação diária do produto pronto para consumo, conforme indicação do fabricante.
Beta-glucana	
• Este alimento contém beta-glucana (fibra alimentar), que pode auxiliar na redução do colesterol. Seu consumo deve estar associado a uma alimentação equilibrada e baixa em gorduras saturadas e a hábitos de vida saudáveis.	• Alegação aprovada para aveia em flocos, farelo e farinha de aveia. A utilização da alegação em outros produtos/alimentos está condicionada à comprovação científica de eficácia.
Fruto-oligossacarídeos – FOS e inulina	
• Os FOS e a inulina (prebióticos) contribuem para o equilíbrio da flora intestinal. Seu consumo deve estar associado a uma alimentação equilibrada e a hábitos de vida saudáveis.	• A recomendação de consumo diário do produto pronto para consumo deve fornecer no mínimo 5 g de FOS ou inulina. A porção deve fornecer no mínimo 2,5 g. • Não deve ultrapassar 30 g na recomendação diária do produto pronto para consumo, conforme indicação do fabricante.
Goma guar parcialmente hidrolisada	
• As fibras alimentares auxiliam no funcionamento do intestino. Seu consumo deve estar associado a uma alimentação equilibrada e a hábitos de vida saudáveis.	• A porção do produto pronto para consumo deve fornecer, no mínimo, 2,5 g de goma guar parcialmente hidrolisada. • Alegação autorizada para a goma guar parcialmente hidrolisada cujas especificações atendam aos parâmetros definidos pelo JECFA. • Quando comercializada na forma isolada, em sachê ou pó, por exemplo, a empresa deve informar no rótulo a quantidade mínima de líquido em que o produto deve ser dissolvido.
Lactulose	
• A lactulose auxilia no funcionamento do intestino. Seu consumo deve estar associado a uma alimentação equilibrada e a hábitos de vida saudáveis.	• A porção do produto pronto para consumo deve fornecer no mínimo 3 g de lactulose. • Nas formas de cápsulas, tabletes, comprimidos e similares, os requisitos acima devem ser atendidos na recomendação diária do produto pronto para o consumo, conforme indicação do fabricante.

Fonte: http://portal.anvisa.gov.br/alimentos/alegacoes.

Tabela 31.2. Nutrientes e não nutrientes com as alegações e requisitos para aprovação de propriedades funcionais.

Alegação padronizada	Requisitos específicos
Ácidos graxos	
EPA e DHA	
• O consumo de ácidos graxos ômega 3 auxilia na manutenção de níveis saudáveis de triglicerídeos, desde que associado a uma alimentação equilibrada e a hábitos de vida saudáveis.	• Os ácidos graxos eicosapentaenoico (EPA) e docosaexaenoico (DHA) são ácidos graxos poli-insaturados da família ômega 3 que podem ser encontrados naturalmente em diversas espécies marinhas ou produzidos a partir de micro-organismos específicos. • Alegação autorizada para uso em suplementos contendo óleos de peixes, óleo de krill ou óleo da microalga *Schizochytriumsp*, fontes aprovadas quanto à segurança e eficácia. • De acordo com a avaliação de evidências científicas, a Anvisa concluiu que as quantidades de 100 mg de EPA e DHA não são suficientes para a produção dos efeitos benéficos relacionados aos níveis de triglicerídeos. Portanto, os pedidos de avaliação de eficácia serão avaliados caso a caso.

(continua)

427

PARTE IV | CONSIDERAÇÕES SOBRE TEMAS ATUAIS NO ESPORTE

(continuação)

Tabela 31.2. Nutrientes e não nutrientes com as alegações e requisitos para aprovação de propriedades funcionais.

Alegação padronizada	Requisitos específicos
Carotenoides	
Licopeno	
• O licopeno tem ação antioxidante, que protege as células contra os radicais livres. Seu consumo deve estar associado a uma alimentação equilibrada e a hábitos de vida saudáveis.	• Alegação autorizada para uso em suplementos contendo licopeno extraído do tomate ou licopeno sintético, fontes já aprovadas quanto à segurança de uso.
Luteína e zeaxantina	
• A luteína e a zeaxantina têm ação antioxidante, que protege as células contra os radicais livres. Seu consumo deve estar associado a uma alimentação equilibrada e a hábitos de vida saudáveis.	• O relatório técnico-científico deve conter informações detalhadas sobre o processo de fabricação desses ingredientes e as especificações e laudos analíticos do fabricante.
Psyllium	
• O *psyllium* (fibra alimentar) auxilia na redução da absorção de gordura. Seu consumo deve estar associado a uma alimentação equilibrada e a hábitos de vida saudáveis.	• A porção diária do produto pronto para consumo deve fornecer, no mínimo, 3 g de *psyllium*.
Quitosana	
• A quitosana auxilia na redução da absorção de gordura e colesterol. Seu consumo deve estar associado a uma alimentação equilibrada e a hábitos de vida saudáveis.	• A porção diária do produto pronto para consumo deve fornecer no mínimo 3 g de quitosana. • Considera-se quitosana o polissacarídeo linear formado a partir da desacetilação da quitina obtida do exoesqueleto de crustáceos utilizados como alimento pelo homem.
Fitoesteróis	
• Os fitoesteróis auxiliam na redução da absorção de colesterol. Seu consumo deve estar associado a uma alimentação equilibrada e a hábitos de vida saudáveis.	• A porção do produto pronto para consumo deve fornecer no mínimo 0,8 g de fitoesteróis livres. Quantidades inferiores poderão ser utilizadas, desde que a eficácia seja comprovada para o alimento. • A recomendação diária do produto deve estar entre 1 e 3 porções/dia e deve garantir uma ingestão entre 1 e 3 g de fitoesteróis livres. • O termo "fitoesteróis" refere-se tanto aos esteróis e estanóis livres como aos esterificados.
Polióis	
Manitol/xilitol/sorbitol	
• Não produzem ácidos que danificam os dentes. O consumo do produto não substitui hábitos adequados de higiene bucal e de alimentação.	• Alegação aprovada somente para gomas de mascar sem açúcar.
Probióticos	

• A alegação de propriedade funcional ou de saúde deve ser proposta pela empresa e será avaliada, caso a caso, com base nas definições e princípios estabelecidos na Resolução n. 18/99.	• Para comprovação da segurança e eficácia do produto, devem ser apresentadas as seguintes informações:
	• Caracterização do micro-organismo:
	  • Identificação do gênero, da espécie e da cepa, e nomenclatura de acordo com o Código Internacional de Nomenclatura de Bactérias.
	  • Informação sobre o depósito da cepa do micro-organismo em banco de cultura reconhecido.
	  • Origem e modo de obtenção, e a informação se o micro-organismo é geneticamente modificado (OGM).
	  • Produção de toxinas e bacteriocinas.
	  • Perfil de resistência a antimicrobianos e sua base genética, conforme metodologia descrita pela European Food Safety Authority (EFSA).
	  • Determinação da atividade hemolítica.
	  • Estudos que descrevam efeitos adversos observados com a cepa em questão (p. ex., relatos de casos).
	  • Demonstração de eficácia.
	  • Viabilidade.

(continua)

(continuação)

Tabela 31.2. Nutrientes e não nutrientes com as alegações e requisitos para aprovação de propriedades funcionais.

Alegação padronizada	Requisitos específicos
Proteína de soja	
• O consumo diário de no mínimo 25 g de proteína de soja pode ajudar a reduzir o colesterol. Seu consumo deve estar associado a uma alimentação equilibrada e a hábitos de vida saudáveis.	• O produto deve atender, no mínimo, aos requisitos estabelecidos para o atributo "fonte" definidos na Resolução sobre Informação Nutricional Complementar (INC).

Fonte: http://portal.anvisa.gov.br/alimentos/alegacoes.

A cafeína é uma substância estimulante do sistema nervoso central que exerce efeito direto sobre este, reduzindo a percepção do esforço físico e, consequentemente, a fadiga. Os efeitos ergogênicos são mediados pela inibição dos receptores de adenosina e estímulo da oxidação de gordura, poupando a utilização de glicogênio, conforme detalhado no capítulo: "Cafeína e atividade física".

Alguns produtos comerciais denominados "suplementos para substituição parcial de refeição para atividade física" têm adicionado creatina a suas formulações. Porém, atualmente a creatina é o suplemento nutricional mais efetivo no que diz respeito ao uso de componentes alimentares de maneira isolada. Estudos recentes têm demonstrado que a ingestão de creatina pode aumentar significativamente o ganho de massa magra e a capacidade anaeróbia. Acredita-se que seus efeitos ergogênicos sejam atribuídos ao aumento total de creatina muscular, acelerando a ressíntese de creatina-P no intervalo dos exercícios, mantendo a taxa de refosforilação de ADP durante a contração. Entretanto, o efeito da suplementação oral de creatina no desempenho pode apresentar diferentes resultados de acordo com o tipo de exercício a ser praticado, o protocolo de dosagem e a população a que se destinam, conforme pode ser visto em maiores detalhes no capítulo "Creatina e atividade física".

Polissacarídeos derivados de celulose, como a carboximetilcelulose, e substâncias hidrocoloides, como carragenas e goma guar, também podem ser encontrados nas formulações dos suplementos para substituição parcial de refeição. Esses polissacarídeos hidrossolúveis apresentam elevada capacidade de formar soluções de alta viscosidade à temperatura ambiente, mesmo quando presentes em baixas concentrações. O aumento da viscosidade do conteúdo gastrointestinal causado pela ingestão desses hidrocoloides contribui para aumentar a sensação de saciedade e, consequentemente, para reduzir a ingestão total de alimentos.

Quanto aos produtos que oferecem maior aporte proteico, denominados suplemento proteico para atletas, a literatura evidencia que atletas de elevado nível competitivo teriam suas necessidades proteicas aumentadas, principalmente em função da recuperação muscular pós-exercício, com reflexos positivos na manutenção e na melhora do desempenho físico. Tais recomendações são discutidas com detalhes no capítulo: "Proteínas e atividade física". As principais fontes proteicas utilizadas na formulação desses produtos são: leite desnatado, soro de leite, albumina do ovo e gelatina hidrolisada, que apresentam excelente qualidade nutricional, com exceção desta última, cujo valor nutricional é nulo em função do desbalanço entre seus aminoácidos essenciais. Produtos ricos em albumina do ovo, quando não processados termicamente, devem oferecer suplementação de biotina, uma vez que a avidina presente na clara de ovo crua complexa-se com essa vitamina, tornando-a não biodisponível para o organismo.

Considerações finais

Com os avanços da ciência e da tecnologia, o mercado de alimentos funcionais cresceu significativamente nos últimos anos. Um número cada vez maior de esportistas utiliza ou deseja consumir alimentos funcionais, que, além de sua função nutricional básica, contribuam para uma melhora significativa de desempenho. Os alimentos não são mais vistos apenas em termos de macro ou micronutrientes ou mesmo deficiências ou excessos de nutrientes. Muitas substâncias têm sido adicionadas aos mais diversos alimentos com o objetivo de conferir a estes uma alegação funcional. Entretanto, com algumas poucas exceções, ainda não há pesquisa científica suficiente que fundamente a maioria dos mecanismos fisiológicos propostos.

Embora as pesquisas prometam a melhoria da qualidade de vida dos consumidores, para confirmar tais resultados é necessário estabelecer efetivamente a biodisponibilidade e a eficácia desses compostos em níveis fisiologicamente viáveis sob padrões dietéticos reais. Nesse sentido, o consumidor deve ser conscientizado da falta de sustentação científica de alegações funcionais expressas na rotulagem de muitos desses produtos. Adicionalmente, o surgimento de alimentos funcionais no mercado consumidor ressalta a necessidade de nutricionistas atualizarem sua base de conhecimento sobre alimentos funcionais e compostos bioativos de alimentos.

Questões propostas para estudo

1. Existem características específicas para que um alimento seja considerado funcional? Quais são?
2. O que diz a legislação brasileira sobre esse tipo de alimento quanto à definição?
3. Existem alimentos funcionais naturais ou são todos industrializados?
4. Quais as principais categorias de produtos funcionais comercializados?
5. Os ingredientes encontrados em alimentos funcionais podem ser consumidos em qualquer quantidade ou existem níveis máximos de consumo?

PARTE IV | CONSIDERAÇÕES SOBRE TEMAS ATUAIS NO ESPORTE

6. Alimentos que alegam propriedades funcionais inexistentes são normalmente comercializados no Brasil. Qual a sua opinião e sugestões para tratar essa situação?
7. Quais restrições pode haver em alimentos funcionais industrializados?
8. Que cuidados o consumidor deve ter na hora de escolher um alimento funcional?
9. Quais ingredientes têm sido mais aplicados às formulações alimentícias com o objetivo de melhorar a performance dos indivíduos praticantes de atividade física moderada?
10. Haveria risco à saúde caso um alimento funcional direcionado a esportistas fosse consumido por indivíduos sedentários?
11. Compare as dosagens de determinados ingredientes adicionados a um alimento funcional e, considerando uma estimativa de consumo médio diário deste, verifique se a ingestão estimada seria compatível com a propriedade funcional alegada no rótulo. Estabeleça uma análise crítica incluindo, também, um modelo de dieta normal.
12. Como profissional da área esportiva, você recomendaria o consumo desses alimentos funcionais para indivíduos praticantes de atividade física moderada?

Bibliografia consultada

- Aoi W, Naito Y, Yoshikawa T. Exercise and functional foods. Nutr J. 2006 Jun 5; 5:15.
- Arvanitoyannis IS, Van Houwelingen-Koukaliaroglou M: Functional foods: a survey of health claims, pros and cons, and current legislation. Crit Rev Food Sci Nutr 2005, 45:385-404.
- Blundell J. Making claims: functional foods for managing appetite and weight. Nat Rev Endocrinol. 2010 Jan; 6(1):53-6.
- Cederholm T, Barazzoni R, Austin P, Ballmer P, Biolo G, Bischoff SC et al. Espen guidelines on definitions and terminology of clinical nutrition. Clin Nutr. 2017 Feb; 36(1):49-64.
- Coqueiro A, Bonvini A, Raizel R, Tirapegui J, Rogero M. Probiotic supplementation in dental caries: is it possible to replace conventional treatment? Nutrire. 2018a; 43(6).
- Coqueiro AY, de Oliveira Garcia AB, Rogero MM, Tirapegui J. Probiotic supplementation in sports and physical exercise: does it present any ergogenic effect? Nutr Health. 2017 Dec; 23(4):239-249.
- Coqueiro AY, Raizel R, Bonvini A, Tirapegui J, Rogero MM. Probiotics for inflammatory bowel diseases: a promising adjuvant treatment. Int J Food Sci Nutr. 2018b May 28:1-10.
- Crowe KM, Francis C, Academy of Nutrition and Dietetics: position of the academy of nutrition and dietetics: functional foods. J Acad Nutr Diet. 2013 Aug; 113(8):1096-103.
- Cummings DE. Ghrelin and the short-and long-term regulation of appetite and body weight. Physiol Behav. 2006 Aug 30; 89(1):71-84.
- De Graaf C, Blom WA, Smeets PA, Stafleu A, Hendriks HF. Biomarkers of satiation and satiety. Am J Clin Nutr. 2004 Jun; 79(6):946-61.
- Deldicque L, Francaux M. Functional food for exercise performance: fact or foe? Curr Opin Clin Nutr Metab Care. 2008 Nov; 11(6):774-81.
- Duerrschmid K. Osmolality of functional beverages. Lebensmittel & Biotechnology 16:134-143, 2000.
- Elliot J. Application of antioxidant vitamins in food and beverages. Food Technol 53:46-48, 1999.
- FDA. Food and Drug Administration. Department of Health and Human Services. Disponível na Internet em: www.fda.org.
- Godois AM, Raizel R, Rodrigues VB, Ravagnani FCP, Fett CA, Voltarelli FA, Coelho-Ravagnani CF. Perda hídrica e prática de hidratação em atletas de futebol. Rev Bras Med Esporte [online]. 2014, v. 20, n. 1, p. 47-50.
- Halford JC, Blundell JE. Pharmacology of appetite suppression. Prog Drug Res. 2000; 54:25-58.
- Hardy G. Nutraceuticals and functional foods: introduction and meaning. Nutrition 16:688-697, 2000.
- Hasler CM, Brown AC; American Dietetic Association: position of the American Dietetic Association: functional foods. J Am Diet Assoc. 2009 Apr; 109(4):735-46.

- Hunter PM, Hegele RA. Functional foods and dietary supplements for the management of dyslipidaemia. Nat Rev Endocrinol. 2017 May; 13(5):278-288.
- James WPT. Food agencies and Food Standards: the future regularity mechanism for the food trade? Nutrition 16:631-633, 2000.
- Kwak NS, Jukes DJ. Functional foods. Part 1: the development of a regulatory concept. Food Control 12:99-107, 2001.
- Kwak NS, Jukes DJ. Functional foods. Part 2: the impact on current regulatory terminology. Food Control 12:109-117, 2001.
- Martirosyan DM, Singh J. A new definition of functional food by FFC: what makes a new definition unique? Funct. Foods Health Dis. 5, 209-223, 2015.
- Milner JA. Functional foods: the US perspective. Am J Clin Nutr 71S:1654-1659, 2000.
- Ministério da Agricultura. Secretaria de Defesa Agropecuária. Resolução n. 2, de 19 de junho de 2001. Disponível na Internet em: www.agricultura.gov.br.
- Ministério da Saúde. Anvisa. Resolução 18. Diretrizes básicas para análise e comprovação de propriedades funcionais e/ou de saúde alegadas em rotulagem de alimentos. Disponível na Internet em: www.anvisa.gov.br.
- Ministério da Saúde. Anvisa. Resolução 19. Procedimentos para registro de alimento com alegação de propriedades funcionais e/ou de saúde em sua rotulagem. Disponível na Internet em: www.anvisa.gov.br.
- Monro JA. Evidence-based food choice: the need for new measures of food effects. Trends in Food Sci & Technol 11:136-144, 2000.
- Morton GJ, Schwartz MW. The NPY/AgRP neuron and energy homeostasis. Int J Obes Relat Metab Disord. 2001 Dec; 25 Suppl 5:S56-62.
- Raizel R, da Mata Godois A, Coqueiro AY, Voltarelli FA, Fett CA, Tirapegui J, de Paula Ravagnani FC, de Faria Coelho-Ravagnani C. Pre-season dietary intake of professional soccer players. Nutr Health. 2017 Dec; 23(4):215-222.
- Raizel R, Pedrosa RG, Rossi L, Rogero MM, Tirapegui J. Avaliação nutricional de atletas. In: Ribeiro SML, Melo AM, Tirapegui J. Avaliação nutricional: teoria & prática. 2 ed. Rio de Janeiro: Guanabara Koogan; 2018b. p. 291-302.
- Raizel R, Santini E, Kopper AM, Reis Filho AD. Efeitos do consumo de probióticos, prebióticos e simbióticos para o organismo humano. Revista Ciência & Saúde, v. 4, n. 2, p. 66-74, 2011.
- Roberfroid MB. What is beneficial for health? The concept of functional food. Food Chem Toxicol 37:1039-1041, 1999.
- Tirapegui J. Nutrição: fundamentos e aspectos atuais. 3. ed. São Paulo. Atheneu; 2013.
- Vella MN, Stratton LM, Sheeshka J, Duncan AM. Functional food awareness and perceptions in relation to information sources in older adults. Nutr J. 2014 May 17;13:44.

Cuidado Nutricional em Maratonas: Aspectos Atuais

• Patrícia Lopes de Campos-Ferraz • Rodrigo Branco Ferraz

Introdução

A maratona é um desafio fascinante para aqueles que treinam corrida regularmente há alguns anos. Ultimamente, vemos o interesse cada vez maior de pessoas que não são atletas, os chamados praticantes de atividade física, em realizar o sonho de completar os 42,2 km. Isso é perfeitamente possível com treinamento adequado, paciência e muita disciplina. Neste capítulo, abordaremos as estratégias nutricionais mais adequadas no período preparatório, pré e pós-competitivo, tanto para praticantes de atividade física como para atletas, no evento da maratona.

Um pouco de história

De acordo com Thaís Fernandes (Ciência Hoje, 3 out 2000), a maratona tem origens bastante antigas. Por volta de 490 a.C., o Império Persa se preparava para invadir a cidade de Atenas através das planícies de Maratona, a fim de expandir seu território. Os generais de Atenas enviaram Filípides, um corredor profissional, à cidade de Esparta para buscar reforços. Ao chegar lá, 3 dias depois, percorrendo uma distância de 225 km entre as duas cidades, Filípides descobriu que ninguém de Esparta poderia ajudá-lo, já que naquela noite um feriado religioso impedia as pessoas de saírem de suas casas. O corredor voltou para Atenas, percorrendo novamente essa distância, e foi participar da batalha, a 40 km dali. Os persas foram derrotados, mas planejaram atacar Atenas pela região sul, antes que os gregos conseguissem chegar lá. Filípides teve então de correr até Atenas novamente para dar a notícia da vitória e avisar sobre o ataque. Como já estava cansado pela viagem a Esparta e pela luta contra os persas, não aguentou o percurso de 3 horas e morreu assim que chegou à cidade, mas conseguiu antes dar a notícia e avisar seus companheiros.

Em 1896, os Jogos Olímpicos foram recriados. Filípides foi então homenageado com uma nova modalidade olímpica: uma corrida de 40 km que levaria o nome de Maratona. Em 1908, nos Jogos Olímpicos de Londres, a distância foi aumentada para os atuais 42.195 m, para que os atletas começassem a prova no Castelo de Windsor e a terminassem no estádio de White City, em frente ao Rei Eduardo VII.

Dezesseis anos depois, em Paris, essa distância se tornou oficial, e as maratonas vêm se popularizando a cada dia. Atualmente temos várias maratonas importantes pelo mundo, com provas que ultrapassam os 30 mil participantes, como as de Nova York, Chicago, Roterdã e a própria maratona de Paris, entre outras.

A preparação

Não é possível correr adequadamente uma maratona sem uma preparação bem-feita. Para os novatos no atletismo, são necessários no mínimo 2 anos de treinamento regular e sistemático antes de partir para o desafio. Aos atletas mais experientes, com anos de corrida, em até 6 meses é possível cumprir um cronograma de treinamento adequado. O mais comum é organizar o treinamento em um macrociclo de 12 meses, podendo ser subdividido em 2 mesociclos, que devem preconizar fases distintas de aprimoramento das capacidades físicas do corredor. Exemplo de mesociclo:

- Treinamento de adaptação.
- Treinamento de base.
- Treinamento específico.
- Polimento.
- Anexos.

Cada treinador tem sua maneira de organizar o treinamento, que ainda pode variar de acordo com as respostas individuais de cada corredor. Assim, é importante contar com um técnico experiente e bem formado. Tanto para atletas de elite como para amantes do atletismo que têm outros compromissos, mas ainda assim treinam muito para terminar a prova, o planejamento é feito dessa maneira. As variações se dão na intensidade e no volume das sessões de treinos, que sem dúvida serão superiores no primeiro caso.

Um dos maiores desafios dos corredores de maratona é terminar o longo período de treinamento sem lesões. Para reduzir o risco, vemos cada vez mais maratonistas nas salas de ginástica realizando treinamentos de força, a famosa musculação.

Um corredor com desequilíbrio de forças entre as pernas tende a ter um padrão motor assimétrico, sobrecarregando mais um membro do que o outro. Isso em um treinamento para maratona, no qual o volume é muito alto, pode significar uma alta solicitação unilateral de estruturas osteomioarticulares. Muitas lesões que fazem os atletas pararem de treinar estão ligadas à assimetria de forças dos membros inferiores. Como exemplo temos a condromalácia patelar e a síndrome do trato iliotibial, que, comprovadamente, têm maior incidência em atletas com déficits de força em músculos do quadril e joelhos. O treinamento de força é seguro, eficiente e altamente recomendado na correção dessas condições.

Outro fator-chave que deve ser levado em consideração para fazer um corredor entrar em uma sala de musculação é o da economia de energia. Um corredor com um padrão motor econômico na corrida consegue sustentar um ritmo mais intenso na maratona se comparado com um corredor pouco econômico.

O gesto motor da corrida exige do corpo uma perfeita coordenação intra e intermuscular para que a energia gerada pelos músculos e pelo impacto dos pés no chão se transforme em movimento. Com exercícios específicos para determinadas áreas do corpo, por exemplo, o "core", região formada pela musculatura abdominal, dorsal e do quadril e com exercícios capazes de integrar a ação dos membros inferiores com os superiores, conseguimos melhorar a coordenação da passada na corrida, potencializando a transferência de energia. Portanto, um corredor que realiza treinamento de força de maneira regular e sistematizada reduz o risco de lesões no aparelho locomotor e pode adquirir um padrão de corrida mais econômico (ver Anexo 32.1).

Diante do exposto, um maratonista, ao longo de seu ciclo de treinamento, enfrenta condições distintas de exigência física que variam de acordo com o volume e a intensidade da corrida e das sessões de treinamento de força. Consequentemente, as demandas metabólicas também irão variar. Uma adequação correta da ingestão calórica e dos micro e macronutrientes para cada sessão de treino garantirá ao atleta um ótimo aproveitamento de sua preparação física.

Cuidado nutricional no treinamento de base em atletas de elite

Consideramos atletas de elite aqueles que fazem um teste de 3.000 m abaixo de 9m30s, ou seja, correm essa distância à velocidade média de 18 km/h. Esses atletas completam uma maratona abaixo das 2h30m, sendo que o recorde mundial atual da maratona pertence a Dennis Kimetto, que correu em 2h02m57 a Maratona de Berlim em 2014. No treinamento de base, o importante é considerar o volume de corrida, que passa a aumentar gradativamente, assim como os trabalhos específicos que consistem em treinos de pista mais leves. Nessa fase, também, inicia-se um trabalho de resistência muscular localizada. Assim, um atleta de elite pode correr em média 80 a 150 km/semana.

Muitas vezes, após uma temporada cansativa e um período de férias da corrida que pode chegar a 30 dias, eles retornam com maior porcentagem de gordura e 1 ou 2 kg a mais. A primeira providência é então fazer uma avaliação de composição corporal adequada, por exemplo, usando o método antropométrico, tal como um protocolo de dobras cutâneas e circunferências, que dividem o corpo em 4 ou 5 compartimentos diferentes. Outros protocolos, por exemplo, Guedes 1994, ou Jackson & Pollock, que trabalham apenas com dois compartimentos (massa magra e massa gorda), têm uma sensibilidade muito baixa para o perfil desses atletas, chegando mesmo a dar valores abaixo de zero para gordura corporal nesses casos. Se houver condição, é possível utilizar um método mais acurado para a avaliação desse parâmetro, como a densitometria de corpo inteiro (DEXA) ou avaliação por bioimpedância (BIA), que são mais caras e precisam ser feitas com alguns cuidados. Normalmente a porcentagem de gordura desses atletas gira em torno de 4 a 8%. Casos extremos podem chegar a 3% de gordura, o que pode não ser adequado, já que muitas vezes isso indica um consumo insuficiente de calorias. Essas referências são para o gênero masculino. Para as mulheres, maratonistas de elite podem apresentar porcentagens muito baixas de gordura, tais como 8 a 12%, o que, por vezes, pode apresentar algum prejuízo à saúde.

Feito isso, outro ponto importante é estimar o gasto calórico do atleta, através dos relatos de treinamento, de equações preditoras de GEB (gasto energético basal), termogênese dos alimentos (10% TMB) e o gasto de outras atividades leves realizadas durante o dia, além, é claro, do gasto realizado durante a atividade física. Todos esses dados podem ser encontrados em tabelas específicas. Outra maneira de calcular o gasto energético total (GET) seria monitorar a frequência cardíaca por 24 horas e compará-la aos valores de gasto energético encontrados em um teste ergoespirométrico de esforço, tendo o cuidado de monitorar o metabolismo de repouso por 20 minutos antes do início, de acordo com trabalho realizado pelo nosso grupo de estudo (Freitas et al., 2001). Quando se compara o GET calculado por meio de tabelas ao GET calculado através da frequência cardíaca de 24 horas, relacionando-a ao consumo de oxigênio e ao gasto energético durante o repouso, verifica-se que esses dados são bem mais altos na primeira situação, para os mesmos sujeitos, principalmente nas pessoas com porcentagem de gordura normal ou acima da média. Porém, para quem não dispõe de teste ergoespirométrico com facilidade, as tabelas de gasto energético/min./atividade podem ser bastante úteis.

Durante a consulta nutricional, deve-se escolher o método mais adequado para estimar a ingestão alimentar do maratonista, e a partir dela realizar as estratégias nutricionais mais adequadas ao caso. A primeira providência é garantir que a dieta a ser prescrita seja adequada em calorias. Deve-se adequar também a proporção dos macronutrientes.

Os atletas de elite geralmente correm uma maratona próximo ou um pouco acima do limiar de lactato (acima de 70% do $VO_{2máx}$). Na Figura 32.1, verificamos que no exercício realizado a 75% da potência máxima, a fonte de energia predominante é o glicogênio muscular. Isso justifica o fato de priorizarmos a ingestão de carboidratos antes, durante e após o evento esportivo, já que os estoques de glicogênio muscular provavelmente serão os grandes determinantes do desempenho.

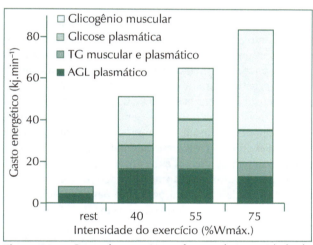

Figura 32.1. Gasto de energia em função da intensidade do exercício expresso pela porcentagem da capacidade máxima de carga de exercício.
Fonte: Van Loon, 2004.

Normalmente a ingestão de carboidratos de atletas de elite gira em torno de 8 a 10 g ou até mesmo 12 g carboidrato/kg peso corporal/dia, o que fornece em torno de 70% do VCT na forma de carboidratos. Os atletas de elite já têm a noção de que uma dieta alta em carboidratos vai melhorar seu desempenho, e naturalmente a ingestão desse nutriente acaba sendo maior. Metabolicamente falando, é necessária uma adequada quantidade de glicogênio muscular para garantir um ótimo rendimento nos treinos e o retardo da fadiga. Além disso, a glicólise é uma etapa importante que precede a lipólise, já que o acetil-CoA formado a partir do piruvato, vindo da quebra da glicose, juntamente com o oxaloacetato, gera citrato, constituindo a primeira etapa do ciclo de Krebs. O ciclo de Krebs é o principal processo de oxidação de oxigênio e ATP na maioria doa animais; cerca de 2/3 da produção de energia vêm deste processo metabólico. Na atividade física, o primeiro combustível utilizado na contração muscular é o sistema ATP-CP, depois a glicólise e, por fim, o ciclo de Krebs. É por isso que, mesmo que o exercício em questão não use carboidrato (teoricamente) como fonte de energia predominante, deve-se oferecer uma quantidade grande de carboidratos por meio da dieta. Ele é importante também para retardar os mecanismos de fadiga tanto centrais como periféricos, já que vários trabalhos mostram que a resistência à fadiga está diretamente relacionada às concentrações de glicogênio muscular. Entretanto, embora haja dados mostrando que uma dieta baixa em carboidrato pode aumentar a oxidação de gordura durante o exercício de *endurance*, quando comparado a uma dieta mais alta em carboidrato, essa estratégia demanda um tempo de adaptação e pode proporcionar uma perda de gordura corporal superior, geralmente o desempenho pode ser inferior. Por isso, essa seria uma estratégia possível em alguns momentos do macrociclo como períodos de base ou fases com mais volume e menos intensidade, a depender do caso (Casazza et al., 2018).

O consumo de gordura nesse caso, de acordo com trabalho realizado pelo nosso grupo (Campos e cols., 2001) é de 2 g/kg peso/dia para esses atletas, o que representa cerca de 18% do VCT da dieta. Considerando que a população normal deve consumir de 20 a 30% de gordura, esses atletas têm um consumo relativamente baixo desse nutriente quando calculados por porcentagem do VCT, o que mostra uma priorização no consumo dos carboidratos, conforme descrito acima. Porém, na recomendação de gramas de gordura/kg de peso, esse consumo é até mais alto que o recomendado para a população normal (1 g/kg peso corporal/dia), o que descarta a hipótese de insuficiência de lipídios na dieta. Embora alguns autores defendam um consumo alto de gorduras para corredores de longa distância, já que a gordura seria a fonte energética mais utilizada nas rodagens mais longas, na prática a gordura, com seu tempo longo de digestão, não é uma boa opção, principalmente nas horas que antecedem os treinos. O estoque de gordura corporal desses atletas, que muitas vezes chega em torno de 4 kg, acaba sendo mais que suficiente para sustentar 2 ou 3 horas seguidas de atividade física, de modo que não se justifica recomendar uma dieta com teor de lipídios aumentada nestas condições. Quanto ao consumo de proteínas, percebe-se que a ingestão desses atletas é de 2,9 g/kg de peso/dia, o que está bem acima das preconizações de vários autores para atletas de exercício de resistência.

Definida, então, a quantidade de calorias necessárias, de acordo com o volume de treinamento semanal, a ingestão alimentar habitual e a atual composição corporal do atleta, resta-nos acertar as arestas e prescrever uma dieta que atenda a suas necessidades e garanta um suprimento adequado de carboidratos. Sugere-se que a dieta deva conter de 65 a 75% de carboidratos, 12 a 15% de lipídios e 13 a 15% de proteínas, que seja adequada em fibras, vitaminas e minerais.

Cuidado nutricional no treinamento de base em atletas amadores

Embora os atletas amadores percorram essa prova na intensidade do limiar aeróbio, ou seja, em torno de 55% do $VO_{2máx}$ e, portanto, usam como fonte energética quantidades similares de lipídios e carboidratos (van Loon, 2004), parece uma boa estratégia priorizar a ingestão de carboidratos também nesses atletas, já que, devido a sua maior adiposidade quando comparados aos atletas de elite, estes dificilmente apresentariam deficiência de triacilgliceróis como fonte energética. Além disso, o excesso de lipídios na dieta está associado a desconforto gástrico, sobretudo antes de exercício físico.

Portanto, os aspectos descritos no item anterior também devem ser considerados ao atendermos um atleta amador. Porém, o volume de treino desse atleta costuma ser bem menor que os do primeiro caso. Nessa fase, ele chega a percorrer de 30 a 60 km/semana. Normalmente, os atletas amadores têm certo excesso de gordura corporal, que precisa ser considerado. Enquanto um atleta de elite pode ter de 4 a 8% de gordura corporal, o atleta amador pode iniciar a temporada com até 20% de gordura ou mais.

É interessante fazer um cálculo de gasto energético, e trabalhar com um déficit de calorias que varia de 500 a 800 kcal/dia, para propiciar uma perda lenta de gordura, sem comprometer o desempenho nos treinamentos. Outro aspecto importante é fracionar a dieta em 5 ou 6 refeições ao longo do dia, principalmente nos horários próximos ao treinamento (antes, durante e depois), para evitar quedas na glicemia nessa situação.

Cuidado nutricional no treinamento específico em atletas de elite

Nessa fase, o volume de rodagem aumenta, e os treinos específicos passam a ser feitos com intensidades maiores. Há alta frequência de treinos intervalados, os chamados "tiros", rodagens em ritmos específicos, mais fortes. O gasto energético desses atletas aumenta, já que a média de quilometragem é maior que no período anterior. Por exemplo, a média semanal desses atletas nessa fase é de 120 km, o que implica um consumo de aproximadamente 3.400 kcal/dia. É importante ajustar o VCT da dieta mensalmente, pois existe uma variação razoável no volume de treino. A porcentagem dos macronutrientes na dieta é basicamente a mesma que as anteriores (75% CHO, 15% proteínas e 10% lipídios). O total de calorias pode variar em torno de 4.000 kcal/dia. Evidentemente, isso é apenas uma estimativa, portanto deve ser ajustada a cada indivíduo pelo profissional durante o acompanhamento nutricional.

Cuidado nutricional no treinamento específico em atletas amadores

A redução de gordura corporal nessa fase ainda deve ser um objetivo prioritário. Se a porcentagem de gordura desse tipo de atleta já estiver devidamente ajustada (10 a 15% no caso dos homens, 15 a 20% no caso das mulheres),

deve-se preocupar em fornecer as calorias necessárias à manutenção do estado nutricional nessa condição.

Cuidado nutricional na fase de polimento em atletas de elite

Nessa fase, normalmente muito próxima à competição, o volume e a intensidade de treino diminuem bastante, o que acarreta novo reajuste nas calorias totais da dieta. É muito fácil o atleta ganhar peso se sua ingestão calórica não for readequada, já que existe uma diminuição brusca na intensidade do treino por volta de 15 dias antes da maratona principal, quando o metabolismo do atleta já está mais alto devido ao treinamento realizado ao longo do ano.

Atualmente existem dados mostrando que atletas de elite que se submetem a dietas pobres em carboidratos e altas em gordura por 5 dias a no máximo 4 semanas (< 2,5 g carboidratos/kg peso/dia e 60 a 70% VCT na forma de lipídios) podem aumentar sua oxidação de gordura e poupar glicogênio muscular. Porém, apesar dos resultados, essa estratégia não parece benéfica para o desempenho, além de acarretar riscos à saúde e de prejudicar os resultados do treino (Burke LM, 2007).

Outro trabalho mostra que, ao fim de 40 semanas de treinamento para uma meia maratona, Westerterp e cols. (1992) demonstraram que houve um aumento de até 30% no gasto energético metabólico médio e uma diminuição no gasto energético durante o sono, com aumento de 1,6 kg de massa muscular e perda de 3,6 kg de gordura corporal em homens. Neste trabalho, notou-se que as mulheres tinham mecanismos compensatórios para contrabalançar o aumento no gasto energético, tais como aumento da ingestão, resultando em menores alterações na gordura e na massa magra. Isso indica que a diminuição na quantidade de calorias totais nessa fase pode evitar um ganho de peso indesejável. A ingestão de carboidratos pode chegar em torno de 5 a 8 g/kg peso/dia, readequando o consumo de gordura e proteínas para as porcentagens descritas anteriormente. Segundo as últimas diretrizes da Sociedade Brasileira de Medicina Esportiva, a ingestão de carboidratos por atletas submetidos a treinamentos longos ou intensos pode chegar a 10 g/kg de peso/dia (SBME, 2009) para otimizar a reposição de glicogênio muscular.

Cuidado nutricional na fase de polimento em atletas amadores

O mesmo cuidado deve ser tomado com aqueles atletas cuja dificuldade em perder gordura corporal é maior. Assim que o treino for diminuindo a intensidade (aproximadamente 20 dias antes do evento), deve-se redimensionar o total calórico, em relação às fases anteriores, para evitar o ganho de gordura nas últimas semanas que antecedem a prova.

Dieta pré- e pós-treino

A dieta pré-treino deve priorizar a ingestão de alimentos ricos em carboidratos, de preferência os carboidratos de médio e baixo índice glicêmico (IG), especialmente se essa refeição for feita minutos antes do treino. Esses alimentos, por provocarem uma resposta glicêmica mais lenta, não ocasionarão o chamado "pico de insulina", ou seja, não haverá uma descarga maior desse hormônio para metabolizar o açúcar contido nestes. Um trabalho realizado com corredores treinados mostrou que, ao se consumir uma refeição com carboidratos de alto IG, comparados aos de baixo IG, aumentou-se a concentração de glicogênio muscular nas 3 horas seguintes, porém, na sessão de treino seguinte, aumentou sua utilização (Wee e cols., 2005, Casazza et al., 2018).

Para planejar a dieta pré-treino, deve-se levar em consideração fatores como horário, localidade, volume, composição e disponibilidade. Como exemplo podemos imaginar uma refeição de 500 a 1.000 kcal, feita aproximadamente 3 horas antes, com 60 a 70% de carboidratos, inclusive na forma de fluidos (sucos, bebidas energéticas etc.). É interessante limitar o consumo de proteínas e gorduras, devido a seu maior tempo de digestão. Com o tempo, a rotina de treinos e de alimentação vai se ajustando, à custa de muitos testes. Muitas vezes uma refeição que teoricamente está correta, nutricionalmente falando, para a circunstância pode não cair muito bem para determinado atleta. Pode ser uma fruta rica em amido que cause uma leve pirose, ou então um cereal matinal diferente que surja no mercado, e que não seja muito bem tolerado etc. Vale a pena planejar as refeições e testá-las. No Anexo 32.2 seguem dicas para refeições que podem ser feitas antes de treinos matutinos, vespertinos e noturnos.

Logo após o treino, não há necessidade de se importar muito com o IG dos alimentos. É especialmente interessante consumir carboidratos de alto IG, para aproveitar a translocação do GLUT4 e GLUT5 após a atividade motora, aumentando a eficiência do transporte de glicose para o interior de célula e, consequentemente, a ressíntese do glicogênio muscular. Uma refeição de 400 kcal ou 100 g de carboidratos pode ser adequada para esse fim, continuando com a ingestão aumentada de carboidratos durante todo o dia, de modo a contemplar a quantidade total diária a ser reposta. O consumo de uma solução de carboidratos e proteínas na razão 4:1 pode ser benéfico para aumentar a ressíntese de glicogênio pós-treino e a recuperação muscular.

Dietas pré- e pós-competição

A diferença básica entre as dietas pré e pós-treino E aquelas realizadas pré e pós-competições está na quantidade de fibras. No mais, elas são exatamente iguais. Em um treino comum, se houver a ingestão de mais frutas com cascas e sementes, ou mesmo de cereais matinais integrais, barras de cereais etc., não será um grande transtorno se a motilidade intestinal for maior. Em uma competição, deve-se tomar o cuidado de evitar carboidratos ricos em fibras um dia antes, pelo menos, do evento; caso contrário, pode ser um desastre. Na maratona, é muito fácil aumentar o peristaltismo, devido ao próprio padrão mecânico da corrida. Três a quatro dias antes da competição, podemos prescrever uma dieta com 80% de carboidratos, baixa em resíduos, fracionada em 6 ou 7 refeições, fornecendo algo em torno de 40 a 50 kcal/kg de peso. Para um atleta que pese 62 kg, isso significaria 3.100 kcal. Para um praticante de atividade física ao redor dos 80 kg, esse total subiria para 4.000 kcal. Entretanto, evidências sugerem que as mulheres parecem ter uma oxidação menor de carboidratos durante o esforço e, portanto, necessitariam de uma quantidade menor de carboidratos e calorias nesse momento, comparadas aos homens.

É necessário dizer que, durante a competição, a reposição de carboidratos deve ser muito bem-feita, e é grande responsável pelo sucesso do corredor na prova. A literatura indica que haja uma reposição de 0,7 a 1 g de carboidrato/kg de peso/hora nessa situação, o que, para nosso atleta de 62 kg, seria atingido com, por exemplo, 3 sachês de carboidrato em gel por hora, 1 a cada 20 a 30 minutos. Muitos atletas são resistentes a esse intervalo entre uma reposição e outra, alegando motivos como falta de praticidade dos suplementos, perda de concentração durante a prova, baixa palatabilidade dos produtos etc. A solução é tentar variar as fontes de carboidratos utilizadas durante o percurso, informando-se antes sobre o tipo de alimento e quando será oferecido ao atleta no decorrer da prova, para montar a melhor estratégia (ver Anexo 32.3).

A reposição adequada de carboidratos feita durante corrida prolongada em maratonistas experientes é capaz de reduzir a secreção de cortisol e a expressão gênica de interleucina 6 (uma citocina com ação anti-inflamatória) após o exercício, como vemos nas Figuras 32.2 e 32.3.

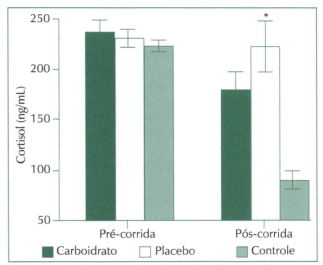

Figura 32.2. Concentração plasmática de cortisol antes e depois do consumo de carboidrato, placebo ou controle em corredores.
Fonte: Nielman et al., 2003.

Após a prova, pode-se considerar ideal a quantidade de 0,7 a 1,5 g de carboidrato/kg de peso até 4 horas após o evento, com especial atenção à primeira hora, para aproveitar a fase rápida da ressíntese de glicogênio (SBME, 2009).

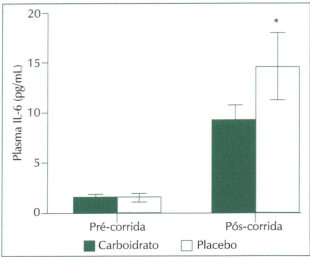

Figura 32.3. Concentração plasmática de interleucina 6 em grupos carboidrato × placebo.
Fonte: Nielman et al., 2003.

Hidratação na maratona

Como abordado anteriormente, a hidratação é muito importante para garantir um desempenho adequado nas provas longas. A quantidade de água ou fluidos ideais para as provas depende da superfície corporal do atleta e das condições climáticas no momento da competição. Sabe-se que, a uma temperatura acima de 35 °C e com 50% de umidade relativa do ar, o exercício físico já se torna inadequado, pois o corpo humano não é capaz de trocar calor com o ambiente de maneira eficiente. Fala-se que são necessários 2 litros de água por dia, para um indivíduo normal, apenas para repor suas perdas diárias. Mas, para se hidratar adequadamente, é preciso mais do que isso. Normalmente, para os atletas de elite, é interessante monitorar o peso antes e depois da atividade física, assim como a temperatura e a umidade relativa do ar. Com esses dados fica mais fácil saber o quanto se deve repor. Porém, como regra geral, vale o exemplo: para cada 0,5 kg de peso perdido, tomar 750 mL de líquidos considerando o tempo durante a após a prova.

Sabe-se que uma desidratação leve (1 a 2% de peso corporal perdido) já acarreta o início do aumento da temperatura corporal em até 0,4 °C para cada percentual subsequente de desidratação. Perdas de 3% do peso já incorrem em prejuízo importante do rendimento, e, quando esse número chega entre 4 e 6%, pode ocorrer fadiga térmica. Acima de 6%: risco de choque térmico, coma e morte (SBME, 2009).

Em uma maratona, pode-se perder 3 kg em média, tornando necessária a ingestão de aproximadamente 3 litros de água durante a prova, que poderiam ser divididos em 500 mL a cada 30 minutos de prova, aproximadamente, para um indivíduo que vai completar a prova em cerca de 3 horas. Isso varia muito conforme o caso, e os treinos serão fundamentais para dar maiores indícios sobre a estratégia de hidratação. Para corredores mais lentos, no entanto, recomenda-se beber água durante a prova conforme sua sede, sem tanto foco na quantidade de peso perdido; com isso se evitam ingestões excessivas de fluidos e se previne a hiponatremia, e se mantém o grau de "desidratação" entre 3 e 5%, que é a normalmente resultante da maratona (Noakes, 2007).

É muito importante que o nutricionista saiba como vai ser feita a reposição de água na prova, em quais quilômetros estarão os postos de abastecimento e, se possível, qual o vasilhame utilizado para isso. Crucial também é conscientizar o atleta sobre sinais e sintomas da desidratação. Na Tabela 32.1, estão listados os principais.

Tabela 32.1. Alterações provocadas pela desidratação.

Aumento	Redução
• Frequência cardíaca submáxima.	• Volume sistólico, débito cardíaco e $VO_{2máx}$.
• Concentração de lactato e osmolaridade sanguínea.	• Volume plasmático.
• Índice de percepção de esforço.	• Fluxo sanguíneo para a pele e músculos ativos, fígado e outros órgãos.
• Náuseas e vômito.	• Taxa de sudorese.
• Requerimento de glicogênio.	• Tempo para atividade contínua, prolongada e intensa.
• Muscular.	• Pressão arterial.
• Temperatura interna: hipertermia.	• Componentes cognitivos.
• Doenças do calor: cãibras, exaustão ou choque térmico.	• Motivação.

Fonte: SBME, 2009.

A água pura, apesar de melhorar o desempenho em atividades motoras inferiores a 1 hora, é ineficiente em repor as grandes quantidades de sódio e, em menor grau, cloro e potássio perdidas através da transpiração. Assim, ela não previne o risco de hiponatremia que pode haver na prática de atividades prolongadas como uma maratona. Ao contrário. Sua ingestão excessiva sem a devida reposição do sódio perdida no suor parece estar relacionada com a ocorrência de hiponatremia. A hiponatremia caracteriza-se por uma concentração plasmática de sódio menor que 130 mEq/L, o que resulta em diminuição da osmolaridade, que em última instância causa alteração de consciência, apatia, náuseas, vômitos e convulsões. Pelo exposto acima, sugere-se ingerir bebidas isotônicas com concentração adequada de minerais e carboidratos (em torno de 6%), as quais apresentam comprovadamente bom esvaziamento gástrico para atuar na manutenção do glicogênio muscular.

É importante salientar que a ocorrência de hiponatremia em maratonas era desconhecida até pouco tempo atrás.

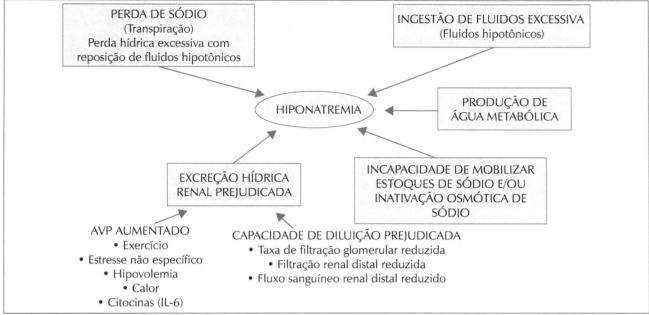

Figura 32.4. Mecanismos fisiológicos da hiponatremia.
Fonte: Rosnem e Kirver, 2007.

Hoje alguns trabalhos mostram que ela pode variar entre 13 e 18%, chegando a 28% em ultramaratonas. Em 2002, na Maratona de Boston, 13% dos corredores avaliados apresentaram hiponatremia (< 135 mEq/L), sendo que em 0,6% dos corredores ela foi severa (< 120 mEq/L). A maioria dos atletas não teve sintomas e outros tiveram sintomas leves, sendo que a maior incidência foi em atletas do sexo feminino. O maior fator de risco para a hiponatremia, segundo alguns autores, é a ingestão excessiva de líquidos e ganho de peso durante a prova. Atletas que ganharam até 4% do peso corporal durante o exercício têm 45% a mais de chance de apresentar hiponatremia, e não parece haver muita diferença no tipo de fluido utilizado (água × isotônico). Segundo alguns autores, mesmo a ingestão de repositores hidroeletrolíticos não parece prevenir essa ocorrência, devido a sua baixa concentração de sódio (aprox. 18 mMol/L).

Na Figura 32.4, encontramos um resumo dos principais fatores desencadeantes da hiponatremia (Rosnem e Kirver, 2007).

A prevenção desse quadro é feita por meio da educação sobre riscos do consumo excessivo de líquidos, tais como manter o consumo entre 400 e 800 mL/hora. A maior taxa seria recomendada a corredores com maior peso corporal e/ou mais lentos, corridas em clima quente ou exercícios prolongados.

Atualmente não há evidências de que bebidas isotônicas (entre 200 e 260 mOsmol/L) realmente previnem a hiponatremia, visto que suas concentrações de sódio são considerada baixas. Porém, devido a características como acidez, doçura e intensidade do gosto, elas são mais palatáveis que a água e sua ingestão pode ser facilitada durante a prova. É importante salientar também que há trabalhos mostrando a importância de consumir bebidas ricas em sódio sobretudo depois de uma atividade física prolongada, para facilitar a reidratação, comparativamente à água pura. Nesse sentido, alguns autores pesquisam sobre a possibilidade de uso do leite desnatado sem lactose, diluído ou não, como bebida reidratante. Mas isso carece ainda de mais estudos.

Manipulações dietéticas mais utilizadas pelos maratonistas

Supercompensação de carboidratos

O protocolo usual dessa "dieta" consistia, há alguns anos, na prévia depleção dos estoques de glicogênio muscular, envolvendo dieta hipoglicídica do 7º ao 4º dia antes da prova, acompanhado de exercício realizado em alta intensidade. Nos últimos 3 dias antes da prova fazia-se o inverso, ministrando-se ao atleta uma dieta rica em glicídios, seguido de descanso, até o dia da prova. Atualmente esse protocolo não é mais utilizado devido ao desconforto que representa, tal como aumento na retenção de líquidos, perda de massa muscular e comprometimento cardíaco.

Hoje é muito mais sensato aumentar as calorias fornecidas por carboidratos na dieta, tal como foi mostrado no item "Dietas pré e pós-competição", por períodos não superiores a 36 horas antes do evento.

Suplementação de aminoácidos

Vários trabalhos aventam que uma ingestão de aminoácidos de cadeia ramificada poderia atrasar a chamada "fadiga central", por meio da geração de energia por seus esqueletos de carbono e da diminuição da produção de um neurotransmissor específico chamado serotonina. Entretanto, embora haja melhora da sensação de fadiga e de cognição com uso de BCAA após exercício prolongado, não se observa melhora de desempenho, e há alguns autores que assinalam que esses aminoácidos, ingeridos em estado de depleção de carboidratos, pode inclusive prejudicá-lo. É consensual, porém, que o uso de leucina (ou seu metabólito, HMB), que é um dos três aminoácidos citados acima, funciona como um potente inibidor da proteólise pós-exercício intenso. Esse uso poderia ser interessante para um atleta sujeito a muitas competições seguidas, mas lembramos que qualquer suplementação de nutrientes deve ser assistida, limitada e ter um objetivo muito específico. Outros benefícios são atribuídos aos AACR, como aumento da disponibilidade de glutamina no músculo, melhorando a imunidade do atleta, que tende a diminuir com treinamentos ou provas intensas. Mas o nível de evidência científica para a glutamina e melhora da imunidade ainda é considerado moderado. Além disso, para que ocorram esses efeitos, a dosagem de aminoácidos relatada na literatura costuma ser alta, variando de 50 a 300 mg/kg peso/dia. Aqui, nota-se que a suplementação de glutamina propriamente dita não apresenta esses efeitos, provavelmente devido à grande captação desse aminoácido pelos enterócitos.

Ainda com relação aos BCAA, vale salientar que sua suplementação, quando feita em situação de depleção de glicogênio muscular, pode prejudicar o desempenho em atividade moderada e/ou intensa (Campos-Ferraz, dados não publicados). Atualmente, a suplementação de aminoácidos vem perdendo espaço para a suplementação de proteínas de alta qualidade, ricas em leucina, em vários momentos do dia (pulsos de 0,3 mg/kg de peso/dia), que já fornecem todo os aminoácidos necessários para a síntese e ressíntese de proteínas musculares. Destaca-se também o uso de caseína 30 a 40 g antes do sono para otimização do ganho de massa muscular ou prevenção de perda em dietas hipocalóricas (Maughan et al., 2018). Por fim, atualmente se recomenda utilizar 0,25 g de proteína a cada 30 g de carboidrato suplementado durante os eventos de *endurance*, a fim de reduzir os marcadores de lesão muscular.

Suplementação de vitaminas e minerais

Segundo alguns trabalhos, 48% dos maratonistas de "lazer" referem o uso de algum tipo de suplemento nutricional. Eles são, na maioria, vitaminas C, E, cálcio, zinco e magnésio. Não existem conclusões seguras de que esses suplementos representem ganhos no desempenho.

Alguns autores, porém, assinalam que no maratonista pode haver maior geração de radicais livres, portanto seria necessário um aporte maior dos nutrientes chamados antioxidantes para combater sua ação. Um trabalho realizado com 6 corredoras na chamada "Maratona das Areias", que consiste em 6 dias de corrida longa no deserto, onde os atletas carregam seu próprio alimento, mostrou que, 72 horas após a prova, a capacidade sanguínea de defesa contra os radicais livres estava diminuída e a produção de marcadores de peroxidação lipídica estava aumentada (Machefer e cols., 2004).

Porém, na prática, o que aconselhamos é que o atleta aumente o consumo de alimentos ricos em carotenoides, por exemplo. Poucos trabalhos, exceto aqueles que tratam de suplementação de vitamina E, indicam com segurança que a megadose de antioxidantes melhora o desempenho do atleta nessa modalidade. Apenas a vitamina B6 é comprovadamente diminuída depois da maratona, comparando-se com a concentração plasmática dessa vitamina antes da prova. Porém, isso não indica a necessidade de suplementar o atleta com ela, e sim aumentar o consumo de alimentos-fonte de vitamina B6.

Cuidado especial deve ser tomando com relação a mulheres maratonistas e o estado de ferro das hemácias. É comum observar um transtorno chamado RED (ou *relative energy deficiency*) em muitas atletas de elite, que tende a acelerar o aparecimento e uma anemia ferropriva, por exemplo. No caso específico desse transtorno, trata-se de um diagnóstico feito pelo médico e que deve envolver tratamento multidisciplinar, visto que outras alterações cognitivas, psicológicas e de rendimento são observadas. Além disso, outros nutrientes são importantes, como ácido fólico, zinco, cobre, vitamina B12 e vitamina A, para tratamento de uma anemia presente, visto que esse distúrbio pode ter até 10 causas nutricionais diferentes em sua etiologia. Outros micronutrientes cuja monitoração dietética pode ser importante são vitamina D e cálcio, que geralmente são consumidos de maneira insuficiente por atletas, sobretudo do sexo feminino.

Resumindo: equilibrar a dieta, garantindo o adequado suprimento das necessidades nutricionais de vitaminas e mineral, é o mais sensato para esses atletas, e uma possível suplementação somente seria indicada para corrigir quadro de real deficiência nutricional, decorrente, por exemplo, de estados de desnutrição pregressa.

Anexos

Anexo 32.1. Exemplo de planilha de treinamento para um maratonista iniciante.

Total: 45 semanas		
1º mesociclo (23 semanas)		
Adaptação – 4 semanas (80 km/total)		
60% VO$_{2máx}$		
		1ª semana – 15 km,
		2ª semana – 20 km,
		3ª semana – 25 km,
		Musculação 2 × semana

(continua)

(continuação)

Anexo 32.1. Exemplo de planilha de treinamento para um maratonista iniciante.

Total: 45 semanas

Base I – 1 a 12 semanas (535 km/total),

65 a 75% VO$_{2máx}$

		1ª e 2ª semanas – 30 km cada,
		3ª semana – 35 km,
		4ª semana – 40 km,
		5ª semana – 30 km,
		6ª semana – 40 km,
		7ª semana – 50 km,
		8ª semana – 60 km,
		9ª semana – 50 km,
		10ª e 11ª semanas – 60 km,
		12ª semana – 50 km,
		Musculação 3 × semana

Específico I – 1 a 5 semanas (320 km)

70 a 90% VO$_{2máx}$

		1ª e 2ª semanas – 60 km cada,
		3ª e 4ª semanas – 65 km,
		5ª semana – 70 km,
		Musculação 3 × semana

Competição I – 2 semanas (85 km)

1ª semana – pré-competição, 40 km a 60% do VO$_{2máx}$	
Competição – 10 a 15 km 100% VO$_{2máx}$	
2ª Semana – Pós-competição, 30 km a 60% do VO$_{2máx}$	

2º mesociclo (22 semanas)

Base II – 11 semanas (530 km)

65 a 75% VO$_{2máx}$

		1ª semana – 50 km
		2ª e 3ª semanas – 60 km cada
		4ª semana – 70 km
		5ª semana – 60 km
		6ª, 7ª e 8ª semanas – 65 km cada
		9ª e 10ª semanas – 75 km cada
		11ª semanas – 65 km
		Musculação 3 × semana

Específico II – 7 semanas (525 km)

70 a 90% VO$_{2máx}$

		1ª semana – 70 km
		2ª semana – 75 km
		3ª semana – 80 km
		4ª semana – 90 km
		5ª semana – 65 km
		6ª semana – 70 km
		7ª semana – 75 km
		Musculação 3 × semana

(continua)

PARTE IV | CONSIDERAÇÕES SOBRE TEMAS ATUAIS NO ESPORTE

(continuação)

Anexo 32.1. Exemplo de planilha de treinamento para um maratonista iniciante.

Total: 45 semanas
Competitivo II (2 semanas)
1ª semana – pré-competição – 20 km a 60% $VO_{2máx}$
Competição – 42,2 km a 100% $VO_{2máx}$
2ª semana – pós-competição – idem 1ª semana
Recuperação (2 semanas)
60% do $VO_{2máx}$
1ª semana – 20 km
2ª semana – 30 km

Fonte: Desenvolvido pela autoria.

Anexo 32.2. Exemplo de planilha de treinamento para um maratonista de alto desempenho.

Total: 45 semanas
1º mesociclo (22 semanas)
Base I – 1 a 12 semanas (950 km/total),
1ª semana – 65 km,
2ª semana – 70 km
3ª e 4ª semanas – 75 km cada
5ª semana – 70 km,
6ª semana – 85 km,
7ª semana – 90 km,
8ª semana – 80 km,
9ª semana – 85 km,
10ª e 11ª semana – 90 km,
12ª semana – 75 km,
Musculação 3 × semana
Específico I – 1 a 8 semanas (775 km/total)
1ª semana – 90 km,
2ª semana – 100 km,
3ª semana – 110 km,
4ª semana – 85 km,
5ª semana – 95 km,
6ª semana – 100 km,
7ª semana – 110 km,
8ª semana – 85 km,
Musculação 3 × semana
Competição I – 2 semanas (130 km/total)
1ª semana – pré-competição, 70 km
Competição – 21 ou 42,2 km
2ª semana – pós-competição, 60 km
Total: 45 semanas
2º mesociclo (23 semanas)
Base II – 11 semanas (825 km)
1ª semana – 75 km,
2ª semana – 80 km,

(continua)

440

CAPÍTULO 32 | CUIDADO NUTRICIONAL EM MARATONAS

(continuação)

Anexo 32.2. Exemplo de planilha de treinamento para um maratonista de alto desempenho.

	3ª semana – 90 km,
	4ª semana – 75 km,
	5ª semana – 80 km,
	6ª semana – 90 km,
	7ª semana – 80 km,
	8ª semana – 90 km,
	9ª semana – 90 km,
	10ª semana – 75 km,
	Musculação 3 × semana
Específico II – 10 semanas (970 km/total)	
	1ª semana – 90 km
	2ª semana – 80 km
	3ª semana – 90 km
	4ª semana – 75 km
	5ª semana – 80 km
	6ª semana – 90 km
	7ª semana – 80 km
	8ª semana – 90 km
	9ª semana – 90 km
	10ª semana – 80 km
	Musculação 3 × semana
Competitivo II (2 semanas)	
	1ª semana – pré-competição – 60 km
	Competição – 42,2 km
	2ª semana – pós-competição – idem 1ª semana

Fonte: Desenvolvido pela autoria.

Anexo 32.3. Refeições anteriores a maratonas.

Horário do início da Maratona	1ª refeição anterior	Refeição imediatamente anterior
07h00min, ou logo cedo.	• Na noite anterior, consumir alimentos com alto teor de carboidratos, como macarrão, batatas, milho, pães, bolo, pão de ló, mel, geleias, compotas.	• Café da manhã leve, com leite desnatado, cereais, banana, suco de frutas, bebidas energéticas.
11h00min, ou próximo do meio-dia.	• Café da manhã reforçado, em torno de 600 a 80 kcal, 4 horas antes, com alto teor de carboidratos e líquidos.	• Almoço leve, por exemplo, macarrão com molho de tomate, pão e frutas. Aumentar gradualmente a ingestão de líquidos até o almoço.

Fonte: Desenvolvido pela autoria.

Anexo 32.4. Exemplos de dietas pré-maratona (70 a 80% carboidratos, 10% lipídios, 10% proteínas).

Refeição	3.000 kcal	4.000 kcal	4.500 kcal
Desjejum	• 250 mL de suco de laranja • 60 g de geleia • 60 g de pão pita • 200 g de leite desnatado	• 250 mL de suco de laranja • 60 g de geleia • 60 g de pão pita • 200 g de iogurte *light* de frutas	• 250 mL de suco de laranja • 60 g de geleia • 120 g de pão branco • 200 g de iogurte *light* de frutas
Lanche da manhã	• 250 mL de suco de maçã • 60 g de pão branco • 30 g de geleia	• 30 g de mel • 250 mL de suco de maçã • 60 g de pão de forma • 30 g de geleia	• 30 g de mel • 500 mL suco de maçã • 60 g de pão de forma • 30 g de geleia

(continua)

441

(continuação)

Anexo 32.4. Exemplos de dietas pré-maratona (70 a 80% carboidratos, 10% lipídios, 10% proteínas).

Almoço	• 200 g de arroz cozido • 200 g de batata cozida • Salada de alface com azeite (5g) • 250 mL de suco de laranja • 40 g de bolacha doce sem recheio	• 310 g de arroz cozido • 200 g de batata cozida • Salada de alface com azeite (5 g) • 250 mL de suco de laranja • 50 g de biscoito doce	• 310 g de arroz cozido • 200 g de batata cozida • Salada de alface com azeite (10 g) • 250 mL de suco de laranja • 50 g de biscoito doce
Lanche da tarde	• 2 bananas grandes • 1 fatia de pão de forma • 1 barra de cereais	• 2 bananas grandes • 1 fatia de pão branco • 30 g de geleia • 25 g de barra de cereais	• 2 bananas grandes • 1 fatia de pão branco • 30 g de geleia • 25 g de barra de cereais • 1.000 mL de bebida energética (10% carboidrato)
Jantar	• 340 g de macarrão cozido • 50 g de peito de frango cozido • Palmito • 120 g de salada de frutas	• 340 g de macarrão cozido • 50 g de peito de frango cozido • Palmito • 2 fatias de pão italiano • 30 g de bolacha doce • 120 g de salada de frutas	• 340 g de macarrão cozido • 60 g de frango cozido • Palmito • 120 g de salada de frutas • 30 g de bolacha
Ceia	• 1 pera • 200 mL de iogurte *light* de frutas	• 1 pera • 20 g de bolacha salgada • 200 mL de iogurte *light* de frutas	• 1 pera • 20 g de bolacha salgada • 200 mL de iogurte *light* de frutas

Fonte: Desenvolvido pela autoria.

Bibliografia consultada

• Akerström TCA e Pedersen BK. Strategies to enhance immune function for marathon runners. What can be done? Sports Med. 2007; 37(4-5):416-9.

• Almond CSD et al. Hyponatremia among runners in the Boston Marathon. N Engl J Med. 2005; 352:1550-6.

• Antioxidant defense capacity. J Am Coll Nutrition. 2004; 23(4):358-64.

• Asp S, Daugaard JR, Rohde T, Adamo K, Graham T. Muscle glycogen accumulation after a marathon: roles of fiber type and pro-and macroglycogen. J. Appl. Physiol. 1999; 86:474-8.

• Asp S, Rohde T, Richter EA. Impaired muscle glycogen resynthesis after a marathon is not caused by decreased muscle GLUT-4 content. J. Appl. Physiol. 1997; 83:1482-5.

• Burke LM. Nutrition strategies for the marathon. Sports Med. 2007; 37(4-5):344-7.

• Campos PL, Pereira LO, Francischi RP, Freitas CS, Lancha Jr, AH. Profile of caloric intake and body composition of Brazilian professional and amateur marathon runners. First International Scientific Congress on Nutrition and Athletic Performance. Aug 8-11, 2001, Edmonton, Alberta, CAN.

• Casazza GA, Tovar AP, Richardson CE, Cortez AN, Davis BA. Energy availability, macronutrient intake, and nutritional supplementation for improving exercise performance in endurance athletes. Nut. Suppl. 2018; 17(6):215-223.

• Castell LM, Newsholme EA. Glutamine and the effects of exhaustive exercise upon the immune response. Can. J. Pharmacol. 1998; 76:524-32.

• Crespo R, Relea P, Lozano D, Macarro-Sanchez M, Usabiaga J, Villa LF, Rico H. Biochemical markers of nutrition in elite-marathon runners. J. Sports Med. Phys. Fitness, 1995; 35:268-72.

• Davis JM, Brown AS, Carboidratos, hormônios e performance em exercícios de resistência. Boletim Gatorade Sports Science Institute, 31, out/nov/dez 2001. during exercise in humans. J Appl Physiol. 2004; 97:1170-87.

• Fogelholm GM, Tikkanen HO, Naveri HK, Naveri LS, Harkonen MH. Carbohydrate loading practice: high muscle glycogen concentration is not certain. Br. J. Sports Med. 1991; 25:41-4.

• Fogelholm M, Tikkanen H, Naveri H, Harkonen M. High carbohydrate diet for long distance runners: a practical view-point. Br. J. Sports Med. 1989; 23:94-6.

• Freitas CS, Roschel H, Campos PL, Pereira LO, Sawada LA, Lancha Junior AH. Comparison between Harris-Benedict and WHO-NRC equations to predict energy expenditure and indirect calorimetry in physicallly active individuals. In: I International Meeting Congress on Nutrition and Athletic Performance; 2001, Edmonton. Canadian Journal of Applied Physiology, 2001. v. 26. p. S252-S253.

• Hernandes AJ, Nahas RM. Modificações dietéticas, reposição hídrica, suplementos alimentares e drogas: comprovação de ação ergogênica e potenciais riscos para a saúde. Sociedade Brasileira de Medicina Esportiva. Suplemento – Ver Bras Med Esporte. v. 15, n. 3, p. 3-12, mar./abr. 2009.

• Holmich P. Christensen SW, Darre E, Janssen F, Hartvig T. Non-elite marathon runners: health, training and injuries. Br. J. Sports Med. 1989; 23:177-8.

• Homich P, Darre E, Janssen F, Hartvig-Jensen T. The elite marathon runner: problems during and after competition. Br. J. Sports Med. 22:19-21.

• Janssen GM, Graef CJ, Saris WH. Food intake and body composition in novice athletes during a training period to run a marathon. Int. J. Sports Med. 1989; 10 (Suppl 1):S17-21.

• Kenefick RW e Sawka MN. Heat exhaustion and dehydration as causes of marathon collapse. Sports Med. 2007; 37(4-5):378-81.

- Lampe JW, Slaving JL, Apple FS. Iron status of active women and the effect of running a marathon on bowel function and gastrointestinal blood loss. Int. J. Sports Med. 1991; 12:173-9.

- Linda M. Yamamoto, Rebecca M. Lopez, Jennifer F. Klau, Douglas J. Casa, William J. Kraemer, Carl M. Maresh. The effects of resistance training on endurance distance running performance among highly trained runners: a systematic review. Journal of Strength and Conditioning Research 2008; 22:2036-44.

- Machefer G et al. Extreme running competition decreases antioxidant defense capacity. Journal of the American College of Nutrition 2004; v. 23, n. 4, 358-64.

- Machefer G et al. Multivitamin-mineral supplementation prevents lipid peroxidation during "The Marathon des Sables". J Am College Nut. 2007; 26(2):111-120.

- Martin DE. Strategies for optimising marathon performance in the heat. Sports Med. 2007; 37(4-5):324-7.

- Nieman DC et al. carbohydrate ingestion influences skeletal muscle cytokine mRNA and plasma cytokine levels after a 3-h run. J Appl Physiol. 2003; 94:1917-1925.

- Nieman DC, Butler JV, Pollett LM, Dietrich SJ, Lutz RD. Nutrient intake of marathon runners. J. Am. Assoc. 1989; 89:1273-8.

- Nieman DC, Gates JR, Butler JV, Pollett LM, Dietrich SJ, Lutz RD. Supplementation patterns in marathon runners. J. Am. Diet. Assoc. 1989; 89:1615-9.

- Noakes TD. Hydration in the marathon: using thirst to gauge safe fluid replacement. Sports Med. 2007; 37(4-5):463-6.

- O'Brien MJ, Viguie CA, Mazzeo RS, Brooks GA. Carbohydrate dependence during marathon running. Med. Sci. Sports Exerc. 1993; 25:1009-17.

- Peterson, M. Eat to compete: a guide to sports nutrition. 2. ed. Mosby, St. Louis, MI; 1996.

- Philo U. Saunders, David B. Pyne, Richard D. Telford, John A. Hawley. Factors affecting running economy in trained distance runners. Sports Medicine. 2004; 34:465-485.

- Roberts KM, Noble EG, Hayden DB, Taylor AW. Simple and complex carbohydrate-rich diet and muscle glycogen content of marathon runners. Eur. J. Appl. Physiol. Occup. Physiol. 1988; 57:70-4.

- Rokitzki L, Hinkel S, Klemp C, Cufi D, Keul J. Dietary, serum and urine ascorbic acid status in male athletes. Int. J. Sports Med., 1994; 15:435-40.

- Rokitzki L, Sagredos AN, Reuss F, Buchner M, Keul J. Acute changes in vitamin B6 status in endurance athletes before and after a marathon. Int. J. Sport Nutr. 1994; 4:154-65.

- Rosner MH, Kirven J. Exercise-associated hyponatremia. Clin J Am Soc Nephrol 2007; 2:151-161.

- Suplementos alimentares e drogas: comprovação de ação ergogênica e potenciais riscos para a saúde. Sociedade Brasileira de Medicina Esportiva. Suplemento Rev Bras Med Esporte, v. 15, 2009.

- Terblanche S, Noakes TD, Dennis SC, Marais D, Eckert M. Failure of magnesium supplementation to influence marathon running performance or recovery in magnesium-replete subjects. Int. J. Sports Nutr. 1992; 2:154-64.

- Van Loon LJC. Use of intramuscular triacylglycerol as a substrate source during exercise in humans. J Appl Physiol. 2004; 97:1170-1187.

- Wee SL et al. Ingestion of a high-glycemic index meal increases muscle glycogen storage at rest but augments its utilization during subsequent exercise J. Appl. Physiol. 2005; 99:707-14.

- Westerterp KR, Meijer GA, Janssen EM, Saris WH, tem Hoor F. Long-term effect of physical activity on energy balance and body composition. Brit. J. Nutr. 1992; 68:21-30.

- Y. Maughan RJ, Burke LM, Dvorak J, Larson-Meyer DE, Peeling P, Phillips SM, Rawson E et al. IOC Consensus Statement: dietary supplements and the high-performance athlete. Br J Sports Med 2018 0:1-17. Doi 101136/bjsports-2018-099027.

Bebidas Esportivas e Energéticas: Considerações na Atividade Física

33

• Raquel Raizel • Audrey Yule Coqueiro • Julio Tirapegui

Introdução

As bebidas esportivas e energéticas são um segmento em crescimento rápido da indústria de bebidas, comercializado por centenas de marcas diferentes. O desenvolvimento de bebidas nutricionais, especificamente orientadas para melhorar o desempenho atlético, aumentou dramaticamente nas últimas décadas (Park et al., 2013). As bebidas esportivas geralmente contêm carboidratos, eletrólitos, minerais, vitaminas e outros nutrientes e são comercializados como produtos capazes de melhorar a *performance* física e retardar a fadiga (Thomas et al., 2016), fornecendo hidratação e reposição de eletrólitos perdidos no suor, além de carboidratos durante e após a atividade física intensa. Em contrapartida, as bebidas energéticas normalmente contêm estimulantes (p. ex., cafeína e guaraná), que são muitas vezes combinados com aminoácidos, açúcares, vitaminas do complexo B, minerais e outros nutrientes para aumentar a energia, reduzir o cansaço e melhorar o estado de alerta mental.

As bebidas esportivas e energéticas encontram-se dentro da categoria determinada pela Agência Nacional de Vigilância Sanitária (Anvisa) (www.anvisa.com.br) como suplemento: hidroeletrolítico; energético; proteico; para substituição parcial de refeições; de creatina; de cafeína. Esses produtos são considerados alimentos para fins especiais, destinados a atender às necessidades nutricionais específicas e auxiliar no desempenho de atletas. Contudo, esses produtos não podem apresentar substâncias estimulantes, hormônios ou outras consideradas como *doping* pela Agência Mundial *Antidoping* (Wada).

Embora formuladas para atender às necessidades dos atletas durante o exercício físico intenso, as bebidas esportivas são cada vez mais consumidas pela população não atleta (Higgins et al., 2010). Evidências indicam que uma grande proporção de crianças consome bebidas esportivas regularmente, aumentando o risco de cárie e erosão dentária, uma vez que esses produtos são ácidos e com alto teor de açúcar (Broughton et al., 2016). A exposição em longo prazo aos vários componentes das bebidas energéticas (como a cafeína) também pode resultar em alterações significativas no sistema cardiovascular, aumento da produção urinária, natriurese (Higgins et al., 2010) e hiponatremia (Casa et al., 2012).

Diversos estudos têm sugerido efeitos ergogênicos relacionados ao consumo de bebidas esportivas e energéticas. Contudo, a necessidade e a segurança desses produtos têm sido questionadas (Alsunni, 2015). Nesse sentido, este capítulo propõe uma visão geral da composição nutricional, aplicabilidade, propriedades biológicas e efeitos benéficos e adversos para a saúde das bebidas esportivas e energéticas, com foco na prática de exercícios físicos e esportes.

Composição nutricional de bebidas esportivas e energéticas

O papel principal de uma bebida esportiva é estimular a absorção de líquidos e proporcionar a reidratação rápida, fornecer carboidratos como substrato energético para uso durante o exercício e promover a recuperação após o exercício. As bebidas energéticas são comercializadas como produtos que contribuem para o aumento da energia mental e física, melhorando o desempenho físico e cognitivo; contudo, as evidências que afirmam esses benefícios são limitadas. Os principais componentes das bebidas esportivas e energéticas são destacados na Tabela 33.1.

PARTE IV | CONSIDERAÇÕES SOBRE TEMAS ATUAIS NO ESPORTE

Tabela 33.1. Composição de bebidas esportivas e energéticas e o uso no esporte.

	Composição	Uso relacionado ao esporte
Bebidas esportivas	• 6 a 8% CHO (incluindo glicose, frutose, sacarose, maltodextrina) • 10 a 25 mmol/L sódio • 3 a 5 mmol/L potássio	• Fornecimento ideal de fluido + CHO durante o exercício • Reidratação pós-exercício • Reposição energética pós-exercício
Bebidas energéticas	• 9 a 10% CHO ou livre de açúcar • Cafeína • Aminoácidos • Substâncias derivadas de plantas • Vitaminas e outros ingredientes	• Não formulado para reidratação • Divulgado como energia extra • O consumo excessivo resulta em efeitos adversos relacionados à cafeína

CHO: carboidratos.
Fonte: Campbell et al. 2013.

Bebidas esportivas

As bebidas esportivas são uma categoria exclusiva dentro da indústria de bebidas e são formuladas para rápida reposição de fluidos e eletrólitos que são perdidos pela transpiração durante o exercício e para fornecer carboidrato a fim de reabastecer as reservas de glicogênio, sustentando assim a capacidade de desempenho físico (Campbell et al., 2013). O efeito de hidratação das bebidas esportivas não é imediato, pois o líquido deve ser absorvido no intestino delgado proximal, no qual 50 a 60% de qualquer líquido ingerido oralmente é absorvido. Assim, a bebida esportiva "ideal" deve fornecer uma taxa rápida de esvaziamento gástrico, equilíbrio de fluidos corporais, minerais que normalmente são perdidos por meio do suor durante o exercício e uma fonte adequada de carboidratos (Maughan et al., 2016). Entre as bebidas esportivas disponíveis, existem três tipos principais (isotônicos, hipertônicos e hipotônicos) contendo diferentes quantidades de líquidos, eletrólitos e carboidratos.

Bebidas isotônicas

As bebidas isotônicas são produzidas com concentrações de sal e açúcar semelhantes às encontradas no corpo humano. Rapidamente substitui os fluidos perdidos no suor, oferecendo um aumento de carboidratos. Estas são a escolha preferida para a maioria dos atletas, incluindo corredores de média e longa distâncias ou aqueles envolvidos em esportes coletivos. A maioria das bebidas esportivas é moderadamente isotônica, contendo entre 13 e 19 gramas de açúcar em 250 mL e pequenas quantidades de eletrólitos na forma de sais, mais comumente o sódio (Colakoglu et al., 2016).

Bebidas hipertônicas

Quando comparadas ao corpo humano, as bebidas hipertônicas contêm altas concentrações de sal e açúcar. Normalmente consumidas após o treino para fornecer carboidratos e repor os estoques de glicogênio muscular, podem ser ingeridas durante eventos de ultradistância, mas em conjunto com bebidas isotônicas, para substituir os fluidos perdidos. Bebidas hipertônicas podem causar desconforto gastrointestinal por meio da retenção de água

nos intestinos e da absorção incompleta de carboidratos, devido a seu excesso (de Oliveira e Burini, 2014).

Bebidas hipotônicas

As bebidas hipotônicas contêm concentrações mais baixas de sal e açúcar em comparação às encontradas no corpo humano. Essas bebidas substituem rapidamente os fluidos perdidos pela transpiração e são adequadas para atletas como ginastas, que precisam de líquidos sem aumento de carboidratos. Evidências sugerem que uma bebida esportiva hipotônica fornece uma absorção de fluido mínima a moderadamente mais rápida do que bebidas esportivas isotônico-hipertônicas mais concentradas. No entanto, embora bebidas esportivas hipotônicas, com eletrólitos e carboidratos, possam oferecer benefícios quando comparadas à ingestão de bebidas mais concentradas em atividades esportivas de menor duração, a maior ingestão de carboidratos pode ser mais benéfica em exercícios prolongados (Rowlands et al., 2011). A suplementação com bebidas contendo baixo teor de carboidratos e proteínas tem sido sugerida como meio de melhorar a capacidade aeróbia em comparação com bebidas esportivas tradicionais, o que pode facilitar a recuperação, melhorando o desempenho físico (Martínez-Lagunas et al., 2010). Além disso, pode ser uma estratégia eficaz para aumentar a capacidade aeróbica, limitando o consumo de carboidratos e calorias.

Componentes de bebidas esportivas

Bebidas esportivas tipicamente fornecem uma pequena quantidade de carboidrato (por exemplo, 6 a 8 g/100 mL) e eletrólitos (sódio, potássio, cálcio e magnésio).

Carboidratos

O carboidrato representa uma fonte de energia para os músculos e o cérebro e contribui para a palatabilidade das bebidas esportivas. É sabido que o consumo de carboidratos pode ter benefícios no desempenho em uma série de eventos esportivos. De acordo com a Academy of Nutrition and Dietetics, as bebidas esportivas devem conter, idealmente, uma concentração de 6 a 8% de carboidratos e um nível isotônico, permitindo um esvaziamento gástrico mais rápido durante o exercício. A maioria das bebidas esportivas oferece uma mistura de fontes de carboidratos, como sacarose, glicose, frutose e galactose. Algumas bebidas também podem adicionar maltodextrina, um polímero de glicose que é rapidamente digerido e se comporta de maneira idêntica à glicose, sendo preferencialmente utilizado em exercícios (Rowlands et al., 2015). Algumas pesquisas sugerem que as bebidas esportivas que oferecem uma mistura de carboidratos, como glicose e sacarose, em vez de uma única fonte de carboidratos, podem melhorar a absorção de carboidratos intestinais, uma vez que diferentes açúcares são absorvidos por vias diferentes no trato intestinal (Oliveira e Burini, 2014). Isso significa aumentar a oferta de carboidratos para os músculos ativos e repor os estoques de glicogênio, o que pode melhorar o desempenho esportivo (de Sousa et al., 2007). Apesar de todas as evidências, a maioria das bebidas consumidas durante alguns esportes (como um triatlo de ultrarresistência) não contém um perfil ótimo de sacarídeos (Wilson et al., 2015).

A ingestão múltipla de monossacarídeos transportáveis (glicose + frutose) durante o exercício prolongado aumenta o esvaziamento gástrico, a absorção de fluido intestinal e o fornecimento de fluidos porque a glicose e a frutose são absorvidas por diferentes transportadores. O transporte de glicose por meio da borda da escova intestinal ocorre pelo transportador de glicose dependente de sódio 1 (SGLT1), enquanto a frutose é absorvida pelo GLUT5 (Jeukendrup e Moseley, 2010). Além disso, a ingestão de soluções contendo glicose e frutose aumenta a oxidação de carboidratos exógenos e o desempenho aeróbio em relação às soluções de carboidratos simples (O'Brien et al., 2013). A alta ingestão de glicose mais frutose (90 g/h) evita a sensação de empachamento em comparação com a ingestão de glicose (Jeukendrup et al., 2006). Estudos sugeriram que uma relação entre glicose e frutose de 1,2:1 a 1:1 é ideal para aumentar a oxidação de carboidratos exógenos, minimizando o desconforto gastrointestinal durante o exercício (O'Brien et al., 2013, O'Brien e Rowlands, 2011).

Eletrólitos

A reposição adequada de líquidos por bebidas esportivas também pode prevenir e/ou tratar outras condições que afetam os atletas, como exaustão por calor e cãibras musculares, melhorando o desempenho físico. O suor excessivo resulta em perda de sódio, o que tem sido implicado em cãibras musculares associadas ao exercício e na hiponatremia durante eventos aeróbios de longa duração (98 h) no calor (Armstrong et al., 2007). Essas situações levaram ao desenvolvimento de diferentes produtos com grande variedade de eletrólitos adicionados pela indústria alimentícia, para suprir as necessidades nutricionais dos atletas. No entanto, a maioria das bebidas esportivas comerciais contém sódio, cloreto e potássio (Thomas et al., 2016).

O sódio, um eletrólito perdido por meio do suor em grandes quantidades durante e após o exercício, ajuda a regular o equilíbrio de fluidos, a transmissão nervosa e o equilíbrio ácido-base, promovendo a absorção intestinal de líquidos e melhorando a hidratação. Os atletas têm maiores necessidades de sódio em comparação com a população geral, e a alteração do balanço hídrico induzida pela perda de sódio pode induzir cãibras musculares e hiponatremia em situações extremas (isto é, concentrações sanguíneas de sódio muito abaixo do normal). As bebidas esportivas contendo sódio apresentam melhor palatabilidade e desencadeiam o mecanismo de sede, o que faz com que os atletas aumentem a ingestão de líquidos, melhorando a hidratação e o desempenho físico. A reposição de sódio é necessária quando os indivíduos se exercitam em altas intensidades ou em ambientes quentes com alta umidade (Kreider et al., 2010; Thomas et al., 2016).

O potássio auxilia na contração muscular, além de manter o equilíbrio eletrolítico e regular a pressão arterial sistêmica. Assim, a combinação de sódio e potássio em bebidas esportivas pode prevenir cãibras musculares, aspecto crucial para melhorar o desempenho. Embora o sódio e o potássio sejam os eletrólitos perdidos em maiores quantidades no suor, a adição de magnésio e cálcio à mesma bebida também é importante para auxiliar nas contrações musculares e no funcionamento muscular ideal (Kreider et al., 2010).

Outros ingredientes

O sabor é uma característica importante, permitindo o aumento da ingestão das bebidas esportivas. A mais recente geração de bebidas esportivas inclui bebidas sem ingredientes artificiais, que incluem adoçantes de estévia e xarope de agave orgânico como fonte de carboidratos, sal marinho natural e água de coco como fonte de eletrólitos. Bebidas comercializadas como esportivas têm outros ingredientes adicionados, como vitaminas, aminoácidos e ervas. Vale ressaltar que ingredientes adicionais podem afetar a palatabilidade e o consumo de uma bebida esportiva. Os benefícios da ingestão de carboidratos e proteínas estão bem documentados quanto à recuperação após esforço físico intenso. No entanto, os benefícios da ingestão durante o exercício são ainda controversos na literatura.

Bebidas esportivas também podem ser adicionadas de minerais, como o bicarbonato de sódio para tamponar os íons H^+ e o dióxido de carbono (CO_2), acumulados no músculo e no sangue durante o exercício de alta intensidade, podendo retardar a fadiga muscular e aumentar a capacidade aeróbia. Entretanto, alguns indivíduos têm dificuldade em tolerar o bicarbonato devido ao desconforto gastrointestinal gerado por essa substância. Vitaminas do complexo B também são comuns em produtos esportivos, assim como antioxidantes, como vitaminas A, C e E, selênio e extrato de chá-verde. Tendo em vista que as vitaminas do complexo B e a vitamina C são solúveis em água, a ingestão excessiva dessas vitaminas pode ser eliminada na urina, com poucas exceções (Kreider et al., 2010). As principais categorias de bebidas esportivas, seus principais ingredientes e funções estão descritos na Tabela 33.2.

PARTE IV | CONSIDERAÇÕES SOBRE TEMAS ATUAIS NO ESPORTE

Tabela 33.2. Categorias, principais ingredientes e funções das bebidas esportivas.

Categoria	Ingredientes	Função
Pré-exercício		
Fornecimento de energia	• Açúcar, cafeína, guaraná, aminoácidos e produtos fitoterápicos como o *ginseng*.	• Impulso energético, alerta mental.
Suplementos energéticos	• Açúcar, extratos herbais, vitaminas, eletrólitos, aminoácidos (p. ex., taurina).	• Desempenho em esportes específicos, saúde das articulações, anti-inflamatório.
Durante o exercício		
Eletrólitos/ hidratação	• Açúcar (p. ex., glicose, sacarose e frutose), eletrólitos (como sódio e potássio), sal marinho, água de coco, vitaminas.	• Resistência, hidratação, reabastecimento de glicogênio.
Pós-exercício		
Recuperação	• Maltodextrina, proteína do soro de leite, eletrólitos.	• Reposição de glicogênio, recuperação muscular.
Proteína	• *Whey protein* isolado, ACR, proteína de soro de leite hidrolisada e concentrado proteico de leite.	• Crescimento muscular.
Substituição de refeições	• Caseína, concentrado de proteína do leite, óleo de girassol.	• Saciedade, para ganhar ou perder peso.

Fonte: Higgins et al., 2010.

Bebidas energéticas

As bebidas energéticas são desenvolvidas para o propósito específico de proporcionar efeitos fisiológicos e/ou de desempenho aprimorados reais ou percebidos. Estima-se que consumir bebidas energéticas antes do exercício melhora o foco mental, o estado de alerta, o desempenho anaeróbico e/ou o desempenho aeróbio. Segundo o The Stimulant Drinks Committee, os produtos referidos como bebidas "energéticas" ou "estimulantes" pertencem a uma classe de produtos, em forma líquida, que normalmente contêm estimulantes, aminoácidos, uma fonte de energia, vitaminas e/ou outras substâncias (Alsunni, 2015). Evidências indicando que algumas dessas substâncias são importantes para o funcionamento adequado do organismo são amplamente aceitas; no entanto, o consumo não deve ser encorajado quando não existe deficiência determinada. Assim, vários estudos foram realizados para avaliar questões relativas ao consumo global e efeitos adversos (Higgins et al., 2010, Campbell et al., 2013).

O principal nutriente ergogênico na maioria das bebidas energéticas parece ser carboidrato e/ou cafeína. A maioria das marcas comercializadas contém grandes quantidades de glicose, enquanto algumas marcas oferecem versões artificialmente adoçadas. Os açúcares mais comumente adicionados são sacarose, glicose ou xarope de milho, rico em frutose. Apesar de serem consideradas altamente cafeinadas, as bebidas energéticas também contêm altas concentrações de açúcar, de maneira semelhante à dose encontrada em outros refrigerantes (Alsunni, 2015). A quantidade de carboidratos, acima das recomendações para pessoas fisicamente ativas, contribui potencialmente para um aumento do risco de diabetes tipo 2 e obesidade em indivíduos sedentários. Além disso, pode haver problemas gastrointestinais (Bedi et al., 2014; Higgins et al., 2010). Os principais ingredientes de algumas bebidas energéticas populares são apresentados na Tabela 33.3, e os componentes específicos são discutidos posteriormente em mais detalhes.

Componentes de bebidas energéticas

Bebidas energéticas podem conter mais de 15 ingredientes, que normalmente incluem grandes quantidades de carboidratos, juntamente com nutrientes comercializados para melhorar as percepções de atenção e/ou alerta mental (Higgins et al., 2010). Bebidas energéticas de baixa caloria também são comercializadas para aumentar o estado de alerta mental, o metabolismo energético e o desempenho. Além de conter cafeína e adoçante, também podem conter um ou mais aminoácidos (p. ex., taurina, L-carnitina), glucuronolactona, vitaminas e outros suplementos fitoterápicos, como ginseng, gingko biloba, cardo-mariano e guaraná, entre outros (Campbell et al., 2013). Aditivos como guaraná, erva-mate, cacau e noz-de-cola podem aumentar o teor de cafeína das bebidas energéticas. No entanto, o impacto desses aditivos no desempenho esportivo permanece controverso. Outros constituintes comumente utilizados são metilxantinas, vitaminas do complexo B, açaí, maltodextrina, inositol, creatina, laranja-amarga e ginkgo biloba (Ishak et al., 2012).

Cafeína

A cafeína (1,3,7-trimetilxantina) é uma purina lipossolúvel, prontamente absorvida após a ingestão oral, com início de ação em 15 a 45 minutos e pico de concentração plasmática em 1 hora, independentemente da dose ingerida (Lisko et al., 2017). Fontes dietéticas de cafeína, como chá, café, chocolate, refrigerantes e bebidas energéticas, tipicamente fornecem de 30 a 100 mg de cafeína por porção, e a inclusão dessa substância em bebidas energéticas e suplementos esportivos aumentou o consumo de cafeína pelos atletas (Duchan et al., 2010; Goldstein et al., 2010). No campo esportivo, essa substância potencializa o desempenho esportivo de atletas treinados quando consumidos em doses baixas a moderadas (~3 a 6 mg/kg) e em estado anidro, tendo maiores efeitos ergogênicos em relação ao café (Peeling et al., 2018). Os mecanismos de ação, bem como o efeito da cafeína no desempenho esportivo, são discutidos com detalhes no capítulo "Cafeína e atividade física".

CAPÍTULO 33 | BEBIDAS ESPORTIVAS E ENERGÉTICAS

Tabela 33.3. Comparação da composição de bebidas energéticas populares.

Nome comercial	Cafeína (mg/250 mL)	Taurina (mg/250 mL)	Glucuronolactona (mg/250 mL)
Absolute Bull	80	1.000	600
American Bull	80	#	§
Dynamite	80	1.000	§
Full Throttle	141 mg Parte de um *"mix energético"* com 3.000 mg	Parte de um *"mix energético"* com 3.000 mg	§
Indigo Extra	62,5*	1.000	§
Lipovitan B3	50	1.000	§
Monster	Listado como parte de um *"mix energético"* com 5.000 mg	2.000 mg Parte de um *"mix energético"* com 5.000 mg	Listado como parte de um *"mix energético"* com 5.000 mg
Red Bull	80	1.000	600
Rockstar	160 mg Parte de um *"mix energético"* com 1,35 g	2.000 mg Parte de um *"mix energético"* com 1,35 g	§
Shark	75*	1.000	#
Spiked Silver	80*	1.000	600

*Inclui cafeína na forma de guaraná; # Não determinado; § Não incluído na lista de ingredientes.
Fonte: Desenvolvida pela autoria.

Uma visão geral dos efeitos benéficos e adversos da cafeína é fornecida na Tabela 33.4.

Tabela 33.4. Efeitos no desempenho e efeitos adversos da cafeína.

Efeitos no desempenho	Efeitos adversos
• Melhora na contratilidade muscular	• Dor abdominal
• Maior tempo até a exaustão	• Diarreia
• Melhora na concentração	• Desidratação
• Alerta aprimorado	• Insônia, ansiedade e irritabilidade
• Redução de fadiga	• Dores de cabeça
	• Aumento na pressão arterial
	• Alteração no padrão de sono e recuperação
	• Aumento da tensão muscular

Fonte: Peeling et al., 2018.

Glucuronolactona

A glucuronolactona é um metabólito naturalmente sintetizado a partir da glicose no fígado, que está envolvido na síntese do ácido ascórbico, metabolizado e excretado na urina como ácido glucárico, xilitol e L-xilulose (Mora--Rodriguez e Pallarés, 2014). Essa substância é encontrada em um pequeno número de alimentos, e o vinho é a fonte mais rica de glucuronolactona, presente em uma quantidade de até 20 mg / L (Campbell et al., 2013). Em bebidas energéticas, a glucuronolactona está presente em doses de 250 a 2.500 mg/L. A suplementação com D-glucaratos, incluindo a glucuronolactona, pode favorecer o mecanismo de defesa natural do organismo na eliminação de carcinogênicos e seus efeitos. No entanto, também tem sido sugerido que a glucuronolactona pode contribuir com os efeitos prejudiciais das bebidas energéticas. Suplementos dietéticos pré-treino contendo glucuronolactona são sugeridos na melhora do pico anaeróbico e da potência média (Martinez et al., 2016). Por outro lado, faltam evidências relativas a seu impacto no desempenho do exercício, e pouca pesquisa tem sido feita em humanos, tornando difícil concluir se esse composto é prejudicial ou benéfico (Higgins et al., 2010; Mora-Rodriguez e Pallarés, 2014).

Aminoácidos

Acredita-se que os aminoácidos melhorem o desempenho por diversos mecanismos, como aumentando a secreção de hormônios anabólicos, melhorando o uso de substratos energéticos durante o exercício, retardando a fadiga e prevenindo efeitos adversos do *overtraining* (Williams, 2005).

Taurina

A taurina (ácido 2-aminoetanossulfônico) é o aminoácido intracelular mais abundante em humanos e um constituinte normal da dieta humana. Suas fontes alimentares incluem carne, frutos do mar, leite e outros alimentos de origem animal. Esse aminoácido contendo enxofre é considerado condicionalmente indispensável, uma vez que em estresse severo, como o exercício físico extenuante, seus estoques se esgotam (Williams, 2005). Em humanos, a taurina está presente em grande quantidade nos músculos esqueléticos, coração e sistema nervoso central (De Luca et al., 2015). Os principais mecanismos de ação da taurina são: (i) modulação da função contrátil do músculo esquelético em resposta ao *input* neuronal; e (ii) efeitos antioxidativos, atenuando o dano ao DNA induzido pelo exercício (Higgins et al., 2010). A taurina tem inúmeras outras funções biológicas e fisiológicas, incluindo regulação osmótica do volume celular, propriedades anti-inflamatórias e antiapoptóticas (Chesney et al., 2010).

Comumente encontrado em bebidas energéticas, esse aminoácido fornece os principais efeitos ergogênicos das bebidas na melhora do desempenho físico após um curto período de suplementação (7 dias), quando comparado a bebidas esportivas contendo apenas açúcar e cafeína (Ballard et al., 2010). A suplementação com taurina demonstrou aumentar seus níveis no músculo esquelético, promover maior força e melhorar a resistência e a recuperação devido a seu papel em manter o acoplamento excitação-contração (De Luca et al., 2015). A suplementação de taurina parece ser efetiva na diminuição dos marcadores de estresse oxidativo e prevenção do estresse oxidativo em triatletas (De Carvalho et al., 2017), bem como retarda o início da dor muscular induzida pelo exercício excêntrico em homens jovens (Ra et al., 2015). Embora existam evidências relacionadas à melhora do desempenho físico, esses efeitos não estão completamente elucidados (Ballard et al., 2010). Adicionalmente, as quantidades de taurina em bebidas energéticas estão algumas vezes abaixo das quantidades esperadas para fornecer benefícios ou efeitos adversos (Higgins et al., 2010; Warnock et al., 2017; Jeffries et al., 2017; Mora-Rodriguez e Pallarés, 2014).

Beta-alanina

A beta-alanina é um aminoácido não proteinogênico, endogenamente sintetizado no fígado pela combinação com histidina, formando assim o dipeptídeo carnosina no músculo esquelético. Os efeitos ergogênicos são limitados *per se*, mas sua suplementação aumenta as concentrações intracelulares de carnosina, que, por sua vez, melhoram a capacidade do músculo de tamponar os prótons, atenuando a acidose celular durante o exercício (Peeling et al., 2018). Por essa razão, a beta-alanina pode agir melhor como auxílio ergogênico, melhorando o desempenho físico em atividades anaeróbicas (de Salles Painelli et al., 2014; Saunders et al., 2017), quando a acidose metabólica é o principal fator de comprometimento do desempenho físico (Trexler et al., 2015; Caruso et al., 2012). Em bebidas esportivas, a inclusão de beta-alanina é incomum, pois as evidências sobre esse aminoácido ainda são recentes. Os mecanismos de ação, bem como o efeito dessa substância no desempenho esportivo, são discutidos com detalhes no capítulo "Beta--alanina e atividade física".

Aminoácidos de cadeia ramificada (ACR)

Os ACR (leucina, isoleucina e valina) são considerados nutricionalmente indispensáveis porque não podem ser sintetizados endogenamente pelos humanos e devem ser fornecidos pela dieta. Sugere-se que os ACR participem da síntese proteica, na recuperação de exercícios de alta intensidade e melhora da cognição, foco e função psicomotora (Fernstrom, 2005; Campos-Ferraz et al., 2011). A adição de ACR a bebidas energéticas tornou-se popular, usada principalmente na tentativa de retardar a fadiga, uma vez que a administração de ACR pode reduzir a concentração de triptofano no sistema nervoso central e, por consequência, a síntese cerebral de serotonina durante a atividade física prolongada (Fernstrom, 2005). A fadiga central e mental tem sido relacionada ao aumento das concentrações de serotonina livre durante longos períodos de atividade de *endurance* (Falavigna et al., 2012), quando o glicogênio muscular pode se esgotar, aumentando a utilização de ACR como substratos energéticos e diminuindo a razão plasmática ACR: triptofano livre.

Indivíduos engajados em exercícios de *endurance* podem ser beneficiados pela combinação de arginina e ACR, uma vez que esses aminoácidos podem atenuar a proteólise muscular (Matsumoto et al., 2007). Além disso, a inclusão de ACR em bebidas esportivas pode melhorar a função imunológica e o metabolismo da glicose, atenuar a lesão muscular e o estresse oxidativo, além de retardar a fadiga e melhorar a composição corporal em atletas (Walsh et al., 2010). Embora existam evidências dos benefícios da suplementação de ACR no desempenho esportivo, os efeitos são contraditórios (Kreider et al., 2010; Chen et al., 2016). Mais informações sobre os ACR são apresentadas no capítulo "Aminoácidos de cadeia ramificada e atividade física".

L-carnitina

A L-carnitina foi descoberta no tecido muscular e identificada como ácido 3-hidroxi-4-N, N, N-trimetilaminobutírico, uma amina quaternária solúvel em água. Esse aminoácido é sintetizado predominantemente pelo fígado e pelos rins e está essencialmente envolvido na produção de energia pelo aumento da oxidação dos ácidos graxos (Stephens et al., 2007). A L-carnitina pode ser obtida pela ingestão de carnes vermelhas e produtos lácteos na dieta. A suplementação dietética com L-carnitina promove: (i) aumento do consumo máximo de oxigênio, indicando estimulação do metabolismo lipídico; (ii) prevenção de danos celulares, aumentando a recuperação após o estresse causado pelo exercício. Há evidências de efeito benéfico da suplementação de L-carnitina no treinamento, na competição e na recuperação após exercícios extenuantes. No entanto, os benefícios podem diminuir com dose oral única maior que 2 g, já que estudos de absorção indicam saturação (Karlic e Lohninger, 2004).

Em bebidas esportivas, a L-carnitina é divulgada como "queimador de gordura" e utilizada por atletas para aumentar a oxidação de lipídios e poupar o glicogênio muscular, bem como para aumentar a eficiência na oxidação de carboidratos e diminuir o acúmulo de lactato durante exercícios de baixa intensidade, retardando o início da fadiga. Evidencias indicam que a absorção de L-carnitina pode ser aumentada quando é ingerida juntamente com uma fonte de carboidrato, devido à maior captação mediada por insulina (Peeling et al., 2018; Wall et al., 2011). Contudo, é provável que os protocolos de ingestão sejam impraticáveis diariamente, e o impacto da dosagem sobre a saúde do indivíduo não é conhecido em longo prazo. Portanto, é necessário que investigações mais aprofundadas sejam conduzidas para esclarecer a eficácia e a segurança de seguir regimes de suplementação prolongada (Peeling et al., 2018).

Creatina

A creatina é um suplemento dietético popular, usado por atletas para aumentar a resposta hormonal anabólica, a massa muscular, a força e o desempenho esportivo (Mendes et al., 2004). A fosfocreatina intramuscular fornece uma fonte rápida e breve de fosfato para a ressíntese do ATP durante o exercício máximo, sendo uma importante fonte de combustível em *sprints* máximos de 5 a 10 segundos (Kreider et al., 2017). A forma de monoidrato de creatina tem demonstrado ser benéfica para a saúde devido a seu potencial antioxidante (Rahimi, 2011). Suas propriedades antioxidantes estão relacionadas à diminuição da peroxidação lipídica e à suscetibilidade do DNA ao estresse oxidativo, bem como à capacidade de impulsionar as atividades anti-inflamatórias e neuroprotetoras (Rahimi et al., 2015). Nesse sentido, a creatina também é estudada na prevenção/tratamento de doenças, como as doenças de Alzheimer e Parkinson (Coqueiro et al., 2017a). Outras funções do metabolismo da fosfocreatina são discutidas no capítulo "Creatina e atividade física".

Apesar de seus efeitos em retardar o início da fadiga muscular, foi relatado que a creatina também intensifica o efeito ergogênico de outros ingredientes, como a cafeína. A administração de um suplemento composto de cafeína, vitaminas do complexo B, aminoácidos, beta-alanina e creatina no período pré-treino demonstra retardar a fadiga, melhorar o tempo de reação e a capacidade de resistência muscular (Spradley et al., 2012). Adicionalmente, evidências sugerem que a creatina, em combinação com ACR, taurina, cafeína, beta-alanina, glutamina e glucuronolactona, pode melhorar a resistência ao treinamento, bem como aumentar a resposta do hormônio de crescimento e insulina à sessão de treinamento (Hoffman et al., 2008; Gonzalez et al., 2011; Fukuda et al., 2010).

Glutamina

A glutamina é o aminoácido livre mais abundante no músculo esquelético e no plasma de humanos e animais. Esse aminoácido é considerado condicionalmente indispensável, pois seu metabolismo é aumentado em situações catabólicas, como sepse, inflamação e exercício físico de longa duração. Nessas condições, a resposta imune pode ser prejudicada, assim como a síntese de moléculas-chave (p. ex., antioxidantes, peptídeos, proteínas, purinas e pirimidinas) (Raizel et al., 2018a; Leite et al., 2016). Além disso, a suplementação juntamente com a alanina atenua a lesão muscular e o estresse oxidativo causado pelo treinamento resistido intenso (Raizel et al., 2016).

Vale ressaltar que a suplementação de glutamina livre tem menor eficácia no aumento das concentrações plasmáticas e musculares de glutamina em comparação com a administração do dipeptídeo (L-alanil-L-glutamina) ou uma solução contendo glutamina e alanina em sua forma livre (Raizel et al., 2016). Na forma livre, a maior parte da glutamina é metabolizada pelos enterócitos antes de atingir o plasma e os tecidos (Rogero et al., 2006). Assim, a combinação de glutamina com outros aminoácidos (p. ex., alanina) em bebidas esportivas pode melhorar a disponibilidade de glutamina e seus efeitos benéficos no exercício (Raizel et al., 2018a; Coqueiro et al., 2017b). Recentemente, observamos que a forma da glutamina administrada por via oral é um fator importante na determinação de benefícios ou prejuízos nos parâmetros de fadiga central induzidos pelo treinamento resistido progressivo e intenso (Coqueiro et al., 2018).

Vitaminas do complexo B

As vitaminas do complexo B são solúveis em água (tiamina, riboflavina, niacina, ácido pantotênico, cloridrato de piridoxina, biotina, inositol e cianocobalamina) e são consideradas indispensáveis para a saúde humana, desempenhando importantes atividades biológicas. Atuam como coenzimas para o bom funcionamento celular, principalmente nas funções mitocondriais e na produção de energia. Devido às grandes quantidades de açúcar em bebidas energéticas, essas vitaminas são necessárias para converter o açúcar em energia (Higgins et al., 2010; Kennedy, 2016). A quantidade de vitaminas do complexo B encontrada em 1 litro de bebida energética é de aproximadamente 150 mg, que será metabolizada por um sistema renal que funciona normalmente, enquanto qualquer excesso pode ser excretado (Mora-Rodriguez e Pallarés, 2014).

Nos esportes, a suplementação com essas vitaminas pode melhorar o desempenho cognitivo e o humor subjetivo durante o processamento mental intenso (Kennedy et al., 2010). As propriedades de saúde são mais pronunciadas quando todas as vitaminas são tomadas em conjunto. Por essa razão, os suplementos nutricionais geralmente contêm todo o complexo B. Embora alguns estudos tenham fracassado em demonstrar os efeitos ergogênicos dessas vitaminas, evidências indicam que a niacina, por exemplo, pode ter efeito ergolítico, prejudicando o desempenho físico. Além disso, as vitaminas do complexo B diminuem a biodisponibilidade do ginseng, reduzindo seus efeitos ergogênicos (Ballard et al., 2010).

Produtos à base de plantas

Guaraná

O guaraná é uma videira de floresta tropical também conhecida como *Guaranine*, *Paullinia cupana* ou *Sapindaceae*, e suas sementes contêm os estimulantes teobromina e teofilina, contendo 4 vezes mais cafeína que qualquer outra planta no mundo. O guaraná é produzido principalmente nos estados brasileiros do Amazonas e da Bahia, e aproximadamente 70% da produção é utilizada pela indústria de bebidas carbonatadas e energéticas (Schimpl et al., 2013). O guaraná apresenta as mesmas propriedades da cafeína: (i) estimula o sistema nervoso central; (ii) aumenta a secreção de ácido gástrico; (iii) atua como broncodilatador e (iv) como diurético (Ballard et al., 2010; Higgins et al., 2010). Embora o guaraná e a cafeína apresentem efeitos similares, ambos são comumente adicionados a bebidas energéticas.

Ginseng

O ginseng, extraído das raízes das plantas de ginseng, é considerado uma espécie de fitoterapia nos países orientais há milhares de anos e é um dos suplementos herbáceos mais populares. O ginsenosídeo, fitoquímico do tipo esteroide, com propriedades adaptogênicas, é o principal composto bioativo do ginseng; enquanto a Ginsenoside Re é um dos principais constituintes dos ginsenosídeos, sendo responsável por importantes atividades biológicas (Duchan et al., 2010). Acredita-se que esse composto aumente a síntese proteica e a atividade dos neurotransmissores, além de melhorar a circulação sanguínea no cérebro (Williams, 2006a). Além disso, foi relatado que o ginseng aumenta a energia e a memória, estimulando as glândulas hipotalâmica e pituitária a secretar corticotrofina, melhorando assim as habilidades cognitivas (Higgins et al., 2010, Oliynyk e Oh, 2013).

O ginseng é um adaptógeno que se acredita ser uma fonte potencial de ativoprotetores, o que pode aumentar a capacidade de trabalho físico e mental e aumentar a estabilidade do organismo contra cargas físicas sem aumentar o consumo de oxigênio (Oliynyk e Oh, 2013). Embora o ginseng seja frequentemente utilizado por praticantes de atividade física e atletas por seus supostos atributos de melhora de desempenho (Qi et al., 2014), suas propriedades ergogênicas são pouco elucidadas na literatura, portanto sua recomendação na prática clínica é bastante questionável (Ballard et al., 2010; Higgins et al., 2010; Chen et al., 2012). As doses terapêuticas para o ginseng variam frequentemente entre 100 e 200 mg/dia. Altas doses podem causar efeitos adversos, que incluem hipotensão, edema, taquicardia, arterite cerebral, cefaleia, insônia, supressão do apetite, amenorreia, febre, prurido, euforia e hepatite colestática (Higgins et al., 2010). Revisões recentes têm indicado baixa utilidade como auxílio ergogênico e sugerem que os benefícios vistos em bebidas energéticas são provavelmente atribuíveis à cafeína ou açúcares e não ao ginseng (Bermon et al., 2017).

Ginkgo biloba

O extrato de ginkgo biloba é derivado das folhas da árvore ginkgo biloba. Acredita-se que o ginkgo biloba tenha propriedades benéficas quando seus ingredientes ativos (flavonoides e terpenoides) atuam em conjunto. As dosagens variam de 80 a 720 mg/d por períodos de 2 semanas a 2 anos. Seu extrato tem sido relacionado a propriedades antioxidantes, modificação da função vasomotora e redução da adesão das células sanguíneas ao endotélio, o que pode melhorar o fluxo sanguíneo do tecido muscular por meio da melhora da microcirculação e da resistência aeróbia ao aumentar a oxidação lipídica no tecido muscular (Diamond e Bailey, 2013; Higgins et al., 2010).

A maioria das pesquisas sobre suplementação com gingko biloba tem sido conduzida em idosos, uma vez que esse produto pode aumentar o estado de alerta e a função cognitiva (LaSala et al., 2015). A principal aplicação desse fitoterápico está ligada ao tratamento de disfunções cerebrovasculares e distúrbios vasculares periféricos devido a suas propriedades antioxidantes e efeitos na circulação periférica e cerebral. No entanto, embora a suplementação de ginkgo biloba tenha sido relacionada a melhorias no desempenho físico de pacientes com doença arterial periférica, não há evidências de efeitos similares em atletas jovens saudáveis (Williams, 2006a; Higgins et al., 2010).

Antioxidantes

Durante o exercício, a lesão muscular pode estar ligada à inflamação e ao estresse oxidativo. Nesse sentido, os antioxidantes têm a finalidade de melhorar a fase de recuperação, reduzindo o dano às células musculares (He et al., 2016). A vitamina C, também conhecida como ácido ascórbico, é um potente antioxidante, incluído em alimentos e bebidas para preservar os produtos e aumentar sua vida útil. Além de sua importante propriedade antioxidante, a vitamina C participa de diversas reações enzimáticas, como no metabolismo do colágeno (Kozakowska et al., 2015). Tendo em vista que a fadiga é um dos sintomas da deficiência de vitamina C, esse nutriente, consumido em quantidades adequadas, é de importância crítica para os atletas. Por outro lado, em altas doses, a vitamina C pode induzir toxicidade, promovendo desconforto gastrointestinal, o que também pode prejudicar o desempenho físico e a saúde do atleta. Além disso, evidências mostrando que o exercício de curto ou longo prazo altera as necessidades antioxidantes em atletas bem treinados são escassas (Higgins et al., 2010).

Aplicabilidade e efeitos das bebidas esportivas e energéticas

Hidratação e a importância de bebidas esportivas

Em exercícios exaustivos, a desidratação ocorre devido a perdas excessivas de água no suor, além das habituais perdas diárias de água pela respiração, fontes gastrointestinais e renais. A água compõe 50 a 60% do peso corporal e é o mais importante auxílio ergogênico nutricional para atletas, pois é essencial para a regulação da temperatura, reações químicas, é usado como lubrificante, como meio de transporte e como solvente durante a ionização de eletrólitos e ácidos. A capacidade de desempenho pode ser prejudicada quando 2% ou mais do peso corporal é perdido por meio do suor (McDermott et al., 2017). A transpiração auxilia na dissipação do calor gerado pelas contrações musculares durante o exercício, para manter a temperatura corporal dentro dos limites aceitáveis. A sudorese é frequentemente exacerbada pelas condições ambientais, levando à hipovolemia (diminuição do volume plasmático/sanguíneo) e, portanto, à distensão cardiovascular, aumento da utilização de glicogênio, alteração da função metabólica e do sistema nervoso central e aumento da temperatura corporal.

Atletas com perda de peso superior a 4% do peso corporal (durante atividades anaeróbias ou de alta intensidade, habilidades técnicas específicas do esporte e exercícios aeróbicos) podem apresentar decréscimos no desempenho devido à exaustão pelo calor e à insolação, que em situações extremas pode levar ao coma e morte (Maughan et al., 2016, Guerra et al., 2004). A perda grave de peso corporal (6 a 10%) tem efeitos mais pronunciados na tolerância ao exercício, diminuição no débito cardíaco, produção de suor, fluxo sanguíneo cutâneo e muscular. O rastreamento rotineiro do peso corporal antes e após o treinamento físico é uma boa estratégia para garantir que os indivíduos mantenham a hidratação adequada (Thomas et al., 2016). Além disso, a medida da cor da urina é uma maneira simples de avaliar o estado de hidratação; entretanto, recomendações do Colégio Americano de Medicina Esportiva (American College of Sports Medicine) afirmam que a cor da urina é frequentemente subjetiva e pode ser confundida (Heneghan et al., 2012; Thomas et al., 2016). Apesar da observação da cor da urina, os atletas devem ser treinados para tolerar maiores quantidades de líquidos durante o treinamento para manter a termorregulação (principalmente em ambientes quentes e úmidos), e não dependerem da sede para ingerir líquidos, pois no momento da sede já houve perda significativa de fluidos pelo do suor (Armstrong et al., 2007).

Além da água, o suor contém quantidades substanciais, mas variáveis, de sódio, com menores quantidades de potássio, cálcio e magnésio. Por esse motivo, a ingestão de água pura durante exercícios físicos exaustivos e prolongados não é recomendada e os atletas são encorajados a consumir uma quantidade suficiente de água e/ou bebidas esportivas com glicose e eletrólitos durante o exercício para manter o estado de hidratação (Thomas et al., 2016). Além disso, quando o exercício dura mais de 1 hora, as bebidas com solução de glicose/eletrólito ajudam a manter as concentrações de glicose no sangue, repor os estoques de glicogênio e reduzir os efeitos imunossupressores do exercício intenso (Kreider et al., 2010). A presença de cloreto de sódio na dieta ajuda a reter os líquidos ingeridos,

especialmente os líquidos extracelulares, incluindo o volume plasmático. Em geral, manter um bom equilíbrio de fluidos durante o exercício é um dos meios mais eficazes de manter a capacidade de exercício, particularmente em ambientes quentes e úmidos (Maughan e Shirreffs, 2010). Para atender a todas as metas de recuperação, a ingestão de bebidas esportivas deve ser feita em combinação com outros alimentos e líquidos que fornecem carboidratos adicionais, proteínas e outros nutrientes essenciais para a recuperação (Kreider et al., 2010). Outras estratégias de hidratação podem ser verificadas no capítulo "Hidratação no esporte".

As taxas de suor dos atletas variam de 0,5 a 2 L/h, dependendo da temperatura, umidade e intensidade do exercício (Godois et al., 2014). Isso requer consumo frequente (a cada 10 a 15 min) de água fria ou uma bebida esportiva com solução de glicose/eletrólito para manter o equilíbrio de líquidos e preservar a homeostase, função corporal ideal, desempenho de exercício e percepção de bem-estar. A presença de sabor em uma bebida pode aumentar a palatabilidade e a ingestão voluntária de líquidos (Kreider et al., 2010). Embora a desidratação voluntária, usada por alguns atletas para se qualificar para uma menor classe de peso, possa ter um possível efeito prejudicial no desempenho, a sobrecarga de fluidos (hiperidratação) antes de alguns eventos de distância realizados em ambientes quentes e úmidos pode minimizar os decréscimos de desempenho (Thomas et al., 2016). Sugere-se que a hiperidratação antes de um evento possa aumentar a retenção de fluidos, melhorando a tolerância ao calor. No entanto, essa estratégia deve ser cuidadosamente planejada; caso contrário, pode aumentar o risco de hiponatremia e impactar negativamente no desempenho devido a sentimentos de plenitude (McDermott et al., 2017).

O posicionamento do Colégio Americano de Medicina Esportiva para exercícios e reposição de fluidos recomenda consumir fluidos contendo 20 a 30 miliequivalentes por litro de sódio, 2 a 5 miliequivalentes por litro de potássio e 6 a 8% de carboidratos para ajudar a manter o equilíbrio eletrolítico e o desempenho físico. (Armstrong et al., 2007). Evidências mostram que a ingestão de bebidas esportivas durante o exercício em ambientes quentes/úmidos pode ajudar a prevenir a desidratação e melhorar a capacidade de *endurance* (James et al., 2017). O carboidrato é amplamente aceito como um auxílio ergogênico que pode prolongar o exercício. Além disso, a ingestão de uma pequena quantidade de carboidratos e proteínas 30 a 60 minutos antes do exercício e o uso de bebidas esportivas durante o exercício pode aumentar a disponibilidade de carboidratos e melhorar o desempenho do exercício (Thomas et al., 2016; Cermak e van Loon, 2013).

Hiponatremia e bebidas esportivas

A popularidade das bebidas esportivas, em parte, deve-se às preocupações com a hiponatremia em atletas. A morte de um participante durante a Maratona de Boston de 2002 destacou a importância de prevenir essa condição. Nos últimos anos, a hiponatremia associada ao exercício tem sido identificada em uma ampla gama de modalidades esportivas e em situações extremas ligadas ao desenvolvimento de rabdomiólise. A hiponatremia induzida pelo exercício começa quando a concentração sanguínea de sódio ([Na +]) é reduzida durante ou imediatamente após a atividade física (Hew-Butler et al., 2017).

A ingestão excessiva de fluidos hipotônicos, o excesso de suor, urina e outras perdas são sugeridas como a principal causa de hiponatremia durante o exercício físico. Além disso, o metabolismo do glicogênio está relacionado à hiponatremia que ocorre sem ganho de peso, devido à liberação de água durante o metabolismo do glicogênio, levando à depleção do sódio sérico (Hew-Butler et al., 2017; Urso et al., 2014). Por esse motivo, a composição nutricional dos líquidos ingeridos é de fundamental importância para manter a saúde do atleta durante a competição. Assim, a administração de solução salina hipertônica continua recomendada sob supervisão de profissionais que observam sinais e sintomas clínicos. Alguns autores defendem a ideia de beber líquidos apenas quando estão com sede, enquanto outros recomendam a ingestão de líquidos de acordo com a duração e o tipo de exercício físico, considerando as individualidades de cada atleta (Hew-Butler et al., 2017; Nichols, 2014; Kreider et al., 2010).

Exaustão pelo calor e uso de bebidas esportivas

Exaustão por calor ocorre em exercícios de alta intensidade ou longa duração, realizados em ambientes quentes, que podem levar a hipertermia, náuseas e vômito, taquicardia, tontura, desidratação, cãibras musculares, disfunção do sistema nervoso central, falência do sistema orgânico e colapso. Essa condição também está relacionada ao aumento da mortalidade em atletas (Armstrong et al., 2007; Nichols, 2014).

Uma das principais estratégias para prevenção e recuperação da exaustão pelo calor é o suporte fluido oral antes e durante o exercício físico (Racinais et al., 2015). Bebidas esportivas contendo carboidratos e eletrólitos são as principais bebidas indicadas para prevenir e tratar essa condição e suas consequências. Em casos de exaustão por calor grave, a administração de fluidos intravenosos pode ser necessária para recuperar a saúde do atleta (Armstrong et al., 2007).

Cãibras musculares associadas ao exercício e a importância de bebidas esportivas

Cãibras musculares associadas ao exercício geralmente ocorrem em grandes músculos esqueléticos e podem ocorrer com trabalho exaustivo em qualquer faixa de temperatura, mas parecem ser mais prevalentes em condições quentes e úmidas. Esse estado geralmente ocorre em exercícios prolongados, como corridas de longa distância, e também no tênis e no futebol americano. Contrações musculares podem progredir para espasmos musculares severos e generalizados. Exaustão por calor e cãibras musculares relacionadas ao exercício físico tipicamente não envolvem hipertermia excessiva, mas são resultado de desidratação, altas taxas de suor, altas perdas de sódio e fadiga muscular e/ou alterações regulatórias centrais que falham em face da exaustão (Armstrong et al, 2007; Nichols, 2014).

Os potenciais elétricos de repouso dos tecidos nervosos e musculares são afetados pelas concentrações de Na^+, Cl^- e K^+ em ambos os lados da membrana celular, e acredita-se que a diluição intracelular ou a expansão da água desenvolvam cãibras musculares associadas ao exercício (Armstrong et al., 2007). Nesse cenário, a reposição de eletrólitos e água por meio de bebidas esportivas pode atenuar o desenvolvimento de cãibras musculares, fadiga e exaustão, melhorando a *performance* no exercício (Armstrong et al., 2007; Racinais et al., 2015; Okazaki et al., 2009). De acordo com o Colégio Americano de Medicina Esportiva, o tratamento de cãibras musculares associadas ao exercício inclui repouso, alongamento muscular passivo prolongado, massagem com gelo e fluido oral, ou ingestão de alimentos com cloreto de sódio (NaCl), por exemplo, 1 a 2 comprimidos de sal com 300 a 500 mL de líquido. Em casos graves, a reposição intravenosa de fluidos poderia ser necessária (Armstrong et al., 2007; Casa et al., 2012; Nichols, 2014).

Fadiga, exaustão e importância de bebidas esportivas

Todas as condições mencionadas (desidratação, hiponatremia, exaustão por calor e cãibras musculares) promovem a fadiga, que se refere à redução da força e potência muscular, prejudicando o desempenho físico. Conceitualmente, a fadiga é dividida em periférica e central. A fadiga periférica, também chamada de fadiga muscular, designa mudanças bioquímicas ocorridas no interior da célula muscular durante o exercício físico, enquanto na fadiga central as alterações ocorrem no sistema nervoso central (Coqueiro et al., 2018; Amann et al., 2015). Por outro lado, a definição de exaustão é a incapacidade de continuar o exercício físico, levando a sua interrupção (Armstrong et al., 2007). Levando em conta ambas as definições, a exaustão ocorre após a fadiga, se o atleta não parar o exercício físico.

As principais causas de fadiga periférica são a redução do pH celular e substratos energéticos para a continuidade do exercício, acúmulo de metabólitos, como amônia, lesão muscular e estresse oxidativo (Finsterer, 2012). Em relação à fadiga central, a principal causa é o aumento da síntese de serotonina no cérebro, otimizada pela redução plasmática de ACR, aumentando a percepção de esforço, letargia e fadiga. Entretanto, vale ressaltar que essa hipótese da serotonina não está completamente elucidada na literatura (Coqueiro et al., 2018). Altas concentrações de amônia sanguínea e hipoglicemia também são causas de fadiga central.

Embora a fadiga seja reversível e atenuada após o repouso, o desenvolvimento desse estado durante o exercício reduz a atividade muscular, e estratégias para retardar o início da fadiga são importantes para otimizar o desempenho atlético (Amann et al., 2015; Nichols, 2014). Alguns nutrientes adicionados a bebidas esportivas e energéticas podem retardar a fadiga e melhorar o desempenho (Okazaki et al., 2009), conforme apresentado na Tabela 33.5. Em resumo, a ingestão de bebidas esportivas e energéticas poderia melhorar as situações de fadiga e exaustão, melhorando o desempenho no exercício e influenciando o resultado das competições esportivas (Armstrong et al., 2007).

Tabela 33.5. Nutrientes e suas propriedades biológicas quanto ao atraso da fadiga e exaustão.

Nutrientes	Efeito biológico
Carboidratos	• Aumenta o fornecimento de energia e atrasa a fadiga.
Eletrólitos	• Previne a hiponatremia, que afeta o desempenho físico.
Cafeína e guarana	• Estimulantes que melhoram o desempenho de endurance
Ginseng	• Propriedades estimulantes e antifadiga, além de papéis anti-inflamatórios e imunomoduladores.
Taurina	• Modula a função contrátil do músculo em resposta ao estímulo neuronal e possui propriedades citoprotetoras.
Creatina	• Importante no metabolismo energético durante exercícios de alta intensidade e curta duração. Aumento de força.
Beta-alanina	• Atenua a acidose celular e melhora o desempenho físico em exercícios resistidos.
Glutamina	• Papel imunomodulador, atenua a lesão muscular e o estresse oxidativo, evita o acúmulo de amônia e é um importante substrato energético.
Aminoácidos de cadeia ramificada	• Melhoram a composição corporal, função imunomoduladora, atenuam lesões musculares e o estresse oxidativo e são importantes substratos energéticos.

Fonte: Okazaki et al., 2009.

Efeitos ergogênicos de bebidas esportivas e energéticas

Vários estudos avaliaram as propriedades ergogênicas do Red Bull, uma bebida energética que contém cafeína, taurina, glucuronolactona e outros ingredientes. Estudos comparando os efeitos da água carbonatada e do Red Bull no desempenho psicomotor (tempo de reação, concentração, memória), alerta subjetivo e resistência física em adultos jovens saudáveis observaram melhora no desempenho de *endurance* e na memória (Wesnes et al., 2017). No entanto, essa bebida não afetou o desempenho anaeróbio no teste de ciclismo de Wingate, indicando que o efeito ergogênico do Red Bull é limitado ao exercício aeróbio. Outros estudos confirmaram esses efeitos (Forbes et al., 2007; Ivy et al., 2009).

Curiosamente, o Red Bull sem açúcar não apresentou efeito ergogênico, indicando que a fonte de energia (carboidrato) é essencial para suas propriedades no exercício físico (Candow et al., 2009). Por outro lado, o Celsius, uma bebida energética de baixa caloria, com ingredientes semelhantes aos do Red Bull, quando associado ao exercício físico (resistência e resistência), melhorou parâmetros de desempenho físico, como limiar ventilatório, ventilação por minuto, VO_2 no limiar ventilatório e potência de saída no limiar ventilatório (Lockwood et al., 2010). Portanto, ainda é controverso na literatura se bebidas sem açúcar e hipocalóricas apresentam efeito ergogênico.

Além do Red Bull e do Celsius, outras bebidas energéticas foram avaliadas em esportes, como o Amino Shooter, que contém os aminoácidos taurina e creatina, combinados com cafeína e glucuronolactona. Diferentemente do Red Bull, o consumo do Amino Shooter está ligado à melhora do desempenho anaeróbio e ao atraso da fadiga (Hoffman et al., 2008). Em 2008, um aumento nas repetições de agachamento e no volume de exercício foi observado no grupo que ingeriu Amino Shooter, comparado ao placebo, embora sem diferença estatística significativa (Hoffman et al., 2008).

Os velocistas competitivos também experimentaram aspectos melhorados de desempenho na natação após ingerir 3 mg/kg de cafeína em bebidas energéticas cafeinadas (Lara et al., 2015). Em resumo, evidências indicam que as bebidas energéticas e estimulantes aumentam o desempenho de *endurance* (Duchan et al., 2010; Goh et al., 2012; Ferguson-Stegall et al., 2010), enquanto bebidas esportivas, como *Amino Shooter*, contêm aminoácidos (p. ex., creatina e taurina) e melhoram a força e o desempenho anaeróbio (Thomas et al., 2016; Hansen et al., 2016; Wang et al., 2015).

Eficácia e efeitos adversos de bebidas esportivas e energéticas

Os principais efeitos adversos das bebidas energéticas e esportivas ocorrem quando a dose é alta ou quando o consumidor não é atleta. A ingestão dessas bebidas pode contribuir para o aparecimento de obesidade e síndrome metabólica em crianças e adultos de meia-idade, bem como maior risco de doenças cardiovasculares e erosão dental ou cárie dentária, já que o conteúdo de açúcar em bebidas esportivas é tão alto como o encontrado em refrigerantes. O alto teor de açúcar em bebidas energéticas pode reduzir a atividade, a diversidade e a expressão gênica de bactérias intestinais que contribuem para essas patologias (Greenblum et al., 2012). Estudos recentes demonstraram que o consumo excessivo de bebidas energéticas está relacionado à dilatação arterial, formação de aneurismas, dissecção e ruptura de grandes artérias (González et al., 2015).

Os distúrbios psiquiátricos induzidos por cafeína têm sido reconhecidos e relacionados ao excesso dessa substância: intoxicação, ansiedade, cefaleia, distúrbios do sono, entre outros. Indivíduos que consomem mais de 300 mg de cafeína por dia também podem experimentar

PARTE IV | CONSIDERAÇÕES SOBRE TEMAS ATUAIS NO ESPORTE

alucinações, o que pode ser explicado pelos altos níveis de cortisol, que aumentam os efeitos fisiológicos do estresse após a ingestão de cafeína (Alsunni, 2015; Mora-Rodriguez e Pallarés, 2014). O uso crônico de bebidas energéticas cafeinadas tem sido associado a problemas de saúde mental (Richards e Smith, 2016). Apesar dos efeitos ergogênicos da cafeína no desempenho atlético, a cafeína também age como diurético, aumentando as perdas de água e eletrólitos e contribuindo para a desidratação e a hiponatremia. Nesse cenário, alguns autores recomendam a interrupção do uso da cafeína pelo menos 7 dias antes de um evento esportivo importante (Maughan et al., 2018; Ballard et al., 2010; Higgins et al., 2010).

Embora menos estudada que a cafeína, a taurina tem sido relacionada a alguns efeitos adversos. Esse aminoácido promoveu complicações renais em pacientes em hemodiálise, hipotermia e hipercalemia em pacientes com insuficiência adrenocortical não compensada, prurido para pacientes com psoríase e náusea, cefaleia, tontura e distúrbios da marcha em pacientes com epilepsia. Os efeitos adversos ocorreram em altas doses (1,5 e 7 g/dia) (Ballard et al., 2010). O ginseng também causou efeitos adversos em altas doses, como insônia, diminuição do apetite, edema, febre, prurido, vertigem, euforia, amenorreia, sangramento vaginal, hipotensão, palpitações, taquicardia, hepatite colestática, cefaleia, arterite cerebral e morte neonatal (Ballard et al., 2010).

Considerações finais

As bebidas esportivas são seguras e recomendadas para atletas quando o consumo é bem orientado, de acordo com a variabilidade individual e as características do exercício. No entanto, não deve ser incentivado para não atletas. Bebidas energéticas podem apresentar efeitos positivos no desempenho em várias atividades esportivas, apesar de serem difíceis de serem avaliadas do ponto de vista nutricional e ergogênico, devido à variedade de ingredientes que contêm (p. ex., água, açúcares, cafeína, outros estimulantes, aminoácidos, ervas e vitaminas). Em curto prazo, o desempenho de alta intensidade pode ser melhorado por bebidas energéticas, mas é necessária a ingestão de grandes volumes para fornecer cafeína suficiente; embora altas doses de cafeína possam resultar em efeitos ergogênicos, efeitos colaterais podem neutralizar o efeito ergogênico da cafeína. Os efeitos negativos da ingestão excessiva de cafeína foram comprovados, mas os efeitos positivos de muitos dos outros aditivos, como taurina e glucuronolactona, permanecem incertos, bem como o efeito combinado desses ingredientes em bebidas energéticas. A ingestão de bebidas energéticas antes de um evento ou durante o treinamento pode aumentar a pressão arterial; e pode resultar em desidratação, devido à falta de sais que são perdidos no suor. A ingestão excessiva de bebidas energéticas por pessoas saudáveis e a combinação com álcool podem levar a eventos adversos graves. Assim, indivíduos com doenças médicas, bem como crianças e adolescentes, devem evitar bebidas energéticas.

Questões propostas para estudo

1. Qual o papel principal de uma bebida esportiva e de uma bebida energética? Diferencie.
2. Quais os principais componentes das bebidas esportivas e energéticas?
3. Quais são os principais tipos de bebidas esportivas?
4. Como podem ser caracterizadas as bebidas hipotônicas, hipertônicas e isotônicas?
5. Quais os principais nutrientes ergogênicos que compõem as bebidas energéticas?
6. Quais os principais efeitos ergogênicos da cafeína sobre o desempenho físico?
7. Como se dá a hiponatremia?
8. Qual a importância das bebidas esportivas para o retardo da fadiga?
9. Explique os principais efeitos adversos causados pela ingestão excessiva de bebidas energéticas.
10. Quais são as consequências da ingestão de cafeína em excesso?

Bibliografia consultada

- Alsunni AA. Energy drink consumption: beneficial and adverse health effects. Int J Health Sci (Qassim). 2015; 9(4):468-474.

- Amann M, Sidhu SK, Weavil JC, Mangum TS, Venturelli M. Autonomic responses to exercise: group III/IV muscle afferents and fatigue. Auton Neurosci. 2015; 188:19-23.

- Armstrong LE, Casa DJ, Millard-Stafford M, et al. American College of Sports Medicine position stand: exertional heat illness during training and competition. Med Sci Sports Exerc. 2007; 39:556-572.

- Ballard SL, Wellborn-Kim JJ, Clauson KA. Effects of commercial energy drink consumption on athletic performance and body composition. Phys Sportsmed. 2010; 38:107-117.

- Bedi N, Dewan P, Gupta P. Energy drinks: potions of illusion. Indian Pediatr. 2014; 51(7):529-533.

- Bermon S, Castell LM, Calder PC et al. Consensus statement immunonutrition and exercise. Exerc Immunol Rev. 2017; 23:8-50.

- Broughton D, Fairchild RM, Morgan MZ. A survey of sports drinks consumption among adolescents. Br Dent J. 2016; 220(12):639-643.

- Campbell B, Wilborn C, La Bounty P, et al. International Society of Sports Nutrition position stand: energy drinks. J Int Soc Sports Nutr. 2013; 10(1):1.

- Candow DG, Kleisinger AK, Grenier S, Dorsch KD. Effect of sugar-free Red Bull energy drink on high-intensity run time-to-exhaustion in young adults. J Strength Cond Res. 2009; 23(4):1271-1275.

- Caruso J, Charles J, Unruh K, Giebel R, Learmonth L, Potter W. Ergogenic effects of β-alanine and carnosine: proposed future research to quantify their efficacy. Nutrients. 2012; 4(7):585-601.

- Casa DJ, Guskiewicz KM, Anderson SA, et al. National athletic trainers'association position statement: preventing sudden death in sports. J Athl Train. 2012; 47(1):96-118.

- CDC. C. F. D. C. A. P. 2010. Vital signs: health insurance coverage and health care utilization – United States, 2006-2009 and January-March 2010. MMWR Morb Mortal Wkly Rep, 59, 1448-54.

- Cermak NM, van Loon LJ. The use of carbohydrates during exercise as an ergogenic aid. Sports Med. 2013; 43(11):1139-1155.

- Chen CK, Muhamad AS, Ooi FK. Herbs in exercise and sports. J Physiol Anthropol. 2012; 31:4.

- Chen IF, Wu HJ, Chen CY, Chou KM, Chang CK. Branched-chain amino acids, arginine, citrulline alleviate central fatigue after 3 simulated matches in taekwondo athletes: a randomized controlled trial. J Int Soc Sports Nutr. 2016; 13:28.

- Chesney RW, Han X, Patters AB. Taurine and the renal system. J Biomed Sci. 2010;17 Suppl 1:S4.

- Colakoglu FF, Cayci B, Yaman M et al. The effects of the intake of an isotonic sports drink before orienteering competitions on skeletal muscle damage. J Phys Ther Sci. 2016; 28(11):3200-3204.

- Coqueiro A, Godois A, Raizel R, Tirapegui J. Creatina como antioxidante em estados metabólicos envolvendo estresse oxidativo. Rev Bras Prescrição e Fisiol do Exerc. 2017a; 11(64).

- Coqueiro AY, Raizel R, Bonvini A, Hypólito T, Godois AM, Pereira JRR, et al. Effects of glutamine and alanine supplementation on central fatigue markers in rats submitted to resistance training. Nutrients 2018; 10:119.

- Coqueiro AY, Raizel R, Hypólito T, Tirapegui J. Effects of supplementation with L-glutamine and L-alanine in the body composition of rats submitted to resistance exercise. Rev Bras Ciênc Esporte. 2017b; 39(4):417-423.

- De Carvalho FG, Galan BSM, Santos PC, et al. Taurine: a potential ergogenic aid for preventing muscle damage and protein catabolism and decreasing oxidative stress produced by endurance exercise. Front Physiol. 2017; 8:710.

- De Luca A, Pierno S, Camerino DC. Taurine: the appeal of a safe amino acid for skeletal muscle disorders. J Transl Med. 2015; 13:243.

- De Oliveira EP, Burini RC. Carbohydrate-dependent, exercise-induced gastrointestinal distress. Nutrients. 2014; 6(10):4191-4199.

- De Salles Painelli V, Saunders B, Sale C, et al. Influence of training status on high-intensity intermittent performance in response to β-alanine supplementation. Amino Acids. 2014; 46(5):1207-1215.

- De Sousa MV, Simões HG, Oshiiwa M, Rogero MM, Tirapegui J. Effects of acute carbohydrate supplementation during sessions of high-intensity intermittent exercise. Eur J Appl Physiol. 2007; 99(1):57-63.

- Diamond BJ, Bailey MR. Ginkgo biloba: indications, mechanisms, and safety. Psychiatr Clin North Am. 2013; 36(1):73-83.

- Duchan E, Patel ND, Feucht C. Energy drinks: a review of use and safety for athletes. Phys Sportsmed. 2010; 38(2):171-179.

- Falavigna G, Alves de Araújo J, Rogero MM, et al. Effects of diets supplemented with branched-chain amino acids on the performance and fatigue mechanisms of rats submitted to prolonged physical exercise. Nutrients. 2012; 4(11):1767-1780.

- Ferguson-Stegall L, McCleave EL, Ding Z, et al. The effect of a low carbohydrate beverage with added protein on cycling endurance performance in trained athletes. J Strength Cond Res. 2010; 24(10):2577-2586.

- Fernstrom JD. Branched-chain amino acids and brain function. J Nutr. 2005; 135(6 Suppl):1539S-1546S.

- Finsterer J. Biomarkers of peripheral muscle fatigue during exercise. BMC Musculoskelet Disord. 2012; 13:218.

- Forbes SC, Candow DG, Little JP, Magnus C, Chilibeck PD. Effect of Red Bull energy drink on repeated Wingate cycle performance and bench-press muscle endurance. Int J Sport Nutr Exerc Metab. 2007; 17(5):433-444.

- Fukuda DH, Smith AE, Kendall KL, Stout JR. The possible combinatory effects of acute consumption of caffeine, creatine, and amino acids on the improvement of anaerobic running performance in humans. Nutr Res. 2010; 30(9):607-614.

- Godois AM, Raizel R, Rodrigues VB, Ravagnani FCP, Fett CA, Voltarelli FA, Ravagnani CFC. Perda hídrica e prática de hidratação em atletas de futebol. Rev Bras Med Esporte [online]. 2014; 20 (1):47-50.

- Goh Q, Boop CA, Luden ND, Smith AG, Womack CJ, Saunders MJ. Recovery from cycling exercise: effects of carbohydrate and protein beverages. Nutrients. 2012; 4(7):568-584.

- Goldstein ER, Ziegenfuss T, Kalman D, et al. International society of sports nutrition position stand: caffeine and performance. J Int Soc Sports Nutr. 2010; 7(1):5.

- González W, Altieri PI, Alvarado E, et al. Celiac trunk and branches dissection due to energy drink consumption and heavy resistance exercise: case report and review of literature. Bol Asoc Med P R. 2015; 107(1):38-40.

- Greenblum S, Turnbaugh PJ, Borenstein E. Metagenomic systems biology of the human gut microbiome reveals topological shifts associated with obesity and inflammatory bowel disease. Proc Natl Acad Sci U S A. 2012; 109(2):594-599.

- Guerra I, Chaves R, Barros T, Tirapegui J. The influence of fluid ingestion on performance of soccer players during a match. J Sports Sci Med. 2004; 3(4):198-202.

- Hansen M, Bangsbo J, Jensen J, et al. Protein intake during training sessions has no effect on performance and recovery during a strenuous training camp for elite cyclists. J Int Soc Sports Nutr. 2016; 13:9.

- He F, Li J, Liu Z, Chuang CC, Yang W, Zuo L. Redox mechanism of reactive oxygen species in exercise. Front Physiol. 2016; 7:486.

- Heneghan C, Gill P, O'Neill B, Lasserson D, Thake M, Thompson M. Mythbusting sports and exercise products. BMJ. 2012; 345:e4848.

- Hew-Butler T, Loi V, Pani A, Rosner MH. Exercise-associated hyponatremia: 2017 update. Front Med (Lausanne). 2017; 4:21.

- Higgins JP, Tuttle TD, Higgins CL. Energy beverages: content and safety. Mayo Clin Proc. 2010; 85(11):1033-1041.

- Hoffman JR, Ratamess NA, Ross R, Shanklin M, Kang J, Faigenbaum AD. Effect of a pre-exercise energy supplement on the acute hormonal response to resistance exercise. J Strength Cond Res. 2008; 22(3):874-882.

- Ishak WW, Ugochukwu C, Bagot K, Khalili D, Zaky C. Energy drinks: psychological effects and impact on well-being and quality of life-a literature review. Innov Clin Neurosci. 2012; 9(1):25-34.

- Ivy JL, Kammer L, Ding Z, et al. Improved cycling time-trial performance after ingestion of a caffeine energy drink. Int J Sport Nutr Exerc Metab. 2009; 19(1):61-78.

- James LJ, Moss J, Henry J, Papadopoulou C, Mears SA. Hypohydration impairs endurance performance: a blinded study. Physiol Rep. 2017; 5(12).

- Jeffries O, Hill J, Patterson SD, Waldron M. Energy drink doses of caffeine and taurine have a null or negative effect on sprint performance. J Strength Cond Res. 2017.
- Jeukendrup AE, Moseley L, Mainwaring GI, Samuels S, Perry S, Mann CH. Exogenous carbohydrate oxidation during ultraendurance exercise. J Appl Physiol (1985). 2006; 100(4):1134-1141.
- Jeukendrup AE, Moseley L. Multiple transportable carbohydrates enhance gastric emptying and fluid delivery. Scand J Med Sci Sports. 2010; 20(1):112-121.
- Karlic H, Lohninger A. Supplementation of L-carnitine in athletes: does it make sense? Nutrition. 2004; 20(7-8):709-715.
- Kennedy DO, Veasey R, Watson A, et al. Effects of high-dose B vitamin complex with vitamin C and minerals on subjective mood and performance in healthy males. Psychopharmacology (Berl). 2010; 211(1):55-68.
- Kennedy DO. B Vitamins and the brain: mechanisms, dose and efficacy: a review. Nutrients. 2016; 8(2):68.
- Kozakowska M, Pietraszek-Gremplewicz K, Jozkowicz A, Dulak J. The role of oxidative stress in skeletal muscle injury and regeneration: focus on antioxidant enzymes. J Muscle Res Cell Motil. 2015; 36(6):377-393.
- Kreider RB, Kalman DS, Antonio J, et al. International Society of Sports Nutrition position stand: safety and efficacy of creatine supplementation in exercise, sport, and medicine. J Int Soc Sports Nutr. 2017; 14:18.
- Kreider RB, Wilborn CD, Taylor L, et al. ISSN exercise & sport nutrition review: research & recommendations. J Int Soc Sports Nutr. 2010; 7:7.
- Lara B, Ruiz-Vicente D, Areces F, et al. Acute consumption of a caffeinated energy drink enhances aspects of performance in sprint swimmers. Br J Nutr. 2015; 114(6):908-914.
- LaSala GS, McKeever RG, Patel U, Okaneku J, Vearrier D, Greenberg MI. Effect of single-dose Ginkgo biloba and Panax ginseng on driving performance. Clin Toxicol (Phila). 2015; 53(2):108-112.
- Leite JS, Raizel R, Hypólito TM, Rosa TD, Cruzat VF, Tirapegui J. L-glutamine and L-alanine supplementation increase glutamine-glutathione axis and muscle HSP-27 in rats trained using a progressive high-intensity resistance exercise. Appl Physiol Nutr Metab. 2016; 41(8):842-849.
- Lisko JG, Lee GE, Kimbrell JB, Rybak ME, Valentin-Blasini L, Watson CH. Caffeine concentrations in coffee, tea, chocolate, and energy drink flavored e-liquids. Nicotine Tob Res. 2017; 19(4):484-492.
- Lockwood CM, Moon JR, Smith AE, et al. Low-calorie energy drink improves physiological response to exercise in previously sedentary men: a placebo-controlled efficacy and safety study. J Strength Cond Res. 2010; 24(8):2227-2238.
- Martinez N, Campbell B, Franek M, Buchanan L, Colquhoun R. The effect of acute pre-workout supplementation on power and strength performance. J Int Soc Sports Nutr. 2016; 13:29.
- Martínez-Lagunas V, Ding Z, Bernard JR, Wang B, Ivy JL. Added protein maintains efficacy of a low-carbohydrate sports drink. J Strength Cond Res. 2010; 24(1):48-59.
- Matsumoto K, Mizuno M, Mizuno T, et al. Branched-chain amino acids and arginine supplementation attenuates skeletal muscle proteolysis induced by moderate exercise in young individuals. Int J Sports Med. 2007; 28(6):531-538.
- Maughan RJ, Burke LM, Dvorak J, Larson-Meyer DE, Peeling P, Phillips SM, Rawson ES et al. IOC consensus statement: dietary supplements and the high-performance athlete. Br J Sports Med. 2018; 52(7):439-455.
- Maughan RJ, Shirreffs SM. Dehydration and rehydration in competative sport. Scand J Med Sci Sports. 2010; 20 Suppl 3:40-47.
- Maughan RJ, Watson P, Cordery PA, et al. A randomized trial to assess the potential of different beverages to affect hydration status: development of a beverage hydration index. Am J Clin Nutr. 2016; 103(3):717-723.
- McDermott BP, Anderson SA, Armstrong LE, et al. National Athletic Trainers' Association Position Statement: fluid replacement for the physically active. J Athl Train. 2017; 52(9):877-895.
- Mendes RR, Pires I, Oliveira A, Tirapegui J. Effects of creatine supplementation on the performance and body composition of competitive swimmers. J Nutr Biochem. 2004; 15(8):473-478.
- Mora-Rodriguez R, Pallarés JG. Performance outcomes and unwanted side effects associated with energy drinks. Nutr Rev. 2014; 72 Suppl 1:108-120.
- Nichols AW. Heat-related illness in sports and exercise. Curr Rev Musculoskelet Med. 2014; 7(4):355-365.
- O'Brien WJ, Rowlands DS. Fructose-maltodextrin ratio in a carbohydrate-electrolyte solution differentially affects exogenous carbohydrate oxidation rate, gut comfort, and performance. Am J Physiol Gastrointest Liver Physiol. 2011; 300(1):G181-189.
- O'Brien WJ, Stannard SR, Clarke JA, Rowlands DS. Fructose-maltodextrin ratio governs exogenous and other CHO oxidation and performance. Med Sci Sports Exerc. 2013; 45(9):1814-1824.
- Okazaki K, Goto M, Nose H. Protein and carbohydrate supplementation increases aerobic and thermoregulatory capacities. J Physiol. 2009; 587(Pt 23):5585-5590.
- Oliynyk S, Oh S. Actoprotective effect of ginseng: improving mental and physical performance. J Ginseng Res. 2013; 37(2):144-166.
- Park S, Onufrak S, Blanck HM, Sherry B. Characteristics associated with consumption of sports and energy drinks among US adults: National Health Interview Survey, 2010. J Acad Nutr Diet. 2013; 113(1):112-119.
- Peeling P, Binnie MJ, Goods PSR, Sim M, Burke LM. Evidence-based supplements for the enhancement of athletic performance. Int J Sport Nutr Exerc Metab. 2018; 1;28(2):178-187.
- Qi B, Zhang L, Zhang Z, Ouyang J, Huang H. Effects of ginsenosides-Rb1 on exercise-induced oxidative stress in forced swimming mice. Pharmacogn Mag. 2014; 10(40):458-463.
- Ra SG, Akazawa N, Choi Y, et al. Taurine supplementation reduces eccentric exercise-induced delayed onset muscle soreness in young men. Adv Exp Med Biol. 2015; 803:765-772.
- Racinais S, Alonso JM, Coutts AJ, et al. Consensus recommendations on training and competing in the heat. Sports Med. 2015; 45(7):925-938.
- Rahimi R, Mirzaei B, Rahmani-Nia F, Salehi Z. Effects of creatine monohydrate supplementation on exercise-induced apoptosis in athletes: a randomized, double-blind, and placebo-controlled study. J Res Med Sci. 2015; 20(8):733-738.
- Rahimi R. Creatine supplementation decreases oxidative DNA damage and lipid peroxidation induced by a single bout of resistance exercise. J Strength Cond Res. 2011; 25(12):3448-3455.
- Raizel R, Coqueiro AY, Bonvini A, Godois AM, Tirapegui J. Citoproteção e inflamação: efeitos da suplementação com

glutamina e alanina sobre a lesão muscular induzida pelo exercício resistido. Revista Brasileira de Nutrição Esportiva, São Paulo. 2018; 12 (69):109-115.

- Raizel R, da Mata Godois A, Coqueiro AY, Voltarelli FA, Fett CA, Tirapegui J, de Paula Ravagnani FC, de Faria Coelho-Ravagnani C. Pre-season dietary intake of professional soccer players. Nutr Health. 2017 Dec; 23(4):215-222.
- Raizel R, Leite JS, Hypólito TM, et al. Determination of the anti-inflammatory and cytoprotective effects of L-glutamine and L-alanine, or dipeptide, supplementation in rats submitted to resistance exercise. Br J Nutr. 2016; 116(3):470-479.
- Raizel R, Pedrosa RG, Rossi L, Rogero MM, Tirapegui J. Avaliação nutricional de atletas. In: Ribeiro SML, Melo AM, Tirapegui J. Avaliação nutricional: teoria & prática. 2. ed. Rio de Janeiro: Guanabara Koogan; 2018b. p. 291-302.
- Richards G, Smith AP. A review of energy drinks and mental health, with a focus on stress, anxiety, and depression. J Caffeine Res. 2016; 6(2):49-63.
- Rogero MM, Tirapegui J, Pedrosa RG, Castro IA, Pires IS. Effect of alanyl-glutamine supplementation on plasma and tissue glutamine concentrations in rats submitted to exhaustive exercise. Nutrition. 2006; 22 (5):564-571.
- Rowlands DS, Bonetti DL, Hopkins WG. Unilateral fluid absorption and effects on peak power after ingestion of commercially available hypotonic, isotonic, and hypertonic sports drinks. Int J Sport Nutr Exerc Metab. 2011; 21(6):480-491.
- Rowlands DS, Houltham S, Musa-Veloso K, Brown F, Paulionis L, Bailey D. Fructose-glucose composite carbohydrates and endurance performance: critical review and future perspectives. Sports Med. 2015; 45(11):1561-1576.
- Saunders B, DE Salles Painelli V, de Oliveira LF, et al. Twenty-four weeks of β-alanine supplementation on carnosine content, related genes, and exercise. Med Sci Sports Exerc. 2017; 49(5):896-906.
- Schimpl FC, da Silva JF, Gonçalves JF, Mazzafera P. Guarana: revisiting a highly caffeinated plant from the Amazon. J Ethnopharmacol. 2013; 150(1):14-31.
- Spradley BD, Crowley KR, Tai CY, et al. Ingesting a pre-workout supplement containing caffeine, B-vitamins, amino acids, creatine, and beta-alanine before exercise delays fatigue while improving reaction time and muscular endurance. Nutr Metab (Lond). 2012; 9:28.

- Stephens FB, Constantin-Teodosiu D, Greenhaff PL. New insights concerning the role of carnitine in the regulation of fuel metabolism in skeletal muscle. J Physiol. 2007; 581(Pt 2):431-444.
- Thomas DT, Erdman KA, Burke LM. American College of Sports Medicine Joint Position Statement. Nutrition and Athletic Performance. Med Sci Sports Exerc. 2016; 48(3):543-568.
- Trexler ET, Smith-Ryan AE, Stout JR, et al. International Society of Sports Nutrition position stand: beta-alanine. J Int Soc Sports Nutr. 2015; 12:30.
- Urso C, Brucculeri S, Caimi G. Physiopathological, epidemiological, clinical and therapeutic aspects of exercise-associated hyponatremia. J Clin Med. 2014; 3(4):1258-1275.
- Wall BT, Stephens FB, Constantin-Teodosiu D, Marimuthu K, Macdonald IA, Greenhaff PL. Chronic oral ingestion of L-carnitine and carbohydrate increases muscle carnitine content and alters muscle fuel metabolism during exercise in humans. J Physiol. 2011; 589(Pt 4):963-973.
- Walsh AL, Gonzalez AM, Ratamess NA, Kang J, Hoffman JR. Improved time to exhaustion following ingestion of the energy drink amino impact. J Int Soc Sports Nutr. 2010; 7:14.
- Wang B, Ding Z, Wang W, Hwang J, Liao YH, Ivy JL. The effect of an amino acid beverage on glucose response and glycogen replenishment after strenuous exercise. Eur J Appl Physiol. 2015; 115(6):1283-1294.
- Warnock R, Jeffries O, Patterson S, Waldron M. The effects of caffeine, taurine or caffeine-taurine co-ingestion on repeat-sprint cycling performance and physiological responses. Int J Sports Physiol Perform. 2017; 1-20.
- Wesnes KA, Brooker H, Watson AW, Bal W, Okello E. Effects of the Red Bull energy drink on cognitive function and mood in healthy young volunteers. J Psychopharmacol. 2017; 31(2):211-221.
- Williams M. Dietary supplements and sports performance: amino acids. J Int Soc Sports Nutr. 2005; 2:63-67.
- Williams M. Dietary supplements and sports performance: herbals. J Int Soc Sports Nutr. 2006; 3:1-6.
- Williams M. Dietary supplements and sports performance: metabolites, constituents, and extracts. J Int Soc Sports Nutr. 2006a; 3:1-5.
- Wilson PB, Rhodes GS, Ingraham SJ. Saccharide composition of carbohydrates consumed during an ultra-endurance triathlon. J Am Coll Nutr. 2015; 34(6):497-506.

34

Mecanismos da Regulação do Peso Corporal e a Influência da Atividade Física

• Isadora Clivatti Furigo • José Donato Júnior

Introdução

Evolutivamente, entre os processos mais críticos para a sobrevivência de espécies está a habilidade para evitar a morte por falta de alimento. No passado, quando o acesso ao alimento era intermitente, a economia de energia corporal e o armazenamento de calorias eram cruciais. Atualmente, quando o suprimento nutricional é regular, o estado metabólico, originalmente vantajoso, tornou-se um acumulador de adiposidade, o qual está associado a diversas comorbidades. Essa teoria, juntamente com os hábitos alimentares inadequados e a prática de atividade física insuficiente das sociedades atuais, pode explicar o número crescente no mundo de pessoas com doenças associadas a distúrbios metabólicos, como diabetes *mellitus* tipo 2 e obesidade.

O contínuo aumento no número de pessoas com excesso de peso nas últimas décadas levou a Organização Mundial da Saúde a considerar a obesidade uma epidemia global. Dados recentes da OECD (Organização para a Cooperação Econômica e o Desenvolvimento) apontam que mais de 1 em cada 2 adultos e cerca de 1 a cada 6 crianças estão com sobrepeso ou obesas entre os países analisados. A média de adultos obesos encontra-se em 19,5%, sendo que esse percentual ultrapassa 30% em países como Hungria, México e Estados Unidos. A epidemia de obesidade tem se espalhado nos últimos 5 anos, e as projeções para os anos 2030 são de aumentar para valores próximos de 40%. No Brasil, segundo dados do Vigitel 2016, 53,8% da população encontra-se em sobrepeso, sendo a maior prevalência em homens, e 18,9% da população está obesa. A obesidade está associada a diversas doenças, por exemplo, diabetes não insulinodependente, hipertensão arterial, dislipidemia, doenças coronarianas, acidente vascular cerebral e algumas formas de câncer.

Diante desses dados estarrecedores e de previsões futuras não muito otimistas em relação à expansão da obesidade e suas comorbidades, muitas pessoas poderiam se perguntar: Por que uma doença que "aparentemente" possui um tratamento simples, pois, de maneira simplista, bastaria diminuir o quanto se ingere de alimento e/ou aumentar a quantidade de atividade física para tratá-la, não consegue ser combatida? Por que uma pessoa com excesso de peso que deseja emagrecer e sabe que deve reduzir sua ingestão de alimento para atingir tal meta simplesmente não obtém sucesso? Já para pessoas que possuem um pouco mais de conhecimento nessa área, por que, depois de algum tempo, a maior parte dos indivíduos recupera o peso perdido durante o emagrecimento, não obstante aumentando-o ainda mais?

Quem tenta emagrecer ou profissionais da área da saúde que trabalham em programas de redução ponderal responderiam simplesmente que o ato de emagrecer por vontade própria é muito difícil e penoso. Manter o peso estável ao longo do tempo depois de uma redução do peso corporal (RP) é uma tarefa igualmente árdua. Assim, pode-se sem nenhuma dúvida afirmar que o tratamento da obesidade não só é complexo, mas também muito difícil de obter sucesso em longo prazo.

Este capítulo apresentará alguns dos mecanismos conhecidos pelos quais o organismo age a fim de impedir a RP durante um déficit energético. Mais especificamente, será enfatizada a ação da leptina nos diversos sistemas fisiológicos que regulam a massa corporal. Foi a partir dos estudos desse hormônio que um número crescente de evidências apontou para nosso próprio organismo como o "grande inimigo" contra o tratamento da obesidade, pois ele orquestra eficientemente sistemas fisiológicos capazes de impedir a RP intencional. Deve-se desde já entender que essa ação não decorre de uma falha ou defeito, mas de um sistema protetivo, desenvolvido para aumentar a sobrevida durante períodos de carência alimentar, como foi demonstrado a partir de estudos com camundongos que não sintetizam leptina e apresentam a característica de serem menos aptos a sobreviver quando sua alimentação é restringida (camundongos homozigotos para a mutação no gene ob, um clássico modelo de camundongos obesos, devido a mutação monogênica; Figura 34.1).

Além disso, será abordado o papel da atividade física (AF) na prevenção e no tratamento do excesso de peso.

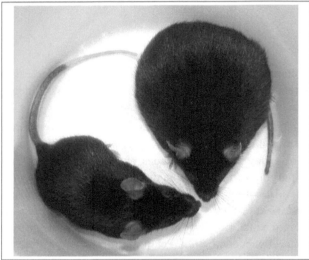

Figura 34.1. Camundongo homozigoto para a mutação no gene que codifica a leptina (camundongo ob/ob) à direita, em comparação a um camundongo selvagem da mesma linhagem, à esquerda.

Camundongos ob/ob, de modo semelhante aos animais com mutação no receptor de leptina (camundongos db/db), são extremamente obesos, devido à hiperfagia e à redução no gasto energético, diabéticos e apresentam disfunções em diversos eixos endócrinos, como hipotireoidismo e hipogonadismo hipogonadotrófico. Essas mesmas disfunções são recapituladas em seres humanos deficientes em leptina e em seu receptor.

Fonte: Acervo pessoal Dr. José Donato Júnior.

Em busca da explicação para a dificuldade de emagrecer

De modo teleológico, o organismo interpreta a RP como uma situação de perigo e ameaça à sobrevivência. Com isso, dispõe de eficazes mecanismos que possuem como finalidade de reduzir ao máximo a RP e garantir acúmulo de energia quando há acesso irrestrito a alimentos, recuperando o peso perdido para estar apto para uma nova e hipotética situação de privação de alimento, como provavelmente ocorria há milhares de anos com nossos antepassados. Evolutivamente, a capacidade de responder de modo eficiente aos frequentes períodos de restrição alimentar, impedindo a RP, foi capaz de garantir a sobrevivência humana. Uma vez que nossa bagagem genética ainda remonta às condições dos nossos antepassados de muitos milhares de anos atrás, é de esperar que essa característica tenha permanecido conosco, porém inserida atualmente em um ambiente muito diferente daquele em que se originou.

Essa ideia já foi apresentada por Sharma e por James Neel, com a teoria do genótipo econômico (*thrifty genotype*), segundo a qual se explica que a carga genética humana e sua consequente resposta às mais variadas situações desenvolveram-se em um ambiente restritivo, que é totalmente diferente do atual (facilidade de acesso a alimentos, principalmente de alta densidade energética, pouca necessidade de AF etc.). Assim, o homem está exposto a fatores que antes não haviam sido "planejados" pelos nossos genes, e estes se modificam em ritmo muito mais lento do que as condições ambientais, promovendo um "conflito de interesses" entre aquilo que o organismo foi programado a fazer e aquilo que de fato é o desejo do indivíduo. Essa noção fica evidente em uma situação de restrição alimentar voluntária, por exemplo, em um programa de RP. Enquanto o organismo utiliza diversos mecanismos que amenizam a RP, pois sua prioridade é a sobrevivência e essa situação hipotética é entendida como um risco à vida, essas mesmas adaptações estão prejudicando a intenção do indivíduo, talvez um obeso mórbido, de perder peso.

Assim, a resposta preferencial do organismo quando submetido ao excesso de alimentos é estocar uma parte desse excedente por meio do depósito de triacilgliceróis no tecido adiposo (TA) para que, em períodos de carência alimentar, o indivíduo possa utilizar esses depósitos como fonte de energia e com isso garantir a sobrevivência (Figura 34.2). Por outro lado, *não* devia ser interessante que um excesso na ingestão de alimentos prontamente causasse uma resposta do organismo de *igual magnitude* a fim de compensar o balanço energético positivo, diminuindo a ingestão de alimentos nas próximas refeições ou aumentando o gasto energético (GE). Embora há muito tempo seja fato conhecido que a contrarregulação do organismo ao excesso de alimentos ocorra, as pessoas que se tornam obesas podem não ser capazes de compensar totalmente esses desequilíbrios entre gasto e consumo, ou talvez a resposta de contrarregulação possa ocorrer em situações agudas, mas não crônicas, portanto o estímulo frequente de excesso de consumo alimentar poderia não mais desencadear aumento de gasto energético, que, no decorrer dos anos, as farão aumentar de peso.

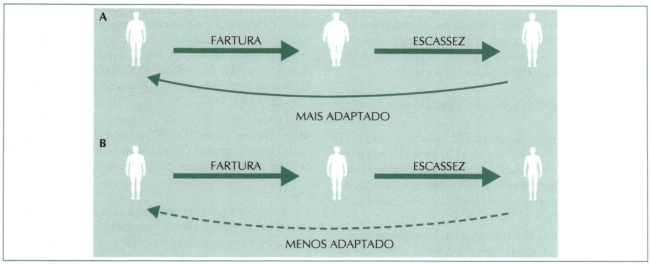

Figura 34.2. Importância de estocar a energia excedente na forma de gordura corporal como tática de sobrevivência.

Ilustração de uma situação considerada rotineira na evolução da espécie humana, na qual períodos de escassez de alimento deviam ser comuns, cuja consequência foi a seleção de indivíduos mais eficientes em termos energéticos. A. Indivíduos que conseguiam armazenar de modo eficiente o excedente de energia durante períodos de relativa fartura de alimento teriam mais chance de sobreviver a períodos de fome. Porém, essa predisposição a engordar pode ser o componente genético que favorece a obesidade atualmente. B. Já indivíduos menos eficientes em converter o excedente de alimento em tecido adiposo provavelmente não resistiriam a períodos de fome, o que dificultaria que as gerações seguintes herdassem essa característica genética.

Fonte: Desenvolvida pela autoria.

A disparidade entre nossa carga de informação genética e o ambiente em que estamos inseridos no contexto atual é provavelmente uma importante causa do grande número de obesos e pessoas com sobrepeso. Diferenças aleatórias no genótipo individual, especialmente na característica de responder a mudanças no saldo do balanço energético (consumo de alimentos *versus* GE), explicariam em parte por que alguns são obesos e outros não, mesmo inseridos em condições ambientais semelhantes. Esse fato é resultado de uma interação poligênica complexa, muito embora algumas mutações monogênicas específicas sejam capazes de provocar obesidade ou magreza excessiva. Porém, é importante salientar que estudos demonstraram que mutações monogênicas explicam apenas 7,5% dos casos de obesos mórbidos. Ainda, nesses casos a obesidade se manifesta já nos primeiros anos de vida, e quando esses indivíduos se tornam adultos seu Índice de Massa Corporal (IMC) costuma ser maior que 40. Como exemplos, há raros registros de seres humanos deficientes do hormônio leptina, do receptor de leptina, do receptor de melanocortina do tipo 4, entre outras mutações.

Portanto, compreender os motivos pelos quais a sociedade atual apresenta dificuldade para emagrecer é complexo, mas se deve pensar que, além da importância da carga genética, existem principalmente as questões dos hábitos alimentares atuais e do sedentarismo como grandes responsáveis pela epidemia da obesidade. O papel da dieta na epidemia de obesidade é complexo, pois não se trata apenas de qual tamanho a porção deve ter, mas também qual da constituição do alimento. Além disso, o hábito crescente de consumir alimentos industrializados, processados, fazer refeições com estilo de comida *fast food*, aumentaram a exposição da população a alimentos com grandes concentrações de gorduras saturadas, óleos hidrogenados e açúcares, os quais possuem alto valor palatável, e em contrapartida, causam danos ao metabolismo. A falta de exercícios físicos também tem parcela de culpa nesse atual cenário, pois se estima que atualmente somente 20% dos trabalhos requerem pelo menos uma atividade física moderada, enquanto em 1960 esse valor era de 50%. Outra pesquisa sugeriu que americanos gastam diariamente 120 menos calorias do que há 10 anos. Isso tudo adicionado à maior quantidade de calorias ingeridas são a receita perfeita para o ganho de peso (fonte: https://www.publichealth.org/public-awareness/obesity/).

Regulação do peso corporal

O ponto-chave para que o tratamento contra a obesidade seja bem-sucedido é que ele deve levar em conta duas etapas: a primeira se refere à própria RP, ou seja, à redução do TA, principalmente; e a segunda diz respeito à manutenção do peso corporal após o emagrecimento. É no cumprimento dessa segunda etapa que estão as maiores dificuldades. Em poucas palavras, algumas pessoas até conseguem emagrecer significativamente, mas não obtém o mesmo sucesso quanto à manutenção do novo peso no longo prazo.

Entre os recursos que o organismo pode utilizar para responder a diferentes situações nutricionais estão a regulação fisiológica do GE e da ingestão de energia (IE).

A variação do peso corporal é o resultado de uma equação simples, porém existem mecanismos muito complexos que regem as duas variáveis (deve ficar claro que certas condições fisiológicas especiais não estão sendo levadas em conta, como o crescimento, a hipertrofia muscular e a gravidez):

$$\Delta \text{ peso } = \text{ ingestão energética } - \text{ gasto energético}$$

Se a IE for maior do que o GE, ocorre acúmulo de gordura no TA. Por outro lado, se a GE for maior que a IE, o organismo terá de oxidar parte dos triacilgliceróis estocados para gerar energia e conseguir suprir as necessidades energéticas necessárias às funções vitais do organismo, e, consequentemente, a RP ocorrerá.

Portanto, de maneira simplificada, para manter o peso estável, a IE e o GE devem ser similares. No entanto, se houver alteração do GE, deve ocorrer um ajuste proporcional na IE, assim como quando se deseja perder peso em um programa de RP. Alguns autores não consideram o GE muito importante na RP, pois a variação do GE é muito menos flexível que a da IE. Além disso, a diminuição de GE já seria prevista devido à perda de massa magra que geralmente acompanha a RP.

Porém, no longo prazo, pequenas diminuições de algumas dezenas de kcal do GE, se não compensadas com uma proporcional diminuição da IE, podem promover ganho significativo de peso, levando ao sobrepeso no decorrer dos anos[1]. Embora se exija um considerável tempo para que essas pequenas mudanças do GE provoquem resultado consistente no peso corporal, elas são tão sutis que estão dentro da margem de erro dos atuais métodos disponíveis para medir o GE (p. ex., calorimetria indireta). No entanto, grandes reduções de peso são geralmente acompanhadas de significativa redução do GE, na casa das centenas de kcal por dia. Nesse sentido, diversos autores demonstraram que uma RP na ordem de 10 ou 20% do peso inicial causa uma redução de 15% no GE, acima daquilo que seria esperado pela perda de massa magra e adiposidade.

Igualmente importante à regulação do GE é a capacidade do organismo de provocar estímulos fisiológicos para a IE, conforme a situação. Para tanto, existem sistemas de curto e longo prazo que controlam a fome e a saciedade. Os de curto prazo incluem os próprios estímulos sensoriais de paladar e olfato, além de outros sinais provenientes do trato gastrintestinal, por exemplo, pelos mecano e quimiorreceptores no estômago e intestino, que transmitem sinais aferentes via nervo vago até o núcleo do trato solitário – uma região do tronco encefálico que recebe e integra os sinais viscerossensoriais do corpo (Figura 34.3). Certos hormônios secretados pelo trato gastrointestinal como a colecistoquinina, grelina, enterostatina, GLP-1 (*glucagon like peptide-1*), peptídeo YY, bem como a concentração sérica de insulina e a glicemia, também são importantes no processo de sinalização de curto prazo ao regular o esvaziamento gástrico, induzir saciedade ou estimular o apetite, controlar o tempo despendido ou o total ingerido durante uma refeição, além do intervalo entre as refeições (Figuras 34.3 e 34.4).

Outros sinais de médio e longo prazo informam ao sistema nervoso central (SNC) sobre o estado nutricional e reservas energéticas do organismo. Dentre esses sinalizadores, o hormônio leptina merece destaque.

Leptina

A leptina é um peptídeo de 16 kDa composto por 169 aminoácidos, sintetizado e secretado principalmente pelas células do TA branco. Sua identificação e a clonagem de seu gene – gene ob – ocorreram em 1994, e desde então estudos vêm acumulando evidências de que a leptina pode ser o mais importante hormônio que regula o balanço energético do organismo no longo prazo.

Embora a leptina seja um hormônio capaz de reduzir a ingestão alimentar quando infundido, a leptina não pode ser considerada um regulador de curto prazo, pois sua concentração sanguínea não se altera no decorrer de uma refeição. Porém, sua resposta ao consumo de alimento tem seu pico somente algumas horas (4 a 7 horas) após o término da refeição. Essa resposta tardia também ocorre após uma AF, que, em última análise, também promove um distúrbio momentâneo no balanço energético do organismo, devido ao aumento da demanda de energia para a execução do trabalho muscular.

Quando o gene que codifica a leptina foi identificado, houve grande especulação sobre a possível descoberta da "cura" da obesidade, pois os primeiros experimentos mostravam que a concentração sérica desse hormônio mantinha ótima correlação com o peso corporal e, principalmente, com a quantidade de TA. Além disso, verificou-se em camundongos obesos e homozigotos para mutação no gene ob – *ob/ob* (Figura 34.1) – que a reposição hormonal provocava grande RP, fazendo seu peso corporal retornar a valores semelhantes ao de animais normais.

Assim, logo após os primeiros estudos com a leptina, pensou-se que esse hormônio era a peça perfeita para fechar o circuito de retroalimentação que informava ao organismo a quantidade de energia estocada no TA e com isso desencadear as ações pertinentes referentes a cada situação do balanço energético, explicando o sistema capaz de manter o peso estável na fase adulta (Figura 34.4). Dessa maneira, se um indivíduo reduz a ingestão de alimentos e/ou aumenta o GE (p. ex., com AF), a síntese de leptina diminui para fazer o organismo aumentar o estímulo para a ingestão de alimentos e diminuir o GE. Por outro lado, se uma pessoa passa a ingerir alimentos excessivamente e/ou reduz seu GE, a concentração sérica de leptina aumenta a fim de promover redução no estímulo de ingestão de alimentos e aumentar o gasto de energia para que o peso permaneça em um patamar estável (Figura 34.5).

---

1 Um consumo excessivo diário de meras 45 kcal (valor referente à oxidação de 5 g de gordura corporal) pode promover um ganho dse peso na ordem de 18 kg depois de 10 anos, desconsiderando qualquer mecanismo compensatório do organismo.

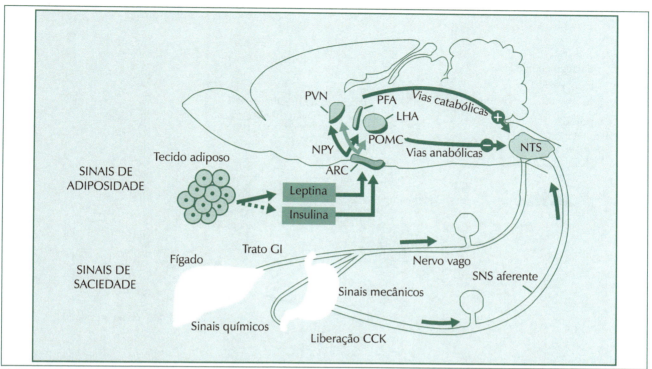

Figura 34.3. Esquema ilustrando os diversos sinais de adiposidade e saciedade gerados pelo tecido adiposo e pelo trato gastrointestinal (GI) que convergem no sistema nervoso central para regular o balanço energético.

Esses sinais são provenientes dos sistemas nervosos autônomos (simpático e parassimpático) e de hormônios, nutrientes e metabólitos secretados pelo trato gastrointestinal. Fígado, pâncreas, estômago e intestino são órgãos essenciais para produzir esses sinais que convergem inicialmente para o tronco encefálico (núcleo do trato solitário) e posteriormente para o hipotálamo. NPY: neuropeptídeo Y; NTS: núcleo do trato solitário; PMC: pró-opiomelanocortina.

Fonte: Adaptada de Woods et al., 2004.

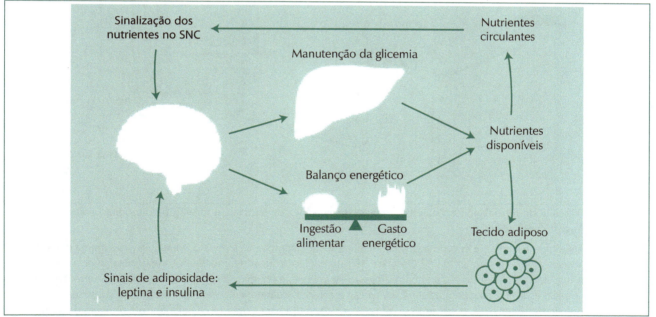

Figura 34.4. Esquema ilustrando o papel do sistema nervoso central (SNC) em integrar informações a respeito do estado nutricional do organismo e em gerar respostas de controle do balanço energético e da homeostase glicêmica.

Basicamente, a ingestão de nutrientes e a quantidade de energia estocada no tecido adiposo geram sinais (leptina, insulina e os próprios nutrientes circulantes) que convergem no SNC, especialmente no hipotálamo. Por sua vez, o SNC regula a ingestão alimentar, o gasto energético e a homeostase glicêmica a fim de manter o balanço energético do organismo e a quantidade de energia (gordura) armazenada no tecido adiposo.

Fonte: Adaptada de Schwartz e Porte, Jr., 2005.

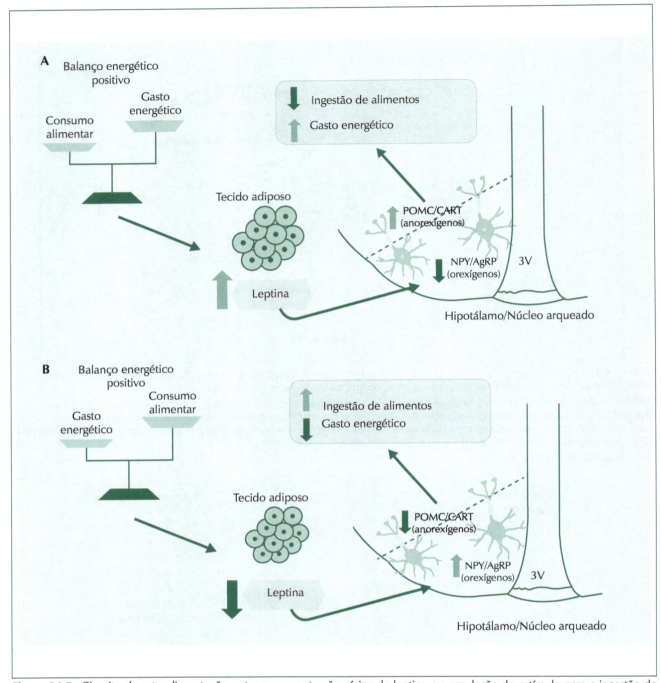

Figura 34.5. Circuito de retroalimentação entre a concentração sérica de leptina e a regulação do estímulo para a ingestão de alimentos e do gasto energético.

A. Quando a ingestão de alimentos excede o gasto energético, a concentração de leptina aumenta, levando a uma diminuição da síntese de NPY e AgRP e ao aumento de POMC e CART no núcleo arqueado (hipotálamo), cuja consequência é a diminuição da ingestão de alimentos e o aumento do gasto de energia, a fim de reduzir o balanço energético positivo e assim manter o peso estável. B. Ilustra uma situação oposta à anterior, quando a ingestão de energia não consegue suprir a necessidade do gasto de energia, o que implica aumento do estímulo para a ingestão de alimentos e redução do gasto energético. Nota-se que as consequências fisiológicas do quadro B são muito maiores que a da situação A, ou seja, as repercussões no organismo quando o balanço energético está negativo não são apenas o inverso do quadro A, mas também implicam estímulos muito mais intensos. NPY: neuropeptídeo Y; AgRP: proteína relacionada a agouti; POMC: pró-opiomelanocortina; CART: transcrito regulado por cocaína e anfetamina.

Fonte: Desenvolvida pela autoria.

Assim, uma das primeiras hipóteses testadas foi a de que indivíduos obesos talvez tivessem produção insuficiente de leptina para que o circuito de retroalimentação da leptina na regulação do peso corporal funcionasse perfeitamente. Porém, a expectativa que se formou em torno dessa hipótese logo gerou certa frustração, pois se verificou que, principalmente no caso dos humanos, a maior parte dos problemas relacionados com a obesidade e sua relação com a leptina não decorria de uma síntese insuficiente desse hormônio, uma vez que pessoas obesas possuem maior quantidade de tecido adiposo e, portanto, produzem maiores quantidades de leptina, mas sim de menor sensibilidade à ação hormonal. Esse aspecto ficou evidente em experimentos com uma linhagem de camundongos que não conseguiam sintetizar a forma ativa do OB-R (isoforma b), pois possuía um defeito no gene específico – gene db (*diabetes gene*). Essa linhagem de camundongos – db/db – era caracterizada por obesidade, hiperleptinemia, e não respondia à administração de leptina exógena. Mais especificamente, a linhagem db/db não consegue sintetizar a forma completa do receptor (OB-Rb), caracterizada por 3 subunidades: uma extracelular, uma transmembranosa e outra intracelular. O receptor OB--Rb é encontrado no sistema nervoso central, principalmente em alguns núcleos do hipotálamo, como núcleo arqueado, ventromedial, dorsomedial, pré-mamilar ventral, além da área hipotalâmica lateral e da área hipotalâmica posterior. Também o OB-Rb é encontrado em restritas áreas do tronco encefálico, com destaque para o núcleo dorsal da rafe, o núcleo parabraquial e o núcleo do trato solitário. Além da isoforma OB-Rb, existem pelo menos outras quatro: OB-Ra, OB-Rc, OB-Rd e OB-Re. As isoformas OB-Ra, OB-Rc e OB-Rd possuem o domínio intracelular incompleto, e foi sugerido que suas funções sejam transportar a leptina através da barreira hematoencefálica. A forma OB-Re possui apenas o domínio extracelular; assim, é solúvel e pode ter função semelhante à de uma proteína ligadora ao transportar a leptina sérica, controlando sua forma livre.

Ação da leptina

Uma vez que a leptina é secretada pelas células do TA, ela pode agir centralmente ou na periferia. Nos tecidos periféricos, tem-se estudado a capacidade da leptina de atuar *per se* na taxa metabólica basal (TMB), por meio do estímulo da atividade das proteínas desacopladoras 1, 2 e 3 (*uncoupling proteins,* UCP-1, UCP-2 e UCP-3), cuja função é a dissipar parte do gradiente eletroquímico no espaço intermembranoso mitocondrial gerado pelo transporte de elétrons, resultando em perda de energia na forma de calor e não, pelo aproveitamento da energia derivada do alimento na ressíntese do ATP. O TA marrom é um exemplo de tecido, cuja função biológica está intrinsecamente ligada às UCP, principalmente a UCP-1. Ainda não está totalmente esclarecido se a leptina influencia o metabolismo energético ao agir diretamente nas UCP, porém se sabe que ratos tratados com leptina aumentam a expressão de UCP-1 e o consumo de oxigênio. No entanto, é maior a probabilidade de a ação da leptina ser indireta, por meio do aumento da atividade do sistema nervoso simpático sobre o tecido adiposo marrom.

A leptina também atua em grande variedade de tecidos com possíveis efeitos na hematopoiese, no sistema imunológico, no endotélio de vasos sanguíneos, na recuperação de lesões e epitelização, na formação óssea, na homeostase da pressão sanguínea e na atividade lipolítica. Esta última função da leptina, como um agente que promove estímulo para a lipólise e inibição da lipogênese, vem sendo considerada um mecanismo de proteção contra a adipotoxidade provocada pelo excesso de triacilgliceróis no citosol em células que não são adipócitos e, portanto, não estão preparadas para conter uma grande quantidade de lipídios em seu interior. Células com excesso de gordura intracelular podem sofrer apoptose, e há evidências experimentais que relacionam certas formas de diabetes *mellitus* com o aumento do conteúdo intracelular de lipídios. A ativação da proteína cinase C delta (PKC-d) parece necessária no mecanismo que desencadeia a resistência à insulina provocada pelo excesso de lipídios, em células responsivas à insulina e nas células β das ilhotas pancreáticas. Além disso, há indícios de que a leptina atua em conjunto com a insulina na regulação do substrato preferencial para geração de energia em tecidos periféricos, como o TA e o tecido muscular. Nesse caso, a leptina provocaria nesses tecidos uma mudança para a oxidação preferencial de lipídios, o que hipoteticamente poderia ajudar no controle do peso corporal e na prevenção da obesidade. Cabe ressaltar que grande parte dos efeitos da leptina em tecidos periféricos pode ser indiretamente mediada pela ação da leptina no SNC. Em um importante estudo, de Luca e colaboradores (2005) geraram um animal transgênico que expressava o receptor de leptina unicamente no SNC. Os autores observaram que esse animal era indistinguível a um animal normal. Portanto, esses pesquisadores concluíram que a expressão de receptor de leptina exclusivamente no SNC é capaz e suficiente para mediar todos os efeitos da leptina.

No SNC, a leptina age primordialmente no hipotálamo, conhecido como a principal região do SNC que regula os estímulos de fome e saciedade (Figura 34.6). O núcleo arqueado é considerado o mais relevante local onde a leptina age inibindo a síntese e/ou secreção de neurotransmissores orexígenos – que estimulam a ingestão alimentar – como o neuropeptídio Y (NPY) e a proteína relacionada a agouti (AgRP ou *agouti-related protein*), um antagonista dos receptores de melanocortina. A leptina também estimula a síntese de pró-opiomelanocortina (POMC), um pró-hormônio que é precursor do hormônio estimulador de melanócito α (α-MSH ou α-*melanocyte-stimulating hormone*), que possui propriedade anorexígena – diminui o consumo alimentar – ao se ligar aos receptores de melanocortina 3 e 4 (MC3 e MC4). Além disso, os neurônios POMC também expressam o transcrito regulado por cocaína e anfetamina (CART ou *cocaine – and amphetamine – regulated transcript*), que também possui efeitos anorexígenos.

Simplificadamente, a região hipotalâmica conhecida como núcleo arqueado possui dois tipos de neurônios: um que sintetiza o NPY e AgRP e outro que sintetiza o POMC e o CART. Ambos os tipos de neurônios também expressam o OB-Rb. Assim, quando a leptina chega a essas células, ela vai inibir os neurônios NPY/AgRP e estimular os neurônios POMC/CART, cujo resultado é a diminuição da fome e apetite. Assim, espera-se que, quanto mais leptina circulante houver, menor será a ingestão de alimentos e maior será o GE, e vice-versa (Figuras 34.4 a 34.6).

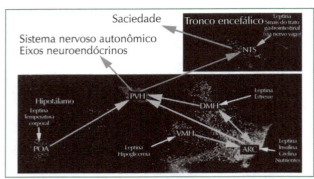

Figura 34.6. Fotomicrografia fluorescente mostrando as áreas encefálicas que expressam receptor de leptina e se comunicam entre si a fim de regular o metabolismo e o balanço energético.

Nesse modelo de animal transgênico gerado pelo Dr. Martin Myers Jr. (Universidade de Michigan, EUA), as células que expressam o receptor de leptina apresentam fluorescência, devido à expressão da proteína GFP. Assim, cada ponto verde na figura representa neurônios responsivos a leptina em diversas áreas no hipotálamo e no núcleo do trato solitário (NTS). A leptina, juntamente com outros sinais como insulina, grelina e nutrientes, pode regular a atividade dos neurônios localizados nesses diversos núcleos. A comunicação entre os neurônios de uma área com a outra formam o circuito neuronal relacionado com a regulação do metabolismo, da homeostase glicêmica e do balanço energético. Arc: núcleo arqueado; DMH: núcleo dorsomedial do hipotálamo; POA: área pré-óptica; PVH: núcleo paraventricular do hipotálamo; VMH: núcleo ventromedial do hipotálamo.

Fonte: Adaptada de Myers Jr. et al., 2009.

Os neurônios que apresentam receptores de leptina no núcleo arqueado possuem axônios que fazem sinapse em outros locais do hipotálamo, por exemplo, no núcleo dorsomedial do hipotálamo, núcleo ventromedial hipotálamo, área hipotalâmica lateral e no núcleo paraventricular do hipotálamo, entre outras regiões do cérebro (Figura 34.6). A área hipotalâmica lateral apresenta por sua vez neurônios que produzem alguns neurotransmissores orexígenos, como a orexina (também conhecida como hipocretina) ou o hormônio concentrador de melanina (MCH ou *melanin-concetrating hormone*). O núcleo paraventricular possui neurônios que produzem o neuropeptídeo anorexígeno hormônio liberador de corticotropina (CRH ou *corticotropin-releasing hormone*) ou o hormônio liberador de tireotropina (TRH ou *thyrotropin-releasing hormone*). O controle pela leptina da síntese de CRH e TRH exemplifica como o estado nutricional, mediado pela variação da concentração da leptina, interfere em diversos eixos endócrinos, como, respectivamente, nos eixos hipotálamo-hipófise-adrenal e hipotálamo-hipófise-tireoide (Figura 34.7). Outros neurotransmissores, como noradrenalina, serotonina e dopamina, também influenciam na regulação da fome e saciedade, sendo esses os principais alvos dos fármacos de emagrecimento presentes atualmente no mercado, que influenciam no SNC. Fármacos como a fenfluramina e a sibutramina promovem aumento da liberação de serotonina ou diminuem a recaptação da noradrenalina e serotonina na fenda sináptica, o que permite maior disponibilidade desses neurotransmissores. Portanto, esses fármacos devem agir na via do núcleo dorsal da Rafe (neurônios que produzem serotonina), que se projeta para o hipotálamo, afetando o mesmo circuito neural recrutado pela leptina. Assim, independentemente dos componentes centrais envolvidos com a regulação da fome, da saciedade e do balanço energético, todos esses convergem para um mesmo circuito neuronal presente no hipotálamo.

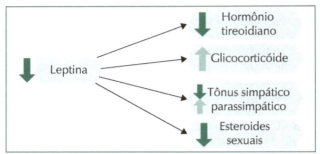

Figura 34.7. Ação fisiológica da diminuição da leptina sérica na síntese de diversos hormônios.

É provável que grande parte das repercussões metabólicas observadas em indivíduos que estão emagrecendo seja causada pela alteração que a leptina provoca na maioria dos eixos endócrinos do organismo.

Fonte: Desenvolvida pela autoria.

A concentração sérica de leptina apresenta precisa correlação com a quantidade total de TA no corpo. Ou seja, quanto mais gordura corpórea um sujeito possui, maior será a concentração sérica de leptina. Não são totalmente conhecidos os meios pelos quais há esse controle na secreção de leptina. O excesso de peso é caracterizado principalmente pela hipertrofia dos adipócitos e também pelo aumento no número de células do TA. Há clara evidência que aponta para o papel do tamanho ou volume do adipócito como o estímulo intrínseco que controla a quantidade de leptina que essa célula secreta. Essa hipótese foi validada a partir de estudos que compararam a secreção de leptina em adipócitos encubados com células de diferentes tamanhos, e a conclusão foi a de que as amostras com as maiores células sintetizavam mais leptina, comparadas a células menores, mesmo possuindo a mesma massa total.

Além disso, o tecido adiposo subcutâneo possui maior secreção de leptina que os depósitos abdominais (provavelmente pelo seu maior volume celular). A concentração de leptina plasmática em mulheres (após a puberdade) é aproximadamente duas vezes maior que a dos homens, após ajuste pelo peso corporal. Essa diferença é decorrente de maior porcentagem de gordura corpórea, de uma diferente distribuição do TA pelo corpo (maior quantidade de TA subcutâneo) e da influência dos hormônios sexuais: testosterona inibe a síntese de leptina; progesterona e estradiol estimulam. Soma-se a tudo isso o fato de a leptina apresentar um ritmo diário de sua concentração bem definido, inverso ao dos glicocorticoides.

Embora a leptina tenha recebido grande destaque devido a sua capacidade de sinalizar a quantidade de TA, sua concentração sofre variação agudamente, dependendo principalmente do balanço energético. Humanos e outros animais em jejum ou restrição alimentar apresentam acentuada diminuição da concentração sérica de leptina, desproporcional à pequena diminuição do tecido adiposo sofrida e um curto período de jejum. Além disso, pode haver redução da concentração de leptina após uma sessão de AF. Essa redução se manifesta apenas quando a AF consegue promover um GE considerável (500 kcal ou mais). Provavelmente não há alteração da concentração de leptina após sessões que promovem menor gasto de energia, pois não ocorre um distúrbio no balanço energético suficientemente grande para ser "notado" pelas adipócitos que sintetizam esse hormônio.

Do mesmo modo, há aumento da leptina circulante em humanos após um período de consumo excessivo de alimento, porém esse aumento se manifesta de maneira mais lenta que em ratos e camundongos. A capacidade da leptina de responder às variações diárias do balanço energético reforça ainda mais o papel desse peptídeo como um importante hormônio regulador do peso corporal (Figura 34.4).

Assim, a leptina, assim como outros tantos elementos que controlam os sistemas fisiológicos, age de maneira a manter a homeostase do corpo. Quando o balanço energético está equilibrado, sua concentração reflete os depósitos energéticos do organismo, fechando o circuito de retroalimentação do controle ponderal no longo prazo (grande quantidade de TA simbolizaria alta concentração de leptina, que produz maior efeito anorexígeno e termogênico, com o intuito de promover a RP; enquanto, inversamente, baixa quantidade de TA refletiria em baixa concentração de leptina, o que faria com que os neuropeptídeos orexígenos estivessem aumentados, levando ao aumento do consumo alimentar e do ganho de peso). Por outro lado, quando o balanço energético está em desequilíbrio, ou seja, quando a ingestão de energia é diferente do GE, a leptina deixa de representar os estoques de TA e reflete o balanço energético agudo.

Resistência à leptina?

Um dos conceitos que emergiram para explicar por que a leptina em grandes concentrações em pessoas obesas não estava desempenhando sua função de promover redução da ingestão energética e aumento de GE de maneira eficiente foi o de resistência à leptina. O conceito de resistência a determinada ação de algum composto proteico, seja ele um hormônio, um neurotransmissor ou neuropeptídeo, baseia-se no fato de, mesmo na presença do composto, sua ação encontrar-se prejudicada. E o prejuízo pode ser devido a uma alteração em alguma molécula da via de sinalização recrutada no processo, seja aumentando ou diminuindo compostos que estimulam ou inibem a via, ou até mesmo devido à alteração da disponibilidade do receptor na membrana celular, ou até mesmo devido à diminuição da transposição desses compostos pela barreira hematoencefálica (quando se trata de compostos que atuam no SNC). Esse conceito de resistência é bastante estabelecido quando se trata da definição do diabetes não insulinodependente, o qual é caracterizado, entre outras coisas, pela diminuição progressiva da sensibilidade à insulina. Da mesma maneira, a obesidade passou a ser encarada como produto da insensibilidade ou resistência à leptina. Essa hipótese ganhou bastante força, pois inúmeros trabalhos demonstravam que os casos de obesidade por falta de leptina eram raríssimos e os humanos, em grande parte, respondiam apenas levemente ao tratamento de leptina exógena. Na quase totalidade dos obesos estudados a concentração circulante de leptina já estava bastante elevada.

Porém, alguns autores propuseram uma pequena alteração na função fisiológica da leptina e deixaram a atrativa hipótese de resistência à leptina de lado. Entretanto, essa pequena alteração de ponto de vista pode produzir uma profunda mudança na maneira como a regulação corporal deve ser compreendida e propõe novos desafios na busca de soluções no combate à obesidade.

Em vez de atribuir à leptina a função de um hormônio que regula o balanço energético por meio de um simples circuito de retroalimentação, o que condiz com a teoria lipostática[2], na qual o tecido adiposo produz um sinalizador para o resto do organismo a fim de informá-lo sobre a quantidade das reservas energéticas e assim regular o peso corporal para que fique estável, por meio de mecanismos efetores de controle da ingestão de energia e GE, a leptina passa a ser entendida como um fator de proteção contra situações de déficit de energia.

A grande mudança proposta por esses autores diz respeito ao grau de eficiência com que a leptina atua em todo o seu intervalo de concentração fisiológico. Em outras palavras, foi questionado se a ação da leptina teria o mesmo poder e eficiência quando sua concentração circulante diminui (como em situações de magreza excessiva, perda de peso ou restrição alimentar) ou quando ela está aumentada (como na obesidade, ganho de peso ou balanço energético positivo).

Verificou-se que, ao menos em humanos, os efeitos biológicos provocados pela baixa concentração de leptina são muito mais intensos no desencadeamento de reações fisiológicas do que quando sua concentração está aumentada. Assim, a leptina pode ser compreendida como um hormônio de defesa, contra situações de baixa ingestão de energia, levando a um intenso estímulo para o aumento da ingestão de energia, diminuição do GE e talvez como um agente que prepara o organismo para que, ao haver novamente disponibilidade de alimento, fazer com que se recupere o peso perdido rapidamente e, ainda mais, aumente as reservas energéticas, como salvaguarda contra novos períodos de carência alimentar. No entanto, dadas as condições prováveis em que o ser humano se desenvolveu no período pré-histórico, quando dificilmente haveria

---

2 A teoria lipostática (ou adipostática), em sua concepção original, creditava à concentração sérica de triacilgliceróis e metabólitos derivados de seu catabolismo o papel de veículo para a transmissão de informações referentes às reservas energéticas para o restante do corpo. A descoberta da leptina acabou por ressuscitar a teoria lipostática devido a sua elevada correlação com a quantidade de gordura estocada no tecido adiposo.

abundância de alimento, a ação da leptina em impedir o ganho de peso (como a teoria lipostática propõe) não seria algo positivo, mas justamente o inverso: pessoas menos eficientes em estocar o excedente em períodos de fartura fatalmente comprometeriam sua sobrevivência quando passassem por tempos de fome (Figura 34.2).

Portanto, ao considerar a participação da leptina no controle do balanço energético, cuja variação de concentração deve informar ao SNC sobre as reservas de energia corporais e controlar o balanço energético, deve-se também considerar que o aumento de sua concentração tem menores implicações fisiológicas que sua redução (Figura 34.5). No atual cenário, onde indivíduos são mais propensos a ganhar peso, torna-se discutível a eficiência desse hormônio na situação de balanço energético positivo. Essa constatação vem sendo feita há muito tempo por profissionais da saúde e por pacientes com sobrepeso que se submetem à RP. A perda de peso é difícil em dois momentos: no processo da RP e na manutenção do novo peso adquirido. E essa dificuldade se dá principalmente pelo fato de ser um ato contrário às defesas do próprio organismo, que possui recursos muito poderosos para impedir que a perda de peso ocorra, e, quando o tratamento para RP é cessado, possui adaptações que preparam o corpo para recuperar os estoques de energia a valores semelhantes ao anterior. Essa dificuldade pode ser explicada pela teoria do *set point*, a qual define que a manutenção do peso corporal, seja ele após ganho ou perda de peso, está associada a mudanças compensatórias no gasto energético, que se opõem à manutenção do novo, e não usual, peso adquirido pelo organismo; em outras palavras, o organismo acostumado a ter determinado peso possui mecanismos que o mantêm nesse peso, e tentativas de aumentar ou diminuir esse valor podem estar fadadas ao fracasso. Não é por acaso que o índice de insucesso de programas de RP é extremamente alto, podendo chegar a mais de 90% dependendo do critério adotado. Assim, pode-se classificar a obesidade como uma doença crônica, de difícil tratamento, que envolve aspectos metabólicos, gênicos, emocionais e motivacionais, e a importância de tratar indivíduos obesos com respeito e sem estigmas é fundamental para o sucesso do tratamento.

A redução na concentração sérica de leptina e a consequente implicação desse estado nos principais eixos hormonais do organismo exemplifica a função fisiológica desse hormônio, atuando principalmente em estados de balanço energético negativo (Figuras 34.6 e 34.7). Foi verificado que a diminuição na concentração sérica dos hormônios tireoidianos em períodos de RP é provocada pela menor concentração de leptina, provavelmente pela ação da leptina no controle da síntese do TRH no hipotálamo (uma menor concentração de leptina provoca redução na síntese de TRH). O TRH atua na hipófise, estimulando a liberação de tireotropina (TSH), e este último hormônio, por sua vez, estimula a produção de tiroxina (T3) e tri-iodotironina (T4) na glândula tireoide. Esse mecanismo pouparia energia, pois a manutenção da concentração de T3 e T4 em valores normais ajuda na manutenção da TMB. Parte da redução da TMB durante

períodos de emagrecimento pode estar relacionada com a depressão na produção de hormônios tireoidianos. No entanto, quando se trata de aumento das concentrações de leptina, como ocorre, por exemplo, na hiperfagia ou na obesidade, os resultados são contraditórios quanto à ação da leptina sobre a secreção de TSH, pois alguns trabalhos mostraram que a leptina induz elevação dos níveis de hormônios tireoidianos, e, provavelmente por retroalimentação negativa, suprime a liberação de TSH, enquanto outros trabalhos mostram que a leptina apresenta efeito estimulante sobre a secreção de TSH *in vivo*, mas diminui *in vitro*.

Uma baixa concentração de leptina pode provocar redução de certas respostas imunológicas que necessitam de elevado GE, a fim de minimizar a RP ao economizar energia, bem como pode causar redução da capacidade reprodutiva, inclusive podendo produzir infertilidade, como ocorre nas linhagens de camundongos *ob/ob* e *db/db*. Atualmente é bem estabelecido o papel da leptina em mulheres com amenorreia – situação que está relacionada com baixa quantidade de gordura corpórea e, portanto, de leptina. O tratamento com leptina em mulheres com amenorreia hipotalâmica funcional devido à magreza excessiva é capaz de melhorar expressivamente aspectos do sistema reprodutivo em poucos meses. Já no processo que desencadeia o início da puberdade, o papel da leptina pode ser discutível. Apesar de alguns trabalhos apresentarem que a administração de leptina em camundongos pré-púberes antecipa o amadurecimento sexual, foi demonstrado em camundongos fêmeas com maior sensibilidade à leptina que a gordura corporal, mais do que a sensibilidade à leptina, determina o tempo de início da puberdade. Finalmente, a redução do hormônio luteinizante e dos hormônios sexuais em situações de baixa ingestão calórica e/ou elevado gasto energético devido à prática de exercícios físicos pode ser revertida ou atenuada com a administração de leptina. Assim, a leptina é um importante hormônio que indica o estado nutricional do organismo e com isso regula o funcionamento do sistema reprodutivo (Figura 34.7). Em todos os exemplos citados acima, a infusão de leptina exógena tende a normalizar o metabolismo dos diferentes eixos endócrinos, mesmo que o animal ou o indivíduo se mantenha em déficit energético.

Assim, resumindo, o problema da regulação do peso não reside na falta de autocontrole do indivíduo, mas de uma determinação biológica que predispõe ao ganho de peso caso o ambiente favoreça essa condição – o que exatamente ocorre na atualidade, quando abundante disponibilidade de alimentos de alta densidade energética e redução de AF imperam – e que, ao se tentar intervir com o intuito de diminuir o peso corporal, o organismo tem plenas condições de responder a essa condição, frustrando boa parte das tentativas de RP. Assim, pode-se interpretar aquilo que se chama resistência à leptina como o fato de esse hormônio ter ação pouco eficaz quando sua concentração se eleva. Por outro lado, a ação principal da leptina está relacionada a condições de balanço energético negativo, ao evitar qualquer forma de RP, conforme foi exposto nas situações descritas anteriormente.

Controle da sensibilidade à leptina

Há diversas hipóteses que tentam explicar a menor capacidade de ação fisiológica da leptina quando esta se encontra em alta concentração circulante (Tabela 34.1). Uma capacidade saturável de transporte da corrente sanguínea pela barreira hematoencefálica, aos locais que possuem OB-R no hipotálamo, é uma hipótese interessante. Estudos verificaram que a resposta a infusões de leptina diretamente no SNC (intracerebroventricular) é mais eficaz que infusões periféricas (subcutânea), talvez pela incapacidade da leptina em transpor a barreira hematoencefálica de modo proporcional ao seu aumento na corrente sanguínea. Foi verificado que a barreira hematoencefálica altera a capacidade de transporte de leptina conforme a ingestão de nutrientes, concentração plasmática de insulina e o jejum prévio. Assim, uma mudança na razão entre a concentração periférica e a do SNC poderia ser responsável pela diminuição da responsividade à leptina quando sua concentração aumenta.

Outro potencial candidato é a retroalimentação negativa entre a concentração de leptina plasmática e o número e/ou atividade dos OB-R. Nesse caso existe especial atenção voltada à proteína SOCS-3 (supressor do sinal de citocinas 3 ou *suppressor of cytokine signalling-3*), cuja expressão é aumentada pela ativação dos receptores de citocinas, como é o caso do OB-R, que pertence à superfamília dos receptores de citocina (Figura 34.8). O SOCS-3 interage com o OB-R, diminuindo sua atividade. Assim, quanto maior a ativação do OB-R, maior será a síntese de SOCS-3, que, por sua vez, inibe o OB-R, exigindo a necessidade de mais leptina para provocar a mesma ativação que outrora. Esse quadro pode se tornar um ciclo vicioso em que, com o passar do tempo, cada vez mais leptina é necessária para provocar a mesma ativação em seus receptores, aumentando o patamar (*set point*) em que o peso se estabelece.

É possível que a interferência (*cross-talk*) entre as vias de sinalização recrutadas após a ativação do OB-R com as ativadas por outros compostos que agem em vias similares seja responsável pelo quadro que se convencionou chamar resistência à leptina. Algumas vias de sinalização intracelular ativadas pela ligação da leptina a seu receptor também ocorrem na ativação de outros receptores (citocinas, insulina etc.). Assim, a interferência entre a ativação dos diversos receptores poderia favorecer uma diminuição na resposta à leptina, conforme verificado pela ação do hormônio gastrointestinal orexígeno grelina, que atua nos mesmos neurônios do hipotálamo em que a leptina se liga, porém efetuando ações contrárias àquelas realizadas pela leptina. Também outros hormônios que controlam o metabolismo, como a prolactina e o hormônio do crescimento (GH), atuam em áreas análogas à leptina no hipotálamo, o que pode afetar as respostas a esses hormônios. Além disso, a expressão de proteínas influenciadas pela ativação do OB-R, como o NPY, cuja síntese é inibida pela leptina,

pode ser um local de resistência à leptina. A infusão crônica de leptina no hipotálamo de ratos provoca acentuada redução na quantidade de mRNA do NPY nos primeiros dias. Porém, com o prolongamento da infusão, a expressão gênica do NPY volta progressivamente aos valores normais, a despeito da alta concentração de leptina no SNC.

Finalmente, a presença de fatores intrínsecos e possivelmente desconhecidos no sangue ou nos locais onde há OB-R também pode ser responsável pela diminuição da sensibilidade à leptina. Entre os candidatos, o OB-Re, que possivelmente se liga à leptina na circulação e é sintetizado em grande quantidade pelo fígado, poderia estar interferindo na forma livre/ativa da leptina, alterando a atividade desse hormônio. Já foi estudada a atividade da leptina sérica em indivíduos obesos e magros e não foi constatada nenhuma diferença. Foi sugerido que, se houvesse alguma alteração na atividade da leptina sérica, ela seria decorrente de proteínas ligadoras à leptina ou ao OB-R (que bloqueariam o sítio de ligação à leptina, e por consequência atrapalhariam em sua ação), antagonistas ou próprias mutações na molécula de leptina ou OB-R, que, embora não impedisse a análise quantitativa dessas substâncias por radioimunoensaio, ELISA ou *Western Blot* (métodos mais empregados), poderia interferir em sua atividade normal, que provavelmente estaria diminuída em obesos.

Tabela 34.1. Situações que poderiam reduzir a responsividade fisiológica da leptina, quando em alta concentração sérica.

Local/situação	Consequência
• Transporte saturável da barreira hematoencefálica.	• A leptina sintetizada no tecido adiposo não consegue se ligar a seus receptores (OB-R) no hipotálamo.
• Inibidores da sinalização intracelular da leptina.	• O SOCS-3 (supressor do sinal de citocinas 3) inibe a sinalização do OB-R.
• Interferência entre a sinalização de outros receptores.	• Insulina, citocinas e outras substâncias, ao se ligarem a seus receptores, implicam reações que podem interferir na sinalização do OB-R.
• Perda de sensibilidade.	• Alta exposição da leptina a seu receptor pode fazer com que a regulação de neuropeptídeos no hipotálamo seja prejudicada.
• Fatores intrínsecos no sangue ou no OB-R.	• OB-Re e outras substâncias ainda não descobertas poderiam reduzir a responsividade da leptina.
• Mutações (que não interferem na dosagem por RIE ou ELISA).	• Mutações que não impedem o funcionamento dos sistemas que regulam o peso corporal, mas que reduzem a eficácia desses mecanismos.

Fonte: Desenvolvida pela autoria.

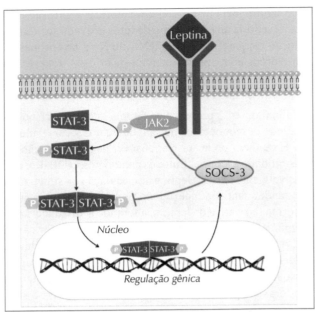

Figura 34.8. Via de sinalização intracelular da leptina.

A leptina liga-se ao seu receptor OB-R, que está associado à proteína cinase JAK2. Essa promove a fosforilação do fator de transcrição e ativação (STAT-3), o qual se dimeriza e vai ao núcleo, onde pode regular a expressão de diversos genes, dentre eles o gene que transcreve e traduz na proteína SOCS-3. A SOCS-3 então inibe tanto a ação do STAT-3 como da JAK2, o que caracteriza o *feedback* negativo da ação da leptina.

Fonte: Desenvolvida pela autoria.

Atividade física e regulação do peso corporal

Entre as principais alternativas de tratamento não medicamentoso para o excesso de peso corporal estão mudanças na alimentação ou aumento do GE por meio da AF. Em relação à alimentação, pode-se, por exemplo, reduzir o total de energia ingerida, alterar a proporção dos macronutrientes na dieta, aumentar a quantidade de fibras, reduzir a densidade energética dos alimentos, alterar o número de refeições diárias, ingerir alimentos que promovem maior poder de saciedade etc. Todas essas alternativas são utilizadas e recomendadas para se reduzir o total de energia ingerida e com isso provocar um déficit necessário para que o organismo tenha de utilizar parte da energia estocada, promovendo assim a RP.

Embora a diminuição da IE, por meio do controle da alimentação, seja uma estratégia importante para a redução do peso corporal, isoladamente ela não tem se mostrado completamente eficaz, especialmente tratando-se da manutenção do peso corporal desejado em longo prazo. Mesmo pessoas muito determinadas a emagrecer dificilmente conseguem manter uma restrição calórica voluntária por muito tempo! Além disso, a manutenção do peso corporal em valores reduzidos é necessária para desfrutar dos benefícios para a saúde e para o condicionamento físico. Para tanto, a adição da AF pode ser uma alternativa bastante sensata, por agir no outro lado do balanço energético, no GE.

A AF regular é uma prática importante e recomendada para a população em geral por promover melhoria na qualidade de vida e por causar efeitos benéficos de forma aguda e crônica. Não somente por promover o aumento de hormônios do bem-estar, como endorfinas e serotonina, como também por ativar vias intracelulares que controlam o metabolismo. Por exemplo, a AF promove translocação do transportador de glicose (GLUT4) para a membrana celular, por meio de mecanismos independentes da ação da insulina, e dessa maneira permite melhor controle glicêmico. Também já foi descrito que o treinamento de força causa aumento da expressão de fatores de transcrição mitocondriais e de subunidades do complexo 4 da cadeia respiratória no músculo de humanos, fatores que podem alterar a taxa metabólica do indivíduo. Além disso, a AF pode promover alterações epigenéticas, as quais conhecidamente regulam a transcrição de alguns genes, regulando assim funções celulares.

Em um programa de RP, aumentar a quantidade de AF é interessante por promover o aumento do GE, o que acelera a RP, e de certo modo deve auxiliar no engajamento do indivíduo a manter as recomendações dietéticas, uma vez que é possível ver resultados mais imediatos, o que auxilia na motivação em continuar no plano alimentar e de atividade física. Parte da dificuldade de um programa de RP é o fato de o indivíduo estar em *déficit energético*, uma vez que, ao mesmo tempo que o indivíduo está reduzindo seu peso corporal, fundamentalmente está ingerindo menos alimento do que o necessário para a manutenção de todos os seus gastos, sejam eles os obrigatórios, como a TMB, sejam eles referentes às atividades físicas do dia a dia. Assim, estar em déficit energético implica sofrer todas as mudanças fisiológicas descritas anteriormente, e a capacidade de se submeter voluntariamente e por um grande período de tempo a essa situação é bastante limitada.

Com a adição da AF regular, pode-se ampliar a velocidade de emagrecimento, devido ao aumento do GE para a execução do trabalho muscular. Porém, pode ser ainda mais vantajoso quando se pensa que, ao aumentar o GE, pode-se ingerir mais alimento para manter o mesmo déficit calórico. Com isso, há aumento na tolerância do indivíduo em relação a sua dieta, aumentando sua chance de sucesso, visto que a aderência ao tratamento é o aspecto mais importante de qualquer tratamento para emagrecer.

E até que ponto a AF praticada regularmente pode ajudar durante o emagrecimento?

Essa pergunta pode ser respondida com base em dados epidemiológicos que demonstram a correlação entre a prática de AF ou o condicionamento físico do sujeito e um menor peso corporal e/ou redução da porcentagem de gordura corpórea. Muito embora não se saiba exatamente o que faz com que indivíduos fisicamente ativos tenham menor peso quando comparados com sedentários, algumas hipóteses para esse fato são apresentadas:

- Maior GE diário com a prática dos exercícios.

- Maior quantidade de tecidos metabolicamente ativos, o que eleva a TMB (juntamente com o item anterior, faz aumentar o GE total diário).

- A prática constante da AF pode alterar a proporção dos macronutrientes ingeridos, especialmente por meio de maior consumo de proteínas e carboidratos, e redução na quantidade de lipídios.

- Uma das adaptações ao treinamento físico regular é o aumento da capacidade de oxidação de lipídios. Uma baixa oxidação de lipídios é um fator de risco para o excesso de peso.

- O treinamento também melhora a capacidade do organismo de regular a oxidação dos macronutrientes, conforme a necessidade. Ou seja, o organismo tem plena capacidade de aumentar a oxidação de carboidratos após uma refeição rica desse macronutriente e, do mesmo modo, acelerar a queima de gorduras após uma refeição hiperlipídica ou durante a restrição alimentar. Indivíduos sedentários alternam a fonte predominante de energia com menos eficiência que sujeitos fisicamente treinados.

- A AF aumenta a sensibilidade à insulina. Isso faz com que seja necessária menor secreção de insulina para haver o mesmo efeito na homeostase da glicemia. Para alguns autores, uma maior insulinemia é um fator de risco para o excesso de peso, pois a insulina é um hormônio anabólico que promove, entre outras coisas, a lipogênese, a esterificação de ácidos graxos e glicerol em triacilgliceróis, além de inibir a lipólise.

- Estimulação à liberação de GH, um hormônio que regula o metabolismo ao promover lipólise e gliconeogênese (o que permite a produção de glicose a partir de ácidos graxos).

- Melhor capacidade de regulação do apetite, seja por fatores psicossomáticos, como pela liberação de endorfinas, redução do estresse e ansiedade, ou por outros mecanismos ainda pouco conhecidos.

Assim, fica claro que a AF durante um programa de RP é importante não apenas por promover maior gasto de energia como também por agir em outras vias, as quais ajudarão o indivíduo a perder peso mais eficientemente.

Uma das grandes questões referentes à prática da AF durante o emagrecimento é sua capacidade de evitar ou minimizar a perda de massa magra que geralmente acompanha a redução de peso. A manutenção da massa magra é interessante, pois, além de representar aproximadamente 40% do peso corporal (em sujeitos eutróficos), ela é responsável por 20 a 30% do total de consumo de oxigênio da taxa metabólica basal. Muitos autores defendem ser esperado que se perca até 25% do total emagrecido na forma de massa magra. Existem indícios de que o metabolismo muscular

de repouso pode ser variável entre alguns indivíduos, o que poderia explicar as diferenças de GE entre algumas pessoas. Assim, passou-se a defender a AF como uma ferramenta na manutenção da massa magra durante um programa de RP, mas ainda é muito debatido se existe ou não uma redução significativa da perda de massa magra. Como resumo de uma vasta quantidade de trabalhos científicos sobre o tema, pode-se dizer que, em geral, o exercício físico aeróbico não contribui ou proporciona apenas pequena ajuda na manutenção da massa magra. Já o exercício resistido ou de força (musculação) tem maior capacidade de preservação da massa magra. Porém, deve-se salientar que os métodos empregados na quantificação da massa magra não levam em conta os diferentes tipos de tecido. Dessa maneira, o exercício de força poderia preservar o tecido muscular ou até mesmo ampliá-lo, ao passo que possíveis perdas na massa de determinados órgãos, como o fígado e intestino, não seriam amenizadas. Com isso, haveria manutenção ou melhora na capacidade funcional do aparelho locomotor, mas haveria também preservação da capacidade funcional de outros tecidos? Possivelmente não. Para que essa pergunta possa ser respondida com clareza, há a necessidade de estudos que não só quantifiquem a mudança de massa magra que acompanha o emagrecimento como um todo, mas também façam uma análise qualitativa, verificando quais tecidos sofreram perdas, quais foram as consequências fisiológicas e se a AF é capaz de evitar essas mudanças.

Fazer AF requer necessariamente energia, e gastar energia implica alteração no balanço energético. Assim, é natural que indivíduos fisicamente ativos consumam mais energia. Assim, deve-se evitar cair na armadilha de que fazer exercício está ligado diretamente ao emagrecimento, mesmo que essa atividade promova razoável oxidação de gordura. O organismo tem meios de detectar esses distúrbios no balanço energético e promover maior estímulo para a ingestão de energia, compensando aquilo que foi gasto pela AF.

Não é fácil verificar as compensações com o aumento da ingestão calórica após a AF porque elas não ocorrem necessariamente no curto e médio prazo, por exemplo, no mesmo dia. Assim, estudos que tentam verificar esse efeito compensatório na ingestão alimentar apresentam resultados controversos. Porém, é certo que, ao se quantificar a ingestão de energia de uma pessoa fisicamente ativa, essa já está aumentada para suprir a demanda energética com os exercícios.

Um dos grandes vácuos no conhecimento a respeito da regulação do peso corporal é justamente verificar a interferência da prática da AF nesse sistema. Muitos autores defendem que a maneira como a AF interfere no balanço energético é diferente do modo como a ingestão de energia atua. Aparentemente, os distúrbios causados pela energia despendida durante e posteriormente (recuperação, adaptação ao treinamento etc.) à AF não são plenamente compensados, o que leva ao longo do tempo a uma mudança na composição corporal (redução da gordura corpórea, aumento da massa magra e/ou redução do peso corporal). Quando se trata da alimentação, o organismo tende a manter uma regulação mais estável do peso e da composição corporal. Para melhor entender isso, basta notar que, no dia a dia, há uma grande oscilação em nosso consumo alimentar, variando o tamanho das porções e as frequências das refeições. Porém, apesar de toda essa variação, o organismo tende a manter o peso estável ou pelo menos varia muito pouco sua massa corporal em um curto espaço de tempo. Assim, pode-se dizer que tudo indica que a manutenção do peso corporal é mais "fina" quando se trata de regulações na alimentação do que com a AF, possivelmente pela contribuição adicional pela sinalização proporcionada pelos hormônios do trato gastrintestinal.

O que já se sabe em relação à regulação após a AF é que diversas vias bioquímicas e fisiológicas estão por trás dessa sinalização. No entanto, o tipo e a intensidade de exercício podem desencadear respostas diferentes. Como mencionado anteriormente, o treinamento de força moderado pode causar alterações em vias mitocondriais, as quais são fundamentais no processo de produção de ATP (cadeia respiratória) que beneficiam o aumento do GE. Entretanto, em exercícios de longa duração, por exemplo, de ciclistas de *endurance*, a grande demanda energética não é suficientemente compensada pelo aumento do consumo alimentar, e isso causa uma cascata de respostas metabólicas, humorais e neurais para reestabelecer a homeostase, o que promove diminuição da taxa metabólica basal e do peso corporal, como mecanismos de defesa do organismo. Portanto, a intensidade de exercícios e a modalidade de atividade a serem realizados, para auxiliar no emagrecimento, devem não somente levar em consideração as preferências do indivíduo, como também ser devidamente monitorados e ajustados por um profissional para que o resultado seja satisfatório.

Apenas sessões que provocam um gasto energético razoável (pelo menos 500 kcal) são capazes de promover alteração na secreção de leptina, reduzindo-a, o que teoricamente faria com que o indivíduo viesse a ter mais fome após uma sessão com esse exercício. Porém, esse distúrbio é detectado muitas horas após a sessão, e assim esse sistema de regulação do balanço energético é apenas de médio e longo prazo. É possível que a AF haja por meio de outros hormônios, tais como catecolaminas, glicocorticoides e GH, cuja liberação é estimulada após AF, e principalmente pela mudança na concentração de diversos metabólitos, seja no sangue (glicose, ácidos graxos livres, aminoácidos etc.) ou nos tecidos (redução do glicogênio hepático e muscular, alteração do metabolismo nos adipócitos etc.). Além disso, a própria temperatura corporal que é alterada com a AF e se mantém modificada por certo período pós-exercício pode exercer influência sobre a ingestão de energia. Também, pouco se sabe sobre o efeito da AF na regulação da secreção de peptídeos do trato gastrointestinal que também regulam a ingestão de energia.

Atividade física no emagrecimento: existe uma prescrição ideal?

Quando se fala em AF no emagrecimento, a primeira coisa que vem à mente para a maioria das pessoas é um exercício de característica aeróbia, praticado em intensidade moderada, tal como uma corrida leve na esteira ou uma caminhada. Mas será que só esse tipo de exercício é eficaz durante um programa de RP? E por que se convencionou como AF *padrão* para emagrecer esse tipo e intensidade de exercício?

O American College of Sports Medicine estabelece que exercícios físicos de intensidade moderada entre 150 e 250 minutos por semana são efetivos para prevenir o ganho de peso e irão conferir apenas modesta perda de peso. Mas a associação dessa quantidade de atividade com uma dieta restritiva moderada melhora a perda de peso. Já quantidades de tempo superiores a 250 minutos por semana de exercício físico estão associadas a perdas de peso clinicamente significantes, e a manutenção dessa quantidade de atividade após a perda de peso favorece a manutenção do novo peso corporal. Exercícios de treinamento de força não adicionam melhora à perda de peso, mas aumentam a massa magra e a perda de massa gorda, além de melhorarem a saúde como um todo, assim como algumas evidências apontam para benefícios à saúde após atividades aeróbicas ou de força resistida mesmo sem perda de peso.

Em qualquer AF, o aumento da intensidade faz com que o uso do carboidrato como fonte de energia seja cada vez mais importante. Porém, em intensidades de leve a moderada, há também aumento na oxidação de lipídios. A partir de determinado ponto, que é ao redor de 65% do VO_2 máximo ou 70 a 75% da frequência cardíaca máxima de um indivíduo, a taxa absoluta de oxidação de lipídios (gramas por minuto), que estava em seu *ápice*, passa a declinar e em contrapartida há um aumento paralelo e proporcional na oxidação de glicose (Figura 34.9). Portanto, quando se recomenda que a AF ideal para o emagrecimento é a aeróbica de intensidade moderada, está se assumindo que a principal vantagem da AF é a sua capacidade de oxidar gorduras durante a AF em si. Como se sabe, a AF não só promove gasto de energia para sua execução propriamente dita, mas também há gasto de energia, acima da condição basal, durante muitas horas após o exercício, chegando até a 48 horas após determinadas atividades.

Como anteriormente descrito, o GE e a oxidação de gordura com a atividade física contribuem para o emagrecimento, mas existem outros benefícios causados pela prática regular de uma AF, independentemente de seu tipo e intensidade.

Outras modalidades de AF, como a musculação e outros modos de treinamento de alta intensidade, por exemplo, também trazem benefícios específicos, inerentes às adaptações ao treinamento de cada uma delas para os indivíduos que estão em déficit energético.

Como opções de atividades físicas para indivíduos que estão emagrecendo, deve-se considerar que, independentemente do tipo de AF, o exercício trará inúmeros benefícios a eles. Um ponto-chave é que nunca devemos restringir o leque de opções que uma pessoa pode escolher como sua AF preferencial, mesmo se o objetivo principal seja emagrecer. É muito importante levar em conta o gosto pessoal pela AF praticada, senão haverá seguramente problemas de adesão no longo prazo.

Porém, estudos científicos que compararam a eficácia de diferentes modalidades de AF em geral encontraram que exercícios aeróbicos promovem uma pequena, mas significativa redução adicional do peso corporal, sem alteração na composição corporal, quando aliado a uma dieta calórico-restritiva. Já exercícios de força promovem uma sutil e não significativa redução adicional do peso corporal, mas preservação da massa magra. Uma hipótese para essa diferença pode residir no fato de que em muitos estudos o GE de cada modalidade de AF estudada não era equivalente, o que torna a comparação desigual, já que a AF aeróbica estudada promovia maior gasto de energia quando comparado com outras modalidades de exercício. Uma vez que o GE entre diferentes tipos de exercício é padronizado, encontra-se uma redução similar de gordura corporal.

Apesar de haver fortes indícios que a AF aeróbica seja eficiente na maximização da RP, muitos autores defendem que qualquer modalidade de AF pode ser utilizada, em conjunto com mudanças na alimentação, durante um programa de RP.

Não obstante, uma questão muito importante e já mencionada anteriormente neste capítulo é a dificuldade da manutenção da perda de peso ou dos valores de peso adquiridos após um programa de RP. Muito é discutido a respeito da importância ou não da continuidade da prática de exercícios físicos para a manutenção do peso corporal. Um estudo recente mostrou que a prática regular de exercício físico tem se mostrado importante para a manutenção do peso corporal em indivíduos que emagreceram. Esse estudo com mais de 10 mil pessoas que perderam ao menos 13 kg de peso corporal e o mantiveram por ao menos 1 ano demonstrou que a prática de exercícios físicos regulares foi um fator determinante para a manutenção do peso corporal. Outros estudos corroboram tal achado, demonstrando correlação positiva entre o tempo despendido com a prática de exercícios e o percentual de manutenção do peso corporal.

Importantemente, deve-se ter em mente que obesos merecem mais atenção na prescrição da AF, justamente porque seu maior peso corporal pode promover sobrecarga em seu sistema locomotor, acarretando lesões osteomusculares e nas articulações. Além disso, boa parte dos obesos é formada por indivíduos sedentários que podem possuir comorbidades, como doenças ou riscos cardiovasculares, o que demanda mais cuidado na orientação, acompanhamento e progresso do treinamento.

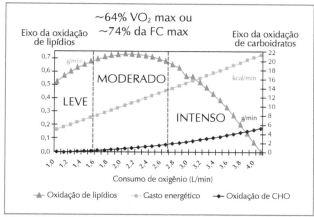

Figura 34.9. Esquema ilustrando a dinâmica da oxidação de carboidratos e lipídios em diferentes intensidades (consumo de oxigênio) de exercício.

Notar que o gasto energético apresenta aumento quase linear conforme a intensidade do exercício aumenta (de leve a intenso). Um padrão relativamente semelhante acontece com a oxidação de carboidrato (CHO). Portanto, quanto mais intensa é a atividade física, mais dependente o organismo é da oxidação de carboidratos (v. eixo Y da direita).
Por outro lado, a oxidação de lipídios apresenta um valor em U invertido. Ou seja, o aumento da intensidade do exercício de leve a moderado aumenta a oxidação de lipídios, atingindo seu ápice em atividades executadas a aproximadamente 74% da frequência cardíaca máxima ou 64% do VO_2 máximo (v. eixo Y da esquerda). Quando a intensidade aumenta ainda mais, ocorre redução da oxidação de gordura, e em seu lugar a oxidação de carboidratos torna-se essencial. Vale a pena ressaltar que esse gráfico exemplifica o desempenho de um indivíduo em particular. Fatores como grau de treinamento, idade, estado nutricional prévio, entre outros, podem modificar essa dinâmica.
Fonte: Desenvolvida pela autoria.

Considerações finais

A obesidade é, antes de tudo, uma doença muito complexa que tem como causa um componente genético poligênico e outro ambiental. A obesidade não é um distúrbio somente genético, pois há poucas décadas a quantidade de pessoas com sobrepeso e obesidade era apenas uma fração do que é hoje. Portanto, nosso conteúdo genético não pode ter se modificado a uma velocidade tão grande. No entanto, fatores epigenéticos, que modulam a expressão dos genes, podem sofrer influências ambientais, relacionadas a hábitos alimentares e estilo de vida, e dessa maneira alterar a maneira como nosso material genético é interpretado e transmite essas transformações em características fenotípicas. Nesse sentido, vale ressaltar que atualmente o ambiente é muito diferente do passado, principalmente no que se refere à alimentação – abundância de alimentos disponíveis e aumento da contribuição de alimentos densamente energéticos, com diminuição do consumo de fibras alimentares – e à redução da AF. Somente a modificação do ambiente também não consegue explicar a epidemia de obesidade, pois, mesmo que o número de casos de obesidade e sobrepeso seja imenso, boa parte da população ainda possui peso normal. A grande questão é: por que alguns engordam e outros não, uma vez que praticamente todos estão expostos às mesmas condições que predispõem ao ganho de peso?

A resposta mais racional é que as pessoas e, portanto, seu genótipo, respondem de modo diferente a determinadas situações: uns podem ganhar peso ao se depararem com as condições ambientais em que vivemos, desde que sua carga genética predisponha a isso, mas outras não. Infelizmente, a estigmatização do obeso, principalmente no que se refere ao tratamento para promover a perda de peso, muitas vezes não leva em consideração a individualidade, uma vez que, a partir dessas diferentes características genéticas ou epigenéticas, para alguns indivíduos é mais fácil perder peso do que para outros. Isso deve ficar claro na hora de estabelecer metas e estabelecer qual o tratamento é mais adequado para cada um, evitando que o insucesso de tentativas anteriores de programas de RP impeça uma nova iniciativa. Porém, indivíduos que queiram emagrecer e profissionais da saúde responsáveis por acompanhá-los devem evitar modismos ou proferir falsas promessas, evitando tratamentos sem comprovação científica e que, inclusive, podem colocar em risco a saúde dos pacientes. Nesse aspecto, o papel da AF é fundamental, pois não só contribui para o emagrecimento ao aumentar o GE, mas proporciona uma série de adaptações que, em última análise, podem trazer à tona a seguinte situação paradoxal: ao mesmo tempo que se sabe que a AF isolada, sem ajuda do controle alimentar, promove uma RP pequena e lenta, sabe-se também que a dieta calórico-restritiva isoladamente pode causar RP, que em geral não é sustentada; no entanto, a associação da AF com uma dieta calórico-restritiva permite resultados que podem ser vistos em longo prazo, mostrando a importância da AF na manutenção do peso reduzido. Isso se torna evidente na comparação entre indivíduos fisicamente ativos e praticantes regulares de dietas para emagrecimento. Não é necessário responder quem é mais magro. Assim, é óbvio que a AF regular proporciona vantagens muito maiores que aquelas limitadas somente ao quanto de déficit de energia que ela pode promover. Assim, comparar uma dieta calórico-restritiva com um programa de AF apenas na forma de calorias é negligenciar todo o potencial da AF para a saúde e na regulação do peso corporal, o que no final das contas faz com que o uso das duas estratégias em conjunto seja a melhor opção não medicamentosa no tratamento do excesso de peso.

Em resumo, este capítulo procurou contribuir com informações referentes à regulação do peso corporal, especialmente no que tange à ação da leptina, não no controle dos estoques de TA, como proposto pela adaptação à teoria lipostática, mas pela sinalização ao SNC de situações de balanço energético negativo, cuja consequência é a promoção de ajustes que diminuem o quanto se perde de peso, seja por meio de uma economia de energia via diminuição do GE, ou, então, pelo aumento do estímulo para a ingestão de alimentos. Finalmente, a leptina é apenas parte de um complexo sistema que regula a ingestão alimentar e o metabolismo energético. Assim, muitos outros componentes também interagem com a leptina na sinalização do estado nutricional. Uma vez que se busca a compreensão desse sistema, todas as partes que o formam e suas respectivas interações devem ser levadas em consideração, além da função especial da AF no controle e manutenção de um peso e composição corporais mais saudáveis.

Questões propostas para estudo

1. Quais são as consequências para a regulação do peso corporal de um aumento na concentração sanguínea da leptina? E de uma redução?

2. Como ocorre a regulação da síntese de leptina nos adipócitos? Quais fatores podem interferir em sua síntese?

3. Como a concentração da leptina pode controlar determinados eixos endócrinos no organismo, como os eixos hipotálamo-hipófise-adrenal e hipotálamo-hipófise-tiroide?

4. A capacidade que a leptina tem de provocar uma reação no organismo ocorre em *igual intensidade* quando ela está aumentada ou diminuída na circulação? Justifique.

5. De acordo com as informações contidas neste capítulo, faça um breve resumo sobre o tópico relacionado com a resistência à leptina.

6. Quais são as consequências benéficas da atividade física na regulação do peso corporal?

7. O gasto de energia promovido pelo exercício físico provoca a mesma reação de uma restrição calórica no balanço energético de um indivíduo? Justifique.

8. Por que, em geral, recomendam-se atividades físicas aeróbicas com intensidade de leve a moderada para indivíduos que desejam emagrecer?

9. De acordo com o texto, é apropriado comparar uma restrição calórica com uma atividade física em relação apenas à capacidade de gerar déficit de energia?

10. Quais tipos de exercício físico podem ser recomendados para alguém que deseja reduzir seu peso corporal?

11. Segundo o texto, o exercício físico consegue prevenir a redução de massa magra que acompanha o processo de emagrecimento? É importante evitar qualquer redução da massa magra durante o emagrecimento? Supondo que o exercício físico previna toda a perda de massa magra, será, portanto evitada qualquer redução das capacidades funcionais afetadas pela perda de peso (p. ex., sistema imunológico, capacidade da síntese proteica etc.)?

Bibliografia consultada

- Ahima RS, Dushay J, Flier SN, Prabakaran D, Flier JS. Leptin accelerates the onset of puberty in normal female mice. J Clin Invest v. 99, p. 391-395, 1997.

- Ahima RS, Prabakaran D, Mantzoros C, Qu D, Lowell B, Maratos-Flier E, Flier JS. Role of leptin in the neuroendocrine response to fasting. Nature. v. 382, p. 250-252, 1996.

- Anju Abraham. Obesity in America. Disponível em: https://www.publichealth.org/public-awareness/obesity/. Acesso em: 29 jun. 2018.

- Ayyad C, Andersen T. Long-term efficacy of dietary treatment of obesity: a systematic review of studies published between 1931 and 1999. Obes. Rev. v. 1, p. 113-119, 2000.

- Ball GDC, Gingras JR, Fimrite A, Villetard K, Kayman S, McCargar LJ. Weight relapsers, maintainers, and controls: metabolic and behavioral differences. Can. J. Appl. Physiol. v. 24, p. 548-558, 1999.

- Ballor DL, Poehlman ET. A meta-analysis of the effects of exercise and/or dietary restriction on resting metabolic rate. Eur. J. Appl. Physiol. v. 71, p. 535-542, 1995.

- Balthasar N, Dalgaard LT, Lee CE, Yu J, Funahashi H et al. Divergence of melanocortin pathways in the control of food intake and energy expenditure. Cell v. 123, p. 493-505, 2005.

- Baumann H, Morella KK, White DW, Dembski M, Bailon PS et al. The full-length leptin receptor has signaling capabilities of interleukin 6-type cytokine receptors. Proc. Natl. Acad. Sci. USA. v. 93, p. 8374-8378, 1996.

- Bellinger LL, Bernardis LL. The dorsomedial hypothalamic nucleus and its role in ingestive behavior and body weight regulation: lessons learned from lesioning studies. Physiol. Behav. v. 76, p. 431-442, 2002.

- Bengtsson J, Gustafsson T, Widegren U, Jansson E, Sundberg CJ. Mitochondrial transcription factor A and respiratory complex IV increase in response to exercise training in humans. Pflugers Arch. v. 443, p. 61-66. 2001.

- Bjørbæk C, El-Haschimi K, Frantz JD, Flier JS. The role of SOCS-3 in leptin signaling and leptin resistance. J. Biol. Chem. v. 274, p. 30059-30065, 1999.

- Bjørbæk C, Elmquist J, Frantz J, Shoelson S, Flier J. Identification of SOCS-3 as a potential mediator of central leptin resistance. Mol. Cell. v. 1, p. 619-625, 1998.

- Bjorbaek CP. Central leptin receptor action and resistance in obesity. Journal of Investigative Medicine v. 57, p. 789-794, 2009.

- Blanc S, Schoeller D, Kemnitz J, Weindruch R, Colman R et al. Energy expenditure of rhesus monkeys subjected to 11 years of dietary restriction. J. Clin. Endocrinol. Metab. v. 88, p. 16-23, 2003.

- Bohlen TM, Silveira MA, Zampieri TT, Frazão R, Donato J Jr. Fatness rather than leptin sensitivity determines the timing of puberty in female mice. Mol Cell Endocrinol. v. 423, p. 11-21, 2016.

- Campfield LA, Smith FJ. Blood glucose dynamics and control of meal initiation: a pattern detection and recognition theory. Physiol. Rev. v. 83, p. 25-58, 2002.

- Caro JF, Kolaczynski JW, Nyce MR, Ohannesian JP, Opentanova I, GoldmanWH, et al. Decreased cerebrospinalfluid/serum leptin ratio in obesity: a possible mechanism for leptin resistance. Lancet. v. 348, p. 159161, 1996.

- Ceddia RB, Willian Jr. WN, Lima FB, Carpinelli AR, Curi R. Pivotal role of leptin in insulin effects. Braz. J. Med. Biol. Res., v. 31, p. 715-722, 1998.

- Chan JL, Heist K, Depaoli AM, Veldhuis JD, Mantzoros CS. The role of falling leptin levels in the neuroendocrine and metabolic adaptation to short-term starvation in healthy men. J Clin Invest v. 111, p. 1409-1421, 2003.

- Chan JL, Matarese G, Shetty GK, Raciti P, Kelesidis I et al. Differential regulation of metabolic, neuroendocrine, and immune function by leptin in humans. Proc Natl Acad Sci U S A v. 103, p. 8481-8486, 2006.

- Chehab FF, Lim ME, Lu R. Correction of the sterility defect in homozygous obese female mice by treatment with the human recombinant leptin. Nat Genet v. 12, p. 318-320, 1996.

- Chehab FF, Mounzih K, Lu R, Lim ME. Early onset of reproductive function in normal female mice treated with leptin. Science v. 275, p. 88-90, 1997.

- Chehab FF, Qiu J, Mounzih K, Ewart-Toland A, Ogus S. Leptin and reproduction. Nutr. Rev. v. 60, p. S39-S46, 2002.

- Cheung CC, Thornton JE, Kuijper JL, Weigle DS, Clifton DK, Steiner RA. Leptin is a metabolic gate for the onset of puberty in the female rat. Endocrinology v. 138, p. 855-858, 1997.

- Cohen P, Miyazaki M, Socci ND, Hagge-Greenberg A, Liedtke W et al. Role for stearoyl-coA desaturase-1 in leptin-mediated weight loss. Science. v. 297, p. 240-243, 2002.

- Coleman D. Obesity genes: beneficial effects in heterozygous mice. Science. v. 203, p. 663-665, 1979.

- Collins S, Kuhn CM, Petro AE, Swick AG, Chrunyk BA, and Surwit RS. Role of leptin in fat regulation. Nature v. 380, p. 677, 1996.

- Coppari R, Ichinose M, Lee CE, Pullen AE, Kenny CD et al. The hypothalamic arcuate nucleus: a key site for mediating leptin's effects on glucose homeostasis and locomotor activity. Cell Metab v. 1, p. 63-72, 2005.

- De Luca C, Kowalski TJ, Zhang Y, Elmquist JK, Lee C, Kilimann MW, Ludwig T, Liu SM, Chua SC Jr. Complete rescue of obesity, diabetes, and infertility in db/db mice by neuron-specific LEPR-B transgenes. J Clin Invest v. 115, p. 3484-3493, 2005.

- Donato J Jr., Silva RJ, Sita LV, Lee S, Lee C et al. The ventral premammillary nucleus links fasting-induced changes in leptin levels and coordinated luteinizing hormone secretion. J Neurosci v. 29, p. 5240-5250, 2009.

- Donnelly JE, Blair SN, Jakicic JM, Manore MM, Rankin JW, Smith BK. American College of Sports Medicine Position Stand. Appropriate physical activity intervention strategies for weight loss and prevention of weight regain for adults. Med Sci Sports Exerc. v. 41, p. 459-471, 2009.

- Dulloo AG, Jacquet, J. Adaptive reduction in basal metabolic rate in response to food deprivation in humans: a role for feedback signals from fat stores. Am. J. Clin. Nutr. v. 68, p. 599-606, 1998.

- Eckel R. Nonsurgical management of obesity in adults. 2008.

- Elmquist J, Zigman J, Lutter M. Molecular determinants of energy homeostasis. Am J Psychiatry v. 163, p. 1137, 2006.

- Elmquist JK, Coppari R, Balthasar N, Ichinose M, Lowell BB. Identifying hypothalamic pathways controlling food intake, body weight, and glucose homeostasis. J Comp Neurol v. 493, p. 63-71, 2005.

- Fabricatore AN, Wadden TA. Treatment of obesity: an overview. Clinical Diabetes. v. 21, p. 67-72, 2003.

- Farooqi IS, Jebb SA, Langmack G, Lawrence E, Cheetham CH et al. Effects of recombinant leptin therapy in a child with congenital leptin deficiency. N Engl J Med v. 341, p. 879-884, 1999.

- Farooqi IS, Matarese G, Lord GM, Keogh JM, Lawrence E et al. Beneficial effects of leptin on obesity, T cell hyporesponsiveness, and neuroendocrine/metabolic dysfunction of human congenital leptin deficiency. J Clin Invest v. 110, p. 1093-1103, 2002.

- Flegal KM, Carrol MD, Ogden CL, Johnson CL. Prevalence and trends in obesity among U.S. adults, 1999-2000. JAMA. v. 288, p. 1723-1727, 2002.

- Flier JS, Elmquist JK. Energetic pursuit of leptin function. Nat. Biotechnol. v. 15, p. 20-21, 1997.

- Flier JS, Harris M, Hollenberg AN. Leptin, nutrition, and the thyroid: the why, the wherefore, and the wiring. J. Clin. Invest. v. 105, p. 859-861, 2000.

- Flier JS. Leptin expression and action: new experimental paradigms. Proc. Natl. Acad. Sci. USA. v. 94, p. 4242-4245, 1997.

- Flier JS. What's in a name? In search of leptin's physiologic role. J. Clin. Endocrinol. Metab. v. 83, p. 1407-1413, 1998.

- Foright RM, Presby DM, Sherk VD, Kahn D, Checkley LA, Giles ED et al. Is regular exercise an effective strategy for weight loss maintenance? Physiol Behav. v. 188, p. 86-93, 2018.

- Friedman JM. Obesity in the new millennium. Nature v. 404, p. 632-634, 2000.

- Friedman JM. The function of leptin in nutrition, weight, and physiology. Nutr. Rev. v. 60, p. S1-S14, 2002.

- Friedman-Einat M, Camoin L, Faltin Z, Rosenblum CI, Kaliouta V et al. Serum leptin activity in obese and lean patients. Regul. Pept. v. 111, p. 77-82, 2003.

- Frühbeck G, Gómez-Ambrosi J, Muruzábal FJ, Burrell MA. The adipocyte: a model for integration of endocrine and metabolic signaling in energy metabolism regulation. Am. J. Phisiol. Endocrinol. Metab. v. 280, p-E827-E847, 2001.

- Frühbeck GR. Peripheral actions of leptin and its involvement in disease. Nutr. Rev. v. 60. p. S47-S55. 2002.

- Funahashi H, Ryushi T, Mizushima H, Katoh S, Shioda S. Ultrastructural localization of the receptor for leptin in the rat hypothalamus. Horm. Behav. v. 37, p. 327-334, 2000.

- Ge H, Huang L, Pourbahrami T, Li C. Generation of soluble leptin receptor by ectodomain shedding of membrane-spanning receptors in vitro and in vivo. J. Biol. Chem. v. 277, p. 45898-45903, 2002.

- German J, Kim F, Schwartz GJ, Havel PJ, Rhodes CJ et al. Hypothalamic leptin signaling regulates hepatic insulin sensitivity via a neurocircuit involving the vagus nerve. Endocrinology v. 150, p. 4502-4511, 2009.

- Good DJ. How tight are your genes? Transcriptional and posttranscriptional regulation of the leptin receptor, NPY, and POMC genes. Horm. Behav. v. 37, p. 284-298, 2000.

- Gullicksen PS, Flatt WP, Dean RG, Hartzell DL, Baile CA. Energy metabolism and expression of uncoupling proteins 1, 2, and 3 after 21 days of recovery from intracerebroventricular mouse leptin in rats. Physiol. Behav. v. 75, p. 473-482, 2002.

- Halaas JL, Boozer C, Blair-West J, Fidahusein N, Denton DA, Friedman JM. Physiological response to long-term peripheral and central leptin infusion in lean and obese mice. Proc. Natl. Acad. Sci. USA, v. 94, p. 8878-8883, 1997.

- Halpern A, Mancini MC. Treatment of obesity: an update on anti-obesity medications. Obes. Rev. v. 4, p. 25-42, 2003.

- Harris RB. Direct and indirect effects of leptin on adipocyte metabolism. biochim biophys acta. v. 1842, p. 414-423, 2014.

- Hileman SM, Pierroz DD, Flier JS. Leptin, nutrition, and reproduction: timing is everything. J. Clin. Endocrinol. Metab. v. 85, p. 804-807, 2000.

- Hill JO, Sparling PB, Shields TW, Heller PA. Effects of exercise and food restriction on body composition and metabolic rate in obese women. Am. J. Clin. Nutr. v. 46, p. 622-30, 1987.

- Hill JW, Elmquist JK, Elias CF. Hypothalamic pathways linking energy balance and reproduction. Am J Physiol Endocrinol Metab v. 294, p. E827-832, 2008.

- Hilton LK, Loucks AB. Low energy availability, not exercise stress, supresses the diurnal rhythm of leptin in healthy young women. Am. J. Physiol. Endocrinol. Metab. v. 278, p. E43-E49, 2000.

- Hofbauer KG. Molecular pathways to obesity. Int. J. Obes. v. 26 (Supl. 2), p. S18-S27, 2002.

- Horvath TL, Diano S, Sotonyi P, Heiman M, Tschöp M. Minireview: ghrelin and the regulation of energy balance: a hypothalamic perspective. Endocrinology. v. 142, p. 4163-4169, 2001.

- Hukshorn CJ, Westerterp-Plantenga M, Saris WHM. Pegylated human recombinant leptin (PEG-OB) causes additional weight loss in severely energy-restricted, overweight men. Am. J. Clin. Nutr., v. 77, p. 771-776, 2003.

- James P. Discussion (Nineteenth Marabou Symposium; Leptin: a key regulator in nutrition; Sundbyberg, Sweden). Nutr. Rev. v. 60, p. S68-S84, 2002.

- Jequier E. Leptin signaling, adiposity, and energy balance. Ann. N. Y. Acad. Sci. v. 967, p. 379-388, 2002a.

- Jequier E. Pathways to obesity. Int. J. Obes. v. 26, p. S12-S17, 2002b.

- Kant AK. Weight-loss attempts and reporting of foods and nutrients, and biomarkers in a national cohort. Int. J. Obes. v. 26, p. 1194-1204, 2002

- Kastin AJ, Akerstrom V. Glucose and insulin increase the transport of leptin through blood-brain barrier in normal mice but not in streptozotocin-diabetic mice. Neuroendocrinology. v. 73, p. 237-242, 2001.

- Kelley DE, Goodpaster BH. Skeletal muscle triglyceride: an aspect of regional adiposity and insulin resistance. Diabetes Care, v. 24, p. 933-941, 2001.

- Kennedy GC. The role of depot fat in the hypothalamic control of food intake in the rat. Proc. R. Soc. Lond. B. Sci. v. 140, p. 578-592, 1953.

- Kopelman PG. Obesity as a medical problem. Nature. v. 404, p. 635-643, 2000.

- Lam TK, Yoshii H, Haber CA, Bogdanovic E, Lam L, Fantus IG, Giacca A. Free fatty acid-induced hepatic insulin resistance: a potencial role for protein kinase C-δ. Am. J. Physiol. Endocrinol. Metab., v. 283, p. E682-691, 2002.

- Leibel RL. The role of leptin in the control of body weight. Nutr. Rev. v. 60, p. S15-S19, 2002.

- Leininger GM, Jo Y-H, Leshan RL, Louis GW, Yang H et al. Leptin acts via leptin receptor-expressing lateral hypothalamic neurons to modulate the mesolimbic dopamine system and suppress feeding. Cell Metabolism v. 10, p. 89-98, 2009.

- Lord G. Role of leptin in immunology. Nutr. Rev. v. 60, p. S35-S38, 2002.

- Lowell BB, Spiegelman BM. Towards a molecular understanding of adaptive thermogenesis. Nature. v. 404, p. 652-660, 2000.

- Lutter M, Nestler EJ. Homeostatic and hedonic signals interact in the regulation of food intake. J Nutr v. 139, p. 629-632, 2009.

- Mantzoros C, Flier JS, Lesem MD, Brewerton TD, Jimerson DC. Cerebrospinal fluid leptin in anorexia nervosa: correlation with nutritional status and potential role in resistance to weight gain. J. Clin. Endocrinol. Metab. v. 82, p. 1845-1851, 1997.

- Montague CT, Farooqi IS, Whitehead JP, Soos MA, Rau H et al. Congenital leptin deficiency is associated with severe early-onset obesity in humans. Nature v. 387, p. 903-908, 1997.

- Monteiro CA, Benicio MHD'A, Conde WL, Popkin BM. Shifting obesity trends in Brazil. Eur. J. Clin. Nutr. v. 54, p. 342-346, 2000.

- Morris DL, Rui L. Recent advances in understanding leptin signaling and leptin resistance. Am J Physiol Endocrinol Metab v. 297, p. E1247-1259, 2009.

- Moschos S, Chan JL, Mantzoros CS. Leptin and reproduction: a review. Fertil Steril. v. 77, p. 433-444, 2002.

- Mounzih K, Lu R, Chehab FF. Leptin treatment rescues the sterility of genetically obese ob/ob males. Endocrinology v. 138, p. 1190-1193, 1997.

- Myers MG Jr., Munzberg H, Leinninger GM, Leshan RL. The geometry of leptin action in the brain: more complicated than a simple ARC. Cell Metab. v. 9, p. 117-123, 2009.

- Neel J. Diabetes mellitus: a "thrifty" genotype rendered detrimental by "progress". Am. J. Hum. Genet., v. 14, p. 353-362, 1962.

- O'Rahilly S. Human genetics illuminates the paths to metabolic disease. Nature v. 462, p. 307-314, 2009.

- O'Rahilly S. Leptin: defining its role in humans by the clinical study of genetic disorders. Obes. Rev. v. 60, p. S30-S34, 2002.

- Obici S, Wang J, Chowdury R, Feng Z, Siddhanta U et al. Identification of a biochemical link between energy intake and energy expenditure. J. Clin. Invest. v. 109, p. 1599-1605, 2002.

- Padez C. Uma perspectiva antropológica da obesidade. Antrop. Port. v. 16/17, p. 145-159, 1999/2000.

- Perry RJ, Shulman GI. the role of leptin in maintaining plasma glucose during starvation. Postdoc J. v. 6, p. 3-19, 2018.

- Prentice AM, Moore SE, Collinson AC, O'Connell MA. Leptin and undernutrition. Nutr. Rev. v. 60, p. S56-S67, 2002.

- Radwanska P, Kosior-Korzecka U. Effect of leptin on thyroid--stimulating hormone secretion and nitric oxide release from pituitary cells of ewe lambs in vitro. J Physiol Pharmacol. v. 65, p. 145-151. 2014.

- Ramadori G, Lee CE, Bookout AL, Lee S, Williams KW et al. Brain SIRT1: anatomical distribution and regulation by energy availability. J Neurosci v. 28, p. 9989-9996, 2008.

- Ravussin E. Cellular sensors of feast and famine. J. Clin. Invest. v. 109, p. 1537-1540, 2002.

- Reitman ML. Metabolic lessons from genetically lean mice. Annu. Rev. Nutr. v. 22, p. 459-482, 2002.

- Robertson SA, Leinninger GM, Myers MG Jr. Molecular and neural mediators of leptin action. Physiol Behav v. 94, p. 637-642, 2008.

- Rosenbaum M, Murphy EM, Heymsfield SB, Matthews DE, Leibel RL. Low dose leptin administration reverses effects of sustained weight-reduction on energy expenditure and circulating concentrations of thyroid hormones. J. Clin. Endocrinol. Metab. v. 87, p. 2391-2394, 2002.

- Rother E, Konner AC, Bruning JC. Neurocircuits integrating hormone and nutrient signaling in control of glucose metabolism. Am J Physiol Endocrinol Metab v. 294, p. E810-816, 2008.

- Sahu A. Resistance to the satiety action of leptin following chronic central leptin infusion is associated with the development of leptin resistance in neuropeptide Y neurons. J. Neuroendocrinol. v. 14, p. 796-804, 2002.

- Scarpace PJ, Matheny M, Pollock BH, Tumer N. Leptin increases uncoupling protein expression and energy expenditure. Am J Physiol. v. 273 p. E226-E230, 1997.

- Schmitz-Peiffer C. Protein kinase C and lipid-induced insulin resistance in skeletal muscle. Ann. N.Y. Acad. Sci. v. 967, p. 146-157, 2002.

- Schwartz MW, Porte D Jr. Diabetes, obesity, and the brain. Science. v. 307, p. 375-379, 2005.

- Schwartz MW, Woods SC, Porte Jr. D, Seeley RJ, Baskin DG. Central nervous system control of food intake. Nature. v. 404, p. 661-671, 2000.

- Schwartz, MB, Puhl R. Childhood obesity: a societal problem to solve. Obes. Rev. v. 4, p. 57-71, 2003.

- Scott MM, Lachey JL, Sternson SM, Lee CE, Elias CF et al. Leptin targets in the mouse brain. J Comp Neurol v. 514, p. 518-532, 2009.

- Sharma AM. The thrifty-genotype hypothesis and its implications for the study of complex genetic disorders in man. J. Mol. Med. v. 76, p. 568-571, 1998.

- Shintani M, Ogawa Y, Ebihara K, Aizawa-Abe M, Miyanaga F et al. Ghrelin, an endogenous growth hormone secretagogue, is a novel orexigenic peptide that antagonizes leptin action through the activation of hypothalamic neuropeptide Y/Y1 receptor pathway. Diabetes, v. 50, p. 227-232, 2001.

- Sirotkin AV, Chrenkova M, Nitrayova S, Patras P, Darlak K et al. Effects of chronic food restriction and treatments with leptin or ghrelin on different reproductive parameters of male rats. Peptides v. 29, p. 1362-1368, 2008.

- Spiegelman B, Flier J. Adipogenesis and obesity: rounding out the big picture. Cell. v. 87, p. 377-389, 1996.

- Sweeney G. Leptin signalling. Cell. Signal. v. 14, p. 655-663, 2002.

- Tartaglia LA. The leptin receptor. J. Biol. Chem. v. 272, p. 6093-6097, 1997.

- Traebert M, Riediger T, Whitebread S, Scharrer E, Schimid HA. Ghrelin acts on leptin-responsive neurones in the rat arcuate nucleus. J. Neuroendocrinol. v. 14, p. 580-586, 2002.

- Van de Wall E, Leshan R, Xu AW, Balthasar N, Coppari R et al. Collective and individual functions of leptin receptor modulated neurons controlling metabolism and ingestion. Endocrinology v. 149, p. 1773-1785, 2008.

- Velkoska E, Morris MJ, Burns P, Weisinger RS. Leptin reduces food intake but does not alter weight regain following food deprivation in the rat. Int. J. Obes. v. 27, p. 48-54, 2003.

- Vrang N, Kristensen P, Tang-Christensen M, Larsen PJ. Effects of leptin on arcuate pro-opiomelanocortin and cocaine--amphetamine-regulated transcript expression are independent of circulating levels of corticosterone. J. Neuroendocrinol. v. 14, p. 880-886, 2002.

- Wang Y, Monteiro C, Popkin BM. Trends of obesity and underweight in older children and adolescents in the United

States, Brazil, China, and Russia. Am. J. Clin. Nutr. v. 75, p. 971-977. 2002.

- Welt CK, Chan JL, Bullen J, Murphy R, Smith P et al. Recombinant human leptin in women with hypothalamic amenorrhea. N Engl J Med v. 351, p. 987-997, 2004.

- Williams KW, Scott MM, Elmquist JK. From observation to experimentation: leptin action in the mediobasal hypothalamus. Am J Clin Nutr v. 89, p. 985S-990S, 2009.

- Wing RR, Hill JO. Successful weight loss maintenance. Annu. Rev. Nutr. v. 21, p. 323-341, 2001.

- Woods AL, Rice AJ, Garvican-Lewis LA, Wallett AM, Lundy B, Rogers MA et al. The effects of intensified training on resting metabolic rate (RMR), body composition and performance in trained cyclists. PLoS One. v. 13, p. e0191644, 2018.

- Woods SC, Benoit SC, Clegg DJ, Seeley RJ. Clinical endocrinology and metabolism. Regulation of energy homeostasis by peripheral signals. Best Pract Res Clin Endocrinol Metab. v. 18, p. 497-515, 2004.

- Woods SC, Seeley RJ, Cota D. Regulation of Food Intake Through Hypothalamic Signaling Networks Involving mTOR. Annual Review of Nutrition v. 28, p. 295-311, 2008.

- World Health Organization (WHO). Obesity: preventing and managing the global epidemic. World Health Organization, Geneva, 1998.

- Xu Y, Jones JE, Kohno D, Williams KW, Lee CE et al. 5-HT2CRs expressed by pro-opiomelanocortin neurons regulate energy homeostasis. Neuron v. 60, p. 582-589, 2008.

- Yu WH, Kimura M, Walczewska A, Karanth S, McCann SM. Role of leptin in hypothalamic-pituitary function. Proc Natl Acad Sci U S A v. 94, p. 1023-1028, 1997.

- Zhang Y, Proenca R, Maffei M, Barone M, Leopold L, Friedman JM. Positional cloning of the mouse obese gene and its human homologue. Nature. v. 372, p. 425-432, 1994.

- Zurlo F, Larson K, Bogardus C, Ravussin E. Skeletal muscle metabolism is a major determinant of resting energy expenditure. J Clin Invest. v. 86, p. 1423-1427, 1990.

Síndrome Metabólica: o Papel do Exercício Físico na Redução do Risco

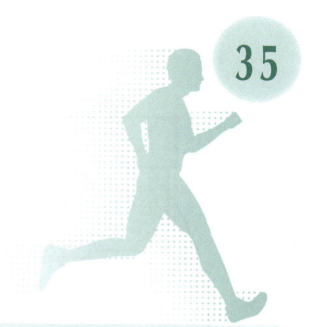

- Francisco Leonardo Torres-Leal • Jonas Alves de Araujo Junior
- Irislene Costa Pereira • Julio Tirapegui

Introdução

Estudos epidemiológicos determinam a frequência e a distribuição de doenças cardiovasculares (DCV) como a principal causa de morte não natural nas sociedades modernas. Estima-se que em 2020 as DCV serão responsáveis por mais de 20 milhões de mortes/ano, sendo que em 2030 esse número ultrapassará 24 milhões de mortes/ano em todo o mundo. No Brasil, as DCV são responsáveis por 500 mil óbitos/ano, sendo consideradas entre as principais causas de gastos com assistência médica. Entre os principais fatores de risco conhecidos para o desenvolvimento das DCV estão:

- Obesidade (principalmente a obesidade abdominal).
- Dislipidemia.
- Hipertensão arterial (HA).
- Resistência periférica à insulina (RI).
- Intolerância à glicose (diabetes *mellitus* tipo 2).

A presença simultânea desses fatores de risco é conhecida como síndrome metabólica (SM). A etiologia da SM pode ser atribuída tanto a fatores genéticos como ambientais. Dentre esses, a resistência à insulina talvez seja a mais importante disfunção metabólica responsável pelo desenvolvimento da síndrome — estado que pode ser desencadeado pelo excesso de estressores metabólicos, como dieta hiperlipídica, obesidade e aumento nas concentrações circulantes de ácidos graxos não esterificados (AGNE), além do sedentarismo.

Segundo Reaven (1988), o conceito dessa desordem metabólica está relacionado à condição fisiopatológica de resistência à insulina e às anormalidades metabólicas entre os indivíduos não obesos com intolerância à glicose. Por outro lado, alguns pesquisadores destacam que essa desordem metabólica esteja relacionada com a obesidade (especialmente a obesidade abdominal), fato este que leva ao aumento de riscos cardiovasculares.

É certo que o diagnóstico da SM depende dos critérios utilizados e das características da população estudada, sendo que seus valores de prevalência aumentam com a idade e independentemente do gênero. Na coorte do NHANES (National Health and Nutrition Examination Survey) 2003-2006, a prevalência subiu de 20% em homens e 16% em mulheres com 20 a 39 anos de idade para 41 e 37%, respectivamente, em indivíduos de idades entre 40 e 59 anos aumentou para 52% e em indivíduos > 60 anos para 54%. É importante destacar que esses dados foram replicados em vários países e grupos étnicos.

A ligação entre uma vida sedentária, o aumento prevalente do consumo de alimentos com alta densidade energética, a obesidade e o diabetes *mellitus* tipo 2 é particularmente devida aos efeitos das altas concentrações de ácidos graxos na sensibilidade sistêmica à insulina. Tal fato resulta na menor ação desse hormônio em tecidos periféricos, como fígado e músculo esquelético, e no tecido adiposo, além de causar disfunção no metabolismo da glicose e lipídico, que provoca hiperinsulinemia compensatória.

Em anos recentes, foi descoberto que a resistência à insulina é acompanhada por uma condição de estado pró-inflamatório crônico de baixa intensidade. Além disso, pesquisas sugerem que substâncias derivadas do tecido adiposo, conhecidas como adipocinas, desempenham papel-chave no desenvolvimento da resistência à insulina. Nesse sentido, o tecido adiposo secreta moléculas capazes de reduzir e aumentar a sensibilidade à insulina (Tabela 35.1).

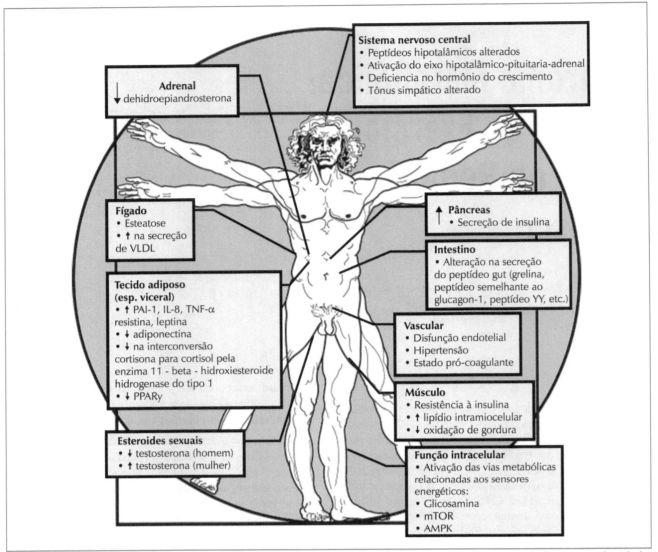

Figura 35.1. Alguns hormônios, órgãos, tecidos e vias celulares que sofrem disfunções na síndrome metabólica ou na obesidade.
Fonte: Desenvolvida pela autoria.

A forte relação dos componentes da SM representa um fenótipo que pode ser agravado com o tempo. Por conseguinte, reduzir o impacto dos estressores metabólicos, por aumentar o gasto energético pela prática de exercícios físicos, tem sido destacado como uma das mais importantes estratégias para a redução do risco da SM (Figura 35.2).

É inegável que os benefícios do exercício físico para a saúde se dão por sua prática regular. A redução dos riscos que envolvem a SM está relacionada positivamente à prática de exercício físico, o que acarreta a melhora de seus componentes. Por outro lado, o sedentarismo ou o baixo nível de condicionamento físico constituem reconhecidamente um fator de risco para diversas doenças degenerativas.

Estudos epidemiológicos demonstraram forte correlação entre o sedentarismo e a presença de fatores de risco para as DCV, principalmente os componentes da SM. Dessa maneira, a Organização Mundial da Saúde preconizou em suas diretrizes que todos os portadores de DCV, para serem considerados satisfatoriamente com risco reduzido, devem ser incorporados a um programa de exercícios físicos regulares.

De modo geral, pode-se constatar que a menor prática de exercício físico está relacionada de maneira negativa à maioria dos componentes da SM; dessa maneira, o incremento da atividade física no cotidiano da população atua na prevenção e na redução do risco dessa síndrome. Vários estudos comprovaram o efeito positivo da associação entre a prática de exercício físico e a SM.

Considerando a relevância do tema, bem como a busca de sua melhor compreensão, o presente capítulo tem por objetivo discutir, de maneira atualizada, o efeito do exercício físico sobre os componentes da SM. Além disso, faremos um breve relato da condição inflamatória observada no adipócito, bem como considerações sobre o papel desse tecido na resistência à insulina.

CAPÍTULO 35 | SÍNDROME METABÓLICA

Tabela 35.1. Adipocinas secretadas pelo tecido adiposo branco.

Adipocinas	Efeitos no(a)
Leptina	Consumo alimentar e gordura corporal
Adiponectina	Resistência à insulina e inflamação
Resistina	Resistência à insulina e inflamação
Visfatina	Resistência à insulina
Omentina	Resistência à insulina
Vaspina	Resistência à insulina
Apelina	Vasodilatação
Proteína de transferência do éster de colesterol	Metabolismo lipídico
Lipase lipoproteica	Metabolismo lipídico
Lipase hormônio-sensível (HSL)	Metabolismo lipídico
Proteína de ligação de ácidos graxos-adipócitos-4	Metabolismo lipídico
Perilipina	Metabolismo lipídico
Proteína ligadora de retinol-4	Metabolismo lipídico
Proteína estimulante de acilação	Metabolismo lipídico
Angiotensina II	Pressão arterial
Enzima conversora da angiotensina (ECA)	Pressão arterial
Angiotensinogênio	Pressão arterial
Fator de necrose tumoral-alfa (TNF-a)	Inflamação
Interleucina-6 (IL-6)	Inflamação
Proteína C-reativa (CRP)	Inflamação
Adipsina/fator do complemento D	Inflamação
Proteína quimiotática para monócitos-1 (MCP-1)	Ativação de monócito
Molécula de adesão intracelular-1 (ICAM-1)	Ativação de monócito
Inibidor-1 do ativador do plasminogênio (PAI-1)	Fibrinólise

Fonte: Desenvolvida pela autoria.

SM: uma questão de balanço entre os efeitos pró-inflamatórios e anti-inflamatórios: ênfase no tecido adiposo

Estado inflamatório na SM

O estado inflamatório que acompanha a SM não é completamente claro no que diz respeito a seu enquadramento na definição clássica de inflamação aguda ou crônica, na medida em que não é acompanhado por infecção ou por lesão tecidual. Além disso, a dimensão da ativação inflamatória não é tão intensa e, por isso, é muitas vezes chamada de "inflamação crônica de baixo grau". Pesquisadores têm tentado nomear esse estado inflamatório como "metainflamação", que significaria inflamação desencadeada metabolicamente, ou mesmo "parainflamação", termo para definir um estado intermediário entre basal e inflamatório. Seja qual for o nome usado, sabe-se que a resposta inflamatória que caracteriza a SM possui suas próprias peculiaridades. Por outro lado, suas causas estão longe de serem totalmente compreendidas.

O mau funcionamento metabólico de tecidos ou o desequilíbrio homeostático de um ou vários sistemas fisiológicos parecem estar na base do desencadeamento do processo inflamatório, mas às vezes torna-se difícil entender como isso provocaria os mecanismos de defesa que buscam proteger o organismo. Na condição de SM, esse quadro inicial de defesa parece evoluir para um estado desfavorável, o que, por sua vez, implica no agravamento da condição inflamatória. Chegou-se a questionar se há alguma contrapartida fisiológica para essa resposta inflamatória. É possível que a resposta inflamatória inicial promova benefícios em curto prazo, o que chamamos de resolução da inflamação; no entanto, em uma fase crônica seus efeitos tornam-se inadequados. Na verdade, a indução de mudanças adaptativas ocorre geralmente à custa de muitos outros processos fisiológicos e, portanto, não pode ser sustentada sem efeitos adversos causados pelo declínio nas funções afetadas.

Vias de sinalização na inflamação

As mais conhecidas vias de sinalização relacionadas com a inflamação envolvem membros da família de receptores do fator de necrose tumoral alfa (TNF-α), da interleucina-1 (IL-1) e dos receptores que reconhecem a molécula de origem microbiana *toll-like* (TLR). Os dois primeiros receptores são ativados por IL-1 e TNF-α, respectivamente, que, por sua vez, são as citocinas tipicamente secretadas mediante a lesão tecidual. O TLR reconhece padrões de origem microbiana, sendo denominados receptores de reconhecimento de padrões (PRR). Esses receptores representam uma linhagem germinativa codificada não reconhecida pelo sistema que, uma vez ativada, desencadeia respostas inflamatórias.

483

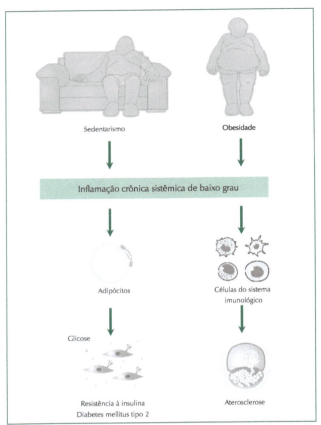

Figura 35.2. Inflamação e as doenças crônicas não transmissíveis.

O sedentarismo e a obesidade desencadeando uma condição pró-inflamatória de baixo grau. Além disso, a inflamação em alguns tecidos está ligada ao desenvolvimento de algumas doenças crônicas não transmissíveis. Exemplos de tais tecidos e as consequências da inflamação são mostrados na figura acima. As adipocinas inflamatórias secretadas pelo tecido adiposo estão associadas ao desenvolvimento de resistência à insulina e diabetes *mellitus* tipo 2. As respostas inflamatórias a partir das células do sistema imunológico são associadas à aterosclerose.

Fonte: Desenvolvida pela autoria.

A ativação de cada um desses receptores atrai proteínas adaptadoras ligadas à regulação da sobrevida celular, que favorecem o recrutamento de proteínas sinalizadoras, levando à sinalização da proteína quinase ativada por mitógenos (MAPK), como a Jun N-terminal quinase (JNK), a p38 MAPK e a quinase do inibidor do fator de transcrição κB (IKK). A MAPK fosforila fatores de transcrição, tais como a proteína ativadora-1 e a proteína de ligação ao elemento de resposta do AMPc (CREB), que se associa aos promotores de genes pró-inflamatórios, ativando sua transcrição. Essas quinases são também capazes de induzir mecanismos pós-transcricionais que regulam a expressão de genes pró-inflamatórios. O IKK é responsável pela ativação do fator nuclear *kappa* β (NF-*k*β), reconhecido como proteína-chave nas respostas imunológicas e inflamatórias. Tanto a MAPK como o IKK aumentam a expressão de IL-1 e de TNF-α, destacando essas proteínas como capazes de amplificar a resposta imune. Além disso, podemos ressaltar outros alvos da MAPK e do IKK: a IL-6 e a IL-12 (Figura 35.3).

A ativação dos receptores de citocinas ou TLR resulta na maior atividade da fosfoinositídio-3-quinase (PI3K), que, por sua vez, pode fosforilar outras quinases, como a Akt/proteína quinase B (PKB). A ação coordenada dessas cascatas de sinalização resulta na iniciação e na manutenção da resposta inflamatória.

Receptores toll-like

Os receptores mais estudados envolvidos na resposta imune inata são os TLR. Na verdade, esses receptores são amplamente expressos em células do sistema imune, tais como macrófagos, assim como no parênquima de órgãos em células endoteliais e epiteliais, sendo que é cada vez mais reconhecido que eles também participem na resposta imunológica adaptativa, dada sua expressão em linfócitos B e T, mastócitos e células dendríticas.

Os dois receptores TLR mais estudados são o TLR2 e o TLR4, que são ativados por lipoproteínas de bactérias e lipopolissacarídeos, respectivamente. O envolvimento de ambos os receptores favorece a translocação do NF-*k*B ao núcleo. Além de seu papel reconhecido no início da imunidade, a participação na regulação do metabolismo também tem sido atribuída ao TLR. Por conseguinte, é inferido que esses receptores podem ser ativados por tipos específicos de lipídios, sendo demonstrado que a molécula de ácido graxo do ligante do TLR é essencial para sua estimulação, levando à investigação de sua possível ativação por diferentes tipos de lipídios. Assim, foi descoberto que os ácidos graxos saturados ativam os receptores TLR2 e 4; por outro lado, os ácidos graxos insaturados inibem a expressão de genes e a sinalização mediada pelo TLR.

A ativação do TLR2 tem sido estudada no que diz respeito ao desenvolvimento da placa de aterosclerose, pois tem-se acreditado que as canoas lipídicas ou *lipid rafts* do TLR2 ligam-se ao CD36, facilitando a transferência de ácidos graxos para as células e contribuindo para a progressão da aterosclerose.

Embora se tenha tornado claro que os adipócitos estão envolvidos com a imunidade inata, foi observada a presença de TLR nessas células. O TLR4 foi encontrado inicialmente em pré-adipócitos 3T3-L1, sendo que tanto o TLR2 como o TLR4 se encontram presentes e funcionais em adipócitos subcutâneos de humanos. A ativação do TLR resulta na síntese de fatores pró-inflamatórios, como TNF-α, IL-6 e quimiocinas. Considerando que a disfunção do tecido adiposo favorece o aumento de AGNE circulantes, é muito provável que a ativação do TLR ocorra em condições de dislipidemia, resultando no aumento da condição pró-inflamatória e contribuindo para o desenvolvimento ou o agravamento da SM.

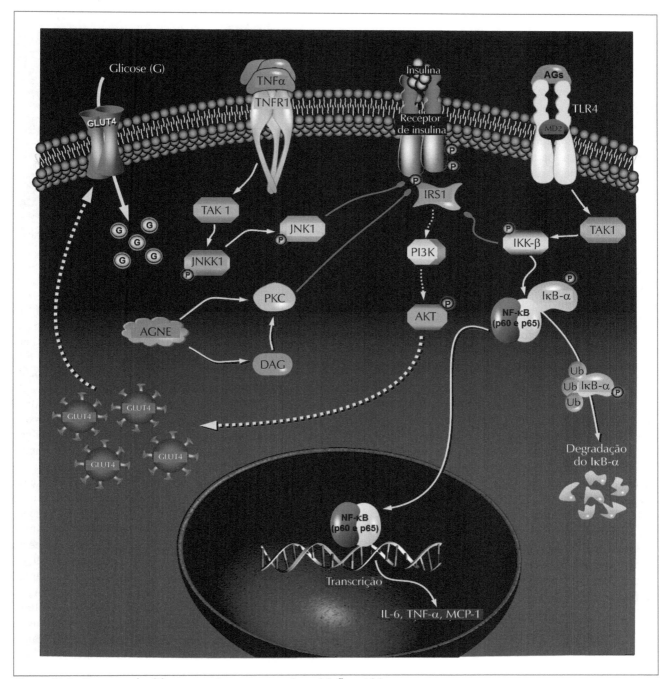

Figura 35.3. Resposta de diferentes quinases com ação pró-inflamatória.

A ingestão de uma dieta hiperlipídica promove o aumento da concentração plasmática do fator de necrose tumoral-alfa (TNF-α) e de ácidos graxos saturados, os quais aumentam a expressão de proteínas quinases, como a proteína quinase C (PKC), a quinase do inibidor do fator de transcrição κB (IKK)-β e a c-Jun N-terminal quinase (JNK), envolvidas na inibição da via de sinalização da insulina. As quinases PKC, IKK-β e JNK promovem a fosforilação do resíduo de serina da posição 307 do substrato do receptor de insulina (IRS-1), o que reduz a capacidade dessa proteína para ativar a proteína fosfatidil inositol 3-quinase (PI3K), ao mesmo tempo que aumenta a degradação da IRS-1. Esse evento culmina na redução da fosforilação da Akt/PKB e da capacidade de translocação do transportador de glicose (GLUT4) e, consequentemente, na diminuição da capacidade de captação de glicose pela célula. A ativação da IKK-β promove a fosforilação do inibidor do κB, o que induz a posterior degradação dessa proteína. Desse modo, o fator de transcrição chamado fator nuclear kappa B (NFκB) transloca para o núcleo, onde promove a ativação da transcrição de diversos genes envolvidos na resposta inflamatória, como o TNF-α, a interleucina-6 (IL-6) e a proteína quimiotática para monócitos (MCP)-1. (—•) indica inibição; (→) indica ativação; (⋯→) indica efeitos inibitórios das quinases pró-inflamatórias sobre a transdução de sinais na via de sinalização da insulina.

Fonte: Desenvolvida pela autoria.

Órgão adiposo

Até a década de 1990, o tecido adiposo branco era considerado um depósito inerte para o excesso de combustível metabólico. As funções clássicas conhecidas do tecido adiposo incluem isolamento térmico, amortecimento mecânico e armazenamento de triacilgliceróis. Posteriormente, a descoberta da leptina, um hormônio derivado do tecido adiposo que pode "relatar" o estado dessas reservas energéticas para outros órgãos do corpo, permitiu uma nova perspectiva sobre a biologia desse tecido. Nos anos seguintes, novas descobertas trouxeram avaliação mais profunda do efeito das substâncias secretadas pelo tecido adiposo, a partir do grande número de substâncias de notável poder biológico, com capacidade de atingir outros tecidos localizados à distância do local de produção, tendo, portanto, a propriedade de atuar como verdadeiros hormônios. Essa nova descoberta da capacidade do tecido adiposo em produzir hormônios permitiu sua classificação como órgão endócrino, com capacidade de controlar o metabolismo. As descobertas de suas ações biológicas, por sua vez, estão escrevendo um novo capítulo dentro da fisiologia endócrina, sendo esse campo de estudo alvo de intenso investimento em pesquisa.

Em resposta a diferentes estímulos, o tecido adiposo secreta diversas moléculas biologicamente ativas, denominadas adipocinas – com funções endócrinas, parácrinas e autócrinas. Algumas dessas moléculas são específicas do tecido adiposo, como as adipocinas, leptina e adiponectina, e outras podem ser produzidas por alguns tipos de células presentes nesse tecido, principalmente por macrófagos, e incluem citocinas inflamatórias (TNF-α e IL-6), quimiocinas, como a proteína-1 quimioatrativa de monócitos (MCP-1), substâncias de fase aguda, como a proteína C reativa, componentes da via alternativa do sistema complemento, eicosanoides, bem como moléculas com propriedades anti-inflamatórias (Figura 35.4).

As disfunções metabólicas que estão associadas à obesidade são essencialmente reflexo do consumo excessivo de energia, em face de seu pouco dispêndio, sendo essa demanda superior à capacidade do organismo de armazenar o excesso calórico. O papel homeostático do tecido adiposo assegura que, após uma refeição rica em ácidos graxos, principalmente os derivados de triacilgliceróis, estes sejam armazenados preferencialmente nos adipócitos e que, durante períodos de jejum ou aumento no gasto energético, os ácidos graxos sejam facilmente liberados para a corrente sanguínea. Isso é geralmente obtido pela ação coordenada das catecolaminas e da insulina, por serem consideradas as principais reguladoras desse equilíbrio. Não é somente o metabolismo dos adipócitos que se altera por esses hormônios, mas estes também controlam o fluxo sanguíneo no tecido adiposo por meio da regulação do tônus vascular, de modo que haja aumento no aporte sanguíneo, uma vez que esse órgão é considerado metabolicamente ativo (Figura 35.5).

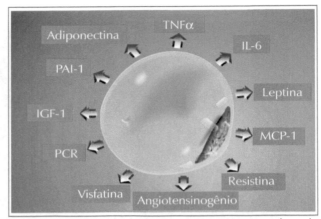

Figura 35.4. Moléculas biologicamente ativas secretadas pelo tecido adiposo branco.
Fonte: Desenvolvida pela autoria.

Órgão adiposo na SM

O papel do tecido adiposo na fisiopatologia da SM tem recebido muita atenção nos últimos anos. As evidências epidemiológicas que ligam a obesidade à predisposição para o desenvolvimento de doenças cardiovasculares, diabetes *mellitus* tipo 2 e câncer têm incentivado pesquisas acerca dos mecanismos da SM baseando-se no estudo do tecido adiposo. Além disso, o reconhecimento do tecido adiposo como verdadeiro órgão endócrino, em vez de um passivo tecido armazenador de energia, juntamente com a descrição de sua capacidade de produzir moléculas biologicamente ativas relacionadas à inflamação, permitiu a compreensão da relação entre o tecido adiposo e as outras manifestações patológicas da SM. Os efeitos clássicos do excesso de gordura corporal têm sido considerados essencialmente prejudiciais para todas as respostas metabólicas, existindo, ainda, o reconhecimento claro de que a patogenicidade do tecido adiposo difere de modo significativo em função do local de sua deposição (visceral e subcutânea). Há, ainda, sugestões de que os depósitos de gordura subcutânea são protetores e que a falta do tecido adiposo, como na lipodistrofia, poderia igualmente conduzir ao desenvolvimento da SM. Por essa razão, alguns pesquisadores consideram a disfunção do adipócito o principal distúrbio metabólico que compõe a SM, favorecendo o risco de doenças.

Características comuns do sistema imunológico e metabólico

As vias do sistema imunológico e metabólico apresentam características evolucionárias semelhantes e são conhecidas por influenciar umas às outras. Na presença de estímulos inflamatórios, os mensageiros anabólicos são atenuados em favor de um estado catabólico, comumente necessário para fornecer energia às intervenções do sistema imunológico. Do mesmo modo, os estados metabólico e nutricional exercem grandes influências na capacidade do organismo de constituir uma resposta imunológica apropriada, sendo que as condições adequadas de defesa podem ser ameaçadas durante os estados de desnutrição e obesidade.

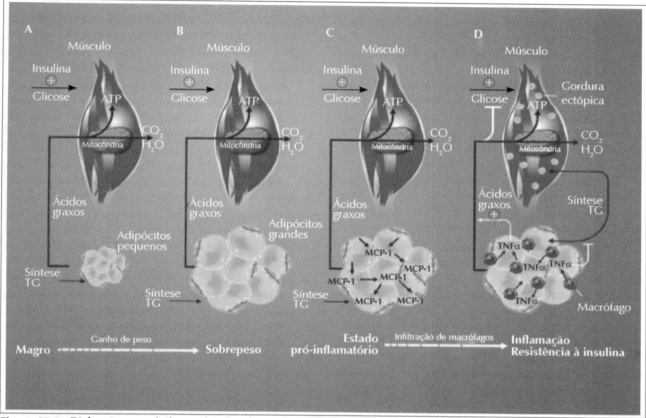

Figura 35.5. Disfunções metabólicas advindas da condição de obesidade.
A. Magro. B. ingestão excessiva de energia. C. obesidade. D. estado pró-inflamatório de baixo grau (infiltração de macrófagos).
Fonte: Desenvolvida pela autoria.

O fígado e o tecido adiposo apresentam funções importantes em coordenar as necessidades e o armazenamento do excesso energético. Ambos os órgãos apresentam estreita relação com as células do sistema imunológico, e há indícios da existência de influência mútua. Em relação ao tecido adiposo, tem sido sugerido que as células imunológicas e adiposas podem compartilhar um progenitor ancestral comum.

A biologia dos macrófagos e adipócitos é, por muitas vezes, sobreposta. Ambos os tipos celulares expressam genes em comum, tais como a proteína-4 ligadora de lipídios do adipócito (ALBP), também chamada de proteína-4 ligadora de ácido graxo do adipócito (a-FABP), ou proteína AP2, e o receptor gama ativado por proliferadores de peroxissomas (PPARγ), bem como proteínas características de macrófagos, como as citocinas inflamatórias e metaloproteinases da matriz. Suas capacidades funcionais são algumas vezes comuns, por exemplo, a capacidade dos macrófagos de fagocitar lipídios, que é clara na formação de células espumosas durante o processo de aterosclerose. Do mesmo modo, tem sido demonstrado que pré-adipócitos podem fagocitar partículas estranhas, ou apresentam propriedades microbicidas, além da capacidade de se diferenciarem em macrófagos quando cultivados em meio adequado.

Igualmente importante é a participação de ambos os tipos celulares na resposta imunológica: os macrófagos fagocitam patógenos diretamente e secretam citocinas e quimiocinas, enquanto os adipócitos suprem as células inflamatórias de energia e funcionam como mediadores lipídicos para manter as respostas inflamatórias. A colocalização dos adipócitos e macrófagos na obesidade foi descoberta no trabalho de Weisberg e cols. (2003). Também foi demonstrado que a maioria das citocinas inflamatórias produzidas no tecido adiposo de indivíduos obesos é derivada das células inflamatórias, em vez da célula adiposa. Essas informações sugerem que essas células têm importância fundamental na gênese das complicações relacionadas à obesidade.

Presença de células inflamatórias no tecido adiposo

Algumas diferenças são encontradas quanto à localização das células inflamatórias no tecido adiposo, que podem estar relacionadas com o tipo e o número dessas células, influenciando a produção e/ou a integração dos sinais inflamatórios e metabólicos.

A presença de macrófagos no tecido adiposo foi relatada há alguns anos. Desde então, foi especificado que essas células circundam adipócitos mortos, formando agregados que podem ser chamados de estruturas semelhantes a coroas (Figura 35.5d). Sua presença em torno do adipócito ocorre como tentativa de prevenir uma condição de citotoxicidade potencial, decorrente da dispersão da gota lipídica pela morte celular. Para cada adipócito fagocitado, vários macrófagos são recrutados, implicando grande amplificação da resposta inflamatória, sendo esses macrófagos responsáveis por produzir localmente os mediadores inflamatórios. No entanto, parece que os efeitos inflamatórios exercidos pelos macrófagos são apenas transitórios. Os macrófagos são geralmente envolvidos na recuperação da resposta inflamatória, contribuindo para a resolução e no remodelamento do tecido. Nessa fase, provavelmente após fagocitar os debris celulares de células apoptóticas, parece que os macrófagos se envolvem em um processo anti-inflamatório, secretando IL-10, IL-4 e fator beta de crescimento transformador (TGF-β). No entanto, a fagocitose de células necróticas favorece o aumento da expressão de citocinas pró-inflamatórias pelos macrófagos.

Além da presença dos macrófagos, os linfócitos também foram encontrados no tecido adiposo, com distribuição diferenciada, de acordo com a localização. Os linfócitos encontrados no tecido adiposo epididimal e no fígado pertencem principalmente ao sistema imunológico inato, o que sugere que esses efeitos no fígado possam estar associados aos antígenos, dada a proximidade com antígenos provenientes do sistema gastrointestinal no tecido adiposo mesentérico. Além disso, também foi proposto que essas células podem trabalhar na defesa primária, mediante o reconhecimento da resposta autoimune ao estresse, aos danos e/ou à transformação celular do tecido do hospedeiro. Por outro lado, no depósito de gordura subcutânea da região inguinal, os linfócitos desse tecido adiposo assemelham-se aos dos gânglios linfáticos, portanto pertencentes ao sistema imunológico adaptativo.

Expansividade do adipócito, disfunção e inflamação

As razões para o aparecimento de macrófagos no tecido adiposo não são totalmente conhecidas. Foi proposto que a ativação da via de sinalização inflamatória ou a produção de citocinas pró-inflamatórias por células do tecido adiposo seja estímulo suficiente para seu recrutamento. Nesse sentido, foi demonstrado que as citocinas inflamatórias circulantes (TNF-α, IL-6 e proteína C-reativa) são positivamente correlacionadas com o tamanho do adipócito, e, inversamente, com as concentrações plasmáticas de adiponectina, sugerindo que a hipertrofia dos adipócitos pode estar na base dessa questão.

Nas células adiposas hipertrofiadas são observados aumentos no estresse originado por hipóxia ou por causa mecânica. Qualquer um desses distúrbios pode exercer impactos sobre disfunções em organelas, com consequente desencadeamento na produção de citocinas pró-inflamatórias e ativação de vias pró-apoptóticas. A adequada eliminação dessas células apoptóticas necessita da intervenção de macrófagos; para tal efeito, grande recrutamento dessas células é necessário, uma vez que, em cortes histológicos de tecido adiposo de animais obesos, é possível observar grande número de macrófagos associado à morte de um único adipócito.

É importante destacar que, semelhantemente ao que acontece com outros tipos de células, é provável que as células apoptóticas não sejam devidamente removidas pelos macrófagos, visto que o derrame do conteúdo das vesículas apoptóticas pode agravar as reações inflamatórias.

A correlação entre hipertrofia dos adipócitos, inflamação e disfunção tem demonstrado que os adipócitos mais hipertrofiados são mais suscetíveis quando expostos a forças físicas semelhantes. Dentro da cavidade visceral, as variações bruscas de pressão ocorrem com movimentos físicos que podem colocar em risco a integridade física da membrana celular dos adipócitos hipertrofiados. Em indivíduos obesos, a pressão intra-abdominal é ainda maior devido à expansão do tecido adiposo. É, portanto, muito provável que a ruptura dos adipócitos necróticos na cavidade visceral contribua com o aumento do recrutamento de macrófagos para o tecido adiposo, representando um importante elo entre a obesidade visceral e a inflamação.

Além disso, foi proposto que o crescimento do tecido adiposo visceral é principalmente devido à hipertrofia, ao passo que, em outros depósitos, pode haver crescimento, principalmente por meio de hiperplasia. A compressão física encontrada na cavidade abdominal pode interromper a adipogênese, reduzindo o número de células necessárias para acumular a energia excessiva consumida. Por outro lado, ter um número pequeno de adipócitos favorece o crescimento hipertrófico dessas células, comprometendo sua capacidade de armazenar o excesso de energia consumido ao longo dos anos, culminando no acúmulo de gordura ectópica e na dislipidemia.

Sinalização da insulina prejudicada: uma hipótese inflamatória

Postula-se que o estado inflamatório leva à resistência à insulina. A obesidade é uma causa muito comum de resistência à insulina, sendo que o mecanismo fundamental para esse efeito é o acúmulo de gordura ectópica. No entanto, a obesidade também está associada com a resposta inflamatória crônica, manifestada classicamente pela produção de várias adipocinas inflamatórias e também pela ativação de vias de sinalização. Essa resposta inflamatória pode desencadear resistência à insulina por dois caminhos distintos. O primeiro envolve a ativação de sinalizadores inflamatórios que podem estar diretamente envolvidos na fosforilação em serina no IRS-1, em vários tipos de células sensíveis à insulina, como adipócitos, músculo esquelético, hepatócitos e miócitos e, assim, induzir um quadro de resistência à insulina. O segundo ocorre quando células inflamatórias se infiltram no tecido adiposo, podendo estar envolvidas em alterações no metabolismo lipídico (p. ex., o TNF-α promove aumento na lipólise), bem como podendo alterar a produção de adipocinas pelo tecido adiposo, que, por sua vez, apresenta efeitos *downstream* em outros tecidos metabolicamente importantes. O TNF-α é considerado um dos principais alvos indutores da resistência à insulina, por meio do envolvimento da fosforilação em serina do IRS-1.

Pesquisadores destacam que o TNF-α estimula a fosforilação em serina do IRS-1, que, por sua vez, induz a fosforilação em serina no receptor de insulina. Esses processos impedem a fosforilação normal em tirosina do receptor de insulina, por interferirem na transdução de sinais insulínicos. Além disso, a quinase pró-inflamatória, conhecida como JNK-1, está envolvida na indução da fosforilação em serina do IRS-1, mostrando que a JNK pode interferir na ação da insulina em cultura de células estimuladas por adipocinas inflamatórias e por ácidos graxos livres, responsáveis pelo desenvolvimento do diabetes *mellitus* tipo 2. Ademais, na ausência da JNK-1, foram observadas reduções na adiposidade, significativa melhora na sensibilidade à insulina e melhora na sinalização do receptor de insulina em dois modelos diferentes de camundongos obesos. A atividade da JNK-1 está correlacionada com a fosforilação em serina do IRS-1 e com o desenvolvimento da resistência à insulina, enquanto a fosforilação em serina do IRS-1, induzida por ácidos graxos, pode ser intercedida por outra quinase de sinalização inflamatória, o IKK (Figura 35.3).

No estado de resistência à insulina, a fosforilação em tirosina do IRS-1 é suprimida, reduzindo a captação de glicose celular, proporcionando quadro de hiperglicemia, que, por sua vez, estimula a secreção de insulina pelas células β do pâncreas. Por conseguinte, quando o pâncreas se encontra saturado, não podendo mais compensar a hiperglicemia, o diabetes *mellitus* tipo 2 se desenvolve.

Além de regular o metabolismo da glicose, a insulina também exerce efeitos importantes no armazenamento e na mobilização de lipídios, inibindo a hidrólise de triacilgliceróis e atuando na liberação de ácidos graxos do tecido adiposo através da PI3K após fosforilação da IRS-1 e ativação da fosfodiesterase, causando, como consequência, degradação e depleção do AMPc. Com a diminuição do AMPc, a proteína quinase A (PKA) não é estimulada, atenuando os efeitos sobre a lipase hormônio-sensível (HSL). Em resposta à resistência à insulina, o AMPc permanece elevado no tecido adiposo, ativando a PKA, que, por sua vez, fosforila a HSL e a perilipina, permitindo a degradação de triacilgliceróis e a liberação de AGNE no sangue. Os efeitos antilipolíticos e lipogênicos da insulina são coordenados pelo efeito da insulina mediado pela PI3K na proteína ligadora dos elementos regulados por esteróis (SREBP), um fator de transcrição que desempenha papel essencial na ativação de vários genes envolvidos na lipogênese (p. ex., acetil-CoA carboxilase, ácido graxo sintase, glicerol-3 fosfato) e na secreção de VLDL. Desse modo, na ausência da atividade da insulina, todos esses genes são suprimidos.

A proteína supressora-3 da sinalização de citocina (SOCS-3) foi apontada como alvo que interfere na fosforilação em tirosina do receptor de insulina e do IRS-1. Essa proteína é considerada outro alvo importante para o entendimento da obesidade, da inflamação e da resistência à insulina. Além disso, durante as condições de obesidade e de endotoxemia induzida por LPS, existe a presença de SOCS-1 e SOCS-3 no fígado, no músculo e, em menor grau, no tecido adiposo. Desse modo, destaca-se que a SOCS-1 e a SOCS-3 atuam como reguladores prejudiciais na sinalização da insulina, servindo como elo entre a resistência à insulina e a sinalização de citocinas. O TNF-α e a IL-6 desempenham importantes funções, ativando a SOCS-3, que, consequentemente, inibe a cascata de sinalização da insulina. Nesse sentido, a família das proteínas SOCS é considerada chave por estimular, através de *feedback* negativo, a sinalização de citocinas.

A SOCS-1 e a SOCS-3 bloqueiam a sinalização da insulina por provocarem a degradação proteossômica do IRS-1 e do IRS-2 através de um mecanismo dependente de ubiquitinação. Esse efeito, por conseguinte, reduz a ativação da Akt/PKB e, consequentemente, reduz a translocação do transportador de glicose-4 (GLUT4), estimulado por insulina, para a membrana celular. A fosforilação dependente da Akt afeta a ativação da óxido nítrico sintase endotelial (eNOS) em células endoteliais e a geração de óxido nítrico (NO). A Akt2/PKB é uma importante proteína envolvida na transdução de sinais da insulina. Esta intercede na fosforilação e ativação da eNOS e na secreção da NO e também previne a mobilização da Rac-1 para a membrana celular; portanto, impedindo a geração de superóxido. A geração de superóxido é dependente da translocação de elementos essenciais, como a nicotinamida adenina dinucleotídeo fosfato reduzida (NADPH).

Mecanismo molecular da resistência à insulina no tecido adiposo

Tanto a hipertrigliceridemia, que ocorre durante a obesidade, como a disfunção do tecido adiposo e a alta produção de adipocinas nesse tecido inflamado podem contribuir para o comprometimento da sinalização da insulina. É conhecido que várias quinases fosforilam o IRS em resíduos de serina. A fosforilação em serina impede a ativação do IRS pelo receptor de insulina, reduzindo a sinalização *downstream* e facilitando a degradação da proteína IRS.

Existem evidências destacando que a exposição dos adipócitos a vários agentes estressores (estresse oxidativo, citocinas inflamatórias e concentrações elevadas de ácidos graxos) induz respostas celulares mediadas pelas quinases celulares, incluindo a MAPK (p38MAPK, JNK e quinase regulada pela sinalização extracelular), a IKK-β, a proteína-alvo da rapamicina em mamíferos (mTOR) e as classes convencional e atípica da proteína quinase C (PKC).

Algumas dessas quinases funcionam como sensores de estresse, atuando em conjunto na tentativa de inibir os efeitos deletérios do excesso de gordura corporal, estando ainda relacionadas à deficiência na ação da insulina por meio da estimulação da fosforilação em serina do IRS mas, muitas vezes, também ativam alvos relacionados à resposta inflamatória. As três principais quinases relacionadas com a inativação do IRS (JNK, IKK e PKC) exercem poderosos efeitos na expressão de genes pró-inflamatórios, por meio da ativação do complexo AP-1 e NFkβ.

Durante a obesidade, ocorre notável aumento na ativação da JNK no tecido adiposo, que está associada à exposição a AGNE e citocinas, como o TNF-α. O envolvimento, tanto da JNK como dos AGNE, na resistência à insulina tem sido demonstrado em modelos de camundongos geneticamente modificados. Para tanto, pesquisadores inferiram que camundongos *knockout* para JNK-1 são resistentes à obesidade, ao mesmo tempo que apresentam redução da fosforilação em serina 307 do IRS-1, da resistência à insulina, da esteatose hepática não alcoólica e do diabetes. Somado a isso, o bloqueio da atividade da JNK em modelos de obesidade e diabetes promove a melhora da homeostase glicêmica sistêmica e da sensibilidade à insulina.

Algumas evidências sugerem que disfunções metabólicas também parecem ser mediadas pela IKK-β, uma vez que a redução da expressão dessa quinase em camundongos diminui a resistência à insulina induzida pela obesidade, enquanto sua inibição por meio de altas doses de salicilatos melhora a sensibilidade à insulina em seres humanos e em outros modelos experimentais.

No tocante ao papel da PKC, verifica-se que essa quinase constitui importante interface entre a disfunção metabólica, a inflamação e a resistência à insulina. Essa quinase pode ser ativada por metabólitos de ácidos graxos, pelo aumento de acil-CoA e diacilglicerol, o que favorece a fosforilação em serina na posição 307 do IRS e, consequentemente, inibe a via de sinalização da insulina. Além disso, a PKC é conhecida por ativar a IKK-β e por contribuir para a resistência à insulina e, consequentemente, aumentar o quadro pró-inflamatório sistêmico de baixo grau.

Exercício físico e obesidade

A epidemia global da obesidade transformou-se rapidamente em uma prioridade da área de saúde pública. Em 2005, a Organização Mundial da Saúde indicava a existência de mais de 1,6 bilhão de adultos com excesso de peso, sendo 400 milhões considerados obesos. Estimativas desenvolvidas destacam que mais de 2,3 bilhões de pessoas, em países desenvolvidos e subdesenvolvidos, sofreram de problemas relacionados com sobrepeso e obesidade.

A obesidade é considerada fator de risco para vários eventos cardiovasculares e doenças metabólicas e pode ser mensurada usando-se grande número de métodos, sendo o mais comum o Índice de Massa Corporal (IMC), variável que representa uma ideia geral da adiposidade. Todavia, alguns estudos têm destacado a importância da distribuição da gordura corporal – por exemplo, a gordura visceral, com propriedades distintas da subcutânea – como uma classificação mais importante para riscos a doenças (Tabela 35.2).

A gordura abdominal pode ser dividida em três diferentes componentes: visceral, subcutânea e retroperitoneal. Embora as diferenças entre os coxins adiposos sejam importantes, destacamos o componente visceral – tipo de gordura que envolve e incide em órgãos abdominais, particularmente no fígado –, que apresenta forte associação com o aumento do risco para doenças cardiovasculares e diabetes *mellitus* tipo 2, sendo esse tipo de gordura facilmente mensurado pela circunferência da cintura. Além disso, estudos demonstram haver correlação positiva entre a circunferência da cintura e a resistência à insulina – um dos fatores cruciais para o desenvolvimento do diabetes *mellitus* tipo 2, sendo esse efeito particularmente atribuído ao tecido adiposo visceral.

Diante destas evidências, pesquisas têm sugerido que o sedentarismo seja o maior fator etiológico para o desenvolvimento e o rápido aumento da obesidade em grande parte da população, efeito este decorrente do menor gasto calórico e maior consumo de alimentos de alta densidade energética.

Em geral, os tratamentos para excesso de peso corporal têm como princípio a criação de balanço energético negativo, isto é, ingestão calórica diária menor que o gasto energético; muitas vezes, a restrição calórica tem sido utilizada como única estratégia. Porém, mudanças no estilo de vida, por meio do aumento da prática regular de exercício físico e da reeducação alimentar, são consideradas as melhores estratégias para o tratamento da SM.

Alguns fatores contribuem para o gasto energético diário, dentre os quais a taxa metabólica de repouso (TMR), o efeito térmico da atividade física (ETAF) e o efeito térmico dos alimentos. Pesquisadores sugerem que a distribuição do gasto energético diário de indivíduos adultos sedentários é relativamente constante, representada por 60 a 70% da TMR e 10% do ETAF. Por outro lado, o ETAF é variável entre indivíduos, podendo ser o fator de maior relevância no aumento do gasto energético, favorecendo, portanto, o controle do peso corporal. A forte participação do ETAF no gasto energético pode resultar em impacto significativo durante a perda de peso e, assim, resultar em balanço energético negativo.

A contribuição do exercício físico no aumento da demanda energética durante sua realização favorece a perda de peso (massa corporal gorda), por contribuir para o maior gasto energético diário. Nessa perspectiva, achados de intervenções em curto prazo, ou seja, até 6 meses de duração, mostram que as perdas de peso atribuídas aos efeitos do exercício físico, comparadas com a dieta ou a combinação de ambos, apresentam respostas similares em ambos os sexos. Por exemplo, são observadas reduções no peso corporal de 11,4, 8,4 e 0,3% em homens que participaram de 12 semanas de intervenção (exercício + dieta, dieta e exercício), respectivamente. Similarmente, o padrão de perda de peso para mulheres submetidas às mesmas estratégias foi de 7,5, 5,5 e 0,6%, respectivamente.

Por outro lado, algumas pesquisas demonstram que a perda de peso associada com uma dieta muito baixa em calorias está relacionada ao aumento do catabolismo muscular, comprometendo, assim, o estado nutricional proteico. Essa menor disponibilidade de energia pode provocar uma série de adaptações metabólicas no organismo, com o intuito de preservar a massa corporal. Dentre essas adaptações, podem ser citadas alterações na utilização de substratos metabólicos, mudança na composição corporal, alterações no apetite e redução na taxa metabólica basal.

Nesse sentido, além do balanço energético negativo, que é necessário para o tratamento da perda de peso, existem ainda outras variáveis fisiológicas que apresentam influências sobre a composição corporal durante a redução do peso. Dentre estas, cabe destacar: o genótipo, o grau de obesidade no início do tratamento, a duração e intensidade da perda de peso, a composição da dieta utilizada no tratamento, a incorporação do exercício físico e o uso de agentes farmacológicos.

Para reverter esse quadro é necessária a adoção de métodos voltados para o aumento ou a manutenção da massa magra, com a consequente mobilização dos lipídios, principalmente no tecido adiposo, fígado, coração, músculos esqueléticos e nas lipoproteínas plasmáticas. A estratégia de realizar exercícios físicos tem sido reconhecida como adequada por seus efeitos saudáveis entre seus praticantes, visto que respostas adaptativas, relacionadas ao exercício físico, são observadas pelo aumento da TMR após sua realização, pelo aumento da oxidação de substratos, aumento na temperatura corporal e por estimular a síntese proteica. O efeito do exercício físico, ao elevar a TMR após sua realização, pode perdurar de 3 horas até 3 dias, dependendo do tipo, da intensidade e da duração do exercício. Além disso, tem sido demonstrado que o exercício físico atua de modo relevante, evitando o aumento do peso ou na manutenção do peso após sua perda.

Em uma metanálise foram utilizados estudos que avaliaram indivíduos com IMC > 25 e com prática regular de exercício físico, os quais determinaram o efeito isolado do exercício físico na obesidade em 9 estudos controlados e em 22 estudos não controlados. Pelos resultados dos experimentos de curto prazo (< 16 semanas) (n = 20), que envolviam exercícios que aumentavam o gasto energético em 2.200 kcal/semana, os autores observaram que a perda de peso em resposta ao exercício foi relacionada com a perda de gordura total. O mesmo não se aplicou para a gordura visceral e abdominal, cujas evidências existentes são insuficientes para se afirmar uma relação dose-resposta.

Em outro estudo foram avaliados 120 indivíduos, de ambos os sexos, sedentários, com sobrepeso e dislipidemia (idade entre 40 e 65 anos), distribuídos em quatro grupos: 1. grupo-controle (ou 8 meses de exercício físico ou outra atividade); 2. exercício de intensidade moderada e pequeno volume; 3. exercício de alta intensidade e pequeno volume; 4. exercício de alta intensidade e grande volume. Os três tipos de exercícios foram capazes de trazer benefícios quanto à diminuição na massa gorda e à obesidade central. Essas mudanças foram mais acentuadas no grupo que realizou exercícios de alta intensidade e grande volume.

No que concerne a exercícios de alta intensidade e longa duração sobre diferentes períodos de intervenção na perda de peso, pesquisadores avaliaram o efeito da prática de exercícios físicos acima dos níveis recomendados, durante períodos de 6, 12 e 18 meses de intervenção, sobre a perda de peso, em participantes com gasto energético de 1.000 kcal/semana e de 2.500 kcal/semana. Os autores testaram a hipótese de que indivíduos que gastavam 2.500 kcal/semana atingiriam melhor condicionamento físico e, consequentemente, maior perda de peso quando comparados com o grupo que gastava 1.000 kcal/semana. Os resultados do estudo sugerem que o nível mais elevado de exercício físico (2.500 kcal/semana) promove, em longo prazo, maior perda de peso quando comparado com as recomendações convencionais. Porém, foi observado que houve pequeno ganho de peso, o que sugere deterioração dessa intervenção em longo prazo, apesar da manutenção dos níveis de condicionamento físico. Nesse sentido, mesmo exercícios físicos com alto gasto energético podem não funcionar como proteção absoluta contra a recuperação do peso. Assim, mais estudos são necessários, com período de intervenção maior, para esclarecer se os efeitos dos níveis mais elevados de exercício físico são sustentáveis por períodos mais longos.

Foi comparado o efeito de exercícios de diferentes durações e intensidades com características distintas (moderada *versus* intensa), 1) alta intensidade/longa duração, 2) intensidade moderada/longa duração, 3) intensidade moderada/média duração e 4) alta intensidade/média duração, associado ao reduzido consumo energético (1.200 a 1.500 kcal/dia, com gordura dietética de 20 a 30% do total de energia consumida). Os resultados de pesquisas indicam que tanto o exercício moderado como o intenso, quando combinados com a diminuição no consumo energético, resultam de 8 a 10% na redução do peso corporal, durante intervenção de 12 meses. A prática de exercícios de alta intensidade não apresenta maiores perdas de peso quando comparada com a realização de exercícios de intensidade moderada. No entanto, evidências afirmam haver forte associação entre a intensidade do exercício e a magnitude de perda de peso após 12 meses de intervenção. Assim, as intervenções deveriam inicialmente adotar uma média de 150 min/semana de exercícios de intensidade moderada, com o intuito de promover a adesão do indivíduo a programas de exercícios e, quando necessário, seguir as recomendações de 60 min/dia, segundo o Institute of Medicine of the National Academies of Sciences.

Outro estudo avaliou a manutenção do exercício físico por 7 anos na prevenção ao ganho de peso. Os resultados da pesquisa indicaram que a manutenção de um estilo de vida vigorosamente ativo diminui a tendência natural de ganho de peso com o aumento da idade. Além disso, sugeriu que o exercício atenua o ganho de peso rápido, o que pode ser benéfico, uma vez que existe relação entre peso corporal, morbidade e mortalidade.

Quanto ao efeito dose-resposta do exercício físico sobre as adiposidades total e local, a prática de exercícios intensos reduz o peso corporal, enquanto a interrupção proporciona o aumento da gordura intra-abdominal, sendo essas mudanças proporcionais à intensidade do exercício. Por conta disso, sugere-se que o exercício intenso possa ser considerado uma atividade capaz de reduzir o percentual de gordura corporal, independentemente de intervenções dietéticas.

Em um estudo de metanálise foram incluídos 6 trabalhos não randomizados (n = 492) que verificaram o efeito do exercício na manutenção da perda de peso. Os autores observaram que, após 2,7 anos, a perda de peso do grupo que realizou exercício físico foi de 15 kg, e, no grupo sedentário, a perda foi de 7 kg. Além disso, estudos encontraram correlação positiva entre o volume de exercício físico e a manutenção na perda de peso após dieta. Indivíduos que realizam treinamentos de grande volume de exercício físico após dieta para perda de peso têm maiores chances de manter o peso perdido – e poucos estudos não corroboraram com esses dados. Associadas a esses achados, algumas pesquisas não randomizadas concluíram que indivíduos bem condicionados fisicamente perdem menos peso que indivíduos sedentários.

Desse modo, verifica-se que a diminuição do gasto energético em decorrência da idade favorece o maior acúmulo de tecido adiposo. No entanto, não se sabe se o aumento da adiposidade corporal é a causa ou a consequência da diminuição do gasto energético com a idade. Assim, recomenda-se a prática de exercícios físicos diários em um total de energia suficiente para aumentar o dispêndio energético de 160 para 180% do gasto energético basal, que, na maioria dos adultos, pode ser atingido com 60 minutos de exercício físico. Os estudos que avaliaram o efeito do exercício físico sobre a composição corporal mostraram que existe melhora no estado metabólico independentemente da perda de peso, além da redução na gordura abdominal visceral e da melhora nos fatores de risco cardiometabólicos, tais como as taxas de triglicerídeos, os níveis de HDL-colesterol e a resistência à insulina.

Exercício físico, resistência à insulina e diabetes *mellitus* tipo 2

Indivíduos com resistência à insulina e com diabetes *mellitus* tipo 2 são caracterizados por apresentarem ação da insulina prejudicada, em parte devido à menor captação de glicose estimulada pela insulina em tecidos periféricos como o adipócito, o músculo esquelético e o fígado. No entanto, o exercício agudo aumenta a absorção de glicose no músculo esquelético através de um mecanismo independente da insulina, ignorando os defeitos na sinalização desse hormônio. O aumento agudo no transporte de glicose em resposta a uma única série de exercícios é mediado por uma variedade de eventos intramoleculares, incluindo aumentos na sinalização do receptor de insulina, ativação da proteína quinase ativada pelo AMP (AMPK), fosforilação na Akt/PKB, produção de óxido nítrico e mecanismos mediados pelo cálcio, envolvendo a proteína quinase dependente de calmodulina/cálcio (CaMK) e proteína quinase C (PKC).

O efeito benéfico de uma série aguda de exercícios sobre a insulina apresenta vida curta, tendo duração de 48 horas, caso outra série de exercício não seja realizada. Diante disso, há questionamentos de como o exercício crônico pode prevenir o estado de resistência à insulina que precede o diabetes *mellitus* tipo 2. Partindo desse pressuposto,

algumas evidências destacam que o treinamento físico produz adaptações metabólicas que resultam em melhoras sustentadas em tecidos sensíveis a esse hormônio.

Efeitos do treinamento físico na sinalização da insulina: IRS-1, IRS-2 e PI3K

O treinamento físico resulta em rápido aumento na expressão de RNAm de GLUT4 e de proteínas no músculo esquelético. Essas mudanças têm sido associadas à melhora na condição metabólica, em especial sobre a captação de glicose. O efeito do exercício físico sobre o aumento do conteúdo proteico de GLUT4 no transporte de glicose está bem estabelecido. Os efeitos imediatos do exercício físico sobre a captação de glicose ocorrem principalmente por meio do recrutamento de GLUT4, e não pelo aumento na sinalização do receptor de insulina, do substrato do receptor de insulina (IRS-1 e IRS-2) ou da fosfatidilinositol 3-quinase (PI3K) (Figura 35.6). Como os efeitos do exercício na sinalização da insulina persistem de 16 a 48 horas após a última série de exercício, as alterações encontradas durante esse período de tempo em indivíduos treinados acarretaram mudanças na expressão ou na atividade de uma variedade de proteínas envolvidas na regulação da captação de glicose pelo músculo esquelético.

Os resultados dos estudos que avaliaram o efeito do treinamento físico sobre IRS-1 e IRS-2 são altamente variáveis, possivelmente devido às diferentes características de exercício, como intensidade e duração, além da alimentação prévia, da treinabilidade, do músculo e do tipo de fibra avaliado. Por exemplo, em roedores sensíveis à insulina submetidos a 1 dia ou a 5 dias de natação exaustiva (6 horas/dia), foi observado que as expressões proteicas do IRS-1 tenderam a ser aumentadas após 1 dia de exercício, considerando que esses efeitos foram reduzidos 16 horas após sua realização. Outros pesquisadores apresentaram respostas semelhantes para o IRS-1 de humanos submetidos a treinamento de *endurance*. Por outro lado, uma simples série de treinamento resistido diminui a fosforilação em tirosina IRS-1, porém, somente após 7 dias de treinamento a fosforilação basal do IRS-1 foi semelhante aos valores do pré-treinamento. No que diz respeito à expressão de IRS-2, a quantidade de proteína foi triplicada nos músculos de roedores, 16 horas após uma série de natação de longa duração (6 horas), porém esses valores retornaram às condições pré-treinamento em 16 horas após 5 dias de repetidas séries de treinamento.

De acordo com os resultados obtidos em estudos com animais, pode-se afirmar que a expressão de proteínas, como IRS-1 e IRS-2, não é alterada em curto período de exercício físico (7 dias) em indivíduos diabéticos e obesos, ao passo que, no músculo esquelético de corredores, a IRS-2 foi reduzida quando comparada com a de indivíduos sedentários. De maneira geral, esses resultados sugerem que o exercício físico tem diversos efeitos sobre esses substratos do receptor de insulina que envolvem mudanças na transdução de sinais e na expressão de proteínas. Além disso, pode ser que o IRS-2 desempenhe função menos importante no transporte de glicose no músculo quando estimulado por insulina ou exercício.

Enquanto os efeitos do exercício na IRS-1 e na IRS-2 são inconsistentes, a melhora na captação de glicose estimulada pela insulina após o exercício físico tem sido atribuída ao aumento na sinalização intracelular via atividade da PI3K em roedores e humanos. Tais resultados são clinicamente relevantes, haja vista que a atividade da PI3K é reduzida no músculo esquelético de indivíduos resistentes à insulina e em pacientes com diabetes *mellitus* tipo 2. Evidências demonstraram que em 7 dias de exercício (1 h d^{-1} a ~75% do VO$_{2máx}$) a captação de glicose aumentou e a melhora na sensibilidade à insulina foi acompanhada pelo aumento da atividade da PI3K estimulada por esse hormônio. Outros resultados destacam que a atividade da PI3K estimulada pela insulina foi maior no músculo esquelético de indivíduos que realizavam treinamento de *endurance*, sendo a atividade da PI3K correlacionada à captação de glicose e à potência aeróbica máxima.

Pesquisadores demonstraram que indivíduos saudáveis submetidos a 3 semanas de exercício de força aumentam a captação de glicose em 60% no membro treinado e estimulado pela insulina. Ficou demonstrado ainda que o treinamento reduziu a atividade da PI3K associada ao IRS-1, tanto no músculo estimulado pela insulina como na condição basal. Nesse contexto, a importância fisiológica do exercício em reduzir a atividade da PI3K associada ao IRS-1, quando estimulado pela insulina e na condição basal em músculos de indivíduos saudáveis, não está totalmente elucidada. No entanto, parece que os maiores efeitos de repetidas contrações na cascata de sinalização da insulina em músculos resistentes a esse hormônio estão associados à restauração da atividade da PI3K estimulada pela insulina e/ou pela fosforilação via treinamento – e não pelo aumento na expressão da proteína do substrato do receptor de insulina, IRS-1 ou IRS-2.

Efeito do exercício físico sobre a proteína quinase ativada pelo AMP (AMPK)

O aumento na regulação da AMPK é outro mecanismo potencial pelo qual o treinamento físico melhora a sensibilidade à insulina. Sua ativação aguda por estímulos atribuídos à contração muscular provoca aumento em sua regulação. Pesquisadores informaram que em modelo animal de resistência à insulina (ratos alimentados com dieta hiperlipídica) e submetido a 4 semanas de treinamento aeróbio houve aumento significativo da expressão e da atividade da isoforma α1 da AMPK. Além disso, em indivíduos saudáveis, 3 semanas de exercício de *endurance* possibilitaram aumento do conteúdo proteico de AMPK nas subunidades α1, β2, γ1. Em outro estudo, com 7 semanas de treinamento físico em esteira, foi verificado que ratos Zucker (obesos) apresentaram aumento de 1,5 vez na expressão proteica da AMPKα1, enquanto em ratos-controle (magros) foi observado o restabelecimento da ativação da AMPK.

Foram observadas, em ratos Zucker submetidos a 8 semanas de treinamento em esteira, melhoras na sensibilidade à insulina, resposta esta similar aos animais que sofreram administração diária de 5-amino-4-imidazol-carboxamina-ribose (AICAR), um ativador farmacológico da AMPK. Por outro lado, modelos de roedores diabéticos deficientes no receptor de leptina (ratos Zucker *fa/fa*), deficientes em leptina (camundongos *ob/ob*) e indivíduos com diabetes *mellitus* tipo 2 não apresentaram diminuição na expressão ou na atividade nas subunidades da AMPK, quando comparados com os controles saudáveis. Além disso, investigações avaliaram o efeito do treinamento de força sobre a expressão das isoformas e a composição heterodimérica da AMPK no músculo esquelético de indivíduos com diabetes *mellitus* tipo 2 (n = 10) e controles saudáveis (n = 7). Os mesmos realizaram 6 semanas de treinamento de força com uma das pernas. Os resultados demonstraram que a atividade da AMPK e a expressão proteica e do RNAm das isoformas regulatórias (β1, β2, γ2, γ3) e catalíticas (α1, α2) responderam de maneira independente ao estado de saúde, enquanto o conteúdo de proteínas de α1 (+16%), β2 (+14%) e γ1 (+29%) foi maior. Já o conteúdo proteico da γ3 foi reduzido em −48%, quando se compararam os músculos treinados com os não treinados. Mesmo assim, esses pesquisadores observaram aumentos na expressão das subunidades α1, β2 e γ3 em resposta a 6 semanas de treinamento de força em indivíduos com diabetes *mellitus* tipo 2 e controles saudáveis.

Também é possível que o exercício induza o aumento na regulação da AMPK mediante seus efeitos sobre proteínas *downstream* da via de sinalização da insulina. A proteína Akt, de peso molecular de 160 kDa, de substrato conhecido como AS160, é o sinalizador molecular, conhecido como proteína ativadora do Rab-GTPase (GAP). Esta última é tida como importante regulador do GLUT4, promovendo a translocação de suas vesículas para a membrana plasmática. Os domínios Rab-GAP modulam a atividade da proteína Rab, enquanto estão envolvidos na regulação de algumas etapas do transporte de membrana. O estímulo da insulina no músculo esquelético favorece a fosforilação da AS160 dependente da Akt2, sendo, também, fosforilada em resposta ao exercício no músculo esquelético de humanos e após estímulos de contração *in vitro* em músculo esquelético de roedores.

Pesquisadores constataram que 4 semanas de treinamento de *endurance* possibilitaram aumento da atividade da PI3K associada ao IRS-1 e recuperação dos valores totais de proteínas na via de sinalização Akt/AS160/GLUT-4, prejudicada pelo consumo de dieta hiperlipídica. Durante a fosforilação da AS160 estimulada por insulina ou na condição basal são observados aumentos da atividade da AS160 no músculo esquelético de indivíduos submetidos a treinamento de *endurance* por 3 semanas, sendo esse efeito atribuído a mudanças na atividade da AMPK pela ação *upstream* da AS160. Quando a fosforilação da AS160 foi expressa em relação ao conteúdo total de proteína, o efeito do treinamento nessas proteínas não foi encontrado. Assim, enquanto a AS160 pode ser considerada uma proteína-chave na convergência dos sinais estimulatórios na captação de glicose mediada por exercício e insulina no músculo esquelético, seu papel preciso para explicar os efeitos induzidos pelo treinamento físico na sinalização da AS160 no transporte de glicose permanece pouco conhecido (Figura 35.6).

Além de sua atuação na regulação da captação de glicose independente e dependente da insulina no músculo esquelético, a AMPK é também reguladora do metabolismo lipídico. A ativação da AMPK resulta no aumento da regulação da oxidação de ácidos graxos no músculo esquelético via fosforilação de proteínas alvo, como a acetil-CoA carboxilase (ACC) – a enzima que catalisa a etapa-chave na conversão de acetil-CoA em malonil-CoA. A fosforilação estimulada pela AMPK em serina 218 inibe a ação da ACC e resulta em menor atividade celular da malonil-CoA. Como a malonil--CoA é um potente inibidor da carnitina palmitoil transferase-1 (CPT1), sua redução minimiza o efeito inibitório sobre a CPT1 e, consequentemente, aumenta a transferência de ácidos graxos para o interior da mitocôndria e posterior oxidação. A captação e a oxidação de ácidos graxos são consideradas processos incompatíveis no diabetes *mellitus* tipo 2 e na obesidade, sendo que o aumento na capacidade oxidativa dos lipídios está associado com a sensibilidade à insulina. Portanto, parece importante que o aumento na oxidação dos ácidos graxos estimulado pela AMPK possa ser considerado um mecanismo adicional pelo qual a ativação dessa proteína quinase melhora a sensibilidade à insulina do músculo esquelético.

Influência do exercício físico sobre a proteína quinase C atípica (aPKC)

Em resposta ao estímulo da insulina, a ativação da aPKC é conhecida por envolver a ligação alostérica da PIP3 próxima à membrana, bem como pela fosforilação em treonina 410 da PDK-1, favorecendo a autofosforilação da treonina 560. Essas observações são principalmente verificadas em estudo com adipócitos de ratos. Por outro lado, a ativação *in vivo* da aPKC no músculo esquelético ainda está pouco elucidada. O papel preciso da aPKC na regulação da translocação do GLUT4 ainda carece de melhores esclarecimentos; porém, algumas evidências sugerem que, paralelamente à Akt, a ativação da aPKC é crítica em ambos os processos de translocação e encaixe de GLUT4 na membrana celular (Figura 35.6).

Diferentemente dos trabalhos sobre o efeito da insulina na ativação da aPKC, poucos estudos avaliaram a influência do exercício sobre essa proteína. No músculo esquelético humano, a atividade da aPKC *in vitro* é aumentada em resposta ao exercício agudo, embora esses efeitos não sejam dependentes da intensidade do exercício. Além disso, sugere-se que a ativação da aPKC em resposta ao exercício possa aumentar o sinal da captação de glicose.

Considerando o importante papel da aPKC sobre a captação de glicose estimulada pela insulina e que a mesma é ativada em resposta ao exercício, caracteriza-se essa proteína como uma candidata potencial aos estímulos do exercício sobre a sinalização da insulina. Desse modo, pesquisadores observaram, por imunoprecipitação, que a aPKC se encontrava mais ativada alostericamente pelo PIP3 no membro treinado.

Mudanças na capacidade de resposta da PIP3 sob tais condições devem ser consideradas consequências de alterações das propriedades funcionais dessa enzima. Além disso, o aumento da capacidade de resposta da PIP3 é observado após imunoprecipitação. Curiosamente, a estimulação da PIP3 favorece o aumento da autofosforilação em treonina 560 da aPKC purificada, quando avaliada *in vitro*. Entretanto, mais investigações são necessárias, principalmente na tentativa de elucidar algumas dúvidas sobre o impacto do exercício prévio no que diz respeito à fosforilação da aPKC em treonina 560 durante a estimulação da insulina *in vivo*. Desse modo, nenhuma quantificação da concentração da PIP3 no músculo esquelético existe, mas é conhecido que a melhora da capacidade de resposta da PIP3 para aPKC desempenha papel fisiológico relevante, sendo também esperadas respostas sobre a atividade da aPKC em decorrência ao estímulo da insulina.

Exercício físico como modulador do controle da inflamação crônica de baixo grau

De maneira complexa, o exercício físico está intimamente ligado à imunidade e à inflamação. O exercício moderado e regular reduz o grau de intensidade da inflamação sistêmica. Os efeitos benéficos intercedidos pelo exercício são pouco claros, porém são conhecidos dois mecanismos distintos para explicar seus efeitos protetores. O primeiro seria o aumento da liberação de adrenalina, cortisol, hormônios do crescimento, prolactina e outros fatores que têm efeitos imunomoduladores. E o segundo seria o favorecimento, pelo exercício, da redução da expressão de TLR na superfície de monócitos, que têm sido implicados na modulação da inflamação sistêmica. No entanto, com a redução da inflamação crônica, que é proporcionada pelo exercício regular e moderado, o treinamento de alta intensidade, realizado durante longo período, representa aumento na inflamação sistêmica e, consequentemente, riscos de infecção. Após esse tipo de exercício, os atletas passam por uma condição de imunodepressão.

A recente descoberta das miocinas – isto é, das citocinas que são produzidas e secretadas por células do músculo esquelético – lança uma nova perspectiva sobre a relação entre o exercício e a inflamação. A primeira miocina a ser descrita foi a IL-6. Outras miocinas semelhantes, incluindo IL-8 (também conhecida como CXCL8) e IL-15, são produzidas e secretadas quando as fibras musculares são submetidas a contrações (Figura 35.7). Além destas, a proteína antagonista de receptor de interleucina-1 (IL-1), a IL-10 e o TNF-α são encontrados na circulação após o exercício. Essas alterações observadas nas concentrações de TNF-α são restritas ao exercício de alta intensidade, uma vez que o TNF-α poderia ser o fator responsável pelo elevado estado inflamatório que ocorre após o exercício prolongado e de alta intensidade.

CAPÍTULO 35 | SÍNDROME METABÓLICA

Tabela 35.2. Comparação entre o tecido adiposo subcutâneo e visceral.

Características	Funções
Gerais	
• Percentual de gordura corporal.	Subcutâneo > visceral
• Atividade metabólica.	Subcutâneo < visceral
• Maior diferenciação dos pré-adipócitos.	Subcutâneo > visceral
• Apoptose.	Subcutâneo < visceral
Lipólise/lipogênese	
• Inibição da lipólise nos adipócitos pela insulina.	Subcutâneo > visceral
• Inibição da lipólise nos adipócitos pelas prostaglandinas.	Subcutâneo > visceral
• Inibição da lipólise nos adipócitos pela adenosina.	Subcutâneo > visceral
• Armazenamento pós-prandial dos ácidos graxos livres circulantes.	Subcutâneo > visceral
• Estimulação da lipólise nos adipócitos pelas catecolaminas.	Subcutâneo < visceral
• Acesso direto ao fígado pela veia porta.	Subcutâneo < visceral
• Aumento da liberação de ácidos graxos livres na veia porta.	Subcutâneo < visceral
• Aumento da disposição de ácidos graxos livres e glicerol pela veia porta, aumento de trigliacilglicerol hepático e produção de glicose, promovendo assim a dislipidemia e a hiperglicemia.	Subcutâneo < visceral
Receptores dos adipócitos	
• Receptores lipolíticos β-adrenérgicos.	Subcutâneo < visceral
• Receptores antilipolíticos α_2-adrenérgicos.	Subcutâneo > visceral
• Receptores de glicocorticoides.	Subcutâneo < visceral
• Receptores androgênicos.	Subcutâneo < visceral
• Receptores estrogênicos.	Subcutâneo > visceral
• Receptor gama ativado por proliferadores de peroxissomas.	Subcutâneo < visceral
Moléculas derivadas dos adipócitos	
• Leptina.	Subcutâneo > visceral
• Adiponectina.	Subcutâneo < visceral
• IL-6.	Subcutâneo < visceral
• Inibidor-1 do ativador do plasminogênio.	Subcutâneo < visceral
• Angiotensinogênio.	Subcutâneo < visceral
• Proteína de transferência do éster de colesterol.	Subcutâneo > visceral
• Proteína estimulante de acilação.	Subcutâneo < visceral
• TNF-α.	Subcutâneo < visceral
• HSL.	Subcutâneo > visceral
• Lipase lipoproteica.	Subcutâneo < visceral
• Proteína ligadora de retinol-4.	Subcutâneo = visceral
• Fator de crescimento semelhante à insulina (IGF-1).	Subcutâneo = visceral
• Proteína ligadora do IGF-1.	Subcutâneo = visceral
• Monobutirina.	Subcutâneo = visceral
• Proteína desaclopadora-1.	Subcutâneo > visceral
• Proteína desaclopadora-2.	Subcutâneo > visceral

Fonte: Adaptada de Bays et al., 2006.

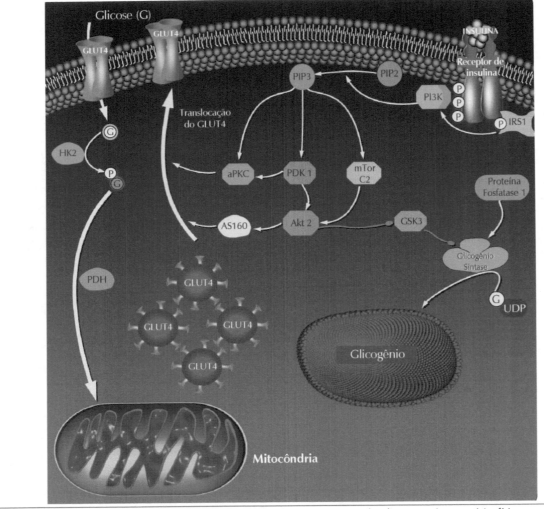

Figura 35.6. Translocação do GLUT4 via sinalização da insulina e captação de glicose após exercício físico. As proteínas quinases, aPKC, AS160 e glicogênio sintase apresentam grande influência do exercício físico na captação de glicose.
Fonte: Desenvolvida pela autoria.

Após as miocinas serem secretadas na circulação, estas favorecem alguns efeitos sistêmicos benéficos estimulados pelo exercício em tecidos que não sejam o músculo esquelético (p. ex., tecido adiposo). A IL-6, por exemplo, modula a produção de glicose no fígado. Algumas dessas miocinas são claramente pró-inflamatórias (IL-1β e TNF-α) ou anti-inflamatórias (IL-10 e antagonista de receptor de IL-1). Paradoxalmente, outra miocina, a IL-6, tem sido destacada por apresentar efeitos pró e anti-inflamatórios. Por exemplo, o aumento crônico das concentrações de IL-6 – concentração superior à condição basal em indivíduos saudáveis – pode ser um preditor para o desenvolvimento de obesidade e diabetes *mellitus* tipo 2. Além disso, o aumento crônico das concentrações de IL-1β, IL-6, IL-8, IL-10 e TNF-α tem sido associado ao desenvolvimento de muitas doenças relacionadas com a inflamação, incluindo câncer, e com outros transtornos associados ao envelhecimento, como sarcopenia, doenças neurodegenerativas e depressão. O aumento crônico das concentrações de IL-6 e TNF-α resulta em atrofia do músculo esquelético e inibição da regeneração muscular, respectivamente. Assim, as concentrações sistêmicas e locais das miocinas após o exercício podem contribuir para os efeitos benéficos dessa intervenção em tecidos que não sejam músculos, agindo como moléculas semelhantes a hormônios, enquanto o aumento desordenado de maneira crônica dessas substâncias pode apresentar ações pró-inflamatórias e prejudiciais. Por exemplo, o aumento da IL-6 e de outras miocinas secretadas pelo músculo é observado durante o exercício, sendo que, posteriormente, esses valores retornam às concentrações basais, caracterizando um incremento agudo de miocinas, diferentemente do que é observado durante a condição de obesidade.

O que são miocinas?

O efeito protetor do exercício sobre as doenças associadas à inflamação crônica de baixo grau pode ser atribuído às ações anti-inflamatórias do exercício regular, podendo ser sugerido que, em longo prazo, essa resposta anti-inflamatória possa ser verificada por meio da redução da massa de gordura visceral. Em consonância com a aceitação do tecido adiposo como órgão endócrino, surgiu a ideia de que o músculo esquelético também pode ser visto como órgão endócrino. Nesse contexto, tem sido sugerido que citocinas e outros peptídeos metabolicamente ativos sejam produzidos, expressados e secretados por fibras do músculo esquelético, que exercem efeitos endócrinos ou parácrinos, sendo essas substâncias classificadas como miocinas. Dado que o músculo esquelético seja considerado o maior órgão do corpo humano, descobertas recentes destacam que a contração muscular faça desse tecido um órgão produtor de citocinas, surgindo, assim, um novo paradigma: durante a evolução humana, o músculo esquelético passou por vários processos de adaptação, apresentando papel central em orquestrar o metabolismo e as funções de outros órgãos. Esse paradigma fornece uma base conceitual para explicar as consequências múltiplas de um estilo de vida sedentário. Se a função endócrina do músculo não for estimulada por meio das contrações, isso deve causar mau funcionamento de vários órgãos e tecidos do corpo, bem como aumento do risco de doenças cardiovasculares, câncer e demência.

As descobertas mais recentes, de que o músculo esquelético apresenta capacidade de expressar diversas miocinas, como IL-6, IL-8, IL-15 (Figura 35.7), fator neurotrófico derivado do cérebro (BDNF), fator inibidor da leucemia (LIF), FGF21 e a folistatina-*like*-1, são apoiadas por estudos envolvendo a participação do exercício físico, os quais destacam o músculo como órgão produtor de miocinas, proporcionando, assim, um novo campo de investigação.

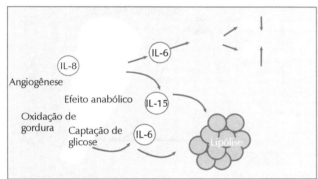

Figura 35.7. Efeitos biológicos da IL-6, IL-8 e IL-15.
Fonte: Desenvolvida pela autoria.

IL-6, a primeira miocina a ser descoberta

A gp130, receptor da citocina IL-6, foi a primeira miocina a ser identificada e é a mais estudada até hoje. A IL-6 foi descoberta como miocina a partir de observações que encontraram aumentos circulantes de até 100 vezes durante o exercício físico. A identificação da produção de IL-6 pelo músculo esquelético durante o exercício físico favoreceu um renovado interesse em pesquisar o efeito metabólico da IL-6, devido ao seu efeito paradoxal.

Tais situações estão relacionadas com o aumento circulante de IL-6 no período pós-exercício físico agudo, acompanhado de maior sensibilidade de tecidos responsivos à insulina, favorecendo, assim, o aumento na captação de glicose e na oxidação de gordura. Além disso, durante o exercício físico a IL-6 pode exercer funções endócrinas, aumentando a produção de glicose hepática ou lipólise no tecido adiposo. Embora não existam evidências demonstrando que a IL-6 possua efeitos específicos na massa adiposa visceral, essa miocina parece desempenhar importante papel no metabolismo lipídico. Por outro lado, o aumento circulante de IL-6 de maneira crônica, como na condição de obesidade, exerce efeitos pró-inflamatórios e reduz a ação periférica da insulina, favorecendo a inflamação e o acúmulo de gordura corporal. Em função disso, é possível apontar o efeito do aumento agudo e crônico da IL-6 para a saúde.

Desse modo, alguns estudos, durante as últimas décadas, têm revelado que, em resposta à contração muscular, tanto as fibras musculares do tipo I como as do tipo II expressam IL-6, a qual, subsequentemente, exerce efeitos locais no músculo (p. ex., através da ativação da AMPK) e – quando secretada na circulação – age perifericamente em alguns órgãos com ações semelhantes a hormônios. Dentro do músculo esquelético, a IL-6 age localmente, através de sinais do homodímero gp130Rβ/IL-6Rα, resultando na ativação da proteína AMPK e/ou PI3K (Figura 35.8).

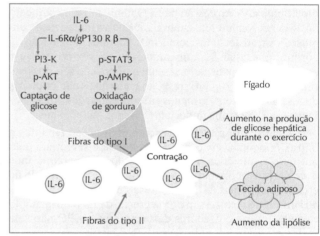

Figura 35.8. Efeitos biológicos da IL-6, secretada pelo músculo esquelético, em resposta à contração muscular.
Fonte: Desenvolvida pela autoria.

IL-15, uma íntima relação e conversa com músculo esquelético e tecido adiposo

A IL-15 é expressa no músculo esquelético e tem sido identificada como fator anabólico no crescimento muscular. Além disso, os efeitos anabólicos no músculo esquelético, em estudos *in vitro* e *in vivo*, apontam a IL-15 como exercendo papel-chave no metabolismo lipídico. Por essa razão, a IL-15 tem se destacado pelo seu envolvimento no *cross-talk* entre músculo esquelético e tecido adiposo (Figura 35.7).

Foi demonstrado que a regulação do RNAm da IL-15 aumentou no músculo esquelético de humanos após uma sessão de treinamento de força; além disso, foi sugerido que essa interleucina pode se acumular dentro do músculo, com o treinamento regular. Em humanos foi demonstrada associação negativa entre as concentrações plasmáticas de IL-15 e a gordura visceral. Ademais, verificou-se redução da gordura visceral, mas não subcutânea, quando a IL-15 foi pouco expressa em músculo de murina. O aumento circulante de IL-15 resulta em reduções significativas na gordura corporal e aumento no conteúdo mineral ósseo, podendo interferir na massa corporal magra ou nas concentrações de outras citocinas. Embora o último modelo represente um sistema artificial, essas descobertas suportam a hipótese de que a secreção de IL-15 pelo músculo poderia modular a gordura visceral via mecanismos endócrinos.

Eritropoietina (EPO) como uma nova miocina

Evidências sugerem que a EPO pode ser classificada como miocina. Desse modo, alguns pesquisadores observaram aumento na expressão da EPO no músculo esquelético de murina por eletrotransferência, resultando em aumento de 100 vezes nas concentrações séricas de EPO e aumento significativo na hemoglobina. Após 12 semanas, a expressão da EPO resultou na redução de peso em 23% em camundongos obesos transfectados com EPO. Além disso, após a avaliação da massa gorda por DEXA, pesquisadores observaram reduções de 28% na gordura corporal, sugerindo que a menor massa adiposa observada seja acompanhada por completa normalização das concentrações de insulina de jejum e tolerância à glicose em camundongos alimentados com dieta hiperlipídica. A expressão da EPO também induz aumento de 14% no volume muscular e 25% na vascularização em músculos transfectados com EPO. Ademais, a oxidação de gordura muscular foi aumentada em 1,8 vez no músculo contralateral transfectado. Assim, embora não seja possível tirar conclusões no que diz respeito à relevância clínica desses dados, parece que, pelo menos em concentrações suprafisiológicas, a EPO tenha importantes efeitos metabólicos.

Além disso, a EPO apresenta efeitos semelhantes a outras miocinas, visto que é produzida e secretada pelo músculo esquelético, desempenhando efeitos parácrinos e endócrinos sobre outros músculos. Embora o método de eletrotransferência de DNA represente um modelo artificial no aumento da expressão e da secreção da EPO no músculo esquelético, pesquisadores destacam que a EPO não seja realmente secretada pelo músculo. No entanto, observou-se que a EPO é secretada a partir de estímulos atribuídos ao exercício, possivelmente por sua maior biodisponibilidade. Embora a secreção da EPO só seja observada no período inicial de uma série de exercício, sugere-se que esta seja uma miocina verdadeira. Os estudos destacam que o RNAm do receptor da EPO (EPOR) e a fosforilação da Janus quinase-2 (JAK-2), associada ao EPOR, foram aumentados, sugerindo que a sinalização através da EPOR está envolvida na adaptação do músculo esquelético induzida pelo exercício.

Efeito anti-inflamatório do exercício físico agudo

O exercício físico regular parece induzir efeitos anti-inflamatórios, sugerindo que essa estratégia, por si só, possa suprimir a inflamação sistêmica de grau baixo. Alguns estudos destacam que os marcadores de inflamação são reduzidos, quando precedidos por mudanças, em longo prazo, de comportamento, envolvendo tanto o consumo reduzido de energia como o aumento da prática de exercícios físicos. Os mediadores desse efeito estão pouco elucidados, porém vários mecanismos têm sido propostos para esclarecer possíveis questionamentos.

Para estudar se o exercício agudo apresenta uma verdadeira resposta anti-inflamatória, um modelo de "inflamação de baixo grau" foi estabelecido com baixa dose de endotoxina de *E. coli* administrada em indivíduos saudáveis, randomizados em dois grupos (repouso ou exercitado; ambos submetidos à administração de endotoxina). Nos indivíduos em repouso, a endotoxina induziu aumento de 2 a 3 vezes nas concentrações circulantes de TNF-α. Em contraste, quando os indivíduos realizaram 3 horas de exercício em bicicleta ergométrica e receberam a dose de endotoxina, as respostas do TNF-α foram totalmente anuladas, fornecendo algumas evidências de que o exercício agudo pode inibir a produção de TNF-α.

As citocinas classicas pró-inflamatórias, como TNF-α e IL-1β, em geral não aumentam suas concentrações com o exercício, indicando que a cascata de citocinas induzida pelo exercício notavelmente difere das citocinas induzidas por infecções. Desse modo, as respostas das citocinas ao exercício diferem daquelas produzidas por infecções graves, como a sepse (Figura 35.9).

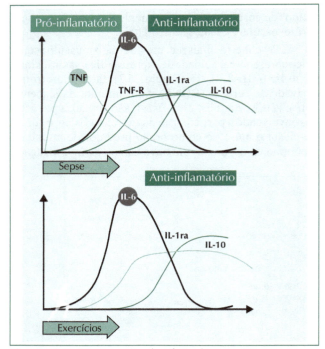

Figura 35.9. Comparação do efeito do exercício *versus* sepse no aumento circulante de citocinas.
Fonte: Desenvolvida pela autora.

Normalmente, a IL-6 é a primeira citocina secretada para a circulação durante o exercício. As concentrações circulantes de IL-6 aumentam de modo exponencial (até 100 vezes) em resposta ao exercício e posteriormente são reduzidas no período pós-exercício. As concentrações circulantes das citocinas anti-inflamatórias, como IL-1Ra e IL-10, também aumentam após o exercício. De maneira geral, o exercício físico favorece o aumento principalmente de IL-6, seguido pelo aumento de IL-1Ra e IL-10. A presença de IL-6 na circulação é, de longe, a mais marcante, e sua presença precede o aparecimento das outras citocinas, sendo que a contração das fibras do músculo esquelético, por si só, produz e secreta IL-6. Além disso, especula-se que a IL-6 derivada do músculo seja responsável pela maior resposta sistêmica em alguns órgãos, como cérebro, fígado e tecido adiposo em face do exercício (Figura 35.10).

Estudos destacaram que a via de sinalização estimulada pela IL-6 (*upstream* e *downstream*) difere acentuadamente dos miócitos e macrófagos (Figura 35.11). Desse modo, parece que a via de sinalização estimulada pela IL-6 em macrófagos é dependente da ativação da via de sinalização do NFkB; além disso, a expressão de IL-6 intramuscular é regulada por uma cascata de sinalização, podendo estar envolvida no *cross-talk* entre o fator nuclear de células T ativadas (NFAT) Ca²⁺ e a via MAPK p38/glicogênio. Assim, quando a IL-6 é estimulada por macrófagos e monócitos, cria-se uma resposta pró-inflamatória, enquanto a ativação da IL-6 e a sinalização no músculo são totalmente independentes de uma resposta prévia do TNF-α ou de ativação do NFkB.

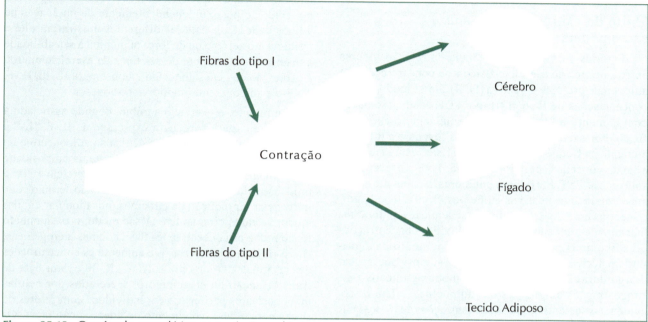

Figura 35.10. O músculo esquelético como órgão endócrino secretagogo de IL-6.
Fonte: Desenvolvida pela autoria.

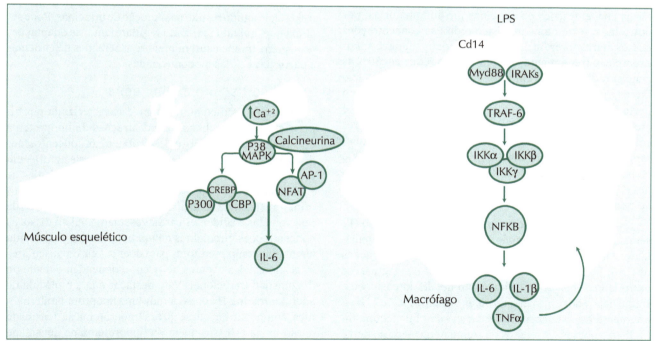

Figura 35.11. Via de sinalização da IL-6 em macrófagos e durante a contração muscular.

Embora seja conhecido que a transcrição de IL-6 e outras citocinas pró-inflamatórias como TNF-α e IL-β é principalmente regulada pela via de sinalização intercedida pelo receptor TLR, resultando na ativação e translocação nuclear do NFkB, pesquisas revelam que a contração do músculo esquelético favorece o aumento de Ca²⁺ citosólico, a ativação da p38 MAPK e/ou da calcineurina, beneficiando a ativação de fatores de transcrição, dependentes dos eventos *upstream*.
Fonte: Desenvolvida pela autoria.

Existe a possibilidade de que, com o exercício regular, os efeitos anti-inflamatórios de uma série aguda de exercícios protejam indivíduos contra a inflamação sistêmica crônica de grau baixo, mas essa ligação entre os efeitos agudos do exercício e os benefícios a longo prazo ainda não está totalmente elucidada.

Efeito do exercício físico sobre as adipocinas na SM

Estudos destacam a existência da relação inversa entre a prática de exercício físico e as concentrações de adipocinas/proteína C-reativa (PCR). Desse modo, baixas concentrações de IL-6, TNF-α e PCR estão associadas com aumento no volume e na frequência do exercício físico. Por exemplo: em indivíduos jovens e adultos, o aumento na frequência do exercício físico está associado a baixas concentrações de PCR, IL-6, TNF-α e receptores solúveis de TNF. Entretanto, mulheres fisicamente ativas apresentam significativos aumentos circulantes de adiponectina em relação a mulheres sedentárias. Indivíduos fisicamente ativos apresentam reduzidas concentrações de adipocinas pró-inflamatórias e aumento das anti-inflamatórias, independentemente da adiposidade, apesar de a gordura corporal contribuir de modo significativo nas concentrações circulantes das adipocinas. Além disso, evidências sustentam que as concentrações de IL-6 e PCR estão associadas a sedentarismo, independentemente da obesidade.

O exercício agudo estimula o sistema imune a aumentar as concentrações de citocinas pró-inflamatórias; por outro lado, o treinamento físico reduz as concentrações desses marcadores, mesmo em indivíduos saudáveis. Por exemplo, o treinamento aeróbio intenso reduz em 30% as concentrações de PCR em maratonistas, embora o exercício intenso gradualmente aumente esse marcador durante o período de treinamento. O treinamento físico também é efetivo em reduzir o TNF-α circulante, seus receptores solúveis e moléculas de adesão em indivíduos com tolerância à glicose diminuída. Em indivíduos saudáveis e obesos, os resultados ainda são controversos em relação aos efeitos do exercício aeróbio sobre as concentrações de adiponectina e PCR.

Nessa perspectiva, o treinamento em curto prazo (12 semanas de exercício aeróbio de baixa a moderada intensidade) não favoreceu nenhum efeito sobre as concentrações de IL-6, TNF-α e PCR em mulheres obesas ou magras. Por outro lado, 7 meses de treinamento de alta intensidade e frequência reduziram peso corporal, gordura, PCR e TNF-α e aumentaram as concentrações séricas de adiponectina em mulheres obesas. Os efeitos do treinamento aeróbio de 12 a 24 meses favoreceram o aumento das concentrações de adiponectina, sendo esse aumento positivamente correlacionado com a intensidade do exercício. Além disso, outros pesquisadores destacam que o treinamento aeróbio de curta duração reduz as concentrações de IL-8 e de MCP-1, quando comparado com o grupo-controle.

Mecanismos pelos quais o exercício físico influencia a produção de adipocinas

Poucos são os estudos que investigaram os efeitos do treinamento físico na produção celular das adipocinas. A maioria dos resultados indica que o treinamento físico não influencia a expressão ou a secreção de adipocinas no tecido adiposo, independentemente de mudanças na adiposidade. Dois estudos diferentes mostraram que o treinamento aeróbio ou de força aumentou a sensibilidade à insulina, mas nenhum desses tipos de exercício alterou a expressão de genes do tecido adiposo para IL-1β, IL-6, TNF-α e adiponectina em indivíduos obesos.

Entretanto, o exercício aeróbio, quando associado à restrição energética, reduz a expressão de IL-6, IL-8 e TNF-α e aumenta a expressão gênica da adiponectina no tecido adiposo, sugerindo que a redução da adiposidade pela alimentação seja necessária para o exercício afetar a produção celular das adipocinas. O exercício aeróbio pode influenciar a produção de citocinas, por modular células mononucleares circulantes. Desse modo, o treinamento físico reduz as concentrações das citocinas aterogênicas, IL-1β, TNF-α e interferon-γ, e aumenta as concentrações das citocinas ateroprotetoras (IL-4, IL-10 e fator beta de transformação do crescimento) secretadas por células mononucleares periféricas em indivíduos com fatores de riscos para o desenvolvimento de doenças cardíacas. Os mecanismos pelos quais o exercício modifica a produção de células mononucleares e, consequentemente, reduz a síntese de adipocinas são desconhecidos, mas pode ser que o exercício agudo resulte na secreção de miocinas. Pode ser ainda que, quando realizado regularmente, as adaptações do sistema imune causem menores secreções de citocinas a partir das células mononucleadas.

Exercício físico e dislipidemia

O perfil lipídico aterogênico é caracterizado por hipertrigliceridemia, baixas concentrações de lipoproteína de alta densidade (HDL-colesterol) e altas concentrações de lipoproteína de baixa densidade (LDL-colesterol) − em especial, destaca-se que pequenas e densas partículas de LDL-colesterol estão associadas com a obesidade abdominal, resistência à insulina e mortalidade e morbidade relacionadas a acidentes cardiovasculares. Além disso, as concentrações circulantes de apolipoproteína-B têm sido apontadas como preditoras para doenças cardiovasculares e relacionadas a eventos de risco, independentemente do diagnóstico tradicional. Vale destacar que a molécula de apolipoproteína-B é considerada uma lipoproteína aterogênica, compondo em quase 90% a lipoproteína de densidade muito baixa (VLDL), além da lipoproteína de densidade intermediária (IDL) e do LDL.

Efeito agudo do exercício físico sobre a dislipidemia

Alguns estudos têm reforçado a ideia de que uma única série de exercício físico aeróbio pode favorecer reduções significativas sobre as concentrações de triacilgliceróis (TG) e aumento do HDL-colesterol. Essas alterações lipídicas são observadas entre 24 e 48 horas após série aguda de exercício físico em indivíduos sedentários e treinados em resposta aos gastos energéticos de 350 a 500 e 1.000 kcal, respectivamente. Normalmente, reduções nas concentrações de TG variam entre 10 e 25% e são maiores entre aqueles com maiores valores para TG basal. Em comparação, o aumento nos valores de HDL-colesterol após série aguda de exercício é de aproximadamente 7 a 15%. Esses acréscimos são, em grande parte, devidos ao aumento da subfração HDL3-colesterol em indivíduos sedentários, em contraste com o aumento predominante do HDL2-colesterol em indivíduos treinados.

Embora não exista duração mínima para se obter os efeitos do exercício físico sobre TG e HDL-colesterol, em geral, quanto maior a duração da série aguda de exercício físico, maior o gasto energético e mais acentuadas as melhorias sobre o perfil dos lipídios circulantes. Por outro lado, o fator intensidade do exercício agudo não tem se destacado por apresentar efeitos claros sobre reduções dos lipídios circulantes, embora sejam observadas reduzidas concentrações de LDL-colesterol após a prática de exercício de longa duração (p. ex., após uma maratona de 42 km). No entanto, foi observado que exercícios aeróbios, com gastos energéticos entre 350 e 500 kcal, não apresentam efeitos sobre as concentrações plasmáticas de LDL-colesterol. Em contraste com as reduções geralmente observadas após exercício físico crônico, o exercício aeróbio agudo, com gasto energético de aproximadamente 350 kcal em indivíduos sedentários e treinados, apresenta altas concentrações transitórias de apolipoproteína-B de 4 a 9%.

Efeito crônico do exercício físico sobre a dislipidemia

Evidências destacam os efeitos benéficos nos lipídios circulantes pela prática de exercício crônico, principalmente sobre o TG e o HDL-colesterol. Em estudo de metanálise, pesquisadores revelaram que 30 a 60 minutos de exercício aeróbio, 3 a 5 vezes por semana, em intensidade moderada, resultam no aumento do HDL-colesterol em aproximadamente 4% (0,05 mmol/L), predominantemente em resposta ao aumento da subfração de HDL2-colesterol e reduzindo também as concentrações de TG em aproximadamente 12% (0,21 mmol/L).

Outros pesquisadores destacam que o exercício físico com gasto energético entre 1.200 e 2.200 kcal/semana proporciona efeitos benéficos pelo aumento do HDL-colesterol em 2 a 22% (0,05 a 0,21 mmol/L) e redução do TG de 4 a 37% (0,01 a 0,43 mmol/L). Considera-se que cada aumento de 0,025 mmol/L de HDL-colesterol represente redução do risco de doenças cardiovasculares em aproximadamente 5%. Esses resultados sugerem que apenas pequena melhora na aptidão física seja necessária para produzir melhoras clinicamente significativas sobre as concentrações de

HDL-colesterol e TG. No entanto, uma clara relação dose-resposta entre duração do exercício físico e alterações no perfil lipídico ainda não foi estabelecida. Adicionalmente, tem sido especulado que a intensidade do exercício físico e a magnitude de melhora da aptidão cardiorrespiratória em resposta ao treinamento têm pouca ou nenhuma influência significativa sobre as alterações lipídicas.

A preponderância de evidências disponíveis sugere que o exercício físico crônico não altera significativamente as concentrações de LDL-colesterol. É interessante enfatizar que as partículas pequenas e densas de LDL, quando em elevada proporção, têm-se destacado como preditoras de incidência para doenças cardiovasculares isoladamente do LDL-colesterol total. Além disso, é importante salientar que, independentemente da intensidade do treinamento e da perda de peso significativa, 25 minutos de exercício aeróbio por dia podem aumentar o tamanho da partícula de LDL, sem alterar as concentrações de LDL-colesterol total.

Adicionalmente, estudos transversais sugerem que indivíduos fisicamente ativos tendem a apresentar as mais baixas concentrações de apolipoproteína-B. Alguns estudos que avaliaram o efeito do exercício físico destacam a efetividade dessa intervenção em reduzir significativamente as concentrações de apolipoproteína-B na magnitude de 7 a 20%. Essa redução parece ser maior entre aqueles com concentrações basais elevadas de TG.

Embora já tenha sido sugerido previamente que a perda de peso induzida pelo exercício físico seja sempre o objetivo a fim de trazer melhoras significativas no perfil lipídico, outras pesquisas concluíram que, apesar das melhoras nas concentrações de HDL-colesterol e TG, esses efeitos são geralmente maiores para aqueles que perdem peso, sendo que estas melhoras podem ser observadas até mesmo quando o peso permanece praticamente inalterado. Em alguns estudos, nos quais não foram encontradas reduções significativas no peso corporal, autores observaram reduções de 5 a 35% sobre as concentrações de TG e/ou aumentos de 3 a 5% para HDL. Por outro lado, outros estudos não observaram correlação entre a redução no peso corporal e as alterações nas concentrações circulantes de TG, HDL-colesterol e apolipoproteína-B.

As melhoras no perfil lipídico são independentes da redução significativa do peso, podendo ser intercedidas por alterações na composição corporal, tais como aumento da massa muscular ou reduções na gordura intra-abdominal e/ou melhoras na aptidão cardiorrespiratória. De fato, o exercício físico pode favorecer reduções na gordura visceral, além de promover melhoras no perfil lipídico, independentemente dessa condição. Embora existam melhoras do condicionamento em resposta ao treinamento físico, este exerce pouca influência sobre TG e HDL-colesterol. Apesar de ocorrerem reduções nas concentrações de apolipoproteína-B, relacionadas com melhoras da aptidão cardiorrespiratória, esses efeitos são isolados das mudanças na obesidade abdominal.

Exercício físico e hipertensão arterial

Estudos recentes demonstram que a hipertensão arterial sistêmica (HAS) é o principal fator de risco de morte, entre as doenças não transmissíveis. Considerada problema de saúde pública, é a patologia que apresenta maior risco isolado para mortalidade vascular, chegando a atingir prevalência de 30% em indivíduos adultos de meia-idade e de 50 a 70% em indivíduos idosos.

A hipertensão arterial é considerada uma síndrome multifatorial; sendo assim, várias condições podem desencadeá-la, dentre as quais se destaca o sedentarismo. Segundo a Organização Mundial da Saúde, o sedentarismo é considerado um dos 10 motivos mais relevantes de causa de morte e ou incapacidade, sendo responsável por mais de 2 milhões de óbitos/ano.

O estilo de vida sedentário está associado com as doenças cardiovasculares, podendo representar aumento de 30 a 50% no risco de elevação da pressão arterial. Entretanto, pesquisas reportam que a prática regular de exercícios físicos reduz a pressão arterial de indivíduos normotensos e hipertensos, independentemente da perda de peso. Assim, o exercício físico regular é considerado estratégia eficaz na prevenção e no tratamento da hipertensão. Assim, um dos maiores progressos em termos de saúde pública nestes últimos anos tem sido a massificação da prática, cada vez mais consciente, do exercício físico.

Existem diversas particularidades com relação à prática consciente do exercício físico em indivíduos hipertensos, as quais devem ser ponderadas no momento da prescrição. A realização da atividade física requer a interação dos mecanismos fisiológicos estruturais e funcionais, que variam de acordo com:

- tipo de exercício;
- intensidade do esforço;
- duração da atividade física;
- frequência das atividades.

Quanto ao tipo de exercício, as respostas cardiovasculares são bem definidas. Em estudo realizado com exercícios aeróbios isotônicos (com movimento articular), observa-se redução da pressão arterial em comparação com as atividades isométricas (sem movimento articular) e exercícios isotônicos resistidos (treinamento de força). Nesse sentido, torna-se relevante a padronização quanto à intensidade, à duração e à frequência das sessões.

De maneira geral, a intensidade do exercício mais efetiva para reduzir a pressão arterial parece ser a moderada. Em estudo experimental, com ratos espontaneamente hipertensos treinados por 12 semanas, observou-se que o exercício físico de alta intensidade (85% de consumo máximo de oxigênio) não foi eficaz no controle da hipertensão; enquanto exercícios realizados a 55% de consumo máximo de oxigênio apresentaram resultados significativos no controle da hipertensão desses animais. Em humanos, estudos realizados com atividade moderada inferior a 70%

do consumo máximo de oxigênio demonstraram-se efetivos na redução da pressão arterial.

Com relação à duração e à frequência da sessão de treinamento, as Diretrizes Brasileiras de Hipertensão Arterial recomendam que a duração esteja entre 30 e 60 minutos e que a frequência seja igual ou maior que 3 vezes por semana.

O efeito hipotensor do exercício físico está vinculado, sobretudo, ao sistema cardiovascular e à demanda metabólica imposta a ele. As respostas cardiovasculares ao exercício físico podem ser classificadas quanto ao efeito agudo (após única sessão) ou crônico (somatória das adaptações).

Após uma única sessão de treinamento (exercício agudo), pode-se observar pequena redução da pressão arterial, embora esse efeito hipotensor pós-exercício decorra da redução do débito cardíaco, da vasodilatação periférica e do acúmulo de metabólitos vasodilatadores; porém, esses efeitos são transitórios e só persistem durante o período de recuperação.

Em uma revisão, Pescatello observou que tanto os exercícios agudos resistidos como uma sessão isolada de atividades aeróbias favorecem reduções sobre a pressão arterial durante o período de recuperação, que retoma ao nível anterior após esse período. Além disso, outros pesquisadores verificaram, em idosos hipertensos sedentários e obesos, que uma única sessão de 45 minutos de exercício aeróbio, a 70% do $VO_{2máx}$, reduziu a pressão arterial durante o período de vigília e de sono (24 horas).

Com relação ao efeito crônico do treinamento físico, estudos destacam reduções da pressão arterial com o treinamento contra resistência, bem como com os exercícios aeróbios. Cabe ressaltar que os efeitos hipotensores do treinamento contra resistência são mais discretos quando comparados ao treinamento aeróbio, e que esse tipo de treinamento deve ser realizado dando maior ênfase ao número de repetições com a carga reduzida (70% de 1 RM).

Os exercícios aeróbios crônicos são os mais estudados, sendo que diversos protocolos de treinamento apresentaram a resposta hipotensora desejada; no entanto, não está elucidado quais são os possíveis mecanismos envolvidos na redução da pressão arterial em resposta a essa atividade.

O controle da pressão arterial sistêmica em longo prazo depende de mecanismos homeostáticos e neuro-hormonais integrados à redução da volemia e do tônus vascular. A importância dos sistemas reflexos neurais no controle a longo prazo é discutível. Porém, após uma metanálise que avaliou 75 estudos controlados randomizados que tiveram como objetivo verificar o efeito do exercício aeróbio sobre a pressão arterial e seus mecanismos de regulação, os autores destacaram, como principais mecanismos no controle da pressão arterial, a redução da resistência vascular periférica, a diminuição nas concentrações de norepinefrina e a diminuição na atividade de renina.

Estudos clínicos e experimentais avaliaram a hiperatividade do sistema nervoso simpático, revelando que esse fator pode ser um importante mecanismo responsável pelo aumento inicial da pressão arterial. Os resultados dos estudos têm demonstrado que o exercício físico reduz os níveis de atividade do sistema nervoso simpático. Nesse sentido, pesquisadores avaliaram a hiperatividade adrenérgica em indivíduos hipertensos e normotensos submetidos a exercício físico de intensidade moderada, constatando efeito hipotensor do exercício de 10 a 15 mmHg nos indivíduos sedentários hipertensos e normotensos.

Vários pesquisadores ressaltam que as reduções na pressão arterial atribuídas ao exercício físico são associadas não somente à redução nos níveis plasmáticos de catecolaminas, como também ao aumento do tônus vagal. Partindo desse pressuposto, evidências destacam o efeito do exercício de *endurance* na atividade simpática por microneurografia, realizada pré e pós-exercício. Foi concluído que existe efeito hipotensor, tanto da pressão arterial sistólica como da diastólica, resposta esta decorrente da redução na atividade nervosa simpática de repouso. Além disso, foi observado que o efeito hipotensivo do exercício físico é rapidamente perdido quando essa estratégia é interrompida, o que ressalta a importância da manutenção da prática regular desse tipo de atividade.

A grande maioria dos estudos que avaliaram os efeitos do exercício físico nos níveis de pressão arterial pós-exercício utilizou o exercício aeróbio como principal estratégia. Embora as informações sobre o comportamento da PA após uma sessão de exercício de força ainda sejam relativamente escassas, principalmente quando a amostra é composta por hipertensos, cabe registrar que os resultados de estudos demonstraram que o exercício de força pode reduzir a PA sistólica pós-esforço, tanto de mulheres normotensas como hipertensas.

Os estudos publicados, em sua grande maioria, enfatizam que o exercício físico regular pode oferecer efeito anti-hipertensivo e o recomendam para o tratamento da hipertensão como estratégia benéfica aos estágios de hipertensão severa, bem como para sua prevenção. Em indivíduos sedentários e hipertensos, reduções clinicamente significativas na pressão arterial podem ser conseguidas com o aumento relativamente modesto da prática de exercício físico. Cabe destacar, finalmente, que o volume de treino requerido para reduzir a pressão arterial é relativamente pequeno, passível de ser atingido mesmo por indivíduos previamente sedentários.

Considerações finais

O estado inflamatório crônico de baixa intensidade tem sido considerado o principal componente da SM, estando tal condição associada à obesidade, sobretudo devido ao acúmulo de gordura visceral, favorecendo o desenvolvimento de resistência à insulina, diabetes *mellitus* tipo 2, aterosclerose, hipertensão arterial e outras doenças cardiovasculares.

Além de seu papel ativo no metabolismo energético, o tecido adiposo secreta múltiplas substâncias biologicamente ativas com efeitos autócrinos, parácrinos e endócrinos. Algumas das moléculas secretadas pelo tecido adiposo participam de respostas inflamatórias e estão envolvidas na etiopatogenia das desordens relacionadas à obesidade.

O tecido adiposo de indivíduos com sensibilidade normal à insulina secreta grande quantidade de adiponectina, que é associada a uma condição metabólica saudável. Por outro lado, com o aumento da adiposidade corporal, condição esta comum na SM, a concentração de adiponectina circulante é reduzida significativamente e diversos outros fatores, derivados dos depósitos de gordura, contribuem para a ativação e a infiltração de macrófagos no próprio tecido. Os macrófagos, quando ativados, secretam citocinas que contribuem para maior infiltração celular. Após certo tempo, o tecido adiposo torna-se um órgão inflamado e passa a secretar proteínas que podem prejudicar a sinalização da insulina. O tecido adiposo inflamado libera grande quantidade de ácidos graxos livres, que contribui para o acúmulo ectópico de lipídios em tecidos como fígado e músculo esquelético. O aumento no conteúdo lipídico nesses tecidos está fortemente associado com a resistência à insulina, sendo este componente o principal distúrbio da SM.

Na última década, a constatação de que o músculo esquelético sintetiza e secreta miocinas possibilitou a compreensão de alguns dos mecanismos moleculares fundamentais para o entendimento do *cross-talk* de dois órgãos metabolicamente ativos, o tecido adiposo e o músculo esquelético. Partindo desse pressuposto, algumas evidências sugerem que a contração do músculo esquelético favorece a secreção de miocinas, sendo essas substâncias consideradas verdadeiros hormônios, exercendo determinados efeitos endócrinos na gordura visceral e em outros depósitos de gordura ectópica. Outras miocinas apresentam ações locais (autócrina), no próprio músculo e através de mecanismos parácrinos, exercendo seus efeitos sobre as vias de sinalização envolvidas na oxidação de gordura. No entanto, o sedentarismo favorece a deterioração metabólica desse tecido considerado metabolicamente ativo.

Na tentativa de reverter esse quadro metabólico desfavorável, recomenda-se à população a adesão a estratégias efetivas em melhorar a sensibilidade à insulina, como a redução no peso corporal, a prática regular de exercícios físicos e a ingestão de dieta equilibrada, que inclua adequada ingestão de frutas e hortaliças, uma vez que esses alimentos apresentam elevada concentração de compostos bioativos envolvidos na modulação da resposta inflamatória.

Além disso, diversos estudos randomizados mostram que o exercício físico tem efeito favorável sobre vários fatores de risco metabólicos e cardiovasculares, que constituem ou estão relacionados à SM. Outras pesquisas apresentam fortes evidências das mudanças favoráveis de estilo de vida, incluindo a prática regular de exercício físico, como estratégia na prevenção do diabetes *mellitus* tipo 2 em indivíduos com sobrepeso e com tolerância à glicose diminuída.

As recomendações atuais para aumentar o volume total de exercício físico, de moderado a intenso, e manter bom o condicionamento cardiorrespiratório e muscular são importantes para diminuir as chances de desenvolver SM, principalmente em indivíduos com perfil de alto risco.

Embora diversas atividades possam aumentar o gasto energético, diminuindo os riscos metabólico e cardiovascular, além de impedir a SM, tornam-se necessárias mais informações sobre os benefícios relativos do exercício físico mais intenso, do treinamento de força e do exercício físico não regular, de baixa intensidade e não periodizado. Para tanto, são necessários mais esclarecimentos sobre a implicação do volume e da intensidade do exercício na melhora das diferentes comorbidades que envolvem a SM, com o intuito de impedir o avanço dessa desordem em diferentes grupos de risco.

Outro aspecto importante a ser destacado é a adesão à prática regular de exercícios físicos como peça fundamental na mudança do estilo de vida. Assim, a prática de exercício físico quando ainda jovem pode ser uma estratégia eficaz na prevenção dos danos que podem levar o indivíduo a uma situação patológica. Por outro lado, os efeitos prejudiciais ocasionados pelo alto consumo de determinados alimentos de alta densidade energética, pelo tabagismo e por outros fatores, não podem ser corrigidos somente pelo exercício. Para maximizar os benefícios do exercício físico, a reeducação alimentar e os hábitos saudáveis devem ser combinados para se conseguir melhor qualidade de vida.

O entendimento dos efeitos do exercício físico sobre a SM poderá nortear mais ensaios experimentais para estabelecer o potencial benefício dessa estratégia para a saúde em indivíduos com desordens que compõem a SM. Futuramente, o entendimento mais aprofundado da base genética da SM, do diabetes *mellitus* tipo 2, das doenças cardiovasculares, da condição pró-inflamatória e das substâncias secretadas pelos órgãos adiposo e muscular e de suas interações com o exercício físico servirão como ferramenta útil para se obter o perfil genético que pode levar à identificação de indivíduos com alto risco e aqueles que são responsivos a esse tipo de intervenção.

Questões propostas para estudo

1. A síndrome metabólica é caracterizada pela junção de alguns fatores de risco para doença arterial coronariana. Quais são esses fatores e como a síndrome metabólica pode ser definida?
2. Como a vida sedentária e a obesidade podem influenciar no aparecimento da síndrome metabólica?
3. De que maneira os receptores *toll-like* podem desencadear processos inflamatórios crônicos observados em indivíduos com síndrome metabólica?
4. Quais as principais disfunções metabólicas associadas à obesidade?
5. Cite as principais características do sistema imunológico que se assemelham com o sistema metabólico na gênese da obesidade.
6. Como o adipócito hipertrofiado localizado na região abdominal acelera o processo inflamatório?
7. Quais as duas vias onde a resposta inflamatória crônica, observada no individuo obeso, pode desencadear resistência insulínica?
8. Quais as principais vias moleculares que podem contribuir para o comprometimento da sinalização insulínica?
9. Qual a contribuição do treinamento físico sistematizado no processo de emagrecimento?
10. De que maneira o exercício físico aumenta a captação de glicose independentemente da insulina?
11. Quais os diferentes efeitos do exercício físico agudo e crônico na sinalização da insulina?
12. De que maneira o exercício pode influenciar as quinases ativadas pelo AMP e melhorar a sensibilidade insulínica?
13. Porque o exercício físico moderado reduz a inflamação crônica e o exercício de alta intensidade pode prejudicar esse processo?
14. O que são as miosinas?
15. Como o exercício físico agudo e crônico pode influenciar de maneira distinta as adipocinas na síndrome metabólica?
16. Quais os efeitos benéficos do treinamento periodizado sobre a dislipidemia?
17. Por que o exercício físico regular é considerado estratégia importante no tratamento da hipertensão arterial?
18. A prescrição do exercício deve levar em conta a interação de mecanismos fisiológicos estruturais e funcionais. Sendo assim, a prescrição dos exercícios deve basear-se no quê?
19. Quais as diferenças entre o exercício agudo e crônico no tratamento da hipertensão arterial?

Bibliografia consultada

- Aguilar-Salinas CA, Rojas R, Gomez-Perez FJ et al. High prevalence of metabolic syndrome in Mexico. Arch Med Res 2004; 35:76-81.
- American College of Sports Medicine Position Stand. The recommended quantity and quality of exercise for developing and maintaining cardiorespiratory and muscular fitness, and flexibility in healthy adults. Med Sci Sports Exerc 1998; 30:975-91.
- Anderson JW, Konz EC, Frederich RC, Wood CL. Long-term weight-loss maintenance: a meta-analysis of US studies. Am J Clin Nutr 2001; 74:579-84.
- Anthonsen MW, Ronnstrand L, Wernstedt C, Degerman E, Holm C. Identification of novel phosphorylation sites in hormone-sensitive lipase that are phosphorylated in response to isoproterenol and govern activation properties in vitro. J Biol Chem 1998; 273:215-21.

- Azizi F, Salehi P, Etemadi A, Zahedi-Asl S. Prevalence of metabolic syndrome in an urban population: Tehran Lipid and Glucose Study. Diabetes Res Clin Pract. 2003;61:29-37.
- Bahceci M, Gokalp D, Bahceci S, Tuzcu A, Atmaca S, Arikan S. The correlation between adiposity and adiponectin, tumor necrosis factor alpha, interleukin-6 and high sensitivity C-reactive protein levels. Is adipocyte size associated with inflammation in adults? J Endocrinol Invest 2007; 30:210-4.
- Barker RN, Erwig L, Pearce WP, Devine A, Rees AJ. Differential effects of necrotic or apoptotic cell uptake on antigen presentation by macrophages. Pathobiology 1999; 67:302-5.
- Bays H, Blonde L, Rosenson R. Adiposopathy: how do diet, exercise and weight loss drug therapies improve metabolic disease in overweight patients? Expert Rev Cardiovasc Ther 2006; 4:871-95.

- Bays HE, Gonzalez-Campoy JM, Bray GA et al. Pathogenic potential of adipose tissue and metabolic consequences of adipocyte hypertrophy and increased visceral adiposity. Expert Rev Cardiovasc Ther 2008; 6:343-68.
- Beeson M, Sajan MP, Dizon M et al. Activation of protein kinase C-zeta by insulin and phosphatidylinositol-3,4,5-(PO4)3 is defective in muscle in type 2 diabetes and impaired glucose tolerance: amelioration by rosiglitazone and exercise. Diabetes 2003; 52:1926-34.
- Bes-Houtmann S, Roche R, Hoareau L et al. Presence of functional TLR2 and TLR4 on human adipocytes. Histochem Cell Biol 2007; 127:131-7.
- Bielinski R, Schutz Y, Jequier E. Energy metabolism during the postexercise recovery in man. Am J Clin Nutr 1985; 42:69-82.
- Bild DE, Sholinsky P, Smith DE, Lewis CE, Hardin JM, Burke GL. Correlates and predictors of weight loss in young adults: the CARDIA study. Int J Obes Relat Metab Disord 1996; 20:47-55.
- Bjorntorp P. The android woman: a risky condition. J Intern Med 1996; 239:105-10.
- Boden G, She P, Mozzoli M et al. Free fatty acids produce insulin resistance and activate the proinflammatory nuclear factor-kappaB pathway in rat liver. Diabetes 2005; 54:3458-65.
- Bogardus C, Thuillez P, Ravussin E, Vasquez B, Narimiga M, Azhar S. Effect of muscle glycogen depletion on in vivo insulin action in man. J Clin Invest 1983; 72:1605-10.
- Bonizzi G, Karin M. The two NF-kappaB activation pathways and their role in innate and adaptive immunity. Trends Immunol 2004; 25:280-8.
- Bourlier V, Zakaroff-Girard A, Miranville A et al. Remodeling phenotype of human subcutaneous adipose tissue macrophages. Circulation 2008; 117:806-15.
- Bouzakri K, Zachrisson A, Al-Khalili L et al. siRNA-based gene silencing reveals specialized roles of IRS-1/Akt2 and IRS-2/Akt1 in glucose and lipid metabolism in human skeletal muscle. Cell Metab 2006; 4:89-96.
- Braith RW, Stewart KJ. Resistance exercise training: its role in the prevention of cardiovascular disease. Circulation 2006; 113:2642-50.
- Bremmer MA, Beekman AT, Deeg DJ et al. Inflammatory markers in late-life depression: results from a population-based study. J Affect Disord 2008; 106:249-55.
- Bruce CR, Brolin C, Turner N et al. Overexpression of carnitine palmitoyltransferase I in skeletal muscle in vivo increases fatty acid oxidation and reduces triacylglycerol esterification. Am J Physiol Endocrinol Metab 2007; 292:E1231-7.
- Bruce CR, Hoy AJ, Turner N et al. Overexpression of carnitine palmitoyltransferase-1 in skeletal muscle is sufficient to enhance fatty acid oxidation and improve high-fat diet-induced insulin resistance. Diabetes 2009; 58:550-8.
- Brundtland GH. From the World Health Organization. Reducing risks to health, promoting healthy life. JAMA 2002; 288:1974.
- Bruss MD, Arias EB, Lienhard GE, Cartee GD. Increased phosphorylation of Akt substrate of 160 kDa (AS160) in rat skeletal muscle in response to insulin or contractile activity. Diabetes 2005; 54:41-50.
- Bruun JM, Helge JW, Richelsen B, Stallknecht B. Diet and exercise reduce low-grade inflammation and macrophage infiltration in adipose tissue but not in skeletal muscle in severely obese subjects. Am J Physiol Endocrinol Metab 2006; 290:E961-7.
- Cameron AJ, Magliano DJ, Zimmet PZ, Welborn T, Shaw JE. The metabolic syndrome in Australia: prevalence using four definitions. Diabetes Res Clin Pract. 2007;77:471-8.
- Cameron AJ, Shaw JE, Zimmet PZ. The metabolic syndrome: prevalence in worldwide populations. Endocrinol Metab Clin N Am. 2004;33:351-75.
- Carroll S, Cooke CB, Butterly RJ. Metabolic clustering, physical activity and fitness in nonsmoking, middle-aged men. Med Sci Sports Exerc 2000; 32:2079-86.
- Caspar-Bauguil S, Cousin B, Galinier A et al. Adipose tissues as an ancestral immune organ: site-specific change in obesity. FEBS Lett 2005; 579:3487-92.
- Chang L, Karin M. Mammalian MAP kinase signalling cascades. Nature 2001; 410:37-40.
- Charriere G, Cousin B, Arnaud E et al. Preadipocyte conversion to macrophage. Evidence of plasticity. J Biol Chem 2003; 278:9850-5.
- Chen CY, Del Gatto-Konczak F, Wu Z, Karin M. Stabilization of interleukin-2 mRNA by the c-Jun NH2-terminal kinase pathway. Science 1998; 280:1945-9.
- Chibalin AV, Yu M, Ryder JW et al. Exercise-induced changes in expression and activity of proteins involved in insulin signal transduction in skeletal muscle: differential effects on insulin-receptor substrates 1 and 2. Proc Natl Acad Sci U S A 2000; 97:38-43.
- Chitturi S, Abeygunasekera S, Farrell GC et al. NASH and insulin resistance: Insulin hypersecretion and specific association with the insulin resistance syndrome. Hepatology 2002; 35:373-9.
- Christ-Roberts CY, Pratipanawatr T, Pratipanawatr W, Berria R, Belfort R, Mandarino LJ. Increased insulin receptor signaling and glycogen synthase activity contribute to the synergistic effect of exercise on insulin action. J Appl Physiol 2003; 95:2519-29.
- Cinti S, Mitchell G, Barbatelli G et al. Adipocyte death defines macrophage localization and function in adipose tissue of obese mice and humans. J Lipid Res 2005; 46:2347-55.
- Cobb WS, Burns JM, Kercher KW, Matthews BD, James Norton H, Todd Heniford B. Normal intraabdominal pressure in healthy adults. J Surg Res 2005; 129:231-5.
- Colbert LH, Visser M, Simonsick EM et al. Physical activity, exercise, and inflammatory markers in older adults: findings from the health, aging and body composition study. J Am Geriatr Soc 2004; 52:1098-104.
- Coletti D, Moresi V, Adamo S, Molinaro M, Sassoon D. Tumor necrosis factor-alpha gene transfer induces cachexia and inhibits muscle regeneration. Genesis 2005; 43:120-8.
- Crawford DA, Jeffery RW, French SA. Television viewing, physical inactivity and obesity. Int J Obes Relat Metab Disord 1999; 23:437-40.
- de Ferranti S, Mozaffarian D. The perfect storm: obesity, adipocyte dysfunction, and metabolic consequences. Clin Chem 2008; 54:945-55.
- Dean JL, Sully G, Clark AR, Saklatvala J. The involvement of AU-rich element-binding proteins in p38 mitogen-activated protein kinase pathway-mediated mRNA stabilisation. Cell Signal 2004; 16:1113-21.

- Deshmukh A, Coffey VG, Zhong Z, Chibalin AV, Hawley JA, Zierath JR. Exercise-induced phosphorylation of the novel Akt substrates AS160 and filamin A in human skeletal muscle. Diabetes 2006; 55:1776-82.
- Deshmukh AS, Hawley JA, Zierath JR. Exercise-induced phospho-proteins in skeletal muscle. Int J Obes (Lond) 2008; 32 Suppl 4:S18-23.
- Despres JP, Lemieux I, Prud'homme D. Treatment of obesity: need to focus on high risk abdominally obese patients. BMJ 2001; 322:716-20.
- Donnelly JE, Blair SN, Jakicic JM, Manore MM, Rankin JW, Smith BK. American College of Sports Medicine Position Stand. Appropriate physical activity intervention strategies for weight loss and prevention of weight regain for adults. Med Sci Sports Exerc 2009; 41:459-71.
- Dugani CB, Klip A. Glucose transporter 4: cycling, compartments and controversies. EMBO Rep 2005; 6:1137-42.
- Eckel RH, Alberti KG, Grundy SM, Zimmet PZ. The metabolic syndrome. Lancet; 375:181-3.
- Eriksson J, Taimela S, Koivisto VA. Exercise and the metabolic syndrome. Diabetologia 1997; 40:125-35.
- Erlichman J, Kerbey AL, James WP. Physical activity and its impact on health outcomes. Paper 2: Prevention of unhealthy weight gain and obesity by physical activity: an analysis of the evidence. Obes Rev 2002; 3:273-87.
- Ervin RB. Prevalence of metabolic syndrome among adults 20 years of age and over, by sex, age, race and ethnicity, and body mass index: United States. Natl Health Stat Rep. 2009;13:1-8.
- Executive Summary of The Third Report of The National Cholesterol Education Program (NCEP) Expert Panel on Detection, Evaluation, And Treatment of High Blood Cholesterol In Adults (Adult Treatment Panel III). JAMA 2001; 285:2486-97.
- Fagard RH, Cornelissen VA. Effect of exercise on blood pressure control in hypertensive patients. Eur J Cardiovasc Prev Rehabil 2007; 14:12-7.
- Febbraio MA. Exercise and inflammation. J Appl Physiol 2007; 103:376-7.
- Fischer CP, Berntsen A, Perstrup LB, Eskildsen P, Pedersen BK. Plasma levels of interleukin-6 and C-reactive protein are associated with physical inactivity independent of obesity. Scand J Med Sci Sports 2007; 17:580-7.
- Fogelholm M, Kukkonen-Harjula K. Does physical activity prevent weight gain – a systematic review. Obes Rev 2000; 1:95-111.
- Fonseca-Alaniz MH, Takada J, Alonso-Vale MI, Lima FB. [The adipose tissue as a regulatory center of the metabolism]. Arq Bras Endocrinol Metabol 2006; 50:216-29.
- Fonseca-Alaniz MH, Takada J, Alonso-Vale MI, Lima FB. Adipose tissue as an endocrine organ: from theory to practice. J Pediatr (Rio J) 2007; 83:S192-203.
- Ford ES, Giles WH. A comparison of the prevalence of the metabolic syndrome using two proposed definitions. Diabetes Care 2003; 26:575-81.
- Ford ES. Prevalence of the metabolic syndrome defined by the International Diabetes Federation among adults in the US. Diabetes Care. 2005;28:2745-9.
- Franklin BA, Gordon S, Timmis GC. Exercise prescription for hypertensive patients. Ann Med 1991; 23:279-87.
- Frayn KN, Karpe F, Fielding BA, MacDonald IA, Coppack SW. Integrative physiology of human adipose tissue. Int J Obes Relat Metab Disord 2003; 27:875-88.
- Frosig C, Jorgensen SB, Hardie DG, Richter EA, Wojtaszewski JF. 5'-AMP-activated protein kinase activity and protein expression are regulated by endurance training in human skeletal muscle. Am J Physiol Endocrinol Metab 2004; 286:E411-7.
- Frosig C, Richter EA. Improved insulin sensitivity after exercise: focus on insulin signaling. Obesity (Silver Spring) 2009; 17 Suppl 3:S15-20.
- Frosig C, Rose AJ, Treebak JT, Kiens B, Richter EA, Wojtaszewski JF. Effects of endurance exercise training on insulin signaling in human skeletal muscle: interactions at the level of phosphatidylinositol 3-kinase, Akt, and AS160. Diabetes 2007; 56:2093-102.
- Frosig C, Sajan MP, Maarbjerg SJ et al. Exercise improves phosphatidylinositol-3,4,5-trisphosphate responsiveness of atypical protein kinase C and interacts with insulin signalling to peptide elongation in human skeletal muscle. J Physiol 2007; 582:1289-301.
- Gao Z, Hwang D, Bataille F et al. Serine phosphorylation of insulin receptor substrate 1 by inhibitor kappa B kinase complex. J Biol Chem 2002; 277:48115-21.
- Ghosh S, Karin M. Missing pieces in the NF-kappaB puzzle. Cell 2002; 109 Suppl:S81-96.
- Gleeson M, McFarlin B, Flynn M. Exercise and toll-like receptors. Exerc Immunol Rev 2006; 12:34-53.
- Gleeson M, Nieman DC, Pedersen BK. Exercise, nutrition and immune function. J Sports Sci 2004; 22:115-25.
- Gleeson M. Immune function in sport and exercise. J Appl Physiol 2007; 103:693-9.
- Goodpaster BH, Katsiaras A, Kelley DE. Enhanced fat oxidation through physical activity is associated with improvements in insulin sensitivity in obesity. Diabetes 2003; 52:2191-7.
- Gregor MF, Hotamisligil GS. Thematic review series: adipocyte biology. adipocyte stress: the endoplasmic reticulum and metabolic disease. J Lipid Res 2007; 48:1905-14.
- Griffin ME, Marcucci MJ, Cline GW et al. Free fatty acid-induced insulin resistance is associated with activation of protein kinase C theta and alterations in the insulin signaling cascade. Diabetes 1999; 48:1270-4.
- Haapanen N, Miilunpalo S, Vuori I, Oja P, Pasanen M. Association of leisure time physical activity with the risk of coronary heart disease, hypertension and diabetes in middle-aged men and women. Int J Epidemiol 1997; 26:739-47.
- Haddad F, Zaldivar F, Cooper DM, Adams GR. IL-6-induced skeletal muscle atrophy. J Appl Physiol 2005; 98:911-7.
- Haffner SM. The metabolic syndrome: inflammation, diabetes mellitus, and cardiovascular disease. Am J Cardiol 2006; 97:3A-11A.
- Han TS, van Leer EM, Seidell JC, Lean ME. Waist circumference action levels in the identification of cardiovascular risk factors: prevalence study in a random sample. BMJ 1995; 311:1401-5.
- Handschin C, Spiegelman BM. The role of exercise and PGC1alpha in inflammation and chronic disease. Nature 2008; 454:463-9.
- Hansen PA, Gulve EA, Marshall BA et al. Skeletal muscle glucose transport and metabolism are enhanced in transgenic mice overexpressing the Glut4 glucose transporter. J Biol Chem 1995; 270:1679-84.

- Hawley JA, Houmard JA. Introduction-preventing insulin resistance through exercise: a cellular approach. Med Sci Sports Exerc 2004; 36:1187-90.

- Higaki Y, Wojtaszewski JF, Hirshman MF et al. Insulin receptor substrate-2 is not necessary for insulin- and exercise-stimulated glucose transport in skeletal muscle. J Biol Chem 1999; 274:20791-5.

- Hildrum B, Mykletun A, Hole T, Midthjell K, Dahl A. Age-specific prevalence of the MS defined by the IDF and national cholesterol education program: the Norwegian HUNT 2 study. BMC Public Health. 2007;7:220.

- Hill JO, Melanson EL. Overview of the determinants of overweight and obesity: current evidence and research issues. Med Sci Sports Exerc 1999; 31:S515-21.

- Hirosumi J, Tuncman G, Chang L et al. A central role for JNK in obesity and insulin resistance. Nature 2002; 420:333-6.

- Hoebe K, Georgel P, Rutschmann S et al. CD36 is a sensor of diacylglycerides. Nature 2005; 433:523-7.

- Hojman P, Brolin C, Gissel H et al. Erythropoietin over-expression protects against diet-induced obesity in mice through increased fat oxidation in muscles. PLoS One 2009; 4:e5894.

- Horton ES. Effects of lifestyle changes to reduce risks of diabetes and associated cardiovascular risks: results from large scale efficacy trials. Obesity (Silver Spring) 2009; 17 Suppl 3:S43-8.

- Horton ES. Metabolic aspects of exercise and weight reduction. Med Sci Sports Exerc 1986; 18:10-8.

- Hotamisligil GS, Arner P, Caro JF, Atkinson RL, Spiegelman BM. Increased adipose tissue expression of tumor necrosis factor-alpha in human obesity and insulin resistance. J Clin Invest 1995; 95:2409-15.

- Hotamisligil GS, Shargill NS, Spiegelman BM. Adipose expression of tumor necrosis factor-alpha: direct role in obesity-linked insulin resistance. Science 1993; 259:87-91.

- Hotamisligil GS. Inflammation and metabolic disorders. Nature 2006; 444:860-7.

- Howard BV, Mayer-Davis EJ, Goff D et al. Relationships between insulin resistance and lipoproteins in nondiabetic African Americans, Hispanics, and non-Hispanic whites: the Insulin Resistance Atherosclerosis Study. Metabolism 1998; 47:1174-9.

- Howlett KF, Sakamoto K, Garnham A, Cameron-Smith D, Hargreaves M. Resistance exercise and insulin regulate AS160 and interaction with 14-3-3 in human skeletal muscle. Diabetes 2007; 56:1608-14.

- Howlett KF, Sakamoto K, Hirshman MF et al. Insulin signaling after exercise in insulin receptor substrate-2-deficient mice. Diabetes 2002; 51:479-83.

- Howlett KF, Sakamoto K, Yu H, Goodyear LJ, Hargreaves M. Insulin-stimulated insulin receptor substrate-2-associated phosphatidylinositol 3-kinase activity is enhanced in human skeletal muscle after exercise. Metabolism 2006; 55:1046-52.

- Hu G, Qiao Q, Tuomilehto J, Balkau B, Borch-Johnsen K, Pyorala K. Prevalence of the metabolic syndrome and its relation to all-cause and cardiovascular mortality in nondiabetic European men and women. Arch Intern Med 2004; 164:1066-76.

- Hundal RS, Petersen KF, Mayerson AB et al. Mechanism by which high-dose aspirin improves glucose metabolism in type 2 diabetes. J Clin Invest 2002; 109:1321-6.

- Ischander M, Zaldivar F, Jr., Eliakim A et al. Physical activity, growth, and inflammatory mediators in BMI-matched female adolescents. Med Sci Sports Exerc 2007; 39:1131-8.

- Ivy JL. Muscle insulin resistance amended with exercise training: role of GLUT4 expression. Med Sci Sports Exerc 2004; 36:1207-11.

- Izumiya Y, Bina HA, Ouchi N, Akasaki Y, Kharitonenkov A, Walsh K. FGF21 is an Akt-regulated myokine. FEBS Lett 2008; 582:3805-10.

- Jakicic JM, Clark K, Coleman E et al. American College of Sports Medicine position stand. Appropriate intervention strategies for weight loss and prevention of weight regain for adults. Med Sci Sports Exerc 2001; 33:2145-56.

- Jakicic JM. The effect of physical activity on body weight. Obesity (Silver Spring) 2009; 17 Suppl 3:S34-8.

- Jameson JM, Sharp LL, Witherden DA, Havran WL. Regulation of skin cell homeostasis by gamma delta T cells. Front Biosci 2004; 9:2640-51.

- Janiszewski PM, Ross R. The utility of physical activity in the management of global cardiometabolic risk. Obesity (Silver Spring) 2009; 17 Suppl. 3:S3-S14.

- Jeffery RW, Wing RR, Sherwood NE, Tate DF. Physical activity and weight loss: does prescribing higher physical activity goals improve outcome? Am J Clin Nutr 2003; 78:684-9.

- Jernas M, Palming J, Sjoholm K et al. Separation of human adipocytes by size: hypertrophic fat cells display distinct gene expression. FASEB J 2006; 20:1540-2.

- Jessen N, Goodyear LJ. Contraction signaling to glucose transport in skeletal muscle. J Appl Physiol 2005; 99:330-7.

- Kaneto H, Nakatani Y, Miyatsuka T et al. Possible novel therapy for diabetes with cell-permeable JNK-inhibitory peptide. Nat Med 2004; 10:1128-32.

- Kanoh Y, Sajan MP, Bandyopadhyay G, Miura A, Standaert ML, Farese RV. Defective activation of atypical protein kinase C zeta and lambda by insulin and phosphatidylinositol-3,4,5--(PO4)(3) in skeletal muscle of rats following high-fat feeding and streptozotocin-induced diabetes. Endocrinology 2003; 144:947-54.

- Karin M. The regulation of AP-1 activity by mitogen-activated protein kinases. J Biol Chem 1995; 270:16483-6.

- Kim YB, Inoue T, Nakajima R, Shirai-Morishita Y, Tokuyama K, Suzuki M. Effect of long-term exercise on gene expression of insulin signaling pathway intermediates in skeletal muscle. Biochem Biophys Res Commun 1999; 254:720-7.

- Kirwan JP, del Aguila LF, Hernandez JM et al. Regular exercise enhances insulin activation of IRS-1-associated PI3-kinase in human skeletal muscle. J Appl Physiol 2000; 88:797-803.

- Kitamura T, Kitamura Y, Kuroda S et al. Insulin-induced phosphorylation and activation of cyclic nucleotide phosphodiesterase 3B by the serine-threonine kinase Akt. Mol Cell Biol 1999; 19:6286-96.

- Klimcakova E, Polak J, Moro C et al. Dynamic strength training improves insulin sensitivity without altering plasma levels and gene expression of adipokines in subcutaneous adipose tissue in obese men. J Clin Endocrinol Metab 2006; 91:5107-12.

- Kondo T, Kobayashi I, Murakami M. Effect of exercise on circulating adipokine levels in obese young women. Endocr J 2006; 53:189-95.

- Kramer HF, Witczak CA, Taylor EB, Fujii N, Hirshman MF, Goodyear LJ. AS160 regulates insulin- and contraction-stimulated glucose uptake in mouse skeletal muscle. J Biol Chem 2006; 281:31478-85.

- Kraniou GN, Cameron-Smith D, Hargreaves M. Acute exercise and GLUT4 expression in human skeletal muscle: influence of exercise intensity. J Appl Physiol 2006; 101:934-7.

- Kraus WE, Slentz CA. Exercise training, lipid regulation, and insulin action: a tangled web of cause and effect. Obesity (Silver Spring) 2009; 17 Suppl 3:S21-6.

- Krauss RM, Eckel RH, Howard B et al. AHA Dietary Guidelines: revision 2000: A statement for healthcare professionals from the Nutrition Committee of the American Heart Association. Circulation 2000; 102:2284-99.

- Kristiansen OP, Mandrup-Poulsen T. Interleukin-6 and diabetes: the good, the bad, or the indifferent? Diabetes 2005; 54 Suppl 2:S114-24.

- Kuczmarski RJ, Flegal KM, Campbell SM, Johnson CL. Increasing prevalence of overweight among US adults. The National Health and Nutrition Examination Surveys, 1960 to 1991. JAMA 1994; 272:205-11.

- Kyriakis JM, Avruch J. Mammalian mitogen-activated protein kinase signal transduction pathways activated by stress and inflammation. Physiol Rev 2001; 81:807-69.

- Laclaustra M, Corella D, Ordovas JM. Metabolic syndrome pathophysiology: the role of adipose tissue. Nutr Metab Cardiovasc Dis 2007; 17:125-39.

- Lafontan M, Berlan M. Do regional differences in adipocyte biology provide new pathophysiological insights? Trends Pharmacol Sci 2003; 24:276-83.

- Lafontan M. Fat cells: afferent and efferent messages define new approaches to treat obesity. Annu Rev Pharmacol Toxicol 2005; 45:119-46.

- Lakka TA, Laaksonen de, Lakka HM et al. Sedentary lifestyle, poor cardiorespiratory fitness, and the metabolic syndrome. Med Sci Sports Exerc 2003; 35:1279-86.

- Lakka TA, Laaksonen DE. Physical activity in prevention and treatment of the metabolic syndrome. Appl Physiol Nutr Metab 2007; 32:76-88.

- Lamarche B, Moorjani S, Lupien PJ et al. Apolipoprotein A-I and B levels and the risk of ischemic heart disease during a five-year follow-up of men in the Quebec cardiovascular study. Circulation 1996; 94:273-8.

- Lambert DM, Marceau S, Forse RA. Intra-abdominal pressure in the morbidly obese. Obes Surg 2005; 15:1225-32.

- Lapidus L, Bengtsson C, Bjorntorp P. The quantitative relationship between "the metabolic syndrome" and abdominal obesity in women. Obes Res 1994; 2:372-7.

- Lawrence T, Gilroy DW. Chronic inflammation: a failure of resolution? Int J Exp Pathol 2007; 88:85-94.

- Lee JY, Sohn KH, Rhee SH, Hwang D. Saturated fatty acids, but not unsaturated fatty acids, induce the expression of cyclooxygenase-2 mediated through Toll-like receptor 4. J Biol Chem 2001; 276:16683-9.

- Lehto S, Ronnemaa T, Haffner SM, Pyorala K, Kallio V, Laakso M. Dyslipidemia and hyperglycemia predict coronary heart disease events in middle-aged patients with NIDDM. Diabetes 1997; 46:1354-9.

- Lesniak KT, Dubbert PM. Exercise and hypertension. Curr Opin Cardiol 2001; 16:356-9.

- Lessa I. Medical care and deaths due to coronary artery disease in Brazil, 1980-1999. Arq Bras Cardiol 2003; 81:336-42, 29-35.

- Lessard SJ, Rivas DA, Chen ZP et al. Tissue-specific effects of rosiglitazone and exercise in the treatment of lipid-induced insulin resistance. Diabetes 2007; 56:1856-64.

- Li CL, Liu FH, Lin JD. Protective effect of physical activity independent of obesity on metabolic risk factors. Int J Sport Nutr Exerc Metab 2006; 16:255-69.

- Li Q, Verma IM. NF-kappaB regulation in the immune system. Nat Rev Immunol 2002; 2:725-34.

- Lin WW, Karin M. A cytokine-mediated link between innate immunity, inflammation, and cancer. J Clin Invest 2007; 117:1175-83.

- Makowski L, Boord JB, Maeda K et al. Lack of macrophage fatty-acid-binding protein aP2 protects mice deficient in apolipoprotein E against atherosclerosis. Nat Med 2001; 7:699-705.

- Martin LJ, North KE, Dyer T, Blangero J, Comuzzie AG, Williams J. Phenotypic, genetic, and genome-wide structure in the metabolic syndrome. BMC Genet 2003; 4 Suppl 1:S95.

- Martin M, Schifferle RE, Cuesta N, Vogel SN, Katz J, Michalek SM. Role of the phosphatidylinositol 3 kinase-Akt pathway in the regulation of IL-10 and IL-12 by Porphyromonas gingivalis lipopolysaccharide. J Immunol 2003; 171:717-25.

- Mattacks CA, Sadler D, Pond CM. Site-specific differences in fatty acid composition of dendritic cells and associated adipose tissue in popliteal depot, mesentery, and omentum and their modulation by chronic inflammation and dietary lipids. Lymphat Res Biol 2004; 2:107-29.

- Mattusch F, Dufaux B, Heine O, Mertens I, Rost R. Reduction of the plasma concentration of C-reactive protein following nine months of endurance training. Int J Sports Med 2000; 21:21-4.

- McGuire MT, Wing RR, Klem ML, Hill JO. Behavioral strategies of individuals who have maintained long-term weight losses. Obes Res 1999; 7:334-41.

- Medzhitov R. Origin and physiological roles of inflammation. Nature 2008; 454:428-35.

- Monteiro R, de Castro PM, Calhau C, Azevedo I. Adipocyte size and liability to cell death. Obes Surg 2006; 16:804-6.

- Mora S, Lee IM, Buring JE, Ridker PM. Association of physical activity and body mass index with novel and traditional cardiovascular biomarkers in women. JAMA 2006; 295:1412-9.

- Nakanishi H, Brewer KA, Exton JH. Activation of the zeta isozyme of protein kinase C by phosphatidylinositol 3,4,5-trisphosphate. J Biol Chem 1993; 268:13-6.

- Nassis GP, Papantakou K, Skenderi K et al. Aerobic exercise training improves insulin sensitivity without changes in body weight, body fat, adiponectin, and inflammatory markers in overweight and obese girls. Metabolism 2005; 54:1472-9.

- Neels JG, Olefsky JM. Inflamed fat: what starts the fire? J Clin Invest 2006; 116:33-5.

- Nielsen AR, Hojman P, Erikstrup C et al. Association between interleukin-15 and obesity: interleukin-15 as a potential regulator of fat mass. J Clin Endocrinol Metab 2008; 93:4486-93.

- Nielsen AR, Pedersen BK. The biological roles of exercise-induced cytokines: IL-6, IL-8, and IL-15. Appl Physiol Nutr Metab 2007; 32:833-9.

- Nielsen JN, Frosig C, Sajan MP et al. Increased atypical PKC activity in endurance-trained human skeletal muscle. Biochem Biophys Res Commun 2003; 312:1147-53.

- Nieman DC. Current perspective on exercise immunology. Curr Sports Med Rep 2003; 2:239-42.

- O'Gorman DJ, Karlsson HK, McQuaid S et al. Exercise training increases insulin-stimulated glucose disposal and GLUT4 (SLC2A4) protein content in patients with type 2 diabetes. Diabetologia 2006; 49:2983-92.

- O'Neill S, O'Driscoll L. Metabolic syndrome: a closer look at the growing epidemic and its associated pathologies. Obes Rev. 2015; 16:1-12.

- O'Shea JJ, Gadina M, Schreiber RD. Cytokine signaling in 2002: new surprises in the Jak/Stat pathway. Cell 2002; 109 Suppl:S121-31.

- Oh JY, Hong YS, Sung YA, Barrett-Connor E. Prevalence and factor analysis of metabolic syndrome in an urban Korean population. Diabetes Care 2004; 27:2027-32.

- Oster MH, Fielder PJ, Levin N, Cronin MJ. Adaptation of the growth hormone and insulin-like growth factor-I axis to chronic and severe calorie or protein malnutrition. J Clin Invest 1995; 95:2258-65.

- Osterberg L, Blaschke T. Adherence to medication. N Engl J Med 2005; 353:487-97.

- Ouchi N, Oshima Y, Ohashi K et al. Follistatin-like 1, a secreted muscle protein, promotes endothelial cell function and revascularization in ischemic tissue through a nitric-oxide synthase-dependent mechanism. J Biol Chem 2008; 283:32802-11.

- Park JM, Greten FR, Wong A et al. Signaling pathways and genes that inhibit pathogen-induced macrophage apoptosis--CREB and NF-kappaB as key regulators. Immunity 2005; 23:319-29.

- Pedersen BK, Akerstrom TC, Nielsen AR, Fischer CP. Role of myokines in exercise and metabolism. J Appl Physiol 2007; 103:1093-8.

- Pedersen BK, Febbraio MA. Muscle as an endocrine organ: focus on muscle-derived interleukin-6. Physiol Rev 2008; 88:1379-406.

- Perdomo G, Commerford SR, Richard AM et al. Increased beta-oxidation in muscle cells enhances insulin-stimulated glucose metabolism and protects against fatty acid-induced insulin resistance despite intramyocellular lipid accumulation. J Biol Chem 2004; 279:27177-86.

- Pescatello LS. Physical activity, cardiometabolic health and older adults: recent findings. Sports Med 1999; 28:315-23.

- Petersen AM, Pedersen BK. The anti-inflammatory effect of exercise. J Appl Physiol 2005; 98:1154-62.

- Pischon T, Hankinson SE, Hotamisligil GS, Rifai N, Rimm EB. Leisure-time physical activity and reduced plasma levels of obesity-related inflammatory markers. Obes Res 2003; 11:1055-64.

- Polak J, Klimcakova E, Moro C et al. Effect of aerobic training on plasma levels and subcutaneous abdominal adipose tissue gene expression of adiponectin, leptin, interleukin 6, and tumor necrosis factor alpha in obese women. Metabolism 2006; 55:1375-81.

- Pold R, Jensen LS, Jessen N et al. Long-term AICAR administration and exercise prevents diabetes in ZDF rats. Diabetes 2005; 54:928-34.

- Poulain-Godefroy O, Froguel P. Preadipocyte response and impairment of differentiation in an inflammatory environment. Biochem Biophys Res Commun 2007; 356:662-7.

- Pouliot MC, Despres JP, Lemieux S et al. Waist circumference and abdominal sagittal diameter: best simple anthropometric indexes of abdominal visceral adipose tissue accumulation and related cardiovascular risk in men and women. Am J Cardiol 1994; 73:460-8.

- Poulsen P, Levin K, Petersen I, Christensen K, Beck-Nielsen H, Vaag A. Heritability of insulin secretion, peripheral and hepatic insulin action, and intracellular glucose partitioning in young and old Danish twins. Diabetes 2005; 54:275-83.

- Prentice AM, Goldberg GR, Jebb SA, Black AE, Murgatroyd PR, Diaz EO. Physiological responses to slimming. Proc Nutr Soc 1991; 50:441-58.

- Prentice AM, Jebb SA. Obesity in Britain: gluttony or sloth? BMJ 1995; 311:437-9.

- Quinn LS, Anderson BG, Strait-Bodey L, Stroud AM, Argiles JM. Oversecretion of interleukin-15 from skeletal muscle reduces adiposity. Am J Physiol Endocrinol Metab 2009; 296:E191-202.

- Raetz CR. Biochemistry of endotoxins. Annu Rev Biochem 1990; 59:129-70.

- Reaven GM. Banting lecture 1988. Role of insulin resistance in human disease. Diabetes 1988; 37:1595-607.

- Reaven GM. Banting Lecture 1988. Role of insulin resistance in human disease. 1988. Nutrition 1997; 13:65; discussion 4, 6.

- Richter EA, Nielsen JN, Jorgensen SB, Frosig C, Birk JB, Wojtaszewski JF. Exercise signalling to glucose transport in skeletal muscle. Proc Nutr Soc 2004; 63:211-6.

- Richter EA, Vistisen B, Maarbjerg SJ, Sajan M, Farese RV, Kiens B. Differential effect of bicycling exercise intensity on activity and phosphorylation of atypical protein kinase C and extracellular signal-regulated protein kinase in skeletal muscle. J Physiol 2004; 560:909-18.

- Ring-Dimitriou S, Paulweber B, von Duvillard SP et al. The effect of physical activity and physical fitness on plasma adiponectin in adults with predisposition to metabolic syndrome. Eur J Appl Physiol 2006; 98:472-81.

- Roberts SB, Leibel RL. Excess energy intake and low energy expenditure as predictors of obesity. Int J Obes Relat Metab Disord 1998; 22:385-6.

- Roberts SB. Energy requirements of older individuals. Eur J Clin Nutr 1996; 50 Suppl 1:S112-7; discussion S7-8.

- Rosa Neto JC, Lira FS, Oyama LM et al. Exhaustive exercise causes an anti-inflammatory effect in skeletal muscle and a pro-inflammatory effect in adipose tissue in rats. Eur J Appl Physiol 2009; 106:697-704.

- Rose AJ, Michell BJ, Kemp BE, Hargreaves M. Effect of exercise on protein kinase C activity and localization in human skeletal muscle. J Physiol 2004; 561:861-70.

- Ross R, Janssen I. Physical activity, total and regional obesity: dose-response considerations. Med Sci Sports Exerc 2001; 33:S521-7; discussion S8-9.

- Roubenoff R. Physical activity, inflammation, and muscle loss. Nutr Rev 2007; 65:S208-12.

- Rudich A, Kanety H, Bashan N. Adipose stress-sensing kinases: linking obesity to malfunction. Trends Endocrinol Metab 2007; 18:291-9.

- Rundqvist H, Rullman E, Sundberg CJ et al. Activation of the erythropoietin receptor in human skeletal muscle. Eur J Endocrinol 2009; 161:427-34.

- Sakamoto K, Goodyear LJ. Invited review: intracellular signaling in contracting skeletal muscle. J Appl Physiol 2002; 93:369-83.

- Sano H, Kane S, Sano E et al. Insulin-stimulated phosphorylation of a Rab GTPase-activating protein regulates GLUT4 translocation. J Biol Chem 2003; 278:14599-602.

- Sarkar D, Fisher PB. Molecular mechanisms of aging-associated inflammation. Cancer Lett 2006; 236:13-23.

- Sethi JK, Vidal-Puig AJ. Thematic review series: adipocyte biology. Adipose tissue function and plasticity orchestrate nutritional adaptation. J Lipid Res 2007; 48:1253-62.

- Slentz CA, Duscha BD, Johnson JL et al. Effects of the amount of exercise on body weight, body composition, and measures of central obesity: STRRIDE: a randomized controlled study. Arch Intern Med 2004; 164:31-9.

- Smith JK, Dykes R, Douglas JE, Krishnaswamy G, Berk S. Long-term exercise and atherogenic activity of blood mononuclear cells in persons at risk of developing ischemic heart disease. JAMA 1999; 281:1722-7.

- Sriwijitkamol A, Ivy JL, Christ-Roberts C, DeFronzo RA, Mandarino LJ, Musi N. LKB1-AMPK signaling in muscle from obese insulin-resistant Zucker rats and effects of training. Am J Physiol Endocrinol Metab 2006; 290:E925-32.

- Standaert ML, Bandyopadhyay G, Kanoh Y, Sajan MP, Farese RV. Insulin and PIP3 activate PKC-zeta by mechanisms that are both dependent and independent of phosphorylation of activation loop (T410) and autophosphorylation (T560) sites. Biochemistry 2001; 40:249-55.

- Standaert ML, Bandyopadhyay G, Perez L et al. Insulin activates protein kinases C-zeta and C-lambda by an autophosphorylation-dependent mechanism and stimulates their translocation to GLUT4 vesicles and other membrane fractions in rat adipocytes. J Biol Chem 1999; 274:25308-16.

- Starkie R, Ostrowski SR, Jauffred S, Febbraio M, Pedersen BK. Exercise and IL-6 infusion inhibit endotoxin-induced TNF-alpha production in humans. FASEB J 2003; 17:884-6.

- Straczkowski M, Kowalska I, Dzienis-Straczkowska S et al. Changes in tumor necrosis factor-alpha system and insulin sensitivity during an exercise training program in obese women with normal and impaired glucose tolerance. Eur J Endocrinol 2001; 145:273-80.

- Strissel KJ, Stancheva Z, Miyoshi H et al. Adipocyte death, adipose tissue remodeling, and obesity complications. Diabetes 2007; 56:2910-8.

- Sunami Y, Motoyama M, Kinoshita F et al. Effects of low-intensity aerobic training on the high-density lipoprotein cholesterol concentration in healthy elderly subjects. Metabolism 1999; 48:984-8.

- Takahashi K, Takeya M, Sakashita N. Multifunctional roles of macrophages in the development and progression of atherosclerosis in humans and experimental animals. Med Electron Microsc 2002; 35:179-203.

- Tanabe Y, Koga M, Saito M, Matsunaga Y, Nakayama K. Inhibition of adipocyte differentiation by mechanical stretching through ERK-mediated downregulation of PPAR-gamma2. J Cell Sci 2004; 117:3605-14.

- Taskinen MR. Diabetic dyslipidaemia: from basic research to clinical practice. Diabetologia 2003; 46:733-49.

- Tataranni PA. Pathophysiology of obesity-induced insulin resistance and type 2 diabetes mellitus. Eur Rev Med Pharmacol Sci 2002; 6:27-32.

- Taylor-Tolbert NS, Dengel DR, Brown MD et al. Ambulatory blood pressure after acute exercise in older men with essential hypertension. Am J Hypertens 2000; 13:44-51.

- Thomas TR, Warner SO, Dellsperger KC et al. Exercise and the Metabolic Syndrome with Weight Regain. J Appl Physiol.

- Thong FS, Dugani CB, Klip A. Turning signals on and off: GLUT4 traffic in the insulin-signaling highway. Physiology (Bethesda) 2005; 20:271-84.

- Torres-Leal FL, Capitani MD, Tirapegui J. The effect of physical exercise and caloric restriction on the components of metabolic syndrome. Braz J Pharm Sci 2009; 45:379-99.

- Tremblay A, Nadeau A, Fournier G, Bouchard C. Effect of a three-day interruption of exercise-training on resting metabolic rate and glucose-induced thermogenesis in training individuals. Int J Obes 1988; 12:163-8.

- Troseid M, Lappegard KT, Claudi T et al. Exercise reduces plasma levels of the chemokines MCP-1 and IL-8 in subjects with the metabolic syndrome. Eur Heart J 2004; 25:349-55.

- Trumbo P, Schlicker S, Yates AA, Poos M. Dietary reference intakes for energy, carbohydrate, fiber, fat, fatty acids, cholesterol, protein and amino acids. J Am Diet Assoc 2002; 102:1621-30.

- Tuncman G, Hirosumi J, Solinas G, Chang L, Karin M, Hotamisligil GS. Functional in vivo interactions between JNK1 and JNK2 isoforms in obesity and insulin resistance. Proc Natl Acad Sci U S A 2006; 103:10741-6.

- Ueki K, Kondo T, Kahn CR. Suppressor of cytokine signaling 1 (SOCS-1) and SOCS-3 cause insulin resistance through inhibition of tyrosine phosphorylation of insulin receptor substrate proteins by discrete mechanisms. Mol Cell Biol 2004; 24:5434-46.

- V Brazilian Guidelines in Arterial Hypertension. Arq Bras Cardiol 2007; 89:e24-79.

- Veras-Silva AS, Mattos KC, Gava NS, Brum PC, Negrao CE, Krieger EM. Low-intensity exercise training decreases cardiac output and hypertension in spontaneously hypertensive rats. Am J Physiol 1997; 273:H2627-31.

- Waib PH, Burini RC. [Effects of aerobic physical conditioning on blood pressure control]. Arq Bras Cardiol 1995; 64:243-6.

- Wannamethee SG, Shaper AG, Whincup PH. Modifiable lifestyle factors and the metabolic syndrome in older men: Effects of lifestyle changes. J Am Geriatr Soc 2006; 54:1909-14.

- Weisberg SP, Hunter D, Huber R et al. CCR2 modulates inflammatory and metabolic effects of high-fat feeding. J Clin Invest 2006; 116:115-24.

- Weisberg SP, McCann D, Desai M, Rosenbaum M, Leibel RL, Ferrante AW, Jr. Obesity is associated with macrophage accumulation in adipose tissue. J Clin Invest 2003; 112:1796-808.

- Wellen KE, Hotamisligil GS. Inflammation, stress, and diabetes. J Clin Invest 2005; 115:1111-9.

- Westerterp-Plantenga MS, Wijckmans-Duijsens NE, Verboeket-van de Venne WP, de Graaf K, van het Hof KH, Weststrate JA. Energy intake and body weight effects of six months reduced or full fat diets, as a function of dietary restraint. Int J Obes Relat Metab Disord 1998; 22:14-22.

- Wijndaele K, Duvigneaud N, Matton L et al. Muscular strength, aerobic fitness, and metabolic syndrome risk in Flemish adults. Med Sci Sports Exerc 2007; 39:233-40.

- Williams PT, Thompson PD. Dose-dependent effects of training and detraining on weight in 6406 runners during 7.4 years. Obesity (Silver Spring) 2006; 14:1975-84.

- Williams PT. Maintaining vigorous activity attenuates 7-yr weight gain in 8340 runners. Med Sci Sports Exerc 2007; 39:801-9.

- Winzen R, Gowrishankar G, Bollig F, Redich N, Resch K, Holtmann H. Distinct domains of AU-rich elements exert different functions in mRNA destabilization and stabilization by p38 mitogen-activated protein kinase or HuR. Mol Cell Biol 2004; 24:4835-47.

- Wojtaszewski JF, Birk JB, Frosig C, Holten M, Pilegaard H, Dela F. 5'AMP activated protein kinase expression in human skeletal muscle: effects of strength training and type 2 diabetes. J Physiol 2005; 564:563-73.

- Wojtaszewski JF, Hansen BF, Gade et al. Insulin signaling and insulin sensitivity after exercise in human skeletal muscle. Diabetes 2000; 49:325-31.

- Wojtaszewski JF, Nielsen JN, Richter EA. Invited review: effect of acute exercise on insulin signaling and action in humans. J Appl Physiol 2002; 93:384-92.

- Wolowczuk I, Verwaerde C, Viltart O et al. Feeding our immune system: impact on metabolism. Clin Dev Immunol 2008; 2008:639803.

- Yu M, Blomstrand E, Chibalin AV, Wallberg-Henriksson H, Zierath JR, Krook A. Exercise-associated differences in an array of proteins involved in signal transduction and glucose transport. J Appl Physiol 2001; 90:29-34.

- Yuan M, Konstantopoulos N, Lee J et al. Reversal of obesity- and diet-induced insulin resistance with salicylates or targeted disruption of Ikkbeta. Science 2001; 293:1673-7.

- Yusuf S, Hawken S, Ounpuu S et al. Effect of potentially modifiable risk factors associated with myocardial infarction in 52 countries (the INTERHEART study): case-control study. Lancet 2004; 364:937-52.

- Zerial M, McBride H. Rab proteins as membrane organizers. Nat Rev Mol Cell Biol 2001; 2:107-17.

- Zhao Y, Yan H, Yang R, Li Q, Dang S, Wang Y. Prevalence and determinants of metabolic syndrome among adults in a rural area of Northwest China. PLoS One. 2014;9:e91578.

- Zierath JR, He L, Guma A, Odegoard Wahlstrom E, Klip A, Wallberg-Henriksson H. Insulin action on glucose transport and plasma membrane GLUT4 content in skeletal muscle from patients with NIDDM. Diabetologia 1996; 39:1180-9.

- Zierath JR, Krook A, Wallberg-Henriksson H. Insulin action and insulin resistance in human skeletal muscle. Diabetologia 2000; 43:821-35.

- Zierath JR. Invited review: Exercise training-induced changes in insulin signaling in skeletal muscle. J Appl Physiol 2002; 93: 773-81.

- Zimmet P, Boyko EJ, Collier GR, de Courten M. Etiology of the metabolic syndrome: potential role of insulin resistance, leptin resistance, and other players. Ann N Y Acad Sci 1999; 892:25-44.

36

Genômica Nutricional e Exercício Físico

• Marcelo Macedo Rogero • Thomas Prates Ong

Introdução

Genômica nutricional

Genômica nutricional representa disciplina genômica de vertente nutricional que surgiu no contexto do pós-genoma humano. Seu foco de estudo é a interação gene-nutriente, que pode ocorrer de duas formas complementares: a alimentação pode influenciar o funcionamento do genoma (nutrigenômica), e, além disso, características genéticas podem influenciar a maneira pela qual se responde à alimentação (nutrigenética). Prevê-se que a genômica nutricional deverá ter impacto profundo na maneira de se estabelecer recomendações nutricionais, que passariam a ser individualizadas com base, inclusive, no DNA de cada indivíduo.

A partir da conclusão do Projeto Genoma Humano em 2003, descobriu-se que seres humanos apresentam cerca de 25.000 genes. Atualmente, tem-se buscado elucidar a função de boa parte de nossos genes, bem como caracterizar os fatores ambientais capazes de influenciar seu funcionamento. Nesse sentido, a alimentação merece destaque, uma vez que nutrientes e compostos bioativos dos alimentos (CBA) são capazes de modular a expressão gênica de maneiras bastante complexas e diversificadas.

Todo processo orgânico, incluindo os nutricionais, necessita de proteínas para ocorrer. Assim, a informação para a produção de hormônios, receptores, enzimas, transportadores entre outros se encontra codificada em sequência específica de bases do DNA que compõem os genes. Estes podem ser divididos em duas regiões: promotora, que apresenta função regulatória da expressão gênica; codificadora, que contém a sequência de bases (adenina, guanina, citosina e timina) com a instrução para a produção da proteína.

A expressão gênica ocorre em duas etapas, denominadas transcrição e tradução. Na transcrição, que ocorre no núcleo celular, é necessário que proteínas denominadas fatores de transcrição se liguem à região promotora, promovendo sua ativação. Em seguida, a enzima denominada RNA polimerase promoverá a transcrição do DNA, correspondente à região codificadora, em RNA. Cada adenina, timina, guanina e citosina no DNA corresponderá a uma uracila, adenina, citosina e guanina, respectivamente, no RNA sintetizado. Na etapa de tradução, que se dá no citoplasma, o RNA é traduzido na proteína em estruturas denominadas ribossomos. Mais especificamente, cada trinca de bases no RNA é lida como um códon, que pode sinalizar para um aminoácido específico ou, ainda, para o término da tradução.

Nutrientes e CBA alteram a expressão gênica de modo complexo e variado. Ações transcricionais diretas foram descritas para as vitaminas A e D, ácidos graxos e colesterol, que têm a capacidade de se ligar diretamente a fatores de transcrição da classe dos receptores nucleares. A ativação do receptor de vitamina D (VDR) pelo calcitriol no enterócito tem como consequência a indução da expressão de genes que codificam para transportadores de cálcio, o que favorece a absorção intestinal do mineral. Esse exemplo ilustra aspecto molecular do controle da homeostase do cálcio pela vitamina D. Ação transcricional indireta, por sua vez, foi descrita para isotiocianatos presentes nos brócolis. Nesse caso, esse CBA não se liga diretamente a fatores de transcrição, mas é capaz de modular vias de sinalização celular como a do NRF2. Além disso, ações em nível pós-transcricional foram descritas para o betacaroteno e o ferro.

Facilitam a compreensão da nutrigenômica os 5 princípios nos quais essa disciplina científica se baseia:

1. Dietas inadequadas a determinados indivíduos e a determinadas situações representam fatores de risco para doenças crônicas não transmissíveis.

2. Nutrientes e compostos bioativos normalmente presentes nos alimentos alteram a expressão gênica e/ou estrutura do genoma.

3. A influência da dieta na saúde depende da estrutura genética do indivíduo.

4. Determinados genes e suas variantes comuns são regulados pela dieta e podem participar de doenças crônicas não transmissíveis.

5. Intervenções dietéticas baseadas na necessidade de ingestão de nutrientes e no estado nutricional, bem como no genótipo, podem ser utilizadas para desenvolver uma nutrição personalizada que otimize a saúde e previna ou mitigue doenças crônicas não transmissíveis.

Prevê-se que uma área em que a nutrigenômica deverá ter importante contribuição seja a de nutrição e exercício físico. Para que recomendações mais personalizadas possam vir a ser feitas nesse contexto, será fundamental elucidar a complexa interação entre nutrientes, exercício físico e genoma.

Exercício físico e genes

O desempenho físico resulta a partir de complexas interações, que envolvem fatores fisiológicos, bioquímicos, psicológicos, entre outros. Pesquisas realizadas nos últimos anos têm aumentado o conhecimento a respeito da resposta do organismo em face do treinamento físico, em nível celular, subcelular e molecular. Aliado a esses fatos, destaca-se que as adaptações fisiológicas induzidas pelo treinamento físico são dependentes, em parte, da dieta.

Evidências científicas demonstram que a resposta para o treinamento físico pode ser influenciada pela variação genética. Nesse sentido, o principal desafio é determinar como a variação genética e a interação entre os genes e o ambiente – por exemplo, hábitos alimentares – podem influenciar a variabilidade que é observada no que concerne às alterações fisiológicas induzidas pelo treinamento físico. Nesse contexto, alguns fatores devem ser considerados:

1. A resposta ao treinamento é altamente heterogênea e pode ser influenciada por múltiplos componentes, em adição aos fatores genéticos.

2. Diversos genes influenciam a *performance* e a resposta ao treinamento físico.

3. O aumento ou redução da expressão de diferentes genes induzido pelo exercício físico agudo promove alterações no metabolismo pós-exercício (Tabela 36.1).

4. A influência da variação genética sobre a *performance* pode ser dependente do contexto em que se insere o treinamento físico. Por exemplo, a predisposição genética para a hipertrofia muscular pode ser apenas evidente após determinado tipo de treinamento de força, cuja magnitude do ganho de massa muscular é também dependente da dieta (Figura 36.1).

Tabela 36.1. Genes associados com alterações no metabolismo pós-exercício.

Gene	Expressão gênica	Função
FAT/CD36	↑	Aumento da oxidação de lipídios.
CPT-1	↑	Aumento da oxidação de lipídios.
PPARG	↓	Fator de transcrição.
AMPK	↑	Papel regulador na oxidação de ácidos graxos e no metabolismo de glicose.
SREBP-1c	↑	Fator de transcrição envolvido com a regulação do metabolismo lipídico.
ACC2	↑	Controla a taxa de oxidação de ácidos graxos e o estoque de triacilgliceróis.
LPL	↑	Hidrólise de triacilgliceróis plasmáticos.
ADRB2	↑	Estímulo da lipólise em adipócitos.
UCP3	↓	Proteína desacopladora da cadeia de transporte de elétrons; produção de calor.
HKII	↑	Catalisa a fosforilação da glicose.
PDH	↑	Regula a taxa de oxidação de carboidratos.
GLUT-4	↑	Transporte de glicose para dentro da célula.

Fonte: Desenvolvida pela autoria.

Interação gene, exercício físico e nutrientes

A interação entre genes, nutrição e exercício físico é altamente complexa (Figura 36.2). Estudos que visam determinar a adequada ingestão de macronutrientes em atletas raramente atentam aos aspectos da nutrigenômica e da nutrigenética envolvidos em estudos com essa população, cuja abordagem poderia ampliar os efeitos fisiológicos induzidos pelo treinamento físico. A seguir abordaremos alguns exemplos de interações entre nutrientes, compostos bioativos presentes em alimentos, exercício físico e expressão gênica.

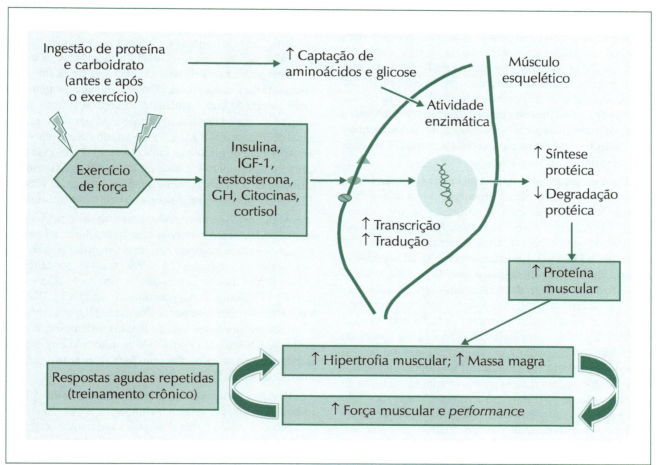

Figura 36.1. Efeitos agudos e crônicos do treinamento de força.
Fonte: Desenvolvida pela autoria.

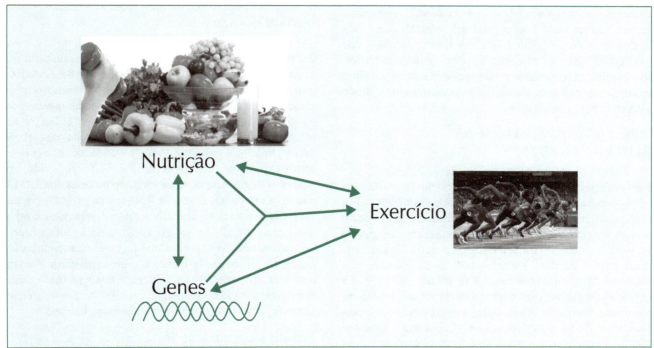

Figura 36.2. Inter-relação nutrição, genes e exercício físico.
Fonte: Desenvolvida pela autoria.

Carboidratos

Desde o século passado tem sido reconhecida a relevância dos carboidratos como fonte de energia durante o exercício físico. Estudos baseados na avaliação da taxa de troca respiratória durante o exercício prolongado enfatizam o papel essencial da disponibilidade e utilização desse nutriente para o desempenho esportivo, uma vez que tanto o glicogênio muscular como a glicose sanguínea representam substratos fundamentais para a ressíntese de ATP na fibra muscular durante o exercício.

Cabe destacar que a importância dos carboidratos na dieta torna-se mais crítica à proporção que a intensidade do exercício físico aumenta. A utilização de carboidratos pela célula muscular permite a realização de exercícios em intensidades que superam 50 a 60% da captação máxima de oxigênio ($VO_{2máx}$). No exercício de alta intensidade, a maioria da demanda energética é suprida pela energia disponibilizada pela degradação dos carboidratos, enquanto a importância da disponibilidade de carboidratos durante o exercício de intensidade moderada e duração prolongada é enfatizada pela ocorrência da fadiga física estar associada com a depleção da concentração de glicogênio muscular e/ou com a hipoglicemia. A diminuição dos estoques endógenos de carboidratos durante o exercício resulta em redução da concentração de piruvato, que atua tanto como substrato para a formação de acetil-CoA como em reações de fornecimento de intermediários do ciclo de Krebs (anaplerose), as quais são necessárias para a oxidação de ácidos graxos.

Carboidratos são, portanto, componentes extremamente relevantes da dieta de atletas, e várias estratégias nutricionais têm sido elaboradas nos últimos 30 anos no intuito de otimizar a disponibilidade de carboidratos e, consequentemente, a *performance* do atleta. Geralmente, esses objetivos podem ser obtidos pela ingestão de carboidratos antes do exercício, o que visa repor os estoques de glicogênio muscular e hepático; e pela ingestão de carboidratos durante o exercício no intuito de manter a glicemia e, consequentemente, as elevadas taxas de oxidação de glicose oriunda do plasma.

Índice glicêmico, exercício, GLUT4 e FAT/CD36

Elevado número de transportadores de glicose tem sido caracterizado, dentre os quais 6 são denominados transportadores de glicose dependentes de sódio (SGLT1-6), enquanto outros 13 realizam o transporte facilitado desse monossacarídeo. Cabe ressaltar que a presença de grande número de diferentes transportadores de monossacarídeos e, em particular, dos 13 transportadores distintos de monossacarídeos, cujo transporte é facilitado, indica que a captação de glicose para dentro da célula é um fenômeno altamente complexo. Além disso, a expressão de diversas isoformas de transportadores de glicose em diferentes tecidos e células demonstram as diferentes características de cada um dos vários transportadores, o que fornece alto grau de especificidade no controle da captação de glicose

em diferentes condições fisiológicas, ou seja, em ampla faixa de concentrações plasmáticas de glicose. Dentre as proteínas transportadoras de glicose presentes no tecido muscular, verifica-se que o GLUT1 está presente na membrana plasmática de células musculares, e, desde que esse transportador é residente no sarcolema, independentemente da estimulação com insulina e/ou contração muscular, observa-se que sua principal função é manter o transporte basal de glicose. O GLUT4 é o mais abundante e relevante transportador de glicose no músculo esquelético. Essa proteína transportadora é translocada a partir de um estoque intracelular para o sarcolema e para o sistema de túbulos T, sob estimulação com insulina ou contração muscular.

Algumas proteínas da membrana plasmática têm sido identificadas como possíveis transportadoras de ácidos graxos de cadeia longa em células de mamíferos: proteína ligadora de ácidos graxos (FABPpm), translocase de ácidos graxos (FAT/CD36) e proteína de transporte de ácidos graxos (FATP). Dentre estas, constata-se que a FAT/CD36 (88 kDa) tem alta afinidade por ácidos graxos livres e compete efetivamente por esses quando ligados à albumina. A presença de RNAm para FAT/CD36 no músculo esquelético indica que essa proteína contribui para a captação de ácidos graxos de cadeia longa.

Diversos estudos têm avaliado o efeito do índice glicêmico dos alimentos sobre o metabolismo e a *performance* quando consumidos em diferentes momentos antes do exercício prolongado, sendo que alguns estudos demonstram melhora da *performance* quando alimentos de baixo índice glicêmico são consumidos antes, ou imediatamente antes do exercício. Todavia, há escassez de estudos que avaliem o efeito do índice glicêmico da dieta sobre a expressão gênica no músculo esquelético de indivíduos submetidos a uma sessão de exercício físico.

O efeito do índice glicêmico sobre a expressão gênica das proteínas GLUT4 e FAT/CD36 no tecido muscular foi avaliado por meio de um estudo realizado com 8 indivíduos, os quais pedalaram, durante 1 hora, a 75% do consumo máximo de oxigênio ($VO_{2máx}$) e ingeriram, imediatamente após o exercício, refeições isocalóricas, com alto e baixo índice glicêmico, que continham similares proporções de carboidratos, lipídios e proteínas. Após o exercício, verificou-se que a expressão do RNAm do GLUT4 foi reduzida em ambas as dietas, enquanto a expressão proteica do GLUT4 não foi alterada. Os níveis de RNAm e de proteína para o FAT/CD36 foram significativamente diminuídos com a dieta contendo alto índice glicêmico quando comparados aos valores obtidos no período basal. A dieta contendo baixo índice glicêmico não influenciou sobre os níveis de RNAm e de proteína para o FAT/CD36. Esse resultado indica que diferenças no índice glicêmico da refeição pós-exercício são suficientes para alterar o metabolismo lipídico.

Proteína do soro do leite

No leite, as proteínas estão distribuídas em dois grupos: (i) as caseínas, representando 80% do conteúdo proteico total; e (ii) as proteínas do soro, integrando os 20% remanescentes. A proteína do soro do leite apresenta alto teor de aminoácidos indispensáveis, como os aminoácidos de cadeia ramificada – leucina, isoleucina e valina, cujo fato, em grande parte, está associado à presença da β-lactoglobulina e da α-lactoalbumina. A proteína do soro do leite também é uma boa fonte de aminoácidos sulfurados (cisteína e metionina), os quais contribuem com os mecanismos relacionados à imunocompetência e ao sistema antioxidante celular (Shah, 2008). O conteúdo de aminoácidos de cadeia ramificada, de aminoácidos indispensáveis e de aminoácidos dispensáveis em 20 g de proteína do soro do leite e de caseína é apresentado na Figura 36.3.

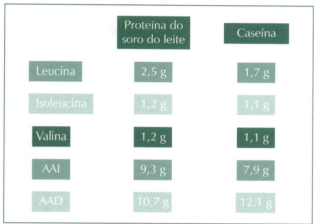

Figura 36.3. Conteúdo de aminoácidos de cadeia ramificada, de aminoácidos indispensáveis (AAI) e de aminoácidos dispensáveis (AAD) em 20 g de proteína do soro do leite e de caseína.
Fonte: Pennings et al., 2011.

Proteínas do soro do leite e caseína apresentam diferentes propriedades digestivas: esta apresenta um esvaziamento gástrico mais lento em comparação com aquelas, o que permite denominar a caseína uma proteína "*slow*" e as proteínas do soro do leite uma proteína "*fast*". Aminoácidos oriundos da caseína aparecem no sangue mais lentamente, e o pico aminoacídico sanguíneo apresenta menor magnitude, apesar de a resposta perdurar por mais tempo em comparação com a ingestão de proteínas do soro do leite.

Estudos em humanos demonstram que o efeito anabólico da ingestão de proteínas está relacionado ao aumento da concentração de aminoácidos livres no sangue, que acarreta maior disponibilidade de aminoácidos para o músculo esquelético. Em indivíduos cuja capacidade de anabolismo proteico foi reduzida pela ausência de ingestão de energia não proteica, a ingestão de proteínas "*fast*" (proteínas do soro do leite ou mistura de aminoácidos) induziu um significativo aumento da concentração de aminoácidos livres no sangue. Tal fato resultou em marcante aumento do catabolismo de aminoácidos e na estimulação temporária da síntese proteica corporal. Por outro lado, quando aminoácidos foram fornecidos de modo mais contínuo, ou seja, por meio da ingestão de caseína ou em pequenas refeições frequentes, verificou-se que o catabolismo de aminoácidos não foi estimulado, uma vez que o aumento da concentração de aminoácidos no sangue foi moderado. Além disso, observou-se menor degradação proteica corporal e maior retenção de aminoácidos oriundos da dieta nos tecidos esplâncnicos com a ingestão de proteínas "*slow*" em comparação com as do tipo "*fast*". Cabe ressaltar que a ingestão simultânea de energia não proteica com proteína promove menor diferença entre as respostas sobre o *turnover* proteico decorrente da ingestão de proteínas "*slow*" e "*fast*", devido à velocidade de digestão diferir menos ou devido ao fato de a ingestão de energia adicional reduzir as diferenças no catabolismo de aminoácidos entre as duas situações.

Em um estudo, no qual foi avaliado o efeito da ingestão de uma bebida contendo 20 g de caseína ou 20 g de proteínas do soro do leite sobre o anabolismo proteico muscular, 1 hora após uma sessão de exercício de força, foi verificado que a ingestão aguda de ambas as proteínas pós-exercício resultou em aumentos similares no balanço proteico muscular. Portanto, a ingestão de caseína e proteínas do soro do leite após o exercício de força estimula o saldo de síntese proteica muscular por meio do fornecimento de aminoácidos indispensáveis, ao mesmo tempo que representa uma estratégia nutricional efetiva para promover a hipertrofia muscular.

Burke e cols. (2001) verificaram que homens suplementados com proteína do soro do leite (1,2 g × kg^{-1} de massa corporal) apresentaram maior aumento da massa corporal magra em comparação com o grupo placebo após 6 semanas de treinamento de força. Cabe ressaltar que, nesse estudo, a ingestão total de proteínas foi cerca de 2 vezes maior no grupo suplementado com proteínas do soro do leite que no grupo placebo (2,1 *versus* 1,2 g proteína × kg^{-1} de massa corporal).

A ingestão da PSL hidrolisada acarreta maior aumento da síntese proteica muscular em comparação com a ingestão de aminoácidos com composição idêntica em relação à PSL. Diante desse fato, Kanda et al. (2014) investigaram o efeito da ingestão de PSL hidrolisada sobre a expressão gênica global muscular. Para tanto, animais nadaram pelo período de 2 horas e imediatamente depois, foram alimentados com ração contendo proteína hidrolisada + carboidrato ou mistura de aminoácidos + carboidratos. Uma hora após o término do exercício, o músculo epitroclear foi retirado e utilizado para a análise de *microarray* (30.000 genes). Os resultados evidenciaram que a ingestão da PSL hidrolisada alterou a expressão de 189 genes, com destaque para o aumento da expressão de genes envolvidos com o reparo muscular pós-exercício, bem como ativou 2 proteínas *upstream*, a proteína quinase regulada por sinais extracelulares 1/2 (ERK 1/2) e o fator induzido pela hipóxia-1alfa (HIF-1alfa), os quais podem atuar como fatores-chave para a regulação da expressão gênica relacionada à ingestão da PSL hidrolisada (Figura 36.4).

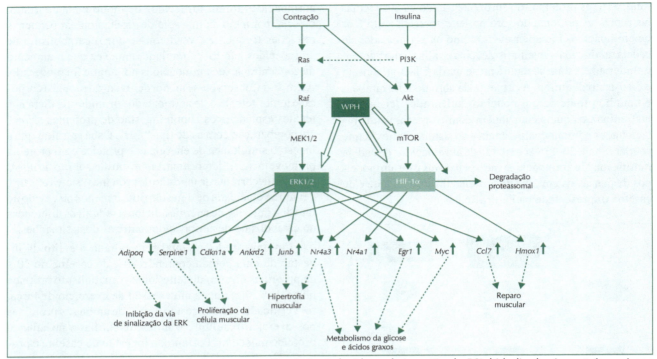

Figura 36.4. Possíveis vias de regulação da expressão gênica induzidas pela ingestão de PSL hidrolisada via proteína quinase regulada por sinais extracelulares 1/2 (ERK 1/2) e fator induzido pela hipóxia1alfa (HIF1alfa).

Adipoq: adiponectina; Akt: proteína quinase B; Ankrd2: anquirina repetição de domínio contendo proteína 2; Ccl7: proteína quimiotática de monócitos 3 (MCP-3); Cdkn1a: inibidor de quinase dependente de ciclina 1A; Egr1: gene precoce de resposta ao crescimento 1; Hmox1: heme oxigenase-1; Junb: proto-oncogene Jun B; MEK1/2: proteína quinase ativada por mitógenos; mTOR: proteína alvo da rapamicina em mamíferos; Myc: oncogene mielocitamatose; Nr4a1 e 3: subfamília 4 do receptor nuclear, grupo A, membros 1 e 3; PI3K: fosfatidil inositol 3 quinase; Raf: proteína quinase quinase quinase ativada por mitógenos (MAP3K); Ras: proteína ligadora de GTP com atividade GTPase intrínseca.

Fonte: Adaptada de Kanda et al., 2014.

Proteína do soro do leite e regulação da expressão gênica da miostatina

Miostatina é um membro da superfamília do TGF e atua como um regulador negativo da massa muscular em humanos e em outros mamíferos. A miostatina atua por meio de diferentes receptores de activina, dos quais o activina IIb parece ser o mais relevante. Nesse contexto, constata-se que a miostatina inibe o crescimento da massa muscular por meio da diminuição da proliferação e diferenciação de células-satélites, bem como pela atenuação da síntese proteica muscular. A célula-satélite, por sua vez, é regulada, em parte, por fatores regulatórios miogênicos, como a miogenina e a MyoD, bem como por ciclinas dependentes de quinases (cdk), como a cdk2, que são inibidas pelos inibidores de cdk, como p21 e p27.

Em um estudo realizado com indivíduos submetidos a um treinamento de força, foi investigado se a ingestão de 15 g de proteína do soro do leite, antes e após o treinamento de força, influenciaria a expressão gênica da miostatina e de proteínas envolvidas com o ciclo celular (p21 e cdk2). Biópsias do músculo vasto lateral foram obtidas no repouso, 1 e 48 horas após a realização de 5 séries, de 10 repetições cada, do exercício denominado *leg press*. A expressão gênica da miostatina diminuiu após a realização da sessão de exercício de força apenas no grupo controle. Por outro lado, a expressão gênica da cdk2 aumentou apenas no grupo suplementado com proteína do soro do leite. Esses resultados indicam que a expressão gênica da miostatina e de proteínas relacionadas ao ciclo celular são afetadas por uma única sessão de exercício de força, sendo que essas respostas podem ser modificadas pela ingestão de proteínas do soro do leite. Uma possível hipótese para esse efeito decorre do fato que a diminuição da expressão da miostatina observada no grupo placebo pode atuar como mecanismo protetivo contra a degradação proteica. Por outro lado, esse mesmo mecanismo não é necessário quando há ingestão de proteína, uma vez que esse nutriente promove aumento do balanço proteico corporal. Nesse sentido, conclui-se que o controle da ingestão nutricional é crucial durante a realização de estudos que investiguem o efeito do exercício físico sobre a expressão gênica.

Glutamina

A glutamina apresenta a capacidade de modular a expressão gênica durante o exercício físico. Nesse sentido, verifica-se que esse aminoácido influencia no processo de apoptose em neutrófilos induzido pelo exercício físico. Dentre os mecanismos propostos, verificou-se que a suplementação com glutamina reduziu o aumento induzido pelo exercício físico da expressão gênica da caspase 3 e da p53 e da fosforilação das proteínas p38 MAPK e JNK (Lagranha et al., 2007). Tal fato indica que a apoptose em neutrófilos induzida por uma única sessão de exercício é acompanhada por um aumento da expressão de p53 e caspase 3 e da fosforilação da p38 MAPK e da JNK, sendo que a suplementação com glutamina previne esses efeitos e reduz a ocorrência de apoptose.

Outro papel da glutamina no contexto da nutrigenômica e exercício físico refere-se a fato de esse aminoácido modular a expressão da proteína de choque térmico de 70 kDa (HSP70), sendo que tal efeito é decorrente da ativação induzida pela glutamina do fator de transcrição designado fator de choque térmico 1 (HSF-1), o que acarreta o aumento da expressão gênica da HSP70 (Cruzat, Tirapegui, 2009; Jing et al., 2007). Tais efeitos indicam que a glutamina tem o potencial de melhorar os mecanismos de defesa antioxidante que atenuam a concentração de biomarcadores de lesão muscular e, desse modo, aumenta os efeitos benéficos induzidos pelo treinamento físico de alta intensidade (Petry et al., 2014).

Quercetina

As plantas contêm milhares de compostos fenólicos, incluindo mais de 5.000 flavonoides que exibem forte atividade antioxidante. Flavonóis são os mais difundidos flavonoides nos alimentos, sendo o principal a quercetina. Dentre as fontes de quercetina destacam-se cebolas, maçãs, mirtilos, couve-flor, chá e brócolis. A ingestão total de flavonóis (com representação de 75% pela quercetina) varia entre 13 e 64 mg/dia, dependendo da população estudada.

A quercetina atua na redução da resposta inflamatória por meio da inibição *in vitro* da expressão gênica das enzimas COX-2 e iNOS, e pela diminuição da translocação do fator de transcrição NF-κB do citoplasma para o núcleo. A quercetina tem a capacidade de inibir as proteínas ERK e JNK e suas formas fosforiladas. Em macrófagos, a quercetina suprime a transcrição do TNF-α por meio da inibição da fosforilação e da ativação da JNK/SAPK, ao mesmo tempo em que bloqueia a síntese de TNF-α por meio da inibição da fosforilação da ERK 1/2 e da atividade da p38.

Em um estudo realizado com indivíduos não treinados, os quais foram submetidos a uma sessão de exercício moderado, foi avaliado o efeito da suplementação com quercetina (1.000 mg/dia/2 semanas) sobre a expressão de proteínas envolvidas com a biogênese mitocondrial. Tal intervenção nutricional resultou em aumento da expressão do RNAm das proteínas coativador 1-α do receptor ativado por proliferadores de peroxissomas, citocromo C oxidase e citrato sintase no tecido muscular. Aliado a esse fato, verificou-se que o conteúdo de DNA mitocondrial no tecido muscular aumentou em relação ao grupo placebo.

Conclusão

A expressão gênica é modificada de acordo com o tipo, intensidade, duração e frequência do exercício físico. Além disso, a expressão de muitos genes é dependente do estado nutricional do indivíduo, e, desse modo, conclui-se que estudos envolvendo expressão gênica e exercício físico devem considerar a dieta ou qualquer tipo de suplemento nutricional como um possível fator de modulação da expressão gênica.

Questões propostas para estudo

1. Defina genômica nutricional.
2. Quais são as etapas envolvidas na expressão gênica?
3. Quais os 5 princípios nos quais a nutrigenômica se baseia?
4. Dê exemplos de genes associados com alterações no metabolismo pós-exercício.
5. Qual a relação entre índice glicêmico e expressão gênica das proteínas GLUT4 e FAT/CD36 no tecido muscular?
6. Qual a função dos fatores de transcrição no processo de transcrição gênica?

Bibliografia consultada

- Anthony JC, Anthony TG, Kimball SR, Jefferson LS. Signaling pathways involved in translational control of protein synthesis in skeletal muscle by leucine. J Nutr, 131:856S-860S, 2001.
- Anthony JC, Lang CH, Crozier SJ, Anthony TG, Maclean DA et al. Contribution of insulin to the translational control of protein synthesis in skeletal muscle by leucine. Am J Physiol Endocrinol Metab, 282:E1092-E1101, 2002.
- Bonen A. PGC-1alpha-induced improvements in skeletal muscle metabolism and insulin sensitivity. Appl Physiol Nutr Metab, 34:307-314, 2009.
- Burke DG, Chilibeck PD, Davidson KS, Candow DG, Farthing J, Smith-Palmer T. The effect of whey protein supplementation with and without creatine monohydrate combined with resistance training on lean tissue mass and muscle strength. Int J Sport Nutr Exerc Metab, 11:349-364, 2001.
- Cameron-Smith D, Burke LM, Angus DJ, Tunstall RJ, Cox GR et al. A short-term, high-fat diet up-regulates lipid metabolism and gene expression in human skeletal muscle. Am J Clin Nutr, 77:313-318, 2003.
- Cheng IS, Liao SF, Liu KL, Liu HY, Wu CL et al. Effect of dietary glycemic index on substrate transporter gene expression in human skeletal muscle after exercise. Eur J Clin Nutr, 63:1404-1410, 2009.
- Civitarese AE, Hesselink MK, Russell AP, Ravussin E, Schrauwen P. Glucose ingestion during exercise blunts exercise-induced gene expression of skeletal muscle fat oxidative genes. Am J Physiol Endocrinol Metab, 289:E1023-1029, 2005.
- Cristiane Cominetti, Maria Aderuza Horst, Marcelo Macedo Rogero. Brazilian Society for Food and Nutrition position statement: nutrigenetic tests. Nutrire, 2017, v. 42, n. 1, p. 1.
- Cruzat VF, Tirapegui J. Effects of oral supplementation with glutamine and alanyl-glutamine on glutamine, glutamate, and glutathione status in trained rats and subjected to long-duration exercise. Nutrition. 2009 Apr; 25(4):428-35.
- De Conti A, Moreno FS, Ong TP. Nutrigenômica: revolução genômica na nutrição. Ciência e Cultura, 62:4-5, 2010.

- Elliot TA, Cree MG, Sanford AP, Wolfe RR, Tipton KD. Milk ingestion stimulates net muscle protein synthesis following resistance exercise. Med Sci Sports Exerc, 38:667-674, 2006.
- Fairweather-Tait SJ. Human nutrition and food research: opportunities and challenges in the post-genomic era. Phil Trans S Royal Lond B 2003; 358:1709-27.
- Ferguson LR. Nutrigenomics approaches to functional foods. J Am Diet Assoc 2009; 109:452-8.
- Fialho E, Moreno FS, Ong TP. Nutrição no pós-genoma: fundamentos e aplicações de ferramentas ômicas. Rev Nutr, 21:757-766, 2008.
- Harris RA, Joshi M, Jeoung NH, Obayashi M. Overview of the molecular and biochemical basis of branched-chain amino acid catabolism. J Nutr, 135:1527S-1530S, 2005.
- Hulmi JJ, Kovanen V, Lisko I, Selänne H, Mero AA. The effects of whey protein on myostatin and cell cycle-related gene expression responses to a single heavy resistance exercise bout in trained older men. Eur J Appl Physiol, 102:205-213, 2008.
- Jing L, Wu Q, Wang F. Glutamine induces heat-shock protein and protects against Escherichia coli lipopolysaccharide--induced vascular hyporeactivity in rats. Crit Care. 2007; 11(2):R34.
- Kanda A, Ishijima T, Shinozaki F, Nakayama K, Fukasawa T, Nakai Y, Abe K, Kawahata K, Ikegami S. Post-exercise impact of ingested whey protein hydrolysate on gene expression profiles in rat skeletal muscle: activation of extracellular signal-regulated kinase 1/2 and hypoxia-inducible factor-1α. Br J Nutr. 2014; 111(12):2067-78.
- Kaput J, Rodriguez RL. Nutritional genomics: the next frontier in the postgenomic era. Physiol Genomics, 16:166-177, 2004.
- Kauwell GP. Emerging concepts in nutrigenomics: a preview of what is to come. Nutr Clin Pract, 20:75-87, 2005.
- Kimball SR, Jefferson LS. Signaling pathways and molecular mechanisms through which branched-chain amino acids mediate translational control of protein synthesis. J Nutr, 136:227S-231S, 2006.
- Kuo CH, Hwang H, Lee MC, Castle AL, Ivy JL. Role of insulin on exercise-induced GLUT-4 protein expression and glycogen supercompensation in rat skeletal muscle. J Appl Physiol, 96:621-627, 2004.
- Lagranha CJ, Hirabara SM, Curi R, Pithon-Curi TC. Glutamine supplementation prevents exercise-induced neutrophil apoptosis and reduces p38 MAPK and JNK phosphorylation and p53 and caspase 3 expression. Cell Biochem Funct, 25:563-569, 2007.
- Lambert CP, Wright NR, Finck BN, Villareal DT. Exercise but not diet-induced weight loss decreases skeletal muscle inflammatory gene expression in frail obese elderly persons. J Appl Physiol, 105:473-478, 2008.
- Lee JS, Bruce CR, Tunstall RJ, Cameron-Smith D, Hugel H, Hawley JA. Interaction of exercise and diet on GLUT-4 protein and gene expression in Type I and Type II rat skeletal muscle. Acta Physiol Scand, 175:37-44, 2002.
- Maclean PS, Zheng D, Dohm GL. Muscle glucose transporter (GLUT 4) gene expression during exercise. Exerc Sport Sci Rev, 28:148-152, 2000.
- Mariman EC. Nutrigenomics and nutrigenetics: the "omics" revolution in nutritional science. Biotechnol Appl Biochem, 44:119-128, 2006.
- Norton LE, Layman DK. Leucine regulates translation initiation of protein synthesis in skeletal muscle after exercise. J Nutr, 136:533S-537S, 2006.
- Ordovas JM, Corella D. Nutritional genomics. Annu Rev Genomics Hum Genet 2004; 5:71-118.
- Pennings B, Boirie Y, Senden JM, Gijsen AP, Kuipers H, van Loon LJ. Whey protein stimulates ostprandial muscle protein accretion more effectively than do casein and casein hydrolysate in older men. Am J Clin Nutr. 2011; 93(5):997-1005.
- Petry ER, Cruzat VF, Heck TG, Leite JS, Homem de Bittencourt PI Jr, Tirapegui J. Alanyl-glutamine and glutamine plus alanine supplements improve skeletal redox status in trained rats: involvement of heat shock protein pathways. Life Sci. 2014 Jan 17; 94(2):130-6, 2014.
- Rogero MM, Tirapegui J. Aminoácidos de cadeia ramificada, balanço proteico muscular e exercício físico. Nutr Pauta, 15:28-34, 2007.
- Seki Y, Berggren JR, Houmard já, Charron MJ. Glucose transporter expression in skeletal muscle of endurance-trained individuals. Med Sci Sports Exerc, 38:1088-1092, 2006.
- Shah NP. Effects of milk-derived bioactives: an overview. Br J Nutr. 2000; 84(1):S3-S10.
- Silveira ER, Moreno FS. Natural retinoids and beta-carotene: from food to their actions on gene expression. J Nutr Biochem, 9:446-56, 1998.
- Subbiah MT. Understanding the nutrigenomic definitions and concepts at the food-genome junction. OMICS 2008; 12:229-235.
- Tipton KD, Elliott TA, Cree MG, Wolf SE, Sanford AP, Wolfe RR. Ingestion of casein and whey proteins result in muscle anabolism after resistance exercise. Med Sci Sports Exerc, 36:2073-2081, 2004.
- Tirapegui J, Rogero MM, Lajolo FM. Proteínas e aminoácidos. In: Dutra-de-Oliveira JE, Marchini JS (orgs.). Ciências nutricionais: aprendendo a aprender. 2. ed. São Paulo: Sarvier; 2008. p. 53-91.
- Tirapegui J, Rogero MM. Aspectos actuales sobre ejercicio físico y nutrición. Cuad. Nutr, 29:165-172, 2006.
- Warden CH, Fisler JS. Gene-nutrient and gene-physical activity summary: genetics viewpoint. Obesity, 16:S55-59, 2008.

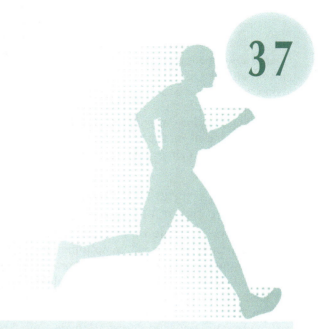

Mitos e Verdades sobre Nutrição e Atividade Física

• Audrey Yule Coqueiro • Raquel Raizel • Andrea Bonvini • Julio Tirapegui

Introdução

A palavra "mito", derivada do grego *mythos*, significa fábula, ideia falsa, inacreditável, fantasiosa, irreal, utópica, entre outros significados. Em suma, traz sentido a algo que não corresponde à realidade. A ciência da nutrição, em particular a nutrição esportiva, por estar em constante crescimento e evolução, é cercada de mitos, no que concerne a novas descobertas e estratégias promissoras, capazes de revolucionar a conduta nutricional. Em contrapartida, surgem, também, relatos sobre efeitos prejudiciais de determinados alimentos e nutrientes que antes eram considerados benéficos.

Em torno desse caos, surge o questionamento sobre a fundamentação e comprovação científica das novas informações. As respostas são cautelosas e fragmentadas. A população, de modo geral, incluindo os próprios cientistas, está apreensiva com os diversos resultados contraditórios gerados pelas pesquisas e, embora haja um extenso financiamento para que a ciência esclareça essas questões, os mitos e incertezas em relação à nutrição permanecem em nosso cotidiano.

Considerando a crescente evolução da nutrição a partir das duas últimas décadas, com a descoberta de novos nutrientes e suas funções metabólicas, bem como o desenvolvimento de diversos produtos e suplementos, neste capítulo analisaremos algumas questões acerca dos principais mitos relacionados à alimentação e à nutrição, em particular à nutrição esportiva, que têm despertado a curiosidade da população. Vale salientar, entretanto, que muitas vezes as respostas ainda são polêmicas e sujeitas a controvérsias.

Alimentos e nutrientes são sinônimos?

Não. Segundo a Agência Nacional de Vigilância Sanitária (Anvisa), a palavra "alimento" é definida como: "toda substância ou mistura de substâncias, no estado sólido, líquido, pastoso ou qualquer outra forma adequada, destinada a fornecer ao organismo humano os elementos normais, essenciais à sua formação, manutenção e desenvolvimento" (Anvisa, 1969). Simplificando, são produtos de origem animal, vegetal ou sintética, normalmente ingeridos por via oral, com o intuito de nutrir o organismo humano, para que seja possível a realização de atividades básicas, como andar, pensar, respirar, dormir, entre outras (Tirapegui e Mendes, 2013).

Os nutrientes são as unidades básicas e estruturais que compõem os alimentos, sendo considerados como os elementos responsáveis pela realização de todos os processos bioquímicos e fisiológicos do organismo, promovendo saúde (Tirapegui e Mendes, 2013). Logo, alimentos e nutrientes não são sinônimos, mas estão associados a fim de suprir as necessidades fisiológicas do organismo humano.

Todos os nutrientes são indispensáveis?

Não. Os nutrientes são classificados como: (i) indispensáveis, ou seja, o organismo não é capaz de sintetizá-los, portanto esses nutrientes devem ser ingeridos diariamente por meio da dieta, (ii) dispensáveis, quando o organismo é capaz de sintetizá-los por meio dos nutrientes indispensáveis que foram ingeridos e (iii) condicionalmente indispensáveis, quando o nutriente pode ser indispensável em determinada situação e dispensável em outra (Cozzolino e Cominetti, 2013).

São exemplos de nutrientes indispensáveis as vitaminas, os minerais, os ácidos graxos linoleico (ômega 6) e linolênico (ômega 3) e alguns aminoácidos, como os aminoácidos de cadeia ramificada (ACR) – leucina, isoleucina e valina.

Quanto aos dispensáveis, podemos citar os ácidos graxos monoinsaturados, como o ácido oleico (ômega 9), e alguns aminoácidos, como alanina, serina e asparagina. Finalmente, são considerados condicionalmente indispensáveis os nutrientes glutamina e arginina, por exemplo, que podem se tornar essenciais em situações clínicas e em determinados ciclos da vida (Tirapegui e Mendes, 2013; Cozzolino e Cominetti, 2013).

Todo alimento natural pode ser considerado um alimento funcional?

Não. A Anvisa define o termo "alimentos com alegação de propriedade funcional" como alimentos que, além de funções nutricionais básicas, podem produzir efeitos metabólicos, fisiológicos e/ou efeitos benéficos à saúde, devendo ser seguros para o consumo sem supervisão médica. É recomendado por esse órgão o uso do termo "alimento com alegação de propriedade funcional", em vez de "alimento funcional", bem como é sugerido que as alegações não façam referência à prevenção, ao tratamento e à cura de doenças (Anvisa, 1999; Rosa e Costa, 2016).

São considerados alimentos/nutrientes com alegação de propriedade funcional: (i) ômega 3, sob alegação de que esse ácido graxo auxilia na manutenção de níveis saudáveis de triacilgliceróis, (ii) licopeno, luteína e zeaxantina, por seu potencial antioxidante, (iii) fibras alimentares, incluindo beta-glucana, dextrina resistente, lactulose, entre outras, sob a alegação de auxiliarem no funcionamento do intestino, (iv) fibras alimentares com função prebiótica, que contribuem para o equilíbrio da microbiota intestinal, como fruto-oligossacarídeos (FOS) e inulina, (v) fibras alimentares que auxiliam na redução da absorção de lipídios, como o psílio e a quitosana e (vi) fitoesteróis e proteína da soja, que auxiliam na redução da absorção do colesterol (Anvisa, 1999; Rosa e Costa, 2016).

Os termos *"diet"* e *"light"* são sinônimos?

Não. Os alimentos *diet* são destinados a dietas com restrição de nutrientes específicos, como sódio, carboidratos, lipídios e proteínas, sendo que as quantidades máximas para esses nutrientes nos alimentos com restrição são determinadas pela Anvisa, na Portaria SVS/MS n. 29/98. Logo, ao contrário do que o senso comum estabelece, um alimento *diet* não é, necessariamente, menos calórico que sua versão tradicional (Anvisa, 1998).

O termo *"light"* é uma informação nutricional complementar, ou seja, sugere uma propriedade nutricional particular, mas é de caráter opcional, podendo ser utilizado em duas situações: quando o alimento possui uma quantidade baixa ou reduzida de determinado nutriente ou quando possui valor energético baixo ou reduzido (Anvisa, 1998). Em suma, enquanto o alimento *diet* normalmente é restrito em determinado nutriente e é destinado a uma população específica, no alimento *light* há redução de um nutriente específico ou do valor energético total.

Alimentos integrais devem ser prioridade na dieta?

Depende. Embora não haja definição específica para alimentos integrais ou uma legislação para caracterizar esse grupo de alimentos, entende-se que são alimentos submetidos a menos processos industriais comparados a sua versão não integral, permitindo que o alimento integral preserve suas características originais, ou seja, como foi colhido na natureza.

Nesse contexto, os alimentos integrais apresentam maior conteúdo de fibras e nutrientes (Philippi, 2017), porém, isso não significa que a biodisponibilidade desses nutrientes seja alta. Apesar de a fibra alimentar apresentar inúmeros benefícios à saúde, o excesso de fibras reduz a absorção de diversos nutrientes, como os minerais cálcio, magnésio e zinco, e, dessa forma, a quantidade de nutrientes absorvida por meio de alimentos integrais pode ser reduzida (Philippi e Aquino, 2017).

Quanto ao valor energético, normalmente não há diferenças entre as versões integrais e não integrais (Philippi, 2017), porém os primeiros não elevam a glicemia de forma drástica, sendo recomendados para pacientes com intolerância à glicose. Além disso, esses alimentos aumentam a saciedade e estão associados à redução do risco de diversas doenças, como obesidade, diabetes e doenças cardiovasculares (Cozzolino e Cominetti, 2013). Do ponto de vista econômico, os produtos integrais podem ser menos rentáveis, tendo em vista que a vida média de prateleira é menor.

O consumo de gelatina e a suplementação com colágeno aumentam a rigidez da pele?

Não. O colágeno, seja proveniente de alimentos ou de suplementos, é digerido após o consumo, gerando diversos aminoácidos, os quais são destinados a funções biológicas específicas de acordo com as necessidades do indivíduo. Logo, o colágeno consumido não é capaz de se manter intacto no organismo, não podendo atuar especificamente na pele. Adicionalmente, essa proteína é deficiente em alguns aminoácidos indispensáveis, portanto não é considerada uma proteína de alto valor biológico (Cozzolino e Cominetti, 2013; Guyton e Hall, 2017).

Uma possível estratégia para otimizar a síntese orgânica de colágeno é a adequação dietética de vitamina C. Essa vitamina participa como cofator de diversas enzimas que atuam na síntese do colágeno, além de desempenhar várias outras funções biológicas importantes. Levando em consideração que as fontes alimentares de vitamina C são abundantes (frutas, legumes e verduras), não há necessidade de suplementação (Hemilä, 2017; Travica et al., 2017).

A adoção de "dietas da moda" realmente funciona?

Não por muito tempo. A adoção de dietas muito restritivas, baseadas em determinados alimentos/nutrientes, recomendadas por leigos ou profissionais que não estão aptos a tal função, pode até reduzir o peso corporal por determinado período, mas esse efeito não se mantém. Tal fato é vulgarmente denominado "efeito sanfona", referindo-se à perda e ganho de peso em curto intervalo de tempo.

A redução e a manutenção do peso corporal são resultados de hábitos de vida saudáveis, incluindo dieta e exercício físico. Se uma dieta for muito restritiva ou desagradável ao paladar do indivíduo, a probabilidade de adesão a esse plano alimentar por um longo período é mínima. Nesse sentido, o nutricionista é o profissional mais indicado para o planejamento de dietas saudáveis e adequadas a especificidades do indivíduo, permitindo que este se adapte a um novo estilo de vida e, como consequência, alcance o peso corporal desejável, priorizando sempre a promoção de saúde e a qualidade de vida.

A dieta vegetariana é mais saudável?

Não necessariamente. Tanto a dieta onívora como a vegetariana podem ou não ser saudáveis. Dietas ricas em vegetais e grãos integrais estão associadas à redução do risco de doenças crônicas não transmissíveis (DCNT), enquanto dietas ricas em gorduras saturadas e açúcares aumentam a predisposição para essas doenças. Dessa forma, fica claro que vegetarianos e onívoros podem ou não ter uma dieta saudável, e que o grande determinante dessa questão seria o bom senso (Miranda e Cozzolino, 2005).

Em decorrência da ausência de alguns ou de todos os alimentos de origem animal, o nutricionista deve estar atento à adequação de alguns nutrientes, como ferro, zinco, cálcio e cobalamina (vitamina B12). Em alguns casos, a suplementação pode ser necessária. Portanto, é essencial que haja o acompanhamento nutricional para prevenir qualquer tipo de deficiência (Miranda e Cozzolino, 2005).

Os atletas necessitam de uma alimentação diferenciada em relação a indivíduos sedentários?

Sim. As necessidades nutricionais variam não somente com o nível de treinamento, mas também com o tipo e duração do exercício físico praticado. Logo, além de a dieta variar entre indivíduos sedentários e treinados, a dieta também varia entre atletas. Na maioria dos casos, as necessidades energética e proteica dos atletas são superiores às dos sedentários, enquanto a necessidade energética é maior para atletas de *endurance* e a proteica é superior em indivíduos engajados em exercícios de força. Considerando todas essas peculiaridades, é de extrema importância que os atletas sejam acompanhados por um nutricionista, no intuito de manter o desempenho físico e, sobretudo, a saúde do indivíduo.

Os alimentos são o remédio do futuro?

Sim. Considerando a frase de Hipócrates "Que seu remédio seja seu alimento, e que seu alimento seja seu remédio", podemos pensar que o alimento poderia ter sido nosso remédio no passado, que pode ser nosso remédio no presente e que, no futuro, poderá, também, exercer esse papel. Contudo, nossa realidade é praticamente oposta. Em decorrência de anos consumindo dietas inadequadas, ricas em gorduras saturadas e açúcares, a população enfrenta diversos problemas de saúde pública, como obesidade, diabetes, hipertensão arterial sistêmica, doenças cardiovasculares, entre outras DCNT. A redução do risco

e o tratamento dessas situações clínicas, em grande parte, baseiam-se em condutas nutricionais. Nesse cenário, surgem diversas estratégias para conscientização da população, bem como o enfoque nos alimentos, em especial nos com alegação de propriedade funcional, no intuito de tentar fazer do alimento o remédio da população.

A ingestão de complexos vitamínicos é necessária a todos?

Não. Um plano alimentar bem elaborado e adequado ao indivíduo é capaz de suprir todas as necessidades do organismo, exceto em situações específicas, como gravidez, lactação e veganismo. Em alguns casos de deficiência nutricional, a suplementação pode ser necessária, mas com o nutriente específico e não com complexos incluindo diversos micronutrientes. Os nutrientes competem entre si para serem absorvidos no organismo, e, nesse contexto, a administração conjunta deles pode prejudicar a absorção de uns e favorecer a absorção de outros, que podem não estar deficientes naquele organismo. Nesse sentido, a suplementação de determinados nutrientes pode ser necessária apenas em situações específicas (Cozzolino e Cominetti, 2013).

A ingestão de complexos vitamínicos engorda?

Não. As vitaminas e os minerais não fornecem energia ao organismo, diferentemente dos macronutrientes (carboidrato, proteína e lipídio). Se o suplemento contiver apenas vitaminas e minerais, não há possibilidade de que ele aumente a porcentagem de gordura corporal (engorde). Entretanto, se, além de micronutrientes, a fórmula incluir macronutrientes, é possível que haja aumento do peso corporal (Cozzolino e Cominetti, 2013).

Vitaminas e minerais fornecem energia extra aos atletas?

Não. Vitaminas e minerais atuam como cofatores enzimáticos para desbloquear a energia química armazenada nos alimentos, mas, por si sós, não oferecem energia a um atleta. Um plano alimentar rico em grãos, vegetais, frutas, carne e produtos lácteos fornece energia aos atletas. Esses alimentos também são um veículo de entrada de vitaminas e minerais de que o corpo precisa para utilizar a energia alimentar. Um suplemento mineral multivitamínico pode ser necessário para alguns atletas em caso de deficiência, mas, por si só, não proporcionará energia extra (Rogero et al., 2012).

A suplementação com vitaminas, como vitaminas E, C e A, aumenta o desempenho físico do atleta?

Depende. Conforme mencionado nas questões anteriores, a suplementação é necessária apenas na deficiência nutricional ou em situações específicas. Portanto, a suplementação de determinado nutriente para o atleta só será necessária caso a dieta não seja capaz de suprir todas as necessidades nutricionais (Cozzolino e Cominetti, 2013; Tirapegui, 2013). Quanto ao desempenho físico, evidências científicas indicam que a suplementação com vitamina C, por exemplo, pode reduzir a duração dos sintomas de infecções do trato respiratório, que são comuns em atletas (Carr e Maggini, 2017). Dessa forma, é possível que, indiretamente, a suplementação com essa vitamina melhore o desempenho, embora os dados na literatura sejam escassos e controversos e não suportem a utilização de vitamina C como um recurso ergogênico.

A deficiência nutricional pode afetar o desempenho físico?

Apesar de as evidências científicas ainda serem controversas, é possível que a deficiência de determinados nutrientes possa prejudicar a *performance* física, tendo em vista que o desempenho adequado depende do estado de saúde do indivíduo. É compreensível, por exemplo, que um atleta com deficiência de ferro se sinta mais fatigado e, consequentemente, apresente redução de desempenho físico. Como mencionado nas questões anteriores, o acompanhamento nutricional é indispensável para atletas, tanto para garantir a *performance* como para manter a saúde do indivíduo e atenuar os danos provocados por exercícios físicos exaustivos (Cozzolino e Cominetti, 2013; Tirapegui, 2013).

A suplementação com altas doses de vitamina C reduz o risco de gripes e resfriados?

Embora o senso comum indique esse nutriente para prevenção de gripe, as evidências científicas apontam somente que a suplementação com vitamina C reduz a duração dos sintomas em indivíduos bem nutridos (Carr e Maggini, 2017). Algumas divergências são apontadas quando há comprometimento do sistema imune, indicando efeitos benéficos da suplementação com vitamina C para essa população na prevenção e tratamento de doenças respiratórias (Bivona, 2017; Vissers et al., 2013).

Carboidrato faz mal à saúde?

Não. Os carboidratos têm como principal função o fornecimento de energia ao organismo. A Organização Mundial da Saúde (OMS) recomenda que esse nutriente corresponda de 55 a 75% do valor energético total (VET). Essa recomendação se baseia na quantidade mínima de glicose utilizada pelo cérebro. É preferível o consumo de carboidratos complexos, presentes em alimentos ricos em fibras e com baixo índice glicêmico, a fim de evitar alterações drásticas na glicemia. O consumo de açúcares de adição (simples) deve ser limitado a 5 a 10% do VET da dieta (Aquino, 2017).

A dieta *low carb* emagrece?

Possivelmente. As dietas *low carb* apresentam valor reduzido de carboidratos, no intuito de induzir o organismo a utilizar energia proveniente de lipídios e, portanto, reduzir a porcentagem de gordura e o peso corporal (Westman et al., 2007). Embora estudos demonstrem benefícios com reduções drásticas do conteúdo de carboidratos da dieta (Bazzano et al., 2014; Brehm, 2003), não é recomendável a utilização de valores inferiores ao mínimo recomendado pela OMS (55% do VET).

Apesar de estudos demonstrarem que a dieta *low carb* não afeta o desempenho físico (Paoli et al., 2012; Pitsiladis e Maughan, 1999)elite artistic gymnasts (age 20.9\u2009\u00b1\u20095.5\u2009yrs, a aplicação dessa estratégia para atletas exige cautela, tendo em vista que o carboidrato é a principal fonte de energia do organismo e a redução de substratos energéticos, como as concentrações de glicogênio, está associada ao desenvolvimento precoce de fadiga (Finsterer, 2012). Os carboidratos, provenientes de alimentos ou bebidas, ingeridos antes do exercício, podem aumentar as concentrações sanguíneas de glicose e melhorar o desempenho. Um atleta que não é bem alimentado é um atleta cansado, que pode não obter o melhor desempenho.

O consumo de fibra alimentar é benéfico à saúde?

Sim. As fibras alimentares são carboidratos complexos derivados de alimentos de origem vegetal, que não são digeridas pelas enzimas do trato digestório, mas são fermentadas no intestino grosso e estão relacionadas a diversos efeitos benéficos. O consumo de fibras alimentares está associado à saciedade e à redução da absorção de glicose e lipídios, estando vinculado ao emagrecimento e à manutenção de níveis saudáveis de glicose e lipídios no sangue. Adicionalmente, as fibras alimentares são utilizadas pelos enterócitos/colonócitos e pela microbiota intestinal, promovendo saúde ao intestino. Vale salientar, entretanto, que o excesso de fibras pode reduzir a absorção de alguns nutrientes, como cálcio, magnésio e zinco, portanto não é recomendada a ingestão de mais de 30 gramas de fibras ao dia (Menezes, 2013).

Para emagrecer, é preciso reduzir o lipídio da dieta?

Não necessariamente. A OMS preconiza que 15 a 30% do VET seja preenchido com lipídios, dentre eles 6 a 10% de ácidos graxos poli-insaturados (1 a 2% de ômega 3; 5 a 8% de ômega 6), menos de 10% de ácidos graxos saturados e menos de 1% de ácidos graxos *trans*, sendo que a quantidade de ácidos graxos monoinsaturados se dá pela diferença entre o lipídio total e os outros tipos de lipídios (Aquino, 2017).

Nesse contexto, a dieta pode conter 15% de lipídios do VET, mas ser rica em ácidos graxos saturados e *trans* e, portanto, ser pouco saudável, enquanto uma dieta com 30% de lipídios do VET pode apresentar elevada quantidade de ácidos graxos poli-insaturados e monoinsaturados e ser muito saudável. Simplificando, é mais importante atentar ao tipo de lipídio do que à quantidade, desde que esteja dentro dos valores recomendados pela OMS (Aquino, 2017).

A suplementação com ômega 3 é benéfica à saúde?

Sim, mas é indicada apenas em casos de deficiência nutricional ou quando a dieta não é capaz de suprir as necessidades do indivíduo. Quando há possibilidade de adequar a dieta para fornecer mais ômega 3 e, portanto, alcançar a recomendação nutricional, não há necessidade de suplementar.

Colesterol é prejudicial à saúde?

Depende da quantidade. O colesterol é um componente essencial da estrutura da membrana de todas as células dos mamíferos e, do ponto de vista fisiológico, tem importância fundamental. O organismo sintetiza continuamente o colesterol, em especial no fígado. Basicamente, 70% do colesterol necessário ao organismo humano é produzido endogenamente, enquanto 30% advêm da dieta, proveniente de alimentos de origem animal, como carnes, gemas de ovos e manteiga (Cozzolino e Cominetti, 2013; Guyton e Hall, 2017; Tirapegui, 2013).

De acordo com a OMS, o consumo diário de colesterol deve ser inferior a 300 mg/dia para indivíduos saudáveis, tendo em vista que o consumo excessivo deste nutriente está associado ao aumento do risco de doenças cardiovasculares, como aterosclerose e infarto agudo do miocárdio (Aquino, 2017).

Os suplementos vendidos como *fat burners* realmente reduzem a gordura corporal?

Analisaremos o mais conhecido entre os *fat burners*: a carnitina. É um composto derivado de aminoácidos e fundamental para o transporte de ácidos graxos de cadeia longa para serem oxidados na mitocôndria. É sintetizada no fígado, nos rins e no cérebro, mas também pode ser consumida em alimentos de origem animal, principalmente na carne vermelha. Sua maior concentração endógena está nos músculos esqueléticos, e sua forma ativa é a L-carnitina.

A trajetória da carnitina no metabolismo oxidativo levanta a hipótese de que esta promova um possível efeito ergogênico durante o exercício, principalmente os de longa duração, aumentando a taxa de oxidação de ácidos graxos de cadeia longa e poupando glicogênio. A lipólise começa a se tornar realmente importante quando o exercício ultrapassa 4 horas de duração com uma intensidade abaixo de 70% do $VO_{2máx}$, logo a suplementação com carnitina seria indicada para esportes de ultra*endurance*, como as corridas de longa distância (maratonas).

A biodisponibilidade da carnitina ingerida é cerca de 10 a 15%, e os estoques corporais estão estimados em 128 mmol ou 20 g em um indivíduo de 70 kg. Uma dose oral de 2 g/dia pode aumentar 0,12 g diárias no *pool* de carnitina, e a suplementação de 8 semanas pode resultar em um aumento de apenas 8% desse *pool*. Tem sido observado que a ingestão de carnitina aumenta as concentrações plasmáticas desse nutriente. Entretanto, os valores de carnitina no plasma não influenciam sua captação pelo músculo esquelético. Isso pode ser explicado pelo fato de os níveis plasmáticos de carnitina serem cerca de 100 vezes menores que os musculares; logo, a captação de carnitina ocorre contra um gradiente de concentração, e, dessa forma, é possível que a suplementação afete apenas as concentrações plasmáticas, mas não as musculares. Nesse sentido, a maioria dos estudos não descreve efeitos positivos na utilização de substratos ou na *performance* com a administração oral ou intravenosa de carnitina (Tirapegui, 2013).

Consumir óleo de coco faz bem para a saúde?

Não. O óleo de coco é formado por, aproximadamente, 90% de gorduras saturadas, sendo que, desse percentual, 50% corresponde ao ácido láurico (C12:0) e 25% ao ácido mirístico (C14:0). Estudos mostram que esses ácidos graxos, ao entrar no organismo humano, promovem um processo inflamatório no intestino (local) podendo evoluir para um processo sistêmico. Isso ocorre devido à presença desses dois ácidos graxos na composição do lipopolissacarídeo (LPS) existente na parede celular de bactérias Gram negativas, que ativam o receptor tipo Toll (TLR) 2 e 4, dando início à resposta inflamatória a partir da translocação do fator de transcrição nuclear κB (NF-κB) do citoplasma para o núcleo celular, culminando na transcrição de genes pró-inflamatórios com posterior síntese desses mediadores como TNF-α, IL-1β e IL-6 (Mani et al., 2013).

As proteínas de origem animal têm valor biológico semelhante ao das de origem vegetal?

Não. As proteínas de origem vegetal não apresentam alto valor biológico, visto que não contêm todos os aminoácidos indispensáveis, como as proteínas de origem animal (carnes, aves, peixes, leite, queijo e ovos). Entretanto, é possível, pela combinação de alimentos vegetais, fornecer todos os aminoácidos indispensáveis. Um exemplo clássico da combinação de proteínas vegetais, vulgarmente denominado "casamento perfeito", é o consumo conjunto de leguminosas e cereais, como arroz e feijão. As leguminosas são ricas em lisina, mas deficientes em metionina, e o contrário ocorre com os cereais (ricos em metionina e deficientes em lisina). Dessa forma, a associação de leguminosas e cereais é uma estratégia para fornecer todos os aminoácidos indispensáveis ao organismo (Cozzolino e Cominetti, 2013).

Quanto maior a ingestão de proteína, maior o aumento de massa muscular?

Não. A OMS recomenda que 10 a 15% do VET seja proveniente de proteínas, correspondendo a aproximadamente 0,8 a 1 g de proteína/kg de peso/dia (Aquino, 2017). Para atletas, a ingestão de proteínas deve ser aumentada, dependendo do tipo de exercício físico praticado (cerca de 1,2 g/kg de peso/dia para exercícios de *endurance* e 1,8 g/kg de peso/dia para exercícios de força) (Tirapegui, 2013).

É válido salientar que o consumo excessivo de proteínas não repercute em aumento da síntese proteica, sendo que os aminoácidos ingeridos acima dos valores recomendados são utilizados como fonte de energia. Logo, além do desperdício financeiro (levando em consideração que alimentos e suplementos proteicos apresentam custo elevado), a ingestão excessiva de proteínas promove um desequilíbrio na distribuição de macronutrientes na dieta e pode, ocasionalmente, impactar em problemas de saúde (Cozzolino e Cominetti, 2013).

Ingerir mais proteínas após o treinamento e a competição auxilia na recuperação muscular?

Não. Quando se trata de proteína, mais não é melhor. Pesquisas mostram que uma pequena quantidade de proteína de alta qualidade (10 a 20 g) estimulará a síntese de proteínas musculares. Pesquisadores indicam que as ingestões superiores a cerca de 20 g de proteína proporcionam pouco ou nenhum outro estímulo para a síntese de proteínas musculares após o exercício. Consumir mais proteínas alimentares resultará na utilização da proteína como combustível em vez de construção muscular (Tirapegui, 2013).

A suplementação com aminoácidos de cadeia ramificada (ACR) aumenta a massa muscular?

Depende. Embora a suplementação com esses aminoácidos esteja vinculada à ativação de vias associadas à síntese proteica, como a via da mTOR (*mammalian target of rapamycin*) (Torres-Leal, 2010), a ingestão excessiva de ACR, como mencionado anteriormente, será utilizada como substrato energético. O adequado é que as proteínas da dieta forneçam esses aminoácidos na quantidade necessária, sendo a suplementação recomendada apenas quando a dieta não supre as necessidades do organismo (Tirapegui, 2013).

A suplementação com creatina aumenta a massa muscular e o desempenho físico?

Depende. Diversas evidências sugerem que a suplementação com creatina promove aumento da massa muscular, tendo em vista que o transporte intramuscular de creatina é dependente de sódio, elevando as concentrações de água dentro da célula. Esse "inchaço" celular pode aumentar a síntese proteica e, consequentemente, promover hipertrofia muscular (Tirapegui, 2013; Gualano, 2014).

Além do aumento da massa muscular, estudos indicam, também, aumento da força após suplementar creatina. Nesse contexto, a suplementação poderia ser indicada para atletas de força. Quanto a exercícios de *endurance*, existem evidências sugerindo redução da *performance* após a administração com creatina, visto que o "inchaço" celular, acompanhado do aumento da massa muscular, pode aumentar o peso do atleta, interferindo em seu desempenho. Logo, a suplementação pode ser benéfica dependendo do tipo de exercício físico e do objetivo do atleta. Aventa-se que a dieta sempre deve ser priorizada, comparada à suplementação, que só é necessária quando a dieta não é capaz de suprir as necessidades do organismo ou em casos específicos, como veganismo (Gualano, 2014).

A suplementação com glutamina aumenta o desempenho físico?

Não. Embora sejam atribuídos à glutamina diversos efeitos benéficos, como papel imunomodulador (Leite et al., 2016; Raizel et al., 2016), ação antifadiga (Coqueiro et al., 2018) e, até mesmo, aumento da massa muscular (Coqueiro et al., 2018), estudos recentes em nosso laboratório não observaram aumento do desempenho físico após suplementação com o dipeptídeo L-alanil-L-glutamina ou com uma solução contendo glutamina e alanina nas formas livres (Leite et al., 2016; Raizel et al., 2016; Coqueiro et al., 2018). Apesar de não ser utilizada como recurso ergogênico, a suplementação com glutamina é comum no âmbito esportivo em decorrência de seus efeitos no sistema imune.

A suplementação com beta-alanina aumenta a massa muscular e o desempenho físico?

Depende. As evidências científicas acerca da melhora da composição corporal (aumento da massa muscular e redução da porcentagem de gordura) são, ainda, controversas. No que concerne ao desempenho físico, a maioria dos estudos demonstra melhora de *performance* em exercícios de alta intensidade e curta duração (de 60 a 240 segundos), mas não em exercícios de *endurance*. Dessa forma, tal como mencionado na questão acima, a escolha de suplementar depende do tipo de exercício físico e do objetivo do atleta (Trexler et al., 2015).

As bebidas esportivas aumentam o desempenho esportivo?

Possivelmente. As bebidas esportivas têm como objetivo promover aumento real ou percebido da *perfomance*, bem como retardar a fadiga. Normalmente, os principais componentes são carboidratos, eletrólitos (cloreto de sódio, potássio etc.), estimulantes (cafeína, guaraná, ginseng etc.), vitaminas (antioxidantes e do complexo B), entre outros. Com base nos ingredientes mencionados, é possível compreender que o intuito da ingestão de bebidas esportivas é o de fornecer energia ao atleta, repor nutrientes perdidos no suor, retardar a fadiga e favorecer a recuperação após o exercício físico (Higgins, 2010; Thomas et al., 2016).

As bebidas esportivas são classificadas em: (i) isotônicas, que contêm concentrações similares de sais e açúcares àquelas encontradas no organismo humano, repondo os nutrientes perdidos no suor e fornecendo energia, e sendo a escolha preferida para a maioria dos atletas (Colakoglu et al., 2016), (ii) hipertônicos, contendo concentrações de sais e açúcares superiores às do organismo, normalmente consumidos após o treino ou em exercícios de longa duração (de Oliveira, 2014), (iii) hipotônicos, com concentrações de sais e açúcares inferiores às do organismo, indicados para a reposição de fluidos, sem excesso de carboidratos (Rowlands et al., 2012). Finalmente, a escolha da bebida esportiva depende do tipo, intensidade e duração do exercício físico, bem como de características e objetivos do atleta.

As bebidas esportivas só são necessárias para exercícios que duram mais de 1 hora?

Não. As bebidas esportivas podem ser benéficas em atividades que duram menos de 1 hora, especialmente se o exercício for intenso ou ocorrer em condições quentes e úmidas. Atletas profissionais não são os únicos que se beneficiam de bebidas esportivas. Atletas competitivos que jogam futebol, tênis ou basquete podem se beneficiar dos carboidratos e eletrólitos em bebidas esportivas. A palatabilidade de bebidas esportivas influencia o aumento do consumo de líquidos pelos atletas, o que é importante, uma vez que a desidratação pode ocorrer em um exercício com duração inferior a 1 hora. Portanto, a ingestão de bebidas esportivas é uma maneira fácil de melhorar o desempenho e combater a desidratação (Thomas et al., 2016).

A suplementação com cafeína aumenta o desempenho físico?

Depende. A cafeína é um estimulante que pode aumentar a *performance* em exercícios com duração superior a 5 minutos, como corrida, natação e ciclismo, mas não em exercícios de força (Goldstein et al., 2010)as well as periods of sustained sleep deprivation. 4.. Dessa forma, a decisão de suplementar com cafeína irá depender do tipo e duração do exercício, bem como da tolerância do atleta a essa substância, tendo em vista que a cafeína está vinculada a alguns efeitos colaterais, como cefaleia, insônia e distúrbios gastrointestinais (Armstrong et al., 2007; Campbell et al., 2013).

A suplementação com guaraná aumenta o desempenho físico?

Depende. O guaraná contém 4 vezes mais cafeína que qualquer outra planta no mundo, apresentando, portanto, características similares à cafeína no que concerne a sua função biológica e efeito ergogênico. Logo, a suplementação com guaraná pode aumentar a *performance* em exercícios de *endurance* e resultar nos mesmos efeitos colaterais da cafeína (Ballard et al., 2010; Schimpl et al., 2013).

O ginseng apresenta efeito ergogênico?

A literatura ainda não permite que essa questão seja respondida com precisão. O ginseng é considerado uma erva medicinal em países orientais há milhares de anos. Diversas funções têm sido atribuídas a essa erva, como aumento da síntese proteica e da atividade de determinados neurotransmissores, embora nem todas as atividades biológicas do ginseng tenham sido comprovadas cientificamente, incluindo seu possível efeito ergogênico (Higgins et al., 2010; Ballard, 2010; Chen et al., 2012; Duchan et al., 2010).

A suplementação com probióticos, prebióticos e simbióticos tem efeito ergogênico?

De acordo com a maioria dos estudos, não. Os probióticos, segundo a OMS, são "microrganismos vivos que, quando administrados em quantidades adequadas, conferem benefícios à saúde do hospedeiro (FAO/OMS, 2002)", enquanto prebióticos são ingredientes seletivamente fermentáveis, que permitem alterações positivas e específicas na composição da microbiota intestinal. As formulações que contemplam tanto probióticos como prebióticos são denominadas simbióticos (Kolida e Gibson, 2011; Martinez et al., 2015).

Embora diversos efeitos de saúde sejam atribuídos a essas intervenções, como promoção de saúde intestinal e benefícios ao sistema imune (Raizel et al., 2011; Coqueiro et al., 2017; Rogero et al., 2017), a maior parte dos estudos falhou em comprovar qualquer tipo de efeito ergogênico dos probióticos (Michalickova et al., 2016; West et al., 2011; Coqueiro et al., 2017). Quanto aos prebióticos e simbióticos, os dados na literatura são escassos para comprovar os possíveis efeitos ergogênicos dessas intervenções.

O aumento do conteúdo de glicogênio muscular é fundamental para aumentar o desempenho físico?

Inúmeros estudos demonstram que atletas que iniciaram testes de atividade motora com concentrações aumentadas de glicogênio obtiveram melhor desempenho, caracterizado por aumento do tempo de atividade até a exaustão – ou seja, retardo da fadiga periférica (falta de substrato energético) –, diminuição da velocidade de quebra do próprio glicogênio e maior estímulo à lipólise. Isso comparado com atletas que mostravam concentrações baixas de glicogênio muscular. Em suma, concentrações elevadas desse substrato pré-exercício garantem maior duração da atividade motora e a manutenção da intensidade (Tirapegui, 2013; Finsterer, 2012).

O jejum intermitente traz benefícios à saúde?

O jejum intermitente, isto é, períodos de abstinência voluntária de alimentos e bebidas, é uma prática antiga e abrange uma variedade de métodos, a fim de melhorar a composição corporal e a saúde geral. Os protocolos de jejum intermitente englobam: jejum em dias alternados, jejum de dias inteiros e alimentação com restrição de tempo. Em geral, os jejuns intermitentes não são prejudiciais física ou mentalmente (em termos de humor) em adultos saudáveis, com peso normal, com sobrepeso ou obesos, e podem resultar em perda de peso, porém essas estratégias não promovem resultados superiores em comparação com as estratégias nutricionais padrão de perda de peso (Patterson e Sears, 2017). Os dados relacionados aos impactos do jejum intermitente sobre diabetes, doenças cardiovasculares, câncer ou outras doenças crônicas, como o Alzheimer, ainda são limitados, principalmente em humanos. Além disso, não há dados suficientes para determinar o protocolo ideal de jejum, incluindo o comprimento do intervalo, o número de dias por semana, o grau de restrição de energia necessária e recomendações sobre o comportamento alimentar em dias alternados (Tinsley G, La Bounty, 2015).

Para a população atlética, pular refeições pode fazer o metabolismo do corpo desacelerar para economizar energia, tornando mais difícil a perda ou manutenção do peso. Jejuns, especialmente no início do dia, podem fazer um atleta se sentir lento e exagerar nas refeições à tarde e à noite (quando o atleta está menos ativo). Adicionalmente, períodos prolongados de treinamento em jejum podem não permitir uma adaptação ótima dos músculos e outros tecidos. Os atletas devem comer a cada 3 a 4 horas para manter os níveis de energia e o metabolismo elevados. Se um atleta quiser reduzir calorias para auxiliar na perda de peso, ele deve se concentrar em beber muita água, comer alimentos com baixo teor energético, como frutas e vegetais, e limitar as quantidades de alimentos densos em calorias ou bebidas que consome (Maughan, 2010).

Beber líquidos durante o exercício reduz o desempenho?

A perda excessiva de fluido devido à transpiração é um dos fatores que mais contribuem para a fadiga durante o exercício. A recomendação de organizações como o Colégio Americano de Medicina Esportiva (American College of Sports Medicine) é de que os atletas adaptem sua ingestão de líquidos durante o exercício a sua taxa de suor. A sede não é um indicador confiável das necessidades de fluidos durante o exercício, pois, no momento em que o atleta sente sede durante um treino ou competição, provavelmente já perdeu muito fluido. Portanto, em vez de desacelerar, beber fluidos durante o exercício pode realmente ajudar a melhorar o desempenho e a aumentar a resistência à fadiga (Thomas et al., 2016).

Bibliografia consultada

- Anvisa. Agência Nacional de Vigilância Sanitária. Decreto-lei n. 986, de 21 de outubro de 1969, Brasil.
- Anvisa. Agência Nacional de Vigilância Sanitária. Portaria SVS/MS n. 29/1998, Brasil.
- Anvisa. Agência Nacional de Vigilância Sanitária. Resolução n. 18, de 30 de abril de 1999, Brasil.
- Aquino R, Previdelli A, Philippi S. Recomendações nutricionais de macronutrientes. In: Recomendações nutricionais nos estágios de vida e nas doenças crônicas não transmissíveis. 2017.
- Armstrong L, Casa D, Millard-Stafford M, Moran D, Pyne S, Roberts W. American College of Sports Medicine position stand. exertional heat illness during training and competition. Am Coll Sport Med. 2007; 556-72.
- Ballard SL, Wellborn-Kim JJ, Clauson KA. Effects of commercial energy drink consumption on athletic performance and body composition. Phys Sportsmed [Internet]. 2010; 38(1):107-17. Available from: http://www.tandfonline.com/doi/full/10.3810/psm.2010.04.1768.
- Bazzano LA, Hu T, Reynolds K, Yao L, Bunol C, Liu Y, et al. Effects of low-carbohydrate and low-fat diets: a randomized trial. Ann Intern Med. 2014; 161(5):309-18.
- Bivona J, Patel S, Vajdy M. Induction of cellular and molecular immunomodulatory pathways by vitamin e and vitamin C. Expert Opin Biol Ther. 2017; 17(12):1539-51.
- Brehm BJ, Seeley RJ, Daniels SR, D'Alessio DA. A randomized trial comparing a very low carbohydrate diet and a calorie-restricted low fat diet on body weight and cardiovascular risk factors in healthy women. J Clin Endocrinol Metab. 2003; 88(4):1617-23.

- Campbell B, Wilborn C, La Bounty P, Taylor L, Nelson MT, Greenwood M, et al. International Society of Sports Nutrition position stand: energy drinks. J Int Soc Sports Nutr [Internet]. 2013; 10(1):1. Available from: http://jissn.biomedcentral.com/articles/10.1186/1550-2783-10-1.
- Carr A, Maggini S. Vitamin C and immune function. Nutrients. 2017; 9(11).
- Chen C, Muhamad A, Ooi F. Herbs in exercise and sports. J Physiol Anthropol [Internet]. 2012; 31(1):4. Available from: http://jphysiolanthropol.biomedcentral.com/articles/10.1186/1880-6805-31-4.
- Colakoglu FF, Cayci B, Yaman M, Karacan S, Gonulateş S, Ipekoglu G, et al. The effects of the intake of an isotonic sports drink before orienteering competitions on skeletal muscle damage. J Phys Ther Sci [Internet]. 2016; 28(11):3200-4. Available from: https://www.jstage.jst.go.jp/article/jpts/28/11/28_jpts-2016-624/_article.
- Coqueiro A, Bonvini A, Tirapegui J, Rogero M. Probiotics supplementation as an alternative method for celiac disease treatment. Int J Probiotics Prebiotics. 2017; 12:23-32.
- Coqueiro A, Raizel R, Bonvini A, Hypólito T, Godois A, Pereira J, et al. Effects of Glutamine and alanine supplementation on central fatigue markers in rats submitted to resistance training. Nutrients. 2018; 10(119).
- Coqueiro AY, de Oliveira Garcia AB, Rogero MM, Tirapegui J. Probiotic supplementation in sports and physical exercise: does it present any ergogenic effect? Nutr Health [Internet]. 2017; 23(4):239-49. Available from: http://journals.sagepub.com/doi/10.1177/0260106017721000.
- Coqueiro AY, Raizel R, Hypólito TM, Tirapegui J. Effects of supplementation with L-glutamine and L-alanine in the body composition of rats submitted to resistance exercise. Rev Bras Ciências do Esporte [Internet]. 2017; 39(4):417-23. Available from: http://dx.doi.org/10.1016/j.rbce.2017.06.003.
- Cozzolino S, Cominetti C. Bases bioquímicas e fisiológicas da nutrição, nas diferentes fases da vida, na saúde e na doença. 2013.
- de Oliveira EP, Burini RC. Carbohydrate-dependent, exercise-induced gastrointestinal distress. Nutrients. 2014; 6(10):4191-9.
- Duchan E, Patel N, Feucht C. Energy drinks: a review of use and safety for athletes. Phys Sport Med. 2010; 38:171-9.
- FAO/OMS. Guidelines for the Evaluation of Probiotics in Food. 2002. In 2002.
- Finsterer J. Biomarkers of peripheral muscle fatigue during exercise. BMC Musculoskelet Disord [Internet]. 2012; 13(1):218. Available from: http://bmcmusculoskeletdisord.biomedcentral.com/articles/10.1186/1471-2474-13-218.
- Goldstein ER, Ziegenfuss T, Kalman D, Kreider R, Campbell B, Wilborn C, et al. International Society of Sports Nutrition position stand: caffeine and performance. J Int Soc Sports Nutr [Internet]. 2010; 7(1):5. Available from: http://jissn.biomedcentral.com/articles/10.1186/1550-2783-7-5.
- Gualano B. Suplementação de creatina. 2014.
- Guyton A, Hall J. Tratado de fisiologia médica. 13. ed., 2017.
- Hemilä H. Vitamin C in clinical therapeutics. Clin Ther. 2017; 39(10):2110-2.
- Higgins JP, Tuttle TD, Higgins CL. Energy beverages: content and safety. Mayo Clin Proc [Internet]. 2010; 85(11):1033-41. Available from: http://linkinghub.elsevier.com/retrieve/pii/S0025619611600943.

- Kolida S, Gibson GR. Synbiotics in Health and Disease. Annu Rev Food Sci Technol [Internet]. 2011; 2(1):373-93. Available from: http://www.annualreviews.org/doi/10.1146/annurev-food-022510-133739.

- Leite JSM, Raizel R, Hypólito TM, Rosa TDS, Cruzat VF, Tirapegui J. l-glutamine and l-alanine supplementation increase glutamine-glutathione axis and muscle HSP-27 in rats trained using a progressive high-intensity resistance exercise. Appl Physiol Nutr Metab [Internet]. 2016; 41(8):842-9. Available from: http://www.ncbi.nlm.nih.gov/pubmed/27447686.

- Mani V, Hollis JH, Gabler NK. Dietary oil composition differentially modulates intestinal endotoxin transport and postprandial endotoxemia. Nutr Metab. 2013; 10(1):1-9.

- Martinez RCR, Bedani R, Saad SMI. Scientific evidence for health effects attributed to the consumption of probiotics and prebiotics: an update for current perspectives and future challenges. Br J Nutr [Internet]. 2015; 114(12):1993-2015. Available from: http://www.journals.cambridge.org/abstract_S0007114515003864.

- Maughan R. Fasting and sport: an introduction. Br J Sport Med. 2010; 44(7):473-475.

- Menezes E, Giuntini E. Fibra alimentar. In: Bases bioquímicas e fisiológicas da nutrição nas diferentes fases da vida, na saúde e na doença. 2013.

- Michalickova D, Minic R, Dikic N, Andjelkovic M, Kostic-Vucicevic M, Stojmenovic T, et al. Lactobacillus helveticus Lafti L10 supplementation reduces respiratory infection duration in a cohort of elite athletes: a randomized, double-blind, placebo-controlled trial. Appl Physiol Nutr Metab [Internet]. 2016; 41(7):782–9. Available from: http://www.nrcresearchpress.com/doi/10.1139/apnm-2015-0541.

- Miranda N, Cozzolino S. Nutrientes e dietas vegetarianas. In: Biodisponibilidade de nutrientes. 2005.

- Paoli A, Grimaldi K, D'Agostino D, Cenci L, Moro T, Bianco A, et al. Ketogenic diet does not affect strength performance in elite artistic gymnasts. J Int Soc Sports Nutr [Internet]. 2012; 9(1):34. Available from: http://jissn.biomedcentral.com/articles/10.1186/1550-2783-9-34.

- Patterson R, Sears D. Metabolic effects of intermittent fasting. Annu Rev Nutr. 2017.

- Philippi S, Aquino R. Recomendações nutricionais nos estágios de vida e nas doenças crônicas não transmissíveis. 2017.

- Philippi S. Tabela de composição de alimentos. 2017.

- Pitsiladis YP, Maughan RJ. The effects of alterations in dietary carbohydrate intake on the performance of high-intensity exercise in trained individuals. Eur J Appl Physiol Occup Physiol. 1999; 79(5):433-42.

- Raizel R, Leite JSM, Hypólito TM, Coqueiro AY, Newsholme P, Cruzat VF, et al. Determination of the anti-inflammatory and cytoprotective effects of l-glutamine and l-alanine, or dipeptide, supplementation in rats submitted to resistance exercise. Br J Nutr. 2016; 116(3).

- Raizel R, Santini E, Kopper A, Reis Filho A. Efeitos do consumo de probióticos, prebióticos e simbióticos para o organismo humano. Rev Ciência Saúde. 2011; 4(2):66-74.

- Rogero M, Bonvini A, Coqueiro A. Recomendações de probióticos. In: Recomendações nutricionais nos estágios de vida e nas doenças crônicas não transmissíveis. 2017.

- Rogero M, Ribeiro S, Mendes R, Melo C, Tirapegui J. Vitaminas e atividade física. In: Nutrição, metabolismo e suplementação na atividade física. 2012.

- Rosa C, Costa N. Alimentos funcionais: histórico, legislação e atributos. In: Alimentos funcionais componentes bioativos e efeitos fisiológicos. 2016.

- Rowlands DS, Bonetti DL, Hopkins WG. Unilateral fluid absorption and effects on peak power after ingestion of commercially available hypotonic, isotonic, and hypertonic sports drinks. Int J Sport Nutr Exerc Metab. 2011; 21(6):480-91.

- Schimpl FC, Da Silva JF, Gonçalves JFDC, Mazzafera P. Guarana: revisiting a highly caffeinated plant from the Amazon. J Ethnopharmacol [Internet]. 2013; 150(1):14-31. Available from: http://dx.doi.org/10.1016/j.jep.2013.08.023.

- Thomas D, Erdman K, Burke L. American College of Sports Medicine joint position statement. Nutrition and athletic performance. Med Sci Sport Exerc. 2016; 48(3):543-68.

- Tinsley G, La Bounty P. Effects of intermittent fasting on body composition and clinical health markers in humans. Nutr Rev. 2015.

- Tirapegui J, Mendes R. Introdução à nutrição. In: Nutrição: fundamentos e aspectos atuais; 2013.

- Tirapegui J. Nutrição: fundamentos e aspectos atuais. 2013.

- Torres-leal FL, Vianna D, Fullin G, Teodoro R, Torres-leal FL, Tirapegui J. Protein synthesis regulation by leucine protein synthesis regulation by leucine. 2010; 46(November 2015):2-9.

- Travica N, Ried K, Sali A, Scholey A, Hudson I, Pipingas A. Vitamin C status and cognitive function: a systematic review. Nutrients. 2017; 9(9):1-21.

- Trexler ET, Smith-Ryan AE, Stout JR, Hoffman JR, Wilborn CD, Sale C, et al. International Society of Sports Nutrition position stand: Beta-Alanine. J Int Soc Sports Nutr [Internet]. 2015; 12(1):30. Available from: http://www.jissn.com/content/12/1/30.

- Vissers MCM, Carr AC, Pullar JM, Bozonet SM. The bioavailability of vitamin c from kiwifruit [Internet]. 1st ed. v. 68, Advances in Food and Nutrition Research. Elsevier Inc.; 2013. 125-147 p. Available from: http://dx.doi.org/10.1016/B978-0-12-394294-4.00007-9.

- Westman EC, Feinman RD, Mavropoulos JC, Vernon MC, Volek JS, Wortman J a, et al. Low-carbohydrate nutrition and metabolism 1 – 3. Am J Clin Nutr [Internet]. 2007; 86(6):276-84. Available from: http://www.ncbi.nlm.nih.gov/pubmed/17684196.

- West NP, Pyne DB, Cripps AW, Hopkins WG, Eskesen DC, Jairath A, et al. Lactobacillus fermentum (PCC®) supplementation and gastrointestinal and respiratory-tract illness symptoms: a randomised control trial in athletes. Nutr J [Internet]. 2011; 10(1):30. Available from: http://nutritionj.biomedcentral.com/articles/10.1186/1475-2891-10-30.

Índice remissivo

A

Abordagem fisiológica das deficiências, 408
Absorção intestinal, 128
  de glutamina, 212
Absorciometria radiológica de dupla energia, 112, 115
Ação
  da leptina, 467
  inibitória do α-tocoferol sobre os radicais lipídicos, 73
Acetil-CoA, 290
Ácido(s)
  ascórbico, 63
    ingestão de doses elevadas de, 69
  graxos, 45, 286, 427
    docosaexaenoico, 427
    eicosapentaenoico, 427
    livres metabolismo dos, 51
  láctico, 33, 290
  pantotênico, 76
    estado nutricional em, 79
Acil-CoA, 292
Aclimatação, 125
Adipocinas, 483, 500
Adipócitos interfibrilares, 47
Agentes anabólicos, 275
Agonistas-beta-2, 276
Água
  duplamente marcada, 387, 388, 390
  e eletrólitos, no futebol, 399
Alanina, 290
Alimentação
  balanceada, 5
  diferenciada para atletas, 523
  durante viagens, 400
Alimento(s), 4, 521
  com alegações de propriedades funcionais
    e/ou de saúde, 426
  comercializados como funcionais, 425
  convencionais, 425
  esportivos, 171

  funcional, 522
    na atividade física, 425
    no esporte, 426
  integrais, 522
  modificados, 426
  natural, 522
  ricos em proteínas, 171
Alongamento, 344
Alterações
  do metabolismo durante o exercício físico, 295
  induzidas pelo exercício físico sobre a concentração
    plasmática de ácido ascórbico, 67
Aminoterminal, 18
Aminoácidos, 449
  classificação dos, 15, 17
  de cadeia ramificada, 144, 146, 196, 205, 326, 450
    catabolismo dos, 198
    e atividade física, 195
    e massa muscular, 526
    e *overtraining*, 338
    metabolismo dos, 200
    oxidação dos, 197
      no músculo esquelético, 198
    transporte dos, 197
  dispensáveis, 15
  essenciais, 15
  fórmula estrutural dos, 14
  histórico dos, 13
  indispensáveis, 15
  metabolismo, 16
    no exercício, 19
      de *endurance*, 25
      de força, 22
    no repouso, 21
  não essenciais, 15
  oxidação dos, 292
  precursores de aminas biogênicas, 203
  resíduo de, 18
  símbolos dos, 14
  suplementação de, 23, 437

Aminotransferase de cadeia ramificada, 199

Anabolismo proteico, 16

Anaplerose, 200

Antioxidantes, 327, 452
  no futebol, 402

Antropometria, 116

Ativação, 47, 49

Atividade(s), 408
  de alta intensidade, 33
  física, 7
    alimentação do atleta e, 7
    funcionais na, 425
    aminoácidos de cadeia ramificada e, 195
    aspectos fisiológicos e bioquímicos da, 283
    beta-alanina e, 249
    β-hidroxi β-metilbutirato e, 185
    cafeína e, 239
    cálcio na, 87
    carboidratos e, 31
    cobre na, 98
    creatina e, 175
    cromo na, 231
    dieta vegetariana e, 417
    doença cardíaca vascular e, 55
    ferro na, 89
    glutamina e, 211
    L-carnitina na, 231
    lipídios, 45
      plasmáticos, 54
    magnésio na, 92
    mecanismos da regulação do peso corporal, 461
    minerais e, 83
    no emagrecimento, 474
    nutrição e, 521
    prebióticos e, 259
    probióticos e, 259
    proteínas e, 13
    questionários de, 385, 390
    regulação do peso corporal e, 472
    selênio na, 100
    simbióticos e, 259
    sistema
      cardiovascular, 363
      imune, 313
    vitaminas e, 61
      do complexo B e, 77
    zinco na, 95
  prolongadas, 34

Aumento de massa magra, 147

Avaliação
  bioquímica, 81
  cardiopulmonar, 297
    prescrição de treinamento físico com base na, 308
    variáveis da, 304
  da composição corporal do atleta, 111
  da imunocompetência, 315
  do consumo alimentar, 81
  do estado nutricional
    em vitaminas do complexo B, 77
    relativo à vitamina C, 66
  metabólica, 301
  nutricional de pessoas com deficiência motora, 407, 409

B

Balanço
  energético, 24
  hídrico, 122
  nitrogenado, 17
    orgânico, 16
  proteico muscular, 146

Barras esportivas, 171

Bebidas esportivas e energéticas, 171, 445, 446, 448, 452
  aplicabilidade e efeitos das, 452
  cãibras musculares associadas ao exercício, 454
  componentes de, 446, 448
  composição nutricional de, 445
  esportivo, 526
  efeitos ergogênicos de, 455
  eficácia e efeitos adversos de, 455
  exaustão, 454
    pelo calor e, 454
  fadiga, 454
  hipertônicas, 446
  hiponatremia e, 453
  hipotônicas, 446
  isotônicas, 446

Beta-alanina, 172, 250, 255, 450
  atividade física e, 249
  desempenho físico, 526
  efeitos colaterais, 254
  massa muscular e, 526
  suplementação com, 251

Beta-glucana, 427

Betabloqueadores, 280

Bicarbonato de sódio, 172

ÍNDICE REMISSIVO

Bioimpedância elétrica, 113, 116
Biossíntese de serotonina, 203
Biotina, 77
    estado nutricional em, 79

C

Cadeia
    de fosforilação oxidativa, 290
    lateral, 14
Cafeína, 172, 240, 277, 429, 448
    atividade física e, 239
    concentração em bebidas, 240
    desempenho físico e, 243, 527
    efeitos adversos, 245
    fontes alimentares, 239
    mecanismos de ação, 242
    meia-vida da, 241
    metabolismo da, 240
    no futebol, 402
Cãibras musculares associadas ao exercício, 454
Cálcio, 154, 420
    biodisponibilidade do, 84
    deficiência do, 87
    importância biológica, 83
    metabolismo do, 84
    na atividade física, 87
    recomendações dietéticas e fontes alimentares de, 86
    toxicidade do, 87
Caloria, 5
Calorimetria
    direta, 380, 390
    indireta, 380, 390
Canabinoides, 279
Capilares, 365
Captação, 47, 48
Carboidrato(s), 206, 323, 396, 446, 516, 524
    atividade física e, 31
    concentração de, 128
    consumo de antes do início do exercício, 38
    desempenho, 36
    durante o exercício, 39
    formas de consumo dos, 37
    indigeríveis, 426
    na recuperação após o exercício, 40
    recomendações de ingestão diárias, 36
        durante o exercício, 40
        para atletas, 36
    supercompensação de, 42, 437
    suplementos à base de, 38
    tipo de, 128

Carboximetilcelulose, 429
Carnitina suplementação de, 232
Carnosina, 249
Carotenoides, 428
Carragenas, 429
Carreadores artificiais de oxigênio, 279
Catabolismo
    dos aminoácidos de cadeia ramificada, 198
    proteico, 16
Catecolaminas adrenais, 371
Célula(s)
    β, 352
    do sistema imune, 321, 322
    inflamatórias no tecido adiposo, 487
    NK, 317
Células-satélites, 138
    e hipertrofia muscular, 139
    e sarcopenia, 140
Ceruloplasmina, 96
α-cetoisocaproato, 186
Ciclo
    de alanina-glicose, 34
    de Cori, 34
    de Krebs, 26, 200, 293
    do ácido
        cítrico, 293
        tricarboxílico, 293
Circulação, 47, 48
Citocinas, 339, 340
    overtraining, 339
Citocromo C oxidase, 96
Classe de substâncias proibidas em determinadas
    modalidades esportivas, 280
Cobre
    deficiência de, 97
    importância biológica, 95
    metabolismo do, 96
    na atividade física, 98
    recomendações dietéticas e fontes alimentares de, 96
    toxicidade de, 97
Cobre-zinco superóxido dismutase, 96
Colágeno, 522
Colesterol, 525
Comando central, 371
Complacência arterial, 375
Componentes do gasto energético, 379
Composição
    corporal de atletas, 105

e desempenho esportivo, 105

e saúde do atleta, 107

do suor, 122

Condução, 120

Consumo

de carboidrato antes do início do exercício, 38

de gelatina, 522

de oxigênio, 304

máximo de oxigênio, 305

Contagem

de células, 315

de leucócitos no sangue, 320, 322

Controle

antidopagem, 271, 272

da sensibilidade à leptina, 471

reflexo da circulação, 371

Convecção, 120

Conversão de piruvato

em ácido láctico, 33, 35

em alanina, 35

Cooperatividade interorgânica, 199

Corpos cetônicos, 47

Corticotrofina, 276

Corticotropina, 136

Cortisol, 136

Creatina, 172, 451

atividade física e, 175

definição, 175

desempenho físico, 177, 526

efeitos além de sua capacidade ergogênica, 180

efeitos da suplementação

no exercício aeróbio, 178

no exercício de força, 177

história, 175

massa muscular, 526

metabolismo, 175

no futebol, 401

suplementação com, 176

Crescimento

corporal, 135

muscular, 135

Cromo

função biológica, 234

na atividade física, 231

origem e recomendações, 234

papel no exercício, 235

Cuidado nutricional em maratonas, 431

na fase de polimento em atletas

amadores, 434

de elite, 434

no treinamento de base em atletas

amadores, 434

de elite, 432

no treinamento específico em atletas

amadores, 434

de elite, 434

Cuproenzimas, 96

D

Débito cardíaco, 365

Deficiência(s), 408

de magnésio sinais e sintomas da, 92

e toxicidade do cálcio, 87

nutricional e desempenho físico, 524

relativa no esporte, 341

Degradação proteica e exercício, 20

Demandas energéticas e de macronutrientes, 396

Densidade

energética, 127

venular, 374

Depleção de glicogênio e *overtraining*, 339

Desempenho

esportivo, bebidas esportivas e, 526

físico

cafeína e, 243

creatina, 177

deficiência nutricional e, 524

dieta hiperlipídica e, 55

glicogênio muscular, 527

hipoidratação e, 124

suplementação com

beta-alanina, 526

cafeína, 527

creatina, 526

glutamina, 526

guaraná, 527

Desidratação, 119

induzida pelo exercício, 123

Desidrogenase de α-cetoácido de cadeia ramificada, 146, 199

Dextrina resistente, 427

Dextrose, 31

Dez passos para uma alimentação adequada e saudável, 7

Diabetes *mellitus*, 349, 355

do tipo 1, 355

do tipo 2, 359

exercício físico, 356, 492

ÍNDICE REMISSIVO

Diamina oxidases, 96

Dieta(s)

da moda, 522

hiperlipídica, 55

hiperproteicas, 201

lactovegetariana, 418

low carb, 524

ovolactovegetariana, 418

ovovegetariana, 418

pré- e pós-competição, 435

pré- e pós-treino, 434

pré-maratona, 441

vegetariana, 523

atividade física e, 417

conceitos e definições da, 417

estrita e/ou vegana, 418

Dificuldade de emagrecer, 462

Diluição de isótopos, 115

Dióxido de carbono, 305

Dipeptídio, 18

Disfunção, 488

Dislipidemia, 500

efeito crônico do exercício físico, 501

Dissacarídeos, 32

Distribuição

enzimática, 199

muscular regional, 108

Diuréticos, 277

Dobras cutâneas, 116

Doença cardíaca vascular, 55

Dopagem

no esporte, 271

sanguínea, 279

Dopamina beta-hidroxilase, 96

Doping genético, 279

E

Efeito(s)

anti-inflamatório do exercício físico agudo, 498

ergogênico

ginseng e, 527

suplementação com prebióticos, probióticos e simbióticos, 527

Eixo

hipotálamo-hipófise-adrenal, 339

hipotálamo-hipófise-gonadal, 339

Elaboração do plano alimentar

para crianças e adolescentes, 155

para idosos fisicamente ativos, 162

Eletrólitos, 131

Eletrólitos, 447

Emagrecimento, 524

Epinefrina, 48

Equações preditivas da taxa metabólica basal ou taxa metabólica basal, 382

Equivalentes ventilatórios

de dióxido de carbono, 306

de oxigênio, 306

Ergoespirometria, 301, 302

Ergogênico, 169

Eritropoietina, 276, 498

Espécies reativas de oxigênio, 62

Esporte(s), 7

relacionados com possíveis transtornos alimentares e problemas de saúde, 107

Estado

de treinamento, 142

nutricional

em ácido pantotênico, 79

em biotina, 79

em riboflavina, 78

em tiamina, 78

em vitamina B3, 78

em vitamina B6, 78

em vitamina B12, 79

Esteroides anabólicos, 275

Estimulantes, 277

Estresse

orgânico, 119

oxidativo e *overtraining*, 339

Estrogênio, 136

Estruturas do corpo, 408

Esvaziamento gástrico, 127

Evaporação, 120

Exaustão, 454

pelo calor, 454

Excesso de treinamento, 331

Exercício físico, 7

agudo e

funcionalidade das células do sistema imune, 321

imunoglobulinas, 322

agudo e sistema imune, 318

ajustes

cardiovasculares no, 300

ventilatórios no, 299

alterações do metabolismo durante o, 295

carboidrato
  durante o, 39
  na recuperação após o, 40
contagem de leucócitos no sangue e, 320
crônico e
  contagem de leucócitos no sangue, 322
  e sistema imune, 322
  funcionalidade das células do sistema imune, 322
  imunoglobulinas, 323
de alta
  intensidade, 125
  potência, curta duração, 124
de *endurance*, 125
  e suplementação com cafeína, 243
de força
  aminoácidos de cadeia ramificada e, 146
  balanço proteico muscular, 146
  e hipertrofia muscular, 143
  e nutrição, 143
  metabolismo
    de aminoácidos e, 22
    proteico durante o, 23
degradação proteica e, 20
diabetes *mellitus* e, 349
  do tipo 1 e, 356
  do tipo 2 e, 359, 492
dinâmico, 366
dislipidemia, 500, 501
estático, 368
estresse orgânico e, 119
exaustivo, 341
fator de crescimento semelhante à insulina e, 140
fisiologia do, 285
gasto energético no, 309
genes e, 514
genômica nutricional e, 513
glutamina e, 215
hipertensão arterial e, 502
hormônio do crescimento e, 140
inflamação crônica de baixo grau e, 494
intensidade do, 142
isométrico, 368
isotônico, 368
lipídios durante o, 47
lipoproteínas e, 50
metabolismo
  das proteínas no, 19
  dos aminoácidos no, 19

obesidade e, 490
produção
  de adipocinas e, 500
  de radicais livres e, 62
proteína quinase
  ativada pelo AMP e, 493
  C atípica e, 494
regulação da síntese e degradação proteica durante o, 21
resistência à insulina, 492
resistido, 185
secreção de insulina e, 349, 353
síndrome metabólica, 481, 500
síntese proteica e, 19
sistema(s)
  energéticos durante o, 9
  imune e, 318
triacilgliceróis intramusculares e, 49
Expansividade do adipócito, 488
Expansores do plasma, 279

F

Fadiga, 454
  central e periférica, 204
Fat burners, 525
FAT/CD36, 516
Fator(es)
  ambientais, 408
  de crescimento
    de fibroblasto, 136
    de neurônios, 136
    derivado de plaquetas, 136
    semelhante à insulina, 136, 276
    e exercício, 140
  metabólicos ou químicos, 369
  miogênicos, 369
  solúveis, 317
Ferro, 154, 327, 420
  deficiência, 89
  importância biológica, 88
  metabolismo do, 88
  na atividade física, 89
  recomendações dietéticas e fontes alimentares de, 88
  toxicidade, 89
Ferroxidase
  I, 96
  II, 96
Fibras
  alimentares, 263, 427, 524
  musculares, 10

ÍNDICE REMISSIVO

Fisiologia do exercício, 285
   na avaliação física e prescrição do treinamento, 297
Fitoesteróis, 428
Fluidos, 131
Folato, 76
Força muscular, 177
Formação de um dipeptídio, 14
Formas de consumo dos carboidratos, 37
Fosforilação oxidativa, 294
Frequência cardíaca, 307, 386, 390
Fruto-oligossacarídeos, 427
Frutose, 31
Funções do corpo, 408

G

Galactose, 31
Gasto energético
   basal, 5, 379, 384
   diário, 379, 384
   em repouso, 5
   na atividade física, 379
   no exercício físico, 309
   total, 5
Géis esportivos, 171
Gelatina, 522
Genes, exercício físico e, 514
Genômica nutricional, 513
Ginkgo biloba, 452
Ginseng, 452
   efeito ergogênico, 527
Glândula(s)
   hipófise anterior, 136
   sudoríparas, 121
Glicocorticoides, 142, 279
Glicogênio
   intramuscular, 32
   muscular
      desempenho físico, 527
      hepático e, 32
Glicólises aeróbia e anaeróbia, 10
Glicose, 31
Glicose-6-fosfato, 32
Glucagon, 136, 351
Glucosamina no futebol, 402
Glucuronolactona, 449
GLUT4, 516
Glutamina, 325, 451, 518
   absorção intestinal de, 212

atividade física e, 211
desempenho físico, 526
exercício e, 215
   e dieta, 217
   e função imune, 218
metabolismo da, 213
overtraining e, 221, 337
Glutationa, 63
Goma guar, 429
   parcialmente hidrolisada, 427
Gonadotrofina
   coriônica, 276
   pituitária, 276
Gonadotrópicos, 136
Gordura corporal, 525
Gripes, 524
Grupo
   prostético, 19
   R, 14
Guaraná, 452
   desempenho físico, 527
Guia alimentar vegetariano, 418

H

Hefaestina, 96
Hidratação, 452
   de acordo com a duração do exercício, 130
   do atleta, 126
   na maratona, 436
   no esporte, 119
   para corredores de meia distância, 129
   para esportes de alta intensidade e curta duração, 129
   para exercícios de longa distância, 130
   tipo de exercício e, 129
Hidrometria, 112, 115
β-hidroxi β-metilbutirato, 186
   e atividade física, 185
Hiperidratação, 125
Hipertensão arterial, 502
Hipertrofia muscular, 139, 143, 177
Hipoidratação e desempenho físico, 124
Hiponatremia e bebidas esportivas, 453
Hipotálamo, 121, 334
Hipótese(s)
   da fadiga central, 204
      manipulações dietéticas e a, 205
      serotonina e, 204
   relacionadas às causas do *overtraining*, 337

Homeostase glicêmica, 349
Hormônio(s)
   adrenocorticotrópico, 136
   antagonistas e moduladores, 276
   do crescimento, 136, 138, 276
      controle da secreção do, 139
      e exercício físico, 140
      mecanismos de ação sobre o processo de crescimento, 137
   estimulante de tireoide, 136
   peptídicos, miméticos e análogos, 276

I

IgA salivar, 318
IL-15, 497
IL-6, 497
Imunocompetência, vitamina C e, 69
Imunoglobulinas, 322, 323
Incompetência cronotrópica, 307
Índice glicêmico, 516
Inflamação, 178, 179, 488
   crônica de baixo grau, 494
Ingestão
   de complexos vitamínicos, 523
   de proteína, e aumento de massa muscular, 525
Ingredientes alimentares sintetizados, 426
Insulina, 136, 144, 276, 349
Intensidade do exercício, 127
Inulina, 427
IRS-1, 492
IRS-2, 492

J

Jejum intermitente, 527
Joule, 5

L

L-carnitina, 450
   na atividade física, 231
   papel da, 231
Lactulose, 427
Leis da alimentação, 5
Leptina, 464
Lesão, 179
   muscular, 178, 185
      vitamina C e, 68
Leucina, 144
   metabolismo da, 186
Licopeno, 428

Ligação peptídica, 14
Limiar(es)
   anaeróbio, 303
   ventilatórios, 302
Limitações na atividade, 408
Linfócitos, 317
   T, 316
Lipase hormônio sensível, 48
Lipídios, 324, 398
   atividade física e, 45
   compostos, 45, 46
   definição de, 45
   derivados, 45
   durante o exercício físico, 47
   estrutura de, 45
   neutros, 45
   plasmáticos e atividade física, 54
   simples, 45
Lipogênese, 495
Lipólise, 495
Lipoproteínas, 46
   e exercício, 50
Lisil oxidase, 96
Locais de deposição de triacilgliceróis, 46
Luteína, 428

M

Macrófagos, 316
Macronutrientes ingestão pós-exercício de força, 145
Magnésio, 154, 327
   deficiência, 91
      de sinais e sintomas da, 92
   importância biológica, 90
   metabolismo do, 91
   na atividade física, 92
   recomendações dietéticas e fontes alimentares de, 91
   toxicidade, 91
Manganês-zinco superóxido dismutase, 96
Manipulação(ões)
   dietéticas utilizadas pelos maratonistas, 437
   farmacológica, química e física, 279
Manitol, 428
Massa
   livre de gordura, 110
   magra, 110
   muscular
      influência hormonal sobre o ganho de, 141
      ingestão de proteína, e aumento de, 525

suplementação com

aminoácidos de cadeia ramificada e, 526

beta-alanina, 526

creatina, 526

Máximo

cardiovascular, 302

metabólico, 302

muscular, 302

respiratório, 302

Mecanismos

da regulação

da glicemia, 349

do peso corporal, 461

homeostáticos do estado de vitamina c corporal, 66

locais, 369

Mediadores do crescimento, 136

Medidas de espessura das dobras cutâneas, 113

Metabolismo, 5, 285

da cafeína, 240

da glutamina, 213

da leucina, 186

das proteínas no exercício, 19

de aminoácidos, 16

no repouso, 21

no exercício, 19

de *endurance*, 25

de força, 22

de aminotransferase de cadeia ramificada, 200

de creatina, 175

de proteínas, 16

do cálcio, 84

do cobre, 96

do ferro, 88

do magnésio, 91

do selênio, 99

do zinco, 93

dos ácidos graxos livres, 51

dos triacilgliceróis, 51

lipídico treinamento de *endurance* e, 53

proteico, 17

durante o exercício de força, 23

e lipídico na restrição de carboidrato, 11

Metalotioneína, 96

Métodos

de avaliação

da composição corporal, 111

do gasto da atividade física, 390

do gasto energético, 390

e estimativas do gasto energético, 380

para identificação do nível de atividade física, 385

Microbiota intestinal, 260

impactos do exercício físico na, 262

Micronutrientes, 83, 398

Minerais, 83, 398, 523

atividade física e, 83

para vegetarianos e veganos, 421

Miocárdio, 375

Miocinas, 496

Miostatina, 277

Mitocôndria, 291

Mobilização, 47

Modelo(s)

da composição corporal, 109

do transporte de vitamina C em enterócitos, 64

Moléculas derivadas dos adipócitos, 495

Monitoramento da frequência cardíaca, 386

Monoamina oxidases, 96

Monócitos, 316

Músculo, 46

esquelético, 225, 497

N

N-terminal, 18

Narcóticos, 278

Necessidade de ingestão de proteínas, 24

Neutrófilos, 316

Niacina, 75

Nutrição, 4

conceitos e, 4

e atividade física, 3, 521

no esporte, 1

no futebol, 395

para adolescentes fisicamente ativos, 155

recomendação de minerais, 157

recomendação de vitaminas, 157

recomendação hídrica, 158

recomendações de carboidrato, 156

recomendações de energia, 156

recomendações de lipídio, 157

recomendações de proteína, 156

para crianças fisicamente ativas, 151

recomendação de minerais, 154

recomendação hídrica, 154

recomendações de carboidrato, 153

recomendações de energia, 151

recomendações de lipídio, 153

recomendações de proteína, 152

recomendações de vitaminas, 153

para idosos fisicamente ativos, 159
   recomendação de carboidrato, 161
   recomendação de energia, 159
   recomendação de micronutrientes, 161
   recomendação de proteína, 159
   recomendação hídrica, 161
   recomendações de lipídio, 161
Nutrientes, 4, 521
  gene, exercício físico e, 514
  indispensáveis, 4

O

Obesidade, 490
Óleo de coco, 525
Oligopeptídio, 18
Oligossacarídeos, 32
Ômega
  3, 157, 524
  6, 157
Órgão adiposo, 486
  na síndrome metabólica, 486
Osmolalidade, 124
Osmolaridade, 124, 128, 129
Ovários, 136
Overtraining, 331
  aminoácidos de cadeia ramificada e, 338
  citocinas, 339
  depleção de glicogênio e, 339
  eixo hipotálamo-hipófise e, 335
  em atletas de *endurance* e força, 341
  estresse oxidativo e, 339
  glutamina e, 221, 337
  inflamação, 339
  lesão, 339
  parâmetros psicológicos e, 340
  parassimpático, 333
  prevenção do, 344
  sistema imune e, 336
  triptofano e, 338
Oxaloacetato, 290
β-oxidação, 47, 49, 291
Oxidação
  de ácidos graxos na célula muscular, 53
  de aminoácidos, 292
   de cadeia ramificada, 197
    no músculo esquelético, 198
  mitocondrial, 47, 49

P

Padrão alimentar vegetariano no esporte, 422
Pâncreas, 136
Parâmetros sanguíneos de avaliação da função imune, 315
Paraxantina, 242
Participação, 408
Passaporte biológico do atleta, 280
Pentapeptídio, 18
Peptídeos natriuréticos, 48
Performance e vitamina C, 69
Peroxidação lipídica, 73
Pesagem hidrostática, 112, 115
PI3K, 492
Pirâmide
  alimentar vegetariana, 418
  dos alimentos, 6
Piruvato, 33, 290
Pletismografia por deslocamento de ar, 112, 115
Polidextrose, 427
Polióis, 428
Polipeptídio, 18
Polissacarídeos, 32
  derivados de celulose, 429
Ponto de compensação respiratória, 303
Pool de aminoácidos livres, 16
Posbióticos, 260
Potássio, 447
Prebióticos, 260
  atividade física e, 259
  efeito ergogênico, 527
  suplementação com, 260
Pressão, 365
  arterial, 365
  expirada(s)
   de CO_2, 306
   de O_2, 306
   finais, 306
Probióticos, 328, 428
  atividade física e, 259
  definições, 259
  dose e alegações de saúde, 263
  efeito(s)
   adversos, 266
   efeito ergogênico, 527
  prescrição pelo nutricionista, 266
  suplementação com, 260
Problemas de saúde, 107
Processo de recuperação, 344

ÍNDICE REMISSIVO

Produção de radicais livres, 61
  exercício físico, 62
Produtos à base de plantas, 452
Progesterona, 136
Prolactina, 136
Proteínas, 18, 325
  atividade física e, 13
  classificação das, 17
  conjugadas, 19
  contráteis, 20
  de acordo com a sua função biológica no organismo, 18
  de origem
    animal, 525
    vegetal, 525
  de soja, 429
  definição, 14
  do soro do leite, 516, 518
  estrutura
    primária, 18
    quaternária, 18
    secundária, 18
    terciária, 18
  histórico das, 13
  ligadas ao cobre, 96
  metabolismo de, 16
    durante o exercício de força, 23
    no exercício, 19
  não contráteis, 20
  necessidade de ingestão de, 24
  no futebol, 397
  para vegetarianos e veganos, 419
  quinase
    ativada pelo AMP, 493
    C atípica, 494
  recuperação muscular e, 526
  suplementação de, 24
Psyllium, 428
Pulso de oxigênio, 306

Q

Quercetina, 519
Questionários de atividade física, 385, 390
Quilocaloria, 5
Quitosana, 428
Quociente respiratório, 306

R

Radiação, 120
Radicais livres, 61

Razão de trocas respiratórias, 306
Reações
  da alanina aminotransferase, 26
  de oxirredução, 62
Receptores
  dos adipócitos, 495
  toll-like, 484
Recomendação(ões)
  de consumo de alimentos, 7
  de ingestão
    de carboidratos
      diárias para atletas, 36
      para durante o exercício, 40
    de fluidos e eletrólitos, 131
  dietéticas e fontes alimentares
    de cálcio, 86
    de cobre, 96
    de ferro, 88
    de magnésio, 91
    de selênio, 99
    de zinco, 94
  energéticas para atletas, 8
  nutricionais, 5, 420
    para atletas nos diferentes ciclos da vida, 151
    para crianças fisicamente ativas, 155
    para idosos fisicamente ativos, 162
    para vegetarianos e veganos, 419
Recordatórios, 390
Recuperação
  muscular, 178, 179, 526
  tipos de, 344
Refeição(ões)
  anteriores a maratonas, 441
  antes do evento esportivo, 39
Refeição líquida, 171
Regeneração muscular, 138
Regulação
  da expressão gênica da miostatina, 518
  da síntese
    e degradação proteica durante o exercício, 21
    proteica muscular, 144
  do metabolismo da glicose, 225
  dos estoques de glicogênio muscular e hepático, 32
  hipotalâmica, 121
  local, 369
  neuro-hormonal, 370
Reidratação após o término do exercício, 130
Relaxamento, 344

Repositores de eletrólitos, 171

Repouso, 344

   ativo, 344

Resfriados, 524

Resíduo de aminoácidos, 18

Resistência

   à insulina

      exercício físico, 492

      mecanismo molecular no tecido adiposo, 489

   a leptina, 469

   anabólica, 160

Resposta(s)

   de hipersensibilidade do tipo tardio, 317

   imunes, 314

   neuroendócrina ao estresse, 336

   para injeção de antígenos, 317

   para vacinas, 317

Ressonância magnética, 113, 116

Restrições à participação, 408

Riboflavina, 74

   estado nutricional de, 78

S

Sangue, 365

Sarcopenia, 140

Secreção de insulina, 349, 351, 353

Sede, 124

Selênio

   deficiência de, 100

   importância biológica, 98

   metabolismo do, 99

   na atividade física, 100

   recomendações dietéticas e fontes alimentares de, 99

   toxicidade de, 100

Sensores de movimento, 387, 390

Serotonina, 204

Simbióticos, 260

   atividade física e, 259

   efeito ergogênico, 527

   suplementação com, 260

Sinalização da insulina

   prejudicada, 488

   treinamento físico e, 492

Síndrome

   de *overtraining*, 331

   do desempenho insuficiente inexplicado, 331

   do excesso de treinamento, 220

   metabólica, 481

   efeito do exercício físico sobre as adipocinas na, 500

   órgão adiposo na, 486

Síntese proteica

   e exercício, 19

   muscular, 144

Sistema

   antioxidante, 62

   ATP-fosfocreatina, 287

   cardiovascular, 363

      ajustes funcionais e estruturais induzidos pelo treinamento físico, 372

      na atividade física, 363

      no exercício dinâmico, 366

      no exercício estático, 368

      no repouso e no exercício, 369

   creatina fosfato, 9

   energéticos durante o exercício físico, 9

   imune, 225, 313, 314

      e exercício, 318

      overtraining e, 336

   imunológico e metabólico, 486

   neuroendócrino, 334

   ubiquitina proteassoma dependente de ATP, 188

Sódio, 447

   concentração de, 129

Somatomedina, 136, 276

Sono, 344

Sorbitol, 428

Sprints de curta duração, supramáximos e repetidos, 244

Substâncias hidrocoloides, 429

Substratos utilizados no metabolismo energético, 290

Supercompensação de carboidratos, 42, 437

Suplementação, 169

   com altas doses de vitamina c, 524

   com aminoácidos de cadeia ramificada e massa muscular, 526

   com beta-alanina, 251, 254

      desempenho físico, 526

      massa muscular, 526

   com cafeína

      desempenho físico, 527

      exercícios de *endurance* e, 243

   com colágeno, 522

   com creatina, 176

      desempenho físico, 526

      massa muscular, 526

   com glutamina, desempenho físico, 526

   com guaraná, desempenho físico, 527

com ômega 3, 524
com prebióticos, 260
    benefícios da, 261
    efeito ergogênico, 527
    para praticantes de atividade física e atletas, 262
com probióticos, 260
    benefícios da, 261
    efeito ergogênico, 527
    para praticantes de atividade física e atletas, 262
com simbióticos, 260
    efeito ergogênico, 527
com vitamina C
    e imunocompetência, 69
    e lesão muscular, 68
    e *performance*, 69
com β-hidroxi β-metilbutirato
    em idosos, 191
    em indivíduos não treinados, 189
    em indivíduos treinados, 190
    segurança e efeitos adversos, 192
de aminoácidos, 23, 437
de carnitina, 232
de glutamina, 222
    em atletas, 225
de vitamina(s)
    E, 73
    e minerais em maratonas, 438
    na atividade física, 73
dietética com triacilgliceróis de cadeia média, 56
na atividade física, 167
no futebol, 401
para idosos fisicamente ativos, 162
proteica, 24
Suplemento(s), 422
à base de carboidrato, 38
alimentares potencialmente benéficos ao desempenho esportivo, 172
avaliação da base de evidências para o uso de, 171
de cafeína, 169
de creatina, 169
energético, 169
hidroeletrolítico, 169
nutricionais por atletas, motivações para uso de, 170
para a saúde no futebol, 402
para substituição parcial de refeições, 169
proteico, 169, 171
utilizados como meio prático de fornecimento de energia e nutrientes, 171
vendidos como *fat burners*, 525

Suporte emocional, 344
Suprarrenal, 136
Supressão da síntese proteica, 20

T

Taurina, 449
Taxa
    de suor, 123
    metabólica basal, 379, 384
Tecido adiposo, 46, 497
Temas atuais no esporte, 393
Temperatura da bebida, 127
Teobromina, 242
Teofilina, 242
Termos "diet" e "light", 522
Teste(s)
    cardiopulmonar, 301
        calibração e considerações para a realização do, 307
    de calorimetria indireta, 381
    de esforço, 381
    ergoespirométrico, 301, 381
Testículos, 136
Testosterona, 136
Tetrapeptídio, 18
Tiamina, 74
    estado nutricional em, 78
Tireoide, 136
Tireotropina, 136
Tirosinase, 96
Tiroxina, 136
α-tocoferol, 73
Tomografia computadorizada, 113, 115
Transcupreína, 96
Transforming growth factors, 136
Translocação, 47, 49
Transporte
    de ácidos graxos, 291
    de glicose, 286
    dos aminoácidos de cadeia ramificada, 197
    mitocondrial de ácidos graxos e β-oxidação, 291
Transtornos alimentares, 107
Treinamento
    de *endurance* e metabolismo lipídico, 53
    físico, 7
        e sinalização da insulina, 492
Tri-iodotironina, 136
Triacilgliceróis, 46
    intramusculares e exercício, 49
    metabolismo dos, 51

Tripeptídio, 18
Triptofano, 205
   overtraining e, 338
Troca de calor, 119, 120
Turnover proteico, 15

V

Vasos de capacitância, 365
Ventilação pulmonar, 305
Vias
   anapleróticas no músculo esquelético, 26
   glicolítica, 288
   metabólicas geradoras de atp, 287
   ubiquitina-proteassoma, 188
Vitamina(s), 398, 523
   A, 157, 422
   atividade física e, 61
   B1, 74
   B2, 74
   B3, 75
      estado nutricional em, 78
   B6, 75
      estado nutricional em, 78
   B12, 76
      estado nutricional em, 79
      para vegetarianos e veganos, 419
   C, 63, 326
      absorção, 63
      avaliação do estado nutricional relativo à, 66
      biodisponibilidade, 63
      bioquímica, 63
      distribuição, 66
      exercício, 68
      fontes alimentares de, 65
      ingestão em atletas, 67
      mecanismos homeostáticos do estado de, 66
      modelo do transporte em enterócitos, 64
      no futebol, 399
      química, 63

      recomendação, 65
      suplementação com, 68
         e imunocompetência, 69
         e lesão muscular, 68
         e *performance*, 69
      transporte, 66
   D, 157, 422
      para vegetarianos e veganos, 419
   do complexo B, 74, 79, 80, 451
      à prática de atividade física, 77
      avaliação do estado nutricional em, 77
   e absorção, 71
      armazenamento, 71
      avaliação do estado nutricional relativo à, 73
      bioquímica, 71
      distribuição, 71
      excreção, 71
      e fontes alimentares, 71
      funções, 71
      química, 71
      recomendações, 71
      suplementação de e proteção contra peroxidação
         lipídica, 73
      suplementação na atividade física, 73
      toxicidade, 71
Volume ingerido, 127

X

Xilitol, 428

Z

Zeaxantina, 428
Zinco, 154, 326, 420
   deficiência de, 94
   importância biológica, 93
   metabolismo do, 93
   na atividade física, 95
   recomendações dietéticas e fontes alimentares de, 94
   toxicidade de, 94